普通高等教育中医药类创新课程“十二五”规划教材
全国高等中医药院校教材

主 编
张志雄

副主编
邵水金 徐维蓉 张学礼 包怡敏

正常人体学

供临床医学类·护理类·药学类·医学技术类及卫生管理类
相关专业使用

上海科学技术出版社

图书在版编目(CIP)数据

正常人体学 / 张志雄主编. —上海:上海科学技术出版社,2012.1(2017.1 重印)

普通高等教育中医药类创新课程"十二五"规划教材

全国高等中医药院校教材

ISBN 978-7-5478-1061-3

Ⅰ.①正… Ⅱ.①张… Ⅲ.①人体学—中医学院—教材 Ⅳ.①R32

中国版本图书馆 CIP 数据核字(2011)第 233061 号

正常人体学

主　编　张志雄

副主编　邵水金　徐维蓉　张学礼　包怡敏

上海世纪出版股份有限公司
上海科学技术出版社 出版
(上海钦州南路 71 号　邮政编码 200235)

上海世纪出版股份有限公司发行中心发行
200001　上海福建中路 193 号　www.ewen.co
常熟市华顺印刷有限公司印刷

开本 787×1092　1/16　印张 36
字数:850 千字
2012 年 1 月第 1 版　2017 年 1 月第 3 次印刷
ISBN 978-7-5478-1061-3/R·342
定价:85.00 元

普通高等教育中医药类创新课程"十二五"规划教材
全国高等中医药院校教材

正常人体学

编委会名单

主　编

张志雄

副主编

邵水金　徐维蓉　张学礼　包怡敏

编　委

（以下按姓氏笔画排序）

王　奕　包怡敏　刘爱华　许言午　牟芳芳

束　伟　张志雄　张学礼　张黎声　邵水金

赵英侠　徐维蓉

编写说明

近年来，医学相关专业（护理、康复、营养、检验、药学、公共卫生管理等）快速发展。但医学相关专业的教育、教学仍沿用临床医学的课程设置及教学模式，沿用以纵向课程为体系的临床医学教材，与短学制医学相关专业培养目标及要求不相适应。为了适应医学相关专业本科生的培养目标及知识结构和能力的要求，国内外都想，有的并已开始推进以系统课程教学为体系的横向“模块式”架构的教学改革的尝试。我们通过两年来的将结构与功能的整合，深深感到改革教学模式、教学内容和教学方法很重要的一个方面是要有一本合适的教材。为了配合医学相关专业本科生课程教学改革，适应社会对应用性人才的需求，去年我们将人体解剖学、组织胚胎学、生理学三门课程合而为一，并编写了三合一的《正常人体学》讲义，进行了教学尝试。今年我们在三合一的基础上，又将生物化学融入《正常人体学》。目的是避免重复、减少学时，将形态与功能相结合，更有利于教学，改变以往以各学科课程为中心的纵向临床医学教学模式为横向整合，以适合护理、康复、检验等医学相关专业本科生的培养目标中知识结构和能力的要求。

此《正常人体学》教材是以器官系统为基础，将以往人体解剖学、组织胚胎学、生理学和生物化学多学科的内容整合而成的一门课程。在形态结构的基础上，介绍人体结构与功能及其化学组成和变化规律的关系，把多学科的知识整合起来。教学内容主要包括细胞、组织、器官和系统的正常形态结构、功能活动规律。教材包括：绪论、细胞和基本组织、血液、运动系统、呼吸系统、消化系统、循环系统、内分泌系统、泌尿系统、生殖系统、感觉器官、神经系统、新陈代谢和体温十三个章节。按人体系统整合正常人体发生、形态结构、功能及其化学组成和变化规律的理论知识及技能，更符合医学相关专业培养目标对正常人体认识规律的要求。学习正常人体学的目的是使学生理解和掌握人体各系统器官的正常形态结构特征、位置毗邻、生长发育规律、功能及其化学组成和变化规律的意义，为学习其他基础医学和医学相关专业课程奠定坚实的基础，正常人体学是一门重要的医学及医学相关专业的基础课程和必修课。

本书的编写力求概念清楚、准确；语言精练，图文并茂、重点突出地介绍人体的正常形态结构、功能及化学组成和变化规律，以适应医学相关专业培养目标的要求。为便于学生学习、复习，我们尽可能使教材通俗易懂，更贴近师生教学需求。在编写形式上，为了使学生明确目标、把握重点，各章前列出导学，各章后附上复习思考题，便于学生预习、总结、复习之用。

《正常人体学》是一本倡新教材，是首次尝试四门课程的完全整合，本教材的编者都是长期从事解剖学、组胚学、生理学及生物化学教学工作的骨干教师，为编写这本教材付出了辛勤的劳动。由于时间匆忙，在短时间赶出，因此教材中难免存在一些问题和不足，望读者不吝指正，以便我们进一步修改。

《正常人体学》编委会

2011年10月

目 录

第一章 绪 论

第二章 细胞和基本组织

第三章
血 液

第四章
运动系统

第五章
呼吸系统

第六章

消化系统

第七章 循环系统

第八章 内分泌系统

第九章
泌尿系统

第十章
生殖系统

第十一章
感觉器

第十二章 神经系统

第十三章

新陈代谢与体温

第一章
绪 论

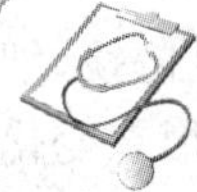
导学

1. **掌握**：人体切面术语，兴奋性，内环境，机体功能的调节方式，负反馈。

2. **熟悉**：正常人体学的定义及其研究内容，解剖学姿势和常用方位术语，生命活动的基本特征，稳态，正反馈。

3. **了解**：凡列入教学内容，除掌握、熟悉的，其余均为了解。

第一节 概 述

一、正常人体学的定义

正常人体学(normal human body)是一门研究正常人体形态结构、化学组成与生命活动规律的科学，属于生物学中形态学与机能学的范畴。其研究内容主要包括细胞、组织、器官和系统的正常形态结构、功能及化学组成、变化规律，可以从三个水平展开：①细胞分子水平，细胞是组成人体最基本的结构与功能单位，该水平的研究包括细胞的物质组成与代谢、细胞结构与基本功能，细胞水平的研究有助于阐明组织和器官功能的产生机制。②器官系统水平，该研究是针对某一器官或系统，阐明其组成、形态结构、位置毗邻、生理功能及调控机制等。器官水平研究是阐明整体功能产生的重要途径，本课程主要按器官系统水平展开。③整体水平，以整体作为研究对象，探讨整体功能活动的过程中，各器官、系统功能活动的相互关系，以及自然环境、社会因素对整体功能活动的影响与机体作出的应答反应等。细胞分子水平、器官系统水平的研究最终还要回归到整体层面。上述三个水平的研究是紧密相关的，对人体的深入认识、对某一生命现象及其机制的全面了解必须通过细胞分子、器官系统和整体各水平的综合研究。

学习正常人体学的目的，就在于理解和掌握人体形态结构与功能活动的基本知识，为学习其他基础医学、临床医学及医学相关专业打下必要的基础。故正常人体学是一门重要的医学及医学相关专业的基础课程。

二、正常人体学的研究内容

正常人体学是以器官系统为基础，将以往人体解剖学、组织胚胎学、生理学和生物化学等多学科的内容整合、交叉而成的一门课程。因此，正常人体学涵盖了正常人体形态结构、功能活动及其化学基础等内容，可分为人体形态学和人体机能学两大部分。

1. 人体形态学(human morphology) 是一门研究正常人体形态结构的科学,形态结构是功能活动产生的基础。人体形态学包括**解剖学(anatomy)**、**组织学(histology)**和**胚胎学(embryology)**三部分内容。

人体解剖学所叙述的主要是借助手术器械剖割,用肉眼观察来研究人体形态结构的内容。人体解剖学又可分为**系统解剖学**和**局部解剖学**等。系统解剖学主要按照人体各系统来叙述各器官的形态结构;局部解剖学则是按照人体自然分区(如头、颈、胸、腹、四肢等)叙述各器官结构的层次排列、毗邻关系、血液供应、神经支配、体表标志和体表投影。本教材中的解剖知识是从系统解剖学角度出发,对人体各系统、各器官的形态结构作全面重点介绍,为学习各系统器官的功能活动奠定基础。组织学是观察和研究人体微细结构及其功能关系的科学,常借助于光学与电子显微镜、细胞化学与组织化学、细胞组织培养等技术。胚胎学则是一门研究人体胚胎发育过程中的形态变化及其发生发展规律的科学,本书中将其作为生殖的一部分简要介绍。

2. 人体机能学(medical physiology and biochemistry) 研究正常人体功能活动规律及其化学基础,包括**生理学(physiology)**和**生物化学(biochemistry)**两部分内容。

生理学主要研究正常人体功能活动规律和机制,及其内、外环境变化对这些生命活动的影响。根据人体结构的不同层次,生理学研究可以分为多个水平。其研究方法除了少量的人体观察外,通常需要借助动物实验的研究。动物实验可以分为急性和慢性两种,急性实验又可以分为离体和在体两种不同方法,可以根据不同的实验目的选择不同的实验方法。从进化论观点来看,动物特别是哺乳动物与人体有许多相似的结构与功能,因此,可以利用动物实验来探讨人体某些生命现象及其变化规律,当然,不能用动物实验的结果完全代表人体的规律。

生物化学则是从分子水平研究人体化学组成及其在生命活动过程中活动规律的科学。人体生物化学研究内容有:①人体的物质组成、化学结构与功能。人体内含水、无机盐、糖类、脂类、蛋白质、核酸等,主要由 C、H、O 和 N 四种元素构成。各种元素进而构成约 30 种小分子化合物,这些小分子化合物可以构成生物大分子,所以把它们称为**生物分子(biomolecule)**或**构件分子(building block molecule)**。由于每个生物大分子中构件分子的数量、种类、排列顺序和方式的不同,从而有着不同的生物学功能。②物质代谢与能量代谢。生物体内各种物质都按一定规律进行物质代谢,通过物质代谢为生命活动提供所需的能量。同时,各种组织化学成分得到不断的代谢更新。

基因的复制、表达及调控与细胞的分裂、正常生长、发育和分化以及机体生理功能的完成密切相关。针对医学相关专业学生培养目标与知识结构的要求,生化中关于基因的复制、表达及调控等在本书中不作介绍。

三、正常人体学的学习方法

学习正常人体学,不仅可以帮助我们从系统、器官、组织、细胞和分子水平上了解正常人体形态结构与功能活动,而且为我们今后各专业学科的学习打下坚实的理论基础。只有认识了正常才能发现异常,掌握了生理才能判断病理,否则不能诊断、治疗疾病和判断康复。因此,学好这门课程具有十分重要的意义。但是,形态学具有名词多、描写多、需要记忆的知识多等特点,机能学相对抽象、复杂、难于理解,这就为学生的学习带来了一定的难度。在学习正常人体学过程中,既要刻苦努力,又要掌握良好的学习方法,要从尸体、标本、图谱、模型、实验上下功夫,把多学科知识整合起来学习,主要的学习方法有以下几点,供参考:

1. 形态与功能结合的观点 形态结构总是和生理功能密切联系的,形态结构是功能的基础,它决定着功能;功能又是形态结构的反映和体现。功能的改变会影响形态发生变化,而形态结构的变化也会导致功能的改变。如人类上、下肢具有不同形态与功能特征。

2. *理论联系实际的观点* 应抓好理论课学习，同时还要利用好实验课。理论课以讲授书本上理论知识为主，对各章节作系统、全面的介绍；实验课则通过看标本、录像、切片以及实验操作，让同学们深化对所学知识的认识，强化理解和记忆。

3. *局部与整体统一的观点* 人体内的各种细胞、组织、器官、系统都是整体的一部分，离开了整体就失去了其自身存在的条件和意义。它们通过神经、体液的联系和调节而成为统一体，与内外环境相适应。在学习过程中，不能孤立地看待一种组织或一个器官，应前后联系，这样才能做到融会贯通。

4. *进化与发展的观点* 人体的结构是在漫长的进化过程中，在外界环境和功能影响下，从动物逐渐发展进化形成的。在生长发育过程中，形态结构也是不断变化的。不同年龄和性别都有不同的形态特征；即使年龄和性别相同，在不同条件的影响下，亦存在个体差异。

第二节 人体的基本结构

一、人体器官的组成及系统的划分

人体是不可分割的有机整体，其结构和功能的基本单位是**细胞**。细胞之间存在一些不具细胞形态的物质，称**细胞间质**。许多形态和功能相似的细胞与细胞间质共同构成**组织**。人体组织分为上皮组织、结缔组织、肌组织和神经组织。他们是构成人体各器官和系统的基础，故称**基本组织**。由几种组织互相结合，成为具有一定形态和功能的结构，称**器官**，如心、肝、脾、肺、肾、胃、大肠、小肠等。在结构和功能上密切相关的一系列器官联合起来，共同执行某种生理活动，便构成一个**系统**。人体可分为**运动**、**消化**、**呼吸**、**泌尿**、**生殖**、**循环**、**内分泌**、**感觉**及**神经**九个系统。各系统在神经系统的支配和调节下，既分工又合作，实现各种复杂的生命活动，使人体成为一个完整统一的有机体。

二、人体解剖学姿势和常用术语

为了便于叙述人体各器官的形态结构和位置关系，规定了统一的解剖学标准姿势和解剖学方位术语，兹介绍如下：

(一) 人体解剖学姿势

身体直立，两眼向前平视，双下肢靠拢，足尖朝前，双上肢自然下垂于躯干两侧，手掌朝前。在观察和说明人体结构的位置及其相互关系时，均以此标准姿势来描述。

(二) 常用方位术语

以统一的人体解剖学姿势为准，规定了下面一些解剖学方位术语。

1. *上和下* 是描述器官或结构距头或足的相对远近关系的术语。近头者为**上**(**superior**)，近足者为**下**(**inferior**)。

2. *前和后* 是描述器官或结构距身体前面或后面相对远近关系的术语。近腹者为**前**(**anterior**)，也称**腹侧**(**ventral**)；近背者为**后**(**posterior**)，也称**背侧**(**dorsal**)。

3. *内侧和外侧* 是描述器官或结构距人体正中矢状面相对远近关系的术语。近正中矢状切面者为**内侧**(**medial**)；远离正中矢状切面者为**外侧**(**lateral**)。

4. *内和外* 是描述空腔器官相互位置关系的术语。近内腔者为**内**(**internal**)；离内腔者为**外**

(external)。

5. 浅和深　是描述与皮肤表面相对距离关系的术语。近皮肤者为**浅(superficial)**,远离皮肤者为**深(profundal)**。

6. 四肢结构的方位　在描述四肢各结构的方位时,以接近躯干的一端为**近侧(proximal)**;远离躯干的一端为**远侧(distal)**。在前臂,因为桡骨位于前臂的外侧,尺骨位于前臂的内侧,所以前臂的外侧又称**桡侧(radial)**,其内侧又称**尺侧(ulnar)**。在小腿,因为腓骨位于小腿的外侧,胫骨位于小腿的内侧,所以小腿的外侧又称**腓侧(fibular)**,其内侧又称**胫侧(tibial)**。

(三) 人体切面术语

常用的有三种切面(图 1-1)。

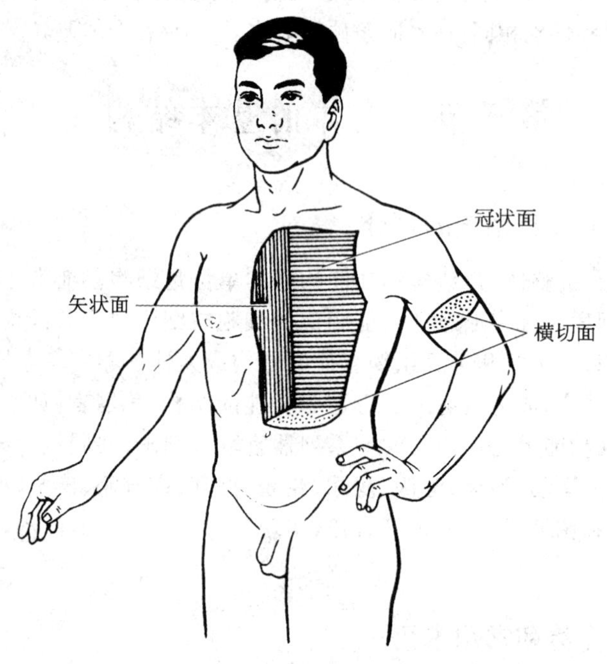

图 1-1　人体切面术语

1. 矢状面(sagittal plane)　即从前后方向,将人体或器官纵切为左、右两部分的切面。如将人体纵切为左、右完全等分的两半,则称**正中矢状切面(mediansagittal plane)**。

2. 冠状面(coronal plane)　也称**额状面**,即与矢状面垂直,从左、右方向,将人体或器官纵切为前、后两部分的切面。

3. 水平面(horizontal plane)　也称**横切面**,即与人体的长轴成直角的切面,将人体分为上、下两部分。同样,某一器官或结构的横切面,则指与其长轴成直角的切面。

(四) 轴

按照解剖学姿势,人体有三种互相垂直的**轴(axis)**。轴在描述人体某些器官的形态,特别是叙述关节运动时非常重要。每一关节的运动都可假设围绕着一定的轴来进行。

1. 垂直轴(vertical axis)　与身体长轴平行,垂直于地面。

2. 矢状轴(sagittal axis)　呈前后方向,与身体的长轴和冠状轴垂直相交。

3. 冠状轴(coronal axis)　也称**额状轴**,呈左右方向,与身体的长轴和矢状轴垂直相交。

第三节 生命活动的基本特征

每个生物体都可以进行不同形式、不同特点的生命活动，但最基本的生命活动是新陈代谢、兴奋性、适应性与生殖。

一、新陈代谢

生物体与外界环境之间的物质和能量交换以及生物体内物质和能量的转变过程称为**新陈代谢**(metabolism)。它包括物质代谢和能量代谢两个方面，又可分为同化作用和异化作用。

在新陈代谢过程中，物质的变化与能量的转化是同一活动中的两个方面，两者是紧密联系和统一的。物质的合成代谢是贮存能量的过程，分解代谢是释放能量的过程（详见第十三章）。新陈代谢是生命活动最基本的表现，是机体与环境不断地进行物质交换，实现自我更新的过程。新陈代谢一旦停止，生命也将终止。

二、兴奋性

机体所处的环境是经常发生变化的。这些变化被机体、组织或细胞所感受，将引起它们的功能活动发生相应的改变，以适应环境的变化。

能被机体感受，并且引起某种反应的内外环境变化称为**刺激**(stimulus)。刺激的种类很多，如温度、压力、声音、光、电、化学性刺激等。由刺激引起的机体内部代谢过程及外部活动发生的相应改变称为**反应**(reaction)。反应有兴奋和抑制两种表现形式：由相对静止变为活动状态，或由活动较弱变为活动较强的过程称为**兴奋**(excitation)。兴奋的表现多种多样，如腺细胞的分泌、肌细胞的收缩、神经细胞产生神经冲动等。在接受刺激后由活动转为静止状态，或由活动较强转为较弱的过程称为**抑制**(inhibition)。刺激究竟引起兴奋还是抑制反应，一方面取决于刺激的质和量，另一方面也取决于组织、细胞的功能状态和生理特性。

活的组织、细胞或有机体对于内外环境变化具有的反应能力或特性称为**兴奋性**(excitability)。这是一切有生命活动的生物体普遍具有的能力，但不同组织和细胞的兴奋性有高低之分，而且在不同功能状态下，同一细胞的兴奋性也会发生适当变化。对小的刺激能产生反应，说明兴奋性高；相反，需用很强的刺激才能引起反应，说明兴奋性低；如果对任何强大的刺激都不产生反应，则兴奋性完全丧失。在机体中神经细胞、肌细胞和腺细胞的兴奋性比其他细胞高得多，因此，在生理学中将这三种细胞称为**可兴奋细胞**(excitable cell)。

三、适应性

当环境改变时，机体通过调节产生反应，以适应环境变化的能力称为**适应性**(adaptability)。适者生存是生物进化过程中的基本规律之一。如果不能适应环境条件的变化，这种物种将逐渐被淘汰；相反，机体在内外环境发生变化时，如果能够经常不断地调整体内各部分的功能及相互关系，保持内环境的稳定，就有利于生命活动的正常进行和种族的繁衍。

四、生殖

机体生长发育成熟到一定阶段后，能够产生与自身相似的子代个体的功能称为**生殖**(reproduction)。由于人类及高等动物在进化过程中已经分化为雄性与雌性两种个体，他们分别产生雄性和雌性生殖细胞，两性生殖细胞的结合才能产生子代个体。通过生殖功能实现了人类或生物的种族延续，即生命活动的延续，所以生殖也是生命活动的基本特征之一。

近年来，随着**克隆(clone)**技术的不断成熟与发展，使人类无性繁殖成为可能，但它对人类活动将会产生什么影响还存有争议。

第四节　人体的内环境及其稳态

一、体液与内环境

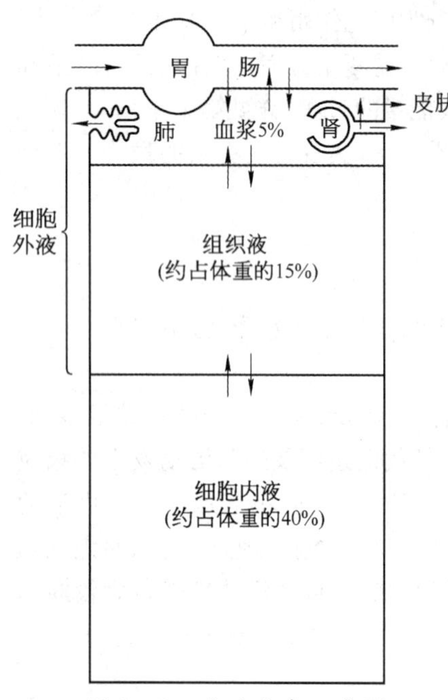

图 1－2　体液分布示意图

体液(body fluid)是机体内液体的总称。正常成人的体液约占体重的60%，其中1/3分布于细胞外，称为**细胞外液(extracellular fluid)**；2/3分布在细胞内，称为**细胞内液(intracellular fluid)**。细胞外液主要包括组织液(约占体重的15%)和血浆(约占体重的5%)，还有少量的淋巴液和脑脊液等(图1－2)。

人体绝大部分细胞不能直接与外界环境接触，细胞直接接触的生存环境是细胞外液，故将细胞外液称为**内环境(internal environment)**，以区别于机体生存的外部自然环境。内环境可直接为细胞提供必要的物理和化学条件；外环境的变化不能直接作用于组织细胞，必须通过内环境才能对组织细胞产生影响。

细胞内液是各种细胞进行生命活动的理化反应场所，通过细胞膜与细胞外液发生物质交换。血浆通过毛细血管壁与组织液发生物质交换，由于血浆在体内不停地循环流动，所以能够通过呼吸系统、消化系统及肾脏的排泄系统等，进行内环境与外环境之间的物质交换，保持体液的不断更新，使内环境的成分和理化环境保持相对稳定。可见，血浆是内环境中最活跃的部分，成为沟通各部分体液与外环境的媒介，在维持机体内环境稳态中有着非常重要的作用。血浆成分及理化性质的改变能直接反映组织细胞的功能状态和代谢情况，因此，血液学检验已成为临床诊治疾病的重要依据。

二、稳态

内环境中各种成分和理化因素保持相对稳定的状态，称为**稳态(homeostasis)**。内环境的稳态是细胞维持正常生理功能的必要条件，也是整个机体维持正常生命活动的必要条件。

由于细胞的新陈代谢和外界环境的影响，内环境中的各种成分和理化因素会不断地改变，稳态会不断地被扰乱或破坏，而体内各个组织、细胞的活动往往又是从某个方面来维持内环境的稳态。例如，细胞、组织的代谢不断消耗营养物质，产生代谢产物；而机体通过消化道不断补充营养物质和水，又通过肾脏不断地将各种代谢产物、多余的水分和盐类随尿排出，从而维持内环境中水、电解质和酸碱度的相对稳定。因而，稳态是在多种功能系统相互配合下实现的一种动态平衡。内环境稳态又是一种相对的稳定状态，内环境的各项指标都应该维持在一个正常的生理范围内波动,不能过高或过低,如体温、血浆 pH、动脉血压、血浆中氧和二氧化碳分压、血糖浓度、各种离子浓度等都维持在相对恒定的水平。一旦稳态被破坏或失衡,将会引起机体功能的紊乱而出现疾病;而某种意义上讲,临床治疗的目的就是通过物理、化学等手段重新实现内环境稳态。

第五节 人体功能的调节

一、人体功能的调节方式

在机体处于不同的生理状态时,或当外界环境发生改变时,体内一些器官、组织的功能活动会发生相应的改变,使机体能适应各种不同的生理情况和外界环境的变化,也可使被扰乱的内环境重新得到恢复,这种过程称为生理功能的**调节(regulation)**。在复杂多变的环境变化中,组成机体的各器官、系统的功能活动在空间上和时间上严密地组织起来,相互配合、相互制约,从而达到整体功能活动的协调、统一,这称为**整合作用(integration)**。整合作用是通过机体内错综复杂的调节机构完成的。人体功能的调节方式主要有三种,即神经调节、体液调节和自身调节。

(一) 神经调节

神经调节(nervous regulation)是指通过神经系统的活动对机体各部分的生理功能所进行的调节,是人体最重要的调节方式。神经调节的基本方式是**反射(reflex)**,是指在中枢神经系统的参与下,机体对内、外环境变化所作出的有规律的具有适应意义的反应。反射活动的结构基础称为**反射弧(reflex arc)**,它由五个部分组成:感受器、传入神经、反射中枢、传出神经和效应器(图 1-3)。各种不同的感受器能够分别感受体内、外环境中的某种特定的变化,并将这种信息转变为一定的神经信号,通过传入神经纤维传至相应的神经反射中枢,中枢对传入信号进行分析,并作出反应,再通过传出神经纤维将反应的指令传达到相应的效应器,改变效应器官的活动,即完成一次反射活动。反射弧的完整是反射活动进行的必要条件,如果其中任何一部分被损伤或破坏,反射活动即将消失。

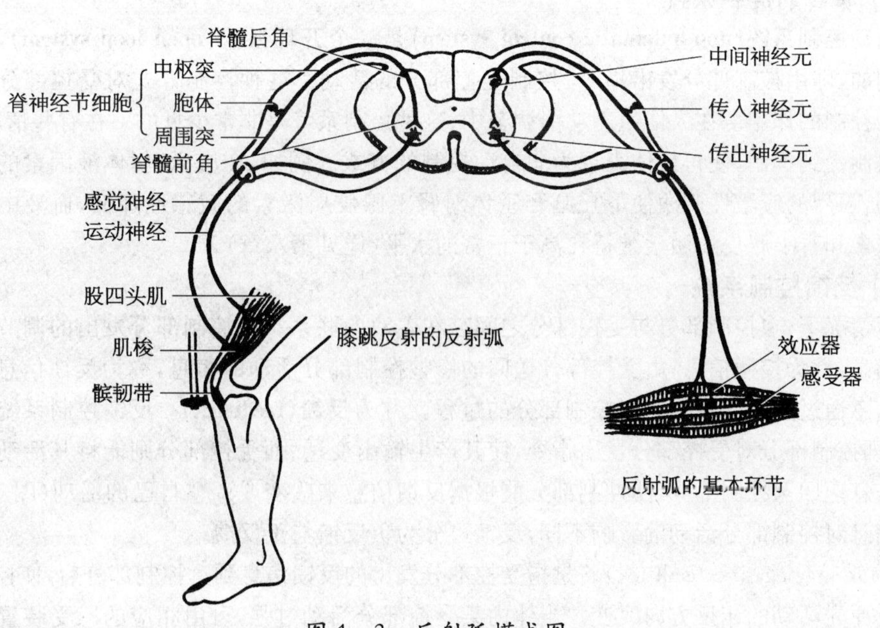

图 1-3 反射弧模式图

神经调节的特点是:反应迅速、精确,作用短暂而影响范围局限。

(二) 体液调节

体液调节(humoral regulation)是指体内一些细胞产生并分泌特殊的化学物质,通过体液途径对机体功能的调节。这些特殊的化学物质包括激素、生物活性物质、代谢产物等。由体内的内分泌细胞分泌的具有生物活性的化学物质称为激素,大多数的激素通过血液运输至全身各处,调节机体的功能活动,称为**全身性体液调节**。而组织细胞产生的 CO_2、乳酸等代谢产物也可在组织液中扩散,对邻近组织细胞的功能活动进行调节,这称为**局部性体液调节**。此外,激素的分泌大多直接或间接受神经系统控制,这种神经调节与体液调节联合的调节方式称为**神经-体液调节(neurohumoral regulation)**。它使调节的效果更加合理、准确,增加了机体对环境改变的适应能力。

相对神经调节而言,体液调节的特点是:反应比较缓慢、作用广泛而持久。

(三) 自身调节

自身调节(autoregulation)是指某些组织、细胞自身也能对周围环境变化发生适应性的反应,这种反应并不依赖于神经或体液因素的作用,而是组织、细胞本身的生理特性。

自身调节的特点是:一般来说,调节的范围和幅度都比较小,其生理意义不及神经与体液调节,但是对于局部器官、组织的生理功能的调节仍有着重要的意义。

二、人体功能活动的控制原理

人体是一个极其复杂的有机体,从控制论角度观察,人体内存在着数以万计的不同层次和不同形式的控制系统,在细胞和分子、器官和系统、整体等水平上进行各种功能调节。现代生理学把工程技术中控制论的概念、原理应用于人体功能调控的分析,发现人体功能的调节过程和工程技术中的控制过程有许多共同的规律,使得我们对人体功能调节的机制有了进一步认识。控制系统由控制部分(反射中枢或内分泌腺)和受控部分(效应器、靶器官或靶细胞)组成,按其工作方式和效果,可分为非自动控制系统、反馈控制系统和前馈控制系统三大类。

(一) 非自动控制系统

非自动控制系统(non-automatic control system)是一个**开环系统(open loop system)**,其控制方式是单向的,即由控制部分发出指令,控制受控部分的活动。这种控制方式对受控部分的活动不能起自动控制的作用。在人体生理功能调节中,这种控制系统是非常少见的。在有些情况下,体内的反馈机制受到抑制,使得机体表现为非自动控制的方式。例如,在应激时,体液因素的反馈调节受到抑制,强烈的应激性刺激使下丘脑和垂体对肾上腺皮质激素的敏感性降低,血液中的促肾上腺皮质激素和肾上腺皮质激素维持在高于正常的水平(详见第八章)。

(二) 反馈控制系统

一般情况下,在控制部分与受控部分之间存在着双向联系。由控制部分发出的调节受控部分活动的信息,称为控制信息;由受控部分送回的修整控制部分活动的信息,称为反馈信息。由受控部分将信息通过反馈联系传回到控制部分的过程就称为**反馈(feedback)**。反馈控制系统是一个闭合回路,即控制部分对受控部分发出指令,使其产生输出变量,而受控部分则能将其活动的状况作为反馈信息送回至控制部分,使控制部分能根据反馈信息来改变或调整自己的活动(图 1-4)。根据反馈信息对控制部分活动的影响不同,反馈可分为负反馈与正反馈。

1. 负反馈(negative feedback)　是指受控部分发出的反馈信息到达控制部分后,使控制部分的活动向其原先活动的相反方向改变。当体内某受控部分活动过强,可由相应的感受装置将此信息反馈给控制部分,通过负反馈机制使该活动下调或减弱,向原先平衡状态的方向转变,甚至恢复到

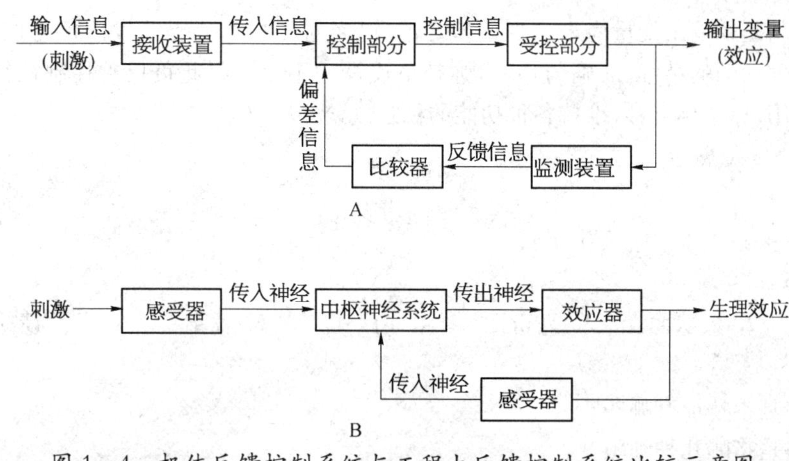

图 1-4 机体反馈控制系统与工程上反馈控制系统比较示意图

A. 工程上反馈控制系统；B. 机体反馈控制系统

平衡状态；反之，如果受控部分活动过低，则可以通过负反馈机制的减弱使其活动增强，也是向原先平衡状态的方向恢复。所以，负反馈调节的作用就是维持机体内环境的稳态，对系统、器官功能活动具有双向调节的特点。例如：下丘脑分泌促肾上腺皮质激素释放激素，经垂体门脉系统输送至腺垂体，使其促肾上腺皮质激素分泌增多，继而促进肾上腺皮质激素分泌；当血液中肾上腺皮质激素达到一定水平时，则通过负反馈控制系统抑制腺垂体的活动，使其促肾上腺皮质激素分泌受到抑制，进而使肾上腺皮质激素分泌减少；如果血液中肾上腺皮质激素水平过低时，通过负反馈控制系统的减弱，使腺垂体的促肾上腺皮质激素分泌增多，进而促进肾上腺皮质激素的分泌，从而使体内肾上腺皮质激素保持在相对稳定的水平。人体各器官、系统功能活动的目的都是为了维持内环境的稳态，所以负反馈控制系统在体内最为多见。

2. 正反馈(positive feedback) 是指受控部分发出的反馈信息到达控制部分后，促进或加强控制部分的活动。因此，控制信息与反馈信息反复往来，使受控部分的活动不断加强、加速直至完成全部活动。由此可见，正反馈控制的结果不是维持系统的稳态或平衡，而是打破原先的平衡状态，使整个调控系统处于一种不断重复与加强的状态。在正常人体功能活动调控中，正反馈控制系统仅有很少的几个。例如排尿反射，当膀胱内尿量增多到一定量时，通过反射引起排尿，尿液在排出时刺激尿道感受器又进一步经传入神经传入，反射性加强排尿中枢的活动，使排尿反射反复加强，直至尿液排完为止。此外，血液凝固、分娩过程等也属于正反馈调控。在病理情况下，会有许多正反馈的情况发生，此时常称为恶性循环。

(三) 前馈控制系统

前馈控制(feed-forward control)是指控制部分发出指令，使受控部分进行某一活动的同时，又通过另一快捷途径向受控部分发出前馈信号，及时地调控受控部分的活动，使活动更加准确。以体温调节为例，其中既有负反馈调节机制，也有前馈调节机制。例如在寒冷环境中，皮肤的温度感受器受到寒冷刺激，或者通过视、听等感官得到降温预报，信息传递到中枢神经系统，中枢就立即发出指令增加机体产热、减少散热活动。可见，机体改变产热和散热活动并不是寒冷环境使体温降低之后发生的，而是在体温降低之前发生，所以这种调节属于前馈调节。条件反射也是前馈调节，如食物在进入口腔之前就可以引起唾液、胃液分泌等消化活动。

如前所述，负反馈调节中控制部分要在收到反馈信息后才能发出纠正受控部分活动的指令，所以负反馈调节总是出现滞后现象，并且在纠偏过程中又常常由于矫枉过正而出现调节效果的波动。而前馈控制是在输出变量尚未出现偏差之前，已经对受控部分提前发出预见性信息，能更加有效地保持生理活动的精细、准确与稳定，弥补负反馈的不足。因此负反馈控制往往与前馈相结合发挥调节作用，以达到互补，维持各种功能的稳定。

复习思考题

一、名词解释

1. 构件分子　2. 矢状面　3. 兴奋性　4. 内环境　5. 反射　6. 负反馈　7. 正反馈

二、问答题

1. 生命活动的基本特征有哪些？
2. 可兴奋细胞是指哪几种细胞？
3. 举例说明内环境稳态的生理意义。
4. 机体生命活动的基本特征是哪些？
5. 人体功能活动的调节方式有哪些？各有何特点？

第二章

细胞和基本组织

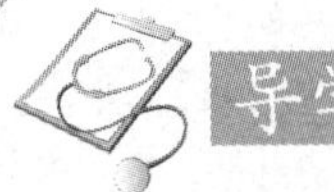
导学

1. **掌握**：各种细胞器的功能；肌节的概念；三联管的组成；光镜下骨骼肌和心肌的结构特点；电镜下尼氏体和神经原纤维的组成；细胞膜的物质转运功能；细胞的生物电现象及其产生原理；骨骼肌的兴奋-收缩耦联。

2. **熟悉**：各类上皮的分布；成纤维细胞、巨噬细胞、浆细胞的结构（光镜和电镜）及功能；肥大细胞的功能；长骨骨板的排列方式；骨单位的结构；软骨的分类及其依据；糖、脂、蛋白质的化学性质；糖、脂、蛋白质、酶的分子组成；蛋白质的分子结构；B族维生素构成的辅酶（辅基）；有髓神经纤维的结构；突触的概念和结构（光镜和电镜）；各种感觉神经末梢的功能；细胞兴奋的引起和传导；骨骼肌的收缩形式及力学分析。

3. **了解**：凡列入教学内容，除掌握、熟悉的，其余均为了解。

第一节　概　　述

细胞(cell)最早由英国物理学家Robert Hooker于1665年提出，是包括人类在内的所有生物体结构和功能的基本单位。组成人体的细胞种类繁多，但其化学成分都基本相同，包含水、无机盐、糖、脂类、蛋白质、核酸以及各种微量的有机化合物等。其中水、无机盐和小分子有机物是维持细胞结构和功能的基本成分；蛋白质、核酸和多糖等大分子物质，是实现细胞功能的关键。真核细胞的基本结构包括细胞膜、细胞质和细胞核。细胞在机体内有序组合、协同作用，是机体进行各种生命活动的基础，许多医学重大问题必须在细胞水平上才能得到真正的解决。有关细胞生物学方面的探索，将在研究生命的本质方面起关键性作用。

组织(tissue)是由形态结构相似、功能相关的细胞和细胞间质组成。**细胞间质(intracellular substance)**是由细胞产生，构成细胞生存的微环境，对细胞起支持、保护、营养等作用。人体的基本组织包括上皮组织、结缔组织、肌组织和神经组织四种。四种基本组织具有各自的结构特点和功能。

第二节　细胞的结构

细胞是人体结构和功能活动的基本单位。组成人体的细胞约200多种，其大小不一，形态各异。如小脑的颗粒细胞，直径只有4 μm；人卵细胞最大，直径可达100～140 μm。细胞形态与自身的功能及所处的部位密切相关，如具有收缩功能的肌细胞是长梭形或圆柱形，血液中的白细胞是球形的等(图 2-1)。光镜下，可将细胞分为细胞膜、细胞质和细胞核三部分。

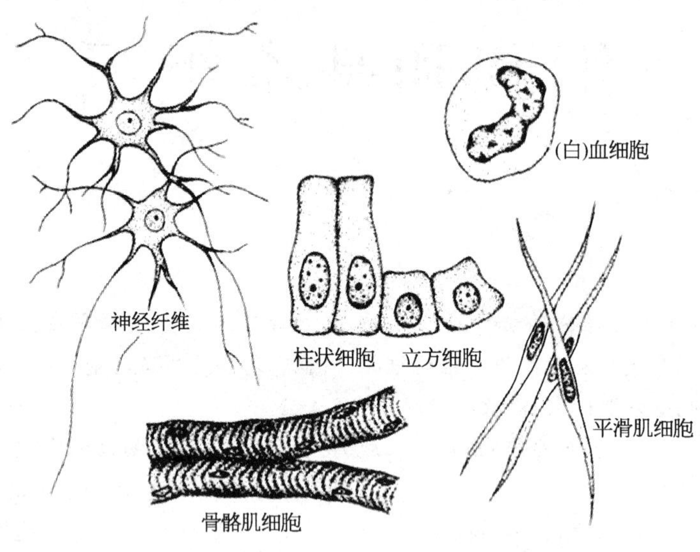

图 2-1　各种细胞的形态

一、细胞膜

细胞膜(**cell membrane**)又称**质膜**(**plasma membrane**)，是围在细胞质表面的一层薄膜。在真核细胞中，除了细胞膜外，细胞内还有很多膜性结构，构成内膜系统，如内质网、线粒体、高尔基复合体、溶酶体等。细胞膜和细胞内膜统称**生物膜**(**biomembrane**)。

(一) 细胞膜的结构

细胞膜主要由脂类、蛋白质和少量糖类组成。

1. 脂类　包括磷脂、胆固醇和糖脂，其中以磷脂为最多。磷脂呈长杆状，一端有亲水基团，称亲水端；另一端有疏水基团，称疏水端。在细胞膜中，亲水端朝向内、外表面，疏水端朝向膜的内部。正常生理条件下，生物膜呈液态，具有流动性，膜中的脂类分子可做横向移动，这对膜生理功能的进行是非常必要的。

2. 蛋白质　细胞膜最为重要的组成成分，大多为球形。根据其在膜中的位置不同，分为镶嵌蛋白和外周蛋白两类。镶嵌蛋白是细胞膜功能的主要承担者，以不同的深度嵌入膜内或跨越膜层。受体、酶、通道蛋白、载体蛋白等很大程度上与镶嵌蛋白有关。外周蛋白主要附着在细胞膜的表面，与细胞的胞吞作用、变形运动等功能有关。

3. 糖类　主要以糖蛋白和糖脂的形式存在，其糖链部分伸展在细胞膜的外表面，形成细胞衣。糖类与细胞的多项生理功能有关。

细胞膜很薄，光镜下不易分辨。电镜下，呈现"两暗夹一明"的三层结构。内、外两层电子密度高，颜色深；中间层电子密度低，颜色浅。凡具有这三层结构图像的膜称**单位膜**(**unit membrane**)。

关于细胞膜的结构，目前较为公认的是由 Singer 和 Nicolson 于 1972 年提出的"流动镶嵌模型"学说。其主要内容是：具有流动性的脂质双分子层构成膜的基本骨架；各种不同功能的蛋白质以各种形式镶嵌于脂质双分子层中；糖类附在膜的外表面，与表层的脂质或蛋白质亲水端结合，构成糖脂和糖蛋白。这一模型强调了膜的流动性以及上述膜组分分布的不对称性，即膜的结构不是静止的，而是动态的(图 2－2)。

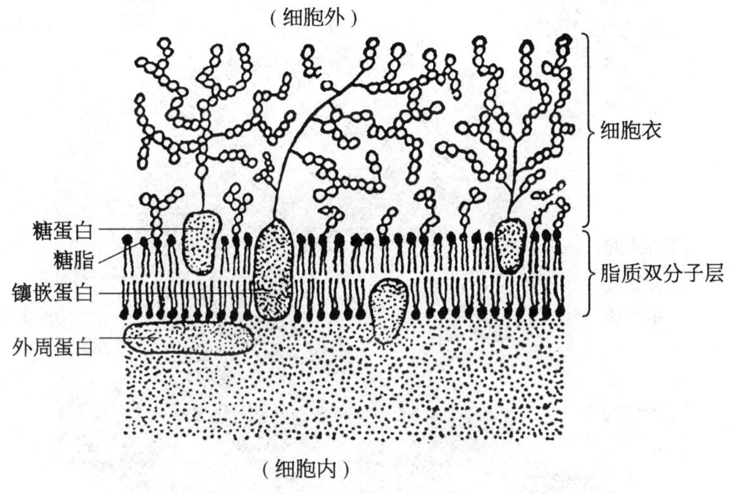

图 2－2　细胞膜的流动镶嵌模型

(二) 细胞膜的功能

细胞膜是细胞与细胞外环境之间的一层半透膜，构成细胞界膜和屏障，对进出细胞的物质具有选择性通透作用，可维持细胞内、外环境的稳定。此外，细胞膜还与细胞识别、信号转导、细胞粘连和细胞运动等功能有关。

二、细胞质

细胞质(cytoplasm)又称细胞浆，是细胞膜和细胞核之间的物质，由细胞基质、细胞器、细胞骨架和包涵物组成。细胞质是细胞进行新陈代谢的主要场所，对细胞核也有调控作用。

(一) 细胞基质

细胞基质(cytoplasmic matrix)充填于其他有形结构之间，是细胞质的基本成分，为半透明无定形的胶状物质。其化学成分包括水、离子和无机盐、多种酶类、糖原和脂滴等。细胞基质在细胞的生命活动中起着重要的作用。

(二) 细胞器

细胞器是指分布于细胞质内，具有一定形态和生理功能的结构(图 2－3)。

1. 线粒体(mitochondria)　呈线状、粒状或杆状，几乎存在于各种细胞中，为双层单位膜套叠而成的封闭性膜囊结构。两层膜将线粒体内部空间与细胞质隔离，并将线粒体内部空间分隔成两个膜空间，构成线粒体的支架。外膜较薄，光滑平整。内膜较厚，将线粒体的内部空间分成两部分，由内膜直接包围的空间称内腔，含有基质。基质内有线粒体基因组 DNA，以及基因组表达所必需的、线粒体特有的核糖体和 RNA 分布，表明线粒体具有自我更新和自我复制能力。内膜与外膜之间的空间称外腔。内膜向内腔折叠，形成大小不一的板层状或管状**线粒体嵴(mitochondria cristae)**，扩大了内膜的表面积。线粒体嵴膜上有许多基粒。基粒头部含有 ATP 合成酶，是生物膜的能量转换单位。

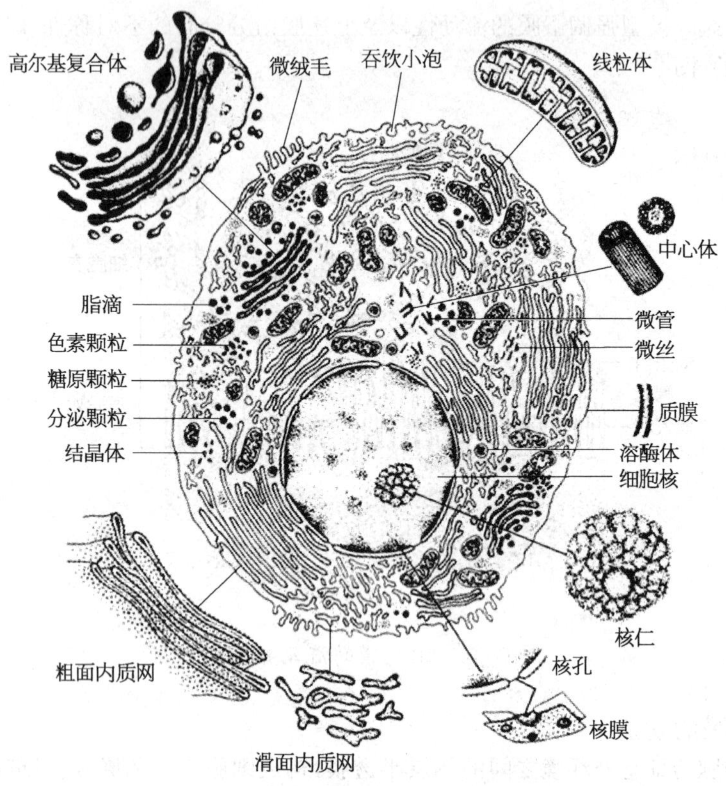

图 2-3　细胞的电镜结构

线粒体是细胞的"动力工厂",是细胞进行生物氧化和能量转换的主要场所。此外,线粒体与细胞凋亡、信号转导等也相关。

2. 核糖体(ribosome)　又称核蛋白体,是由核糖体 RNA(rRNA)和蛋白质组成的复合体。电镜下,核糖体为细小的椭圆形致密颗粒,由 2 个大小不一的亚基以特定的形式聚合而成。单个核糖体无功能活性,当多个核糖体串联到一条 mRNA 上,形成多核糖体时,才能有效地合成蛋白质。细胞内的核糖体有两种存在形式:一种游离于细胞基质中,称游离核糖体,主要合成细胞自身需要的结构蛋白和细胞更新所需的酶;另一种附着于内质网上,称为附着核糖体,主要合成向细胞外输出的分泌蛋白质。

3. 内质网(endoplasmic reticulum, ER)　为扁平囊状或管泡状膜性结构,在细胞中互连成网。根据表面有无核糖体附着,内质网可分为以下两种类型:①**粗面内质网(rough endoplasmic reticulum, RER)**:多为扁平囊状,与附着在膜外表面的核糖体无论从形态上和功能上都不可分割。在靠近细胞核部分,粗面内质网的膜可与核外膜相连。粗面内质网的主要功能是合成分泌蛋白质、溶酶体酶,也可合成某些结构蛋白质;②**滑面内质网(smooth endoplasmic reticulum, SER)**:多为表面光滑的分支管泡状结构,表面无核糖体附着。滑面内质网膜上含多种酶系,功能多样,参与类固醇激素的合成、脂类代谢、解毒以及离子的贮存与调节等生理活动。

4. 高尔基复合体(Golgi complex)　常位于细胞核附近,是由一层单位膜包裹而成的复杂囊泡系统。高尔基复合体的主要功能是对粗面内质网合成的蛋白质进行加工、修饰、浓缩和糖基化,形成分泌颗粒通过胞吐作用释放到细胞外。此外,还与溶酶体的形成,细胞膜的再循环和更新等有关。

5. 溶酶体(lysosome)　是由一层单位膜围成的球形小体,内含60多种水解酶,具有强大的消化分解能力,能分解各种内源性或外源性物质,被称为细胞内的“消化器官”。溶酶体按是否含有被消化物质(底物)可分为两类:①初级溶酶体:由高尔基复合体新形成的溶酶体,呈球形,体积较小,电子密度高,只含水解酶而没有底物,是尚未执行消化功能的溶酶体;②次级溶酶体:由初级溶酶体与各种吞噬底物融合而成,体积较大,形态多样,是参与消化功能的溶酶体。根据其作用底物的来源不同,分为底物是内源性的自噬性溶酶体和底物是外源性的异噬性溶酶体。消化后的产物通过膜上的载体蛋白转运到细胞质中,供细胞利用。未被消化的物质残留于溶酶体中,形成残余体。

6. 过氧化物酶体(peroxisome)　又称**微体(microbody)**,是由一层单位膜包裹的圆形或卵圆形小体,内含多种过氧化物酶、过氧化氢酶和氧化酶。氧化酶利用分子氧在氧化反应中生成 H_2O_2,过氧化氢酶则能催化 H_2O_2,生成 H_2O 和 O_2,以解除 H_2O_2 对细胞的毒性,对细胞具有保护作用。

7. 中心体(centrosome)　一般位于细胞核旁,由一对互相垂直的圆筒状中心粒和周围致密的细胞基质和许多中心粒随体组成。中心体参与细胞的分裂活动,与纺锤丝的形成和染色体的移动有关。

(三) 细胞骨架

细胞骨架(cytoskeleton)是由胞质内细丝状蛋白组成的一个复杂的网架系统,包括微管、微丝和中间丝:①**微管(microtubules)**:是一种主要由微管蛋白和少量微管结合蛋白组成的小管状结构,是细胞骨架的主要组成,与细胞运动、细胞内物质运输有关,也是构成纤毛等结构的主要成分(图2-3);②**微丝(microfilaments)**:是一种由肌动蛋白构成的实心丝状结构,主要分布于细胞的周边部,在细胞膜下形成网,具有收缩能力,与细胞的运动有关(图2-3);③**中间丝(intermediate filaments)**:是一种介于微管和微丝之间的细丝,在细胞中主要起支架作用,并对细胞器的空间定位起重要作用。

(四) 包涵物

包涵物(inclusions)是细胞质中具有一定形态的各种代谢产物或储备营养物质的总称。常见的包涵物包括(图2-3):①糖原颗粒:是细胞内葡萄糖贮存的形式;②脂滴:是细胞内脂类的贮存形式;③色素:细胞中较常见的色素有黑色素、脂褐素等;④分泌颗粒:常见于各种具有分泌功能的细胞内,有单位膜包裹,内含激素、酶等生物活性物质。颗粒大小、形态随细胞种类而不同。

三、细胞核

细胞核(nucleus)是细胞的代谢、增殖、生长和分化等活动的控制中心,也是遗传物质的储存场所。细胞核的大小、形状和数量常因细胞类型不同而有差异,但都由核膜、染色质、核仁与核基质四部分组成(图2-3)。

1. 核膜(nuclear membrane)　包围在染色体、核仁等外面,形成一个选择性屏障,使细胞核成为细胞中一个相对独立的体系,并具有一个相对稳定的内环境。

核膜由基本平行的内、外两层单位膜构成。两层膜之间的间隙称核周隙。外膜表面附有核糖体,并与粗面内质网互相连续,可参与蛋白质的合成。在一些部位,内、外核膜融合形成核孔。核孔是细胞核与细胞质之间进行物质交换的通道,并对物质交换具有调控作用。核孔的数量与细胞的功能状态成正比。

2. 染色质和染色体　**染色质(chromatin)**是遗传物质DNA和组蛋白在细胞间期的存在形式,呈细丝状。染色质分为常染色质和异染色质两类。常染色质排列稀疏,染色较浅,是核中进行RNA转录的部位。异染色质呈颗粒团块状,染色较深,是功能静止的部分。染色质的基本单位是核小体。核小体由8个组蛋白分子构成核心，外面由一段双链DNA分子包绕而成。许多核小体序贯连接形成核小体链，串珠样的核小体链可螺旋、折叠成高度密集的**染色体(chromosome)**。染色体是在细胞分裂期由染色质缩聚而成的棒状小体。染色质和染色体是处于不同功能状态下的同一种物质的不同构型。

染色体的数目、形态、大小都是恒定的，人体的染色体为46条，23对。其中22对为常染色体，其形态在男、女两性都一样；另一对为性染色体，男性为XY，女性为XX。

3. 核仁(nucleolus)　是间期细胞核内均质的球形小体，无膜包被，数量以一个多见，大小随细胞类型而异。核仁一般位于细胞核的一侧，主要由蛋白质、RNA和DNA组成。核仁能进行核糖体RNA的合成，是形成核糖体的场所。

4. 核基质(nuclear matrix)　包括核液与核内骨架两部分。核液含水、离子、酶类等成分；核内骨架是由多种蛋白质组成的三维细丝网架结构，对维持细胞核的形态结构具有支持作用，并与DNA复制、基因表达等密切相关。

第三节　细胞的化学组成

生物体是由C、H、O、N、P、S等元素构成的复杂有机体。各种元素构成氨基酸、核苷酸、单糖、脂肪酸等小分子化合物，这些小分子化合物按照一定的规律进而构成各种生物大分子，发挥各自生物学功能。以下分别介绍糖、脂类、蛋白质、酶、维生素等生物分子的结构、化学性质及生理功能。

一、糖

糖(saccharide)是自然界数量最多的有机化合物，广泛存在于生物界。

(一) 糖的元素组成与化学本质

多数糖仅由C、H、O三种元素组成，从化学角度看，糖是一类多羟基醛或多羟基酮或者是它们的缩聚物或衍生物。葡萄糖和果糖的结构式如下：

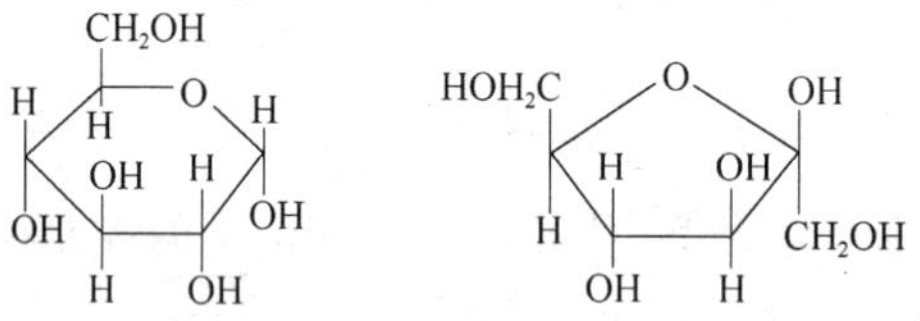

葡萄糖　　　果糖

根据构件分子数目，糖可分为**单糖(monosaccharide)**、**寡糖(oligosaccharide)**和**多糖(polysaccharide)**。单糖是指不能再水解为更小单位的糖。根据单糖分子中所含碳原子数目分别称为丙糖、丁糖、戊糖、己糖、庚糖等。又根据单糖含醛基还是酮基，可分为**醛糖(aldose)**和**酮糖(ketose)**两类。自然界中的单糖主要是戊糖和己糖。例如，核糖、2-脱氧核糖均为戊醛糖，葡萄糖是己醛糖，果糖则是己酮糖。寡糖又称低聚糖，是指能水解成2～10个单糖分子的糖。根据水解后生成单糖的数目，分为二糖(双糖)、三糖等。例如，蔗糖、麦芽糖、乳糖等均是常见的二糖。多糖又称多聚糖，是指能水解成多个单糖的高分子化合物。由相同单糖构成的聚合物称为**同多糖(homoglycan)**，例如淀粉、糖原、纤维素等；由不同单糖或单糖衍生物构成的聚合物称**杂多糖(heteroglycan)**，例如透明质酸、硫酸软骨素等黏多糖。有些糖类，其糖链共价连接蛋白质或脂类，形成蛋白聚糖、糖蛋白或糖脂等**糖结合物(glycoconjugate)**。

(二) 糖的化学性质

单糖分子中含有羰基和多个羟基，具有醛、酮、醇的某些化学性质，其环状结构中的半缩醛羟基还具有特殊的性质。例如，单糖可被多种氧化剂氧化，具有还原性。这些能和弱氧化剂发生反应的糖统称为**还原糖**。如这些单糖与碱性弱氧化剂班氏试剂作用，可使班氏试剂中的 Cu^{2+} 还原生成砖红色的氧化亚铜沉淀，这一性质常用于定性检测尿液中有无葡萄糖。醛糖可与酸性氧化剂溴水反应，醛基被氧化成羧基而生成相应的糖酸，溴水褪色，酮糖与溴水则无反应，因此可利用此反应来区别醛糖和酮糖。葡萄糖在肝脏内可被特定的脱氢酶作用，氧化其伯醇基而保留醛基，生成葡萄糖醛酸。葡萄糖醛酸是参与肝脏生物转化重要的结合剂之一，能增加物质的水溶性而利于排泄。单糖分子中的半缩醛羟基和醇羟基均能与酸作用成酯。葡萄糖、果糖、甘油醛以及核糖的磷酸酯是人体内糖代谢的重要中间产物，它们的结构如下：

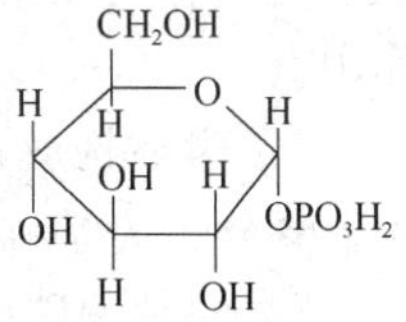

葡糖-1-磷酸 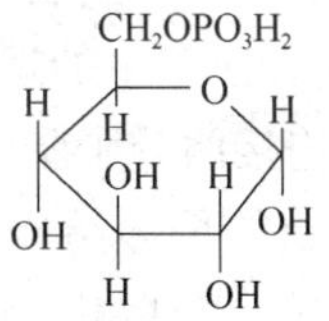　　葡糖-6-磷酸 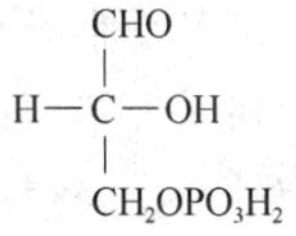　　甘油醛-3-磷酸

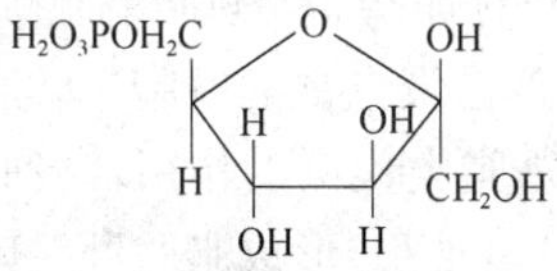

果糖-6-磷酸 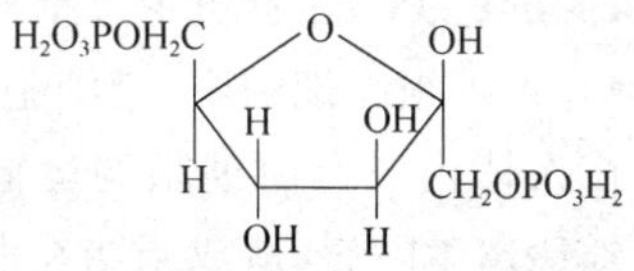　　果糖-1, 6-二磷酸 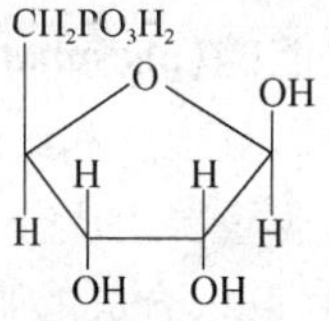　　核糖-5-磷酸

(三) 糖的生理功能

糖是生物体内主要的能源物质，作为能源的储存形式，淀粉和糖原分别存在于植物和动物体内，两者在酶的作用下均可分解为葡萄糖，并进一步氧化释放能量，供生命活动需要。糖也是生物体重要的结构成分，如核糖和脱氧核糖分别是构成核糖核酸和脱氧核糖核酸的重要成分；糖脂和糖蛋白是构成细胞膜的重要成分，与生物膜的各种功能发挥密切相关。许多糖在代谢过程中可生成重要的中间代谢物，通过这些中间代谢物，糖类可为合成其他生物分子如氨基酸、脂肪酸、核苷酸等提供碳链骨架。近年来的研究还发现，存在于糖脂和糖蛋白中的糖链结构参与细胞信息传递，从而影响细胞形态发生、发育、衰老、免疫保护甚至癌变。

二、脂类

(一) 脂类的化学本质

脂类(lipid)是脂肪和类脂的总称。脂肪是由甘油和脂肪酸生成的三酰甘油。类脂是指在结构或性质上类似于脂肪的物质，主要有磷脂、糖脂和类固醇化合物等。脂类的共性是：难溶于水，易溶于有机溶剂中；具有酯的结构或成酯的可能；是构成组织细胞的重要组成成分之一。

1. 脂肪酸(fatty acid)　是生物体内许多脂类化合物的重要组成单位。生物体内的脂肪酸大多数是含偶数碳原子的高级一元酸，碳原子数目一般在 12～24，以 16 碳和 18 碳的脂肪酸含量最高。多数脂肪酸可在体内合成，而亚油酸、亚麻酸和花生四烯酸在体内不能合成，但营养上又是必需的，必须通过食物摄取，故称为**必需脂肪酸(essential fatty acid)**。

2. 三酰甘油(triacylglycerol，TAG)　也称甘油三酯或油脂，由1分子甘油和3分子高级偶数碳的脂肪酸构成，其结构如图2-4。

$$\begin{array}{l} CH_2-O-\overset{\displaystyle O}{\overset{\|}{C}}-R_1 \\ | \\ CH-O-\overset{\displaystyle O}{\overset{\|}{C}}-R_2 \\ | \\ CH_2-O-\overset{\displaystyle O}{\overset{\|}{C}}-R_3 \end{array}$$

图2-4　三酰甘油结构图

三酰甘油可在酸、碱、酶的催化作用下发生水解反应。在人体内，对食物三酰甘油的水解反应主要发生在小肠内，反应是在胰脂酶的催化下进行，生成的脂肪酸、甘油及不完全水解产物单酰甘油等经肠壁吸收进入体内，一部分氧化供能，另一部分重新合成人体自身的三酰甘油。含不饱和脂肪酸的三酰甘油，其分子中的碳碳双键可在催化剂的作用下与氢、卤素等发生加成反应。

3. 磷脂(phospholipid)和糖脂(glycolipid)　是分别含有磷酸基和糖基的类脂。磷脂又可分为含甘油的甘油磷脂和含鞘氨醇的鞘磷脂。磷脂的共同结构特征是：既有亲水基团(极性头部)又有疏水基团(非极性尾部)，使其既能溶解于水又能溶解于非极性溶剂中，这种两性性质极有利于构成生物膜脂双层，还可作为脂溶性物质的乳化剂，促进脂溶性食物的消化吸收以及脂类物质在血液中的运输等作用。

甘油磷脂以甘油为基本骨架，分别连接两分子脂肪酸和一分子磷酸构成磷脂酸。磷脂酸是最简单的甘油磷脂，可以看作为是各种磷脂的母体结构。以磷脂酸分子为基础，其中磷酸基上一个氢(—H)可以被多种带有羟基的化合物(—X)取代，生成不同种类的甘油磷脂。重要的有磷脂酰胆碱、磷脂酰乙醇胺、磷脂酰丝氨酸和磷脂酰肌醇等。

磷脂酰胆碱(phosphatidylcholine，PC)在蛋黄中含量丰富，俗称卵磷脂。磷脂酰胆碱分布在脑、神经组织、肝、肾上腺和红细胞等各种组织细胞中，是细胞膜中含量最丰富的磷脂。磷脂酰胆碱除了作为细胞膜重要组成分外，在人体内具有协助脂类运输、促进脂类代谢的作用。当肝脏卵磷脂合成不足时，肝内合成的脂肪外运发生障碍，造成脂肪在肝中过多堆积，形成脂肪肝。**磷脂酰乙醇胺(phosphatidylethanolamine，PE)**和磷脂酰胆碱并存于机体各组织器官中，在脑和神经组织中含量尤为丰富，俗称脑磷脂。**磷脂酰丝氨酸(phosphatidylserine，PS)**是由丝氨酸羟基与磷脂酸的磷酸基脱水相连而成。磷脂酰丝氨酸主要分布在细胞质膜内侧面，作为膜脂组成分之一。**磷脂酰肌醇(phosphatidylinositol，PI)**是由肌醇分子中的一个羟基与磷脂酸的磷酸基脱水相连而成。磷脂酰肌醇主要分布在细胞质膜内侧面，约占膜磷脂总量的10%。磷脂酰肌醇的C-4、C-5两位羟基发生磷酸化生成**磷脂酰肌醇-4,5-二磷酸(phosphatidylinositol-4,5-biphophate，PIP_2)**，后者在磷脂酶C作用下可以分解产生两种重要的第二信使(肌醇三磷酸和二酰甘油)，参与细胞信息传递过程。

鞘磷脂大量存在于脑和神经组织中，是包裹神经髓鞘的主要成分，肝、脾和其他组织中也含少量鞘磷脂。鞘磷脂的化学组成和结构与甘油磷脂的差别在于鞘氨醇取代甘油，当脂肪酸通过酰胺键与鞘氨醇的—NH_2相连时，则形成神经酰胺(ceramide)，其结构与二酰甘油类似。神经酰胺可以看作为是鞘磷脂的母体结构，在神经酰胺基础上通过其分子中的1-位羟基被磷脂酰胆碱或磷脂酰乙醇胺取代形成鞘磷脂。鞘氨醇和神经酰胺的结构如下：

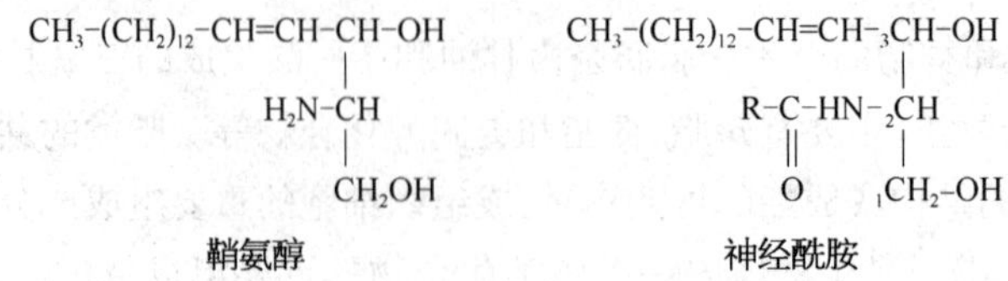

鞘氨醇　　　　神经酰胺

糖脂是指糖基(常为半乳糖或葡萄糖)通过其半缩醛羟基以糖苷键与脂类连接的化合物，分子中不含磷酸基。根据分子中所含醇类结构的不同，又有甘油糖脂和鞘糖脂两类。它们广泛分布于各组织细胞中。

4. 类固醇化合物　广泛存在于动植物组织中，是具有重要作用的类脂。体内重要的类固醇化合物有胆固醇、维生素D、胆汁酸、类固醇激素等。它们的分子结构中都含有环戊烷多氢菲的基本骨架。

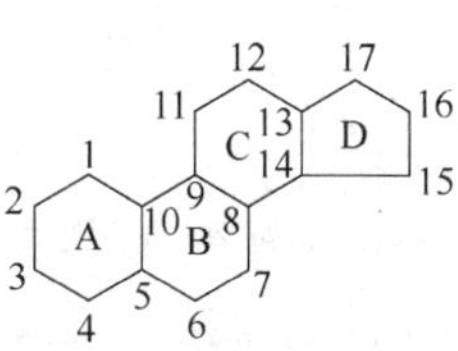

环戊烷多氢菲 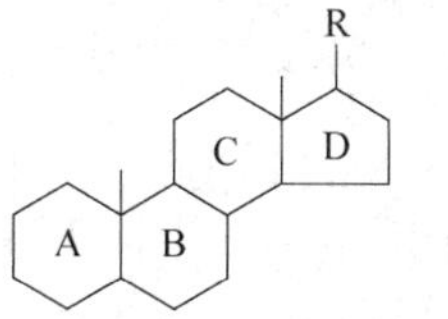　　类固醇基本骨架

胆固醇(cholesterol)又名胆甾醇，因其最初是在动物的胆石中发现的含有醇性羟基的固体物质，故名胆固醇。人体内胆固醇主要集中在脑和神经组织中，可由食物摄取和自身合成。当体内胆固醇代谢发生障碍时，血液中胆固醇含量异常增加，可使动脉粥样硬化的危险性增加。

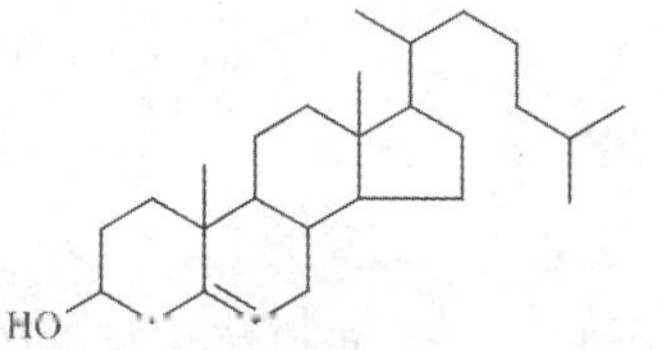

胆固醇 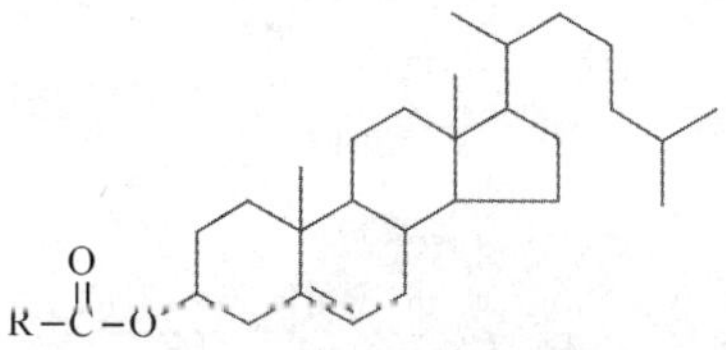　　胆固醇酯

胆固醇是体内各种重要活性类固醇的前体。如在肝脏可合成**胆汁酸(bile acid)**，在肾上腺皮质可转变成肾上腺皮质激素，在性腺则转变为性激素，在肠黏膜细胞转变为7-脱氢胆固醇继而进一步转变为维生素D_3等(详见消化、内分泌章节)。

在肝中胆固醇转变为胆汁酸是其主要代谢去路。正常人胆汁中的胆汁酸有游离胆汁酸和结合胆汁酸两大类。游离胆汁酸主要有胆酸、鹅脱氧胆酸、石胆酸和脱氧胆酸，结合胆汁酸是游离胆汁酸通过酰胺键与甘氨酸或牛磺酸结合生成。胆汁酸在小肠的碱性条件下，常以钠盐或钾盐的形式存在，称为胆汁酸盐，简称胆盐，具有帮助脂类消化吸收的重要作用，且能防止胆结石的形成。

(二) 脂类的生理功能

脂类具有多方面的生理功能。脂肪是体内重要的储能和供能物质；可促进脂溶性维生素(A、D、E、K)的吸收和体内运输；可提供必需脂肪酸；具有维持体温及固定和缓冲内脏器官的作用。类脂主要是构成生物膜的组分，也可转变为一些重要生理活性物质，如类固醇激素、维生素D、胆盐等，参与调节机体的生长发育和物质代谢等。

三、蛋白质

蛋白质(protein)是存在于生物界的一类含氮高分子有机化合物。机体内蛋白质的含量很高，约占机体固体成分的45%；分布很广，几乎所有的器官组织都含蛋白质。蛋白质是生命的物质基础，生命活动几乎都是通过蛋白质来体现。

(一) 蛋白质的分子组成

蛋白质在元素组成上，主要含C、H、O、N等，其中含氮量在不同的蛋白质分子中比较接近，大约占16%。生物样本中的含氮物质主要来自蛋白质，因此，通过测定含氮量可以推算生物样本中的蛋白质含量。生物样本中的蛋白质克数=6.25×含氮克数。

如果用酸、碱或蛋白酶水解蛋白质，可以得到含不同氨基酸的混合液，表明**氨基酸(amino acid)**是蛋白质的基本组成单位。构成天然蛋白质的氨基酸有20种，通式如下：

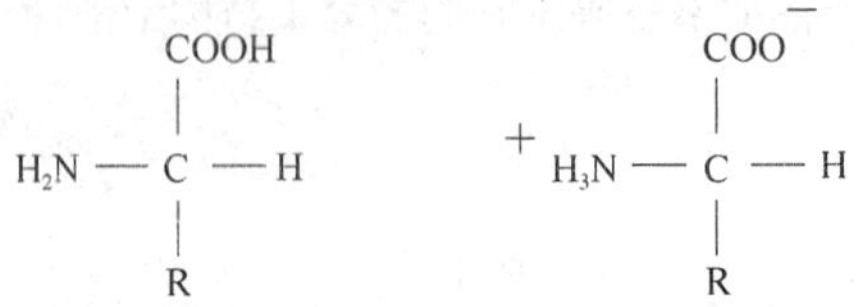

$$H_2N-\underset{R}{\overset{COOH}{C}}-H \qquad H_3\overset{+}{N}-\underset{R}{\overset{COO^-}{C}}-H$$

氨基酸的分类主要通过α-碳原子上的R基不同来进行分类，根据R基是否电离以及电离后所带电荷分为非极性氨基酸、极性中性氨基酸、酸性氨基酸和碱性氨基酸四大类。非极性氨基酸丙氨酸、极性中性氨基酸丝氨酸、酸性氨基酸谷氨酸、碱性氨基酸精氨酸的结构分别如下：

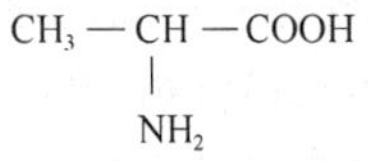

$$CH_3-\underset{NH_2}{CH}-COOH$$

丙氨酸

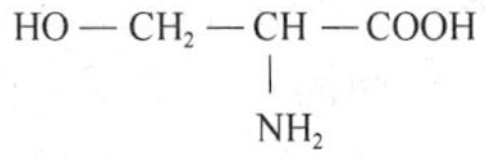

$$HO-CH_2-\underset{NH_2}{CH}-COOH$$

丝氨酸

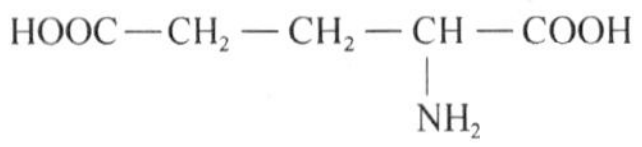

$$HOOC-CH_2-CH_2-\underset{NH_2}{CH}-COOH$$

谷氨酸

$$H_2N-\underset{NH}{\underset{\|}{C}}-NH-(CH_2)_2-CH_2-\underset{NH_2}{CH}-COOH$$

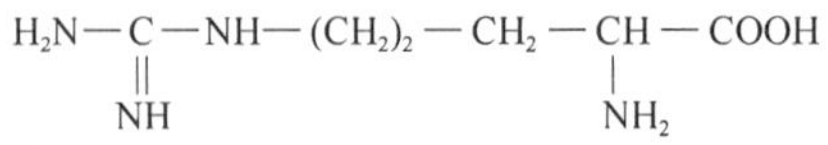

精氨酸

氨基酸均含有—NH_2和—COOH。随着溶液酸性增强，—NH_2可以结合H^+而使氨基酸带正电荷(—NH_3^+)；反之，随着溶液碱性增强，—COOH可以解离出H^+而使氨基酸带负电荷(—COO^-)，这种电离特性被称为两性电离。当在某一溶液中，氨基酸带正电荷数和负电荷数相等时，分子呈电中性，此时溶液的pH值被称为该氨基酸的**等电点(isoelectric point, pI)**，这种分子称为兼性离子。

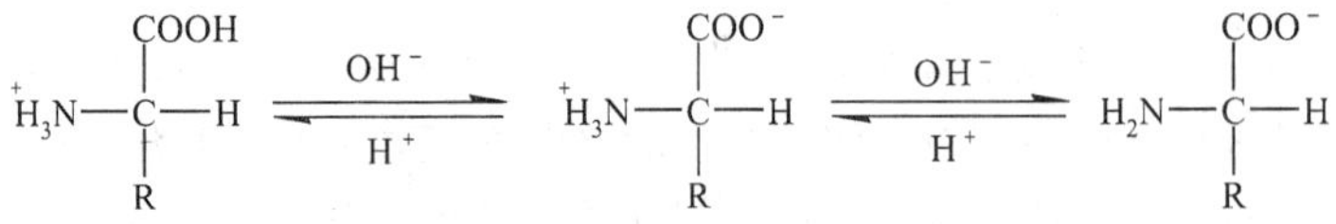

$$H_3\overset{+}{N}-\underset{R}{\overset{COOH}{C}}-H \underset{H^+}{\overset{OH^-}{\rightleftharpoons}} H_3\overset{+}{N}-\underset{R}{\overset{COO^-}{C}}-H \underset{H^+}{\overset{OH^-}{\rightleftharpoons}} H_2N-\underset{R}{\overset{COO^-}{C}}-H$$

pH<pI　　pH=pI(兼性离子)　　pH>pI

各种氨基酸由于受不同侧链R基的影响，都有不同的等电点。当处在同一pH溶液中时，各种氨基酸所带电荷量不同，此时可以采用电泳技术将溶液中的氨基酸彼此分离开来。

氨基酸与茚三酮混合，在加热条件下生成蓝紫色化合物。该有色溶液在570 nm处有一最大吸收值，并且在一定范围内与氨基酸浓度成正比关系，可用于氨基酸定量或定性分析。

(二) 蛋白质的分子结构

由氨基酸缩合而成的化合物称为**肽(peptide)**。它是通过1个氨基酸分子的—COOH与另1个氨基酸分子的—NH_2，脱去1分子水形成肽键(—CO—NH—，或称酰胺键)而互相连接起来的。

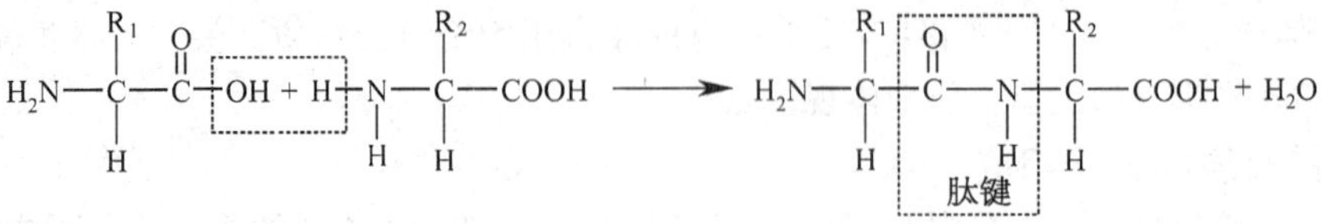

$$H_2N-\underset{H}{\overset{R_1}{C}}-\overset{O}{\overset{\|}{C}}-OH + H-\underset{H}{N}-\underset{H}{\overset{R_2}{C}}-COOH \longrightarrow H_2N-\underset{H}{\overset{R_1}{C}}-\overset{O}{\overset{\|}{C}}-\underset{H}{N}-\underset{H}{\overset{R_2}{C}}-COOH + H_2O$$

肽键　二肽

肽的形成

由 2 个氨基酸分子缩去 1 分子水，以 1 个肽键相连而成的肽称为二肽，由 3 个氨基酸分子缩去 2 分子水，以 2 个肽键相连而成的肽称为三肽，依此类推。一般由小于 10 个氨基酸分子经脱水生成的肽称为寡肽；由 10 个以上氨基酸经脱水生成的肽称为多肽。多肽链中的氨基酸已是不完整的分子，常被称为氨基酸残基。多肽链中由—Cα—C—N—Cα—构成的长链被称为主链或骨架；伸展在主链两侧的 R 基被称为侧链。主链骨架的一侧含游离的 α—NH_2，称为氨基端(N 端)；另一端含游离的 α—COOH，称为羧基端(C 端)。

不同多肽链的氨基酸种类、数量及排列顺序各不相同，一般将氨基端写在左侧，羧基端写在右侧，并用中文或英文简写代表各氨基酸残基。如由丙氨酸、甘氨酸和丝氨酸构成的三肽称为丙氨酰甘氨酰丝氨酸，其结构如下：

氨基端 $H_2N—CH(CH_3)—CO—NH—CH_2—CO—NH—CH(CH_2OH)—COOH$ 羧基端

丙氨酸残基　　甘氨酸残基　　丝氨酸残基

蛋白质属于多肽，但与简单的多肽比较，它必须具有特定空间构象才能发挥复杂的生物学功能。因此，对于蛋白质分子结构的研究，除了包括其氨基酸的组成和排列顺序外，还要研究多肽链是如何进一步卷曲、折叠构成特定空间构象的。蛋白质的分子结构，按层次可分为一级、二级、三级和四级结构。

1. 蛋白质的一级结构(primary structure)　通常是指多肽链中氨基酸组成及其排列顺序。其涉及的主要化学键是肽键，也包括二硫键。例如，胰岛素是第一个被阐明一级结构的蛋白质，含 51 个氨基酸，包括 A、B 两条链。A 链含有 21 个氨基酸残基，B 链含有 30 个氨基酸残基。A、B 两条链之间通过 2 对二硫键(—S—S—)相连(图 2-5)。

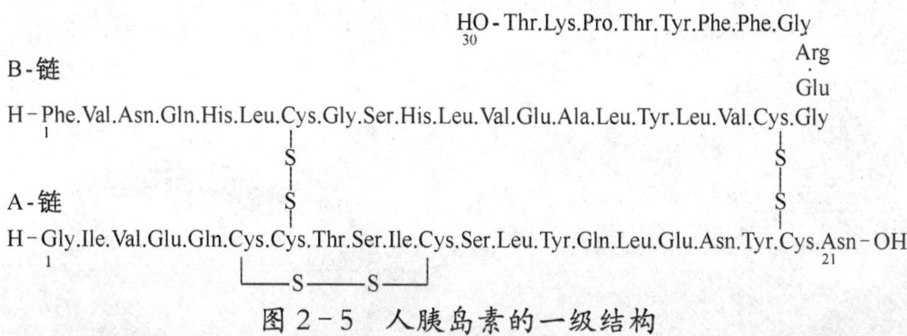

图 2-5　人胰岛素的一级结构

蛋白质的一级结构是其空间构象的结构基础，研究蛋白质的一级结构具有重要意义。当构成蛋白质的氨基酸发生改变时，往往会影响蛋白质的生物学活性，甚至会出现某些遗传性疾病。根据氨基酸组成序列的同源性，还可以帮助了解生命的进化史等。

2. 蛋白质的二级结构(secondary structure)　是指肽链中主链原子的局部空间构象，不涉及侧链的空间构象。由于肽键具有双键性质，不能自由旋转，从而使参与肽键组成的 6 个原子处于同一平面上，构成刚性的平面结构，称为肽键平面或酰胺平面，也称肽单元(peptide unit)。肽键平面两侧的 Cα—键均可自由旋转，从而使主链骨架出现各种构象。

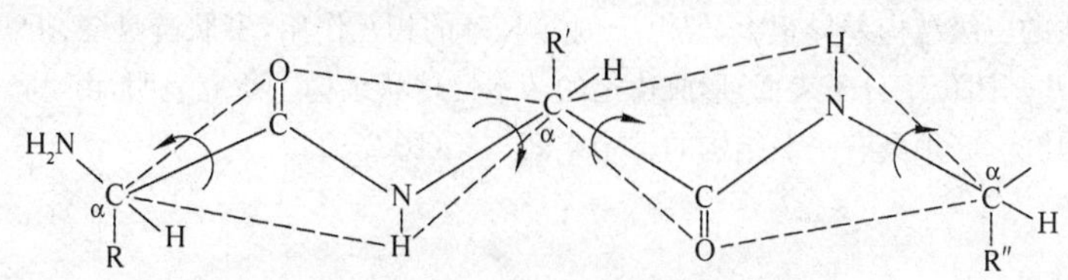

蛋白质的二级结构主要包括α-螺旋、β-折叠、β-转角和无规则卷曲等类型。由于酰胺平面两侧的Cα—键的旋转，使多肽链主链骨架围绕着同一中心轴呈螺旋样盘曲伸展，称此结构为右手**α-螺旋(α-helix)**，螺旋的稳定以氢键维持，取向几乎平行于螺旋中心轴(图2-6)。以酰胺平面两侧的α-碳为转折点，使多肽链呈锯齿状伸展，称此为**β-折叠(β-sheet)**。它主要依靠两条链间或一条链内局部肽段之间的—C═O和—NH形成氢键而稳定(图2-7)。当蛋白质多肽链中存在脯氨酸时，特别有利于形成180°的回折，这种肽链的回折角被称为β-转角(β-turn)(图2-8)。当蛋白质多肽链中存在较大R基侧链的氨基酸残基时，如异亮氨酸、色氨酸和苯丙氨酸时，由于空间阻碍较大，既不利于形成α-螺旋，也不利于形成β-折叠，而呈无定形的线状结构，称此为**无规则卷曲(random coil)**。

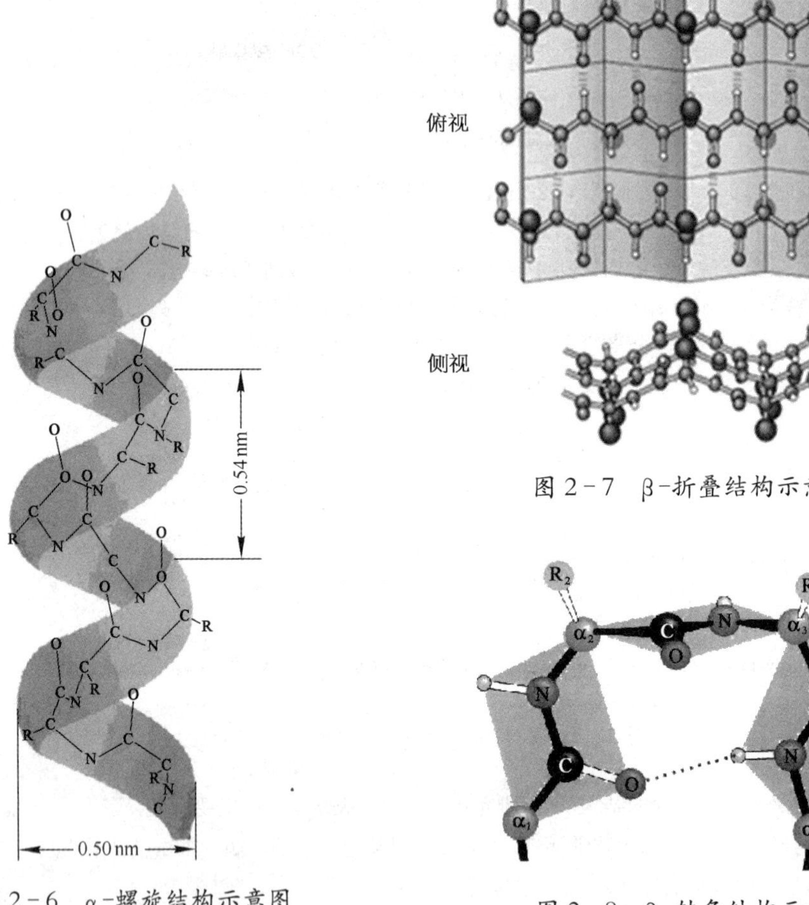

图2-6 α-螺旋结构示意图

图2-7 β-折叠结构示意图

图2-8 β-转角结构示意图

3. 蛋白质的三级结构(tertiary structure) 是指具有二级结构的多肽链中，一些彼此远离的氨基酸残基侧链相互作用，以进一步折叠、盘曲，形成包括主链和侧链在内的所有原子的空间排布。维系蛋白质三级结构的化学键主要是非共价键，如氢键、盐键、疏水键、范德华力，以及少量共价键如二硫键(图2-9)。

尽管不同蛋白质的三级结构差异很大，但由于侧链R基的相互作用，多肽链盘绕、折叠，使疏水基团大部分藏于分子内部，亲水基团位于分子表面，形成稳定的亲水性球状结构。研究表明，由一条多肽链构成的蛋白质，欲发挥其生物学功能，必须具有三级结构的特定空间构象(图2-10)。

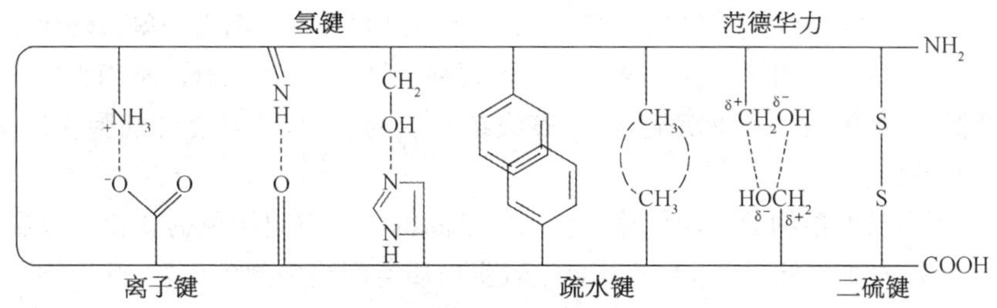

图 2-9　维系蛋白质空间结构的化学键

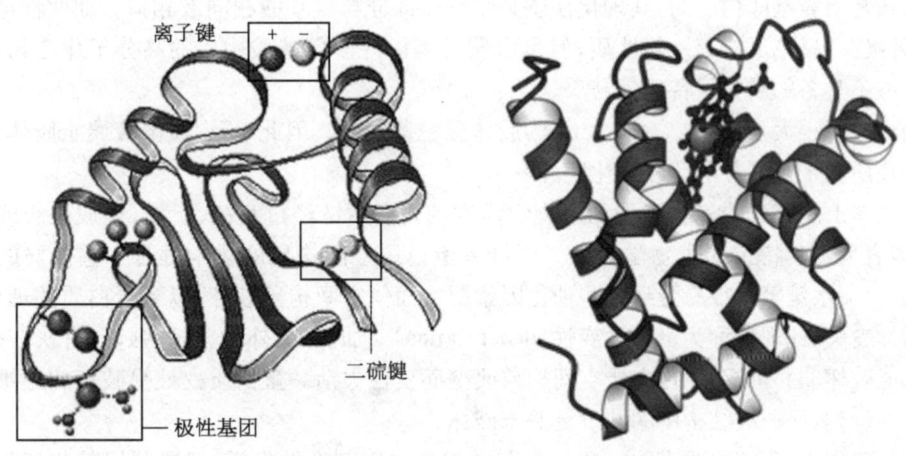

图 2-10　三级结构示意图

4. 蛋白质的四级结构(quaternary structure)　是指具有多条三级结构的多肽链通过非共价键(氢键、疏水键、离子键、范德华力)相互作用而聚合在一起构成特定空间构象的聚合体。体内许多蛋白质是由两条或两条以上具有三级结构的多肽链构成,其中每一条具有三级结构的多肽链称为该蛋白质的一个**亚基**。对于多亚基蛋白质,亚基可以相同,也可以不同。单独的亚基无生物学活性,只有完整的四级结构多聚体蛋白质才具有生物学活性。

例如,**血红蛋白(hemoglobin, Hb)**是由 2 个 α 亚基和 2 个 β 亚基通过非共价键构成的四聚体蛋白(图 2-11)。每个亚基都结合 1 个血红素辅基,单独的 α 亚基或 β 亚基均无活性。只有 4 个亚基(2α、2β)构成完整的四聚体结构,才具有生物学功能。

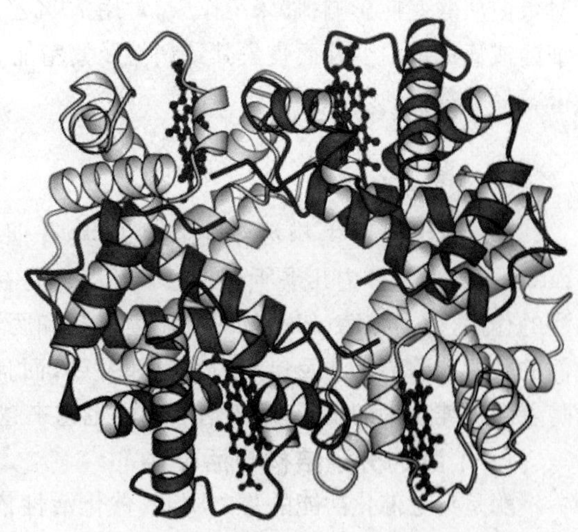

图 2-11　血红蛋白四级结构示意图

(三) 蛋白质结构与功能的关系

蛋白质分子的功能取决于其特定空间结构,而后者又以其氨基酸序列为基础。因此,蛋白质的功能与其结构关系密切。

不同蛋白质和肽具有不同的功能。原因可以是由于它们的一级结构有差异而引起,这种差异有时仅表现在几个氨基酸残基组成上。当蛋白质一级结构中关键部位氨基酸残基发生改变时,往往会影响蛋白质的生物学功能,甚至出现**分子病(molecular disease)**。如镰状红细胞贫血患者的血红蛋白，其β链第六个氨基酸残基发生了变异，正常人血红蛋白β链第六个氨基酸残基为酸性谷氨酸，而患者为中性缬氨酸。由于β链上这个氨基酸残基恰好处于分子表面，从而引起非氧合血红蛋白的溶解度降低，在细胞内易聚集沉淀，进而丧失结合氧的能力，并且使红细胞变形呈镰刀状，易破裂溶血而导致贫血。

如前所述，蛋白质的生物学功能依赖于特定的空间构象。空间构象的变化可以影响或调节蛋白质的生物学功能，如血红蛋白与 O_2 的结合。若蛋白质空间构象遭到破坏，其生物学功能随之丧失，如蛋白质的变性。

（四）蛋白质的理化性质

蛋白质是由氨基酸构成的，其理化性质必然有一部分与氨基酸相同或相似。如两性电离与等电点、紫外吸收、呈色反应等一般性质；但蛋白质又是由许多氨基酸构成的高分子化合物，它又有单个氨基酸不具备的高分子特性。

蛋白质分子很大，直径在 1～100 nm 为胶体颗粒范围内。因此，蛋白质溶液属于胶体溶液，两者有相似性质如带有同种电荷和水化膜。

在核糖体上刚合成的多肽链是无生物学活性的。多肽链经过盘绕、折叠，形成三级或四级结构后，才能表现出其特定的生物学功能。而维系蛋白质空间构象的化学键是一些微弱的次级键（氢键、盐键、疏水键等），很易受到某些理化因素影响而使空间构象破坏，以致蛋白质的理化性质、生物学活性丧失，此现象称为**蛋白质变性**（**denaturation**）。加热、紫外线、强酸强碱、有机溶剂、重金属盐等都能破坏非共价键，使蛋白质空间构象改变而变性失活。蛋白质变性受破坏的是维系空间构象的非共价键，而一级结构中的共价键并未破坏。

在实际工作中，我们既要谨防一些蛋白酶类或蛋白制剂变性失活，又要利用某些理化因素使细菌蛋白变性失活。如利用低温冰箱可以较长时间保存菌种、生物制品，主要是阻止了较高温度对蛋白质的变性影响；临床工作中，常用 70％乙醇溶液、加热、紫外线照射等理化方法进行消毒，使细菌或病毒蛋白变性而丧失其致病性及繁殖能力；日常生活中，鸡蛋煮熟后食用，因蛋白变性而变得容易被消化、吸收等。

四、酶

酶（**enzyme**）是生物活细胞产生的具有催化作用的蛋白质，又称为**生物催化剂**（**biological catalyst**）。生物体内几乎所有的化学反应都是在酶的催化下进行的。近年发现少数 RNA 也具有酶的作用，称为**核酶**（**ribozyme**）。随着酶学和医学研究的发展，酶在医学上的重要性越来越引起人们的关注。酶不仅涉及疾病的发生和发展，而且酶活性的测定已成为临床辅助诊断的重要手段。随着酶提纯技术的发展，用于治疗的酶也越来越多。

（一）酶的分子结构与活性中心

酶是具有催化功能的蛋白质，其催化活性依赖于特定的空间构象。酶在体内有多种形式，就其多肽链组成而言，由一条多肽链构成的酶称为**单体酶**（**monomeric enzyme**）。由多个亚基以非共价键聚合成的酶称为**寡聚酶**（**olgomeric enzyme**）。由代谢上相互联系的几种酶聚合形成多酶复合物，称**多酶体系**（**multienzyme system**）。

酶按其分子组成可分为**单纯酶**（**simple enzyme**）和**结合酶**（**conjugated enzyme**）两大类。单纯酶是仅由多肽链构成的酶。结合酶由蛋白质部分和非蛋白质两部分组成，前者称为**酶蛋白**（**apoenzyme**），后者称为**辅助因子**（**cofactor**）。辅助因子有的是金属离子，也有的是小分子有机化合物。酶蛋白与辅助因子结合形成的结合酶形式称为**全酶**（**holoenzyme**）。只有全酶才有催化作用，酶蛋白和辅助因子各自单独存在时均无催化活性。大多数结合酶的辅助因子为金属离子，常见有 K^+、Na^+、Mg^{2+}、Cu^+/Cu^{2+}、Zn^{2+}、Fe^{2+}/Fe^{3+} 等。金属离子作为辅助因子其主要作用有：①稳定酶蛋白活性构象；②参与构成酶的活性中心；③连接酶和底物的桥梁；④中和阴离子。小分子有机化合物作为酶的辅助因子，按其与酶蛋白结合的紧密程度不同可分为**辅酶（coenzyme）**与**辅基（prosthetic group）**。辅酶与酶蛋白的结合疏松，可以用透析或超滤的方法除去；辅基则与酶蛋白结合紧密，不能通过透析或超滤方法除去。辅酶与辅基在化学本质上无差别，且往往含有 B 族维生素。值得注意的是决定酶特异性的是酶蛋白部分，而辅酶或辅基仅在反应中参与传递氢原子、电子或某些基团的作用。

酶分子中存在的各种化学基团并不一定都与酶的活性有关，其中与酶的活性密切相关的基团称为酶的**必需基团（essential group）**。必需基团在酶蛋白一级结构上可能相距甚远，但在空间结构上彼此靠近，组成具有特定空间结构的区域，能与底物特异结合并将底物转化为产物。这一区域称为酶的**活性中心（active center）**或称**活性部位（active site）**。酶活性中心的必需基团按功能差异分为两类：一是**结合基团（binding group）**，其作用是与底物相结合形成酶-底物复合物；另一是**催化基团（catalytic group）**，其作用是影响底物中某些化学键的稳定性，并催化底物发生化学反应而转变为产物。活性中心内的必需基团有些可同时具有这两方面的功能。还有一些必需基团虽不直接参与活性中心的组成，但对维持酶活性中心特有的空间构象所必需，这些基团称为酶活性中心以外的必需基团（图 2－12）。

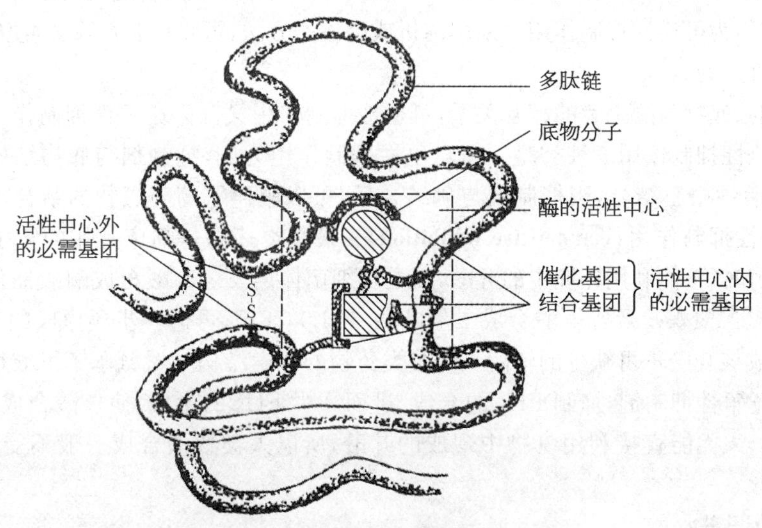

图 2－12　酶的活性中心示意图

酶的活性中心具有以下几个特点：①活性中心区域仅占整个酶分子的很小一部分；②酶的活性中心是一个具有三维空间构象的区域，在酶分子的表面形成一个裂隙，以便于容纳底物并与之结合；③酶活性中心可以非共价键与底物结合形成酶-底物复合物。

（二）酶促反应特点

酶作为生物催化剂，与一般催化剂比较，两者既有共性，又有酶的特殊性。共性：两者都能催化热力学上允许的化学反应，在化学反应前后本身质和量不改变，不改变化学反应的平衡点，降低反应活化能等。然而酶是蛋白质，其酶促反应常有下列特殊性（特点）：①高度不稳定性：酶的化学本质是蛋白质，其催化活性依赖于特定空间构象。外界条件极易通过改变酶蛋白的构象和性质而影响它的催化活性。因此，酶对导致蛋白质变性的因素（例如温度、pH 等）都非常敏感，极易受这些因素的影响而变性失活。②高度催化效率：酶的催化反应比非催化反应速度高 $10^8 \sim 10^{20}$ 倍，比其他非酶催化反应速度高 $10^7 \sim 10^{13}$ 倍。③高度特异性：酶对其所催化的底物具有严格的选择性。即一种酶仅作用于一种或一类化合物，或作用于一种化学键，以催化一定的化学反应转变为产物，称此为酶的**特异性**或**专一性**。④酶活力的可调性：酶是处于动态变化的蛋白质，其活性不仅受本身结构变化的影响，还往往受到底物的诱导、产物的抑制，以及神经内分泌的调控，以使细胞内酶促反应适应体内外环境变化和生理需要。

（三）酶的抑制作用

凡能使酶活性下降而不引起酶蛋白变性的物质，称为酶的**抑制剂（inhibitor，I）**。酶的抑制作用在医学中具有十分重要的意义。许多药物就是通过对体内某些酶的抑制来发挥治疗作用的；有些毒物中毒，实质上就是毒素对酶抑制的结果。根据抑制剂与酶结合的紧密程度和相互作用的机制，抑制作用通常分为可逆性抑制与不可逆性抑制两大类。

1. *不可逆抑制作用*（irreversible inhibition） 凡抑制剂与酶的必需基因以共价键结合引起酶活性丧失，不能用透析、超滤等物理方法除去抑制剂而使酶复活的，称为不可逆抑制作用。如有机磷杀虫剂，能与胆碱酯酶活性中心丝氨酸羟基共价结合，从而抑制其活性。胆碱酯酶能催化乙酰胆碱水解，该酶失活，可造成乙酰胆碱在体内过多堆积，引起胆碱能神经过度兴奋的中毒症状（如心跳变慢、瞳孔缩小、流涎、多汗和呼吸困难等）。

2. *可逆性抑制作用*（reversible inhibition） 这类抑制剂常以非共价键与酶结合，从而使酶活性降低或丧失，被称为可逆性抑制作用。采用透析或超滤的方法，可将抑制剂除去，使酶恢复活性，因此这类抑制是可逆的。

根据抑制剂、底物与酶三者的相互关系，可逆性抑制作用又分为竞争性抑制作用、非竞争性抑制作用和反竞争性抑制作用三种类型。以竞争性抑制作用为例，抑制剂与底物结构相似，两者相互竞争与酶的活性中心结合，当抑制剂与酶结合后，可以阻碍了酶与底物的结合，从而抑制酶活性，称此为**竞争性抑制作用（competitive inhibition）**。磺胺类药物是临床常用的竞争性抑制药物。细菌在生长繁殖时，不能利用环境中的叶酸，而是在细菌体内二氢叶酸合成酶的催化下，由对氨基苯甲酸（PABA）、二氢蝶呤及谷氨酸合成二氢叶酸（FH_2），FH_2 再进一步还原成四氢叶酸（FH_4），FH_4 是细菌合成核苷酸不可缺少的辅酶。磺胺类药物的化学结构与对氨基苯甲酸很相似，是二氢叶酸合成酶的竞争性抑制剂，抑制 FH_2 的合成，进而减少 FH_4 的生成，使核酸合成受阻而抑制细菌的生长繁殖。人类能直接利用食物中现成的叶酸，所以人类核酸合成一般不受磺胺类药物的干扰。

（四）酶的调节

生物体内的化学反应绝大多数是在酶的催化下进行的。通过改变酶活性可以影响代谢速度甚至代谢方向，这是生物体内代谢调节的重要方式。细胞内各种物质代谢往往定位在某一区域内进行，这是由于代谢上相互有关联的一系列酶构成一个多酶体系分布在特定亚细胞区域，使反应既能连续进行又避免相互干扰，还有利于代谢调节。对于一个连续的酶促反应体系，欲改变代谢速度，通常不必改变代谢途径中所有酶的活性，而只需调节其中一个或几个关键酶（key enzyme），所谓**关键酶**是指在一系列连续的酶促反应中，只能催化单向反应、且速度较慢的酶，调节该酶活性可以影响整个代谢速度，甚至改变代谢方向。

在细胞水平，通过调节关键酶活性来改变代谢速度，可以有两种方式：一种是对酶结构的调节，是通过对现有的酶分子结构的改变来改变酶活性，因此比较快，一般在数秒或数分钟内即可完成，属于快速调节；另一种是对酶含量的调节，往往通过基因表达调控来影响酶蛋白合成量，从而调节酶活性，因此速度较慢，一般需要数小时才能完成，属于迟缓调节。改变细胞内现有的酶分子结构来影响酶活性，又根据调节机制不同有**别构调节**（allosteric regulation）和**化学修饰调节**（chemical modification）两种方式。某些小分子物质能与酶分子活性中心以外的某一部位特异结合，引起酶蛋白空间构象变化，从而改变酶活性，这种调节称为酶的别构调节或称变构调节。能使酶发生别构的物质称为**别构效应剂**（allosteric effector）。若引起酶活性增加，则称为别构激活剂；引起酶活性降低，则称为别构抑制剂。受别构调节的酶称为**别构酶**（allosteric enzyme）。酶蛋白肽链上某些氨基酸残基可在另一种酶的催化下发生化学修饰，使共价结合或脱去某些化学基团从而改变酶的活性，这种调节方式称为化学修饰调节，也称**共价修饰调节**（covalent modification）。酶的化学修饰包括磷酸化与去脱磷酸、乙酰化与去乙酰、甲基化与去甲基、腺苷化与去腺苷等，其中以磷酸化修饰为最常见。通过改变关键酶的合成速度或降解速度以调节酶的含量，进而影响代谢速度是细胞水平的另一调节方式。这类调节作用主要发生在基因的转录水平，因此所需时间较长，但调节效应持续时间较久，是一种缓慢而持久的调节方式。别构调节、化学修饰及酶数量调节主要内容见于表 2-1。

表 2-1　几种酶活性调节方式的比较

调节方式	调节物质	酶分子变化	特点及生理意义
别构调节	可以是底物、产物或其他小分子物质	别构剂通过非共价键与酶结合，引起酶空间构象的改变	可防止产物堆积和能源浪费，作用快
化学修饰	磷酸基团等	通过化学修饰，酶分子发生共价键变化	耗能少，作用快，有放大效应，可适应应激需要
酶数量调节	可以是激素、药物以及底物、产物等	酶数量增加或减少	耗能多，调节效应缓慢而持久

（五）酶原与酶原的激活

有些酶在细胞内刚合成或初分泌时，是没有活性的酶的前体，称为**酶原**（zymogen）。酶原在一定条件下被水解掉部分肽段，并使剩余肽链构象改变而转变成有活性的酶，称为**酶原的激活**（zymogen activation）。酶原激活的实质是使酶分子形成或暴露活性中心的过程。

酶原的激活具有重要的生理意义：可以避免活性酶对细胞自身进行消化，并使之在特定部位发挥作用。出血性胰腺炎的发生就是由于胰腺分泌的蛋白酶原在进入小肠前被激活而消化自身的胰腺细胞，导致胰腺破裂出血。此外，酶原还可以视为酶的贮存形式。如凝血酶原和纤维蛋白溶解酶类以酶原的形式在血液循环中运行，一旦需要被激活为有活性的酶，迅速发挥其对机体的保护作用。

（六）同工酶

同工酶（isoenzyme）是指能催化相同化学反应，但酶分子的组成、结构、理化性质乃至免疫学性质或电泳行为均不同的一组酶。同工酶可以存在于同一种属或同一个体的不同组织或同一细胞的不同亚细胞结构中，它在代谢中起着重要的作用。

现已发现有百余种同工酶。研究最多的如 **L-乳酸脱氢酶**（**L-lactate dehydrogenase, LDH**）。该酶由 H 亚基（心肌型）和 M 亚基（骨骼肌型）组成的四聚体。两种亚基可以不同比例组合成 5 种同工酶：$LDH_1(H_4)$、$LDH_2(H_3M_1)$、$LDH_3(H_2M_2)$、$LDH_4(H_1M_3)$和 $LDH_5(M_4)$。由于 H 型和 M 型亚基氨基酸残基组成上的差异，使五种同工酶具有不同的电泳速度（1—5 的次序代表电泳速度递减的次序)，即 LDH_1 最快，LDH_5 最慢。各种不同类型的 LDH 同工酶在不同组织器官中的比例是不同的，LDH_1 在心肌含量最高而 LDH_5 在肝脏含量最高。在临床检验方面，通过分析患者血清中 LDH 同工酶的电泳图谱，可以辅助诊断某些器官组织是否发生病变。例如，心肌梗塞时患者血清 LDH_1 含量明显上升，肝病患者血清 LDH_5 含量高于正常。

五、维生素

维生素(vitamin)是维持机体生长发育和正常代谢所必需的一类小分子有机化合物。多数维生素在体内不能合成，或合成量不足，必须由食物供给。机体对维生素需要量非常小，每日只需毫克或微克水平即可。维生素对人体的作用不同于糖类、脂类和蛋白质，既不是构成组织的结构材料也不是供能物质，大多数维生素参与构成辅酶或辅基，在物质代谢方面发挥重要作用。缺乏不同维生素会导致不同的疾病，称为维生素缺乏症。另外，维生素使用不当或长期过量服用，也可出现中毒症状。

通常根据溶解性不同，可将维生素分为水溶性(B 族维生素和维生素 C)和脂溶性(维生素 A、D、E、K)两大类。

(一) 水溶性维生素

水溶性维生素(water-soluble vitamin)包括 B 族维生素和维生素 C 等。它们的共同特点是：易溶于水，容易随尿排出，在体内不易储存，故必须经常从食物中摄取。B 族维生素主要通过构成酶的辅酶(或辅基)发挥生化作用。辅酶的作用是转移化学基团或原子，为物质代谢过程所必需。

1. 维生素 B_1　因其分子中含有硫及氨基，故又称为**硫胺素(thiamine)**。在肝和脑组织中的硫胺素焦磷酸转移酶催化下，由 ATP 提供焦磷酸与维生素 B_1 结合，形成**硫胺素焦磷酸(thiamine pyrophosphate, TPP)**。TPP 是 α-酮酸氧化脱羧酶系的辅酶之一，此外 TPP 也是戊糖磷酸途径中转酮醇酶的辅酶。维生素 B_1 缺乏可引起依赖 TPP 的代谢反应受抑而导致底物如丙酮酸堆积，使组织细胞供能不足、功能障碍，出现手足麻木、肌肉萎缩、心力衰竭、下肢水肿、神经功能退化等症状，统称为“脚气病”。维生素 B_1 抑制胆碱酯酶活性，缺乏维生素 B_1 会导致胆碱酯酶活性增强，乙酰胆碱的分解加速；另一方面 TPP 减少使丙酮酸氧化脱羧生成乙酰 CoA 受阻，影响乙酰胆碱合成。因此，缺乏维生素 B_1 会影响神经传导。表现为胃肠蠕动缓慢、消化液分泌减少、食欲不振、消化不良等。

2. 维生素 B_2　水溶液呈黄绿色荧光，故又名**核黄素(riboflavin)**。在小肠黏膜黄素激酶催化下，由 ATP 提供磷酸与核黄素结合生成黄素单核苷酸(flavin mononucleotide, FMN)，FMN 进一步与 ATP 提供的**腺苷酸(AMP)**结合形成**黄素腺嘌呤二核苷酸(flavin adenine dinucleotide, FAD)**。FMN 与 FAD 是多种黄素蛋白的辅基，主要起递氢体作用。维生素 B_2 缺乏后出现唇炎、舌炎、口角炎、阴囊皮炎、眼睑炎等症。

3. 维生素 PP　包括**烟酸**(nicotinic acid，又称尼克酸)和**烟酰胺**(nicotinamide，又称尼克酰胺)两种成分，在体内二者可相互转化。在体内烟酰胺可与核糖、磷酸、腺苷酸构成两种辅酶形式：烟酰胺腺嘌呤二核苷酸(nicotinamide adenine dinucleotide, NAD^+)和烟酰胺腺嘌呤二核苷酸磷酸(nicotinamide adenine dinucleotide phosphate, $NADP^+$)。NAD^+ 和 $NADP^+$ 是多种不需氧脱氢酶的辅酶，在生物氧化过程中发挥递氢作用。人类维生素 PP 缺乏主要表现为皮炎、腹泻及痴呆等。皮炎常对称性发生在皮肤裸露部位，又称癞皮病。痴呆是神经组织病变的结果。

4. 维生素 B_6　包括**吡哆醇(pyridoxine)**、**吡哆醛(pyridoxal)**和**吡哆胺(pyridoxamine)**三种成分，吡哆醛和吡哆胺在体内相互可以转化，但不能逆变为吡哆醇。维生素 B_6 在激酶作用下，由 ATP 提供磷酸而发生磷酸化，生成两种辅酶：**吡哆醛磷酸(pyridoxal phosphate)**和**吡哆胺磷酸(pyridoxamine phosphate)**。吡哆醛磷酸和吡哆胺磷酸是氨基酸转氨酶的辅酶，通过吡哆醛磷酸和吡哆胺磷酸的相互转变在氨基酸代谢过程中起传递氨基的作用。吡哆醛磷酸也是某些氨基酸脱羧酶的辅酶，如吡哆醛磷酸作为谷氨酸脱羧酶的辅酶促进γ-氨基丁酸(GABA)的生成，GABA是一种抑制性神经递质。吡哆醛磷酸还可作为δ-氨基-γ-酮戊酸合成酶的辅酶，促进血红素合成；还是糖原磷酸化酶的组分，参与糖原分解。

5. *泛酸* 广泛存在于生物界，故又名遍多酸。泛酸可与β-巯基乙胺、磷酸和腺苷酸一起构成**辅酶A(coenzyme A, CoA, HS CoA)**。泛酸在体内经磷酸化并结合巯基乙胺后生成4′-磷酸泛酰巯基乙胺，是**酰基载体蛋白(acyl carrier protein, ACP)**的构成成分。HSCoA作为酰基转移酶的辅酶在糖、脂、蛋白质代谢中发挥重要作用。ACP在脂肪酸的合成过程中作为脂酰基载体。

6. *生物素*(biotin) 是羧化酶的辅基。羧化酶通过生物素将CO_2固定在底物分子上使之增加一个羧基。如乙酰CoA羧化酶使乙酰CoA接受CO_2羧化生成丙二酰CoA；丙酮酸羧化酶使丙酮酸接受CO_2羧化生成草酰乙酸。生物素缺乏会引起疲乏、食欲不振、恶心呕吐、苍白、贫血、肌肉疼痛及皮炎等。

7. *叶酸*(folic acid) 因在绿叶植物中含量丰富而得名。叶酸在小肠内叶酸还原酶作用下经两步加氢反应生成**四氢叶酸(tetrahydrofolate, FH_4)**，FH_4是体内一碳单位转移酶的辅酶。有些氨基酸分解产生含一个碳原子的基团($—CH_3$、$—CH_2—$、$—CH=$等)，FH_4可以可逆地传递这些一碳单位，参与体内重要甲基化合物及核苷酸碱基的合成。当叶酸缺乏时，核苷酸合成减少，进而DNA合成受到抑制，骨髓幼红细胞分裂速度降低，细胞体积变大，造成巨幼红细胞贫血。

8. *维生素B_{12}* 结构很复杂，是唯一含有金属元素的维生素。维生素B_{12}的钴原子上可结合不同的基团，故其在体内有多种存在形式，如氰钴胺素、羟钴胺素、甲基钴胺素和5′-脱氧腺苷钴胺素等。甲基钴胺素(甲基B_{12})和5′-脱氧腺苷钴胺素是维生素B_{12}的重要活性形式，分别是一碳单位转移酶和变位酶的辅酶。维生素B_{12}缺乏时，N^5-甲基四氢叶酸上的甲基不能转移，影响四氢叶酸的再生及一碳单位代谢，进而导致核酸合成障碍，同样会产生巨幼红细胞性贫血。5′-脱氧腺苷钴胺素作为变位酶的辅酶参加烷基变位反应。例如L-甲基丙二酰CoA转变为琥珀酰CoA。缺乏维生素B_{12}会引起此代谢发生障碍，造成髓鞘和轴索变性、神经系统病变，称为亚急性联合变性。

9. *硫辛酸* 通过氧化型、还原型两者间相互转化参与递氢和传递酰基作用，是α-酮酸氧化脱羧反应所必需的辅酶之一。此外，二氢硫辛酸能够使氧化型谷胱甘肽(GSSG)还原生成GSH；能够保护维生素C、维生素E免遭氧化而处于还原态。还原型的维生素E能有效地清除自由基，保护细胞免受损伤，所以硫辛酸间接起到清除体内自由基的作用。

10. *维生素C* 又称为**抗坏血酸(ascorbic acid)**，是一种含有6C的多羟化合物，具有很强的还原性，所以极易被氧化剂破坏。维生素C主要通过其分子中的活泼氢进行可逆的脱氢、加氢而表现生化作用，如参与体内羟化反应、氧化还原反应等。胶原蛋白是体内结缔组织、骨、毛细血管及细胞间质的重要构成成分，胶原蛋白分子中约有1/4为羟脯氨酸和羟赖氨酸，这些特殊氨基酸是由以维生素C作为辅因子的羟化酶催化脯氨酸和赖氨酸羟化而成。缺乏维生素C会导致胶原蛋白合成障碍，细胞间质因此而病变，引起毛细血管通透性增加、易破裂出血，牙龈肿胀以及牙齿松动，骨骼脆弱易折断，创伤时伤口不易愈合等现象，这些症状统称为坏血病。

(二) 脂溶性维生素

脂溶性维生素(fat-soluble vitamin)包括维生素A、D、E、K等。它们的共同特点是：不溶于水，而易溶于脂肪及有机溶剂。在食物中常与脂类共存，肠道吸收时需要胆汁的帮助。脂类吸收不良会使脂溶性维生素吸收也相应减少，甚至可导致缺乏病。脂溶性维生素可在肝内储存，服用过多时，易引起中毒。

1. 维生素A　又称**视黄醇（retinol）**，化学性质活泼，视黄醇可被氧化为视黄醛（retinal），两者可互相转变；视黄醛可被进一步氧化为视黄酸（retinoic acid），但无法再逆转。视黄酸进一步被氧化则失去生理作用。维生素A涉及多方面生理功能，如参与构成视觉细胞内感光物质，维持上皮组织结构的完整性，促进生长发育等。当维生素A缺乏时，导致暗适应时间延长甚至出现夜盲症，上皮组织、尤其是黏膜细胞会干燥、角化，其中以眼、呼吸道、泌尿生殖道受影响最为明显。泪腺受损时，泪液分泌减少甚至停止，导致干眼病。某些植物性食物中含有β胡萝卜素，可被小肠黏膜的β胡萝卜素加氧酶作用从中间断开，理论上能生成2分子的视黄醛。因此，β胡萝卜素也称为维生素A原。

2. 维生素D　又称抗佝偻病维生素，是类固醇衍生物。主要有维生素D_2（又称麦角钙化醇）及维生素D_3（又称胆钙化醇）两种。维生素D本身并无生物活性，必须在肝和肾组织内羟化为1,25-$(OH)_2$—Vit D才具有活性。1,25-$(OH)_2$—Vit D_3的主要作用是调节钙、磷代谢，缺乏维生素D时，婴儿出现手足抽搐、惊厥现象，儿童引起佝偻病，成人引起骨软化症。人体内可由胆固醇转变成7-脱氢胆固醇，并储存于皮下，在日光及紫外线作用下转变为维生素D_3。因此称7-脱氢胆固醇为维生素D_3原。

3. 维生素E　又名生育酚，可维持动物生育功能，具有抗氧化作用、抗衰老作用，促进血红素合成。

4. 维生素K　又称凝血维生素，参与凝血作用。维生素K缺乏出现凝血障碍，表现为凝血时间延长，严重时发生皮下、肌肉及胃肠道出血。

第四节　人体基本组织

一、上皮组织

上皮组织（epithelial tissue）简称上皮，由大量密集排列的上皮细胞和少量的细胞间质组成。上皮组织具有明显的极性。上皮细胞朝向体表或腔面的一面，称游离面，可分化出一些特殊结构以适应其功能的需要。与游离面相对，朝向深部结缔组织的一面，称基底面。上皮组织内大多无血管，其营养来自结缔组织中的血管。上皮组织中有丰富的神经末梢，有敏锐的感觉。

上皮组织在机体内分布广泛，具有保护、吸收、分泌、排泄等功能。根据上皮组织的形态和功能，可分为被覆上皮、腺上皮和感觉上皮等。

（一）被覆上皮

被覆上皮（covering epithelium）覆盖于人体外表面，或衬贴在体内各种管、腔及囊内表面。

1. 被覆上皮的主要类型和结构　被覆上皮根据其细胞排列的层数以及垂直切面上的细胞形态进行分类（图2-13）。

（1）**单层扁平上皮（simple squamous epithelium）**：由一层扁平细胞组成。从表面观察，细胞呈不规则形或多边形；核扁圆形，位于细胞中央；细胞边缘呈锯齿状，相邻细胞彼此嵌合。从垂直切面观察，细胞很薄，呈细长扁平形，胞质很少，只有含核的部分稍厚。分布在心、血管和淋巴管内表面的单层扁平上皮称**内皮（endothelium）**。分布在胸膜、腹膜和心包膜表面的单层扁平上皮称**间皮（mesothelium）**。

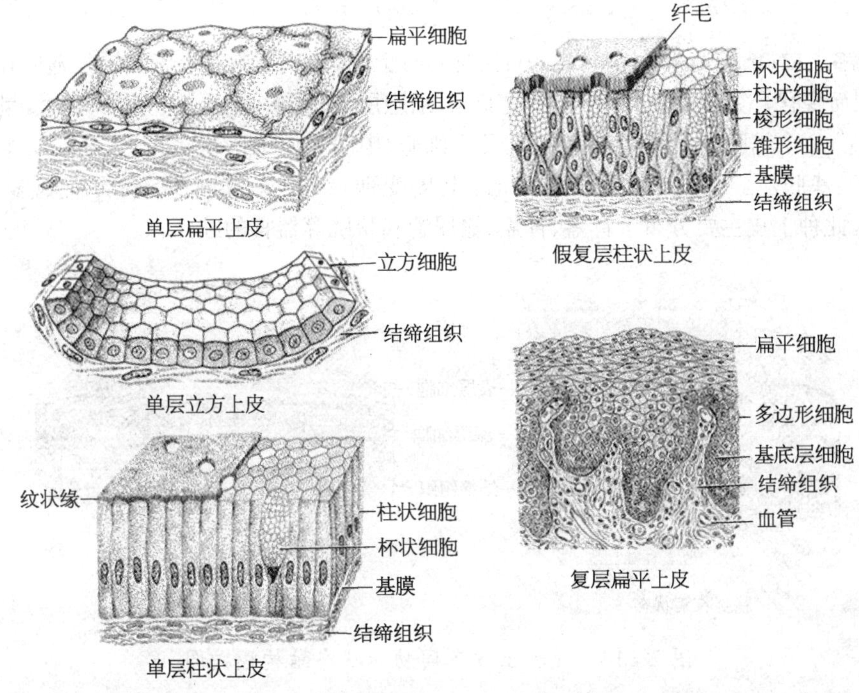

图 2-13　各种被覆上皮模式图

(2) **单层立方上皮(simple cuboidal epithelium)**:由一层近似立方形的细胞组成。从表面观察,细胞呈多边形。从垂直切面观察,细胞呈立方形,核圆形,位于细胞中央。此种上皮分布于甲状腺、肾小管等处,具有吸收和分泌功能。

(3) **单层柱状上皮(simple columnar epithelium)**:由一层棱柱状细胞组成。从表面观察,细胞呈多边形。从垂直切面观察,细胞呈柱状,核单个,呈椭圆形,多位于细胞基底部。此种上皮分布于胃、肠、胆囊和子宫等器官的腔面,具有吸收和分泌等功能。单层柱状上皮细胞之间常有散在分布的**杯状细胞(goblet cell)**。杯状细胞上宽下窄形似高脚酒杯,细胞核呈三角形,深染,位于细胞基底部,顶端胞质内充满大小不等的黏原颗粒,分泌的黏液具有润滑和保护作用。

(4) **假复层纤毛柱状上皮(pseudostratified ciliated columnar epithelium)**:由一层形态不同,高低不等的细胞组成。从垂直切面观察,柱状细胞最多,占据整个上皮层厚度,游离面有大量纤毛,又称**纤毛细胞(ciliated cell)**。杯状细胞夹在柱状细胞之间,其顶端也可抵达游离面。梭形细胞两端尖、中间宽,游离面常不能到达上皮表面。锥形细胞矮小,呈三角形,细胞基底面宽大,夹在其他细胞之间。所有细胞的基底面均附着于基膜上。此种上皮分布于呼吸道黏膜等处,主要起保护作用。

(5) **复层扁平上皮(stratified squamous epithelium)**:又称复层鳞状上皮,由多层形态各异的细胞排列而成。从垂直切面观察,细胞由深至浅可分为三类:基底层细胞附着于基膜上,呈矮柱状或立方形,胞质深染,细胞核常呈分裂象,具有较强的增殖分化能力,新形成的细胞可不断向表层推移,补充表层衰老、脱落的细胞;中间数层细胞体积较大,呈多边形,核圆深染;表层细胞呈扁平鳞片状并出现退化、脱落现象。此种上皮较厚,具有较强的机械保护作用。分布在皮肤表皮的复层扁平上皮,表层细胞核固缩、消失,胞质内含有大量角蛋白,为角化的复层扁平上皮。分布于口腔、食管和阴道腔面的复层扁平上皮,表层细胞是有核的活细胞,含角蛋白较少,为未角化的复层扁平上皮。

(6) **变移上皮(transitional epithelium)**:又称移行上皮,上皮细胞的形状和层数随所在器官功能状态的不同而变化。如当膀胱收缩时,上皮变厚,细胞层数增多。表层细胞体积增大,呈倒置梨形或伞形,有1～2个细胞核,可覆盖其深层的几个细胞;中间数层细胞呈多边形;基底层细胞近似立方形,附着于基膜上。反之,当膀胱舒张时,上皮变薄,细胞层数减少,表层细胞多呈扁平状(图2-14)。此种上皮主要分布于肾盏、肾盂、输尿管和膀胱等器官的腔面。

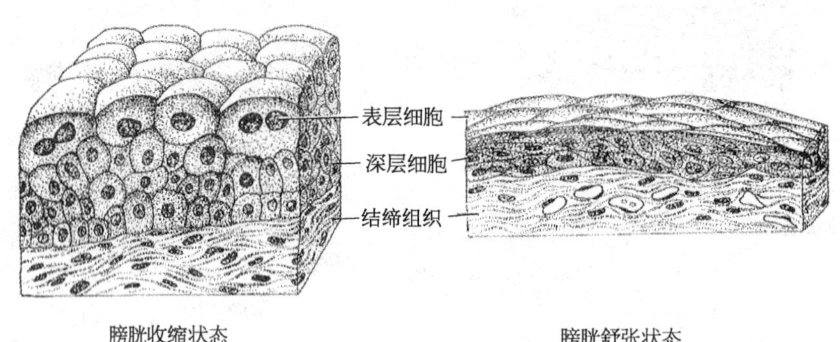

图2-14 变移上皮不同功能状态结构模式图

2. 上皮组织的特殊结构 上皮组织为适应不同功能的需要,在上皮细胞的各个面常分化形成各种特殊结构。

(1) 上皮细胞的游离面:上皮细胞的游离面主要有三种结构:①**细胞衣(cell coat)**:是细胞膜中的糖蛋白和糖脂共同向外伸出的糖链部分,呈一薄层绒毛状被覆在细胞膜外表面,以游离面最显著(图2-2)。细胞衣具有黏着、保护和物质交换的作用,还与细胞表面抗原性、识别分化、信号转导等功能有关。②**微绒毛(microvillus)**:电镜下,微绒毛是由细胞游离面的细胞膜和细胞质共同向细胞外伸出的细小指状突起,长约1.4 μm,直径约0.1 μm,中轴的胞质中含有许多纵行微丝,微丝自微绒毛顶部下行至微绒毛根部,与胞质中终末网的横行微丝相移行(图2-15)。微绒毛可显著增大细胞游离面的表面积,有利于细胞的吸收功能。③**纤毛(cilium)**:是上皮细胞游离面伸出的较长突起,纤毛具有节律性定向摆动的能力,完成清除物质的功能。

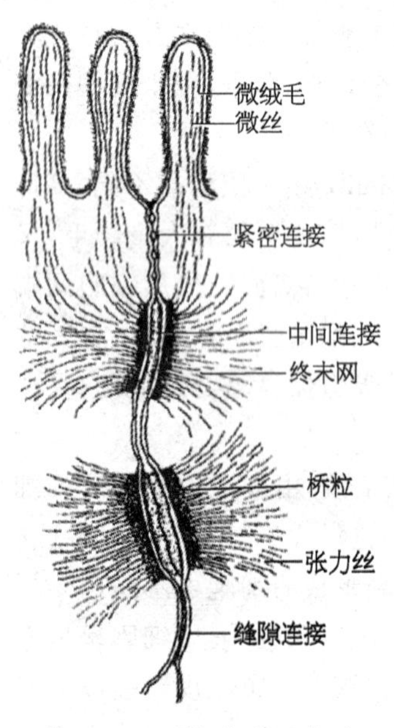

图2-15 微绒毛及上皮细胞连接

(2) 上皮细胞的侧面:上皮细胞的侧面常见各种**细胞连接(cell junction)**,为相邻细胞接触面形成的特殊结构,具有加强细胞之间的连接和传递信息的功能。柱状上皮细胞侧面的连接结构最为典型,自细胞游离面至基底面依次可有**紧密连接(tight junction)**、**中间连接(intermidiate junction)**、**桥粒(desmosome)**和**缝隙连接(gap junction)**四种形式(图2-15)。在细胞侧面,只要有两个或两个以上连接形式同时存在,即称为**连接复合体(junctional complex)**。

(3) 上皮细胞的基底面:上皮细胞的基底面主要有三种结构:①**基膜(basement membrane)**:是上皮细胞基底面与深部结缔组织之间的一层薄膜,可在上皮组织和结缔组织之间进行选择性的物质通透,同时还具有支持、连接和固着等作用。②**质膜内褶(plasma**

membrane infolding)：由上皮细胞基底面的细胞膜向胞质内凹陷形成，与细胞基底面垂直。电镜下，可见内褶两侧的胞质内含有许多与其平行的线粒体。质膜内褶可扩大细胞基底面的表面积，有利于水和电解质等物质的迅速转运（图 2－16）。③**半桥粒（hemidesmosome）**：位于上皮细胞基底面与基膜接触处，只在上皮细胞膜内侧有桥粒一半的结构。半桥粒可加强上皮细胞与基膜的连接。

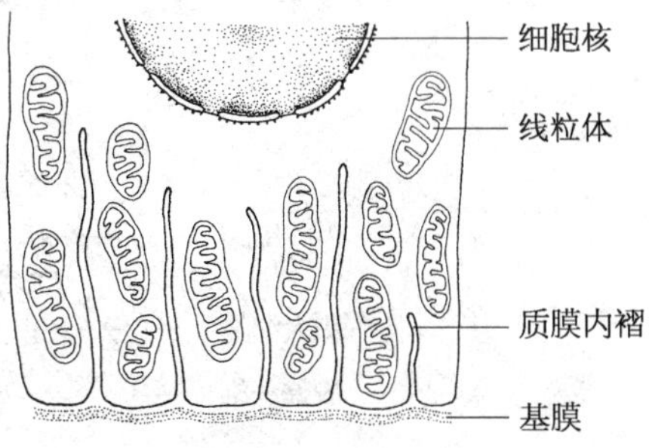

图 2－16 质膜内褶超微结构模式图

（二）腺上皮和腺

以分泌功能为主的细胞称**腺细胞（glandular cell）**，由腺细胞构成的以分泌功能为主的上皮称**腺上皮（glandular epithelium）**。以腺上皮为主要成分构成的器官称**腺（gland）**或腺体。人体内的腺体分外分泌腺和内分泌腺两类。

1. 外分泌腺（exocrine gland） 分为单细胞腺和多细胞腺两类。杯状细胞属单细胞腺。人体大部分外分泌腺为多细胞腺，由分泌部和导管两部分组成。根据分泌物性质不同，分泌部一般可分为浆液性腺、黏液性腺和混合腺三种。导管直接与分泌部通连，可将分泌部的分泌物排至体表或器官腔内。有的导管上皮细胞还具有吸收水和电解质及分泌的功能。

2. 内分泌腺（endocrine gland） 细胞常排列呈索状、团状或滤泡状，无导管，分泌物直接进入毛细血管或淋巴管而循环全身，以调节组织和器官的功能活动（详见第八章）。

二、结缔组织

结缔组织（connective tissue）是四大基本组织中形式最为多样的一类，由细胞和细胞间质组成。细胞间质含量多，包括无定型的基质和细丝状的纤维；细胞数量较少，无极性地分散于细胞间质内。

根据结缔组织中细胞和纤维的种类以及基质的物理性状的不同，可将结缔组织分为胶体状的固有结缔组织、固体状的软骨和骨组织以及液体状的血液。结缔组织在体内分布广泛，具有连接、支持、营养、运输、防御等功能。

结缔组织都由胚胎时期的**间充质（mesenchyme）**演化而来。间充质由间充质细胞和大量稀薄无定形的基质组成。间充质细胞是一种星形的分化程度较低的干细胞，有很强的增殖分化能力，在胚胎时期能分化成为多种结缔组织细胞、内皮细胞和平滑肌等。成体的结缔组织内仍保留少量未分化的间充质细胞。

（一）固有结缔组织

固有结缔组织（connective tissue proper）分布广泛，根据结构和功能的不同分为疏松结缔组织、致密结缔组织、脂肪组织和网状组织四类。

1. 疏松结缔组织（loose connective tissue） 又称**蜂窝组织（areolar tissue）**，广泛分布于器官和组织之间，是构成各器官的基本成分，由少量细胞和纤维以及大量的细胞间质组成（图 2－17）。

（1）细胞：疏松结缔组织内的细胞数量虽少，但种类较多，各类细胞的数量和分布随存在的部位和功能状态而不同。

1）**成纤维细胞（fibroblast）**：是疏松结缔组织的主要细胞。光镜下，细胞扁平不规则，有突起；胞核较大，卵圆形，着色浅，核仁明显；胞质较丰富，呈弱嗜碱性。电镜下，胞质内有丰富的粗面内质网、游离核糖体和发达的高尔基复合体，表明细胞合成和分泌蛋白质的功能旺盛。成纤维细胞可

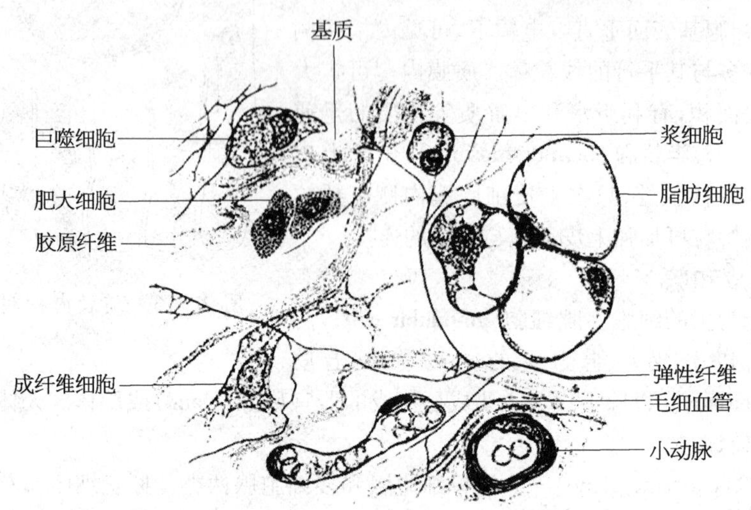

图 2－17　疏松结缔组织铺片模式图

产生结缔组织的各种纤维和基质。

成纤维细胞功能处于静止状态时，称纤维细胞。细胞较小，呈长梭形，胞核小，着色深，胞质少，呈弱嗜酸性。在创伤等情况下，纤维细胞可转化为功能活跃的成纤维细胞，加速胶原纤维与基质的合成，促进伤口愈合。

2）**巨噬细胞(macrophage)**：来源于血液中的单核细胞，是体内广泛分布的一种具有强大吞噬功能的免疫细胞。巨噬细胞形态随功能而改变。功能活跃者，常伸出伪足而形态不规则；核小，着色深；胞质丰富，多呈嗜酸性。电镜下，细胞表面有许多皱褶和微绒毛；胞质内含大量溶酶体、吞噬体、吞饮小泡、残余体以及微丝和微管等。

巨噬细胞能作变形运动，有趋化性，能吞噬侵入的细菌和清除衰老的细胞；能捕捉、吞噬、处理和贮存抗原，参与和调节免疫应答；有活跃的分泌功能，能合成和分泌多种生物活性物质。

3）**浆细胞(plasma cell)**：来源于B淋巴细胞，在一般的疏松结缔组织内较少见，但在病原微生物易于入侵的部位，如消化道、呼吸道的结缔组织及慢性炎症部位较多见。光镜下，浆细胞呈圆形或卵圆形；核圆，多偏于细胞一侧，染色质粗大，呈辐射状分布；胞质嗜碱性，核旁有一淡染区。电镜下，胞质内含大量平行排列的粗面内质网，核旁淡染区有发达的高尔基复合体。浆细胞能合成和分泌免疫球蛋白，即抗体，参与体液免疫。

4）**肥大细胞(mast cell)**：常成群分布于小血管周围。光镜下，细胞呈圆形或卵圆形；核小而圆，染色深，位于中央；胞质内充满粗大的易溶于水的异染性嗜碱性颗粒。电镜下，颗粒表面有膜包被，高尔基复合体较发达。

肥大细胞颗粒内含肝素、组胺、嗜酸性粒细胞趋化因子等，胞质内含有白三烯。肝素具有抗凝血作用；组胺和白三烯能使平滑肌痉挛和毛细血管通透性增强，进而引起通气不畅，呼吸困难，呼吸道黏膜肿胀，引起速发性过敏反应，如哮喘等；嗜酸性粒细胞趋化因子能吸引嗜酸性粒细胞向过敏反应部位迁移，发挥抗过敏作用。当受到某些药物或抗原刺激时，肥大细胞会脱颗粒，释放这些活性物质，引起机体过敏反应的发生。

5）**脂肪细胞(fat cell)**：单个或成群分布。细胞体积较大，呈圆形或卵圆形；胞质内含一大脂滴;核和细胞质被挤到细胞边缘。HE 染色的标本上,脂滴被溶解,细胞呈空泡状(图 2－18)。脂肪细胞能合成和贮存脂肪。

6) **未分化的间充质细胞(undifferentiated mesenchymal cell)**:是成体结缔组织内的一些比较原始的细胞,形态和成纤维细胞相似。在炎症或创伤修复时,可增殖分化为成纤维细胞和内皮细胞等。

除上述细胞外,疏松结缔组织内还可见少量来自血液的白细胞。白细胞受趋化因子的吸引,可做变形运动穿出毛细血管和微静脉,游走到疏松结缔组织内,行使其防御功能。

(2) 纤维

1) **胶原纤维(collagenous fiber)**:数量最多,由胶原蛋白组成。新鲜时呈白色,有光泽,又称白纤维。HE 染色呈粉红色,粗细不等,呈波浪状,相互交织成网(图 2－17)。电镜下,胶原纤维由许多平行排列的胶原原纤维组成。胶原纤维韧性大,抗拉力强。

2) **弹性纤维(elastic fiber)**:数量较少,由微原纤维和弹性蛋白构成。新鲜时呈黄色,折光性强,又称黄纤维。弹性纤维较细,有分支,相互交织成网,HE 染色着色淡红,不易与胶原纤维区分(图 2－17)。弹性纤维弹性大。

3) **网状纤维(reticular fiber)**:微细,分支多,互相交织成网,由胶原蛋白组成。HE 染色难以显示,用银染法可呈棕黑色,故又称嗜银纤维。网状纤维在结缔组织中较少,多分布于网状组织或结缔组织与其他组织的交界处。

(3) **基质(ground substance)**:是由蛋白多糖、糖蛋白和组织液等生物大分子构成的有黏性的无定形胶状物,填充在细胞和纤维之间,能形成具有屏障作用的分子筛,限制细菌等有害物质的扩散,还在细胞识别、黏附、迁移中起重要作用。

2. 致密结缔组织(dense connective tissue)　是一种以纤维为主要成分的固有结缔组织,纤维粗大,排列紧密,细胞较少。致密结缔组织具有保护、支持、连接等功能。根据纤维的性质和排列方式的不同,可分为:

(1) 规则致密结缔组织:大量密集、平行的胶原纤维束沿受力方向排列,纤维束间有腱细胞(成纤维细胞),如肌腱和腱膜等。

(2) 不规则致密结缔组织:粗大的胶原纤维纵横交织,纤维间含少量基质和成纤维细胞,见于真皮、巩膜及许多器官的被膜等处。

(3) 弹性组织:粗大的弹性纤维平行排列或编织成膜状,其间夹有少量胶原纤维和成纤维细胞,如项韧带、黄韧带、弹性动脉的中膜等。

3. 脂肪组织(adipose tissue)　主要由大量密集的脂肪细胞组成,被少量疏松结缔组织分隔成小叶(图 2－18)。脂肪组织主要分布于皮下、网膜和系膜等处,具有供能、保温、支持、缓冲、保护等作用。

4. 网状组织(reticular tissue)　由网状细胞、网状纤维和基质组成。**网状细胞(reticular cell)**呈星状多突形,突起彼此连接成网。网状纤维由网状细胞产生,交织成网(图 2－19)。网状组织主要分布于造血器官和淋巴器官内,构成这些器官的支架,为血细胞和淋巴细胞的发育提供适宜的微环境。

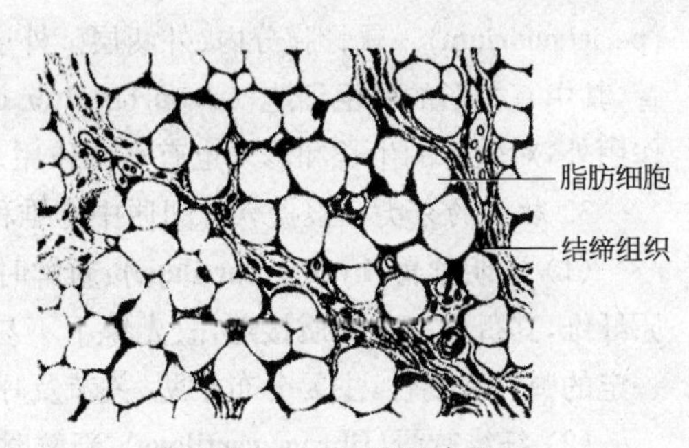

图 2－18　脂肪组织

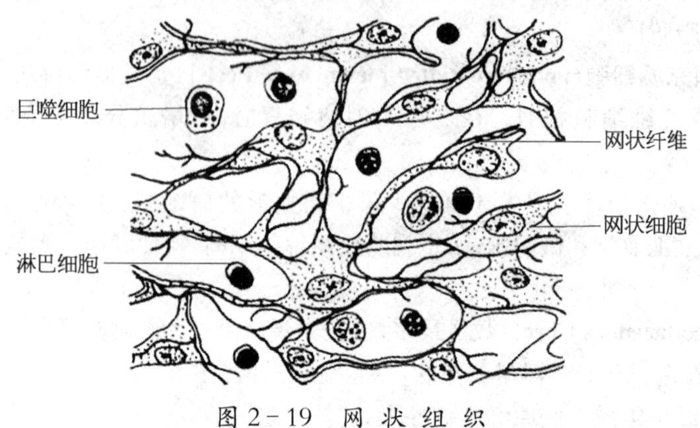

图 2－19　网 状 组 织

（二）软骨

软骨(cartilage)由软骨组织及周围的软骨膜构成，具有支持和保护的作用。软骨组织由软骨细胞和细胞间质构成。

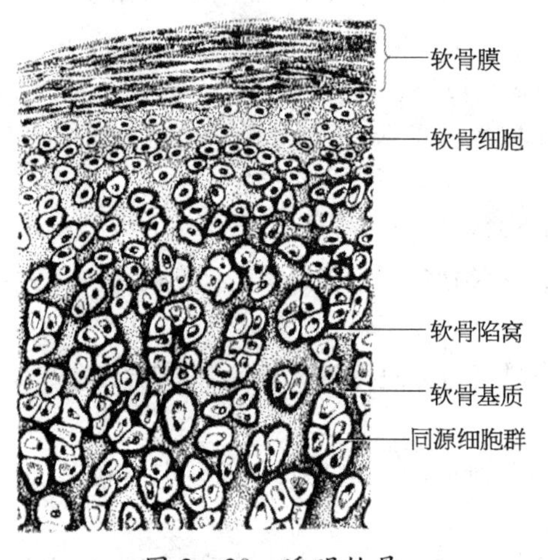

图 2－20　透明软骨

1. 软骨组织的结构

（1）**软骨细胞**(chondrocyte)：包埋在基质中，所占据的小腔称**软骨陷窝**(cartilage lacunae)。软骨周边部分为幼稚软骨细胞，单个分布，体积较小，呈扁圆形。越近中央，细胞越成熟，体积增大，呈圆形或椭圆形。常可见 2～8 个细胞成群分布，这些细胞是由一个软骨细胞分裂而来，称**同源细胞群**(isogenous group)(图 2－20)。软骨细胞的胞质嗜碱性。电镜下，可见丰富的粗面内质网和发达的高尔基复合体。软骨细胞具有合成软骨基质和纤维的功能。

（2）细胞间质：由纤维和基质组成。基质为透明凝胶状，由蛋白多糖和大量的水分组成。软骨基质内没有血管和神经。紧靠软骨细胞周围的基质呈强嗜碱性，称**软骨囊**(cartilage capsule)。纤维埋于基质中。

2. 软骨膜　除关节软骨外，软骨的表面均覆有一薄层由致密结缔组织组成的**软骨膜**(perichondrium)。软骨膜分内、外两层。外层纤维多，主要起保护作用；内层细胞较多，富含毛细血管，其中有梭形的**骨祖细胞**(osteoprogenitor cell)，可增殖分化为软骨细胞。软骨膜除具营养和保护作用外，对软骨的生长和修复也有重要作用。

3. 软骨的分类　根据软骨间质中纤维种类和含量的不同，可分为以下三类：

（1）**透明软骨**(hyaline cartilage)：新鲜时呈淡蓝色半透明状，较脆，间质内的纤维为较细的胶原原纤维，其折光率与基质接近，故光镜下不易分辨(图 2－20)。透明软骨具有较强的抗压性，并有一定的弹性和韧性，主要分布于肋、关节及呼吸道等处。

（2）**纤维软骨**(fibrous cartilage)：新鲜时呈不透明的乳白色，间质内含大量的胶原纤维束，平行或交错排列。软骨细胞少而小，常成行排列在纤维束之间。纤维软骨韧性大，主要分布于椎间盘、关节盘及耻骨联合等处。

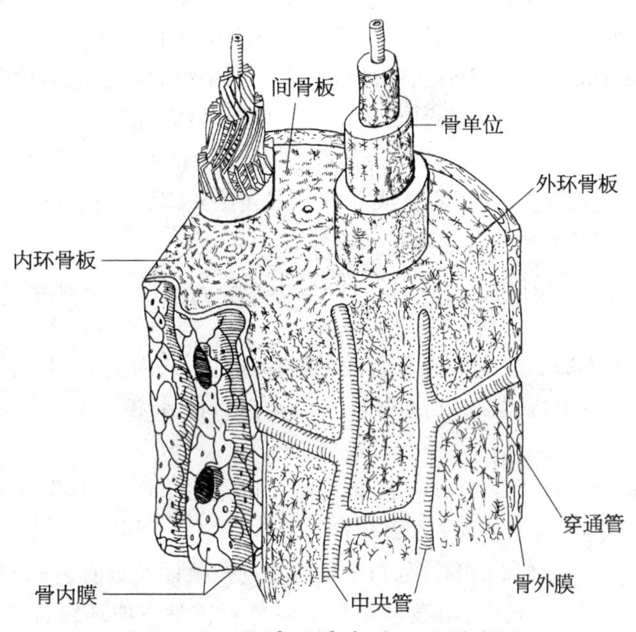

图 2-21　长骨干骨密质立体模式图

(3) **弹性软骨(elastic cartilage)**:新鲜时呈不透明的黄色,间质内含大量交织分布的弹性纤维。弹性软骨弹性较大,主要分布于耳郭、会厌等处。

(三) 骨

骨(bone)由骨组织、骨膜和骨髓等组成,坚硬并有一定韧性,对机体有支持和保护作用。骨还是机体钙、磷等矿物质的贮存库,体内的钙约99%以骨盐形式沉积在骨组织内。

1. 骨组织的结构　骨组织由钙化的细胞间质(骨质)及数种细胞组成。

(1) **骨质(bone matrix)**:由有机成分和无机成分组成。有机成分占成人骨干重的35%,包括大量的胶原纤维和少量基质,与骨的韧性有关。无机成分又称**骨盐(bone mineral)**,占骨干重的65%,以钙、磷离子为主,与骨的坚硬有关。骨盐呈细针状,沿胶原原纤维长轴规则排列并借助基质与之结合。

骨质的各种成分共同组成的薄板状结构称**骨板(bone lamella)**。同一骨板内的胶原纤维平行排列,相邻骨板内的胶原纤维则相互垂直,有效地增强了骨的强度。

(2) 细胞:骨组织的细胞有骨祖细胞、成骨细胞、骨细胞及破骨细胞四种。骨细胞最多,位于骨基质内,其余三种细胞均位于骨组织的边缘。

1) 骨祖细胞:是骨组织中的干细胞,位于骨组织的表面。细胞较小,呈梭形,胞质少,呈弱嗜碱性。骨祖细胞在骨的生长或改建时,可分化为成骨细胞。

2) **成骨细胞(osteoblast)**:分布在骨祖细胞内侧面,常呈单层排列。光镜下,细胞呈立方形或矮柱状,表面有细小的突起,核圆形,胞质嗜碱性。电镜下,胞质内含丰富的粗面内质网和发达的高尔基复合体。成骨细胞能分泌骨质中的有机成分,形成**类骨质(osteoid)**,钙化后转变为骨质。成骨细胞还可分泌多种细胞因子,促进骨组织的钙化,调节骨组织的形成和吸收。当成骨细胞被类骨质包埋后,转变为骨细胞。

3) **骨细胞(osteocyte)**:单个分散于骨板内或骨板间。细胞有许多细长的突起,胞体较小,呈扁椭圆形，位于**骨陷窝**(bone lacuna)内，突起位于**骨小管**(bone canaliculi)内。相邻骨细胞的突起以缝隙连接相连。骨陷窝和骨小管内含组织液，可营养骨细胞和带走代谢产物。

4）**破骨细胞**(osteoclast)：常位于骨吸收部位的表面凹陷处，数量较少，由多个单核细胞融合而成，体积巨大，多核，胞质嗜酸性，在靠近骨组织的一面有皱褶缘。电镜下，皱褶缘由许多高而密集的微绒毛组成，胞质内含丰富的溶酶体和线粒体。破骨细胞活跃时，可向外释放多种水解酶和有机酸，溶解骨质，并将被溶解的成分以吞饮或吞噬的方式摄入细胞内再利用。在骨组织内，破骨细胞和成骨细胞相辅相成，共同参与骨的生长和改建。

2. 长骨的结构　长骨分为骨干和骨骺两部分，由骨松质、骨密质、骨髓、骨膜和关节软骨等共同组成。

(1) **骨松质**(spongy bone)：多分布在长骨的骨骺部和骨干的内侧面，由大量针状或片状的骨小梁相互连接而成的多孔网架结构。网孔即骨髓腔，其内充满红骨髓。骨小梁由数层平行排列的骨板和骨细胞组成。

(2) **骨密质**(compact bone)：多分布在长骨的骨干和骨骺的外侧面，由骨板规律排列而成。根据骨板排列方式不同可分为以下三类(图 2－21)。

1）**环骨板**(circumferential lamella)：分布于长骨干的外侧面及近骨髓腔的内侧面，分别称为外环骨板和内环骨板。外环骨板较厚，由数层至数十层骨板较整齐地环绕骨干外侧面排列而成，其中可见横向穿行的管道，称穿通管，是小血管、神经和骨膜成分进入骨密质的通道。内环骨板较薄，仅由数层骨板组成，排列不甚规则。

2）**骨单位**(osteon)：又称**哈弗斯系统**(Haversian system)，位于内、外环骨板之间，是长骨干起支持作用的主要结构，数量多，呈长筒状，由 5～20 层同心圆排列的骨板(哈弗斯骨板)围绕**中央管**(central canal)共同构成。中央管与穿通管相通，管内有血管和神经穿行。

3）**间骨板**(interstitial lamella)：位于骨单位之间或骨单位与环骨板之间的一些不规则的平行骨板，是原有的骨单位或环骨板在骨的生长和改建过程中未被吸收的残留部分，其内无血管。

(3) 骨膜：除关节面外，骨的内、外表面分别覆以骨内膜和骨外膜。**骨外膜**(periosteum)较厚，分为两层：外层为致密结缔组织，纤维粗大而密集，有些纤维横向穿入外环骨板，称穿通纤维，有固定骨膜的作用；内层较薄，结构疏松，含骨祖细胞、血管和神经。**骨内膜**(endosteum)被覆在骨髓腔面、骨小梁的表面、中央管和穿通管的内表面，很薄，由一层扁平的骨祖细胞和少量结缔组织构成。骨膜的主要作用是营养骨组织，并参与骨的生长和修复。

三、肌组织

肌组织(muscle tissue)主要由肌细胞组成，肌细胞之间有少量的结缔组织以及血管和神经。肌细胞呈长纤维形，又称为**肌纤维**(muscle fiber)。肌纤维的细胞膜称**肌膜**(sarcolemma)，细胞质称**肌浆**(sarcoplasm)，肌浆中有许多肌丝，它们是肌纤维收缩功能的主要物质基础。根据结构和功能的特点，将肌组织分为三类：骨骼肌、心肌和平滑肌。骨骼肌和心肌属于横纹肌。骨骼肌受躯体神经支配，为随意肌；心肌和平滑肌受自主神经支配，为不随意肌。

(一) 骨骼肌

骨骼肌(skeletal muscle)一般借肌腱附着在骨骼上。包在整块肌外面的致密结缔组织膜为**肌外膜**(epimysium)，肌外膜的结缔组织分支伸入肌内，分隔和包围大小不等的肌束，形成**肌束膜**(perimysium)。分布在每条肌纤维周围的少量结缔组织为肌内膜(图 2－22)。在这些结缔组织膜内含有丰富的血管和神经，对骨骼肌具有支持、连接、营养和协调肌纤维群体活动的作用。

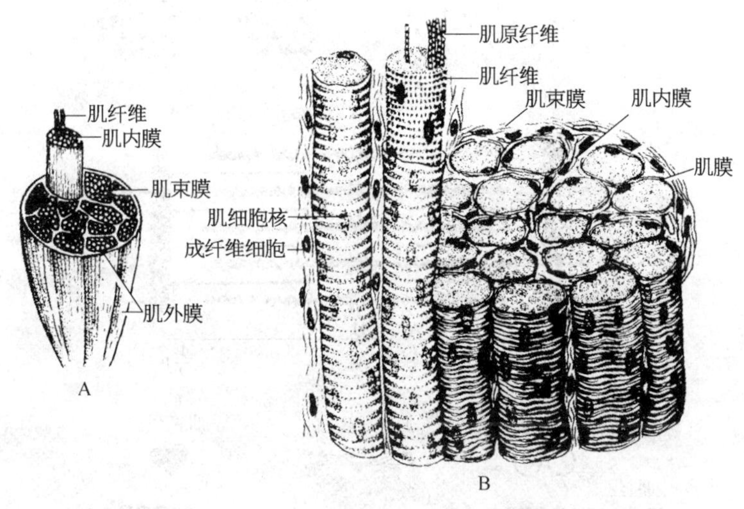

图 2-22　骨骼肌与结缔组织膜

A. 一块骨骼肌模式图，示肌外膜、肌束膜和肌内膜；B. 肌束放大，示肌纤维立体结构

1. 骨骼肌纤维的光镜结构　骨骼肌纤维呈细长圆柱状，肌膜的外面有基膜紧密贴附。骨骼肌纤维内含有几十个甚至几百个细胞核，核呈扁椭圆形，位于肌膜下方。肌浆内含许多与肌纤维长轴平行排列的**肌原纤维（myofibril）**，在横切面上呈点状分布。每条肌原纤维都有明暗相间的条纹，称明带和暗带。相邻肌原纤维的明带和暗带都准确地排列在同一平面，因此肌纤维呈现出规则的明暗交替的周期性横纹（图 2-23）。明带又称 I 带，暗带又称 A 带。明带中央有一条深色的 Z 线。暗带中部有一条浅色窄带，称 H 带，H 带中央有一条深色的 M 线。相邻两条 Z 线之间的肌原纤维称为**肌节（sarcomere）**。每个肌节都由 1/2 I 带＋A 带＋1/2 I 带组成。肌节是骨骼肌纤维收缩和舒张功能的基本单位。肌原纤维之间含有大量线粒体、糖原，肌浆内还有丰富的的肌红蛋白，为特殊的色蛋白，能与氧结合。

2. 骨骼肌纤维的超微结构

（1）肌原纤维：由大量平行而有规律的粗、细两种肌丝组成。**粗肌丝（thick filament）**位于肌节的中部，贯穿 A 带全长，中央借 M 线固定，两端游离。**细肌丝（thin filament）**位于肌节两侧，一端固定在 Z 线上，另一端插入粗肌丝之间，末端游离，止于 H 带外侧。因此，I 带内只有细肌丝，H 带内只有粗肌丝，H 带以外的 A 带部分是由粗、细两种肌丝组成的。在其横切面上，可见一根粗肌丝周围有 6 根细肌丝，而一条细肌丝周围有 3 根粗肌丝（图 2-24）。

粗肌丝由**肌球蛋白（myosin）**分子集合而成，大量肌球蛋白分子平行排列，结合成束，组成一条粗肌丝。肌球蛋白形如豆芽，分为头和杆两部分。在头和杆的连接点及杆上有两处类似关节的结构，可以屈动。M 线两端的肌球蛋白分子对称排列，尾端朝向 M 线，头端则朝向 Z 线。肌球蛋白分子头均突出于粗肌丝表面，称为**横桥（cross bridge）**，其头部具有 ATP 酶的活性。

细肌丝由三种蛋白分子组成，即肌动蛋白、原肌球蛋白和肌钙蛋白。**肌动蛋白（actin）**分子的单体为球形，互相连接呈串珠状，形成肌动蛋白链，两条肌动蛋白链呈螺旋状相互绞合在一起，构成细肌丝的主要部分。每个球形肌动蛋白单体上都有一个可以与肌球蛋白头部相结合的位点。**原肌球蛋白（tropomyosin）**分子细长，呈丝状，由两条多肽链呈螺旋状相互缠绕而成。原肌球蛋白嵌于

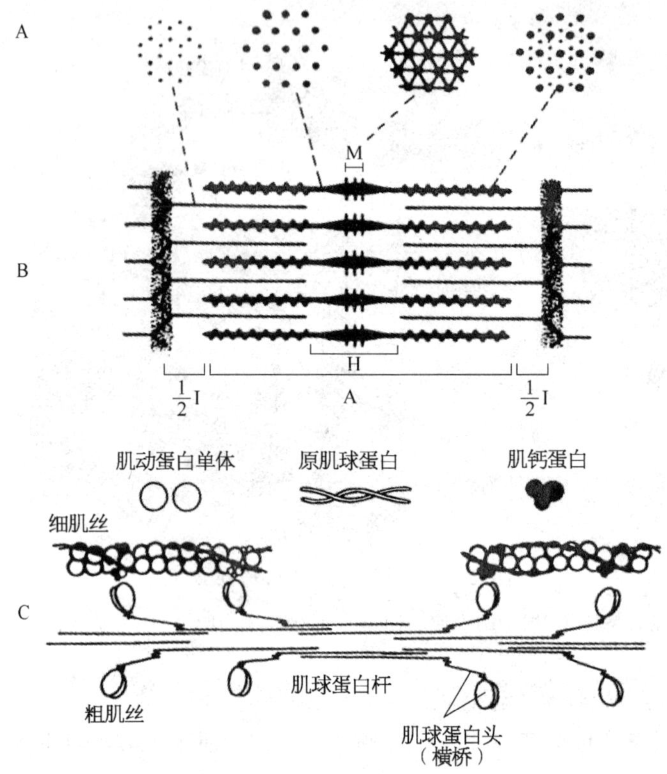

图 2-23　骨骼肌肌原纤维超微结构及两种肌丝分子结构模式图

A. 肌节不同部位的横切面，示粗丝和细丝的分布；B. 一个肌节的纵切面，示两种肌丝的排列；C. 粗肌丝与细肌丝的分子结构

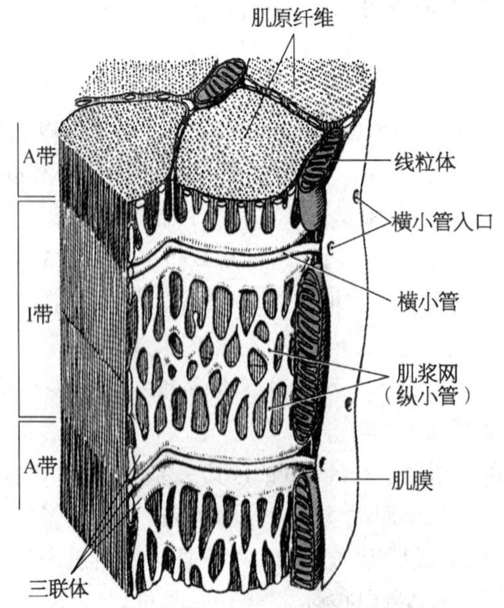

图 2-24　骨骼肌纤维超微结构立体模式图

肌动蛋白双股螺旋链的浅沟内。**肌钙蛋白(troponin)**由 3 个球形亚单位组成：TnT 亚单位将肌钙蛋白固定于原肌球蛋白分子上，TnI 是抑制肌动蛋白和肌球蛋白相互作用的亚单位，TnC 亚单位可与 Ca^{2+} 结合而引起肌钙蛋白构象改变(图 2－23)。

(2) **横小管(transverse tubule)**：是肌膜向肌浆内陷而成的管状结构，其走向与肌纤维长轴垂直，包绕每条肌原纤维。人与哺乳动物的横小管位于 A 带与 I 带交界处(图 2－25)。横小管可将肌膜的兴奋迅速同步地传到肌纤维内部。

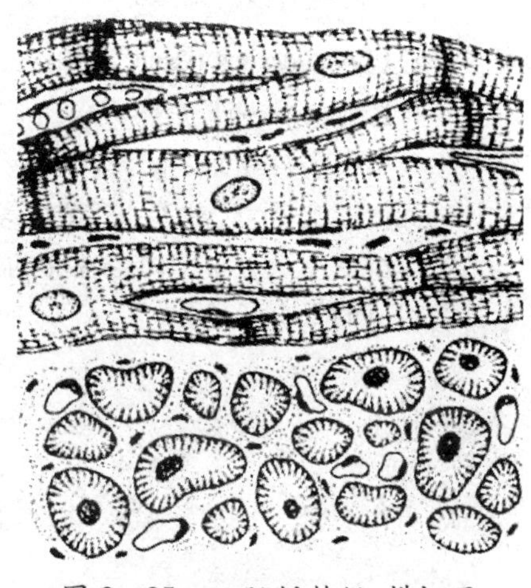

图 2－25　心肌纤维纵、横切面

(3) **肌浆网(sarcoplasmic reticulum)**：是肌纤维内特化的滑面内质网，位于横小管之间。其中，纵行包绕在每条肌原纤维周围并互相吻合的管状结构称**纵小管(longitudinal tubule)**。两端的肌质网呈环行的扁囊，称**终池(terminal cisternae)**。每条横小管与其两侧的终池共同组成**三联管**。横小管可将肌膜的电兴奋快速传到肌质网膜，肌质网的膜上有丰富的钙泵和钙通道，可调节肌质中 Ca^{2+} 浓度(图 2－24)。

(二) 心肌

1. 心肌纤维的光镜结构　心肌纤维呈短柱状，有分支，互连成网，其连接处染色较深，称**闰盘(intercalated disk)**。心肌纤维的细胞核呈卵圆形，位居中央，少数含有双核。心肌纤维显示有横纹，但其肌原纤维和横纹都不如骨骼肌纤维的明显(图 2－25)。

2. 心肌纤维的超微结构　心肌纤维也含有粗、细两种肌丝，它们在肌节内的排列分布与骨骼肌纤维相同。心肌纤维的超微结构特点：①肌原纤维粗细不等，界限不清，肌原纤维之间有大量纵行排列的线粒体；②横小管较粗，位于 Z 线水平；③肌质网稀疏，纵小管不发达，终池小而少，常与横小管一起形成二联体；④闰盘常呈阶梯状，横位部分位于 Z 线水平，有中间连接和桥粒，起牢固的连接作用；在连接的纵位部分，有缝隙连接，便于细胞间化学信息的交流和电冲动的传导，使许多相连的心肌纤维进行同步收缩，形成一个功能整体。

(三) 平滑肌

平滑肌广泛分布于血管壁和许多中空性内脏器官的管壁，大部分是成束或成层分布。平滑肌纤维呈长梭形，无横纹。中央有一个长椭圆形或杆状的细胞核，核常扭曲呈螺旋形，胞质嗜酸性(图 2－26)。平滑肌纤维一般长 200 μm，直径 8 μm；但大小不均，小血管壁平滑肌短至 20 μm，而妊娠子宫平滑肌可长达 500 μm。

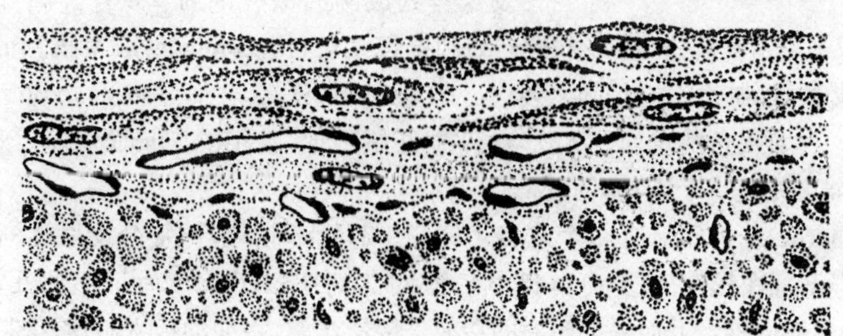

图 2－26　平滑肌纤维纵、横切面

平滑肌的收缩缓慢而持久。肌纤维间有发达的缝隙连接，可传递信息分子和电冲动，使众多平滑肌纤维同时收缩而形成功能整体。

四、神经组织

神经组织(**nervous tissue**)由**神经细胞**(**nerve cell**)和**神经胶质细胞**(**neuroglial cell**)组成。神经细胞又称**神经元**(**neuron**)，是构成神经组织的主体，具有接受刺激和传导神经冲动的作用。神经胶质细胞主要分布于神经元之间，构成神经元生长、分化和功能活动的微环境。胶质细胞无传导功能，对神经元起着支持、营养、保护、绝缘等作用，并参与神经纤维的再生。

神经组织广泛分布于体内各部的组织和器官，把机体各部分联系成为一个功能统一的整体，主宰着机体的生命活动。

(一) 神经元的形态结构

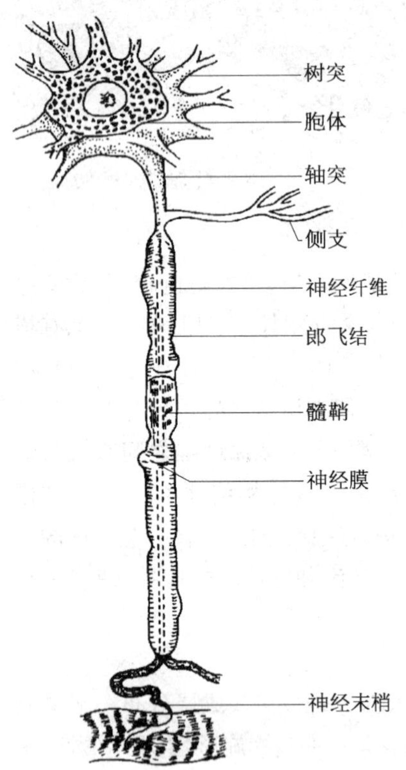

图 2-27　神经元立体结构模式图

神经元是一种高度分化的细胞，其形态多样，大小不一，是神经系统结构和功能的基本单位。神经元在结构上可分为胞体和突起两部分，突起又分为树突和轴突(图 2-27)。

1. 胞体　神经元的胞体位于中枢神经系统的灰质和周围神经系统的神经节内，是神经元的代谢中心。胞体可呈锥体形、梭形、星形和圆形等。胞体直径为 4～120 μm，外被细胞膜，内含细胞核和细胞质。

(1) 细胞膜：较薄，具脂膜结构，属可兴奋膜。膜内有离子通道、载体和受体等。有接受刺激和传导冲动的功能。

(2) 细胞核：大多数神经元含有一个大而圆的细胞核，着色浅，位于胞体中央。核膜，核仁明显。

(3) 细胞质：除含有一般细胞器以外，还富含尼氏体和神经原纤维。此外还可见色素颗粒。①**尼氏体**(**Nissl body**)：位于胞体和树突内，光镜下呈嗜碱性斑块或细粒状结构。脊髓前角运动神经元的尼氏体大而多，镜下呈虎皮纹状斑块结构，故称虎斑(图 2-28)；电镜下尼氏体由平行排列的粗面内质网和游离核糖体组成(图 2-30)。尼氏体的主要功能是合成与更新细胞器所需的结构蛋白，产生与神经递质有关的蛋白质和酶等，对神经元的功能活动具有非常重要的作用。②**神经原纤维**(**neurofibril**)：在镀银标本上，可见细胞质及突起内有许多交叉排列成网的棕黑色细丝—神经原纤维(图 2-29)。电镜下神经原纤维是由**神经丝**(**neurofilament**)和**神经微管**(**neurotubule**)成束排列而成(图 2-30)。神经原纤维不仅构成神经元的细胞骨架(cytoseleton)，还参与细胞内的物质运输。③**脂褐素**(**lipofuscin**)：是一种黄褐色的色素。人从 5～6 岁开始出现，随年龄增长而增多。观察脂褐素含量的变化，在衰老研究中是一个常用的指标。

2. 树突(dendrite)　神经元有一个或多个树突。起始部较粗，反复分支后逐渐变细，形似树枝状，故称树突。其表面粗糙，有许多有棘状小突起，称为**树突棘**(**dendric spine**)，此处常是形成突触的部位。其数量和分布因神经元而异。树突的功能是接受刺激，将冲动传入胞体。树突的分支和树突棘扩大了神经元表面接受刺激的面积，并对调整神经元的兴奋性起到积极作用(图 2-28、图 2-30)。

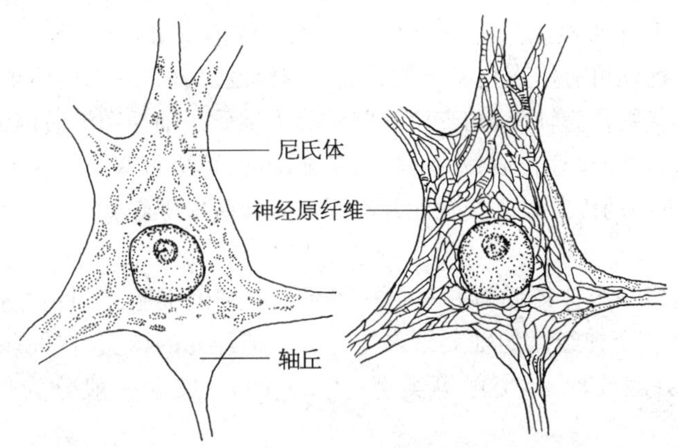

图 2-28　尼氏体和神经原纤维结构模式图

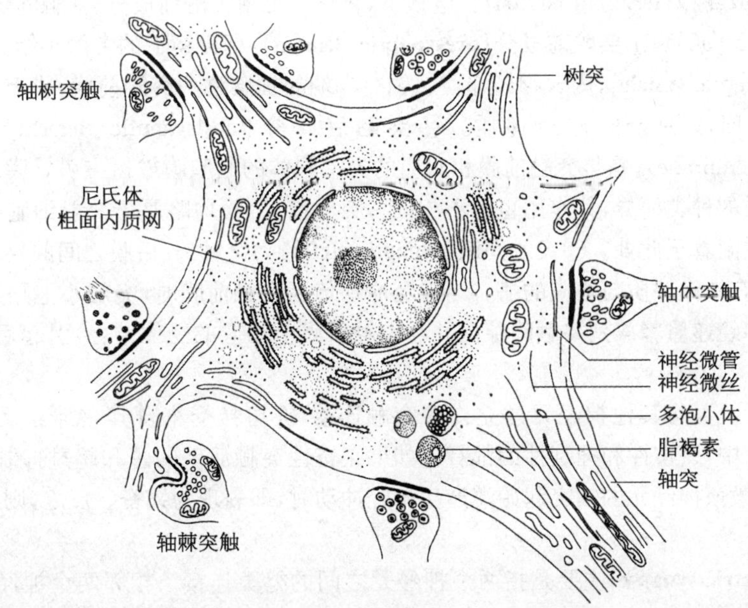

图 2-29　神经元电镜结构模式图

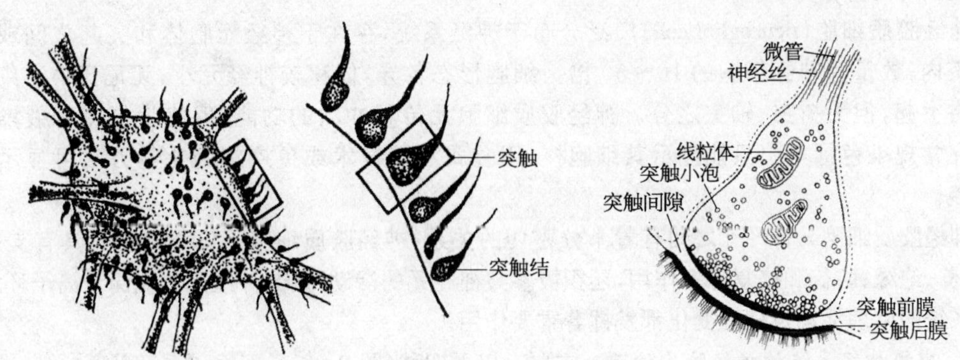

图 2-30　化学突触结构连续放大模式图

3. 轴突(axon)　每个神经元只有一个轴突,一般自胞体发出,长短不一。长者可达 1 m 以上,短者仅有数微米。在远端可有呈直角发出的分支。胞体发出轴突的部位称轴丘,呈圆锥形,此处染色浅。轴突表面的细胞膜称为轴膜,轴突内的胞质称为轴质。轴丘和轴质内无尼氏体,但含有线粒体和大量的神经微管、神经丝等。轴突内的物质是流动的,可进行双向物质运输。轴突是传导神经冲动的重要结构,可将冲动传向与之接触的神经元或其他效应器细胞(图 2 - 28)。

(二) 突触

突触(synapse)是指一个神经元与另一个神经元或非神经细胞之间传递信息的一种特化的细胞连接。最常见的是一个神经元的轴突终末与另一个神经元的树突、树突棘或胞体连接,分别形成轴-树突触、轴-棘突触或轴-体突触等类型(图 2 - 29)。突触一般分为化学突触和电突触两大类。

化学突触(chemical synapse)即一般所说的突触,是释放神经递质、传导冲动的细胞连接。光镜下,镀银染色标本中可见神经元胞体或树突表面有许多杵状或环扣状的膨大,称为**突触小结(synaptic knob)**或**终扣(terminal bouton)**。电镜下,化学突触由突触前成分、突触间隙和突触后成分三部分构成(图 2 - 30)。①**突触前成分(presynaptic element)**:即光镜下的突触小结。内含大量聚集的**突触小泡(synaptic vesicle)**,内含神经递质。轴突末端的轴膜称为突触前膜,膜上富含离子通道,并有受体参与回收剩余的神经递质。②**突触后成分(postsynaptic element)**:即突触后膜(postsynaptic membrane),是与突触前膜相对应的另一胞体的细胞膜或树突膜。膜上有受体蛋白,受体因神经递质的种类而异,其作用也各不相同。突触前、后膜均略厚于一般细胞膜,因其胞质内有一些致密物质附着于此处。③**突触间隙(synaptic cleft)**:为突触前、后膜之间的狭窄间隙,内充满着组织液,并含有神经递质与相应的酶。当神经冲动传至突触前膜时,突触小泡贴附于突触前膜,以出胞方式将神经递质释放到突触间隙内并与突触后膜上相应的受体结合,引起后一个神经元兴奋性的改变。

一个神经元既可与其他神经元建立许多突触连接,亦可接受来自其它神经元的许多突触信息。在这些信息中,兴奋性和抑制性的都有。如果兴奋性突触活动的总和超过抑制性突触活动的总和,并足以刺激该神经元的轴突起始端产生神经冲动时,即表现为兴奋。反之,则为抑制(详见第十二章)。

电突触(electric synapse)主要是指两个神经元之间的缝隙连接。相邻两个神经元膜上的连接蛋白组成微小通道,可容离子和小分子物质直接通过。这种连接电阻低,传导速度快,并可双向性传导。电突触多见于无脊椎动物。

(三) 神经胶质细胞

神经胶质细胞(neuroglial cell)广泛分布于神经系统,存在于神经元胞体和突起之间或神经纤维束内,数量为神经细胞的 10～50 倍。细胞形态各异,体积较神经元小,无尼氏体。细胞虽然也有突起,但无树突、轴突之分。神经胶质细胞无传导冲动的功能,但终生保持分裂增殖能力。在常规染色标本中只能显示其细胞核,用金属浸镀技术或免疫细胞化学方法可显示细胞的全貌。

神经胶质细胞与神经元之间有着十分密切的关系,神经胶质细胞不仅对神经元具有支持、保护、营养、绝缘、防御和修复等多作用,还积极参与神经元的活动,调节神经元的代谢及离子环境,对神经系统的生理活动及病理变化都发挥着重要作用。

1. 中枢神经系统的神经胶质细胞　主要有以下四种(图 2 - 31)。

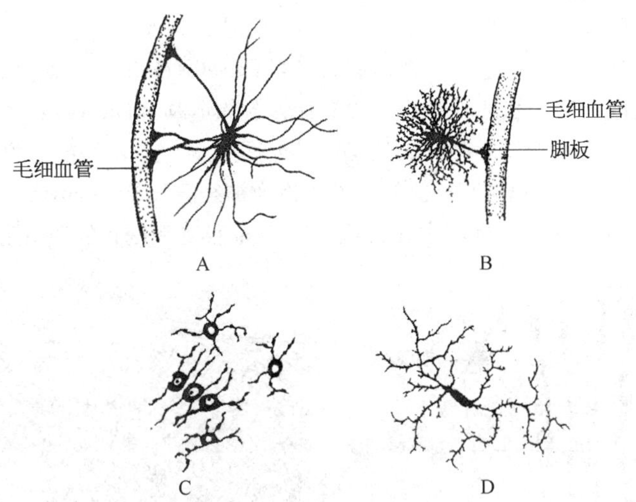

图 2-31　中枢神经系统几种神经胶质细胞模式图

A. 纤维型星形胶质细胞；B. 原浆型星形胶质细胞；
C. 少突胶质细胞；D. 小胶质细胞

(1) **星形胶质细胞(astrocyte)**:神经胶质细胞中体积最大、数目最多的一种。胞体呈星形,核大,圆形或卵圆形,染色质细小分散,着色浅。星形胶质细胞的末端常膨大形成脚板(foot plate),贴附在毛细血管基膜上或伸到脑和脊髓表面形成胶质膜。胶质膜与毛细血管的内皮及其基膜三层结构共同构成中枢神经系统的血-脑屏障,血-脑屏障能防止血液中有害物质进入脑内,维持脑组织内环境的相对稳定。其中内皮细胞对物质通过的选择性起了主要的作用。

(2) **少突胶质细胞(oligodendrocyte)**:少突胶质细胞的胞体较小,呈梨形或椭圆形。分布在中枢神经系统的神经元胞体及轴突周围,其突起呈扁平薄膜状,呈同心圆包卷神经纤维,形成中枢神经纤维的髓鞘。

(3) **小胶质细胞(microgliocyte)**:小胶质细胞是最小的一种神经胶质细胞。胞体呈细长或椭圆形,胞质中含有大量的溶酶体。突起细而长,有分支,表面有许多小棘突。分布在大、小脑的皮质及脊髓灰质中。当中枢神经损伤时,小胶质细胞可以转化为巨噬细胞出现在损伤区内,吞噬细胞碎片及变性的髓鞘,属体内的单核巨噬细胞系统。

(4) **室管膜细胞(ependymal cell)**:室管膜细胞是一层立方或柱状的上皮细胞,分布在脑室及脊髓中央管的内表面,此层上皮称室管膜。细胞表面有许多微绒毛,少数细胞具有纤毛,其摆动有助于脑脊液的流动。有些部位的室管膜细胞基底面有细而长的突起,伸向脑、脊髓的深层。室管膜细胞参与脑脊液的形成,并对脑和脊髓起到支持与保护作用。

2. 周围神经系统的胶质细胞　主要有两种。

(1) 神经膜细胞:又称**施万细胞(Schwann cell)**,是周围神经系统主要的胶质细胞,包裹神经纤维并形成有髓神经纤维的髓鞘。其细胞膜外侧有一层基膜,细胞分泌的神经营养因子可以保护受损伤的神经元并促进其轴突的再生。

(2) 卫星细胞:又称**被囊细胞**,为神经节内神经元胞体周围的一层扁平或立方细胞。细胞外侧有一层基膜,核圆形或卵圆形,染色较深。卫星细胞对节内神经元具有支持、保护作用。

（四）神经纤维和神经

神经纤维（nerve fiber）由神经元的长突起（轴突，或是长树突）和包在外面的神经胶质细胞组成。其主要功能是传导冲动。神经纤维根据有无**髓鞘**（myelin sheath）包裹分为有髓神经纤维和无髓神经纤维两类。周围神经系统的神经纤维集合在一起构成**神经**（nerve）。

1. 有髓神经纤维　光镜下，轴突外包有髓鞘。髓鞘是由神经膜细胞的胞膜呈同心圆状包卷轴索而形成。髓鞘最外面的一层胞膜与其外侧的基膜合称为**神经膜**（neurilemma）。髓鞘的主要成分是**髓磷脂**（myelin）和蛋白质。常规染色标本中，因类脂被溶解而仅见呈网状的残留蛋白质（图2-32）。

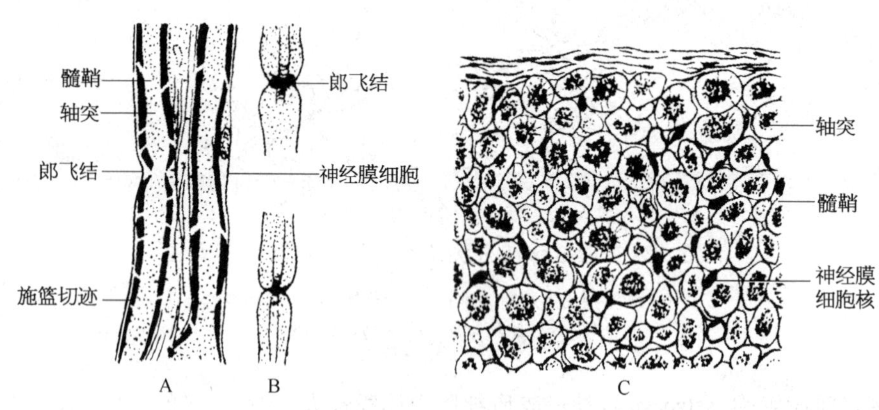

图2-32　有髓神经纤维

A. 锇酸染色显示髓鞘切迹；B. 镀银染色；C. HE染色横切面

髓鞘分为许多节段，每一节段称为一个**结间体**（internode）。结间体是有髓神经纤维的基本结构单位。结间体之间有小段裸露，此处狭窄的环形区称为**郎飞结**（Ranvier's node），轴突侧支常在此处发出。郎飞结有利于神经冲动的传导和轴突内外的离子交换。

2. 无髓神经纤维　周围神经系统的无髓神经纤维外面包有神经膜细胞，但不形成髓鞘，也无郎飞结。神经冲动只能沿轴膜连续传导，传导速度慢。神经膜细胞表面有深浅不等的纵行凹沟包着轴突。一个神经膜细胞可包裹多条轴突，其外侧有基膜。

（五）神经末梢

神经末梢（nerve ending）是周围神经纤维的终末部分，终止于体内各组织或器官内。按其功能可分为**感觉神经末梢**（sensory nerve ending）和**运动神经末梢**（motor nerve ending）两大类。

1. 感觉神经末梢　感觉神经末梢是指感觉神经元周围突的终末部分，与其附属结构共同构成感受器。它能将来自体内外的刺激转化为神经冲动并传至中枢。根据各种感受器形态结构的不同（图2-33），可归纳为以下两类：

（1）游离神经末梢：由较细的有髓或无髓神经纤维的终末部分反复分支而成。在接近末梢处，神经膜细胞消失，裸露的细支广泛分布于表皮、角膜、上皮层、浆膜、结缔组织、心脏、血管和内脏等处。能感受冷热、疼痛和轻触刺激。

（2）有被囊神经末梢：轴突终末都包裹有结缔组织被囊是这类神经末梢的结构特点，种类很多，大小不一。常见的有以下几种：①**触觉小体**（tactile corpuscle）：又称**迈斯纳小体**（Meissner corpuscle）。主要感受触觉，分布于皮肤真皮乳头内，多见于口唇和指尖等处。触觉小体呈卵圆形，外包结缔组织被囊，内有许多横行的扁平细胞。有髓神经纤维进入小体后失去髓鞘，轴突分支呈

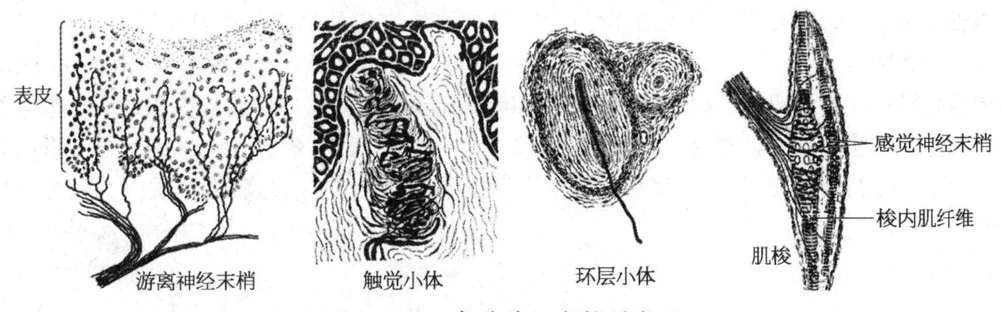

图 2-33　感觉神经末梢模式图

螺旋状缠绕扁平细胞。小体长轴与皮肤表面垂直。②**环层小体(lamellar corpuscle)**:又称**帕奇尼小体(Pacinian corpuscle)**。广泛分布于皮下组织、腹膜、肠系膜、骨膜、韧带和关节囊等处,体积较大,呈圆形或卵圆形,常集合成小群。被囊由数十层呈同心圆状排列的扁平细胞组成,中央有一条均质状的圆柱体,称**内棍(inner bulb)**。有髓神经纤维进入小体后失去髓鞘,穿行于内棍中。环层小体主要感受压觉和振动觉。③**肌梭(muscle spindle)**:位于骨骼肌内。是由结缔组织包裹小束细肌纤维组成的梭形结构,长约 1～7 mm,此处的肌纤维称为**梭内肌纤维(intrafusal muscle fiber)**。感觉神经纤维进入肌梭前失去髓鞘,分成多支,分别呈环状缠绕梭内肌纤维的中段。此外,肌梭内也有分布在肌纤维两端的运动神经末梢。肌梭为本体感受器,主要感受肌纤维伸缩变化,并对调节骨骼肌的活动发挥重要作用。在肌腱中存在有腱梭,结构与肌梭类似。

2. 运动神经末梢　运动神经末梢是运动神经元的长轴突分布到肌纤维和腺细胞的终末部分,与邻近组织共同构成**效应器(effector)**,支配肌肉收缩或腺体分泌活动。可分为躯体和内脏运动神经末梢两类。

(1) **躯体运动神经末梢(somatic motor nerve ending)**:是终止于骨骼肌的运动神经末梢。神经元胞体位于脊髓灰质前角或脑干。神经末梢抵达骨骼肌纤维之前失去髓鞘并反复分支,每个分支终末与一条骨骼肌纤维建立连接,呈椭圆形板状隆起,称为**运动终板(motor end plate)**,或**神经肌连接(neuromuscular junction)**(图 2-34)。

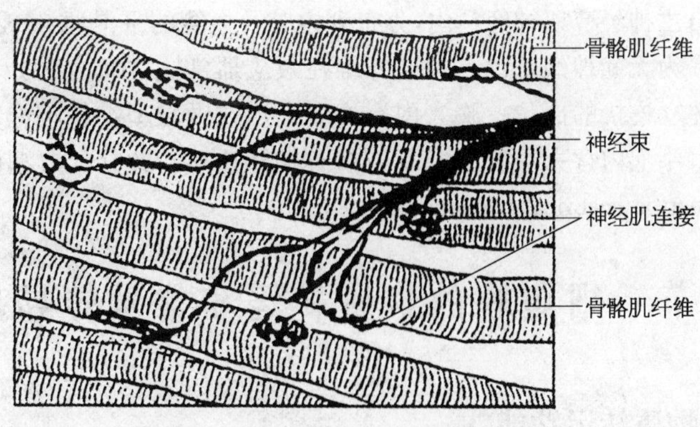

图 2-34　运动终板光镜结构图

一条有髓神经纤维支配骨骼肌纤维的数目由数条到上千条不等,而一条骨骼肌纤维通常只接受一条轴突分支的支配。一个运动神经元的轴突及其分支所支配的全部骨骼肌纤维合称一个**运动单位(motor unit)**。电镜下,运动终板处的肌纤维肌质丰富,并有较多的细胞核和线粒体。运动终板是轴突终末和骨骼肌纤维构成的突触连接，轴突终末表面的轴膜为突触前膜，与它相对应的肌膜为突触后膜，其间有 30～50 nm 的突触间隙。肌膜向肌质内凹陷形成**突触槽(synaptic gutter)**，突触槽的肌膜再凹陷形成皱褶状的**连接襞(junctional folds)**，可使突触后膜的面积增大。轴突终末膨大形成杵状结构嵌入突触槽内。突触前膜富含电位门控钙通道，轴突末端膨大处含大量圆形的突触小泡，小泡内含有乙酰胆碱。突触后膜上有乙酰胆碱 N 型受体，后膜下胞质内有较多的线粒体(图 2－35)。

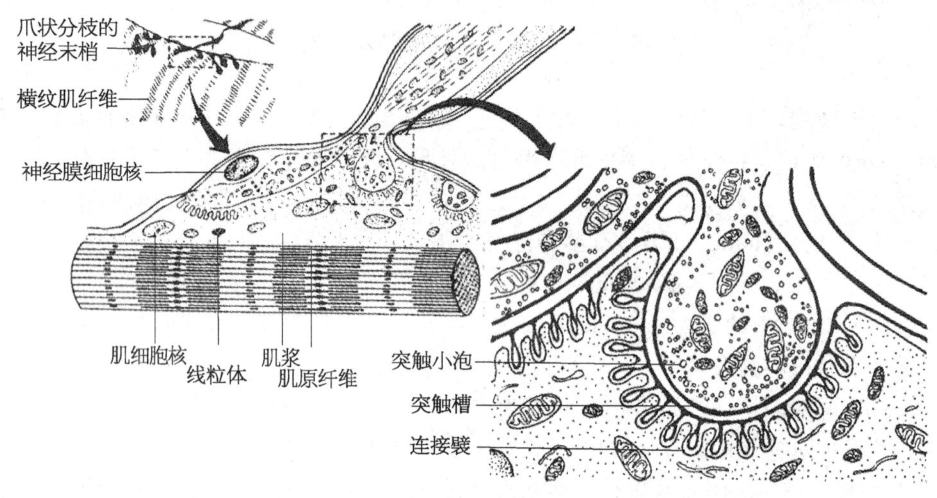

图 2－35　运动终板连续放大图

当神经冲动传至运动终板时，突触前膜上的电位门控钙通道开放，Ca^{2+} 进入轴突膨大内，促使突触小泡移向突触前膜，并以胞吐方式把突触小泡内的乙酰胆碱释放入突触间隙内，大部分与突触后膜上的乙酰胆碱 N 型受体结合，引起与受体偶联的化学门控钠通道开放，大量 Na^{+} 进入肌质内，致使肌膜两侧电位发生改变而产生兴奋，从而引起肌纤维收缩。

(2) **内脏运动神经末梢(visceral motor nerve ending)**：内脏运动神经末梢是自主神经节后纤维的终末，其胞体位于自主神经节或神经丛内，分布到内脏及血管的平滑肌、心肌和腺上皮等处。此类神经纤维较细，大多为无髓神经纤维。神经纤维在效应器细胞之间多次分支，末端常呈串珠样膨大，是与效应细胞建立连接的部位。膨大内有许多圆形或颗粒型突触小泡，圆形突触小泡内含乙酰胆碱；颗粒型突触小泡内含去甲肾上腺素或肽类神经递质。此处无典型的突触结构，称**非突触性化学传递(nonsynaptic chemical transmission)**。

第五节　细胞膜的物质转运和信号转导功能

一、细胞膜的物质转运功能

细胞在新陈代谢过程中需要不断选择性地摄入和排出各种各样的物质，故细胞膜的物质转运功能是细胞维持正常代谢、进行各项生命活动的基础。细胞膜的物质转运功能可按转运物质的分子量大小大致分为：①小分子物质或离子，其跨膜转运根据是否顺浓度差，也即消耗能量与否，分为被动转运和主动转运两大类。其中，极少数脂溶性小分子物质能够直接扩散通过膜脂质层；水溶性小分子物质或离子的跨膜转运，与镶嵌在膜上的各种特殊蛋白质分子有关。②大分子物质或物质团块，因为分子量大，需要通过胞膜的整装转运进出细胞。

（一）被动转运

物质顺浓度差或电位差进出胞膜，不需要消耗能量的转运方式，称为**被动转运（passive transport）**。溶液中的所有物质粒子处于不断的热运动中，如果将溶质相同但浓度不同的两种溶液相邻，则粒子从高浓度区域向低浓度区域发生移动，这种现象称为**扩散（diffusion）**。根据该物质通过细胞膜的难易程度、是否需要膜蛋白的帮助，被动转运又分为单纯扩散和易化扩散两种形式。

1. 单纯扩散（simple diffusion） 是一种简单的物理扩散，没有生物学的转运机制参与。扩散的方向和速度取决于膜两侧该物质的浓度差和膜对该物质的通透性，扩散的最终结果是该物质在膜两侧的浓度差消失。由于细胞膜是以脂质双分子层为基架的，对各种物质的通透性取决于该物质的脂溶性、分子大小和带电状况。一般来说，脂溶性高（疏水性或非极性程度高）而分子量小的物质容易穿越脂质双分子层，以单纯扩散方式进行跨膜转运，例如人体内 O_2、CO_2、NO、尿素等。

水分子虽然是极性分子，但它的分子极小，又不带电荷，故膜对它有一定的通透性。水分子可在其浓度差（渗透压差）的驱动下，由浓度高的一侧向浓度低的一侧（渗透压低的一侧向渗透压高的一侧）移动，这种扩散称为**渗透**。在大部分细胞内外，水的渗透速率非常缓慢。在某些组织，水可通过特殊膜蛋白——**水通道（water channel）**进行快速跨膜转运（详见第九章）。

2. 易化扩散 细胞膜对带电离子和分子量稍大的水溶性分子（如葡萄糖）都是不通透的。这些物质需要在特殊膜蛋白的协助下，才能顺浓度梯度或电位梯度跨膜扩散，这种由膜蛋白介导的被动转运称为**易化扩散（facilitated diffusion）**。根据参与蛋白质的不同，易化扩散可分为载体介导和通道介导两种不同类型（图 2-36）。

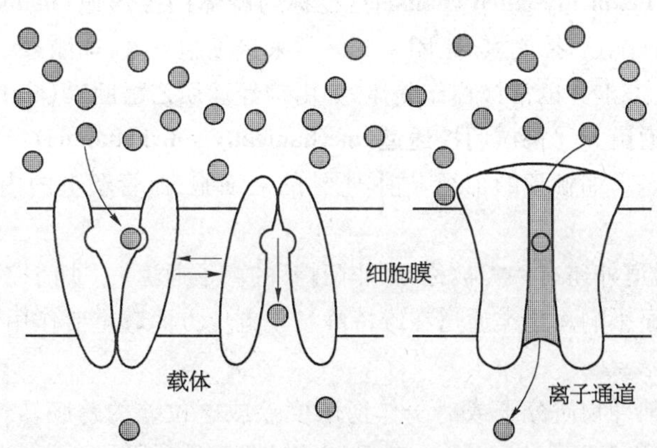

图 2-36 小分子物质经载体和通道易化扩散示意图

（1）载体介导的易化扩散：许多重要的营养物质，如葡萄糖、氨基酸、核苷酸等，依据它们在脂质和水中的溶解度、分子大小和带电状况等物理特性是很难通过胞膜的，而实际上它们跨膜转运的速率比预期的要快得多，介导这一过程的膜蛋白称为**载体蛋白**或**载体（carrier）**，这种跨膜转运称为载体介导的易化扩散。载体是一些贯穿脂质双分子层的整合蛋白，迄今尚不清楚它们是如何进行转运的，一般认为，载体与溶质的结合位点随构象的改变而交替暴露于膜的两侧，当它在溶质浓度较高的一侧与溶质结合后，即发生构象的改变，并在浓度较低的一侧与溶质解离。载体介导的易化扩散有以下特点：①结构特异性高：指载体与溶质的结合具有化学结构的特异性；②具有饱和现象：由于膜上载体和载体结合位点的数目是有限的，所以一般载体转运某一物质的量与该物质的浓度差成正比，但当浓度差增加到某一限度时，载体的转运速率达到饱和；③竞争性抑制：化学结构相似的两种溶质经同一载体转运时，提高其中一种溶质的浓度将会减少另一种溶质的转运数量。

(2) 通道介导的易化扩散：中介各种带电离子（如 Na^+、K^+、Ca^{2+}、Cl^- 等）顺浓度差和电位差（电化学梯度）进行跨膜扩散的膜蛋白称为**离子通道(ion channel)**。这种跨膜转运称为通道介导的易化扩散。离子通道是一类纵贯脂质双分子层，中央有水相孔道的膜蛋白。当孔道开放时，离子可经孔道跨膜流动而无须与脂质双分子层相接触，从而使通透性很低的离子能以极快的速度跨越胞膜。

离子通道的活动表现出明显的**离子选择性(ionic selectivity)**，选择性取决于通道开放时水相孔道的口径、孔道内壁的化学结构和带电状况等。故每种通道都对一种或几种离子有较高的通透能力，其他离子则不易或不能通过。依据对离子的选择性，可将通道分为 Na^+ 通道、K^+ 通道、Ca^{2+} 通道、Cl^- 通道、非选择性阳离子通道等。对于同一种离子，在不同细胞上或同一细胞上可存在结构与功能不同的通道蛋白质，目前已发现有多种类型的 Ca^{2+} 通道、K^+ 通道，这种情况体现了细胞在功能活动和调控方面的复杂化和精细化。

离子通道的另一个特性是门控性。离子扩散的动力来自膜两侧该离子的电化学梯度所形成的扩散势能，扩散的条件是离子通道必须开放。离子通道内通常具有一个或两个“闸门”(gate)样的结构，由它来控制通道的开放和关闭，这一过程称为门控(gating)。如参与神经细胞动作电位过程的 K^+ 通道有一个激活闸门，未激活时是关闭的，在一定条件下“门”被打开，才允许 K^+ 离子通过；而 Na^+ 通道有两个闸门，分别称为激活门和失活门，所以 Na^+ 通道具有静息（备用）、激活、失活三种不同的功能状态。根据通道的门控机制，可将离子通道分为三类：①**电压门控通道(voltage-gated channel)**：通道的开、闭受膜两侧电位差控制，如电压门控的 Na^+ 通道、K^+ 通道和 Ca^{2+} 通道等。②**化学门控通道(chemically-gated channel)**：也称为**配体门控通道(ligand-gated channel)**，由膜环境中某些化学性物质（配体）控制其开、闭。配体常来自细胞外液，如激素、递质等，也可以是胞内的第二信使。而离子通道本身也常被称作受体，如由神经递质**乙酰胆碱(acetylcholine, Ach)**激活的 N_2 型 Ach 受体阳离子通道。③**机械门控通道(mechanically-gated channel)**：当膜的局部受牵拉变形时改变通道的开、闭状态。如触觉的神经末梢，听觉的毛细胞、血管壁上的内皮细胞以及骨骼肌细胞等都存在这类通道。

除上述门控离子通道外还有一类被称为“非门控”的离子通道。“非门控”通道总是处于开放状态，外在因素对之无明显影响。这类通道在维持静息膜电位方面起重要作用。

(二) 主动转运

细胞消耗能量，将某种物质分子或离子作逆浓度差或电位差的跨膜转运过程，称为**主动转运(active transport)**，能量几乎都是由 ATP 水解提供。根据能量利用的形式不同，主动转运可分为**原发性主动转运(primary active transport)**和**继发性主动转运(secondary active transport)**两种。

1. *原发性主动转运* 指细胞直接利用代谢产生的能量将物质（通常是带电离子）逆浓度差或电位差进行跨膜转运的过程。介导这一过程的膜蛋白称为**离子泵(ion pump)**。离子泵可将胞内的 ATP 水解为 ADP，并利用高能磷酸键贮存的能量完成离子的跨膜转运。因为离子泵具有水解 ATP 的能力，所以也称作 **ATP 酶(ATPase)**。

在哺乳动物的细胞膜上普遍存在的离子泵就是**钠-钾泵(sodium-potassium pump)**，简称**钠泵(sodium pump)**，也称 Na^+-K^+-ATP 酶(Na^+-K^+-ATPase)。其作用是每水解 1 分子 ATP，可将 3 个 Na^+ 从膜内转移到膜外，同时将 2 个 K^+ 由膜外转移到膜内，从而形成并维持胞外高钠低钾、胞内高钾低钠的生理状态。据测定，细胞外液中的 Na^+ 浓度是胞内的 10 倍左右，而细胞内液中的 K^+ 浓度是胞外的 30 倍左右。当胞内的 Na^+ 浓度升高或胞外的 K^+ 浓度升高时，都可激活钠泵，逆浓度差运出 Na^+、运入 K^+。

钠泵是由 α 和 β 两个亚单位组成的二聚体蛋白质，胞内有 ATP 酶活性部位和三个 Na^+ 结合位点，胞外有 2 个 K^+ 结合位点(图 2－37)。β 亚单位由 302 个氨基酸残基构成，只有一次跨膜，功能尚不清楚。目前认为，钠泵转运时，胞内的 3 个 Na^+ 与 α 亚单位结合后，激活 ATP 酶，使胞内 ATP 水解而释放能量，泵蛋白构象改变，使得 Na^+ 被逆浓度差排出至细胞外；而细胞外液一侧的 α 亚单位上结合 K^+，K^+ 的结合触发钠泵又回复到原先的构象，此时 2 个 K^+ 被逆浓度差排入胞内。

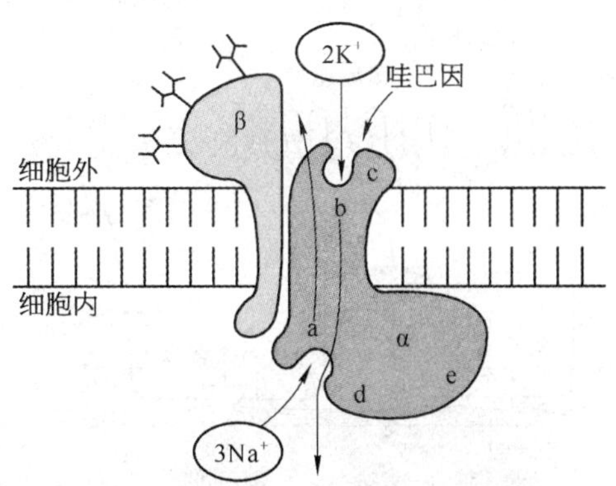

图 2－37　钠泵主动转运示意图

钠结合位点 a、ATP 磷酸化位点 d 以及 ATP 结合位点 e 位于 α 亚单位细胞内侧；钾结合位点 b 和哇巴因结合位点 c 位于 α 亚单位细胞外侧

据估计，细胞代谢能量的 1/3 以上用于维持钠泵的活动，其活动具有重要的生理意义：①钠泵活动造成的胞内高 K^+ 浓度，是胞质内许多代谢反应所必需的，例如核糖体合成蛋白质就需要高 K^+ 环境。②钠泵活动能维持胞质渗透压和细胞容积的相对稳定，防止细胞内由于 NaCl 积聚导致的渗透压升高和细胞肿胀。③钠泵形成的膜两侧 Na^+ 的浓度差是其他许多物质继发性主动转运(如葡萄糖、氨基酸的主动吸收以及 Na^+－H^+ 交换、Na^+－Ca^{2+} 交换等)的动力。④钠泵活动造成的膜内外 Na^+ 和 K^+ 的浓度差，是细胞生物电活动产生的前提条件。⑤钠泵每分解 1 分子 ATP，可同时排出 3 个 Na^+ 和排入 2 个 K^+，因而它的活动是生电性的，可使膜内电位的负值增加，在一定程度上影响静息电位。由于钠泵的这种活动使细胞外正离子净增而使膜电位升高，因此钠泵也称为**生电钠泵(electrogenic sodium pump)**。

除钠泵外，目前了解较多的还有钙泵(Ca^{2+}－ATPase)、氢泵(H^+－K^+－ATPase)等，这些泵蛋白在分子结构上和钠泵类似，都以直接分解 ATP 为能量来源，将有关离子进行逆浓度差的转运。

2. 继发性主动转运　许多物质在进行逆浓度梯度或逆电位梯度的跨膜转运时，所需的能量并不直接来自 ATP 的分解，而是来自钠泵建立的膜两侧 Na^+ 的浓度势能差，这种间接利用 ATP 能量的主动转运过程称为继发性主动转运。葡萄糖和氨基酸在小肠黏膜上皮细胞的吸收以及在肾小管上皮细胞的重吸收过程，神经递质被神经末梢重摄取的过程，甲状腺上皮细胞的聚碘过程，细胞普遍存在的 Na^+－H^+ 交换、Na^+－Ca^{2+} 交换等生理过程，均属于继发性主动转运。继发性主动转运过程中有一个将 Na^+ 向胞内扩散与其他物质跨膜转运相偶联起来的膜蛋白，称为**转运体(transporter)**。如果被转运的物质与 Na^+ 运动方向相同，称为**同向转运(symport)**，相应的转运体称为**同向转运体(symporter)**；如果两者运动方向相反，则称为**反向转运(antiport)**或**交换(exchange)**，相应的转运体称为**反向转运体(antiporter)**或**交换体(exchanger)**。

葡萄糖在小肠黏膜的吸收就是通过 Na^+－葡萄糖同向转运体(Na^+-glucose symporter)完成的(图 2－38)。由于上皮细胞基底侧膜区钠泵的活动，造成胞内低 Na^+，并在顶端膜区的膜内外形成 Na^+ 浓度差。顶端膜上的 Na^+－葡萄糖同向转运体利用 Na^+ 的膜内外浓度势能，将肠腔中的 Na^+ 和葡萄糖分子一起转运入上皮细胞内。之后，Na^+ 经钠泵主动转运出细胞，进入上皮细胞的葡萄糖分子再经基底侧膜上的葡萄糖载体扩散至组织液，完成葡萄糖在肠腔中的吸收过程。同向转运体的

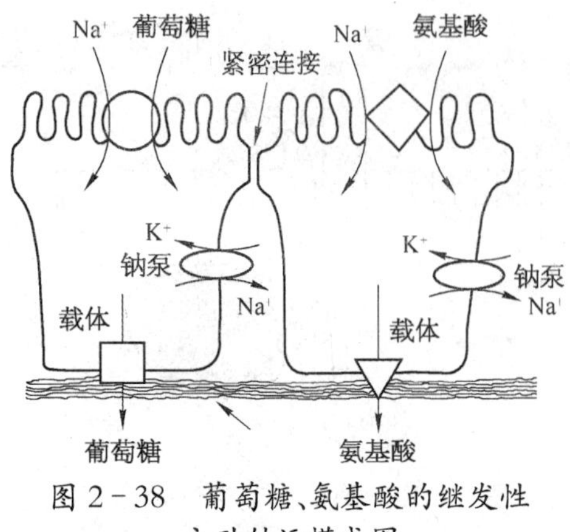

图 2-38 葡萄糖、氨基酸的继发性主动转运模式图

转运过程中，动力来自 Na^+ 的浓度梯度，而葡萄糖分子的转运是逆浓度梯度的，是间接利用了钠泵分解 ATP 释放的能量完成的主动转运。用药物抑制钠泵的活动后，葡萄糖的继发性主动转运也就减弱或消失。氨基酸在小肠也是以同样的模式被吸收的。

(三) 出胞和入胞

小分子物质可通过上述的物理扩散或经膜蛋白的介导穿越胞膜，而大分子物质或物质团块不能直接穿越胞膜，它们需要借助于胞膜的"运动"，以出胞或入胞的方式完成跨膜转运。此转运过程需要消耗能量。

出胞(exocytosis)是指胞质内的大分子物质以分泌囊泡的形式排出细胞的过程。如外分泌腺分泌酶原颗粒和黏液、内分泌腺分泌激素、神经纤维末梢释放神经递质等均属于出胞过程。分泌物通常在粗面内质网上的核糖体合成，再转移到高尔基体，被修饰成由胞膜包裹的分泌囊泡，这些囊泡逐渐移向胞膜的内侧，并与胞膜发生膜的接触、融合、破裂，最后将分泌物排出细胞，而囊泡膜成为胞膜的组成部分。出胞有两种形式，一种是合成的物质持续不间断地出胞，如小肠黏膜杯细胞持续分泌黏液的过程；另一种是合成的物质首先贮存在胞内，当受到化学信号或电信号的诱导时才排出细胞，是一种受调节的出胞过程。例如神经末梢递质的释放，就是由动作电位的刺激引起的出胞过程。

入胞(endocytosis)是指细胞外的大分子物质或某些物质团块(如细菌、病毒、血浆中的脂蛋白颗粒、细胞碎片等)进入细胞的过程。如果进入细胞的是固体物质，称为**吞噬(phagocytosis)**；如进入的物质为液体，称为**吞饮(pinocytosis)**。入胞进行时，首先是细胞外被转运物质与胞膜"接触"，引起与之接触处的膜发生内陷或伸出伪足，进而包绕该物质，再出现膜结构的融合和断离，最后被转运物质连同包被它的那部分膜一起完整地进入胞内，形成吞噬泡或吞饮泡。有些大分子物质如低密度脂蛋白、结合了 Fe^{2+} 的运铁蛋白、抗体、某些细菌毒素以及一些病毒必须先被膜上相应受体(一种镶嵌蛋白质)识别并与之特异性结合，再通过膜的内陷形成囊泡而进入胞内，这种入胞方式被称为**受体介导入胞(receptor-mediated endocytosis)**。

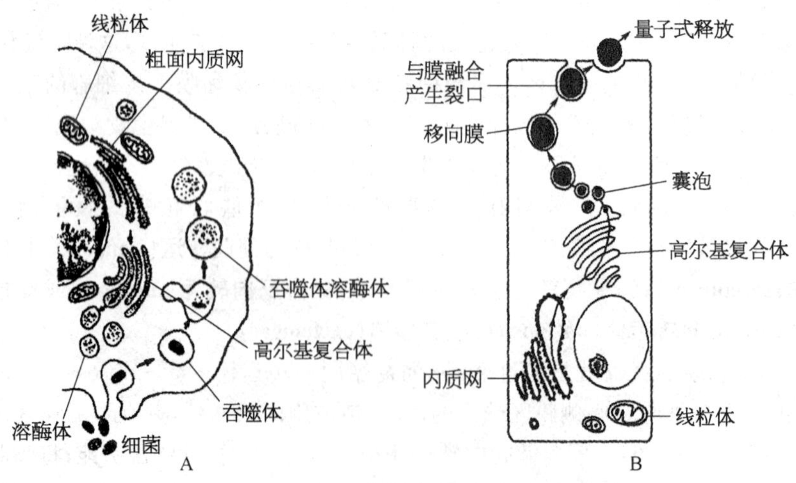

图 2-39 入胞与出胞过程示意图

A. 白细胞吞噬细菌的过程；B. 分泌细胞分泌物的出胞过程

二、细胞的跨膜信号转导

机体对各种细胞的有序增殖、分化的调节以及它们的代谢、功能和行为等的协调，主要是通过细胞间数百种信号分子实现的。这些信号分子包括神经递质、激素、细胞因子、气体分子等，统称为**配体(ligand)**。其中有些信号分子质量小，具有脂溶性，如类固醇激素、维生素D和甲状腺激素等，可扩散透过细胞膜，与胞内受体结合后发挥作用。但大多数信号分子是水溶性的，只能作用于细胞膜表面的受体或具有受体功能的蛋白质，经过一系列的信号转导过程，才能将细胞外信息传入细胞内，产生生物效应。**受体(receptor)**是指存在于胞膜或胞内，能特异性识别生物活性分子(配体)并与之结合，诱发生物效应的特殊蛋白质。细胞外信息跨越细胞膜传入细胞内并引起细胞内代谢和功能发生相应变化的过程，称为**跨膜信号转导(transmembrane signal transduction)**。各种配体作用于靶细胞膜受体后，经过多种跨膜机制，引起胞内产生多种小分子化学物质，这些能在细胞内进一步传递信息的小分子化学物质，统称为**第二信使(second messenger)**。常见的第二信使有环腺苷酸(cAMP)、环鸟苷酸(cGMP)、肌醇三磷酸(IP_3)、二酰甘油(DAG)、Ca^{2+}、一氧化氮(NO)、花生四烯酸类和神经酰胺等小分子物质。根据胞膜上感受信号物质的蛋白质分子的结构和功能的不同，跨膜信号转导的路径可大致分为G蛋白偶联受体介导的信号转导、离子通道受体介导的信号转导和酶偶联受体介导的信号转导三类。

(一) G蛋白偶联受体介导的信号转导

G蛋白偶联受体(G protein-linked receptor)介导的信号转导是由膜受体、G蛋白、G蛋白效应器、第二信使、蛋白激酶等一系列存在于胞膜和胞质中的信号分子的连锁活动来完成的。由于这类膜受体都要通过G蛋白才能发挥作用，故称G蛋白偶联受体介导的信号转导(图2-40)。G蛋白是**鸟苷酸结合蛋白(guanine nucleotide-binding protein)**的简称，镶嵌在细胞膜上，起着偶联膜受体和效应分子的作用。

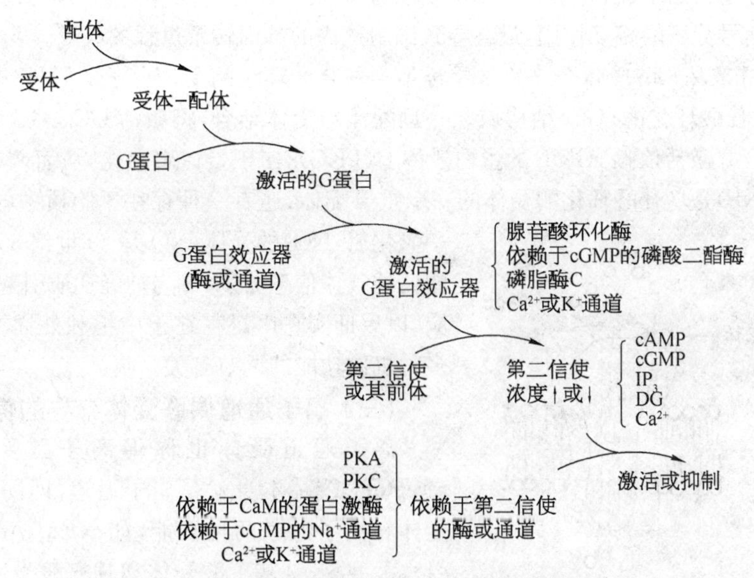

图2-40　G蛋白偶联受体介导的信号转导的主要步骤

PKA：蛋白激酶A；PKC：蛋白激酶C；cAMP：环-磷酸腺苷；cGMP：环-磷酸鸟苷；IP_3：三磷酸肌醇；DG：二酰甘油

G蛋白偶联受体也称**促代谢型受体(metabotropic receptor)**,包括肾上腺素α和β受体、Ach受体、5-HT受体、嗅觉受体、视紫红质以及多数肽类激素的受体等,总数多达一千种左右。这类受体与配体结合后,可通过激活G蛋白进而激活不同的G蛋白效应器(腺苷酸环化酶、磷脂酶C、离子通道等),在胞内催化生成cAMP、IP_3、DAG等第二信使,分别通过不同的途径作用于不同的蛋白激酶或离子通道,产生以构象改变为基础的级联反应和细胞功能改变。已知有一百多种配体可通过G蛋白偶联受体实现跨膜信号转导,包括生物胺类激素如肾上腺素、去甲肾上腺素、组胺、5-羟色胺(5-HT),肽类激素如缓激肽、黄体生成素、甲状旁腺激素,以及气味分子和光量子等。

以肾上腺素调节骨骼肌细胞糖原代谢为例。当动物受到恐惧或紧张刺激时,肾上腺髓质分泌肾上腺素,通过血液循环作用于骨骼肌细胞肾上腺素β受体使之变构活化,经过G蛋白介导,激活膜中AC,AC催化胞内产生cAMP,后者进一步激活蛋白激酶A(PKA)。PKA一方面通过催化磷酸化酶b激酶发生磷酸化修饰而活化,促进肌糖原降解为葡萄糖-1-磷酸;另一方面PKA又使糖原合成酶Ⅰ发生磷酸化修饰而失活,以抑制肌糖原的合成。通过PKA的双重调节作用,确保肌糖原分解。

(二) 酶偶联受体介导的信号转导

酶偶联受体的分子结构和特性完全不同于G蛋白偶联受体,在其分子的胞质侧自身具有酶活性,或者可直接结合并激活胞质中的酶,因而在信号转导过程中,不需要G蛋白和第二信使参与。其中较重要的酶偶联受体有酪氨酸激酶受体和鸟苷酸环化酶受体两类。

1. 通过酪氨酸激酶受体介导的信号转导　酪氨酸激酶受体都是贯穿脂质双层的膜蛋白,膜外侧有配体的结合位点(相当于受体),膜内肽段具有酪氨酸激酶的活性,也就是说,受体与酶是同一个蛋白分子。也有些受体本身并不具备酶活性部位,而是可以直接与胞质中的酪氨酸激酶结合。当细胞外的信号分子与它的受体位点结合时,胞质侧酪氨酸激酶被激活,或导致与胞内酪氨酸蛋白激酶结合与激活,引起受体自身及(或)胞内靶蛋白的磷酸化,由此再引发各种细胞内功能的改变。体内大部分生长因子、胰岛素和一部分肽类激素是经过这类受体将信号转导至胞内,再通过一系列细胞内信号分子的相互作用,最终导致细胞核内的基因转录过程的改变。

2. 通过鸟苷酸环化酶受体介导的信号转导　鸟苷酸环化酶受体分子的膜外侧有配体结合位点,膜内侧有鸟苷酸环化酶(GC)结构域。一旦配体与受体结合,将激活GC。GC催化GTP生成cGMP,进而结合并激活依赖cGMP的蛋白激酶G(PKG),使靶蛋白磷酸化,从而调节细胞的功能。心房钠尿肽(ANP)是鸟苷酸环化酶受体的一个重要配体;还有一种存在于胞质中的可溶性GC是一氧化氮(NO)的受体,NO是20世纪80年代后期发现的一种气体信息分子,参与神经递质引起的血管舒张反应,以后证实它广泛存在于中枢和外周神经系统中,与多种机体功能的调节有关。

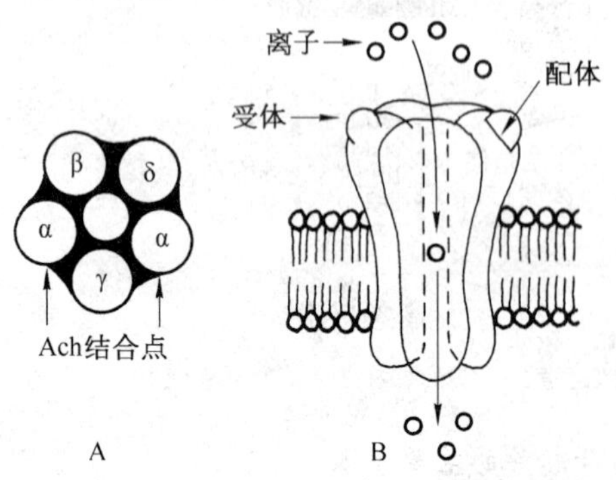

图2-41　N_2型Ach受体结构模式图

A. 由五个亚单位组成的N_2胆碱受体;
B. 中间为离子通道,受体埋在胞膜内

(三) 离子通道偶联受体介导的信号转导

离子通道受体也称**促离子型受体(ionotropic receptor)**,受体本身就是离子通道,即同一膜蛋白兼有受体和离子通道两种功能,如N_2型Ach受体(图2-41)、A型γ-氨基丁酸受体和甘氨酸受体等,都属于化学(或配体)门控通道。通道的开、关闭不仅涉及离子本身的跨膜转运,而且可实现化学信号的跨膜转导。例如当支配骨骼肌的神经末梢释放的Ach与骨骼肌终板膜

上 N_2 型 Ach 受体结合后，导致通道发生构象变化，通道开放，Na^+ 等经通道跨膜流动，造成膜的去极化并以终板电位的形式将信号传给周围肌膜，引发肌膜的兴奋和肌细胞的收缩，从而实现神经向肌细胞的信号传递。

电压门控通道和机械门控通道实际上是接受电信号和机械信号的另一类"受体"，通过通道的启、闭以及由此造成的离子跨膜流动把信号传递到细胞内部。

上述内容归纳了目前了解比较清楚的三条跨膜信号转导途径，但是细胞的功能及其调控机制是非常复杂的，各种信号转导途径之间存在着复杂的相互联系，形成所谓的**信号网络(signaling network)**或信号间的**串话(cross-talk)**。随着研究的进一步深入，新的信号转导途径及其相互之间的联系将会不断被发现。

第六节　细胞的生物电现象

一、细胞的生物电现象

活的细胞或组织不论在安静时还是在活动时，都具有电的变化，称为**生物电现象(bioelectricity phenomenon)**。生物电是一种普遍存在又十分重要的生命现象，机体细胞的多种生命活动，如腺细胞的分泌、肌细胞的收缩等都是以生物电活动为基础实现的；神经、肌肉等组织中迅速和精确的信息传播，主要就是依靠生物电信号实现的；临床医学中在人体表描记的心电图、脑电图、肌电图、视网膜电图、胃肠电图等检查，已经成为诊断和评估疾病进程、治疗效果的重要手段，而这些电现象都是以细胞水平的生物电现象为基础总和形成的。

细胞以膜为界，膜内外的电位差称为**跨膜电位(membrane potential)**，简称膜电位。细胞的生物电现象主要有两种表现形式：①安静状态下的静息电位；②兴奋时的动作电位。下面主要以神经细胞为例，解释细胞的生物电现象及其产生机制。

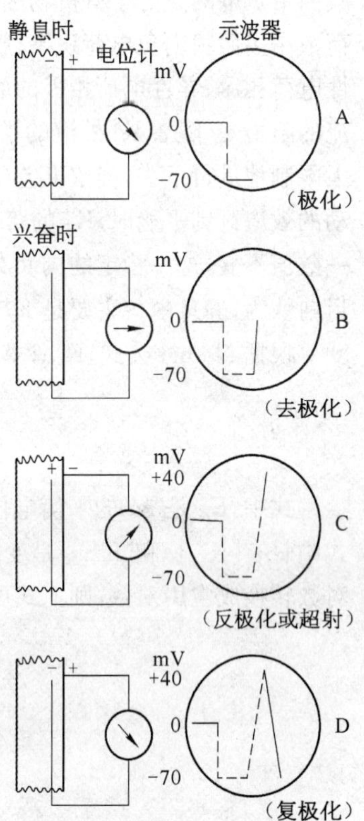

图 2-42　跨膜电位的测量及其几种状态

左侧为将一引导电极插入胞内，另一参考电极放在膜外；右侧为引导出的生物电放大显示在示波器上
A. 极化；B. 去极化；C. 反极化或超射；D. 复极化

二、静息电位及其产生原理

(一) 细胞的静息电位

静息电位(resting potential, RP)指细胞在未受刺激时(静息状态下)存在于细胞膜内、外两侧的电位差，呈外正内负状态。采用细胞内电位记录方法，将一参考电极放在膜外并接地，另一微电极刺入神经细胞内，可记录到以细胞外为零电位的膜内电位(图 2-42)。所有已研究过的动物细胞中，静息电位都表现为膜内较膜外为负。如规定膜外电位为 0，则膜内电位数值在 −10～−100 mV 之间，例如骨骼肌细胞的静息电位约 −90 mV，神经细胞约 −70 mV，平滑肌细胞约 −55 mV，红细胞约 −10 mV。绝大多数细胞的静息电位都是稳定的的直流电位，一些具有自律性的心肌细胞和平滑肌细胞以及中枢内的某些神经细胞会出现自发

的静息电位波动。人们通常把静息电位存在时细胞膜电位外正内负的状态称为**极化(polarization)**(图 2-42A);静息电位增大称为**超极化(hyperpolarization)**;静息电位减小称为**去极化(depolarization)**(图 2-42B);去极化至零电位后膜电位如进一步变为正值,则称为**反极化或称超射(overshoot)**(图 2-42C);胞膜去极化后再向静息电位方向恢复的过程称为**复极化(repolarization)**(图 2-42D)。

(二) 静息电位的产生原理

细胞静息电位产生的基础是:①细胞膜两侧离子的不均衡分布:膜外有较多的 Na^+ 和 Cl^-,膜内有较多的 K^+ 和带负电的大分子有机物(表 2-2)。如前所述,膜内外 Na^+ 和 K^+ 的浓度差是钠泵主动转运造成的。据测定,各类细胞膜外$[Na^+]$为膜内的 10 倍左右,而膜内的$[K^+]$比膜外高几十倍。这种膜内外各种离子的不均衡分布为离子被动跨膜移动提供了势能贮备。②在不同的生理条件下,膜对各种离子的通透性不同。安静状态下,膜对 K^+ 的通透性最大,对 Cl^- 次之,对 Na^+ 的通透性很小,而对带负电的大分子有机物则几乎不通透。上述两个条件下,不同状态时不同的离子发生跨膜流动,因此形成了膜两侧的平衡电位(即膜电位)。

静息时,由于细胞膜内 K^+ 浓度高于膜外且 K^+ 通道开放,所以 K^+ 顺浓度差向膜外扩散,此时膜内带负电的大分子有机物因无法通过胞膜而留在膜内侧。这样,随着 K^+ 的不断外流,膜外正电荷数增多而膜内负电荷积聚,膜的两侧就产生了电位差,即膜外带正电、膜内带负电;然而,由于同性电荷相斥、异性电荷相吸的原理,此种外正内负的电位差促使 K^+ 经 K^+ 通道内流(即成为 K^+ 外流的阻力)。随着 K^+ 外流的增加,电位差数值也逐渐增大,阻力也不断增强。因此,K^+ 的外流不会无限制地进行下去,当浓度差(即促使 K^+ 外流的动力)和电位差(即阻止 K^+ 外流的阻力)使 K^+ 移动的效应达到平衡时,K^+ 的跨膜净通量为零。这时,K^+ 外流所造成的膜两侧的电位差也稳定于某一数值不变,这一稳定的内负外正的电位差称为 K^+ 的平衡电位(K^+ equilibrium potential, E_K)。目前认为,静息电位主要是 K^+ 平衡电位。

根据 Nernst 公式,K^+ 平衡电位(E_K)的数值可由膜两侧原有的 K^+ 浓度算出,即:

$$E_K = \frac{RT}{ZF}\ln\frac{[K^+]_o}{[K^+]_i}$$

式中,E_K 是 K^+ 的平衡电位,R 是气体常数,T 是绝对温度,Z 是离子价数,F 是法拉第常数;公式中只有$[K^+]_o$ 和$[K^+]_i$ 是变数,分别代表膜外和膜内的 K^+ 浓度。若室温以 27 ℃计算,再把自然对数转换成常用对数,则上式可简化为:

$$\begin{aligned}E_K &= \frac{8.31\times(27+273)}{1\times 96\,500}\times 2.3\log\frac{[K^+]_o}{[K^+]_i}(\text{V})\\ &=0.059\,5\log\frac{[K^+]_o}{[K^+]_i}(\text{V})\\ &=59.5\log\frac{[K^+]_o}{[K^+]_i}(\text{mV})\end{aligned}$$

1939 年 Hodgkin 等利用枪乌鲗的巨大神经纤维第一次精确地测出此标本的静息电位值为 −60 mV,而由 Nernst 公式计算出的 E_K 为 −75 mV,两者非常接近;之后在两栖类和哺乳动物神经、肌肉等多种细胞上进行的细胞内记录实验也得到类似的结果,如在哺乳动物骨骼肌细胞测得的静息电位为 −90 mV,而计算所得的 E_K 值为 −98 mV。由此证明,安静时膜两侧形成的静息电位主要是由 K^+ 外流所造成。为了进一步证明这一点,在实验中人为地改变细胞外液中 K^+ 浓度(即

$[K^+]_o$)，使$[K^+]_o/[K^+]_i$ 比值发生改变，结果静息电位的数值也发生相应的变化，改变的情况与 Nernst 公式计算得到的预期值基本一致。这些实验都说明，大多数细胞的静息电位主要是由胞内 K^+ 的外流所产生，K^+ 外流的动力是膜内外的浓度差，外流的条件是安静时细胞膜对 K^+ 有通透性。

不论是枪乌鲗还是哺乳动物，不论是神经纤维还是骨骼肌细胞，实际测得的静息电位数值总是比 E_K 的理论值要小一些。这是由于细胞膜两侧是 K^+、Na^+、Cl^- 等的混合离子溶液，而且膜对这些离子都有不同程度的通透性，如 Na^+ 的内流将抵消一部分 K^+ 外流所造成的膜内负电位。此外，静息电位的形成，还受钠泵对 Na^+、K^+ 不等比例转运的生电作用等其他因素的影响。

表 2-2 细胞内外主要离子的浓度和电位

组　织	离子	细胞外液 (mmol/L)	胞质 (mmol/L)	平衡电位 (mV)	静息电位 (mV)
枪乌鲗大神经					−60
	Na^+	440	50	+55	
	K^+	20	400	−75	
	Cl^-	560	52	−60	
	有机负离子		385		
哺乳动物骨骼肌					−90
	Na^+	145	12	+67	
	K^+	4	155	−98	
	Cl^-	120	4	−90	
	有机负离子		155		

三、动作电位及其产生原理

(一) 细胞的动作电位

可兴奋细胞在受到一个适当的刺激时，膜电位在静息电位的基础上会发生一次迅速而短暂的、可扩布性的电位波动，这种膜电位的波动称为**动作电位(action potential, AP)**。各种可兴奋细胞在兴奋时有不同的外部表现，但都最先出现一个特征性变化——动作电位，因此，AP 常作为兴奋的标志。

图 2-43 记录了哺乳动物神经纤维的动作电位。受到适宜的刺激后，膜电位从静息时的 −70 mV迅速去极化至+35 mV 左右，形成 AP 的上升支；随后膜电位又迅速复极化到接近静息电位水平(70%左右)，形成 AP 的下降支，上升支和下降支形成尖锋状波形，称为**锋电位(spike potential)**；之后膜电位还要经历一段低幅、缓慢的波动过程，称为**后电位(after potential)**，最后恢复至 RP。所以，神经细胞的 AP 包括锋电位和后电

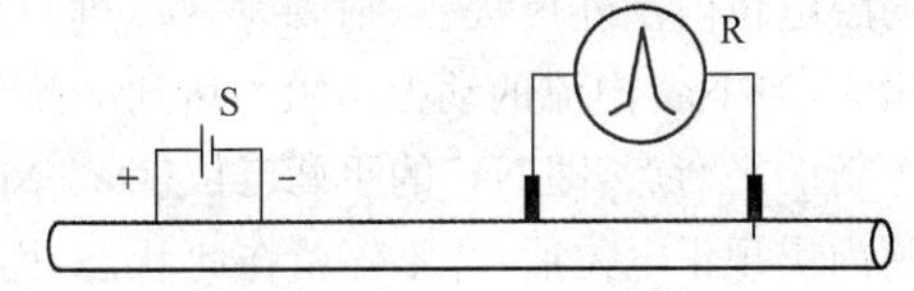

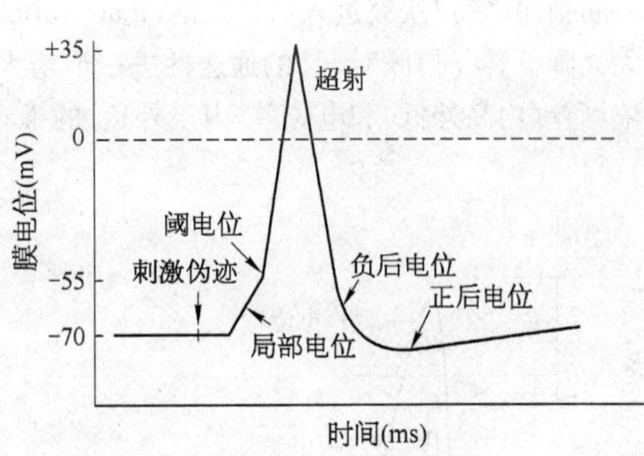

图 2-43 测量单一神经纤维膜电位的实验模式图和实验结果

R：记录仪器；S：电刺激器

当测量电极中的一个微电极刺入轴突内部时，可发现膜内较膜外电位低 70 mV。当受到一次短促的阈上刺激时，膜内电位迅速上升到+35 mV，经 0.5～2.0 ms 后又基本恢复到刺激前的状态

位两部分。锋电位具有AP的主要特征，是AP的标志，持续约1 ms，可分为上升支和下降支。上升支又称去极相，包括膜电位的去极化和反极化两个过程；下降支又称复极相，即膜电位的复极化过程。后电位也包括两个成分，前面一个成分膜电位数值小于静息电位，称为**负后电位(negative after potential)**，持续5～30 ms；后一个成分膜电位大于静息电位，称为**正后电位(positive after potential)**，延续时间更长。

不同可兴奋细胞受刺激后产生的动作电位均由去极相和复极相组成，但是它们的形态、幅度和持续时间各不相同。例如，神经纤维和骨骼肌细胞的AP波形很相似，一般仅持续0.5～2.0 ms；而心室肌细胞的AP则可持续几百毫秒。

单一可兴奋细胞动作电位具有以下特性：①**"全或无"(all or none)**特性：当给予细胞的刺激强度太小时，动作电位不会出现；刺激强度达到某一阈值就可引发动作电位，且动作电位的幅度也达到最大；若继续增加刺激强度，动作电位的幅度不会随刺激强度的增大而增大。②**不衰减传导**：动作电位产生后并不局限于受刺激部位，而是迅速向周围扩布，直至整个胞膜都依次产生动作电位；在扩布过程中，其幅度和波形不因传导距离的加大而改变。

(二) 动作电位的产生原理

如前所述，细胞胞膜外[Na^+]大于膜内，而且静息时存在外正内负的膜电位，此浓度差和电位差(电化学梯度)使Na^+具有向膜内扩散的趋势。但是，在安静时膜上绝大多数Na^+通道处于关闭(备用)状态，膜对Na^+相对不通透，因此Na^+不可能大量内流。研究表明，当细胞受刺激发生兴奋时，Na^+通道的结构由于被激活(activation)发生变构而开放，膜对Na^+的通透性突然增大，并超过膜对K^+的通透性，这时大量Na^+顺电化学梯度迅速流入膜内，于是膜内负电位随着正电荷的进入而迅速被抵消，进而使膜内出现正电位(反极化)，形成动作电位的去极相。在动作电位发生的过程中，胞膜两侧Na^+的浓度差以及静息时外正内负的电位差是Na^+内流的动力；而Na^+内流所造成的膜电位内正外负状态，则成为Na^+进一步内流的阻力。随着Na^+内流的增加，这种阻力也不断增大，当Na^+内流的动力与阻力达到平衡时，膜上Na^+的净通量为零，这时膜两侧的电位差达到一个新的平衡点，即**Na^+的平衡电位(Na^+ equilibrium potential, E_{Na})**。动作电位的时程很短，当细胞膜内出现正电位后，并不停留在此状态，而是很快出现复极过程。这是因为膜上Na^+通道开放的时间很短，它很快就进入所谓失活(inactivation)状态，即Na^+通道关闭，从而使膜对Na^+的通透性大大降低；同时，膜对K^+的通透性进一步增大，并很快超过对Na^+的通透性，于是膜内K^+又由于浓度差(内高外低)和电位差(内正外负)的推动而向膜外扩散，使膜内电位由正值向负值发展，直至回到原初安静时接近于K^+平衡电位的静息电位水平。此时，形成动作电位去极相的Na^+通道的失活状态解除，恢复到可被激活或备用状态；膜对K^+的通透性也恢复正常，细胞又能接受新的刺激。

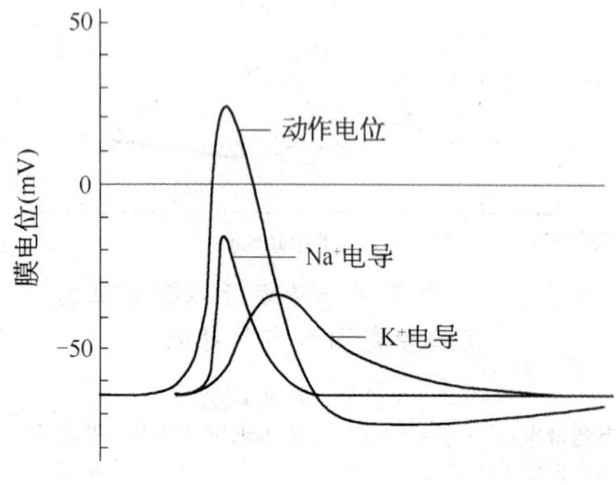

图2-44 神经细胞动作电位和与之相关的膜对Na^+、K^+通透性(电导)改变的关系

综上所述，当神经细胞受刺激而兴奋时，细胞膜上的离子通道被激活而迅速开放，随即又关闭，从而导致Na^+、K^+等先后发生跨膜移动，形成动作电位的不同组成部分(图2-44)。现将其过程简述如下：

1. 去极相(即上升支) 主要由细胞外Na^+快速内流而产生。Na^+内流的条件是细胞受刺激后，膜对Na^+的通透性突然增大；Na^+内流的动力是膜内、外Na^+的浓度差及静息状态下膜两侧外正内负的电位差。Na^+快速内流使膜电位迅速去极化继而反极化，最后达到超射顶点，数值接近Na^+平衡电位。Na^+通道为电压和时间门控离子通道，Na^+通道的阻断剂河豚毒(TTX)能阻断动作电位去极相的发生。

2. 复极相(即下降支)　主要由细胞内K^+外流而产生。K^+外流的条件是细胞膜对K^+的通透性增加；K^+外流的动力是膜内、外K^+的浓度差以及反极化状态下的电位差。K^+的快速外流使膜电位由反极化状态快速回复到接近静息电位的水平(约70%)。K^+通道是电压门控离子通道，K^+通道阻断剂四乙铵(TEA)能阻断复极相的发生。

3. 后电位　负后电位仍是K^+外流的复极化过程，只是速度大大减慢。其产生的原因据推测是由于复极时K^+迅速外流使得膜外局部K^+浓度升高，膜内外K^+浓度差减小，使K^+外流的速度有所减慢。之后，膜电位恢复到静息电位水平，细胞膜上Na^+、K^+通道也恢复至备用状态，但是膜内、外的离子分布尚未恢复。此时细胞内Na^+浓度稍增加，细胞外K^+浓度也增加(据估计，神经纤维每兴奋一次，进入细胞内的Na^+量大约使膜内Na^+浓度增加1/80 000，逸出的K^+量也近似这个数值)。这种膜内Na^+增多，膜外K^+增多的状态激活了细胞膜上的钠泵，使之加速运转，将细胞内多余的Na^+运至细胞外，将细胞外多余的K^+运回细胞内，从而使细胞膜内外的离子分布恢复到原初安静时的水平。由于钠泵是生电性的，使得膜电位超极化，出现正后电位。

四、细胞兴奋的引起和传导

在现代生理学中，兴奋被看作是动作电位的同义语或动作电位的产生过程。并不是所有的细胞接受刺激后都能产生动作电位。凡在受到适宜刺激后能产生动作电位的细胞，称为**可兴奋细胞**(**excitable cell**)，包括神经细胞、肌细胞和腺细胞。可兴奋细胞都具有电压门控Na^+通道或Ca^{2+}通道，受到适宜刺激后这些离子通道激活而产生动作电位，动作电位再通过某种中介过程引发细胞特有的反应。如肌细胞受到刺激后先产生动作电位，再通过兴奋-收缩耦联进行收缩(详见第七节)。可兴奋细胞受到刺激后产生动作电位的能力称为细胞的**兴奋性**(**excitability**)。

(一) 刺激引起兴奋的条件

刺激(**stimulus**)指能引起细胞、组织或机体发生反应的环境变化。刺激的种类很多，有化学、机械、温度以及声、光、电等。但刺激要能引起组织细胞的兴奋，必须达到一定的刺激量。刺激量通常包括三个参数：刺激强度、刺激持续时间以及强度-时间变化率，这三个参数不是固定不变的，而是可以相互影响的。由于电刺激操作方便，参数易于控制，而且一般能引起组织兴奋的电刺激并不造成组织损伤，可重复使用，因此在实验中及临床上常采用各种形式的电刺激。

为了比较不同组织细胞的兴奋性，最简便的方法就是采用阈值作指标。**阈值**(**threshold**)，也称**阈强度**(**threshold intensity**)，即在刺激作用时间和强度-时间变化率固定不变的条件下，能引起组织细胞兴奋所需的最小刺激强度。达到阈强度的刺激称为**阈刺激**(**threshold stimulus**)。阈刺激或阈强度是衡量细胞兴奋性最常用的指标，阈值大，表示兴奋性低；阈值小，表示兴奋性高。强度大于阈值的刺激称为阈上刺激，强度小于阈值的刺激称为阈下刺激。阈刺激和阈上刺激作用于可兴奋细胞，可引起细胞发生动作电位；阈下刺激作用于细胞，虽不能使细胞发生动作电位，但可以引起局部反应。

(二) 动作电位的引起

神经细胞动作电位形成的主要机制在于Na^+通道的开放和Na^+大量内流，而Na^+通道的开放具有电压依赖性。当细胞膜受到较弱刺激(阈下刺激)时，该段膜中的少量Na^+通道被激活，膜对Na^+的通透性轻度增加，少量Na^+内流和电刺激造成的去极化叠加起来，在受刺激的膜局部出现一个较

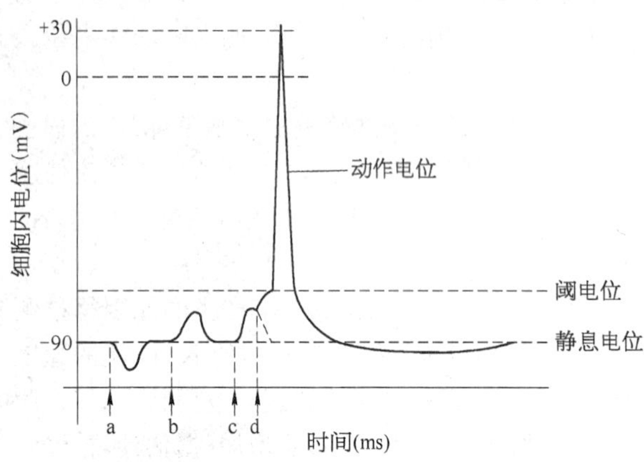

图 2-45　刺激引起膜超极化、局部反应及局部反应在时间上的总和效应

a. 刺激引起膜超极化、兴奋性降低；b. 阈下刺激引起的局部反应；c、d. 均为阈下刺激，但 d 在 c 引起的局部反应时给予，产生总和效应，到达阈电位后爆发动作电位

小的去极化电位变化，称为**局部反应(local response)**或**局部兴奋(local excitation)**，因其电变化较小，不能使 Na^+ 通道大量开放，且很快被外流的 K^+ 所抵消，因而不能引起动作电位。若刺激强度较大，较多的 Na^+ 通道被激活，膜的去极化程度增大，Na^+ 通道的开放率和 Na^+ 内向电流也相应增大。当增加刺激强度使膜电位去极化达到某个临界值时，细胞膜上的电压门控 Na^+ 通道大量开放，Na^+ 大量内流而产生动作电位的上升支，这个临界膜电位称为**阈电位(threshold potential)**(图 2-45)。阈电位一般比静息电位小 10～20 mV，如神经细胞的静息电位为－70 mV，阈电位约为－55 mV。阈电位与静息电位的差值越小，细胞越容易兴奋，兴奋性越高；反之，细胞不容易兴奋，兴奋性低。

动作电位的上升支实际上是膜的进一步去极化，而这种去极化又导致更多的 Na^+ 通道开放、更多的 Na^+ 内流，如此形成了 Na^+ 通道激活和膜去极化之间的正反馈，使胞膜迅速去极化至达到 Na^+ 的平衡电位数值，形成陡峭的动作电位上升支。所以，动作电位的幅度由细胞自身的状态(如膜电位、Na^+ 通道的正反馈过程，膜两侧的离子浓度差等)决定，外加刺激的作用只是使膜电位去极化到达阈电位而触发动作电位，这正是动作电位具有“全或无”特性的原因。

局部反应虽然不能触发动作电位，但它能使膜电位与阈电位的差值减小，如果这时膜再次受到刺激，就比较容易到达阈电位而发生兴奋。因此，局部反应可以提高细胞膜的兴奋性。局部反应具有以下特点：①以电紧张方式扩布，其电位幅度随传播距离的增加而逐渐减小直至消失，因而不能进行远距离传播。②局部反应不是“全或无”的，在一定范围内，局部反应的幅度可随刺激的增强而增大。③局部反应可以总和，由于局部反应没有不应期，而且能持续短暂时间(若干毫秒)，所以几个较弱刺激所引起的局部反应可以叠加或**总和(summation)**。在同一部位连续发生的局部反应，当频率较高时，后一次反应可以在前一次反应尚未完全消失的基础上发生，这种形式的叠加称为**时间总和(temporal summation)**；在细胞膜相距较近的两个部位同时发生的局部反应也可以叠加起来，称为**空间总和(spatial summation)**。如果总和后的膜电位减小(去极化)到阈电位，细胞膜便可爆发一次动作电位。局部反应也是体内常见的一种反应形式，如骨骼肌细胞的终板电位、感受器细胞的感受器电位、神经元突触的突触后电位等。

(三) 细胞兴奋后兴奋性的变化

细胞在发生兴奋后，其兴奋性会出现一系列变化(图 2-46)。对神经和骨骼肌细胞而言，在兴奋发生后最初的一段时间内，无论施加多强的刺激也不能使细胞再次兴奋，即兴奋性降低到零，这段时间称为**绝对不应期(absolute refractory period)**。在绝对不应期之后，细胞的兴奋性逐渐恢复，在一定时间内，受刺激后可发生兴奋，但刺激强度必须大于原来的阈强度，这段时期称为**相对不应期(relative refractory period)**。相对不应期里细胞的兴奋性在逐渐恢复。相对不应期过后，还会出现兴奋性的轻微波动。首先，细胞的兴奋性稍高于正常水平，给予阈下刺激也可能发生兴奋，这一时期称为**超常期**(supranormal period);随后又出现兴奋性轻度低于正常水平,称为**低常期**(subnormal period)。之后,细胞的兴奋性才完全恢复正常。

神经和骨骼肌细胞的绝对不应期大约相当于锋电位发生的时间,所以锋电位不会发生叠加。相对不应期和超常期大约相当于负后电位出现的时期;低常期相当于正后电位出现的时期。绝对不应期的长短决定了组织细胞在单位时间内所能接受刺激产生兴奋的次数。如神经纤维的绝对不应期为 2 ms,则理论上其兴奋的最大频率可达每秒 500 次。

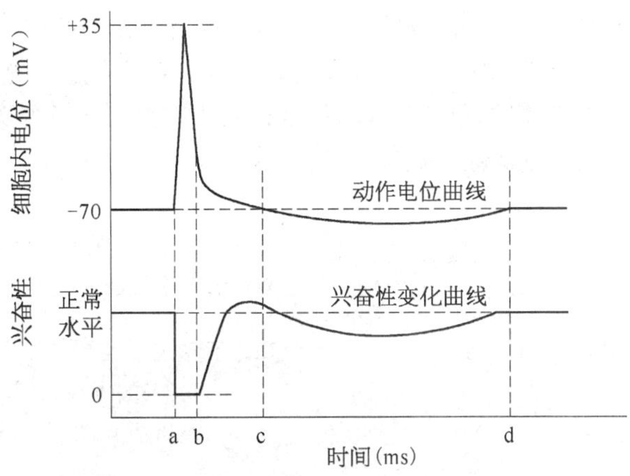

图 2-46　动作电位与兴奋性变化的时间关系

ab. 锋电位——绝对不应期;bc. 负后电位——相对不应期、超常期;cd. 正后电位——低常期

(四) 动作电位的传导

动作电位可以沿着细胞膜不衰减地**传导**(conduction),直到传遍整个细胞,这是动作电位的一个重要特征。传导的原理可用局部电流学说来解释。胞膜受到适宜刺激而兴奋时,发生动作电位的部位是膜内带正电、膜外带负电,而邻近静息部位则是膜内带负电、膜外带正电。这样,在膜的兴奋部位与邻近的静息部位之间存在着电位差,而且膜两侧都是导电溶液,因此会产生由正电位到负电位的电流流动,其流动方向是:在膜外侧,电流由未兴奋点流向兴奋点;在膜内侧,电流由兴奋点流向未兴奋点。这种在兴奋点与未兴奋点之间产生的电流称为**局部电流**(local current)。局部电流使得邻近未兴奋点的膜发生去极化的局部反应,当去极化达到阈电位时即可爆发动作电位,于是兴奋由原先的部位传导到邻近部位。这样的过程在膜上连续进行下去,从而使整个胞膜都依次发生兴奋,这就表现为兴奋在整个细胞上传导(图 2-47)。所谓动作电位的传导,实际是已兴奋的膜部位通过局部电流"刺激"未兴奋的膜部位,使之出现动作电位;这样,传导的过程就是沿着细胞膜不断产生新的动作电位,所以动作电位可以不衰减传导。

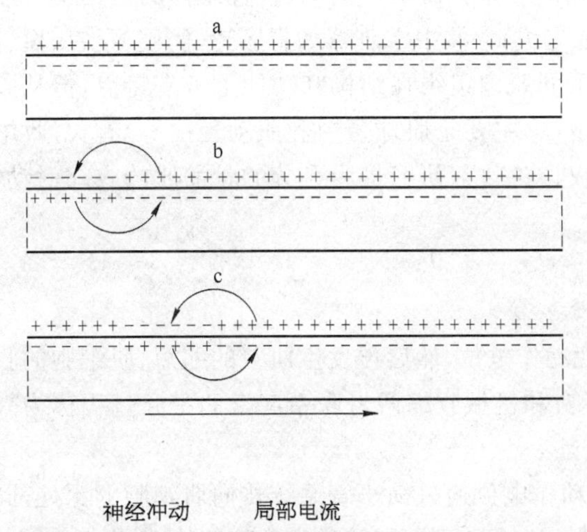

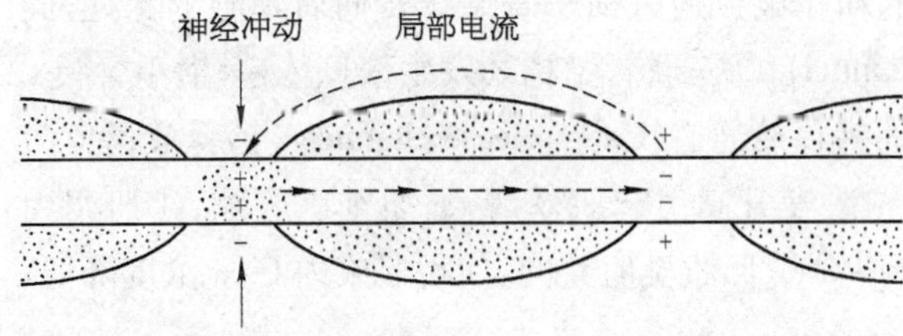

图 2-47　动作电位在神经纤维上的传导示意图

上述传导机制是可兴奋细胞兴奋传导的共同原理,包括骨骼肌、心肌和无髓神经细胞等。在有髓神经纤维上,兴奋的传导又有它自身的特点。有髓神经纤维的轴突外面包有高电阻的髓鞘,只有郎飞结处无髓鞘,此处轴突膜可以和细胞外液直接接触,允许离子作跨膜移动,而且该处膜上钠通道密集,容易发生动作电位。因此,当有髓神经纤维发生兴奋时,局部电流只能在兴奋的和相邻静息的郎飞结之间产生(图 2-48),这种动作电位的传导方式称为**跳跃式传导**(saltatory conduction),传导速度比无髓神经

纤维快得多。因此，髓鞘的出现是生物进化的产物，它既能够提高神经纤维动作电位的传导速度，对于高等动物对外界刺激快速作出反应具有重要意义；又能够减少能量消耗，因为动作电位只发生在郎飞结，单位长度内每传导一次兴奋所涉及的跨膜离子流动的数量要少得多，经钠泵主动转运所消耗的能量也减少了。

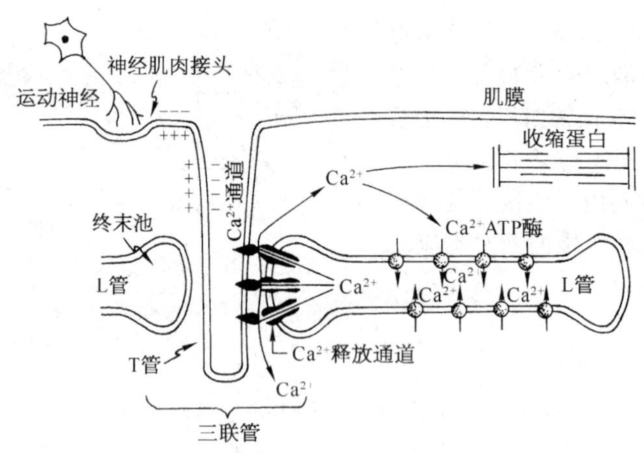

图 2-48　骨骼肌的兴奋-收缩耦联示意图

T管为横小管；L管为纵小管

第七节　骨骼肌细胞的收缩功能

人体各种形式的运动，主要是靠肌细胞的收缩活动来完成的。例如，各种躯体的运动由骨骼肌的收缩来完成；心脏的射血活动由心肌的收缩来完成；一些中空脏器如胃肠道、膀胱、子宫、血管等内脏器官的运动，则由平滑肌的收缩来完成。不同肌肉组织在结构和功能上各有特点，但从收缩的原理来看基本相同，都与细胞内所含的收缩蛋白（主要是肌球蛋白和肌动蛋白等）有关；收缩和舒张过程的控制，也有某些相似之处。故本节仅讨论目前研究最为充分的骨骼肌的收缩活动，说明肌细胞的收缩原理和肌肉收缩的力学表现。

一、骨骼肌的兴奋-收缩耦联

当骨骼肌细胞发生兴奋时，首先在肌膜上出现动作电位，然后再发生肌节的缩短、肌细胞的收缩反应。兴奋是电变化，收缩是机械过程，将电兴奋和机械收缩两者联系起来的中介过程称为**兴奋-收缩耦联(excitation-contraction coupling)**。

兴奋-收缩耦联的基本过程包括：①肌膜上的动作电位通过横小管系统传向肌细胞的深处，同时激活横小管膜上的**L型钙通道(L-type Ca^{2+} channel)**；②三联管结构处发生信息传递，横小管膜L型钙通道激活后通过变构作用激活终末池膜上的**钙释放通道(Ca^{2+} release channel)**，钙释放通道激活使肌浆网中的Ca^{2+}释放入肌浆；③肌浆内Ca^{2+}浓度升高引起肌丝滑行，肌细胞收缩；④肌浆内Ca^{2+}浓度升高同时激活肌浆网膜上的钙泵，钙泵将Ca^{2+}回收至肌浆网，使得肌浆内Ca^{2+}浓度降低，肌肉舒张（图 2-48）。

可见，三联管结构是把肌细胞膜的电变化和细胞内的收缩过程衔接或偶联起来的关键部位，是兴奋-收缩耦联的结构基础；Ca^{2+} 是把兴奋和收缩偶联在一起的关键物质，故也将 Ca^{2+} 称为偶联因子。

目前的研究表明，骨骼肌舒张时 Ca^{2+} 主要停留和聚积在终池中。据测定，肌肉安静时肌浆中的 Ca^{2+} 浓度低于 10^{-7} mol/L，但在膜开始去极化后 1～5 ms 内升高到 10^{-5} mol/L 的水平，亦即 Ca^{2+} 增加 100 倍之多。在骨骼肌的一次单收缩中，肌浆中增加的 Ca^{2+} 几乎 100％来自肌浆网释放。肌浆网膜结构中的钙泵是一种 Ca^{2+}－Mg^{2+} 依赖的 ATP 酶，占肌浆网膜蛋白质总量的 60％，它在肌浆中 Ca^{2+} 浓度升高的情况下激活，通过分解 ATP 获得能量，将 Ca^{2+} 在逆浓度差的情况下由肌浆转运到肌浆网内腔中去。

二、骨骼肌收缩的分子机制

骨骼肌细胞内含有大量的肌原纤维和高度发达的肌管系统，肌原纤维由粗肌丝和细肌丝组成。粗、细肌丝的排列高度规则，为肌肉的收缩提供了结构基础。关于肌肉收缩的分子机制，目前公认的是 20 世纪 50 年代提出的肌丝滑行理论，其主要内容是：肌细胞收缩时，肌原纤维的缩短并不是肌丝蛋白质分子结构的缩短或卷曲，而是细肌丝向粗肌丝中间滑行，粗、细肌丝重叠程度增加的结果。表现为肌细胞收缩变短时，暗带的宽度不变，H 带和明带变窄，肌节缩短，导致整个肌原纤维、肌细胞和肌肉的长度缩短。

目前认为，肌肉收缩的过程如下：①肌肉处于静息状态时，细肌丝上的原肌球蛋白掩盖了肌动蛋白与粗肌丝肌球蛋白的横桥的结合位点，横桥虽对肌动蛋白有高度的亲和力，但无法与位点结合。②当肌浆中 Ca^{2+} 浓度升高时（从静息时的 10^{-7} mol/L 升高到 10^{-5} mol/L），细肌丝上肌钙蛋白的 TnC 亚单位与 Ca^{2+} 结合并发生构型改变，导致抑制亚基 TnI 与肌动蛋白的结合减弱，并使原肌球蛋白向肌动蛋白的双螺旋深部移位，从而暴露出肌动蛋白分子上与横桥结合的位点，横桥立即与肌动蛋白结合。横桥与肌动蛋白结合的同时，ATP 酶被激活，水解 ATP 释放能量，使横桥摆动，并牵引细肌丝向 M 线方向移动。ATP 分解后，横桥复位，并迅速与肌动蛋白分离。在 ATP 不断补充的情况下，横桥又重新和细肌丝的位点结合，ATP 分解使横桥摆动，再次发生上述反应。如此周而复始，依次将细肌丝向 M 线方向牵拉，使肌节缩短（图 2－49）。上述横桥与肌动蛋白结合、摆动、复位、再结合的过程，称为**横桥周期（cross-bridge cycling）**。横桥的这种循环在一个肌节以至整块肌肉中都是非同步地进行的，这样才可能使肌肉产生恒定的张力和连续的缩短。在一定肌节长度内，细肌丝滑动距离越大，肌张力也越大；活动的横桥数目愈多，肌张力和缩短的距离愈大。能参与循环的横桥数目以及横桥循环的进行速率，则是决定肌肉缩短程度、缩短速度以及所产生张力的关键因素。③当肌浆中[Ca^{2+}]下降到临界阈值（从兴奋时 10^{-5} mol/L 减少到 10^{-7} mol/L）以下时，TnC 与 Ca^{2+} 解离，细肌丝上的肌钙蛋白与原肌球蛋白恢复原来的构象，粗肌丝的横桥便不能与肌动蛋白上的位点结合，在肌肉弹性的被动牵引下，细肌丝滑回原位，肌肉进入舒张状态。

由上可知，粗、细肌丝的蛋白分子组成是肌肉收缩的结构基础，ATP 为肌肉的收缩提供了能量，而肌浆中 Ca^{2+} 的浓度是决定肌肉收缩或舒张的关键因素。

三、骨骼肌收缩的形式与力学分析

（一）骨骼肌收缩的形式

在体内，骨骼肌的收缩受到躯体运动神经的支配。骨骼肌收缩时产生两种变化：一是长度的缩短，二是张力的增加。在受到连续刺激时，还可发生收缩的总和。故在不同情况下，其收缩有不同的表现形式。

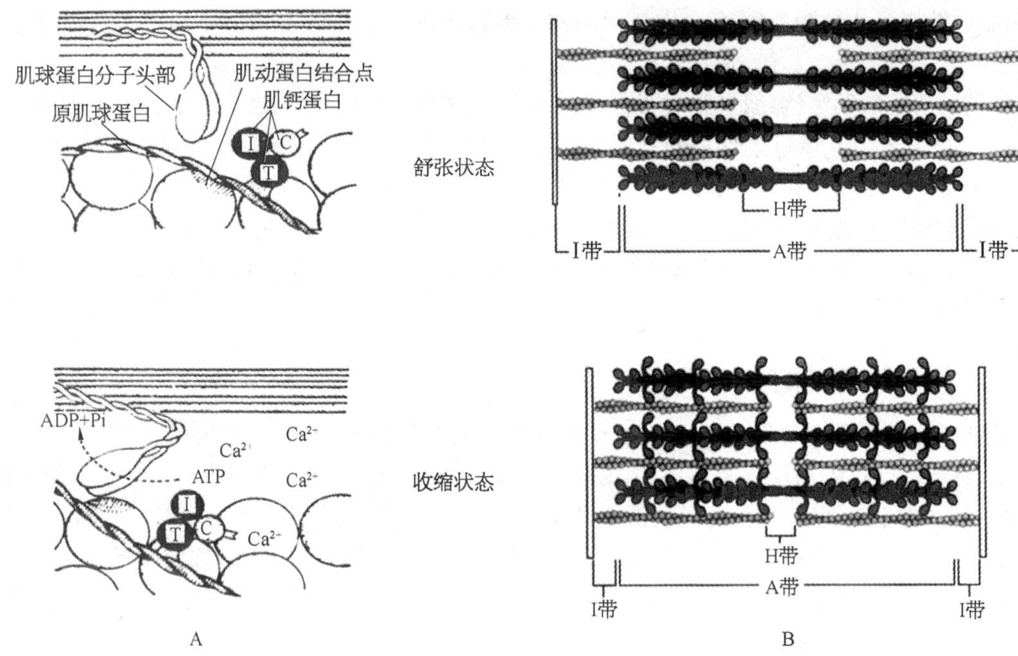

图 2-49　肌丝滑行原理示意图

A. 粗、细肌丝蛋白结构变化；B. 肌节结构变化

1. *等张收缩和等长收缩*　当肌肉发生兴奋收缩时，根据肌肉的长度与张力的改变可分为等张收缩和等长收缩两种形式。如果收缩时只发生肌肉的长度缩短而张力保持不变，该收缩形式称为**等张收缩(isotonic contraction)**。等张收缩所消耗的能量主要转变为缩短肌肉及移动负荷而完成一定的物理功。如果收缩时肌肉的长度保持不变而只有张力增加，这种收缩形式称为**等长收缩(isometric contraction)**。等长收缩所消耗的能量主要转变为张力的增加，并无位移和做功。出现何种表现形式取决于肌肉本身的功能状态和肌肉所遇到的负荷条件。在机体内，一些与维持身体姿势有关的肌肉(如项肌等)收缩时，以产生张力为主，主要是等长收缩；一些与肢体运动有关的肌肉，则表现为不同程度的等张收缩。人体骨骼肌的收缩大多数情况下是既改变长度又增加张力的混合收缩形式，但由于不同部位肌肉的附着或功能特点不同，其收缩形式有所侧重。

2. *单收缩和强直收缩*　骨骼肌受到一次短促的刺激时，可发生一次动作电位，引起肌肉产生一次迅速而短暂的收缩和舒张，称为**单收缩(single twitch)**。单收缩整个过程可分为收缩期和舒张期。如果给肌肉以连续的短促刺激，随着刺激频率的不同，肌肉收缩会出现不同的形式。当刺激频率较低时，后一个刺激落在前一个刺激引起的收缩过程结束之后，则引起再一次的单收缩，表现为一串单收缩。随着刺激频率增加，若后一个刺激落在前一个刺激引起的收缩过程的舒张期中，则形成**不完全强直收缩(incomplete tetanus)**，表现为顶端锯齿状的收缩曲线。若刺激频率再增加，每一个后面的刺激落在前一个收缩过程的收缩期中，就形成**完全强直收缩(complete tetanus)**，表现为顶端光滑、张力叠加的收缩曲线(图 2-50)。不完全强直收缩与完全强直收缩均称为**强直收缩(tetanus)**，但通常所说的强直收缩是指完全强直收缩。

强直收缩产生的基础是：骨骼肌受刺激而兴奋时，其绝对不应期(相当于锋电位)甚短，约为1 ms，故能接受高频刺激不断产生新的兴奋和收缩；而机械收缩过程可达100 ms以上，故新的收缩可与前次尚未结束的收缩发生总和。强直收缩较单收缩能产生更大程度的张力和缩短。在等长

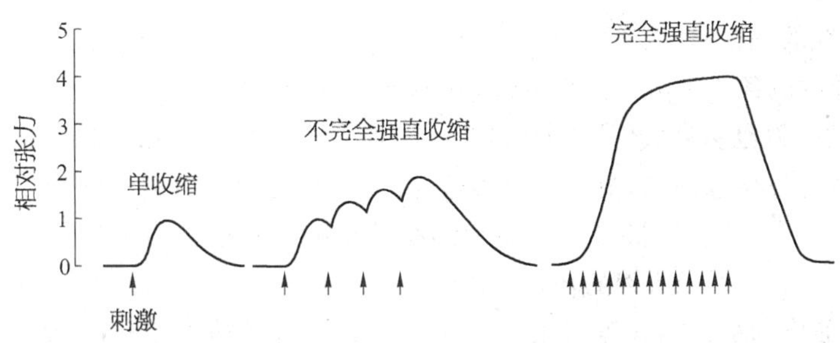

图 2-50　不同频率的连续刺激对肌肉收缩形式的影响

收缩的条件下，强直收缩产生的张力可达单收缩的 3～4 倍。在整体内，支配骨骼肌的躯体运动神经总是发出连续的神经冲动，所以骨骼肌的收缩基本上都是强直收缩，但其持续时间可长可短。

（二）骨骼肌收缩的力学分析

肌肉收缩时将克服一定的负荷而做功。在体内或实验条件下肌肉受到的负荷有两种：**前负荷（preload）**和**后负荷（afterload）**。决定肌肉收缩效能的因素除了这两种负荷以外，还有肌肉自身的收缩能力等。

1. 前负荷　肌肉收缩之前所承受的负荷称为前负荷。前负荷决定了肌肉在收缩之前所处的长度，即肌肉的**初长度（initial length）**，故在生理学实验中，肌肉的前负荷可以用初长度来表示。在等长收缩的条件下，当把肌肉牵拉到一定长度时，会产生一定的**被动张力（passive force，也称静息张力）**；在施加刺激后肌肉主动收缩，又可记录到一个收缩时张力，此张力为被动张力与肌肉收缩产生的**主动张力（active force）**之和，即**总张力（total force）**。将肌肉固定于不同的初长度，然后记录此时的被动张力和总张力，就可得到被动张力和总张力与肌肉初长度的关系曲线，将这两条曲线相减，即得到主动张力与肌肉初长度的关系曲线。肌肉的长度-张力关系曲线（图 2-51A）表明，肌肉收缩存在着一个**最适初长度（optimalinitial length）**，在这一初长度时，肌肉收缩可以产生最大的主动张力；大于或小于最适初长度，收缩时产生的张力都会下降。肌肉长度-张力关系曲线的这一特点与肌节长度变化时粗、细肌丝的重叠程度有关。图 2-51B 是肌节初长度与主动张力的关系曲线。在曲线的 d 点，肌节的初长度最长（约 3.6 μm），此时粗、细肌丝完全不重叠，肌肉收缩时的主

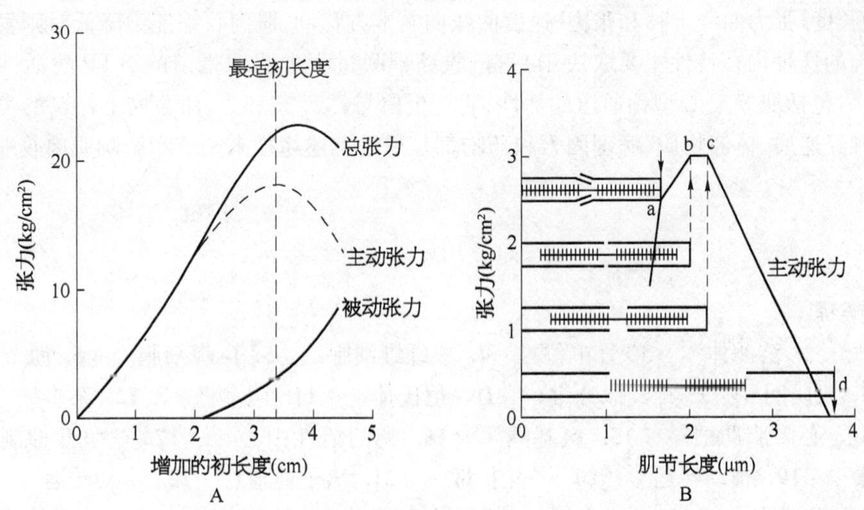

图 2-51　肌肉等长收缩时的长度-张力关系曲线

A. 肌肉的长度-张力关系曲线；B. 肌节的长度-张力关系曲线

动张力为零;在曲线的 c 点和 b 点,肌节的初长度分别为 2.2 μm 和 2.0 μm,粗、细肌丝处于最适重叠状态(因为 M 线两侧各 0.1 μm 范围内无横桥),即所有的横桥都能与细肌丝接触,因而肌肉等长收缩时产生的主动张力也达最大值;在曲线的 a 点,肌节长度为 1.6 μm,细肌丝穿过 M 线,造成两侧细肌丝相互重叠并发生卷曲,影响了部分横桥与细肌丝的接触,肌肉收缩产生的张力相应减小。以上结果表明,肌肉收缩产生的张力是与能和细肌丝接触的横桥数目成比例的。因此,最适肌节长度应是 2.0~2.2 μm。由于肌肉的初长度决定了肌节的初长度,因此能维持肌节最适初长度的肌肉初长度,就是肌肉的最适初长度或最适前负荷。处于最适初长度时,肌肉收缩可以产生最大的主动张力。

2. *后负荷* 肌肉收缩过程中承受的负荷称为后负荷,亦即肌肉收缩的阻力。在等张收缩的条件下,测定在不同后负荷情况下肌肉收缩的张力和缩短的速度,可得到张力-速度曲线(图 2-52)。该曲线表明,随着后负荷的增加,收缩张力增加而缩短速度减小;当后负荷增加到使肌肉不能缩短时,肌肉可产生最大等长收缩张力(P_0);当后负荷为零时,肌肉缩短可达到最大缩短速度(V_{max})。肌肉的缩短速度取决于横桥周期的长短,而收缩张力则取决于每瞬间与肌动蛋白结合的横桥的数目。当后负荷为零时,横桥周期最短,其长短只取决于肌球蛋白 ATP 酶的活性。当有后负荷存在时,横桥周期变长,主要是因为横桥与肌动蛋白结合后,利用 ATP 释放的能量,使横桥摆动的速度降低,这样,每瞬间就有较多的横桥处于与肌动蛋白结合的状态,故能产生和维持较大的张力来克服负荷的阻力。

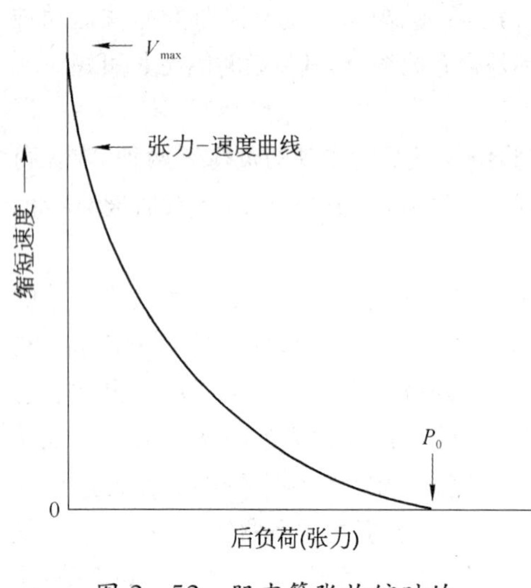

图 2-52 肌肉等张收缩时的张力-速度关系曲线

3. *肌肉的收缩能力(contractility)* 是指与负荷无关的、决定肌肉收缩效能的内在特性。肌肉收缩能力提高后,收缩时产生的张力和(或)肌肉缩短的程度,以及产生张力和缩短的速度都会提高,表现为长度-张力曲线上移和张力-速度曲线向右上方移动;肌肉收缩能力降低时则发生相反的变化。肌肉的这种内在特性主要取决于兴奋-收缩耦联过程中肌球蛋白的 ATP 酶活性和胞质内 Ca^{2+} 的水平,包括肌膜上 L 型钙通道的活性、肌钙蛋白与 Ca^{2+} 亲和力、肌浆网上钙泵的类型和活性等。许多神经递质、体液物质、病理因素和药物都是通过上述途径来调节和影响肌肉收缩能力的。

复习思考题

一、名词解释

1. 线粒体 **2.** 溶酶体 **3.** 骨单位 **4.** 成纤维细胞 **5.** 巨噬细胞 **6.** 肌节 **7.** 三联管 **8.** 肌质网 **9.** 神经原纤维 **10.** 尼氏体 **11.** 同多糖 **12.** 杂多糖 **13.** 还原糖 **14.** 必需脂肪酸 **15.** 氨基酸 **16.** 酶的活性中心 **17.** 竞争性抑制作用 **18.** 维生素 **19.** 被动转运 **20.** 易化扩散 **21.** 离子通道 **22.** 主动转运 **23.** 第二信使 **24.** 跨膜电位 **25.** 去极化 **26.** 复极化 **27.** 等长收缩 **28.** 等张收缩 **29.** 前负荷 **30.** 后负荷 **31.** 肌肉收缩能力

二、问答题

1. 单层柱状上皮和复层扁平上皮各分布在哪些器官？
2. 试述软骨的分类及其分类依据。
3. 长骨骨板的排列方式有哪几种？
4. 简述各种感觉神经末梢的功能。
5. 简述单糖及其分类，与糖的生理功能。
6. 简述脂肪的组成与主要化学性质。
7. 简述磷脂的组成与分类。
8. 简述类固醇化合物的种类及功能。
9. 根据 R 基极性大小，氨基酸可分为哪几类？
10. 哪些因素可引起蛋白质变性？有何实际意义？
11. 酶与一般催化剂相比有哪些特点？
12. 简述酶原激活的机制及生理意义。
13. 什么叫同工酶？以 LDH 同工酶为例，简述其临床意义。
14. 试述细胞的跨膜物质转运功能。
15. 细胞的跨膜信号转导有哪几种方式？
16. 试述静息电位和动作电位的概念及其产生原理。
17. 何谓阈值、阈电位？在反映细胞的兴奋性时，它们有什么区别？
18. 细胞兴奋及恢复过程中，其兴奋性产生怎样规律性改变？
19. 何谓骨骼肌的兴奋-收缩耦联？其中的关键因子、结构基础是什么？
20. 实验条件下，给予骨骼肌一串刺激，可能会出现哪些收缩形式？条件分别是什么？

第三章
血　　液

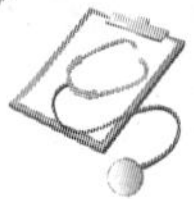

导学

1. **掌握**：血量的正常值；血浆渗透压的概念，形成和生理意义；红细胞的形态结构，功能及生理特性；各种白细胞的形态，微细结构及其功能；血小板的生理功能；血液凝固的概念与基本过程；ABO 血型；交叉配血试验。

2. **熟悉**：血液的组成及生理功能；各类血细胞的正常值；红细胞的生成与调节；血小板的生理特性；抗凝与纤溶；Rh 血型。

3. **了解**：凡列入教学内容，除掌握、熟悉的，其余均为了解。

第一节　概　　述

一、血液的组成与血量

（一）血液的组成

血液（blood）属于特殊的结缔组织，呈液态，流动于心血管系统内，是体液的重要组成部分，由血浆和血细胞两部分组成。

1. 血浆（plasma）　是一种含有多种溶质的水溶液，其中水分占 91%～92%，溶质占 8%～9%，包括血浆蛋白、电解质、非蛋白含氮化合物、不含氮的小分子有机化合物以及气体等。

（1）血浆蛋白：血浆蛋白包括**白蛋白（albumin）**、**球蛋白（globulin）**和**纤维蛋白原（fibrinogen）**三类。正常成人的血浆蛋白含量为 60～85 g/L，其中白蛋白为 40～48 g/L，球蛋白为 15～30 g/L，纤维蛋白原为 2～4 g/L，白蛋白与球蛋白的比值为 1.5～2.5∶1。白蛋白和大多数球蛋白主要由肝脏产生，肝脏病变肝功能异常时比值下降或倒置。血浆蛋白有许多功能，主要是作为载体运输一些低分子物质；形成血浆胶体渗透压，调节血管内外的水分布；参与生理性止血过程；参与机体的免疫功能；营养作用等。

（2）电解质：血浆中电解质含量约占血浆总量的 0.9%，其中大部分以离子状态存在。正离子以 Na^{+} 为主，还有 K^{+}、Ca^{2+}、Mg^{2+} 等；负离子以 Cl^{-} 为主，还有 HCO_3^{-}、HPO_4^{2-}、SO_4^{2-} 等。它们的主要功能是参与血浆晶体渗透压的形成，维持酸碱平衡和神经、肌肉的正常兴奋性。

（3）非蛋白含氮化合物：血浆中除蛋白质以外的其他含氮化合物总称非蛋白含氮化合物，如尿素、尿酸、肌酸、肌酐、氨基酸、多肽、胆红素等。它们多数是体内蛋白质的代谢产物，经肾排出体外。临床上把这些化合物中所含的氮称非蛋白氮（NPN）。正常成人血液中 NPN 的含量为 14～

25 mmol/L。临床上测定 NPN 的含量有助于了解蛋白质的代谢情况和肾的排泄功能。

(4) 不含氮的小分子有机化合物：如葡萄糖、脂类、酮体、乳酸、酶、激素、维生素等。

(5) 气体：主要是 O_2 和 CO_2。

2. *血细胞*(blood cells, hemocyte) 包括红细胞、白细胞和血小板三类。通常将一定量的血液与抗凝剂混匀后，置于比容管中，以 3 000 r/min 的速度离心 30 分钟，可以观察到管内的血液分为三层，上层浅黄色的液体为血浆，下层红色的是红细胞，在血浆和红细胞之间有一层呈灰白色的是白细胞和血小板(图 3-1)。血细胞在全血中所占的容积百分比，称**血细胞比容(hematocrit)**。正常成年男性的血细胞比容为 40%～50%，女性为 37%～48%，新生儿约 55%。血细胞比容反映了血细胞(主要是红细胞)的相对值，贫血患者血细胞比容降低，而烧伤患者、红细胞增多症时血细胞比容增高。

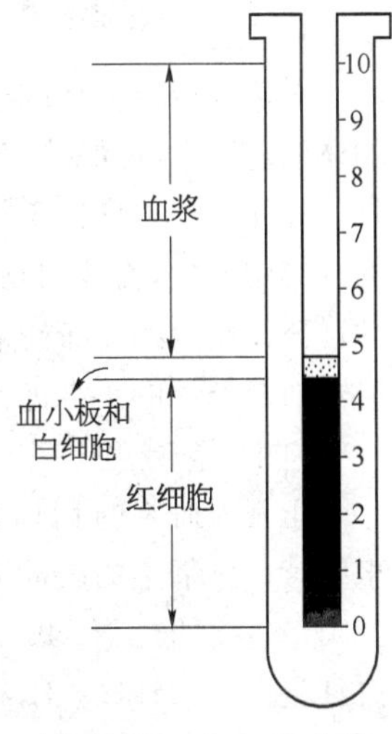

图 3-1 血细胞比容

(二) 血量

血量(blood volume)是指人体内血液总量。正常成人的血量相当于自身体重的 7%～8%，即每公斤体重约 70～80 ml 血液。一个体重 60 kg 的人，血量约为 4.2～4.8 L。全身血液的大部分在心血管系统中快速循环流动，称循环血量；小部分血液滞留在肝、脾、肺、腹腔静脉及皮下静脉丛内，流动很慢，称贮存血量。在剧烈运动、情绪激动或大量失血等情况下，贮存血量可释放出来，补充循环血量，以满足机体代谢的需要。

血量的相对恒定是维持机体生命活动的必要条件，只有血量的相对恒定才能保持心血管系统一定的充盈度，从而维持正常血压和血流，保证组织、器官的血液供应。如果血量不足，将导致血压下降，组织、器官的血液供应量减少，而引起代谢障碍。但少量失血即成人一次失血量不超过总血量的 10%时，通过神经、体液因素的调节，使心脏活动增强、血管收缩和贮存血量的释放等代偿措施，血管充盈度不会发生显著变化，可无明显临床症状出现，而且血量和血液的主要成分也可较快恢复，其中水和电解质可由组织液加速回流，在 1～2 h 内得到恢复；血浆蛋白质可由肝脏加速合成，在 24 h 左右得到恢复；由于失血后引起促红细胞生成素增多，骨髓造血功能加强，红细胞数可在一个月内恢复正常。故一次献血 200～300 ml 一般不会影响健康。如果一次失血量达总血量的 20%，超过机体的调节代偿能力，就会引起机体生理功能障碍，出现一系列临床症状，如血压下降、脉搏加快、四肢冰冷、眩晕恶心、乏力等，甚至昏倒。若失血量超过总血量的 30%时，如不及时抢救将危及生命，故临床上急性大出血的患者必须紧急输血抢救。

二、血液的理化特性

(一) 颜色

血液的颜色主要决定于红细胞内血红蛋白的颜色。动脉血中红细胞含氧合血红蛋白较多，呈鲜红色；静脉血中红细胞含去氧血红蛋白较多，呈暗红色。

(二) 比重

正常人全血的比重为 1.050～1.060，其高低主要取决于红细胞的数量，红细胞越多，血液的比重越大。血浆的比重为 1.025～1.030，其高低主要取决于血浆蛋白的含量，血浆中蛋白质的含量越多，血浆的比重越大。

（三）黏滞性

黏滞性(viscosity)是由于液体内部分子或颗粒之间的摩擦而产生的。血液是一种黏滞性较大的体液。以水的黏滞性为1,全血的相对黏滞性为4～5,血浆的相对黏滞性为1.6～2.4。全血的相对黏滞性主要取决于红细胞的数量,血浆的相对黏滞性主要取决于血浆蛋白的含量。贫血患者的红细胞减少,血液的黏滞性下降;而大面积烧伤的患者,血中水分大量渗出血管,血液浓缩,黏滞性增高。血液的黏滞性是影响血流阻力的重要因素之一,血液的黏滞性增高会使血流阻力增大,影响血液循环的正常进行。

（四）酸碱度

正常人血浆的pH值为7.35～7.45。血浆pH值的相对稳定,主要依靠血液中缓冲对的作用来维持。血浆中的缓冲对主要有$NaHCO_3/H_2CO_3$、蛋白质钠盐/蛋白质和Na_2HPO_4/NaH_2PO_4,其中最重要的是$NaHCO_3/H_2CO_3$,通常比值为20∶1。红细胞内的缓冲对主要有血红蛋白钾盐/血红蛋白、K_2HPO_4/KH_2PO_4、$KHCO_3/H_2CO_3$等。一般酸碱物质进入血液后,由于这些缓冲对的作用,可使酸碱物质对血浆pH值的影响大大减小。此外,肺和肾也不断地排出体内过多的酸和碱,从而使血浆的酸碱度保持相对稳定。

（五）渗透压

1. *渗透压的概念* 渗透现象是指被半透膜隔开的两种不同浓度的溶液,水分子从低浓度溶液向高浓度溶液中扩散的现象。渗透现象发生的动力是渗透压。**渗透压(osmotic pressure)**是指溶液中溶质颗粒吸引水分子通过半透膜的能力。渗透压的大小主要取决于溶液中溶质颗粒(分子或离子)的数目多少,与溶质颗粒的大小和溶质的种类无关。不能通过半透膜的溶质颗粒数目越多,吸水能力越强,产生的渗透压就越大;反之,溶质颗粒的数目越少,其产生的渗透压就越小。在半透膜两侧放置不同渗透压的溶液,则水分子从渗透压低的一侧向高的一侧渗透。医学上通常用渗透浓度来表示溶液的渗透压,单位是渗量·升$^{-1}$($Osm \cdot L^{-1}$),或毫渗量·升$^{-1}$($mOsm \cdot L^{-1}$)。1 $mmol \cdot L^{-1}$(分子或离子)为1 $mOsm \cdot L^{-1}$。

2. *血浆渗透压的组成及正常值* 血浆渗透压约为300 $mOsm \cdot L^{-1}$(相当于770 kPa),由血浆**晶体渗透压(crystal osmotic pressure)**和血浆**胶体渗透压(colloid osmotic pressure)**两部分组成。血浆晶体渗透压由小分子晶体物质形成,其数值约298.5 $mOsm \cdot L^{-1}$,占血浆渗透压的绝大部分。在小分子晶体物质中,Na^+和Cl^-的数量最多,它们所形成的渗透压占血浆晶体渗透压的80%以上,因此血浆晶体渗透压主要是由血浆中Na^+和Cl^-形成。血浆胶体渗透压由血浆蛋白形成,其数值很小,仅为1.5 $mOsm \cdot L^{-1}$,不足血浆总渗透压的1%。由于血浆蛋白中白蛋白含量较多而分子量较小、颗粒数目多,因此血浆胶体渗透压主要是由白蛋白形成。

3. *血浆渗透压的生理作用* 晶体物质能自由通过毛细血管壁,血浆与组织液中晶体物质的浓度几乎相等,它们所形成的晶体渗透压基本相等;而毛细血管壁对蛋白质的通透性很小,组织液中蛋白质含量低于血浆,因此血浆胶体渗透压比组织液胶体渗透压高。细胞膜不允许蛋白质自由通过,大部分晶体物质也不能自由通过。由于毛细血管壁和细胞膜通透性的不同,血浆胶体渗透压和血浆晶体渗透压的作用也不相同(图3-2)。

(1) 血浆晶体渗透压的生理作用:正常情况下,血浆渗透压与血细胞内的渗透压相等。而血浆胶体渗透压的数值很小,它的改变对血浆渗透压的影响可忽略不计,血浆渗透压的大小主要受晶体渗透压的影响。如果细胞外液晶体渗透压升高,细胞内的水分在渗透压差的作用下就会渗出,使细胞皱缩、功能丧失;相反,如果细胞外液晶体渗透压降低,细胞外的水分就会渗入细胞内,使细胞肿胀,甚至破裂。其中红细胞最易受到晶体渗透压变化的影响。所以,血浆晶体渗透压的相对稳

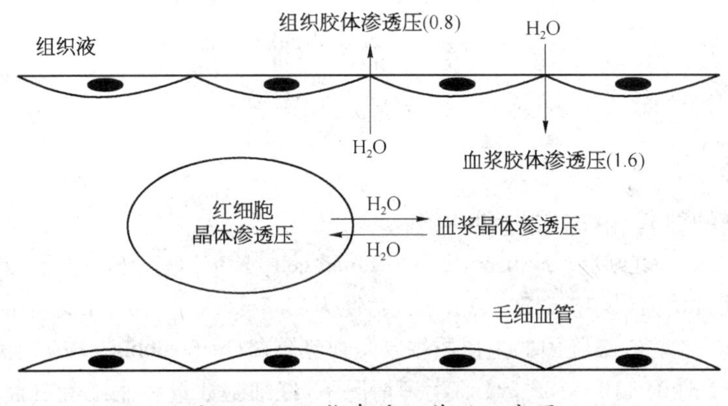

图 3-2 血浆渗透压作用示意图

(图中数字的单位为 mOsm·L⁻¹)

定，对于维持细胞内外的水平衡，保持红细胞的正常形态和功能具有重要作用。

(2) 血浆胶体渗透压的生理作用：由于血浆胶体渗透压高于组织液胶体渗透压，在渗透压差的作用下，组织液中的水分不断被吸引到毛细血管内。如果血浆胶体渗透压降低，组织液中的水分返回血管的量减少，将引起水肿。因此，血浆胶体渗透压在调节血管内外的水平衡和维持正常血容量中起重要的作用。

4. 等渗溶液与等张溶液　渗透压与血浆渗透压相等的溶液称**等渗溶液(isoosmotic solution)**，渗透压高于或低于血浆渗透压的溶液分别称为高渗或低渗溶液。临床上常用的 0.9% NaCl 溶液和 5%葡萄糖溶液都是等渗溶液。在等渗溶液中的红细胞能够维持正常的体积、形态和功能。但是，并非所有物质的等渗溶液都能使悬浮于其中的红细胞保持正常的形态和大小，如 1.9%的尿素溶液虽然是等渗溶液，但红细胞置于其中后立即发生溶血。这是因为 NaCl 和葡萄糖都不易通过细胞膜，而尿素分子可以自由通过并顺浓度差进入红细胞，导致红细胞内渗透压升高，水进入细胞内，红细胞肿胀破裂而溶血。溶血是指红细胞膜破裂血红蛋白逸出的现象。通常把能使悬浮于其中的红细胞保持正常形态和大小的溶液称等张溶液。0.9%NaCl 溶液和 5%葡萄糖溶液既是等渗溶液又是等张溶液；1.9%的尿素溶液虽然是等渗溶液，但不是等张溶液。

三、血液的功能

血液的功能主要有以下三个方面：

1. 运输功能　血液的组成成分具有多种运输功能，如红细胞具有运输 O_2 和 CO_2 的功能，血浆可以运输各种营养物质、代谢产物、激素、酶、维生素以及药物等。

2. 免疫和防御功能　血液具有处理侵入人体内的异物或病原体的功能，称免疫功能。血液中的白细胞、抗体以及补体等可以通过特异性和非特异性免疫反应，对侵入的细菌等异物以及体内衰老、坏死的组织细胞进行吞噬、分解、清除。血小板和血浆中的凝血因子有止血和凝血功能，可以防止机体出血。

3. 维持内环境稳态　在血浆和红细胞中均存在缓冲对，可以缓冲血浆的酸碱变化，从而维持血液 pH 值的相对稳定。血浆中含有大量的水分，水的比热比较大，能吸收体内产生的大量热量，而且通过血液的流动，将机体深部器官产生的热量带到体表散发，在维持体温的相对稳定中起重要作用。

第二节　血　细　胞

一、红细胞

（一）红细胞的数量、形态结构和功能

1. *红细胞的数量*　**红细胞（erythrocyte, red blood cell, RBC）**是血液中数量最多的细胞。我国成年男性红细胞正常值为（4.0～5.5）$\times 10^{12}$/L，女性为（3.5～5.0）$\times 10^{12}$/L。新生儿的红细胞数可达（6.0～7.0）$\times 10^{12}$/L。红细胞内的蛋白质主要是**血红蛋白（hemoglobin, Hb）**。我国成年男性 Hb 为 120～160 g/L，女性为 110～150 g/L。生理情况下，红细胞数量和血红蛋白含量随年龄、性别、体质条件和生活环境的不同而有一定的差异。例如，儿童低于成人（但新生儿高于成人）；高原居民高于海平面居民；妊娠后期因血浆增多而致红细胞数量和血红蛋白浓度相对减少。若血液中红细胞数量、血红蛋白浓度低于正常，称贫血。

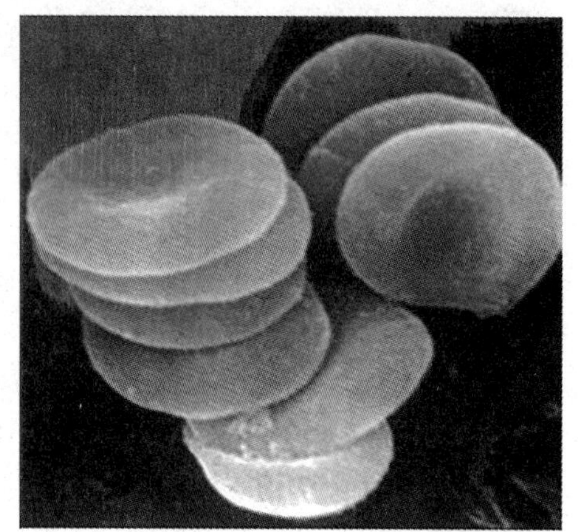

图 3-3　红细胞的形态（扫描电镜）

2. *红细胞的形态结构*　红细胞直径 7～8 μm，呈双面凹圆盘状，中央较薄，周缘较厚（图 3-3）。成熟的红细胞无核，也无任何细胞器，胞质内充满血红蛋白。

3. *红细胞的功能*　红细胞的主要功能是运输 O_2 和 CO_2，并能缓冲血液的酸碱度。红细胞的这两项功能都是由红细胞内的血红蛋白完成的。血红蛋白只有存在于红细胞内才具有携带 O_2 和 CO_2 的功能。当红细胞破裂，血红蛋白逸出则其携带 O_2 和 CO_2 的功能丧失。

（二）红细胞的生理特性

1. *悬浮稳定性*　在正常生理情况下，红细胞的比重大于血浆，但是红细胞能够悬浮于血浆中。红细胞能较稳定地悬浮于血浆中不易下沉的特性，称红细胞的**悬浮稳定性（suspension stability）**。通常以红细胞在第 1 小时末下沉的距离来表示红细胞的沉降速度，称**红细胞沉降率（erythrocyte sedimentation rate, ESR）**，简称血沉。正常成年男性红细胞沉降率为 0～15 mm/h，女性 0～20 mm/h。沉降愈快，表示红细胞的悬浮稳定性愈小。

红细胞能够稳定地悬浮于血浆中，是由于双凹圆盘状的红细胞具有较大的表面积与体积之比，与血浆产生的摩擦力较大，阻碍红细胞的下沉。在某些疾病（如活动性肺结核、风湿热等）时，ESR 加快，主要是由于红细胞彼此之间能较快地以凹面相贴，形成红细胞叠连。发生叠连后，叠连的红细胞其总表面积与总体积之比减小，摩擦力相对减小而红细胞沉降加快。决定红细胞叠连形成快慢的因素不在红细胞本身，而在于血浆成分的变化。若将正常人的红细胞置于血沉增快者的血浆中，红细胞也会较快发生叠连而沉降加速；而将血沉增快者的红细胞置于正常人的血浆中，则红细胞沉降率正常。通常血浆中纤维蛋白原、球蛋白及胆固醇含量增高时，可使红细胞叠连和沉降加快；血浆中白蛋白、卵磷脂的含量增多时，则可抑制红细胞叠连发生，使沉降减慢。

2. *渗透脆性*　红细胞在低渗溶液中发生膨胀、破裂的特性称红细胞的**渗透脆性（osmotic fragility）**。渗透脆性可用来表示红细胞对低渗溶液的抵抗力，渗透脆性大，表示红细胞对低渗溶液的抵抗力小；反之，渗透脆性小，表示红细胞对低渗溶液的抵抗力大。

正常情况下，红细胞内的渗透压和血浆渗透压相等，因此，红细胞能维持正常的形态和大小。如果把红细胞置于一系列浓度递减的低渗 NaCl 溶液中，水分将渗入红细胞中，引起红细胞发生膨胀，当 NaCl 溶液的浓度降低至 0.42%时，部分红细胞开始破裂而发生溶血；当 NaCl 溶液的浓度降低至 0.35%时，全部红细胞破裂溶血(图 3-4)。生理情况下，衰老红细胞对低渗盐溶液的抵抗力降低，即脆性大；而初成熟的红细胞对低渗盐溶液的抵抗力高，即脆性小。某些疾病可影响红细胞的脆性，如遗传性球形红细胞增多症患者的红细胞脆性增大；巨幼红细胞性贫血患者，红细胞脆性显著减小。因此，测定红细胞的渗透脆性有助于一些疾病的临床诊断。

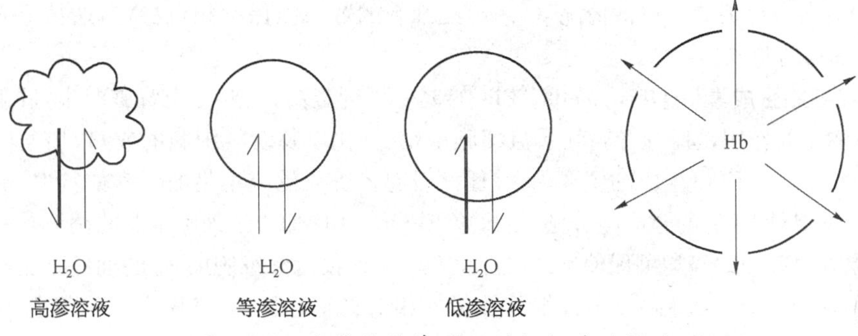

图 3-4 血浆晶体渗透压对红细胞的影响

3. 可塑变形性 正常血液循环中的红细胞具有可塑变形的能力，它在外力(血流推力)作用下发生变形通过比它直径小得多的毛细血管，然后恢复其正常形态。正常红细胞在外力作用下具有变形能力的特性称**可塑变形性(plastic deformation)**。红细胞的表面积与体积的比值越大，则变形能力越大。球形红细胞表面积与体积的比值减小，因此其变形能力小于双凹圆盘状红细胞。衰老的红细胞变形能力降低。红细胞的可塑变形能力的大小主要与红细胞的形态、膜特性及内容物的性质和量有关。

(三) 红细胞的生成、调节和破坏

1. 红细胞的生成

(1) 红细胞生成的部位：胚胎时期肝、脾和骨髓均能造血。婴儿出生后，红骨髓是主要的造血场所。红细胞的发育和成熟是一个连续而又分阶段的过程。即由骨髓的造血干细胞分化为红系祖细胞，再经过原红细胞、早幼红细胞、中幼红细胞、晚幼红细胞及网织红细胞阶段，成为成熟的红细胞。红细胞刚从红骨髓生成进入血液，胞内残留有部分核糖体，用煌焦油蓝染色时呈细网状，故称网织红细胞，当红细胞完全成熟时，核糖体完全消失。在成人，网织红细胞约为红细胞总数的 0.5%～1.5%，新生儿可达 3%～6%。当骨髓造血功能受到大剂量放射线、某些药物(如氯霉素、抗癌药)等理化因素抑制时，可导致再生障碍性贫血。

(2) 红细胞生成的原料：成熟的红细胞内充满了血红蛋白，血红蛋白的合成原料是蛋白质和铁。成人每天需要 20～30 mg 铁用于红细胞生成，其中 95%来自于体内的铁再利用，每天需从食物中吸收的铁只占 5%(约 1 mg)，再利用的铁主要来自破坏的红细胞。体内衰老的红细胞被破坏后，血红蛋白中的铁释放出来，绝大部分以铁蛋白的形式贮存于肝、骨髓和巨噬细胞系统，供造血需要时再利用。由于铁摄入不足或慢性失血，或儿童生长期，妇女月经期、妊娠和哺乳期等对铁的需求量增加而铁的供应不足时，血红蛋白的合成受到影响，引起小细胞低色素性贫血，即缺铁性贫血。

(3) 促进红细胞成熟的因子:红细胞在发育成熟过程中,还需要叶酸和维生素 B_{12} 的参与。叶酸能促进 DNA 的合成,加速细胞的分裂和增殖,促进红细胞的发育成熟。维生素 B_{12} 能增加叶酸在体内的利用率,如果维生素 B_{12} 缺乏,叶酸的利用率下降,可引起叶酸的相对不足。正常情况下,食物中的叶酸和维生素 B_{12} 的含量能满足红细胞生成的需要,但维生素 B_{12} 的吸收需要内因子参与。内因子由胃腺壁细胞产生,它与维生素 B_{12} 结合,形成内因子-维生素 B_{12} 复合物,能保护维生素 B_{12} 免受消化液的破坏,并促进维生素 B_{12} 在回肠的吸收。如果某种原因(如胃切除或萎缩性胃炎)引起内因子缺乏,可导致维生素 B_{12} 吸收障碍,DNA 的合成减少,幼红细胞分裂增殖减慢,红细胞体积增大,导致巨幼红细胞性贫血。

2. 红细胞生成的调节　正常情况下,体内红细胞的数量能保持相对稳定,这主要受促红细胞生成素和雄激素的调节。

(1) **促红细胞生成素(erythropoietin, EPO)**:是一种糖蛋白,主要是由肾脏产生,肝脏也能少量生成。EPO 的主要作用是促进骨髓红系祖细胞增殖、分化以及幼红细胞的成熟,加速网织红细胞的释放。低氧是刺激 EPO 生成的主要因素,任何引起肾脏氧供应不足的因素如贫血、缺氧或肾血流量减少,均可促进 EPO 的合成与分泌,使血浆 EPO 含量增加。红细胞生成的调节是一种负反馈调节,各种原因引起的缺氧均可促使 EPO 分泌增多,从而促进红细胞的生成;而红细胞的数量增多时,EPO 的分泌减少,以维持血液中红细胞数量的相对稳定。目前,临床上已经将重组的人 EPO 应用于促进贫血患者的红细胞生成。

(2) 雄激素:雄激素主要作用于肾,促进 EPO 的合成,使骨髓造血功能增强,血液中红细胞数量增多;雄激素还可直接作用于骨髓,使红细胞生成增多。这也可能是成年男性红细胞数多于女性的重要原因之一。

此外,还有一些激素,如糖皮质激素、甲状腺激素和生长素等,也可促进红细胞生成。

3. 红细胞的破坏　正常成人红细胞的平均寿命为 120 天。每天约有 0.8%的衰老红细胞被破坏,其中 90%是被巨噬细胞吞噬。由于衰老的红细胞脆性增高,变形能力减退,难以通过微小的孔隙,容易滞留在肝、脾和骨髓中而被巨噬细胞所吞噬(称血管外破坏)。在脾功能亢进时红细胞破坏增加,可引起贫血。巨噬细胞吞噬红细胞后,将血红蛋白分解释放出铁、氨基酸和胆红素,其中铁和氨基酸可被再利用,胆红素在肝脏转化后经粪和尿排出体外。

另外,还有 10%的衰老红细胞在血管内被破坏。衰老红细胞在湍急的血流中,因机械碰撞而破损。在血管内破坏的红细胞释放出的血红蛋白,与血浆中的触珠蛋白结合被肝脏摄取处理。若血管内的红细胞大量破坏,血浆中血红蛋白浓度过高超过触珠蛋白的结合能力时,未能与触珠蛋白结合的血红蛋白将经肾排出,出现血红蛋白尿。

二、白细胞

(一) 白细胞的数量和分类

白细胞(leukocyte, white blood cell, WBC)是血细胞中数量最少的一种,正常成年人的白细胞总数为(4.0～10)$\times10^9$/L。

正常人血液中白细胞数量可因年龄和机体的功能状态不同而有变化:①新生儿白细胞数较高,一般在 15$\times10^9$/L 左右,婴儿期维持在 10$\times10^9$/L 左右。新生儿血液中白细胞主要为中性粒细胞,以后淋巴细胞逐渐增多可占 70%,3～4 岁后淋巴细胞逐渐减少,至青春期时与成人基本相同。②有昼夜波动,下午白细胞数较早晨高。③进食、疼痛、情绪激动及剧烈运动等均可使白细胞数显著增多。④女性在妊娠末期白细胞波动于(12～17)$\times10^9$/L 之间,分娩时可高达 34$\times10^9$/L。

根据胞质内有无特殊颗粒可将白细胞分为两大类：一类为**有粒白细胞(granulocyte)**，另一类为**无粒白细胞(agranulocyte)**，有粒白细胞又根据其特殊颗粒的嗜色性分为中性粒细胞、嗜酸性粒细胞和嗜碱性粒细胞三种，无粒白细胞按其形态分为单核细胞和淋巴细胞。白细胞在机体的防御反应中起重要作用。按其功能的不同，将白细胞大致分为吞噬细胞和免疫细胞两类，吞噬细胞主要是指中性粒细胞和单核细胞，免疫细胞主要是指淋巴细胞。

白细胞中数量最多的是中性粒细胞，嗜碱性粒细胞数量最少，各种白细胞数量见表 3-1。

表 3-1 我国健康成人血液白细胞正常值及其主要功能

名 称	绝对值($\times 10^9$/L)	分类计数(%)	主 要 功 能
中性粒细胞	2～7	50～70	吞噬细菌
嗜酸性粒细胞	0.02～0.05	0.5～5	抑制过敏反应、参与对蠕虫的免疫反应
嗜碱性粒细胞	0～1.0	0～1	释放组胺与慢反应物质，参与过敏反应
单核细胞	0.12～0.8	3～8	吞噬病原微生物、杀伤肿瘤细胞
淋巴细胞	0.8～4.0	20～40	参与细胞免疫、体液免疫

(二) 白细胞的形态结构和功能

1. 中性粒细胞(neutrophilic granulocyte, neutrophil) 直径 10～12 μm，光镜下呈圆球形；胞核呈杆状或分叶状，一般可分 2～5 叶，通常为 2～3 叶，叶间有染色质细丝相连；瑞氏染色胞质呈粉红色，内含浅红色的特殊颗粒和浅紫色的嗜天青颗粒，其中特殊颗粒约占颗粒总数的 80%，嗜天青颗粒占颗粒总数的 20%。

电镜下，中性粒细胞的特殊颗粒较小，呈椭圆形或哑铃形，内含碱性磷酸酶、吞噬素和溶菌酶等，吞噬素也称防御素，有杀菌作用；嗜天青颗粒较大，呈圆形或椭圆形，它是一种溶酶体，内含酸性磷酸酶、髓过氧化物酶和多种酸性水解酶类等，能消化吞噬的细菌和异物(图 3-5)。中性粒细胞在吞噬、处理了大量细菌后，自身也死亡，成为脓细胞。

中性粒细胞是血液中主要的吞噬细胞，其变形运动和吞噬能力均很强。细菌入侵时，中性粒细胞在炎症区域产生的趋化性物质作用下自毛细血管渗出而被吸引到病变部位，吞噬细菌。白细胞朝向某些化学物质运动的特性，称趋化性。

2. 嗜酸性粒细胞(eosinophilic granulocyte, eosinophil) 直径 10～15 μm，光镜下呈圆形，核多为两叶，在瑞氏染色下，胞质内充满粗大的且大小相等、分布均匀的橘红色的嗜酸性颗粒。

嗜酸性粒细胞的嗜酸性颗粒是一种溶酶体(图 3-5)，除含一般溶酶体酶以外，还含有组胺酶、芳基硫酸酯酶和四种阳离子蛋白等。组胺酶可分解组织胺，芳基硫酸酯酶可灭活白三烯，四种阳离子蛋白可杀灭寄生虫，因此嗜酸性粒细胞具有抗过敏反应和杀灭寄生虫的作用。在机体发生过敏反应和蠕虫感染时，常伴有嗜酸粒细胞数增多。嗜酸性粒细胞缺乏蛋白水解酶，因此基本上无杀菌作用。

3. 嗜碱性粒细胞(basophilic granulocyte, basophil) 直径 10～12 μm，呈圆形，核分叶或呈"S"形或不规则形，染色较浅。胞质内充满大小不等、分布不均匀的嗜碱性颗粒，在瑞特氏染色下呈紫蓝色，常覆盖于核上使核不易分辨。

嗜碱性粒细胞和肥大细胞功能类似，其胞质中存在许多较大的嗜碱性颗粒(图 3-5)，颗粒内含肝素、组胺、嗜酸性粒细胞趋化因子 A 和过敏性慢反应物质等多种生物活性物质。在速发型过敏反应中，嗜碱性粒细胞释放组胺、过敏性慢反应物质，使毛细血管壁通透性增高、支气管平滑肌

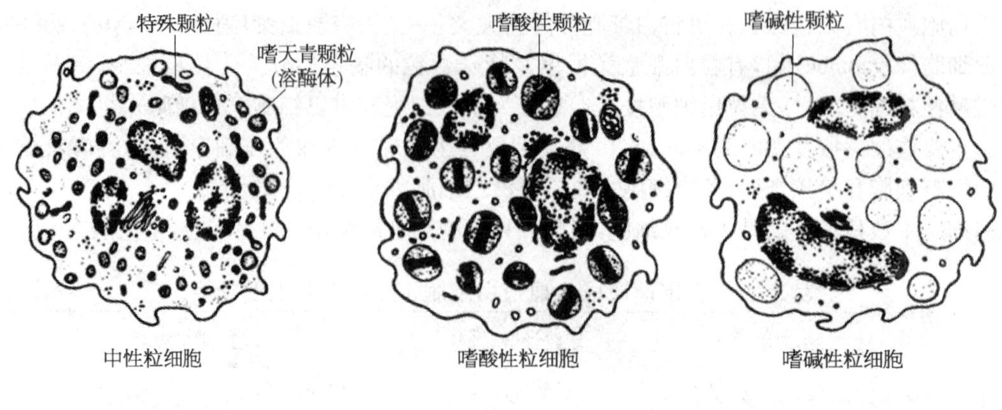

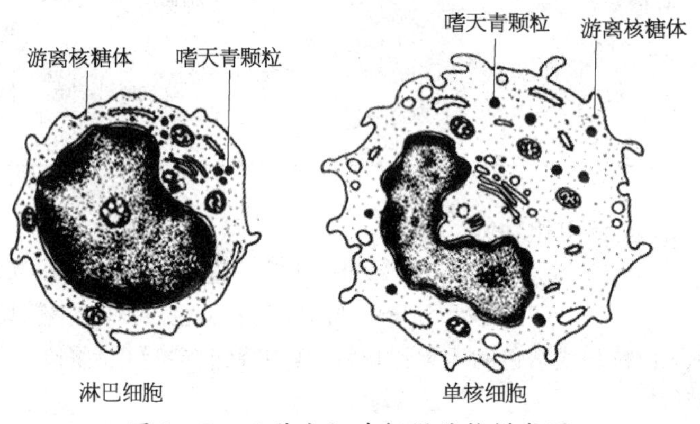

图 3－5　五种白细胞超微结构模式图

收缩，引起荨麻疹、支气管哮喘等，因此嗜碱性粒细胞的主要作用是参与机体的过敏反应。肝素具有抗凝血作用，有利于保持血管通畅，使吞噬细胞能够到达抗原入侵部位而将其破坏。嗜酸性粒细胞趋化因子 A 的作用是吸引嗜酸性粒细胞，使之聚集于局部，以限制嗜碱性粒细胞在过敏反应中的作用。

4. 单核细胞(monocyte)　是体积最大的白细胞，直径 14～20 μm。光镜下细胞呈圆形或椭圆形，胞核呈肾形、马蹄形或扭曲折叠的不规则形，胞质弱嗜碱性，常染成灰蓝色，内含许多细小的嗜天青颗粒。电镜下嗜天青颗粒是一种溶酶体(图 3－5)。

单核细胞具有较强的变形运动和吞噬能力。血液中的单核细胞是尚未完全成熟的细胞，它在血液中停留 2～3 天后迁入组织中，继续发育成为巨噬细胞，细胞的体积增大，细胞内溶酶体颗粒增多，具有比中性粒细胞更强的吞噬能力。巨噬细胞的主要功能是：①吞噬并杀灭入侵的病原微生物，如病毒，疟原虫真菌、结核杆菌、麻风杆菌等；②清除变性的血浆蛋白、衰老和损伤的红细胞、血小板等；③加工和处理抗原，激活淋巴细胞的特异性免疫功能；④识别和杀伤肿瘤细胞；⑤分泌多种生物活性物质，如补体、干扰素、白细胞介素等，调节和参与免疫反应。

5. 淋巴细胞(lymphocyte)　按直径大小可分为小淋巴细胞(直径为 5～8 μm)、中淋巴细胞(直径为 9～12 μm)和大淋巴细胞(直径为 13～20 μm)，其中以小淋巴细胞为主。光镜下细胞呈圆形或卵圆形；胞质少，嗜碱性强，染成蔚蓝色；核大而圆，着色深，细胞核与细胞质的比例为 9∶1。胞质内含许多细小的嗜天青颗粒，电镜下嗜天青颗粒是一种溶酶体(图 3－5)。

淋巴细胞是主要的免疫细胞，在机体免疫与防御疾病过程中发挥重要作用(详见第七章附免疫系统)。

(三) 白细胞的生成调节与破坏

1. 白细胞的生成与调节　白细胞的生成开始于骨髓造血干细胞,造血干细胞增殖、分化为造血祖细胞,造血祖细胞在粒-巨噬细胞集落刺激因子(GM-CSF)、白细胞介素-3(IL-3)等造血生长因子的诱导下,形成由粒细胞和巨噬细胞共同组成的集落或单独的粒细胞集落和巨噬细胞,最终形成粒细胞和巨噬细胞(单核细胞)。造血干细胞在胸腺基质细胞和骨髓基质细胞等因素的诱导下,形成前T细胞组成的T细胞集落生成单位和前B细胞组成的B细胞集落生成单位,最后形成T细胞和B细胞。

2. 白细胞的破坏　中性粒细胞从骨髓进入血液约停留8小时后进入疏松结缔组织中,在组织中可存活2～3天后衰老死亡;嗜酸性粒细胞从骨髓进入血液后停留6～10小时,然后进入疏松结缔组织中可存活8～12天;嗜碱性粒细胞从骨髓进入血液后很快进入疏松结缔组织中,在组织中可存活12～15天;单核细胞在从骨髓进入血液后可在血液中停留1～2天,之后穿越血管壁进入周围组织中,并进一步分化成巨噬细胞。

三、血小板

(一) 血小板的数量和形态结构

正常成人**血小板(blood platelet)**的数量约为(100～300)×10^9/L(10～30万/mm^3)。

血小板是骨髓巨核细胞脱落的胞质碎片,直径2～4 μm,呈双凸圆盘状,没有完整的细胞结构,也无细胞核,血涂片观察血小板常呈多角形,往往成群分布。每一个血小板中央部分可见有紫色的颗粒,称颗粒区;周围部分呈均质浅蓝色,称透明区。颗粒区内含血小板因子Ⅳ、血小板源性生长因子、凝血酶敏感蛋白等物质;5-羟色胺、钙离子、肾上腺素等。透明区含有微丝和微管,以维持血小板的形态和参与变形。血小板内还有开放小管系统和致密小管系统。前者与血小板表面胞膜连续,借此可增加血小板与血浆的接触面积,有利于摄取和释放物质;后者是封闭的小管,能收集Ca^{2+}和合成前列腺素等。

(二) 血小板的生理特性

1. 黏附与聚集　当血管内膜受损有胶原纤维暴露时,血小板膜上的糖苷移换酶与胶原蛋白分子的自由氨基相互作用,血小板便黏附于血管内膜,这是血栓形成的开始。血小板一旦发生黏附,便彼此粘连形成聚合体,这一过程称聚集。血小板一旦发生聚集,膜的通透性便发生变化,水分进入细胞,细胞由扁平状变为圆盘或球形,贮存于致密体的ADP及5-羟色胺等物质被释放,最后膜破裂,血小板解体。

2. 释放作用　血小板胞质中含有颗粒,如α颗粒、致密体等,α颗粒含有血小板纤维蛋白原,致密体含有ADP、5-羟色胺、儿茶酚胺等。在一定条件下,血小板发生黏附与聚集后,可将这些物质释放至膜外而参与止血与凝血过程。

3. 吸附作用　血小板表面可吸附悬浮于血浆中的许多物质,特别是对纤维蛋白原、血浆凝血致活酶等亲和力较大;也能吸附凝血酶原、前转变素、抗血友病球蛋白。因此,一旦血小板发生黏附与聚集后,在局部凝血物质的含量也相应增多,故有利于血液凝固与血栓形成。

4. 血块回缩作用　血小板内含有的收缩蛋白A、M具有ATP酶活性,可使ATP分解提供能量而产生血小板收缩,促使凝血块回缩以固化血栓并产生血小板释放。

(三) 血小板的生理功能

1. 参与止血　血小板的止血功能与其黏附、聚集及释放两个生理特性有关。当机体血管受损破裂时，血小板迅速黏附、聚集于破损处形成血栓，堵塞破口或小血管管腔。血小板还可释放颗粒物质促进凝血酶的生成，使血浆纤维蛋白原转变为纤维蛋白，使血液凝固。如果血小板的数量显著减少或功能障碍时，就会引起皮肤和黏膜出血等现象。

2. *促进凝血* 血小板的凝血功能与其释放与吸附两个生理特性有关。血小板通过释放其自身胞质中与凝血有关的因子及吸附血浆中的多种凝血因子，使局部凝血因子浓度升高，从而加速血液凝固。

3. *保持毛细血管内皮细胞的完整性* 血小板对毛细血管内皮有营养和支持作用。血小板可沉积于血管内皮间隙，填补血管内皮脱落处的空隙，使红细胞不易逸出。

(四) 血小板的生成调节与破坏

血小板是骨髓内巨核细胞脱落下来的具有生物活性的胞质碎块，其形成后进入血液，平均寿命为 7～14 天，但只在开始 2 天具有生理功能。衰老的血小板在脾被吞噬处理。

四、血细胞发生

各种血细胞都有一定的寿命，每天都有一定数量的血细胞衰老死亡，同时又有相同数量的血细胞在骨髓中生成并释放入血，使外周血中血细胞的数量和质量维持动态平衡。一旦这个平衡失调，就可出现血细胞数量和质量的异常，成为病理状态。

人的血细胞最初是在胚胎第 3 周的卵黄囊壁上的血岛内生成第一代多能造血干细胞；在人胚第 6 周，从卵黄囊壁迁入肝的造血干细胞开始造血；随后在第 4 个月，脾内造血干细胞开始造血，增殖分化产生各种血细胞；从胚胎后期至出生后，脾成为主要的造血器官。

血细胞的发生是红骨髓造血干细胞在一定的因素和微环境的调节下，先增殖分化为各类造血祖细胞，包括红细胞系造血祖细胞、粒细胞单核细胞系造血祖细胞、巨核细胞系造血祖细胞等，再定向增殖分化成各种成熟血细胞。血细胞的分化发育是一个连续的变化过程，一般分为三个阶段：原始阶段、幼稚阶段(包括早幼、中幼、晚幼三期)、成熟阶段。

第三节　血液凝固与纤维蛋白溶解

一、血液凝固

血液凝固(blood coagulation)指血液由流动的液体状态变成不流动的凝胶状态的过程。其实质就是血浆中可溶性的纤维蛋白原转变为不溶性的纤维蛋白的过程，纤维蛋白交织成网，并网罗血细胞，形成血凝块。血液凝固后 1～2 h，血凝块会发生收缩，并释出淡黄色的液体，即**血清(serum)**。血清与血浆的区别在于，血清中缺少纤维蛋白原和凝血发生时消耗掉的一些凝血因子，而增添了一些凝血时由血管内皮细胞和血小板释放出的化学物质。

血液凝固是一系列复杂的酶促反应过程，需要多种凝血因子的参与。

(一) 凝血因子

血浆与组织中直接参与血液凝固的物质，统称**凝血因子(coagulation factor 或 clotting factor)**。目前已知的凝血因子有十多种，其中由国际凝血因子命名委员会按照发现的先后顺序，以罗马数字编号命名的有 12 种(表 3-2)，即凝血因子Ⅰ～XⅢ(简称 FⅠ～FXⅢ，其中 FⅥ是血清中活化的 FⅤ，故已被取消)。此外，还有前激肽释放酶、高分子激肽原以及血小板磷脂等。

表 3-2 按国际命名法编号的凝血因子

编 号	同义名	编 号	同义名
凝血因子Ⅰ	纤维蛋白原	凝血因子Ⅷ	抗血友病因子
凝血因子Ⅱ	凝血酶原	凝血因子Ⅹ	血浆凝血激酶成分
凝血因子Ⅲ	组织因子	凝血因子Ⅸ	Stuart-Prower 因子
凝血因子Ⅳ	Ca^{2+}	凝血因子Ⅺ	血浆凝血激酶前质
凝血因子Ⅴ	前加速素	凝血因子Ⅻ	接触因子
凝血因子Ⅶ	前转变素	凝血因子ⅩⅢ	纤维蛋白稳定因子

凝血因子的特点有：①除 FⅣ（Ca^{2+}）和血小板磷脂外，其余的凝血因子均为蛋白质，且多数在肝脏内合成，其中凝血因子Ⅱ、Ⅶ、Ⅸ、Ⅹ的合成过程中需要维生素 K 的参与，又称维生素 K 依赖因子；②除 FⅢ（又称组织因子 tissue factor，TF）由组织损伤释放外，其余的凝血因子均存在于血浆中；③血液中具有酶特性的凝血因子都以无活性的酶原形式存在，必须通过其他酶的水解而暴露或形成活性中心后，才成为具有活性的酶，这一过程称凝血因子的激活。习惯上在凝血因子代号的右下角标上“a”（activated）表示其“活化型”，如凝血酶原（FⅡ）激活成为凝血酶（FⅡa）。

（二）血液凝固的过程

1. *血液凝固的三个基本阶段* 血液凝固是由凝血因子按一定顺序相继激活，最终生成纤维蛋白的过程，可分为三个基本阶段：①凝血酶原激活物形成；②凝血酶的形成；③纤维蛋白的形成（图 3-6）。

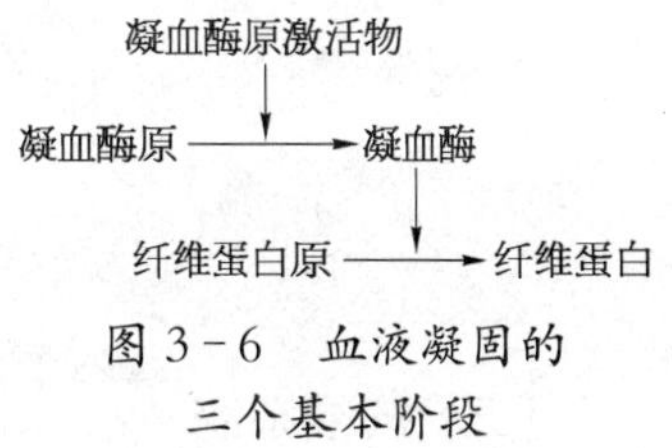

图 3-6 血液凝固的三个基本阶段

2. *血液凝固的两条途径* 根据凝血酶原激活物生成的途径不同，可将凝血过程分为**内源性凝血途径（intrinsic pathway of blood coagulation）**和**外源性凝血途径（extrinsic pathway of blood coagulation）**（图 3-7）。

（1）内源性凝血途径：指参与凝血的因子全部来自血浆，由 FⅫ被激活而启动。当血液与带负电荷的异物表面（如玻璃、白陶土、胶原纤维等）接触时，首先是 FⅫ接触到异物而被激活成 FⅫa，FⅫa转而使 FⅪ激活，成为 FⅪa，从而启动内源性凝血途径。FⅫa 还可使激肽释放酶原（PK）生成激肽释放酶（K），K 又能激活 FⅫ，以正反馈效应形成大量的 FⅫa。FⅪa 在 Ca^{2+} 存在的情况下激活 FⅨ成为 FⅨa。此外，FⅨ还能被 FⅦa 和组织因子复合物所激活。FⅨa 在 Ca^{2+} 的作用下与 FⅧa在活化的血小板的膜磷脂表面结合成复合物，可进一步使 FⅩ激活成 FⅩa。在 FⅩa 生成后，内源性和外源性凝血过程进入相同的途径。

（2）外源性凝血途径：指由来自血液之外的 FⅢ启动的凝血过程。FⅢ可由受损组织释放。在 Ca^{2+} 的存在下，FⅢ与 FⅦ形成复合物，进一步激活 FⅩ成为 FⅩa。生成的 FⅩa 又能反过来激活 FⅦ，进而可使更多的 FⅩ被激活，形成外源性凝血途径的正反馈效应。另外，FⅦ和 FⅢ形成的复合物还能激活 FⅨ成为 FⅨa，从而将内、外源性凝血联系起来，共同完成凝血过程。

通过上述两条途径生成 FⅩa 后，FⅩa、PF_3、Ca^{2+} 与 FⅤa 形成凝血酶原激活物，后者进一步激活凝血酶原为凝血酶，凝血酶裂解纤维蛋白原形成纤维蛋白单体。凝血酶也能激活 FⅩⅢ，生成 FⅩⅢa。在FⅩⅢa和 Ca^{2+} 的作用下，纤维蛋白单体相互聚合、交联形成不溶性的纤维蛋白多聚体，组成牢固的纤维蛋白网，网罗血细胞形成血凝块。

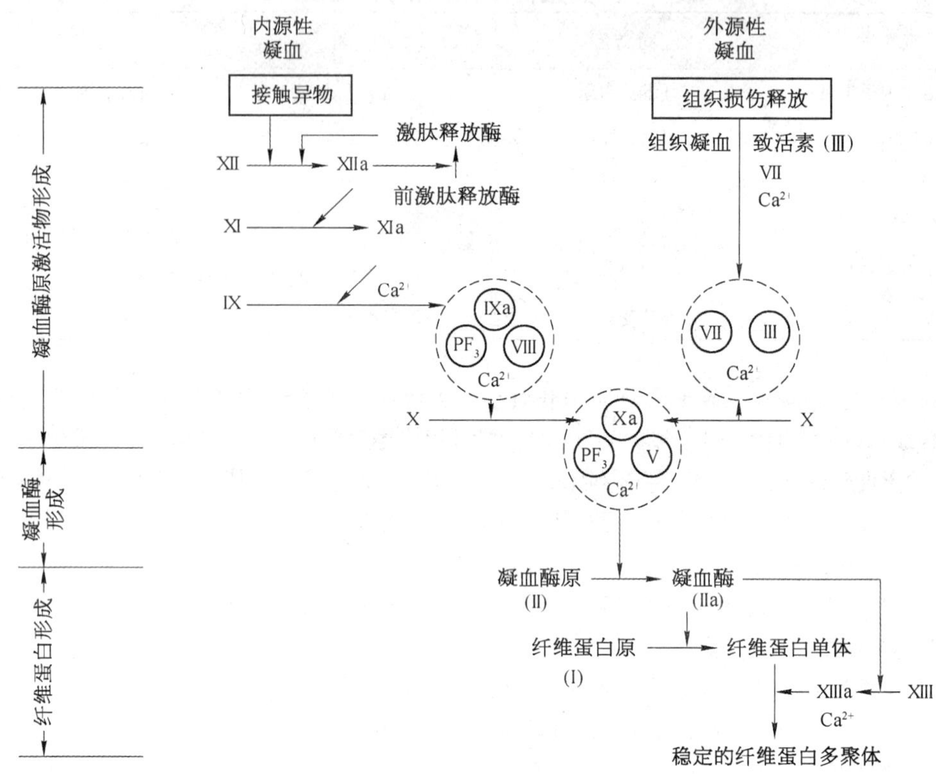

图 3-7　血液凝固过程示意图

（三）抗凝系统

正常人在日常活动中常有轻微的血管损伤发生，体内也常有低水平的凝血系统激活，但并不会阻碍血液循环。这是由于体内凝血、抗凝和纤溶系统之间经常保持平衡、多因素综合作用的结果。若此平衡打破，便会造成出血倾向或血栓形成。

目前已知体内的抗凝物质有很多种，这里仅介绍几种主要的生理性抗凝物质。

1. *丝氨酸蛋白酶抑制物*　血浆中主要有**抗凝血酶（antithrombin，AT）**、肝素辅助因子Ⅱ、α_1 抗胰蛋白酶、α_2 抗纤溶酶等。其中最重要的是由肝细胞和血管内皮细胞分泌的抗凝血酶Ⅲ，它能够与凝血因子Ⅸa、Ⅹa、Ⅺa、Ⅻa 和凝血酶分子中活性中心的丝氨酸残基结合而抑制其活性，达到抗凝作用。正常情况下，抗凝血酶Ⅲ的直接抗凝作用非常慢而弱，不能有效地抑制凝血，但它与肝素结合后，抗凝作用可增加 1 000～100 000 倍。

2. *肝素（heparin）*　是一种酸性黏多糖，主要由肥大细胞和嗜碱性粒细胞产生。肺、心、肝、肌肉等组织中含量丰富，生理情况下血浆中含量甚微。无论在体内还是体外，肝素的抗凝作用都很强，故临床上把它作为抗凝剂广泛应用。肝素的抗凝机制包括：①与血浆中的一些抗凝蛋白质结合，增强其抗凝活性。如抗凝血酶Ⅲ与肝素结合后，其与凝血酶的亲和力可增强 100 倍，加速凝血酶的失活；②抑制血小板的黏附、聚集；③增强蛋白质 C 的活性，刺激血管内皮细胞释放抗凝物质和纤溶物质。

3. *蛋白质 C 系统*　主要包括蛋白质 C、凝血酶调节蛋白、蛋白质 S 和蛋白质 C 的抑制物。蛋白质 C 是由肝脏合成的维生素 K 依赖因子。它以酶原的形式存在于血浆中，在凝血过程中被激活。激活的蛋白质C主要通过灭活FⅤa和FⅧa、阻碍FⅩa与血小板磷脂膜的结合来发挥抗凝作用;还可刺激纤溶酶原激活物的释放,增强纤溶酶活性,促进纤维蛋白溶解。蛋白质S是蛋白质C的辅助因子,可增强蛋白质C的作用。

二、纤维蛋白溶解

纤维蛋白溶解(**fibrinolysis**)是指纤维蛋白被分解液化的过程,简称纤溶。纤溶可使止血过程中形成的纤维蛋白血凝块适时溶解、清除,以保证血管内血流畅通,还有利于损伤组织的修复、愈合以及血管的再生。纤溶系统主要包括:**纤维蛋白溶解酶原**(plasminogen,简称纤溶酶原)、**纤溶酶**(**plasmin**)、纤溶酶原激活物和纤溶抑制物。

纤溶的基本过程有两个阶段:纤溶酶原的激活和纤维蛋白的降解(图3-8)。

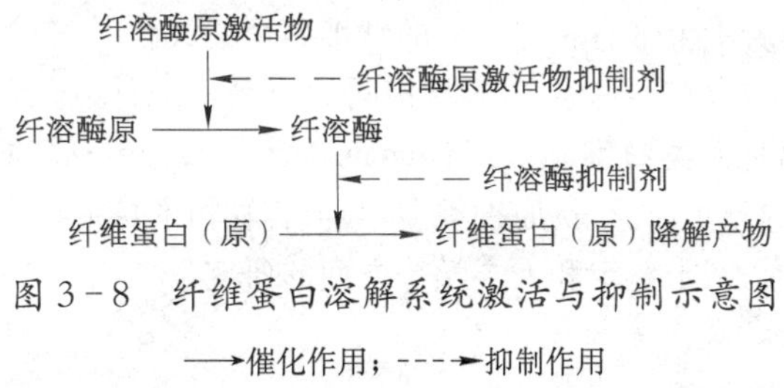

图3-8 纤维蛋白溶解系统激活与抑制示意图

——→催化作用;----→抑制作用

1. *纤溶酶原的激活* 正常情况下,血浆中的纤溶酶是以无活性的纤溶酶原形式存在的,纤溶酶原是由肝脏、骨髓、嗜酸性粒细胞与肾脏合成的一种糖蛋白,在纤溶酶原激活物的作用下,才能成为有活性的纤溶酶。纤溶酶原激活有两条途径:一是内源性激活途径,通过与内源性凝血系统有关的凝血因子,如FⅫa、FⅪa、前激肽释放酶、高分子质量激肽原、激肽释放酶等使纤溶酶原转变为纤溶酶;二是外源性激活途径,由组织和血管内皮细胞合成的**组织型纤溶酶原激活物**(**tissue-plasminogen activator, tPA**)和肾脏合成的**尿激酶**(**urokinase, uPA**)使纤溶酶原转变成纤溶酶。内源性激活途径可使凝血与纤溶相互配合,保持平衡;外源性激活途径可防止血栓形成,在组织修复、愈合中发挥作用。

2. *纤维蛋白降解* 纤溶酶可将纤维蛋白和纤维蛋白原裂解为许多可溶性的小肽,称纤维蛋白降解产物。这些降解产物通常不再发生凝固,且其中一部分还有抗凝血作用。纤溶酶是血浆中活性最强的蛋白水解酶,特异性较低,除主要降解纤维蛋白和纤维蛋白原外,也可水解凝血酶、FⅤa、FⅧa、FⅨa、FⅫa、血小板糖蛋白,促使血小板聚集和释放5-羟色胺、ADP等,激活血浆中的补体系统。生理情况下,血管内皮表面经常有低水平的纤溶活动,可能血管内也经常有低水平的凝血过程,二者处于动态平衡状态。

3. *纤溶抑制物* 正常情况下,体内虽然不断有少量纤溶酶生成,但同时体内又存在许多抑制纤溶系统活性的物质,称纤溶抑制物。主要的纤溶抑制物有**纤溶酶原激活物抑制剂**(**plasminogen activator inhibitor type-1, PAI-1**)、α_2抗纤溶酶、α_2巨球蛋白等。PAI-1由内皮细胞和血小板分泌,凝血酶、肿瘤坏死因子、白介素-1、内毒素等可刺激其分泌。PAI-1的主要作用是通过抑制tPA来限制血栓局部的纤溶活性。在血管损伤部位,激活的血小板释放大量的PAI-1,从而防止纤维蛋白的过早降解。α_2抗纤溶酶由肝脏产生,是循环血液中纤溶酶的主要抑制物。

第四节 血型与输血

一、血型与红细胞凝集

血型(blood group)通常指红细胞膜上特异性抗原的类型。若将血型不相容的两个人的血液混合,会出现红细胞彼此凝集成簇,这种现象称**红细胞凝集(agglutination)**。在补体的作用下,可引起凝集的红细胞破裂,发生溶血。凝集的红细胞无论怎样振荡均不能散开,如发生在体内可造成微循环的阻塞和溶血,引起严重的输血反应,甚至危及生命。

红细胞凝集的实质是红细胞膜上的特异性抗原(**凝集原,agglutinogen**)和血浆中相应的抗体(**凝集素,agglutinin**)发生的抗原-抗体反应。由于每个抗体上具有2～10个与抗原结合的部位,若发生抗原-抗体反应,可使若干个带有相应抗原的红细胞聚集成簇。

白细胞和血小板除了也存在一些与红细胞相同的血型抗原外,还有其本身特有的血型抗原。白细胞上最强的同种抗原是**人类白细胞抗原(human leukocyte antigen, HLA)**系统。HLA是一个极复杂的抗原系统,在体内分布广泛,抗原种类多,与器官移植的免疫排斥反应密切相关。HLA系统可应用于器官移植、输血、亲子鉴定和人类学等方面的研究。

二、红细胞血型

1995年,国际输血协会(ISBT)认可的红细胞血型系统有23个,涉及193种抗原,其中与临床关系最密切的是ABO血型系统和Rh血型系统。

(一) ABO血型系统

1901年,奥地利病理学家与免疫学家兰茨坦纳(Landsteiner)发现了人类第一个血型系统——ABO血型系统。它的分型是根据红细胞膜上是否存在凝集原A与凝集原B,将血液分为四种血型。凡是红细胞膜上只含凝集原A的称A型,只含凝集原B的称B型,两种凝集原都存在的称AB型,两种凝集原都没有的称O型。

ABO血型系统的凝集素有抗A和抗B两种。不同血型的血浆或血清中含有不同的凝集素,但不含对抗自身红细胞所含凝集原的凝集素。即在A型血的血浆或血清中,只含抗B凝集素;B型血的血浆或血清中只含抗A凝集素;AB型血的血浆或血清中不含抗A和抗B凝集素;而O型血的血浆或血清中则含有抗A和抗B凝集素。ABO血型系统的凝集素是天然抗体,出生后2～8个月开始产生,多属IgM,分子质量大,不能通过胎盘。ABO血型系统中各主要血型的凝集原和凝集素的分布见表3-3。

表3-3 ABO血型系统中主要的凝集原和凝集素

血型	红细胞膜上的凝集原	血清中的凝集素
A	A	抗B
B	B	抗A
AB	A和B	无抗A,无抗B
O	无A,无B	抗A和抗B

ABO血型系统还有几种亚型,其中最重要的是A型中的A_1和A_2亚型。A_1型红细胞上含有

A凝集原和 A_1 凝集原，而 A_2 型红细胞上仅含有A凝集原；A_1 型的血清中只含有抗B凝集素，而 A_2 型的血清中则含有抗B凝集素和抗 A_1 凝集素。同样，AB型血型中也有 A_1B 和 A_2B 两种主要亚型。虽然在我国汉族人中 A_2 型和 A_2B 型者分别只占A型和AB型人群的1%以下，但由于 A_1 型红细胞可与 A_2 型血清中的抗 A_1 凝集素发生凝集反应，而且 A_2 型和 A_2B 型红细胞比 A_1 型和 A_1B 型红细胞的抗原性弱得多，在用抗A凝集素作血型鉴定时，容易将 A_2 型和 A_2B 型误定为O型和B型，因此在输血时应特别注意A型亚型的存在。

（二）Rh血型系统

1940年，兰茨坦纳又与维勒(Wiener)在恒河猴(Rhesus monkey)的红细胞表面发现一类凝集原，即Rh抗原。这种血型系统称**Rh血型系统(Rh blood group system)**，它是仅次于ABO血型的另一重要的血型系统。Rh血型系统中的抗原有40多种，其中以D抗原的抗原性最强。通常将红细胞表面含有D抗原的称Rh阳性，无D抗原的称Rh阴性。我国汉族人和其他大部分民族，Rh阳性约占99%，Rh阴性只占1%左右。但在某些少数民族中，Rh阴性的人数较多，如塔塔尔族15.8%，苗族12.3%。

与ABO血型系统不同的是，人的血清中不存在抗Rh的天然抗体，只有当Rh阴性者接受Rh阳性的血液后，才会通过体液性免疫产生抗Rh抗体，输血后2～4个月血清中抗Rh抗体的水平达到高峰。Rh阴性者首次接受Rh阳性的血液后一般不产生明显的反应，但当再次接受Rh阳性血液，就会发生抗原-抗体反应，红细胞凝集而溶血。

Rh血型系统的抗体主要是不完全抗体IgG，分子质量小，能透过胎盘。因此，当Rh阴性的孕妇怀有Rh阳性的胎儿时，分娩时胎盘剥离可使胎儿的红细胞进入母体，刺激母体产生抗Rh抗体；当母体再次怀有Rh阳性的胎儿时，此抗体可通过胎盘进入胎儿的血液，使胎儿的红细胞发生凝集和溶血，引起新生儿溶血性贫血，严重时可导致胎儿死亡。

三、输血与输血原则

如前所述，若失血量超过总血量的30%，就可能危及生命，此时需要及时进行输血治疗。**输血(blood transfusion)**已经成为临床治疗某些疾病、抢救伤员生命和保证一些手术得以顺利进行的重要手段。但如果输血不当，将会造成严重后果。为了确保输血安全和提高输血的效果，必须严格遵守血型相合、配血相合的输血原则。

1. 血型相合　在输血前，首先必须鉴定血型，保证ABO血型相合，因为这一血型系统的不相容输血常引起严重的反应。对于生育年龄的妇女和需要反复输血的患者，还必须使供血者与受血者的Rh血型相合，避免受血者在被致敏后产生抗Rh的抗体。

2. 配血相合　即使在ABO血型相同的人之间进行输血，在输血前还必须进行**交叉配血试验(cross match test)**。交叉配血试验有主、次侧之分，主侧是指将供血者的红细胞与受血者的血清进行配合试验；次侧是指将受血者的红细胞与供血者的血清进行配合试验(图3-9)。这样可以发现供血者和受血者的红细胞或血清中是否存在其他不相容的凝集原或凝集素。若主、次侧均不发生凝集反应，为配血相合，可以进行输血；若主侧发生凝集反应，则为配血不合，不能输血；如果主侧不发生凝集反应，而次侧发生凝集反应，则只能在紧急情况下缓慢、少量(不宜超过200 ml)输血，且密切监视输血过程，一旦发生输血反应，必须立即停止输血。

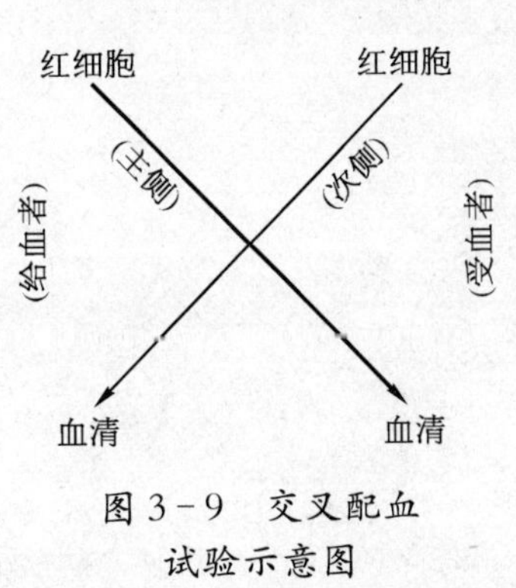

图3-9　交叉配血试验示意图

总之，输血是一个多环节的过程，每个环节上的失误都将造成严重事故。因此，在输血时必须严格遵守输血原则，注意密切观察；且在确实需要时才进行输血，绝不可盲目滥用。

随着医学的发展和科学技术的进步，输血疗法已从单纯输全血发展到成分输血。成分输血是把人血中的各种不同成分，如红细胞、粒细胞、血小板及血浆，分别制备成高纯度或高浓度的制品，根据患者的不同需求进行输注。成分输血不仅针对性强、节约血源，而且因纯度大、浓度高而疗效好，还可减少不良反应，使输血更加安全，已成为目前输血的主要手段。

此外，自体输血近年来也得到迅速发展。自体输血是指在手术前收集患者自身血液，在以后进行手术时按需要回输给患者自己。这种输血疗法不仅可以节约库血，减少输血反应和血源性疾病的传播，而且输血前不需要进行血型鉴定和交叉配血试验。

复习思考题

一、名词解释

1. 中性粒细胞　**2.** 单核细胞　**3.** 血细胞比容　**4.** 血沉　**5.** 等渗溶液　**6.** 渗透脆性
7. 血液凝固　**8.** 凝血因子　**9.** 血型　**10.** 红细胞凝集

二、问答题

1. 简述血液的组成及其主要生理功能。
2. 试述血浆蛋白的分类及其生理功能。
3. 血浆胶体渗透压和血浆晶体渗透压的形成、生理意义有什么不同？
4. 成熟红细胞的结构特点有哪些？
5. 简述红细胞生成的部位、原料、影响成熟的因素及其生成的调节。
6. 各类白细胞的生理作用有哪些？
7. 叙述血小板的生理作用。
8. 何为血清？它与血浆的区别是什么？
9. 简述血液凝固的基本过程，内源性途径和外源性途径有什么不同？
10. 何谓血型？ABO血型的分型依据是什么？临床上输血时要注意哪些事项？

第四章
运动系统

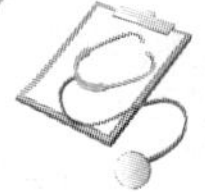

导学

1. **掌握**：运动系统的组成和主要功能；骨的形态和结构；躯干骨、四肢骨和颅骨的名称、数目和位置；关节的基本结构；肩、肘、腕、髋、膝、踝关节的组成和运动；斜方肌、背阔肌、胸大肌、三角肌、肱二头肌、肱三头肌、腹前外侧群肌、臀大肌以及股四头肌的名称、位置和主要作用。

2. **熟悉**：椎骨的一般形态和各部椎骨的特征；鼻旁窦的名称、位置和开口；关节的辅助结构；脊柱、胸廓、骨盆、颞下颌关节的组成和功能；胸锁乳突肌以及膈肌的名称、位置和主要作用。

3. **了解**：凡列入教学内容，除掌握、熟悉的，其余均为了解。

第一节 概 述

一、运动系统的组成

运动系统(locomotor system)包括骨、骨连结和骨骼肌三部分。它们在神经系统的支配下对身体起着产生运动、支持体重和保护内脏等作用。

二、运动系统的主要功能

骨与骨之间的连接装置，称骨连结。全身各骨通过骨连结构成骨骼，成为人体的支架。附于骨骼上的肌称骨骼肌。骨骼肌收缩时，牵引骨移动位置，产生运动。此外，骨骼与骨骼肌共同赋予人体的基本轮廓，并构成体腔的壁(如颅腔、胸腔、腹腔和盆腔)，以保护脑、心、肺、脾、肝、膀胱等器官。在运动中，骨起杠杆作用，关节是运动的枢纽，骨骼肌是动力器官，也就是说，骨骼肌是运动的主动部分，骨和骨连结是运动的被动部分。

第二节 骨 学

在成人骨为206块，按部位可分为躯干骨、颅骨、上肢骨和下肢骨四部分，其中躯干骨51块，颅骨29块(包括听小骨6块)，上肢骨64块，下肢骨62块。每块骨都是一个器官，具有一定的形态结构和血管、神经的供应，能不断进行新陈代谢，有其生长发育过程，并具有修复、再生和重塑的能力。

一、骨的形态

骨的形态分为长骨、短骨、扁骨和不规则骨(图 4-1)。

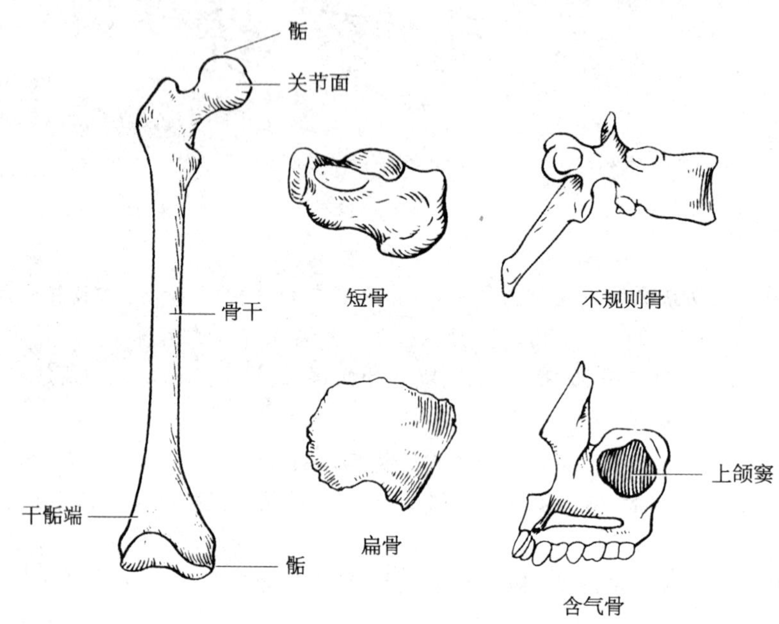

图 4-1 骨 的 形 态

(一) 长骨

长骨(long bone)呈长管状,长骨分布于四肢,具有一体和两端的结构特点。长骨的中部为体,又名**骨干**,骨质致密,骨干内的空腔称**骨髓腔**,内含骨髓;在体的一定部位有血管出入的**滋养孔**。长骨上、下端的膨大又名**骺**,其表面具有光滑的关节面,由**关节软骨**覆盖。

小儿长骨的骨干与骺之间夹有一层软骨,称**骺软骨**。骺软骨能不断增生,又不断骨化,使骨的长度增长。成年后骺软骨骨化,原骺软骨处留有一线状痕迹,称**骺线**。

(二) 短骨

短骨(short bone)一般呈立方形,多成群地分布于腕部和足部,如腕骨和跗骨。

(三) 扁骨

扁骨(flat bone)呈板状,分布于头、胸等处。构成颅腔、胸腔、盆腔的壁,对腔内器官有保护作用,如颅盖骨、胸骨、肋骨等。

(四) 不规则骨

不规则骨(irregular bone)形态不规则,如椎骨、颅底骨、面颅骨等。有些不规则骨,内有 1 个或多个含气的腔,称**含气骨**,如上颌骨、筛骨、额骨、蝶骨等,发音时能起共鸣作用,并能减轻颅骨的重量。

此外,在某些肌腱或韧带内有形如豆状的**籽骨**,多位于手掌和足底着力点,在运动时可改变力的方向及减少对肌腱的摩擦。

二、骨的构造

每块骨都由骨质、骨膜和骨髓构成,并有神经、血管和淋巴管分布(图 4-2)。

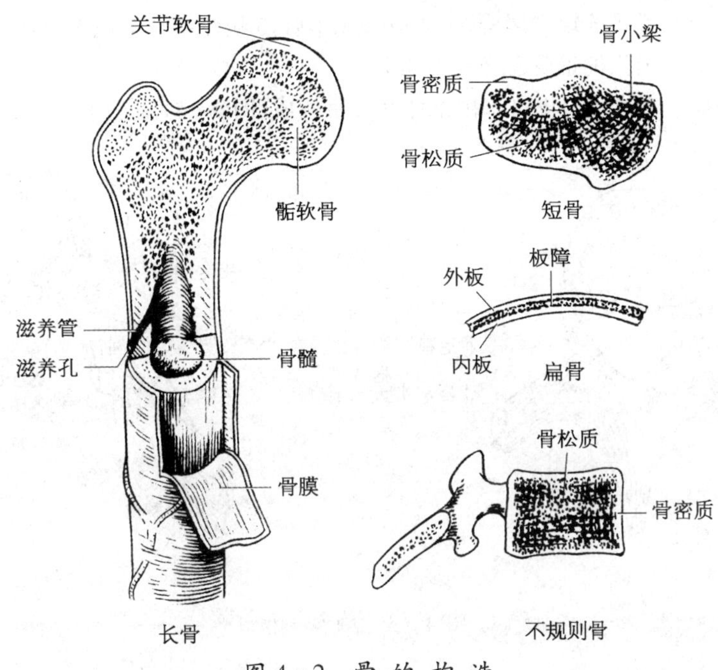

图4-2　骨的构造

(一) 骨质

骨质(bone substance)是骨的主要成分，由骨组织构成，分为骨密质和骨松质两种。**骨密质**致密坚硬，抗压性强，分布于长骨干以及其他类型骨和长骨骺的表层。在颅盖骨，骨密质构成外板和内板。**骨松质**由许多片状和杆状的**骨小梁**交织成网，呈海绵状，分布于长骨骺及其他类型骨的内部；颅盖骨的骨松质在内、外板之间，称板障。

(二) 骨膜

骨膜(periosteum)是由致密结缔组织构成的膜，覆盖除关节面以外的骨表面。骨膜内含有丰富的神经和血管，故感觉敏锐，并对骨的营养和生长有重要作用，可分为内、外两层，骨膜内层疏松，含有成骨细胞和破骨细胞；外层致密。幼年时期骨膜内层的**成骨细胞**直接参与骨的生长，使骨不断加粗；成年后转为静止状态，但它终生保持分化能力，一旦发生骨折，又可重新分化为成骨细胞，形成骨痂，使骨折端愈合。幼年时期骨膜内层的破骨细胞参与破坏旧骨质，使骨髓腔逐步扩大。

(三) 骨髓

骨髓(bone marrow)充填于长骨骨髓腔及骨松质腔隙内的疏松结缔组织，分为红骨髓和黄骨髓。**红骨髓**内含大量不同发育阶段的红细胞和某些白细胞，呈红色，有造血功能；**黄骨髓**含大量脂肪组织，呈黄色，无造血功能。胎儿及幼儿的骨内全是红骨髓，六岁前后，长骨骨髓腔内的红骨髓逐渐转化为黄骨髓，红骨髓仍保留于各类型骨的骨松质内，继续造血。

三、躯干骨

躯干骨包括26块椎骨、12对肋和1块胸骨，共计51块。它们分别参与脊柱、胸廓和骨盆的组成，具有支持、保护和运动的作用。

(一) 椎骨

幼儿时期，**椎骨**(vertebrae)总数为32～33块。根据其所在部位，由上而下依次分为颈椎7块、胸椎 12 块、腰椎 5 块、骶椎 5 块和尾椎 3～4 块。成年后，5 块骶椎愈合成 1 块骶骨，3～4 块尾椎愈合成 1 块尾骨。因此，成人的椎骨总数一般为 26 块。

1. 椎骨的一般形态　每个椎骨都由椎体和椎弓构成(图 4－3)。

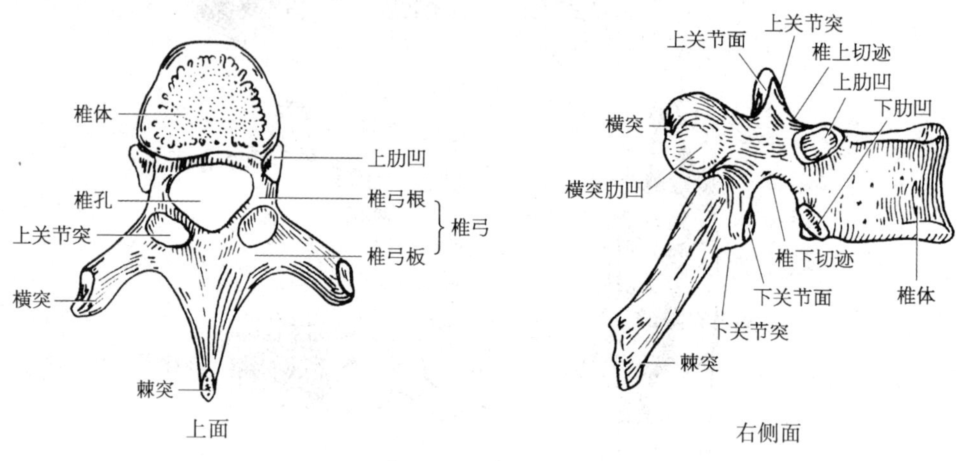

图 4－3　胸　　椎

(1) **椎体(vertebral body)**：为椎骨的前方中部，呈短圆柱状，是支持体重的主要部分。它能承受着头部、上肢和躯干的重量，因此愈向下位的椎体，其面积和体积逐渐增大。而骶椎开始，由于重量转移到下肢，故其面积和体积又逐渐变小。

(2) **椎弓(vertebral arch)**：附在椎体后方，呈弓形板状，分为椎弓根、椎弓板和 7 个突起。椎弓与椎体连接的部分较细，称**椎弓根**，其上、下缘分别称**椎上切迹**和**椎下切迹**。椎骨叠连时，上位椎骨的椎下切迹和下位椎骨的椎上切迹围成一孔，称**椎间孔**，有脊神经及血管通过。两侧椎弓根向后内扩展为较宽阔的骨板，称**椎弓板**。椎弓与椎体后方围成一孔，称**椎孔**。全部椎骨的椎孔叠连一起，形成纵行管道，称**椎管**，内容纳脊髓和脊神经根等。每个椎弓伸出 7 个突起，即向两侧伸出一对**横突**，向上伸出一对**上关节突**，向下伸出一对**下关节突**，向后伸出单一的**棘突**。

2. 各部椎骨的主要特征

(1) **颈椎(cervical vertebrae)**：椎体小，椎孔较大，呈三角形。其主要特征是横突上有一圆孔，称**横突孔**，除第 7 颈椎的横突孔仅有椎静脉通过外，其余颈椎的横突孔内均有椎动、静脉通过。第2～6 颈椎的棘突较短，末端分叉。第 3～6 颈椎属一般颈椎，第 1、2、7 颈椎为特殊颈椎。第 1 颈椎又称**寰椎(atlas)**，没有椎体、棘突和关节突，呈环状，由前弓、后弓及 2 个**侧块**构成(图 4－4)。第 2 颈椎又称**枢椎(axis)**，其椎体向上伸出一齿状突起，称**齿突**(图 4－5)。第 7 颈椎又称**隆椎(vertebrae**

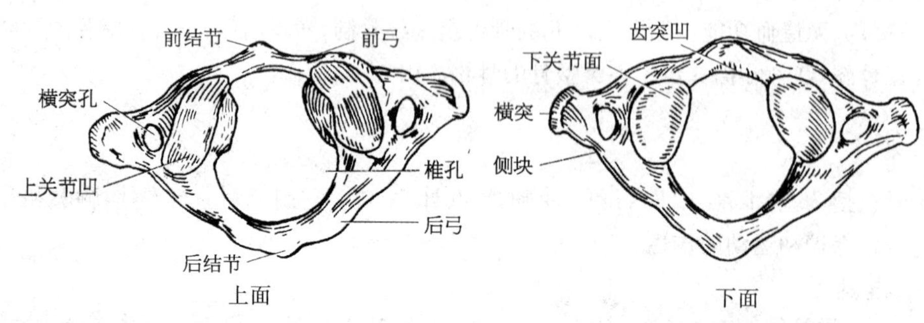

图 4－4　寰　　椎

prominens)，其棘突特别长，末端不分叉(图 4-6)，活体易于触摸，是临床计数椎骨序数的标志。

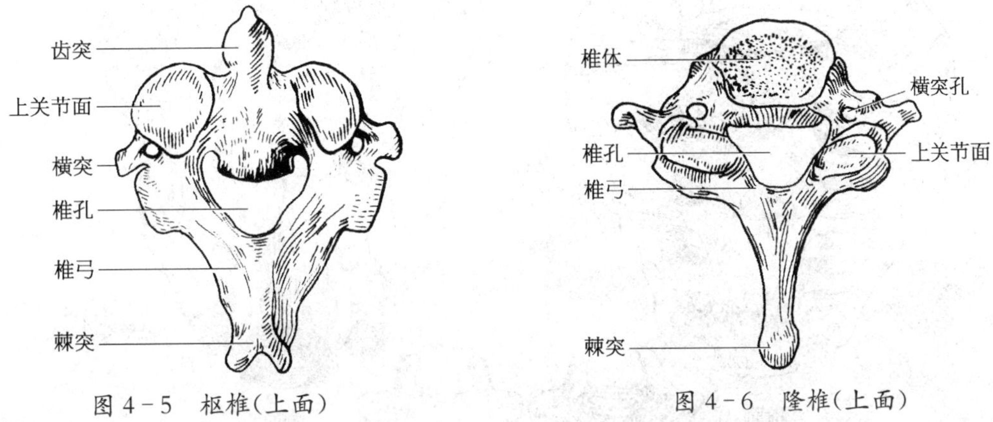

图 4-5 枢椎(上面)　　图 4-6 隆椎(上面)

(2) **胸椎**(**thoracic vertebrae**)：在椎体侧面上、下缘和横突尖端的前面，都有与肋骨相关节的**肋凹**，分别称**椎体上、下肋凹**和**横突肋凹**(图 4-3)。胸椎棘突较长，伸向后下方，互相掩盖，呈叠瓦状。

(3) **腰椎**(**lumbar vertebrae**)：为椎骨中最大者，椎体粗大(图 4-7)。棘突呈板状，水平后伸，彼此间的空隙较大，临床上常在此作蛛网膜下隙穿刺。

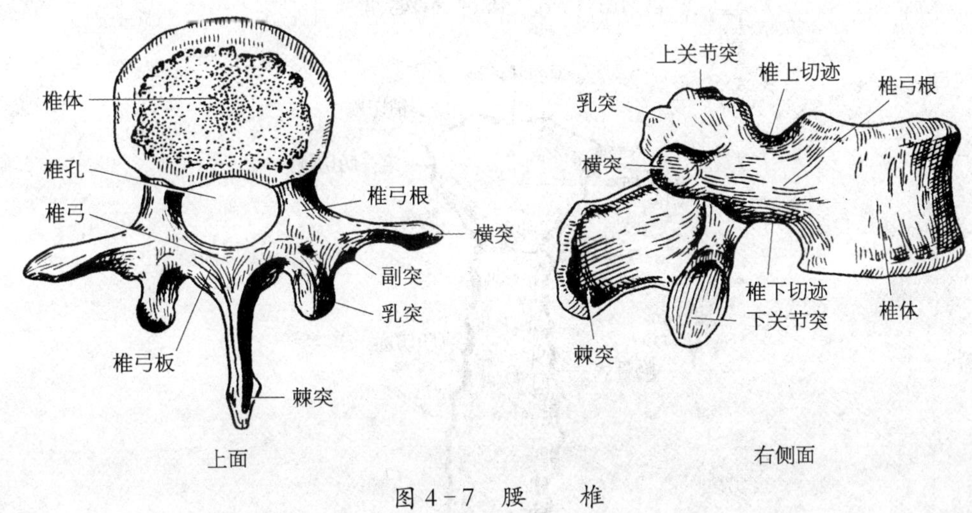

图 4-7 腰　椎

(4) **骶骨**(**sacrum**)：由 5 个骶椎融合而成，为底向上、尖向下的三角形(图 4-8)。骶骨底的前缘向前突出，称**岬**，为女性骨盆测量的重要标志。骶骨的两侧有**耳状面**。骶骨中央有一纵贯全长的管道，称**骶管**，向上与椎管连续，向下开口形成**骶管裂孔**，为骶管穿刺的部位。骶管裂孔两侧有向下突起，称**骶角**，体表可触及，是确定骶管裂孔的定位标志。骶骨前面略凹而平滑，两侧有 4 对**骶前孔**，与骶管相通；后面凸隆粗糙，正中线上有由棘突愈合形成的**骶正中嵴**，两侧有 4 对**骶后孔**，与骶管相通。

(5) **尾骨**(**coccyx**)：由 3~4 块尾椎融合而成。略呈三角形，底朝上，与骶骨相连，尖向下，下端游离(图 4-8)。

(二) 胸骨

胸骨(**sternum**)位于胸前部正中的扁骨，前凸后凹，自上而下分为胸骨柄、胸骨体和剑突三部分(图 4-9)。胸骨上部较宽，称**胸骨柄**。胸骨中部呈长方形，称**胸骨体**，其侧缘有第 2~7 肋切迹。胸

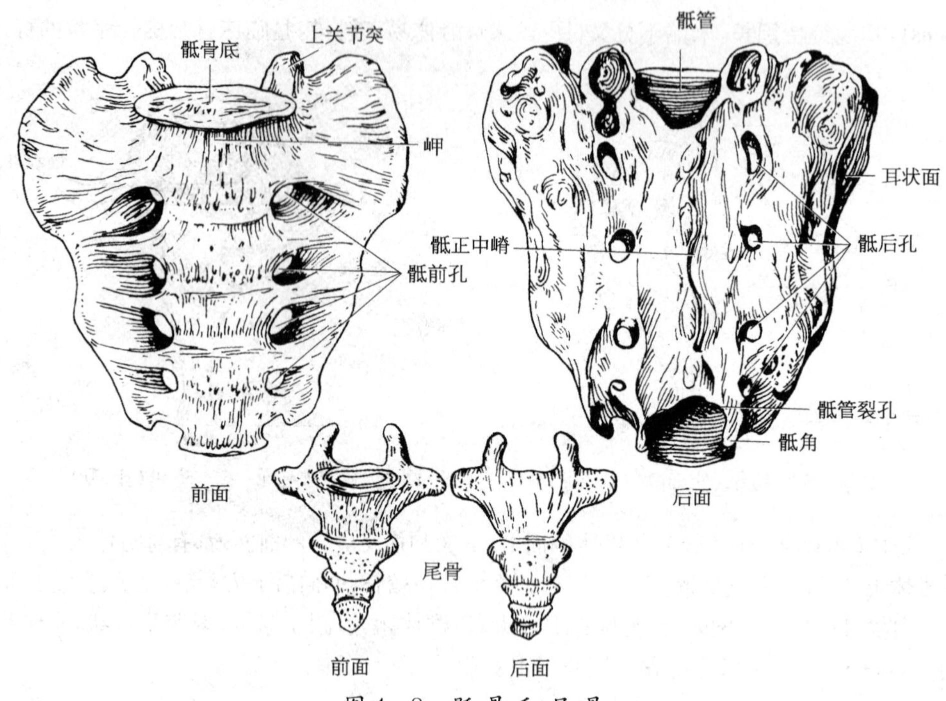

图 4-8 骶骨和尾骨

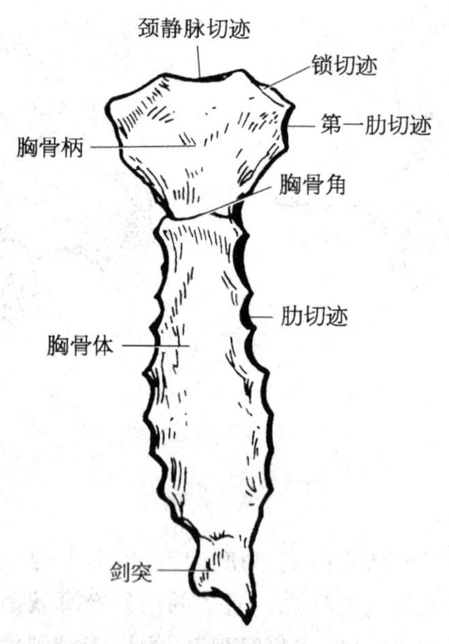

图 4-9 胸骨(前面)

骨体与胸骨柄相接处形成突向前方的横行隆起,称**胸骨角**,两侧平对第 2 肋,为计数肋的重要标志。胸骨的下端为薄而细长的骨片,称**剑突**。

(三) 肋

肋(ribs)共 12 对,由**肋骨**和**肋软骨**构成(图 4-10)。肋骨为细长弓状的扁骨,富有弹性。每块肋骨可分为中部的体及前、后两端。肋骨前端接肋软骨,后端膨大,称**肋头**。**肋体**的内面近下缘有一浅沟称**肋沟**,内有肋间血管和神经通过。

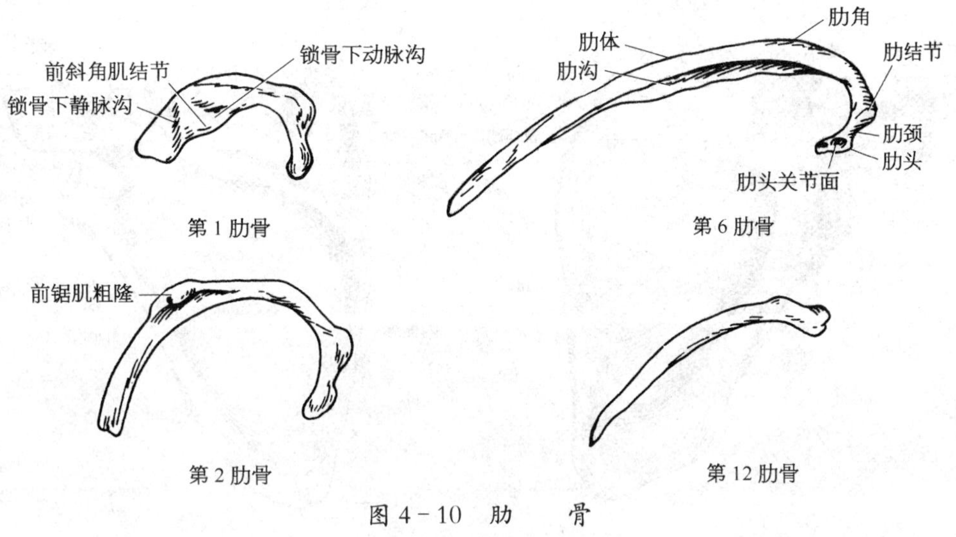

图 4－10　肋　　骨

四、上肢骨

每侧上肢骨分为上肢带骨和自由上肢骨两类。

（一）上肢带骨

1. 锁骨(clavicle)　位于胸廓前上部两侧，呈横置的"～"，全长可在体表触及，可分为一体两端（图 4－11）。上面平滑，下面粗糙，有肌和韧带附着。内侧端粗大为**胸骨端**，外侧端扁平为**肩峰端**。

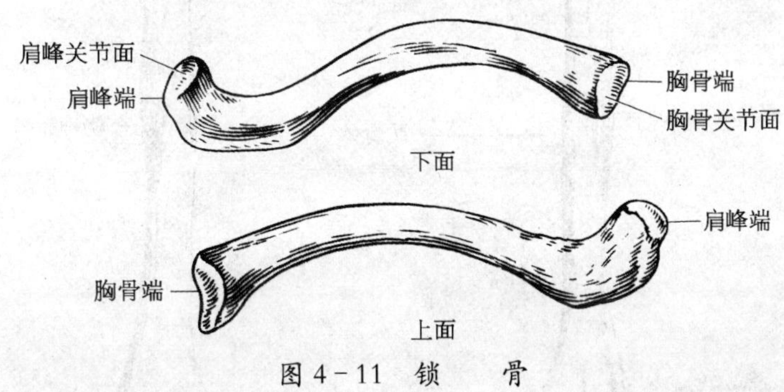

图 4－11　锁　　骨

2. 肩胛骨(scapula)　为三角形的扁骨，位于背部外上方，介于第 2～7 肋骨之间，有三缘、三角和二面（图 4－12）。**上缘**的外侧角有一弯曲的指状突起，称**喙突**；**内侧缘**薄而长，**外侧缘**稍肥厚。**上角**和**下角**分别为内侧缘的上端和下端，分别平对第 2 肋和第 7 肋，可作为计数肋的标志；**外侧角**最肥厚，有梨形浅窝，称**关节盂**。**前面**为一大而浅的窝，称**肩胛下窝**；**后面**被一横行的**肩胛冈**分成上方的**冈上窝**和下方的**冈下窝**，肩胛冈的外侧端扁平称**肩峰**。

（二）自由上肢骨

1. 肱骨(humerus)　位于臂部，分为一体和两端（图 4－13）。上端有半球形的**肱骨头**，与肩胛骨的关节盂相关节。肱骨头前下方的突起，称**小结节**，小结节外侧的隆起，称**大结节**。肱骨体中部的外侧面有一粗糙面，称**三角肌粗隆**，是三角肌的附着处。体中部的后面有一条自内上斜向外下的浅沟，称**桡神经沟**，有桡神经和肱深血管通过。肱骨下端前后扁平，外侧份有半球形的**肱骨小头**；

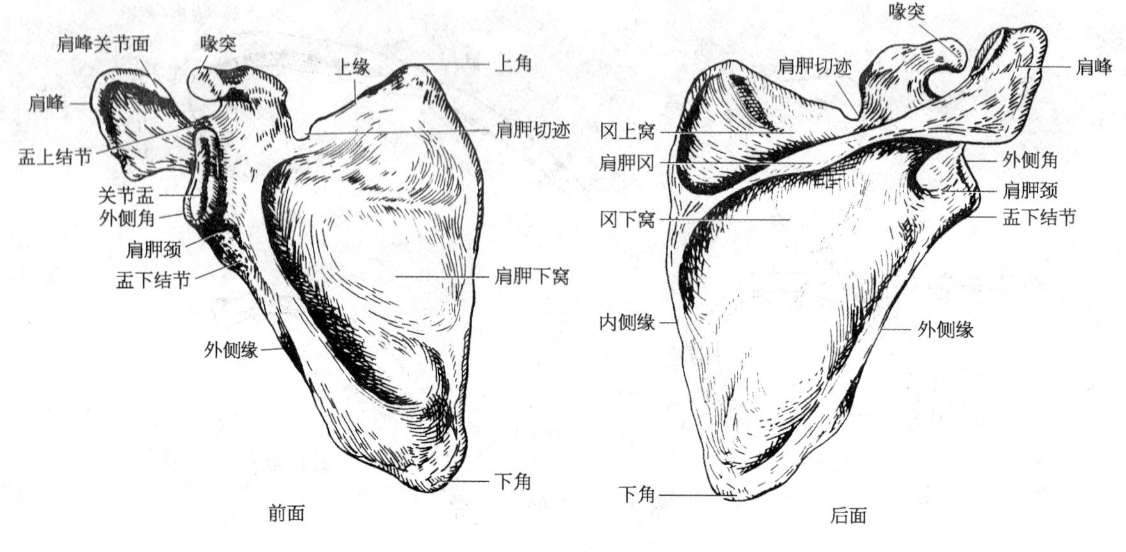

图 4-12 肩 胛 骨

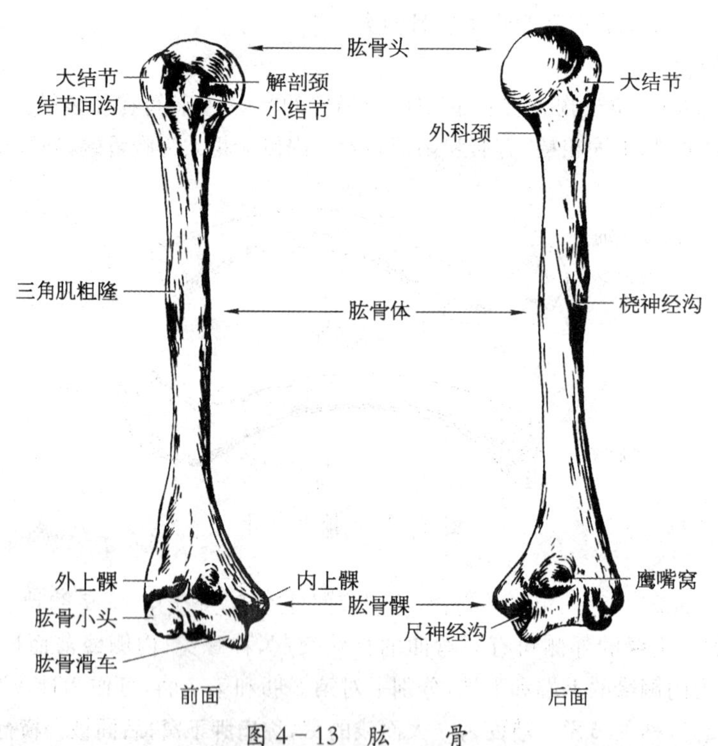

图 4-13 肱 骨

内侧份有形如滑车的**肱骨滑车**。在滑车的前、后上方各有一窝，分别称**冠突窝**和**鹰嘴窝**。小头的外上侧和滑车的内上侧各有一个突起，分别称**外上髁**和**内上髁**。内上髁的后面有一浅沟，称**尺神经沟**，有尺神经通过。

2. 桡骨(radius) 位于前臂外侧部，分为一体两端(图 4-14)。上端细小，下端粗大。上端有稍为膨大的**桡骨头**，头的上面有关节凹，与肱骨小头相关节；头的周周有**环状关节面**与尺骨的桡切迹相关节。头下方变细，称**桡骨颈**；颈的内下方有一隆起，称**桡骨粗隆**。桡骨下端内侧的关节面，称**尺切迹**；下端外侧向下的突起，称**桡骨茎突**；下端的下面有**腕关节面**，与腕骨相关节。

3. 尺骨(ulna)　位于前臂内侧部，分为一体两端(图 4 - 14)。上端较为粗大，前面有一半月形的凹陷，称**滑车切迹**，与肱骨滑车相关节。在切迹的上、下方各有一突起，分别称**尺骨鹰嘴**和**冠突**，冠突外侧面有一关节面，称**桡切迹**，与桡骨头相关节。冠突前下方的粗糙隆起，称**尺骨粗隆**。尺骨下端有球形的**尺骨头**，与桡骨的尺切迹相关节；尺骨头的后内侧有向下的突起，称**尺骨茎突**。

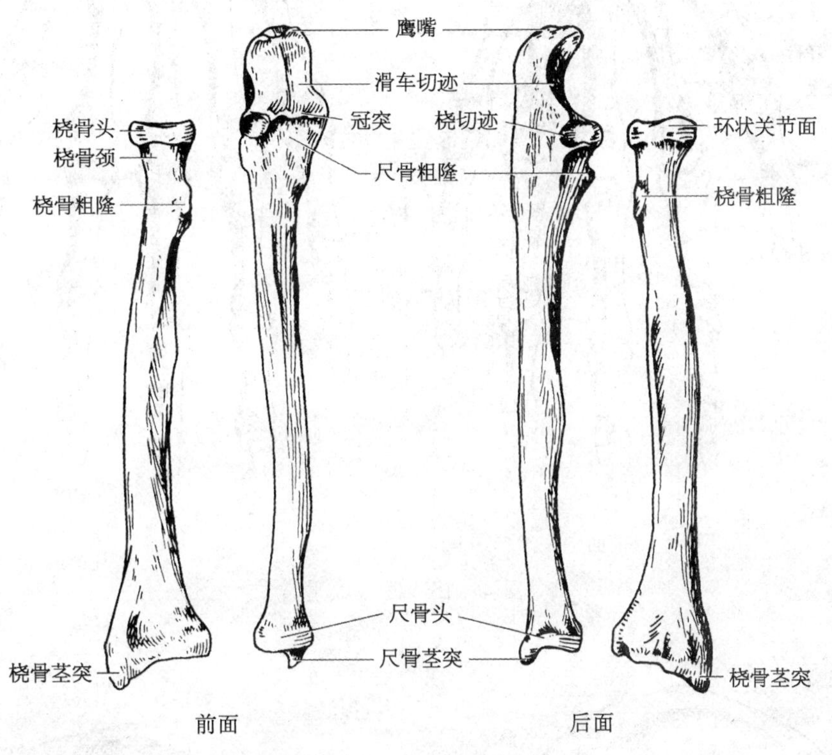

图 4 - 14　桡骨和尺骨

4. 手骨(bone of hand)　包括腕骨、掌骨及指骨(图 4 - 15)。

(1) 腕骨(carpal bones)：由 8 块小的短骨组成，排成两列，每列各有 4 块。由桡侧向尺侧，近侧列依次为**手舟骨**、**月骨**、**三角骨**和**豌豆骨**；远侧列依次为**大多角骨**、**小多角骨**、**头状骨**和**钩骨**。

(2) 掌骨(metacarpal bones)：共 5 块，由桡侧向尺侧，分别称第 1～5 掌骨。

(3) 指骨(phalanges of fingers)：共 14 节。拇指有 2 节指骨，其余各指都有 3 节。由近侧至远侧依次为**近节指骨**、**中节指骨**和**远节指骨**。

五、下肢骨

每侧下肢骨分为下肢带骨和自由下肢骨两类。

(一) 下肢带骨

髋骨(hip bone)为形状不规则的扁骨，由**髂骨**、**坐骨**和**耻骨**组成(图 4 - 16)。三骨会合处的外侧面有一深窝，称**髋臼**，其前下份有一大孔，称**闭孔**。15 岁以前三骨借软骨相连，16 岁左右软骨骨化，三骨融合为 1 块髋骨。

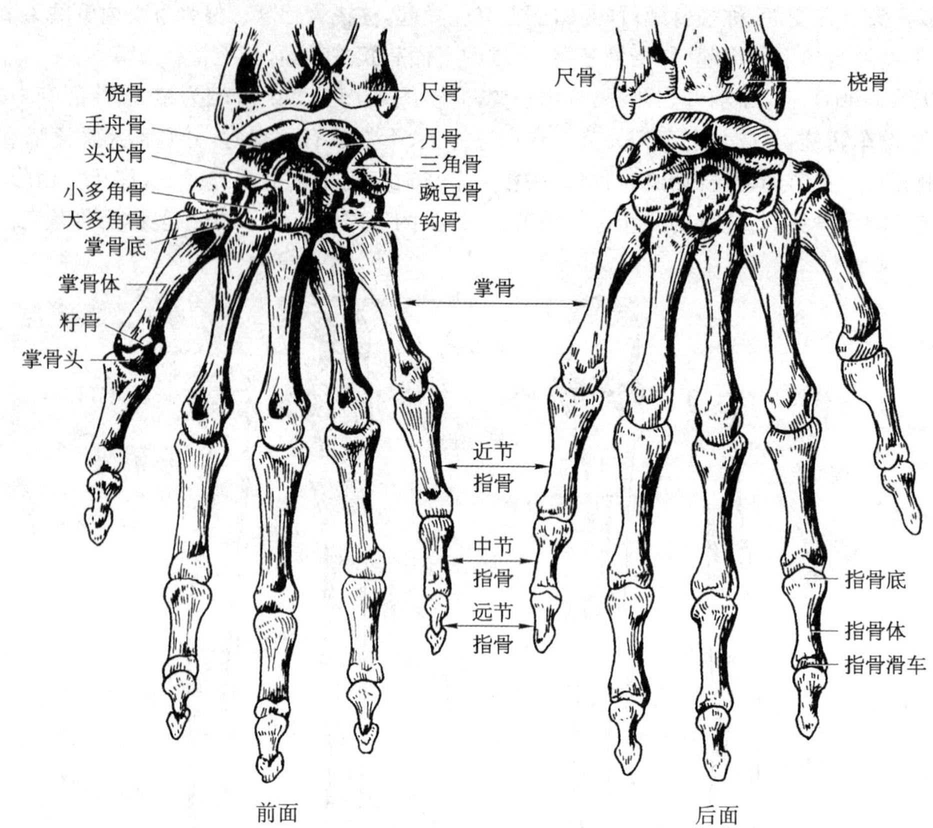

图 4-15 手 骨

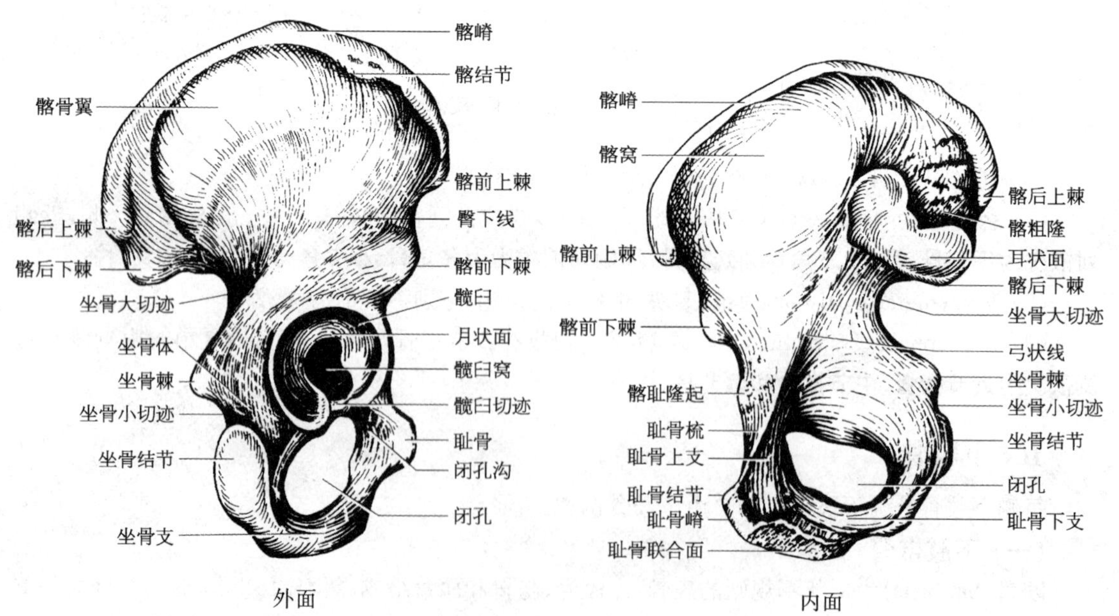

图 4-16 髋 骨

1. 髂骨(ilium) 构成髋骨的后上部,可分为髂骨体和髂骨翼。**髂骨翼**是髋臼上方扁阔的部分,其上缘增厚称**髂嵴**。髂嵴前、后端分别称**髂前上棘**和**髂后上棘**。髂前上棘后方 5～7 cm 处,髂嵴向外侧的突起,称**髂结节**。髂骨翼内面的浅窝,称**髂窝**。窝的后方有**耳状面**,与骶骨相关节。

2. 坐骨(ischium) 构成髋骨的后下部,可分为坐骨体和坐骨支。体与支会合处较肥厚粗糙,称**坐骨结节**。坐骨结节的上后方有一锐棘,称**坐骨棘**,此棘的上方为**坐骨大切迹**,下方为**坐骨小切迹**。

3. 耻骨(pubis) 构成髋骨前下部,可分为耻骨体和耻骨上、下支。耻骨上、下支与坐骨支连接,围成闭孔。耻骨上、下支相互移行处的内侧面为**耻骨联合面**,其外上方有呈圆形突起的**耻骨结节**。

(二) 自由下肢骨

1. 股骨(femur) 位于大腿部,为人体最长的骨,其长度为身高的1/4(图4-17)。上端有球形的**股骨头**,与髋臼相关节。头下外侧的狭细部分,称**股骨颈**。颈与体交界处上外侧的方形隆起为**大转子**,下内侧的隆起为**小转子**。股骨体稍微向前凸,其后面有纵行的骨嵴,称**粗线**,向上外延续为**臀肌粗隆**。股骨下端有两个膨大,分别称**内侧髁**和**外侧髁**。

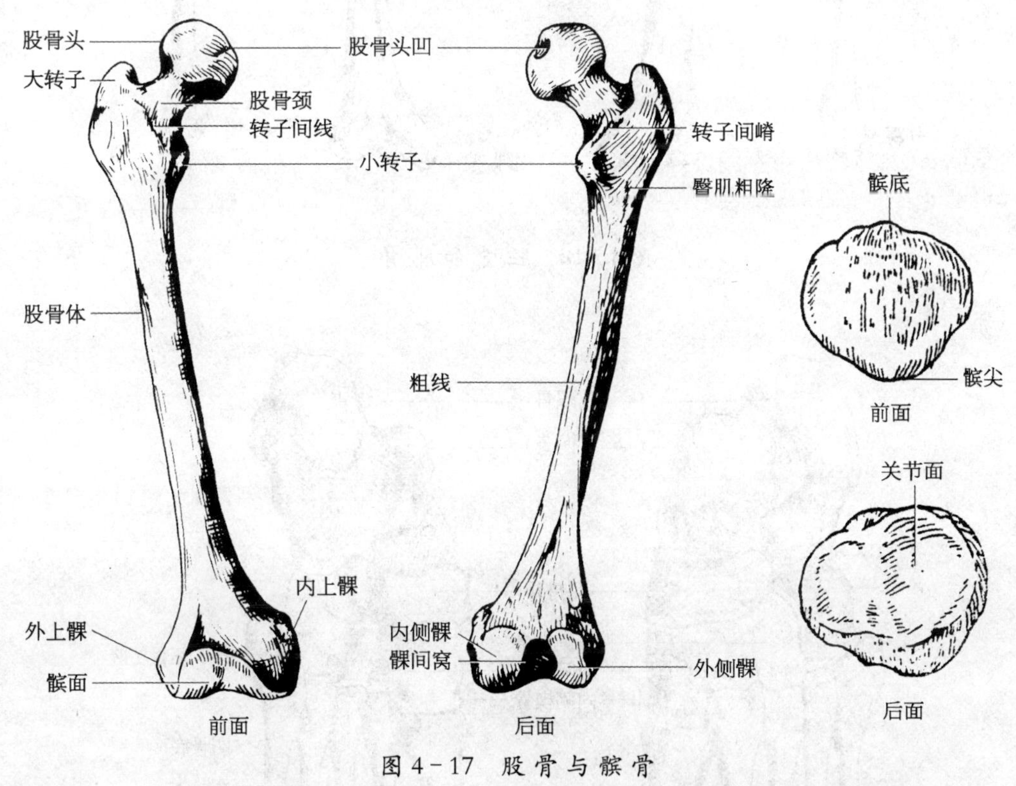

图4-17 股骨与髌骨

2. 髌骨(patella) 是全身最大的籽骨,位于股骨下端前面的股四头肌腱内,呈倒置的三角形(图4-17)。

3. 胫骨(tibia) 位于小腿内侧部,可分为一体及两端(图4-18)。上端有两个膨大,分别称**内侧髁**和**外侧髁**。上端与体移行处的前面,有一**胫骨粗隆**。胫骨体呈三棱柱状,有三缘和三面。下端内侧面隆起,称**内踝**。

4. 腓骨(fibula) 位于小腿外侧部,分为一体及两端(图4-18)。上端稍膨大,称**腓骨头**。头下方变细,称**腓骨颈**。下端膨大为**外踝**。

5. 足骨(bone of foot) 包括跗骨、跖骨和趾骨(图4-19)。

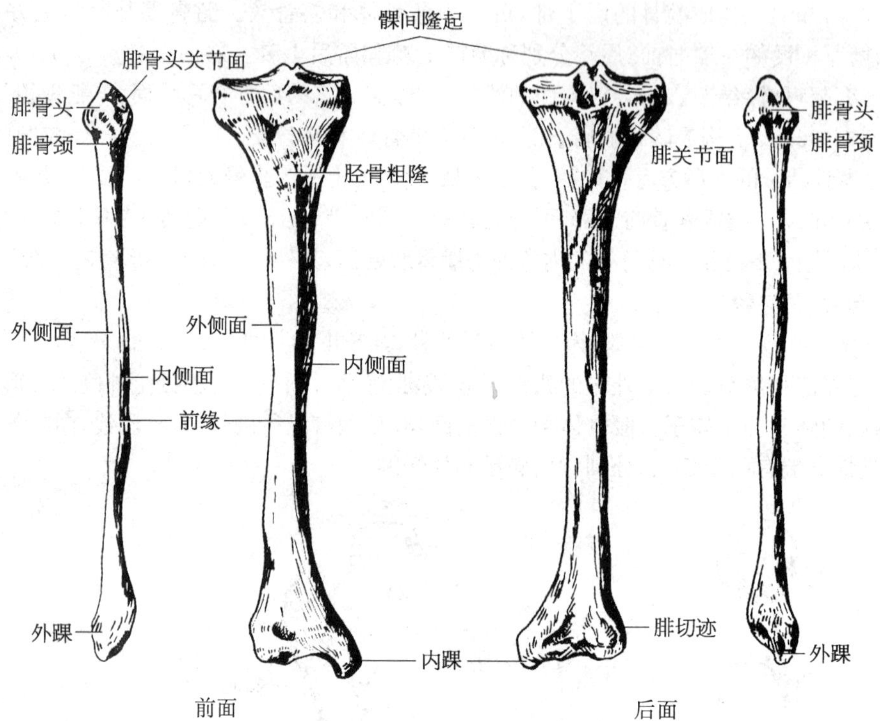

图 4-18 胫骨和腓骨

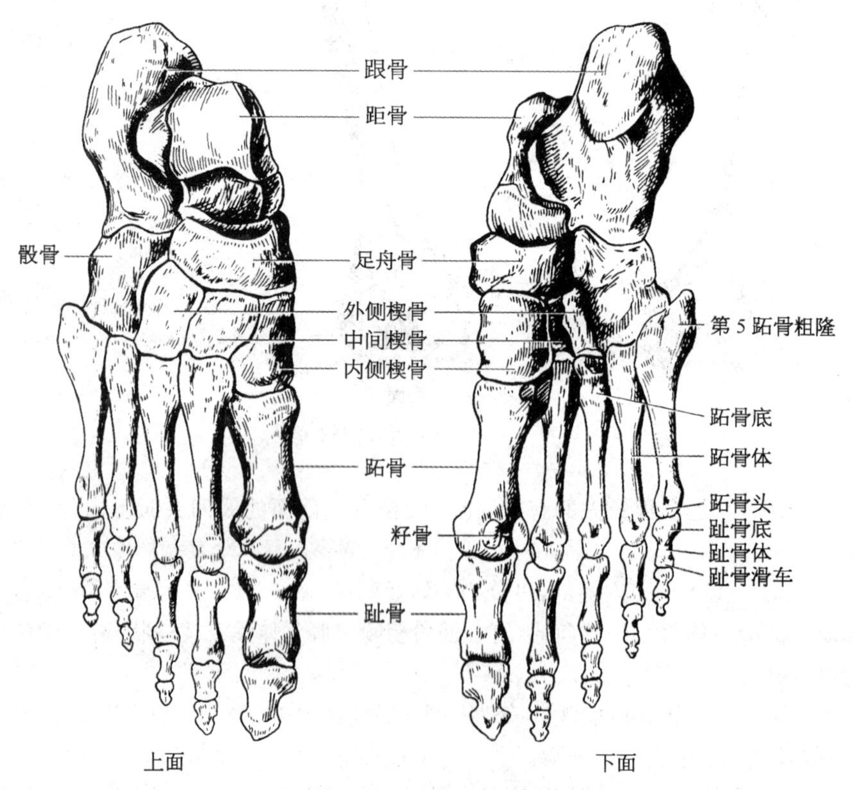

图 4-19 足 骨

(1) **跗骨(tarsal bones)**:属于短骨,共 7 块,排成三列。后列为居上方的**距骨**和居下方的**跟骨**;中列为距骨前方的**足舟骨**;前列从内侧至外侧依次为**内侧楔骨**、**中间楔骨**、**外侧楔骨**和**骰骨**。跟骨后端的隆突,称**跟骨结节**。距骨上面有前宽后窄的关节面,称**距骨滑车**,与胫、腓骨下端的关节面相关节。

(2) **跖骨(metatarsal bones)**:属于长骨,相当于手的掌骨,共 5 块,从内侧向外侧依次称第 1～5 跖骨。

(3) **趾骨(phalanges of toes)**:属于长骨,共 14 块,相当于手的指骨,比手指骨短小,其数目、形态和命名与指骨相同。

六、颅骨

成人**颅(skull)**位于脊柱上方,由 23 块**颅骨(cranial bones)**组成(不包括颞骨内的 6 块听小骨)。以眶上缘和外耳门上缘的连线将颅骨分为后上部的脑颅骨和前下部的面颅骨两部分。**脑颅骨** 8 块,围成颅腔,容纳脑和感觉器官等。**面颅骨** 15 块,构成面部的轮廓,围成眶、骨性鼻腔和骨性口腔,容纳视觉、嗅觉和味觉等器官。

(一) 脑颅骨 (图 4-20、图 4-21)

1. 额骨(frontal bone) 位于颅的前上部,骨内含气空腔称**额窦**。
2. 顶骨(parietal bone) 位于颅盖部中线的两侧,介于额骨与枕骨之间。
3. 枕骨(iccipital bone) 位于颅的后下部。

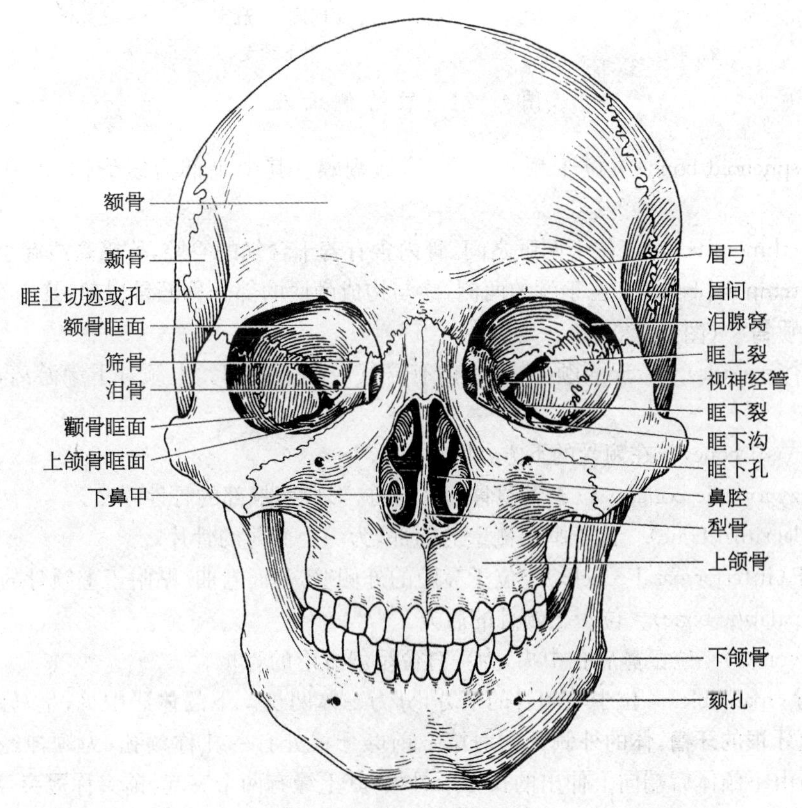

图 4-20 颅的前面观

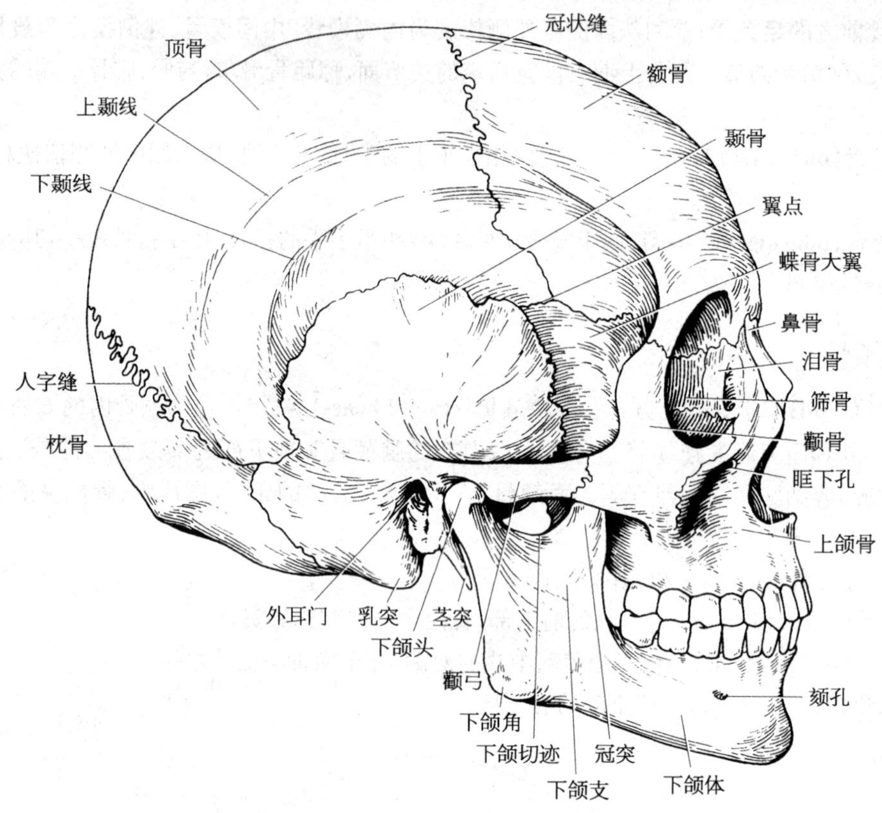

图 4－21 颅的侧面观

4. 蝶骨(sphenoid bone) 位于颅底中央，形似蝴蝶。其中央部为**蝶骨体**，内有含气空腔称**蝶窦**。

5. 筛骨(ethmoid bone) 位于两眶之间，骨内含有若干含气的空腔，称**筛窦或筛小房**。

6. 颞骨(temporal bone) 位于颅的两侧，参与构成颅底的部分称**颞骨岩部**，其内有前庭蜗器。

(二) 面颅骨 (图 4－20、图 4－21)

1. 上颌骨(maxilla) 位于面颅中央，骨内有含气腔称**上颌窦**。上颌骨下缘游离，有容纳上颌牙根的**牙槽**。

2. 鼻骨(nasal bone) 在额骨的下方，两眶之间。

3. 颧骨(zygomatic bone) 位于上颌骨的外上方，形成面颊部的骨性隆凸。

4. 泪骨(lacrimal bone) 位于眶内侧壁的前部，为一小而薄的骨片。

5. 下鼻甲(inferior nasal concha) 位于鼻腔的外侧壁，薄而卷曲，贴附于上颌骨的内侧面。

6. 腭骨(palatine bone) 位于上颌骨的后方。

7. 犁骨(vomer) 位于鼻后孔中央，为垂直位呈斜方形的骨板。

8. 下颌骨(mandible) 位于上颌骨的下方，分为一体两支。**下颌体**居中央，呈马蹄铁形，其上缘有容纳下颌牙根的**牙槽**，体的外侧面约对第 2 前磨牙根处有一孔称颏孔，为颏神经和血管穿出处。**下颌支**为由下颌体后端向上伸出的长方形骨板，其上缘有两个突起，前突称**冠突**，后突称**髁突**，髁突的上端膨大称**下颌头**。下颌支内面中央有**下颌孔**，由此孔通**下颌管**至颏孔，管内有下牙槽神经和血管通过。

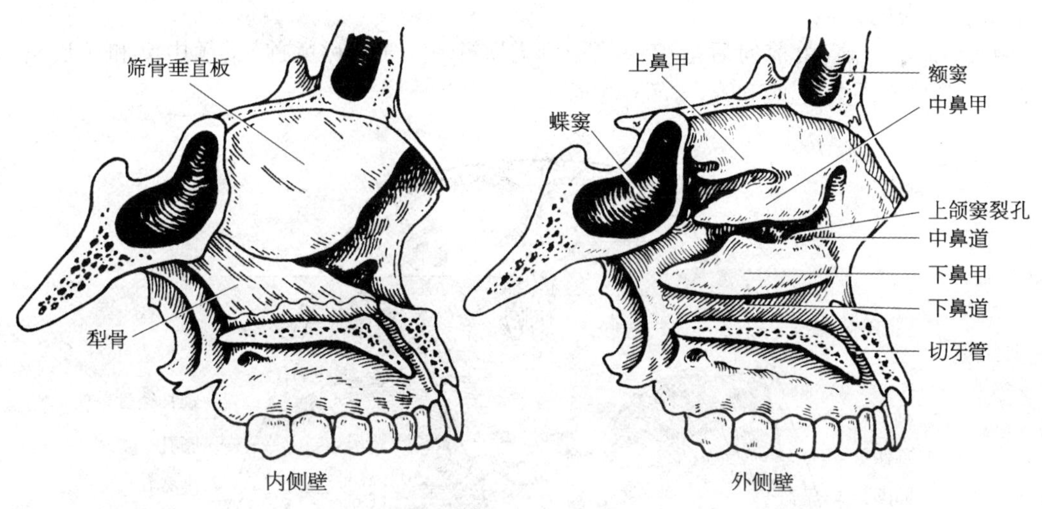

图 4-22　鼻　　腔

9. 舌骨(hyoid bone)　位于下颌骨的下后方,呈马蹄铁形。

(三) 颅的侧面观

颅的侧面由额骨、蝶骨、顶骨、颞骨、枕骨、颧骨及上、下颌骨组成(图 4-21)。以**外耳门**为中心,其后方为**乳突**,前方为**颧弓**。颧弓上方的凹陷称**颞窝**。在颞窝区内,有额、顶、颞、蝶 4 骨的会合处称**翼点**,此处骨质薄弱,内面有脑膜中动脉的前支经过,翼点处骨折时,容易损伤该动脉,引起颅内血肿。

(四) 颅的前面观

颅的前面由大部分面颅和部分脑颅构成,分为额区、眶、骨性鼻腔和骨性口腔(图 4-20)。

1. 眶(orbit)　由额骨、蝶骨、筛骨、泪骨、颧骨和上颌骨参与围成,容纳眼球及其附属结构,呈四面锥体形,分为一尖、一底和四壁。尖向后内方,经视神经管通入颅腔。底向前外,它的上、下缘分别称**眶上缘**和**眶下缘**。眶上缘的中、内 1/3 交界处的**眶上切迹**(有时为**眶上孔**),眶下缘中点的下方有**眶下孔**。眶上壁薄而光滑,是颅前窝的底;眶下壁是上颌窦的顶,骨面上有**眶下沟**,向前移行为**眶下管**至眶下孔;眶内侧壁很薄,近前缘处有**泪囊窝**,向下延伸为**鼻泪管**通鼻腔;眶外侧壁后半的上、下方分别有**眶上裂**和**眶下裂**。

2. 骨性鼻腔(bony nasal cavity)　位于面颅中央,介于两眶与上颌骨之间(图 4-22)。上方以筛板与颅腔相隔,下方以硬腭骨板与口腔分界,两侧邻接筛窦、眶和上颌窦。它被骨性鼻中隔分为左右两半,骨性鼻中隔由筛骨垂直板和犁骨组成。

鼻腔外侧壁有 3 个卷曲的骨片,分别称**上鼻甲**、**中鼻甲**和**下鼻甲**(图 4-22)。下鼻甲为独立骨块,上、中鼻甲都属于筛骨的一部分。每个鼻甲下方的间隙,分别称**上鼻道**、**中鼻道**和**下鼻道**。

3. 鼻旁窦(paranasal sinuses)　位于鼻腔周围的颅骨有些含气的空腔,借孔裂开口于鼻腔,称鼻旁窦(图 4-22)。共 4 对,包括额窦、上颌窦、筛窦和蝶窦,它们皆与鼻腔相通。①**额窦**:位于额骨内,开口于中鼻道;②**上颌窦**:最大,位于鼻腔两侧的上颌骨内,开口于中鼻道,由于窦口高于窦底,故在直立位时不易引流;③**筛窦**:位于筛骨内,为筛骨迷路内许多蜂窝状腔隙,分前、中、后筛小房。前、中筛小房开口于中鼻道,后筛小房开口于上鼻道;④**蝶窦**:位于蝶骨体内,开口于上鼻甲后上方的**蝶筛隐窝**。

（五）颅底内面观

颅底内面承托脑，由前向后呈阶梯状排列着3个窝，分别称颅前窝、颅中窝和颅后窝（图4-23）。各窝内有许多孔、裂和管，与颅外相通。

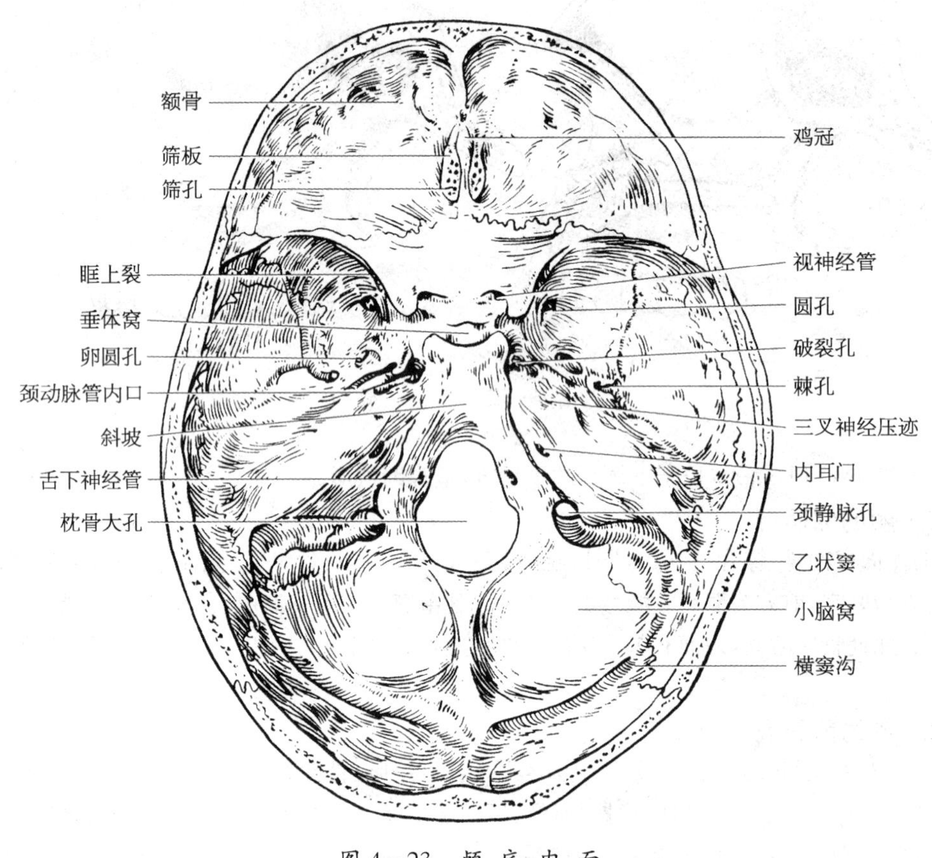

图4-23 颅 底 内 面

1. *颅前窝*（anterior cranial fossa） 中央低凹部分是筛骨的**筛板**，板上有许多**筛孔**。

2. *颅中窝*（middle cranial fossa） 中央是蝶骨体，其上面的凹陷为**垂体窝**。窝前方两侧有**视神经管**，管的外侧有**眶上裂**，他们都通入眶。蝶骨体的两侧，由前向后外有**圆孔**、**卵圆孔**和**棘孔**。

3. *颅后窝*（posterior cranial fossa） 最深，中央有**枕骨大孔**。枕骨大孔的前上方有**斜坡**，孔的前外缘有**舌下神经管**，孔的后上方有**枕内隆凸**。枕内隆凸的两侧有**横窦沟**，横窦沟折向前下为**乙状窦沟**，向下终于**颈静脉孔**。颞骨岩部的后面中份有**内耳门**，通**内耳道**。

（六）颅底外面观

颅底外面高低不平，有许多孔、裂（图4-24）。前部有上颌骨的牙槽和硬腭的骨板，骨板后缘的上方有被犁骨分开的2个**鼻后孔**。后部中央有枕骨大孔，它的两侧有椭圆形隆起称**枕髁**，与寰椎相关节。枕髁的外侧有颈静脉孔，孔的外侧有细长骨突称**茎突**，茎突的后外方有颞骨的乳突。茎突与乳突之间的孔称**茎乳孔**。茎乳孔前方大而深的凹陷为**下颌窝**，与下颌头相关节。下颌窝前方的横行隆起，称**关节结节**。枕骨大孔的后上方有**枕外隆凸**。

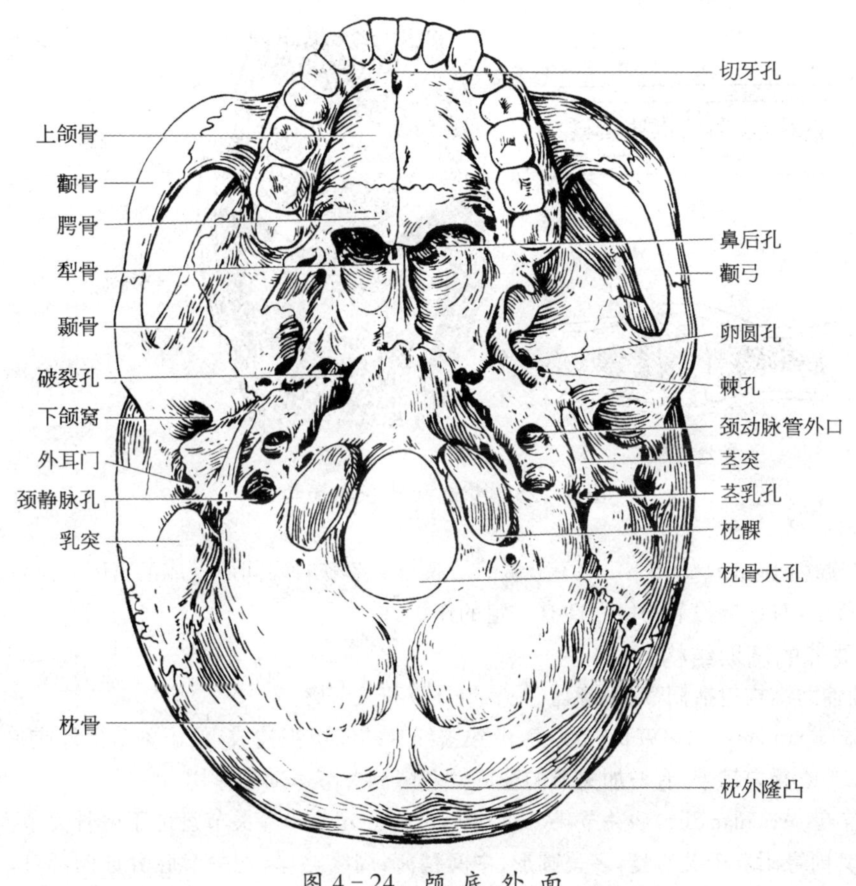

图 4－24 颅底外面

第三节 关 节 学

骨与骨之间的连接装置叫**骨连结**。按骨连结的方式不同，分为直接连结和间接连结两种。直接连结是指两骨之间借纤维结缔组织或软骨相连，其间无间隙，不能活动或仅有少许活动。间接连结又称**关节**(joints)，其特点是两骨之间借膜性囊互相连结，其间有腔隙及滑液，有较大的活动性。

一、关节的结构和运动

(一) 关节的主要结构

关节的主要结构包括关节面、关节囊和关节腔(图 4－25)。

1. 关节面(articular surface) 是两骨互相接触的光滑面，构成关节的骨面，通常一骨形成凸面，称**关节头**；另一骨形成凹面，称**关节窝**。关节面覆盖一层关节软骨，多数为透明软骨，可减少运动时的摩擦和减缓运动时的冲击。

2. 关节囊(articular capsule) 由结缔组织构成，附着于关节面周缘及附近的骨面上，分为内、外两层。外层为**纤维膜**，由致密结缔组织构成，附着于关节面周围的骨面上，并与骨膜相延续。内层为**滑膜**，薄而光滑，由疏松结缔组织组成，附着于关节软骨的周缘。滑膜表面光滑，能产生滑液，以减少关节运动时关节软骨间的摩擦。

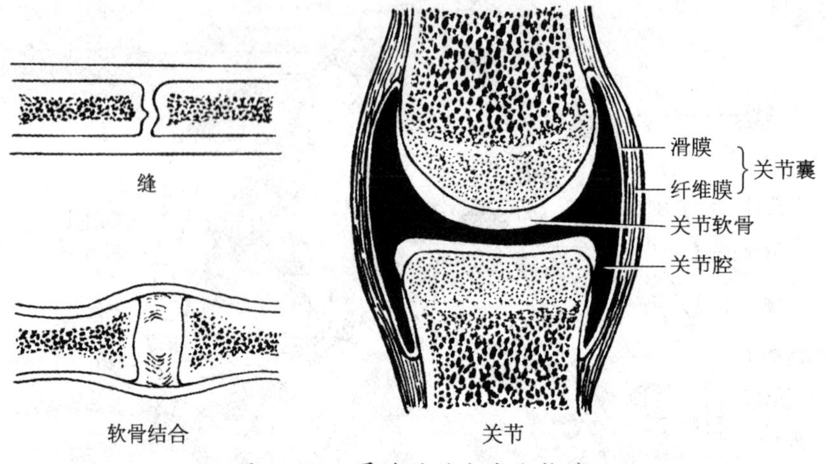

图 4-25　骨连结的分类和构造

3. 关节腔(articular cavity)　为关节囊的滑膜与关节软骨之间所围成的密闭腔隙，腔内含有少量滑液，呈负压，对维持关节的稳固性有一定的作用。

(二) 关节的辅助结构

关节的辅助结构包括韧带、关节盘、关节半月板和关节唇。

1. 韧带(ligaments)　呈束状或膜状，由致密纤维结缔组织构成，位于关节囊外或关节囊内，分别称**囊外韧带**或**囊内韧带**，有增加关节的稳固性和限制关节运动的作用。

2. 关节盘(articular disc)和关节半月板(articular meniscus)　关节盘位于两骨关节面之间的纤维软骨板，其周缘附着于关节囊，多呈圆形，中间稍薄，周缘略厚，把关节腔分成两部分。膝关节内的纤维软骨板呈半月形，故称关节半月板。关节盘和关节半月板使两骨关节面更为适合，能增加关节的运动范围，并有缓和与减少外力冲击和震荡的作用。

3. 关节唇(articular labrum)　为附着于关节窝周缘的纤维软骨环，有加深关节窝，增大关节的接触面，增加关节的稳固性。

(三) 关节的运动形式

1. 屈和伸　指关节绕冠状轴进行的运动。运动时两骨互相靠拢，角度缩小的称屈；反之，角度加大的则称**伸**。

2. 内收和外展　指关节绕矢状轴进行的运动。运动时骨向躯干或正中矢状面靠拢者，称**内收**(或收)；反之，离开躯干或正中矢状面者称**外展**(或展)。

3. 旋内和旋外　关节绕垂直轴进行的运动称**旋转**。骨的前面转向内侧的称**旋内**；反之，转向外侧的称**旋外**。

4. 环转　**环转**为屈、展、伸、收依次的连续运动。凡二轴或三轴关节均可作环转运动，即关节头原位转动，骨的远端可作圆周运动，运动时全骨描绘成一圆锥形的轨迹。

二、躯干骨的连结

(一) 椎骨间的连结

1. 椎间盘(intervertebral discs)　相邻两椎体之间借椎间盘牢固相连。椎间盘由中央部的髓核和周围部的纤维环构成(图 4-26)。**髓核**居中央，为柔软而富有弹性的胶状物质，有缓和冲击的作用。**纤维环**位于髓核的周围，由多层同心圆排列的纤维软骨环构成，前宽后窄，纤维环坚韧而有弹性，可防止髓核向外突出。椎间盘除连接椎体外，还可承受压力，吸收震荡，减缓冲击以保护脑，利于脊椎向各方运动。

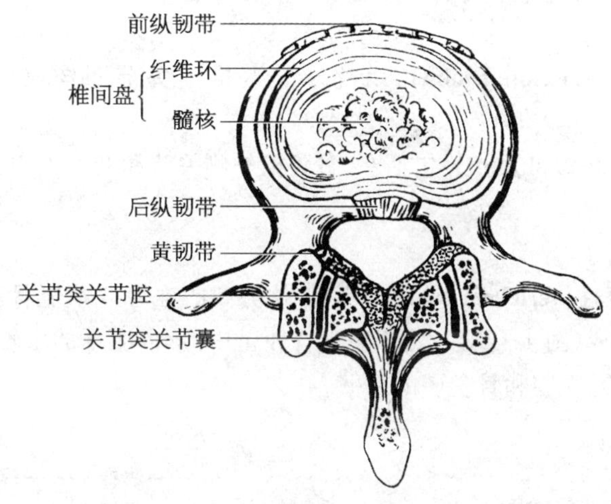

图 4-26　椎间盘和关节突关节

2. 韧带(ligament)　(图 4-27)

(1) **前纵韧带(anterior longitudinal ligament)**：为全身最长的韧带，很坚韧，位于椎体的前面，有防止脊柱过度后伸和椎间盘向前脱出的作用。

(2) **后纵韧带(posterior longitudinal ligament)**：位于各椎体的后面(椎管前壁)，它较前纵韧带狭窄，有限制脊柱过度前屈和防止椎间盘向后脱出的作用。

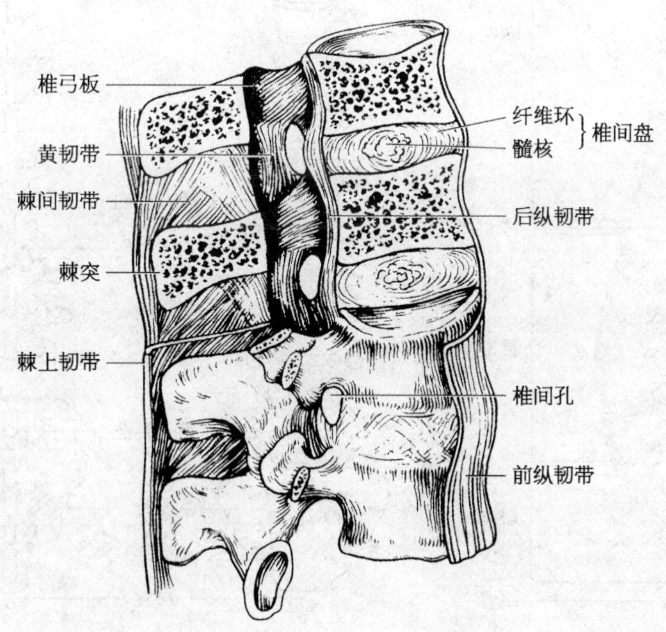

图 4-27　脊柱的韧带

(3) **黄韧带(ligamenta flava)**:又称弓间韧带,是连结相邻椎弓的韧带,由弹性纤维构成,并有限制脊柱过度前屈的作用。

3. 关节(joint)

(1) **关节突关节(zygapophysial joints)**:由相邻椎骨的上、下关节突构成(图 4-27),可作轻微运动。

(2) **寰枕关节(atlantooccipital joint)**:由枕髁与寰椎上关节凹构成,可使头作俯仰和侧屈运动。

(3) **寰枢关节(atlantoaxial joint)**:包括左、右寰枢外侧关节和寰枢正中关节,可使头作俯仰、侧屈和旋转运动。

(二) 脊柱

1. 脊柱的组成 **脊柱(vertebral column)**由 24 块分离的椎骨、1 块骶骨和 1 块尾骨,借椎间盘、韧带和关节紧密连结而成(图 4-28)。位于躯干背面正中,形成躯干的中轴,上承颅骨,下连髋骨,中附肋骨,参与构成胸腔、腹腔和骨盆腔的后壁。

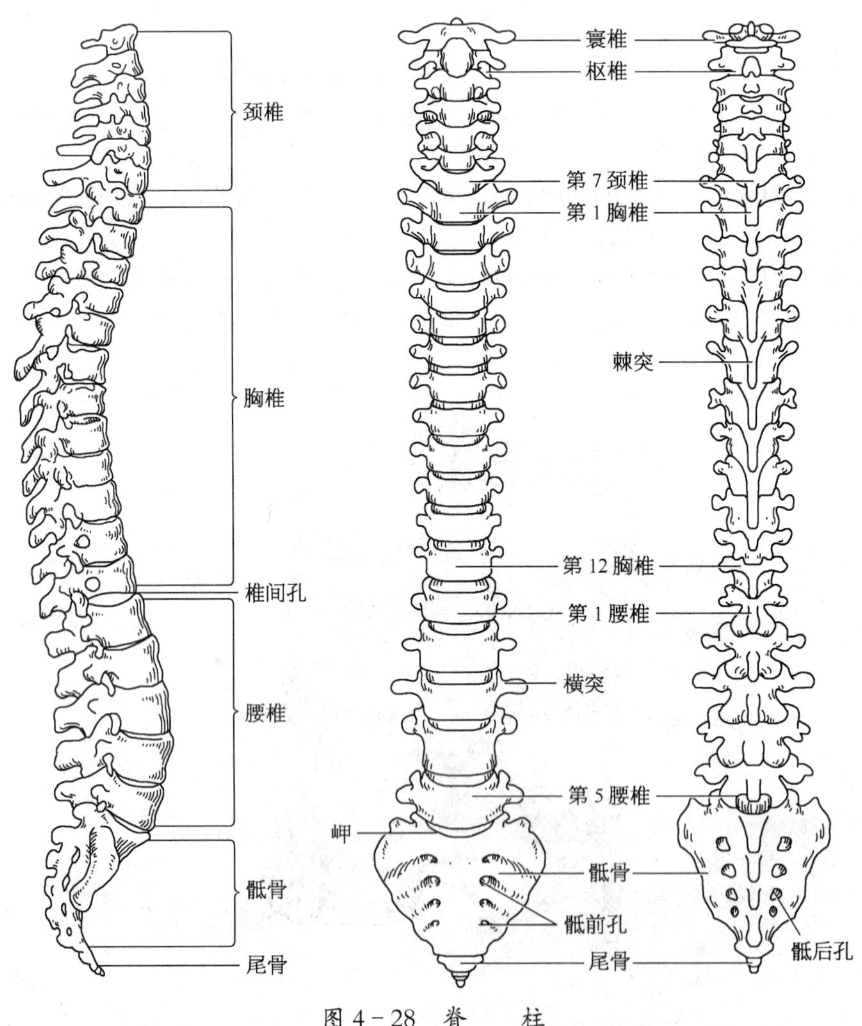

图 4-28 脊 柱

2. 脊柱的整体观　成年男性脊柱长约 70 cm，女性及老年人的略短。脊柱的长度因姿势不同而略有差异，如长期卧床与长期站立者相比，相差 2～3 cm，这是由于站立时椎间盘受压紧缩所致。从侧面观察脊柱，有 4 个生理弯曲，即：**颈曲**、**胸曲**、**腰曲**及**骶曲**。颈曲和腰曲向前突出，而胸曲和骶曲向后突出。

3. 脊柱的功能　脊柱除有支持体重、保护脊髓的作用外，还可以做前屈、后伸、侧屈、旋转、环转和弹拨运动。脊柱的颈、腰部的运动较为灵活，但损伤也多见于此两部。

（三）胸廓

1. 胸廓的组成　**胸廓（thoracic cage）**由 12 块胸椎、1 块胸骨和 12 对肋借胸椎间盘、韧带和关节连结而成。第 8～10 对肋软骨不直接连于胸骨，而是依次连于上一个肋软骨，形成**肋弓**。第 11、12 对肋的前端游离于腹壁肌中，又称**浮肋**（图 4－29）。

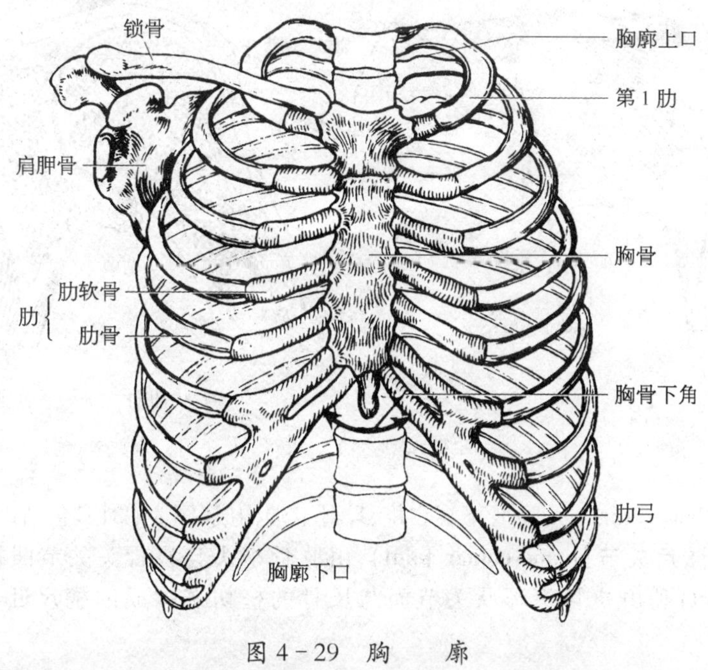

图 4－29　胸　　廓

2. 胸廓的整体观　成人胸廓近似圆锥形，上窄下宽，横径大于前后径（图 4－29）。**胸廓上口**由第 1 胸椎、第 1 对肋及胸骨柄上缘所围成，是食管、气管、大血管和神经出入胸腔的通道；**胸廓下口**宽阔而不整齐，由第 12 胸椎、第 11 肋前端、第 12 对肋、肋弓和剑突共同围成，被膈封闭。相邻各肋之间的空隙，称**肋间隙**。胸廓的内腔称**胸腔**，容纳心及其大血管、肺、气管、食管和神经等。

3. 胸廓的功能　胸廓有保护胸腹腔器官、支持躯干和参与呼吸运动等作用。

三、上肢骨的连结

（一）上肢带连结

胸锁关节（sternoclavicular joint）是上肢与躯干连结的唯一关节，由锁骨的胸骨端与胸骨柄的锁切迹及第 1 肋软骨的上面共同构成。**肩锁关节（acromioclavicular joint）**由肩胛骨的肩峰与锁骨的肩峰端构成。

(二) 自由上肢连结

1. 肩关节(shoulder joint) 由肱骨头与肩胛骨的关节盂构成(图 4-30)。其特点:①肱骨头大,关节盂浅而小,周缘有纤维软骨构成的**盂唇**,加深关节盂,但它们只与 1/4~1/3 的肱骨头相接触。②肩关节囊薄而松弛,其内有肱二头肌长头腱通过。③囊的上部、后部和前部有肌和肌腱的纤维融入关节囊的纤维层内,从而加强了关节囊。关节囊的下壁较薄弱,因此临床以前下方脱位为多见。④关节囊的上方有**喙肩韧带**架在肩峰与喙突之间,有防止肱骨头向上脱位的作用。肩关节为人体运动最灵活的关节,可围绕冠状轴作屈和伸运动,围绕矢状轴作外展和内收运动,围绕垂直轴作旋外和旋内运动,亦可作环转运动。

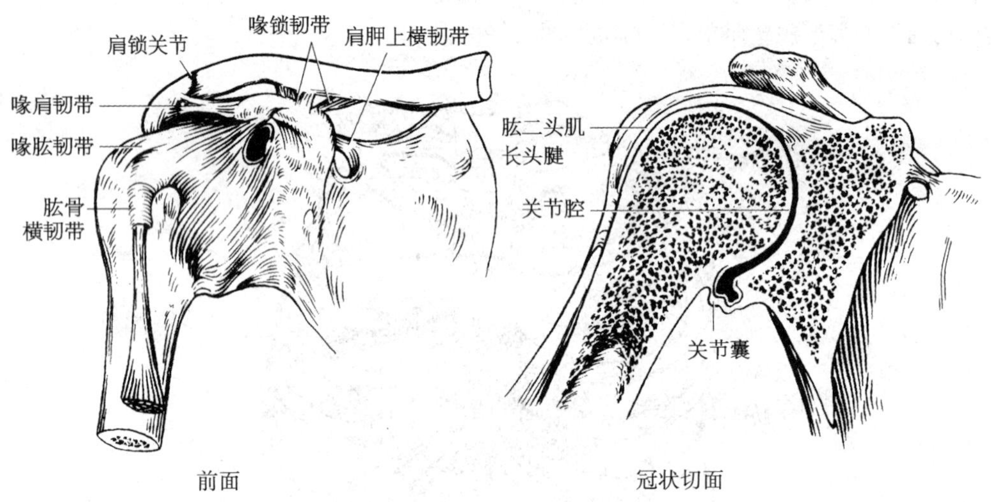

图 4-30 肩 关 节

2. 肘关节(elbow joint) 由肱骨下端和桡、尺骨上端构成(图 4-31),包括由肱骨滑车与尺骨滑车切迹构成的**肱尺关节(humeroulnar joint)**、由肱骨小头与桡骨头关节凹构成的**肱桡关节(humeroradial joint)**和由桡骨头环状关节面与尺骨的桡切迹构成的**桡尺近侧关节(proximal radioulnar joint)**。

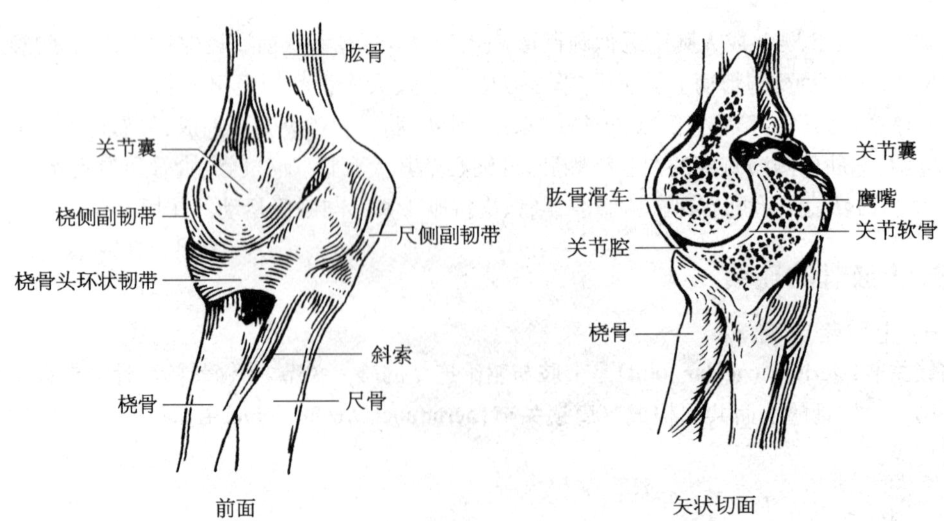

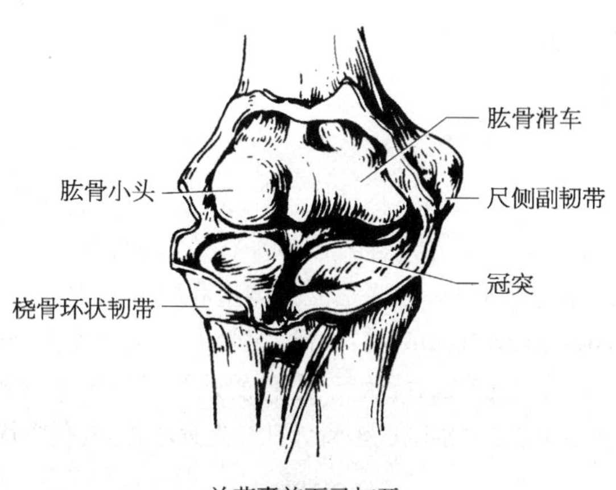

关节囊前面已打开

图 4-31 肘关节

上述 3 个关节包在一个共同的关节囊内，有一个共同的关节腔。关节囊的前、后壁薄弱而松弛，两侧有**桡侧副韧带**和**尺侧副韧带**加强。在桡骨头的周围有**桡骨环状韧带**，防止桡骨头脱出。肘关节主要可作屈、伸运动。

3. 桡腕关节(radiocarpal joint) 又称**腕关节(wrist joint)**，由桡骨下端的腕关节面和尺骨头下方的关节盘组成的关节窝，与手舟骨、月骨、三角骨的近侧面组成的关节头共同构成(图 4-32)。关节囊松弛，关节腔宽广，囊两侧分别有坚韧的**腕桡侧副韧带**和**腕尺侧副韧带**加固。桡腕关节可作屈、伸、收、展和环转运动。

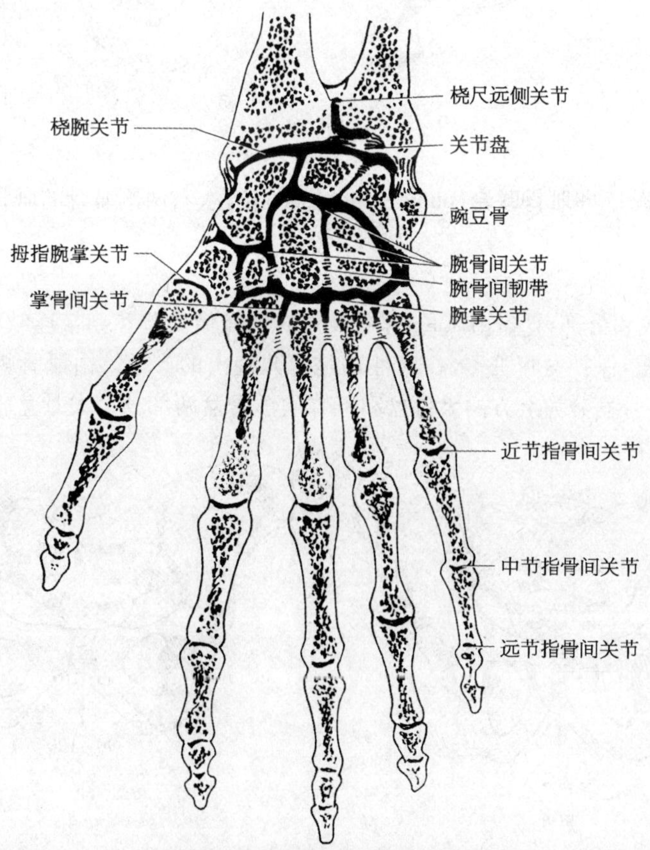

图 4-32 手关节(冠状切面)

四、下肢骨的连结

(一) 下肢带连结

1. 髋骨与骶骨的连结 (图 4－33)

(1) **骶髂关节(sacroiliac joint)**:由骶、髂两骨的耳状关节面构成。关节囊紧张,并有坚强的韧带进一步加强其稳固性,运动范围极小,主要是支持体重和缓冲击力。

(2) **骶结节韧带(sacrotuberous ligament)**:从骶、尾骨的外侧缘连至坐骨结节。

(3) **骶棘韧带(sacrospinous ligament)**:从骶、尾骨的外侧缘连至坐骨棘。

上述 2 个韧带与坐骨大、小切迹分别围成**坐骨大孔**和**坐骨小孔**,两孔内均有神经、血管和肌通过。

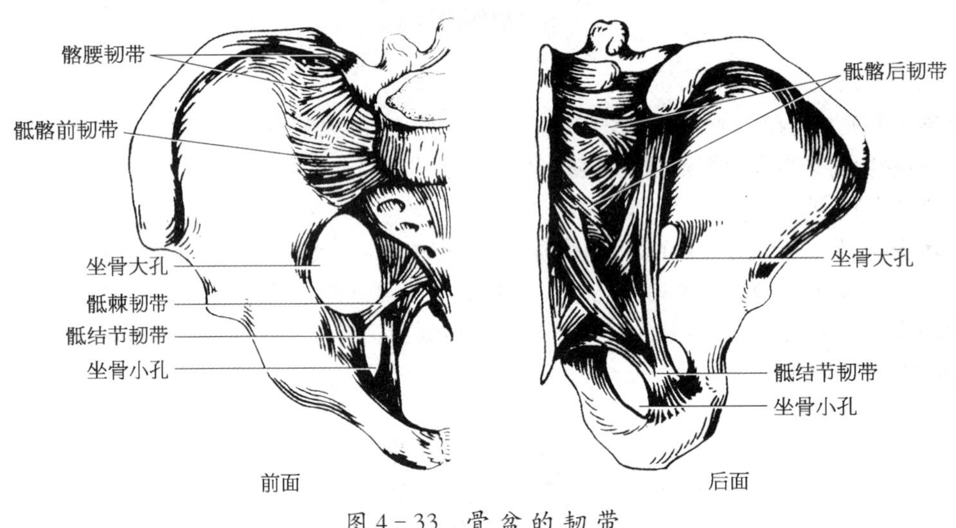

图 4－33 骨盆的韧带

2. 髋骨间的连结 即**耻骨联合(pubic symphysis)**,由左、右两侧耻骨的耻骨联合面借**耻骨间盘**连结而成。

3. 骨盆(pelvis)

(1) 骨盆的组成和分部:骨盆由骶骨、尾骨及左右髋骨借关节和韧带连结而成(图 4－34)。其主要功能是支持体重,保护盆腔脏器,在女性还是胎儿娩出的产道。由骶骨岬至耻骨联合上缘的两侧连线为**界线**,将骨盆分为上方的**大骨盆**和下方的**小骨盆**两部分。大骨盆较宽大,向前开放,作

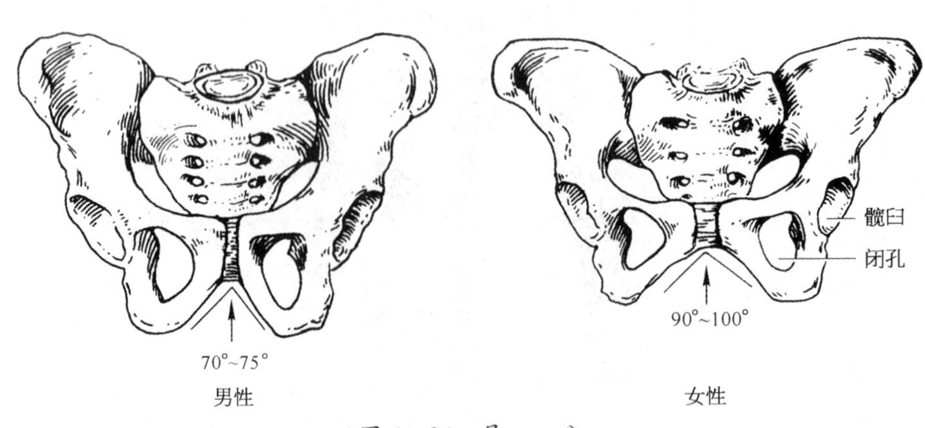

图 4－34 骨 盆

为腹腔的一部分。小骨盆可分为骨盆上口、下口和骨盆腔。**骨盆上口**由骨盆界线围成,**骨盆下口**由尾骨、骶结节韧带、坐骨结节和耻骨弓等围成。两侧坐骨支与耻骨支连成耻骨弓,它们之间的夹角称**耻骨下角**。**骨盆腔**是位于骨盆上、下口之间的空腔。

(2) 骨盆的性差:由于女性骨盆要适应孕育胎儿和分娩的功能,所以男女骨盆有明显的性别差异。男性骨盆外形窄而长,骨盆上口较小,近似桃形,骨盆腔的形态似漏斗,耻骨下角为70°~75°。女性骨盆外形宽而短,骨盆上口较大,近似圆形,骨盆腔的形态呈圆桶状,耻骨下角为90°~100°。

(二) 自由下肢连结

1. 髋关节(hip joint) 由股骨头与髋臼构成(图4-35)。其特点:①髋臼周缘有纤维软骨构成的**髋臼唇**,加深了髋臼,可容纳股骨头的2/3面积,增加关节的稳固性。②关节囊紧张而坚韧,上方附于髋臼周缘,下方前面到达转子间线,后面附于股骨颈的外、中1/3交界处。③关节囊周围有**髂股韧带**、**耻股韧带**、**坐股韧带**加强,囊的后下方相对薄弱,故股骨头易向后下方脱位。④关节囊内有**股骨头韧带**,连于髋臼与股骨头之间,内含有滋养股骨头的血管。髋关节的运动与肩关节类似,即屈伸、内收、外展、旋内、旋外、环转运动,但不如肩关节灵活。

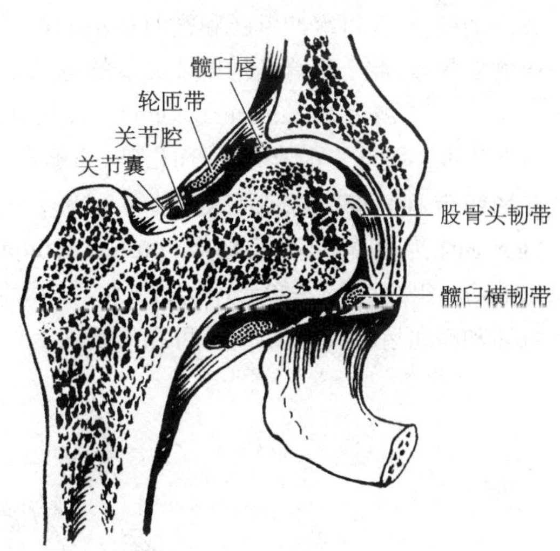

图4-35 髋关节(冠状切面)

2. 膝关节(knee joint) 膝关节是人体内最大最复杂的关节,由股骨下端、胫骨上端与髌骨共同构成(图4-36、图4-37)。其特点:①关节囊广阔而松弛,各部厚薄不一。囊的前方为**髌韧带**,两侧分别有**胫侧副韧带**和**腓侧副韧带**。②关节囊内有连接股骨和胫骨的**前交叉韧带**和**后交叉韧带**,两者相互交叉排列,防止胫骨前移和后移。③在股骨与胫骨相对的内、外侧髁之间有纤维软骨构成的**内侧半月板**和**外侧半月板**。半月板加深了关节窝,使关

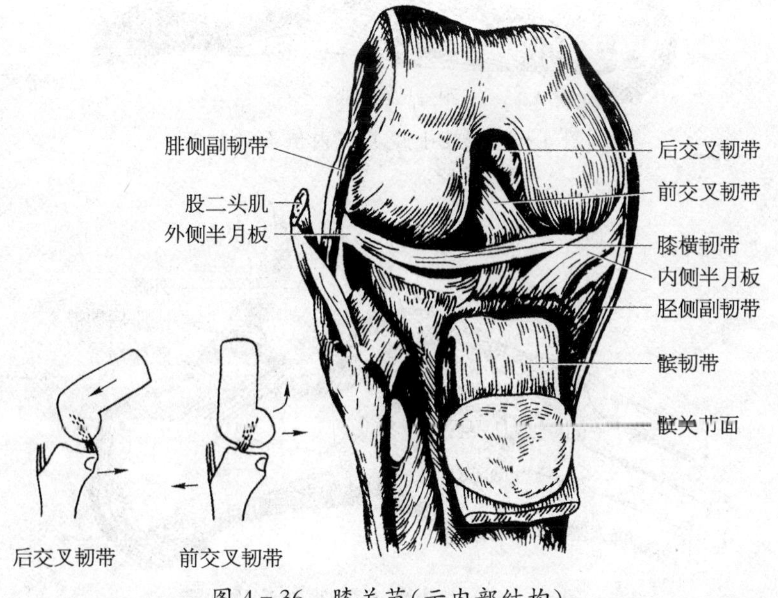

图4-36 膝关节(示内部结构)

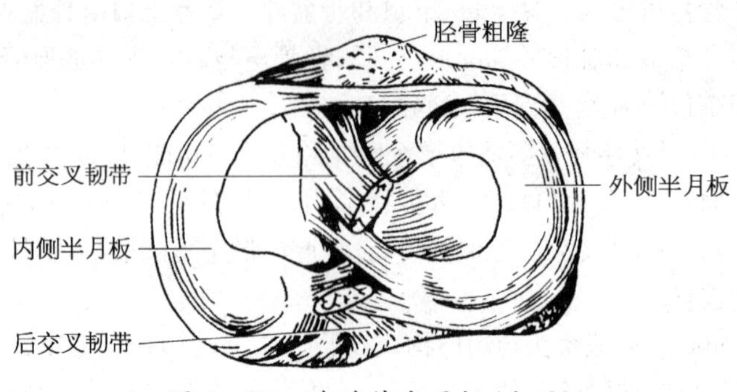

图 4-37 膝关节半月板(上面)

节更加稳固,并可缓冲跳跃和剧烈运动时的震荡。④关节囊的滑膜层附着于关节软骨的周缘,并形成翼状襞、髌上囊等结构。膝关节的运动主要是绕冠状轴作屈、伸运动。

3. 距小腿关节(talocrural joint) 又名**踝关节(ankle joint)**,由胫、腓骨下端的踝关节面和距骨滑车构成。关节囊前、后壁薄而松弛,两侧有内、外侧韧带加强。**内侧韧带(medial ligament)**,又名**三角韧带**,此韧带坚韧强大(图 4-38)。外侧韧带由前面的**距腓前韧带(anterior talofibular ligament)**、后面的**距腓后韧带(posterior talofibular ligament)**和外侧的**跟腓韧带(calcaneofibular ligament)**组成(图 4-39),外侧韧带相对较薄弱,常因猛力使足内翻过度而损伤。踝关节主要可作背屈和跖屈运动。当跖屈时,可在矢状轴上作轻微的收、展运动。

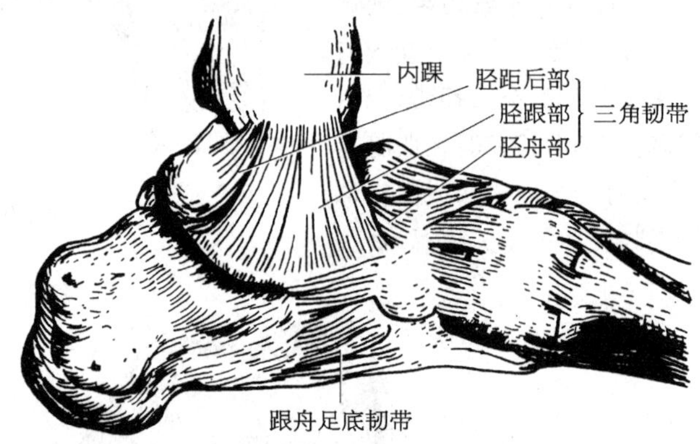

图 4-38 距小腿关节内侧面的韧带

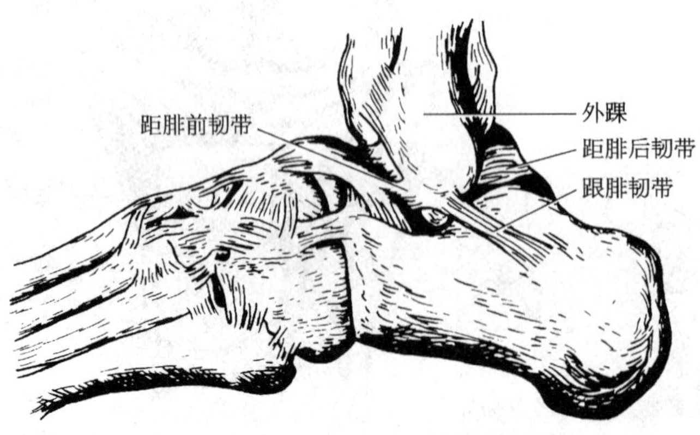

图 4-39 距小腿关节外侧面的韧带

五、颅骨的连结

各颅骨之间，大多是借缝或软骨相互连结，彼此结合得很牢固。舌骨借韧带和肌与颅底相连，只有下颌骨与颞骨之间构成颞下颌关节。**颞下颌关节(temporomandibular joints)**又名**下颌关节**，由颞骨的下颌窝与下颌骨的下颌头构成(图 4-40)。关节囊松弛，外侧有**外侧韧带**加强。关节内有关节盘，将关节腔分为上、下两部分。颞下颌关节属联合关节，能作开口、闭口、前进、后退和侧方运动。若张口过大、过猛，下颌头和关节盘向前滑到关节结节的前方而不能退回关节窝，形成颞下颌关节前脱位。

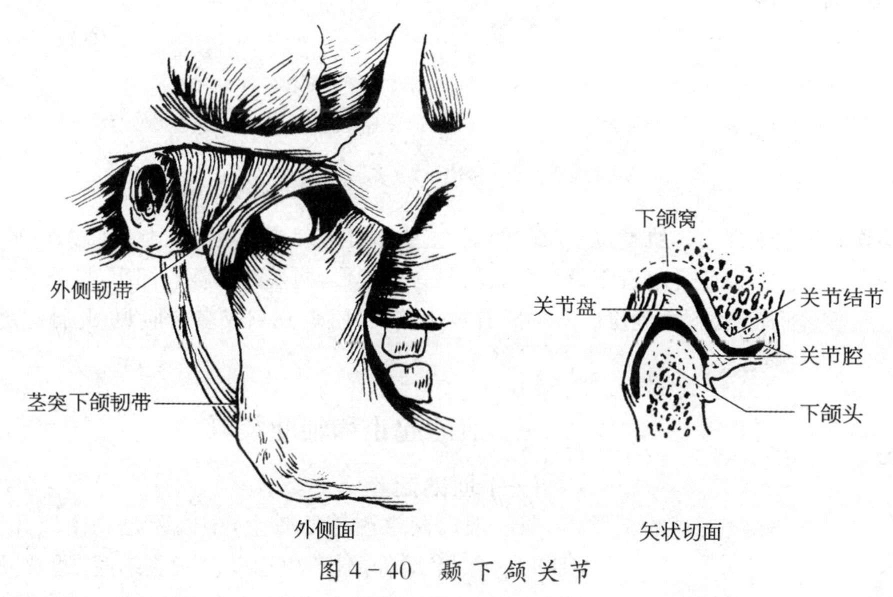

图 4-40 颞下颌关节

第四节 肌 学

骨骼肌附着于骨，是运动系统的动力部分，在神经系统的支配下，骨骼肌的收缩，牵引骨产生运动。人体骨骼肌共有 600 多块，分布广，约占体重的 40%。每块骨骼肌都具有一定的形态和构造，有丰富的血管和淋巴管分布，并受神经支配，执行一定的功能，每块骨骼肌都可看作是一个器官。

一、肌的形态和构造

(一) 肌的形态

肌的形态多种多样，可概括为长肌、短肌、阔肌和轮匝肌 4 种(图 4-41)。长肌多见于四肢，收缩时肌显著缩短，能引起大幅度的运动。有的长肌有 2 个以上的起始头，依其头数被称二头肌、三头肌和四头肌。**短肌**多分布于躯干的深层，具有明显的节段性，收缩时运动幅度较小。**阔肌**扁而薄，多分布于胸腹壁，收缩时除运动功能外，还对内脏起保护和支持作用。**轮匝肌**多呈环形，位于孔裂的周围，收缩时使孔裂关闭。

(二) 肌的构造

每块骨骼肌都由肌腹和肌腱两部分构成。**肌腹**位于肌的中间，主要由大量的横纹肌纤维构

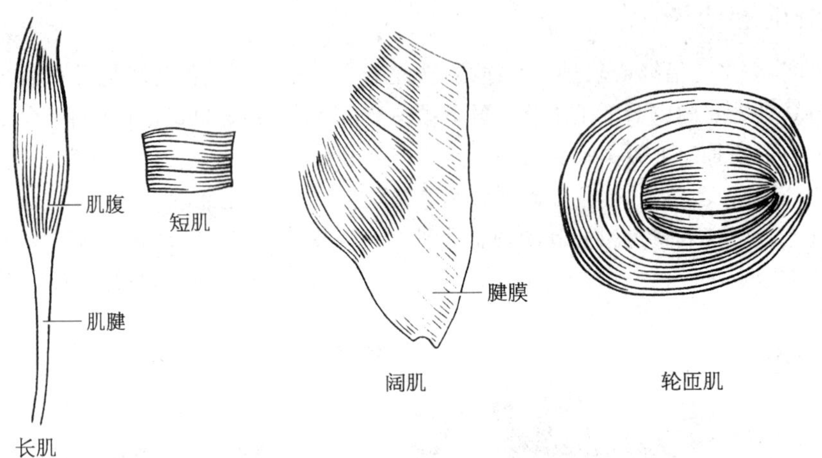

图 4-41　肌 的 形 态

成，色红、柔软而有收缩能力。**肌腱**位于肌的两端，主要由腱纤维构成，色白、坚韧而无收缩能力，能抵抗很大的牵引力。肌以肌腱附着于骨。长肌的肌腹呈梭形，两端的肌腱较细小，呈条索状。有的肌腱在两个肌腹之间，此腱称**中间腱**。有的肌有数个腱，将肌腹分割成多个肌腹，此腱称**腱划**。阔肌的肌腱呈片状，称**腱膜**。

二、肌的起止和辅助装置

（一）肌的起止

肌一般以两端附着于骨上，中间跨过一个或几个关节。当肌收缩时，牵动骨骼，产生运动。肌收缩时，通常一骨的位置相对固定，另一骨的位置相对移动。通常把肌在固定骨上的附着点称**起点**，在移动骨上的附着点称**止点**（图 4-42）。但起点和止点是相对的，在一定条件下，两者可以互换。

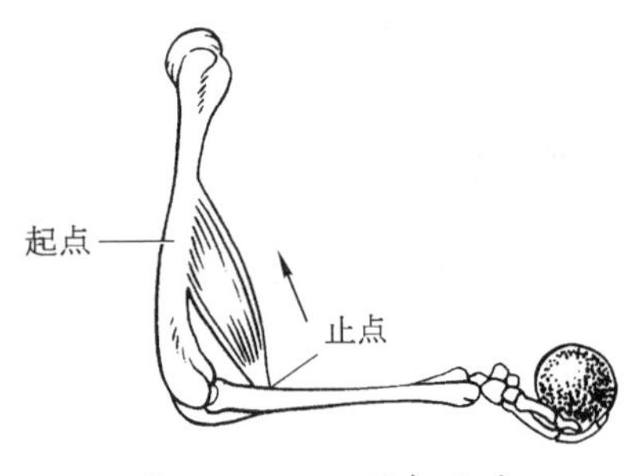

图 4-42　肌的起止点

（二）肌的辅助装置

1. 筋膜（fascia）　筋膜位于肌的表面，分为浅筋膜和深筋膜两种。

（1）**浅筋膜（superficial fascia）**：又称**皮下筋膜**，位于皮下，由疏松结缔组织构成，内含脂肪、浅静脉、皮神经、浅淋巴结和淋巴管等，具有维持体温和保护深部结构的作用。

（2）**深筋膜（deep fascia）**：又称**固有筋膜**，位于浅筋膜深面，由致密结缔组织构成，遍布于全身且互相连续。深筋膜包被每块肌，并深入到各肌群之间，形成**肌间隔**，以利于肌群的活动。

2. 滑膜囊（synovial bursa）　为一密闭的结缔组织扁囊，内有少量滑液，有的与关节腔相通。多位于肌腱与骨面之间，可减少两者之间的摩擦。

3. 腱鞘（tendinous sheath）　为套在长腱周围的鞘管（图 4-43），多位于腕、踝等部位。腱鞘分为外、内两层。外层为纤维层，由增厚的深筋膜和骨膜共同构成，呈管状，并附着于骨面，它容纳肌腱并对其有固定作用。内层为滑膜层，由滑膜构成，呈双层筒状，又分为脏、壁两层。脏层紧包于肌腱的表面，壁层紧贴于纤维层的内面，脏、壁两层之间含有少量滑液。腱鞘可起约束肌腱的作用，并可减少肌腱在运动时与骨面的摩擦。

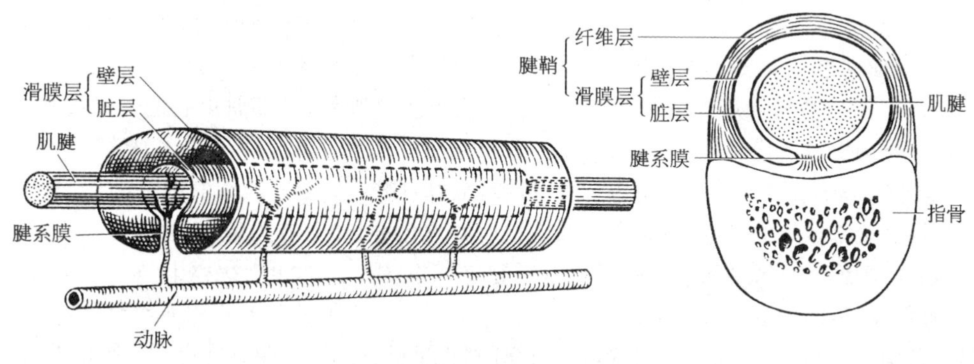

图 4-43 腱鞘示意图

三、躯干肌

躯干肌主要可分为背肌、胸肌、腹肌和膈。

(一) 背肌

背肌为位于躯干后面的肌群,可分为浅、深两层(图 4-44)。浅层主要有斜方肌、背阔肌、肩胛提肌和菱形肌;深层主要有竖脊肌。

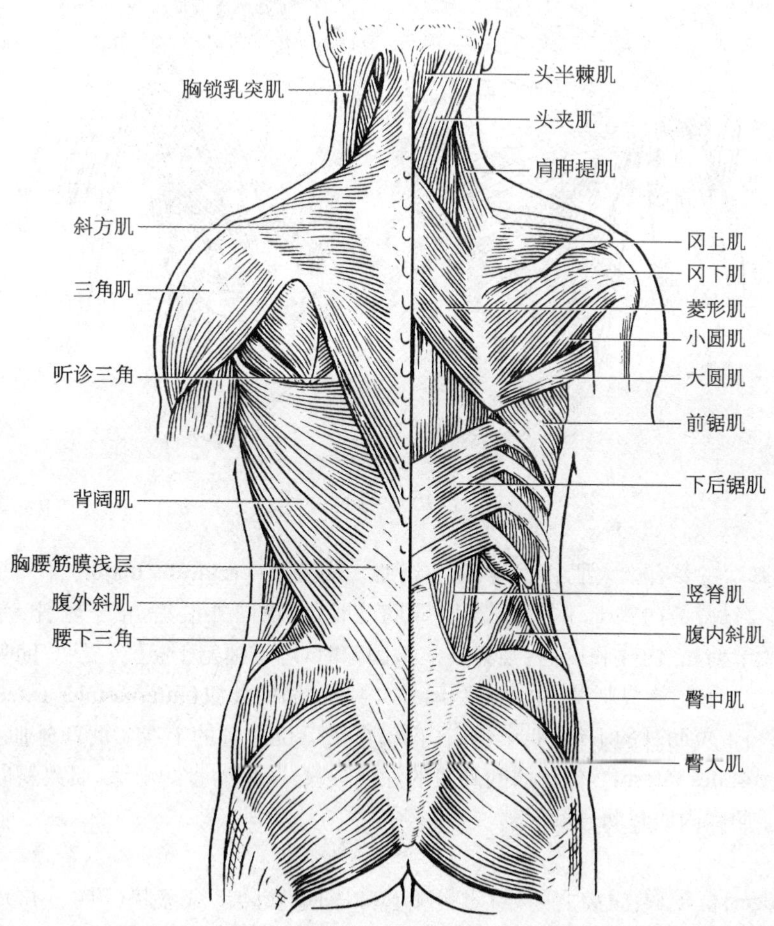

图 4-44 背肌(右侧斜方肌、背阔肌已切除)

1. 斜方肌(trapezius) 位于项部及背上部浅层,为三角形的阔肌,两侧相合成斜方形。该肌起自枕外隆凸、项韧带和全部胸椎棘突;上部肌束斜向外下,中部肌束平行向外,下部肌束斜向外上;止于锁骨外侧 1/3、肩峰和肩胛冈。上部肌束收缩可上提肩胛骨,下部肌束收缩下降肩胛骨,全肌收缩使肩胛骨向脊柱靠拢。

2. 背阔肌(latissimus dorsi) 位于背下部、腰部和胸侧壁,为全身最大的阔肌,呈三角形。起自下 6 个胸椎和全部腰椎的棘突、骶正中嵴及髂嵴后部,肌束向外上方集中,以扁腱止于肱骨小结节下方。该肌收缩使肩关节内收、旋内和后伸;当上肢上举被固定时,可上提躯干(如引体向上)。

3. 竖脊肌(erector spinae) 为背肌中最长、最大的肌,纵列于躯干的背面,脊柱两侧的沟内。起自骶骨背面及髂嵴后部,向上分出许多肌束,分别止于椎骨、肋骨、颞骨乳突。该肌是维持人体直立的重要肌肉,收缩时使脊柱后伸。

(二) 胸肌

胸肌可分为胸上肢肌和胸固有肌(图 4-45)。

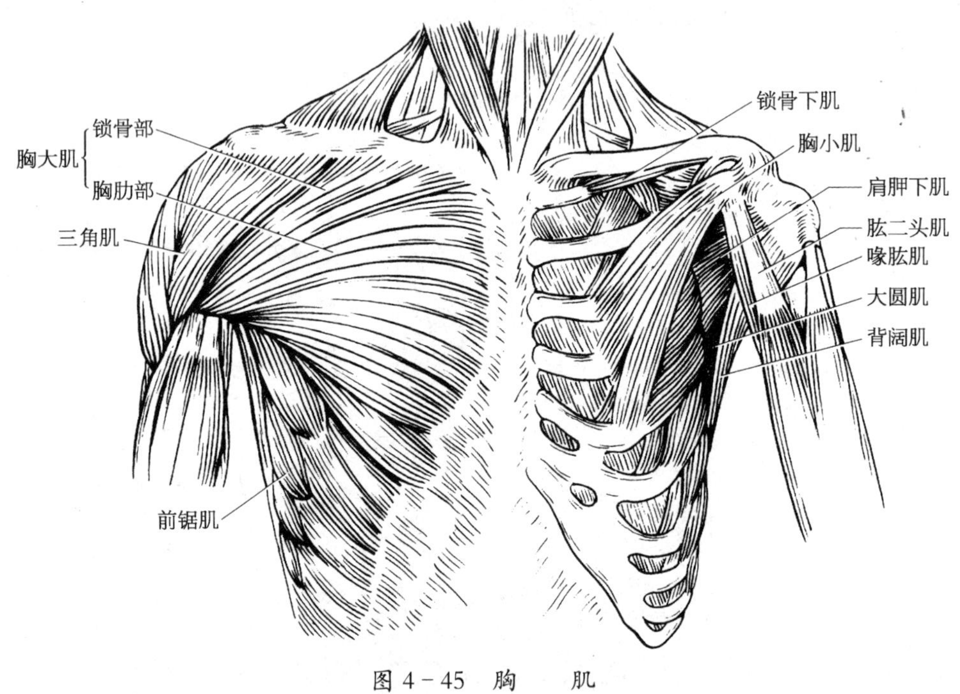

图 4-45 胸 肌

1. 胸上肢肌 主要有胸大肌、胸小肌和前锯肌。**胸大肌(pectoralis major)**:位于胸廓前壁的浅层,呈扇形。起自锁骨的内侧半、胸骨和第 1～6 肋软骨,肌束向外汇集,止于肱骨大结节下方。该肌收缩可使肩关节前屈、内收和旋内;当上肢上举固定时,可上提躯干;还可提肋,助吸气。

2. 胸固有肌 参与构成胸壁,主要有肋间外、内肌。**肋间外肌(intercostales externi)**:位于各肋间隙的浅层,起自上位肋骨的下缘,肌束斜向内下,止于下位肋骨的上缘。肋间外肌提肋、助吸气。**肋间内肌(intercostales interni)**:位于肋间外肌的深面,起自下位肋骨的上缘,肌束斜向外上,止于上位肋骨的下缘。肋间内肌降肋、助呼气。

(三) 膈

膈(diaphragm)位于胸、腹腔之间,封闭胸廓下口,向上膨隆呈穹窿状(图 4-46)。其周围为肌质部,起自胸廓下口内面及腰椎前面,肌束向中央集中移行于腱膜,称**中心腱**。

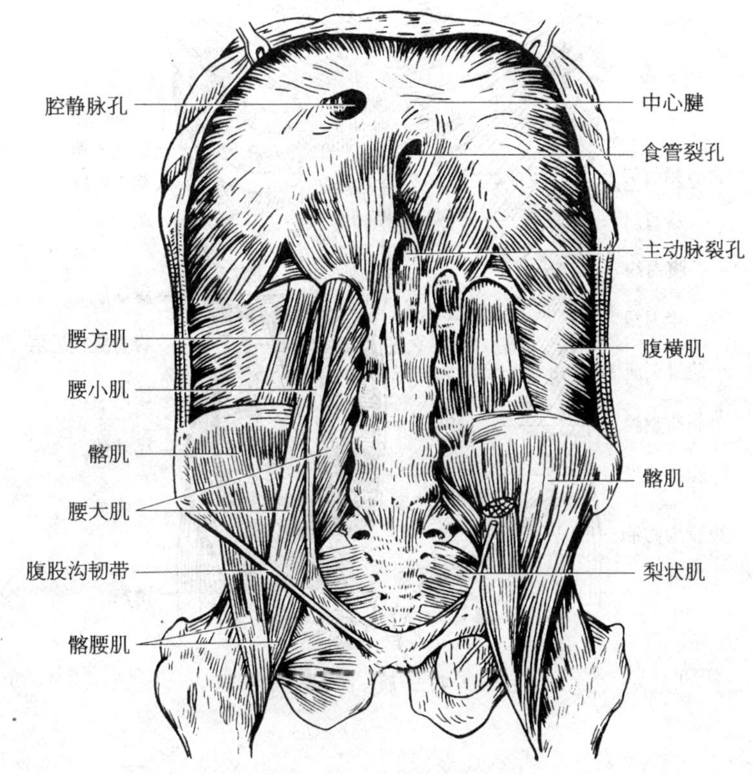

图 4-46 膈和腹后壁肌

膈上有 3 个裂孔：①**主动脉裂孔**位于第 12 胸椎前方，有主动脉及胸导管通过；②**食管裂孔**位于主动脉裂孔的左前上方，约平第 10 胸椎，有食管和左、右迷走神经通过；③**腔静脉孔**位于主动脉裂孔的右前上方的中心腱内，约平第 8 胸椎，有下腔静脉通过。膈是主要的呼吸肌，收缩时，膈的圆顶下降，胸腔容积扩大，引起吸气；舒张时，膈的圆顶上升恢复原位，胸腔容积减小，引起呼气。膈与腹肌同时收缩，使腹压增加，有助于排便、呕吐及分娩等活动。

(四) 腹肌

腹肌(muscles of abdomen)参与组成腹腔的前壁、外侧壁和后壁，可分为前外侧群和后群。

1. 前外侧群 (图 4-47、图 4-48)

(1) **腹直肌(rectus abdominis)**：位于腹前壁正中线的两旁，居腹直肌鞘中，为上宽下窄的带状肌。该肌的全长被 3～4 条横行的腱划分成多个肌腹。

(2) **腹外斜肌(obliquus externus abdominis)**：位于腹前外侧壁浅层，为一宽阔的扁肌。该肌斜向前内下方，一部分止于髂嵴，大部分在腹直肌外侧缘处移行为腱膜。腱膜向内侧参与腹直肌鞘前层的构成，腱膜的下缘卷曲增厚连于髂前上棘与耻骨结节之间，形成**腹股沟韧带**。

(3) **腹内斜肌(obliquus internus abdominis)**：位于腹外斜肌的深面。该肌大部分肌束向内上方，在腹直肌外侧缘移行为腱膜。腱膜向内侧分为前后两层并包裹腹直肌，参与腹直肌鞘前、后层的构成。

(4) **腹横肌(transversus abdominis)**：位于腹内斜肌的深面。该肌向前内横行，在腹直肌外侧缘移行为腱膜，参与构成腹直肌鞘的后层。

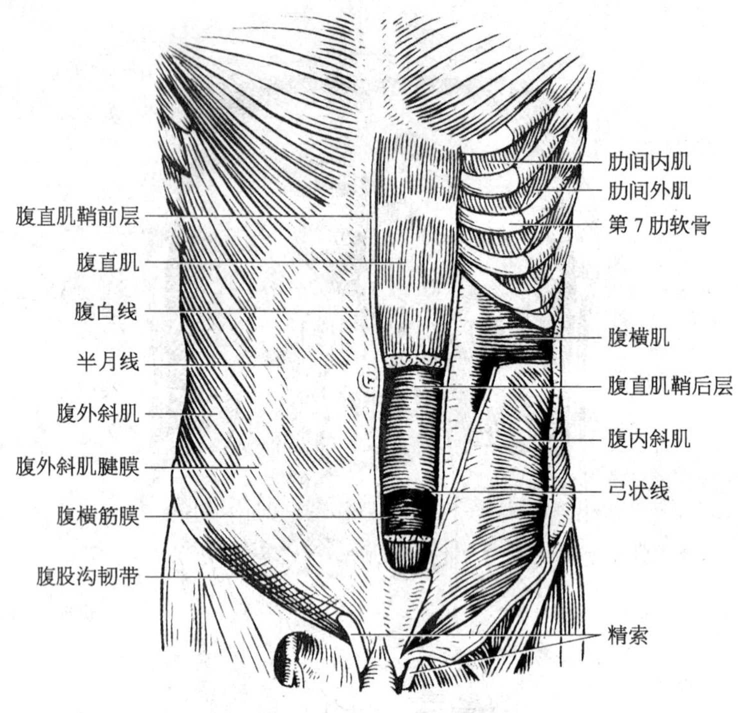

图 4－47　腹 前 壁 肌

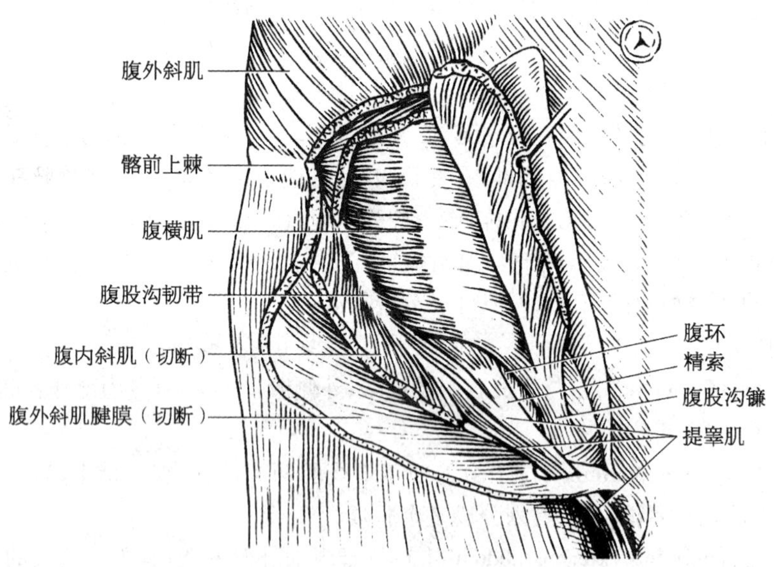

图 4－48　腹前壁的下部

腹前外侧群肌具有保护和支持腹腔脏器的作用，收缩时缩小腹腔，增加腹压，协助呼气、排便、分娩、呕吐及咳嗽等活动。该肌群还可使脊柱前屈、侧屈及旋转等运动。

2. *后群*　有腰大肌和腰方肌(图 4－46)。腰大肌将在下肢肌中叙述。**腰方肌(quadratus lumborum)**位于腹后壁、腰椎两侧，呈长方形，其后方有竖脊肌。该肌起自髂嵴，止于第 12 肋和腰椎横突。可降第 12 肋，并使脊柱腰部侧屈。

3. 腹直肌鞘(sheath of rectus abdominis) 包裹腹直肌，分为前、后两层(图4-47)。前层由腹外斜肌腱膜与腹内斜肌腱膜的前层愈合而成；后层由腹内斜肌腱膜的后层与腹横肌腱膜愈合而成。

四、上肢肌

上肢肌按其所在部位分为肩肌、臂肌、前臂肌和手肌。

(一) 肩肌

肩肌配布于肩关节周围，均起自上肢带骨，跨越肩关节，止于肱骨上端，有稳定和运动肩关节的作用。主要有三角肌、冈上肌、冈下肌、小圆肌、大圆肌和肩胛下肌等(图4-49)。**三角肌(deltoid)**：位于肩部，呈三角形。起自锁骨的外侧端、肩峰和肩胛冈，肌束从前、后和上方包绕肩关节，止于肱骨的三角肌粗隆。该肌主要是使肩关节外展。

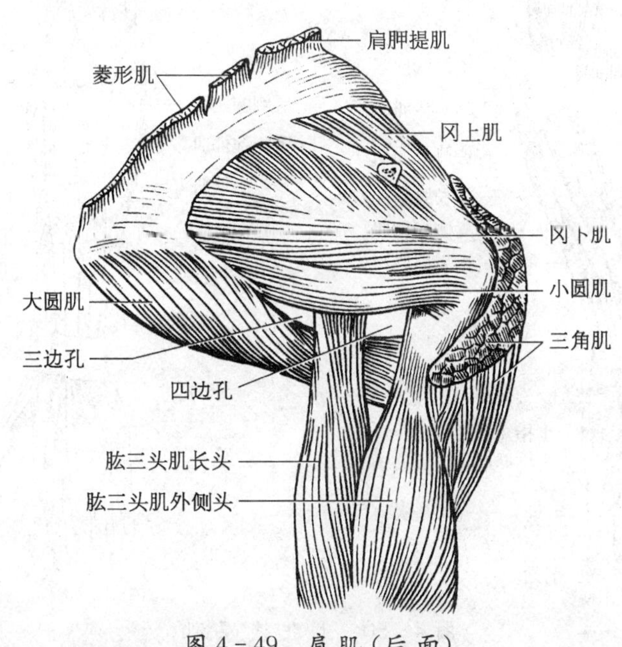

图4-49 肩肌(后面)

(二) 臂肌

臂肌位于肱骨周围，可分为前群和后群。前群为屈肌，后群为伸肌。

1. *前群* 位于肱骨的前面，有浅层的肱二头肌、上方深层的喙肱肌和下方深层的肱肌(图4-50)。**肱二头肌(biceps brachii)**：位于臂的前面浅层。起端有长、短两头，长头起自肩胛骨关节盂的上方，穿经肩关节囊，沿结节间沟下降；短头在内侧，起自肩胛骨喙突。两头在臂中部会合成一肌腹，向下延续为肱二头肌腱，经肘关节前方，止于桡骨粗隆。此肌肌腹的内、外侧各有一沟，分别称**肱二头肌内侧沟**和**肱二头肌外侧沟**，内侧沟内通过重要的血管和神经。该肌主要为屈肘关节。

2. *后群* 主要有**肱三头肌(triceps brachii)**，位于臂的后面(图4-50)。起端有3个头，长头起自肩胛骨关节盂的下方，外侧头和内侧头分别起自肱骨后面桡神经沟的外上方和内下方，三头合为一个肌腹，以扁腱止于尺骨鹰嘴。该肌主要是伸肘关节。

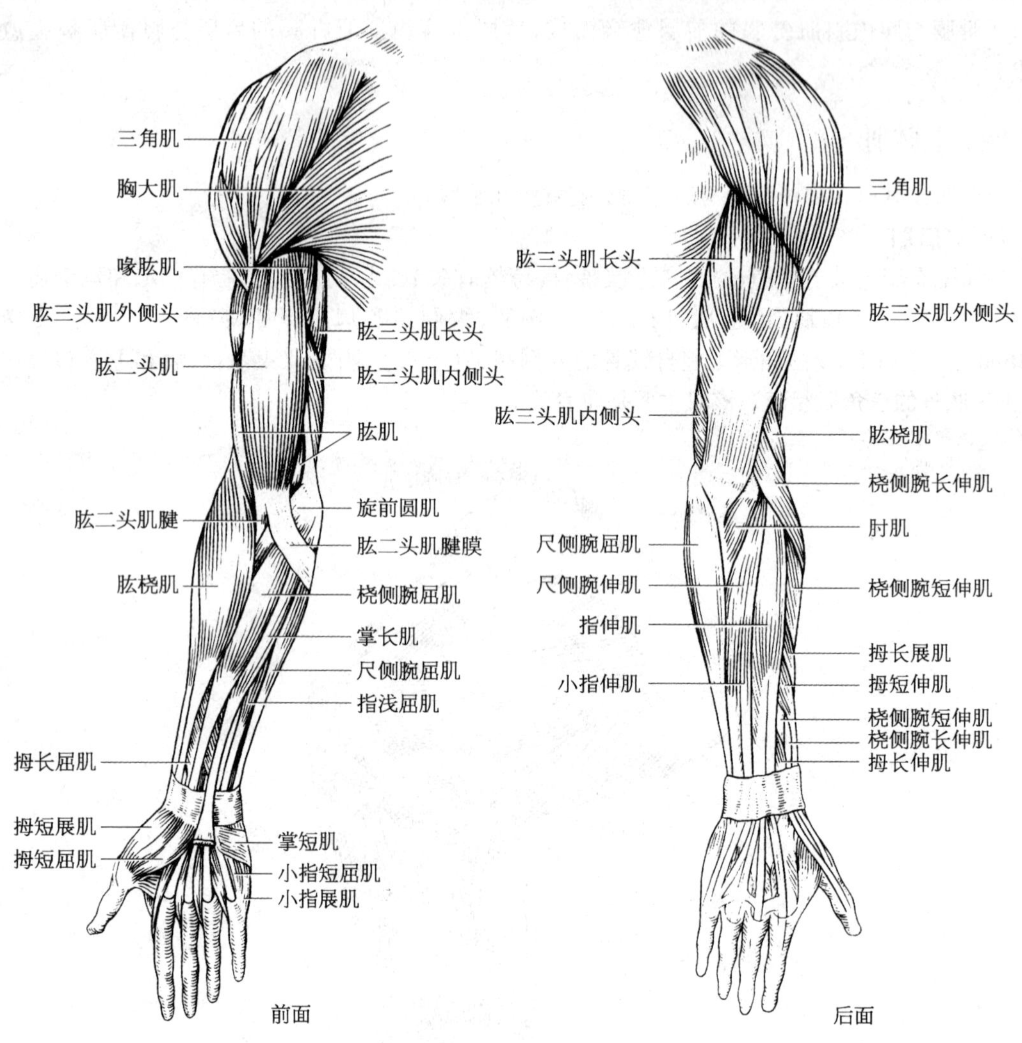

图 4－50　上肢浅层肌

(三) 前臂肌

前臂肌位于尺、桡骨周围，分为前、后两群，每群又分为浅、深两层，共 20 块肌。

1. *前群*　位于前臂的前面，共 9 块(图 4－50、图 4－51)。主要为屈腕、屈指和使前臂旋前的肌，称屈肌群，分浅、深两层。浅层有 6 块肌：自桡侧向尺侧依次为肱桡肌、旋前圆肌、桡侧腕屈肌、掌长肌、指浅屈肌和尺侧腕屈肌。深层有 3 块肌：桡侧有拇长屈肌，尺侧有指深屈肌，桡、尺骨远段的前面有旋前方肌。

2. *后群*　位于前臂的后面，共 11 块肌(图 4－50、图 4－51)。主要为伸腕、伸指和旋后的肌，称伸肌群，也分浅、深两层。浅层有 6 块肌：由桡侧向尺侧依次为桡侧腕长伸肌、桡侧腕短伸肌、指伸肌、小指伸肌、尺侧腕伸肌和肘肌。深层有 5 块肌：由近侧向远侧依次为旋后肌、拇长展肌、拇短伸肌、拇长伸肌和示指伸肌。

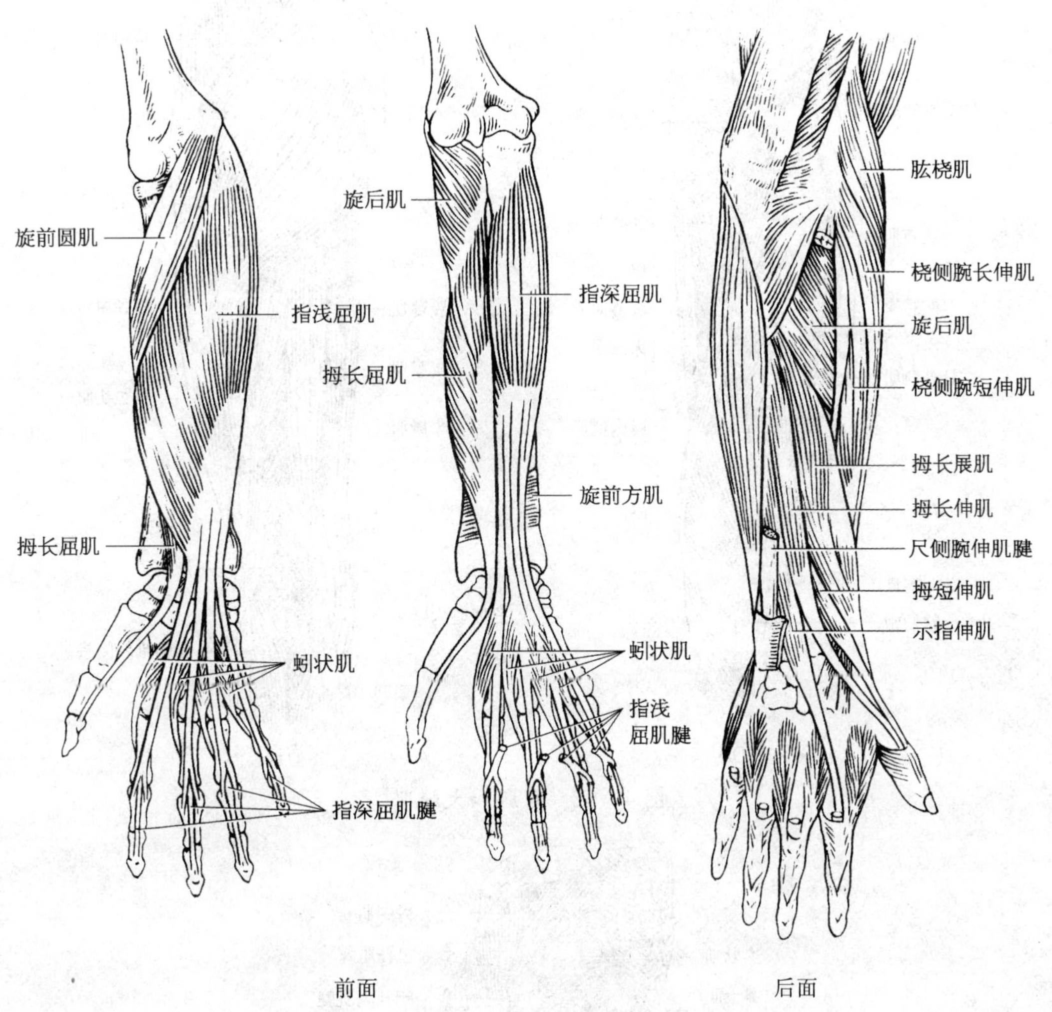

图 4-51 前臂深层肌

五、下肢肌

下肢肌按其所在部位，分为髋肌、大腿肌、小腿肌和足肌。

(一) 髋肌

髋肌主要起自骨盆的内面或外面，止于股骨。按其所在部位和作用，分为前、后两群。

1. *前群* 有髂腰肌和阔筋膜张肌(图 4-52)。**髂腰肌(iliopsoas)**由**腰大肌(psoas major)**和**髂肌(iliacus)**组成。腰大肌起自腰椎体侧面和横突，髂肌起自髂窝；两肌向下结合，经腹股沟韧带深面，止于股骨小转子。该肌主要可使髋关节前屈。

2. *后群* 多位于臀部，又称臀肌，包括臀大肌、臀中肌、臀小肌、梨状肌、闭孔内肌、闭孔外肌和股方肌等(图 4-52、图 4-53)。

(1) **臀大肌(gluteus maximus)**：位于臀部皮下，由于直立姿势的影响，故大而肥厚，形成特有的臀部膨隆。起自髂骨外面和骶、尾骨的后面，肌束斜向下外，止于股骨的臀肌粗隆。臀部肥厚，其外上 1/4 部深面无重要血管和神经，故为肌内注射的常用部位。该肌主要可伸髋关节。

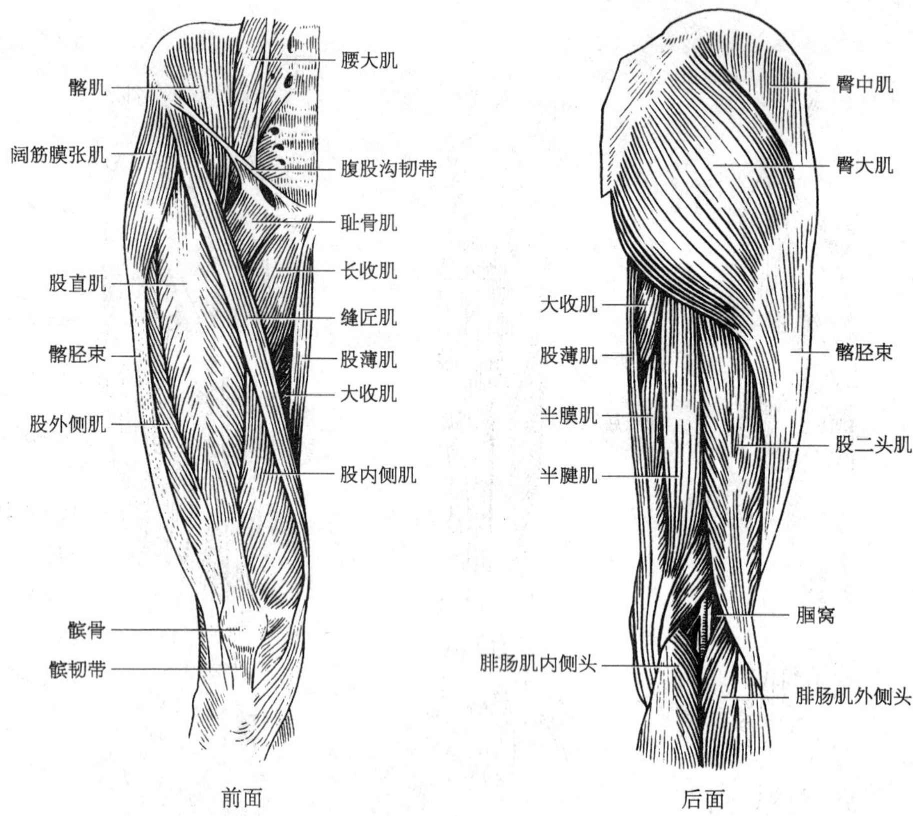

图 4－52　髋肌和大腿肌

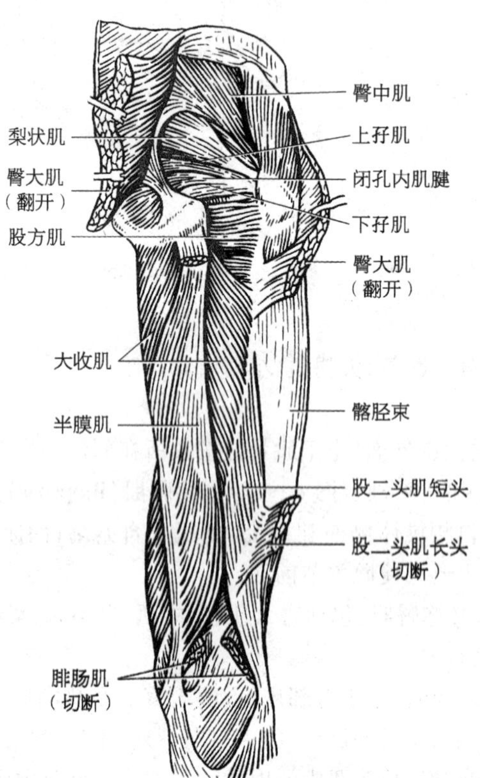

图 4－53　髋肌和大腿肌后群(深层)

(2) **梨状肌(piriformis)**:起自骶骨前面,向外经坐骨大孔,止于股骨大转子。在坐骨大孔处,肌的上、下缘均有空隙,分别称**梨状肌上孔**和**梨状肌下孔**,孔内均有血管和神经通过。该肌可使髋关节外展和旋外。

(二) 大腿肌

大腿肌位于股骨周围,可分为前群、内侧群和后群。

1. *前群*　位于股骨的周围,主要有缝匠肌和股四头肌(图 4-53)。**股四头肌(quadriceps femoris)**是全身中体积最大的肌。起端有**股直肌**、**股内侧肌**、**股外侧肌**和**股中间肌** 4 个头,向下移行为肌腱,包绕髌骨的前面和两侧,并向下延续为**髌韧带**,止于胫骨粗隆。该肌主要可伸膝关节。

2. *内侧群*　也称内收肌群,有 5 块肌。在浅层,自外侧向内侧依次为:**耻骨肌**、**长收肌**和**股薄肌**;中层有位于长收肌深面的**短收肌**;深层有**大收肌**(图 4-52、图 4-54)。该肌群主要使髋关节内收。

3. *后群*　位于大腿后面,有股二头肌、半腱肌和半膜肌(图 4-52、图 4-53)。该群肌的主要作用是屈膝关节、伸髋关节。

(三) 小腿肌

小腿肌位于小腿骨周围,分为前群、外侧群和后群。

1. *前群*　位于小腿前面,自胫侧向腓侧依次为胫骨前肌、踇长伸肌和趾长伸肌以及第三腓骨肌(图 4-55)。

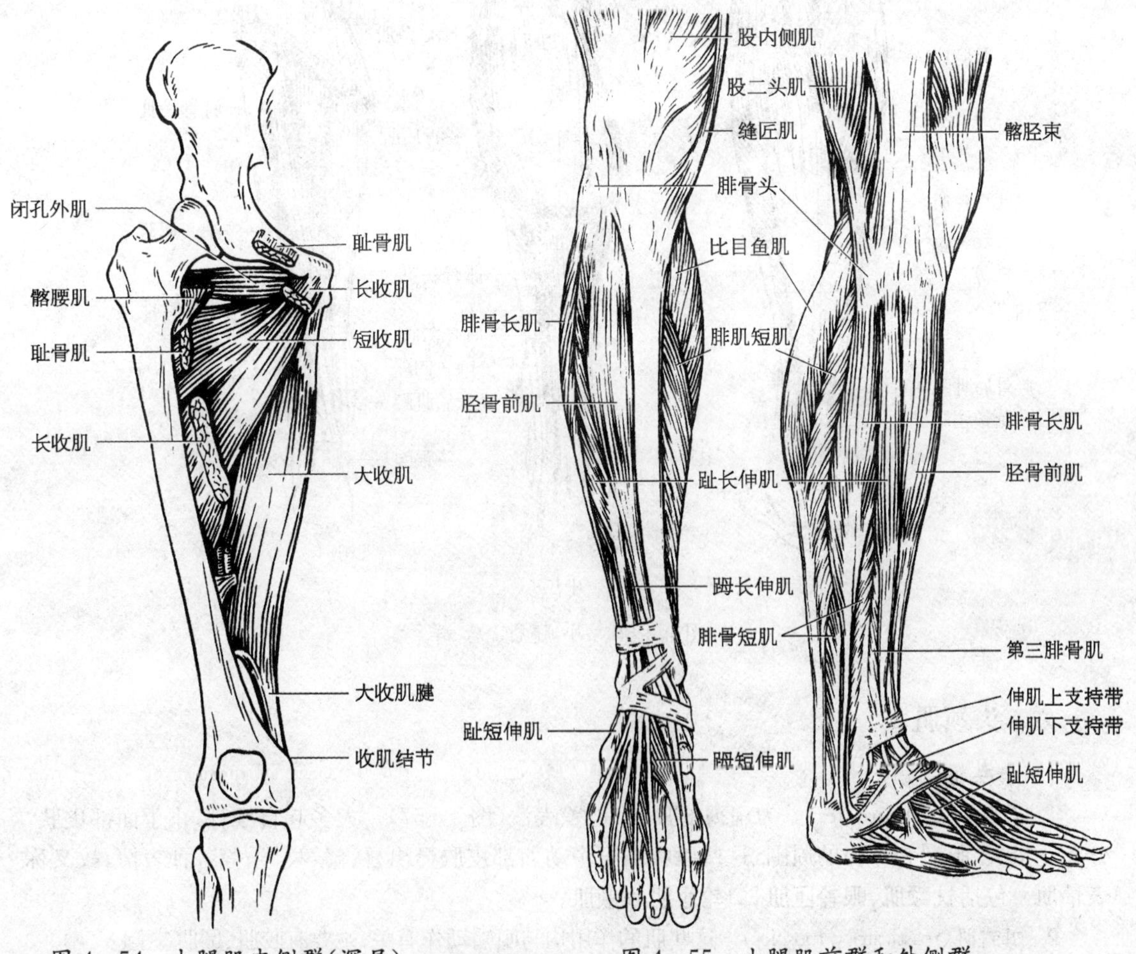

图 4-54　大腿肌内侧群(深层)　　图 4-55　小腿肌前群和外侧群

2. *外侧群* 可位于腓骨外侧，有腓骨长肌和腓骨短肌(图 4－55)。

3. *后群* 位于小腿骨后方，可分为浅、深两层(图 4－56)。

(1) 浅层：为**小腿三头肌(triceps surae)**，该肌强大，由腓肠肌和比目鱼肌构成。**腓肠肌(gastrocnemius)**位于小腿骨后方的浅层，腓肠肌有内、外侧头，分别起自股骨内、外侧髁的后面。**比目鱼肌(soleus)**位于腓肠肌的深面，起自胫、腓骨上端的后面。3 个头会合组成小腿三头肌，向下移行为一个粗大的**跟腱(tendo calcaneus)**，止于跟骨结节。该肌的主要作用是屈膝关节和屈踝关节。

(2) 深层：位于小腿三头肌的深面，有 4 块肌。上方为腘肌，下方自胫侧向腓侧依次为趾长屈肌、胫骨后肌和踇长屈肌。

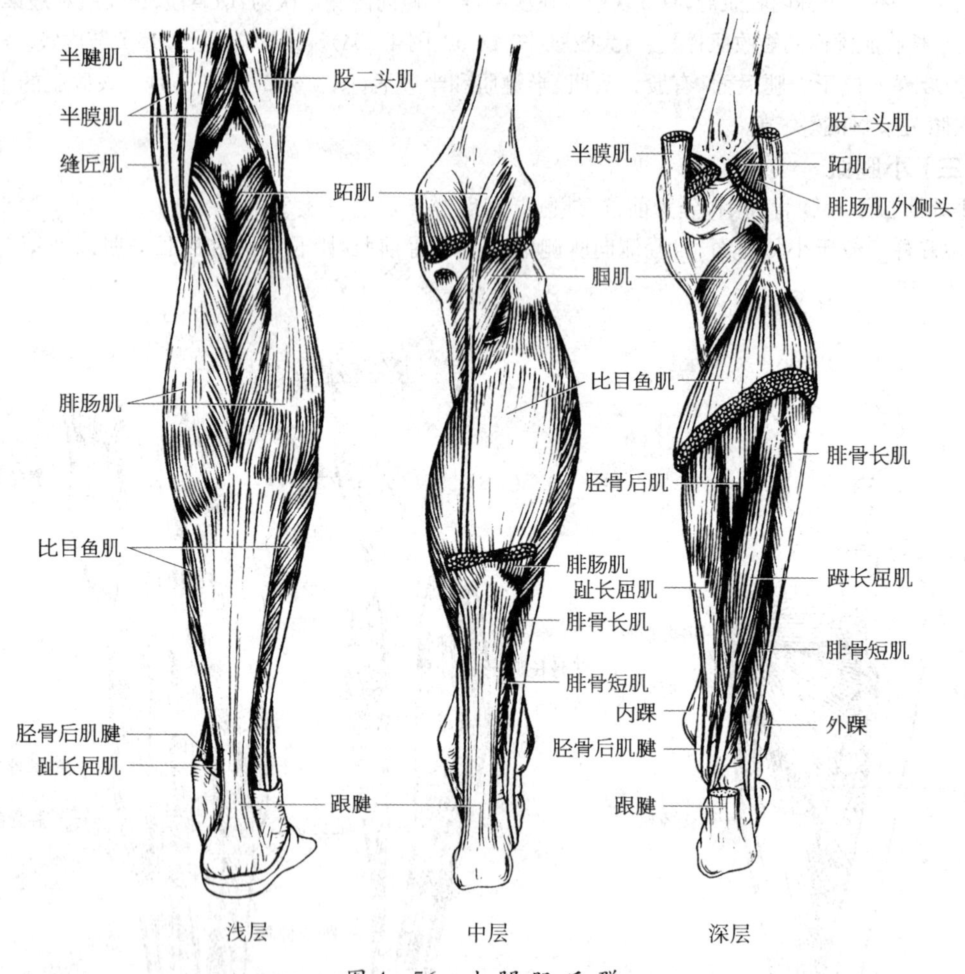

图 4－56 小腿肌后群

六、头颈肌

(一) 头肌

1. 面肌(facial muscles) 为扁薄的皮肌，位置表浅(图 4－57)。大多起自颅骨，止于面部皮肤，分布于口裂、眼裂和鼻孔的周围，这些肌收缩可牵动面部皮肤显出喜、怒、哀、乐等各种表情，故又称**表情肌**。包括**枕额肌、眼轮匝肌、口轮匝肌**和**颊肌**。

2. 咀嚼肌(masticatory muscles) 这些肌的作用均与咀嚼动作有关，主要有咬肌、颞肌(图 4－58)。

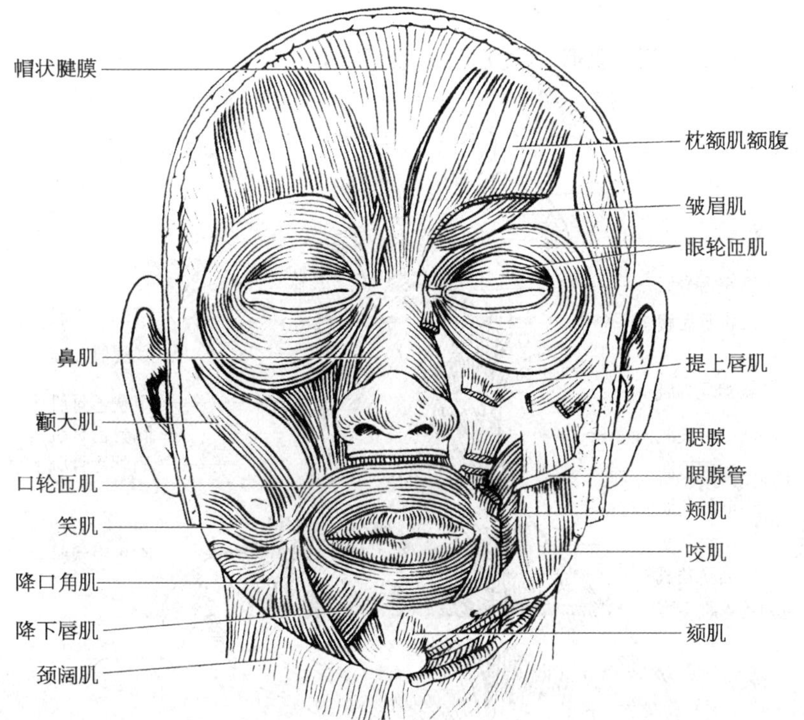

图 4－57 头肌（前面）

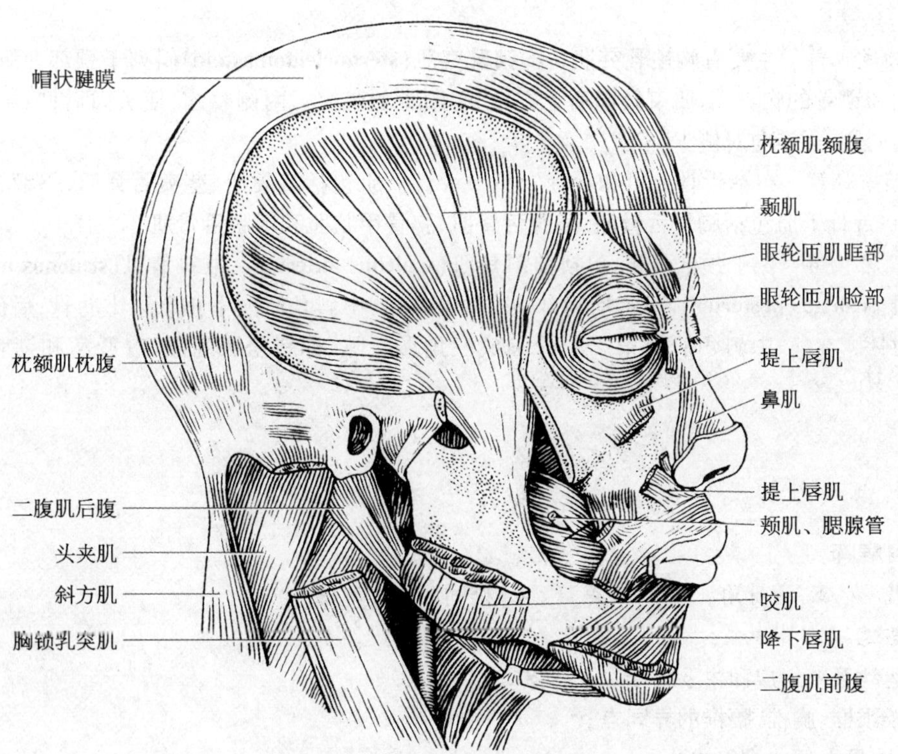

图 4－58 头肌（侧面）

(二) 颈肌

颈肌按其位置可分为颈浅肌群、颈中肌群和颈深肌群(图 4－59)。

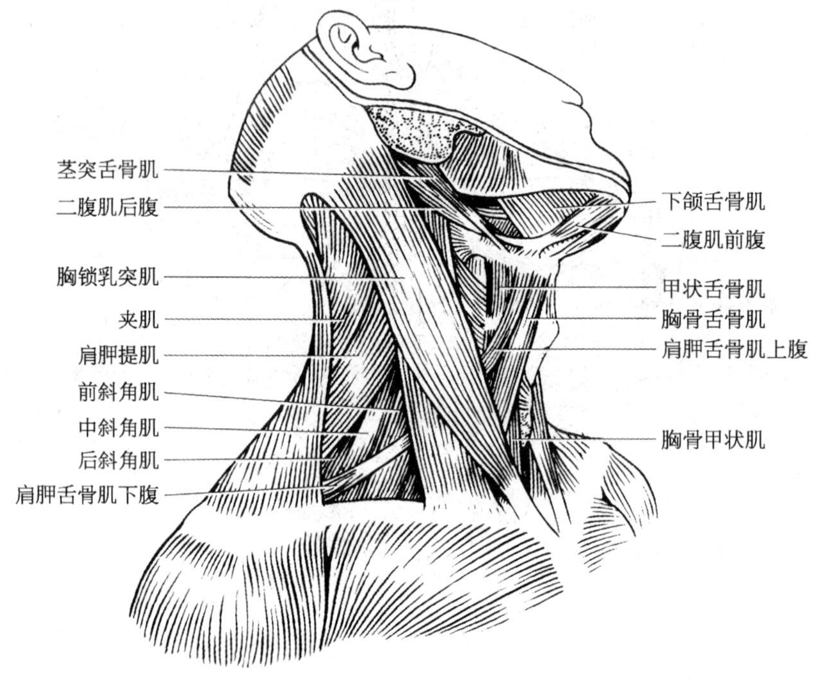

图 4－59 颈 肌(侧 面)

1. *颈浅肌群* 主要有胸锁乳突肌。**胸锁乳突肌(sternocleidomastoid)**斜列于颈部两侧,起自胸骨柄前面和锁骨的胸骨端,肌束斜向后上方,止于颞骨的乳突。两侧收缩,使头向后仰;单侧收缩,使头屈向同侧,面转向对侧。

2. *颈中肌群* 包括舌骨上肌和舌骨下肌。舌骨上肌包括**二腹肌**、**茎突舌骨肌**、**下颌舌骨肌**和**颏舌骨肌**;舌骨下肌包括**胸骨舌骨肌**、**肩胛舌骨肌**、**胸骨甲状肌**和**甲状舌骨肌**。

3. *颈深肌群* 位于颈椎两侧,包括**前斜角肌(scalenus anterior)**、**中斜角肌(scalenus medius)**和**后斜角肌(scalenus posterior)**,三者均起自颈椎横突。前、中斜角肌向下止于第 1 肋骨;后斜角肌止于第 2 肋骨。在前、中斜角肌与第 1 肋骨围成三角形裂隙,称**斜角肌间隙**,有臂丛和锁骨下动脉通过。

复习思考题

一、名词解释

1. 椎间孔　**2.** 胸骨角　**3.** 翼点　**4.** 椎间盘　**5.** 腱鞘

二、问答题

1. 试述运动系统组成和主要功能。

2. 试比较颈椎、胸椎、腰椎的异同点。

3. 上、下肢骨由哪些骨组成?

4. 列出脑颅骨和面颅骨的名称及数目。

5. 鼻旁窦有哪几对？位置和开口如何？
6. 简述关节的主要结构和辅助结构。
7. 简述脊柱、胸廓、骨盆和胸廓上口的组成。
8. 试述肩、肘、腕、髋、踝关节的组成和运动形式。
9. 试述膝关节的组成、主要运动形式及其参加运动的肌肉。
10. 试述背阔肌、斜方肌、胸大肌、胸锁乳突肌、三角肌、肱二头肌、肱三头肌、臀大肌、股四头肌、小腿三头肌的位置和作用。
11. 膈的位置如何？该肌上的裂孔及其通过的内容如何？
12. 试述腹前外侧群肌的名称、层次、纤维方向。
13. 维持人体直立姿势的肌肉主要有哪些？

第五章

呼 吸 系 统

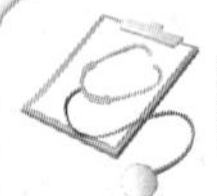

导学

1. **掌握**：呼吸系统的组成及上、下呼吸道的划分；咽的形态、分部、结构及各部的交通；喉的位置，喉软骨的组成；气管位置，左、右主支气管的区别；肺的形态、位置；肺的导气部的组成；肺的呼吸部的组成；肺通气原理；潮气量、肺活量、用力呼气量；肺泡通气量；呼吸运动的化学反射性调节。

2. **熟悉**：鼻腔的分部，喉腔的结构和分部；肺泡上皮两种细胞的结构和功能；呼吸膜（气血屏障）的概念和组成；胸膜的分部和肋膈隐窝，肺下缘和胸膜下界的体表投影，纵隔的概念；呼吸过程的三个环节；每分通气量；气体交换的原理及其影响因素；气体在血液中的运输形式；呼吸的基本中枢。

3. **了解**：凡列入教学内容，除掌握、熟悉的，其余均为了解。

第一节　概　　述

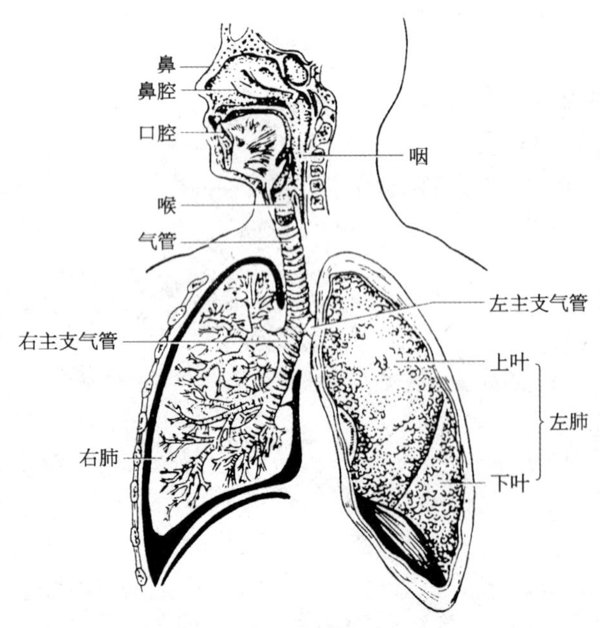

图 5－1　呼吸系统全貌

一、呼吸系统的组成

呼吸系统（respiratory system）由肺外呼吸道和肺两大部分组成。呼吸道包括鼻、咽、喉、气管、主支气管和肺内各级支气管。肺由肺泡及肺内各级支气管等构成，进行气体交换的呼吸部主要是肺泡（图 5－1）。临床上常把鼻、咽、喉称为上呼吸道，把气管、主支气管和肺内各级支气管合称为下呼吸道。

二、呼吸系统的功能

呼吸系统的主要功能是进行机体与外界环境间的气体交换，即吸入氧，排出二氧化碳。

三、胸部的标志线

呼吸系统器官大多位于胸腔内，为了便于描述胸部器官的正常位置和投影，在胸部体表确定了若干标志线（图 5-2）。

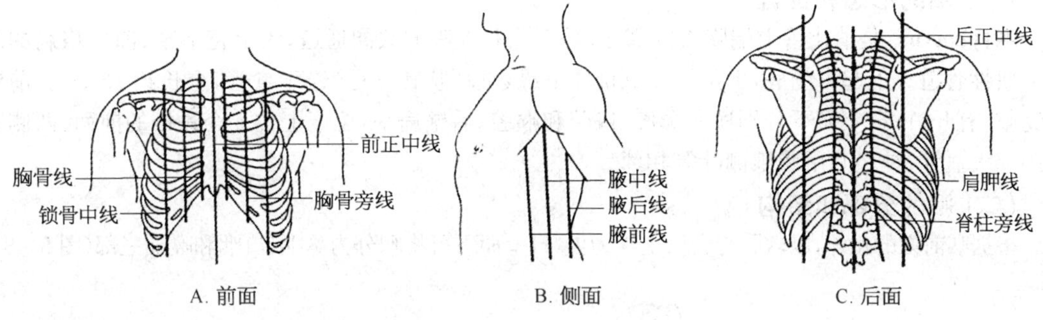

图 5-2 胸部标志线

1. 前正中线（anterior median line） 沿身体前面正中线所作的垂直线。
2. 胸骨线（sternal line） 沿胸骨最宽处的外侧缘所作的垂直线。
3. 锁骨中线（midclavicular line） 经锁骨中点向下所作的垂直线。
4. 胸骨旁线（parasternal line） 经胸骨线与锁骨中线之间连线的中点所作的垂直线。
5. 腋前线（anterior axillary line） 沿腋前襞向下所作的垂直线。
6. 腋中线（midaxillary line） 沿腋窝中点向下所作的垂直线。
7. 腋后线（posterior axillary line） 沿腋后襞向下所作的垂直线。
8. 肩胛线（scapular line） 经肩胛骨下角所作的垂直线。
9. 后正中线（posterior median line） 沿身体后面正中线所作的垂直线。

第二节 肺外呼吸道

一、鼻

鼻（nose）是呼吸道的起始部，又是嗅觉器官，由外鼻、鼻腔和鼻旁窦三部分组成。

（一）外鼻

外鼻（external nose）位于面部中央，以鼻骨和软骨构成支架，外被覆皮肤和少量皮下组织，内衬黏膜。上部狭窄，突于两眶之间，称为**鼻根**。向下延为隆起的**鼻背**，鼻背下端的最突点称**鼻尖**，鼻尖的两侧扩大为**鼻翼**。当呼吸困难时，可出现鼻翼煽动。外鼻下方的一对开口称**鼻孔**。

（二）鼻腔

鼻腔（nasal cavity）为由骨和软骨围成的腔，内衬黏膜和皮肤，被**鼻中隔**分为左右两个腔。鼻腔向前经鼻孔通外界，向后由鼻后孔通鼻咽。每侧鼻腔均分为前、后两部，前为**鼻前庭**，后为**固有鼻腔**。

1. 鼻前庭 为鼻翼所围成的空腔，内衬皮肤，并长有粗硬的鼻毛，可滤过空气中的灰尘。

2. 固有鼻腔 为鼻腔的主要部分，由鼻前庭以后的鼻腔覆以黏膜而成。临床上所称鼻腔常指该部而言。固有鼻腔的黏膜分为**嗅区**和**呼吸区**两部分。嗅区位于上鼻甲及其相对应的鼻中隔部的黏膜，此部黏膜内含有嗅细胞，能感受嗅觉刺激；呼吸区为嗅区以外的黏膜部，黏膜内含丰富的血管、黏液腺，对吸入的空气起加温、湿润及净化等作用。

(三) 鼻旁窦(见运动系统)

二、咽

(一) 咽的形态和位置

咽(pharynx)是消化管上端膨大的部分，是消化和呼吸的共同通道，为上宽下窄、前后略扁的漏斗形肌性管道。上起自颅底，下至第6颈椎体下缘(平环状软骨弓)连于食管，全长约12 cm。前壁不完整，有开口，自上而下分别通入鼻腔、口腔和喉腔；后壁扁平，位于上位6个颈椎的前面；两侧壁与颈部大血管、神经和甲状腺侧叶等相邻。

(二) 咽的分部和结构

根据咽前方的毗邻，以软腭与会厌上缘为界，自上而下可将咽分为鼻咽、口咽和喉咽三部(图5-3)。

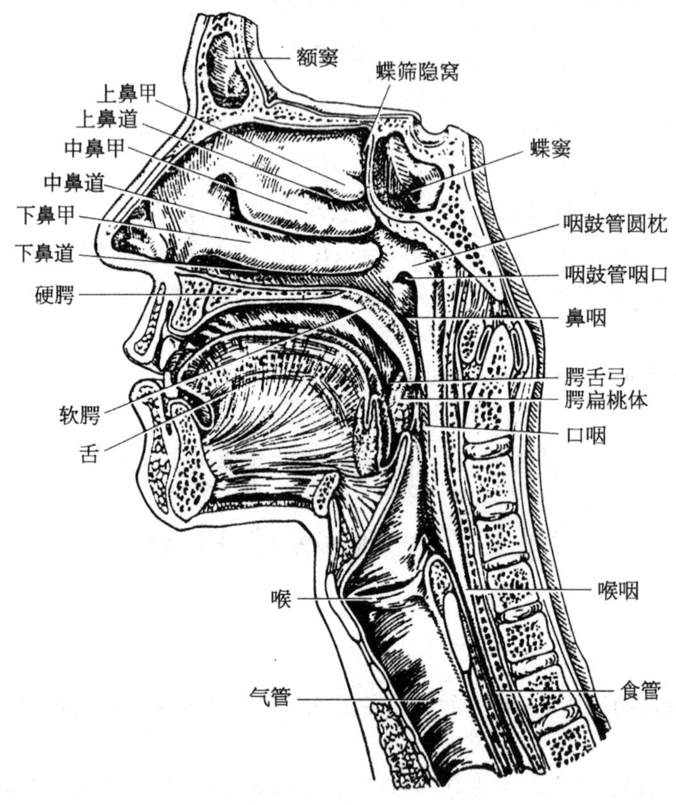

图5-3　头颈部正中矢状切面

1. **鼻咽**(nasopharynx)　为颅底至软腭后缘之间的一段。位于鼻腔的后方，向前借鼻后孔与鼻腔相通。在其两侧壁上，相当于下鼻甲后方约1 cm处各有一**咽鼓管咽口**，空气由此口经咽鼓管进入中耳鼓室。该口的后上方有半环状隆起称**咽鼓管圆枕**，圆枕后方与咽后壁之间有一纵行深窝称**咽隐窝**，是鼻咽癌的好发部位。鼻咽上壁后部的黏膜内有丰富的淋巴组织称**咽扁桃体**，幼儿时期较发达，6岁开始萎缩，10岁以后完全退化。有的儿童咽扁桃体出现异常增大，引起咽腔狭窄，影响呼吸，熟睡时表现张口呼吸。

2. **口咽**(oropharynx)　为软腭后缘与会厌上缘之间的一段。位于口腔的后方，向前借咽峡与口腔相通。在其侧壁上，腭舌弓和腭咽弓之间有一三角形的凹窝，叫**扁桃体窝**，窝内容纳腭扁桃体。**腭扁桃体**是一对扁卵圆形的淋巴上皮器官，具有防御功能，易感染产生肿痛。

3. 喉咽(laryngopharynx) 为会厌上缘至第6颈椎下缘之间的一段。位于喉的后方，向前经喉口通喉腔。在喉口两侧与咽侧壁之间各有一个深窝，称**梨状隐窝**，是异物易滞留的部位。

三、喉

(一) 喉的位置

喉(larynx)既是呼吸道，又是发音器官。位于颈前部正中，位置表浅，前方被皮肤、浅筋膜、深筋膜和舌骨下肌群所覆盖，后方与喉咽相邻。两侧有颈部大血管、神经和甲状腺左、右侧叶。喉向上开口于喉咽，向下与气管相连。成年人喉的上界约平对第4、5颈椎体之间，下界平对第6颈椎体下缘，女性者略高。由于喉与舌骨、咽紧密连结，故当吞咽时，喉可随之上、下移动。

(二) 喉的结构

喉是复杂的管状器官，由喉软骨、喉连结、喉肌和黏膜构成。

1. 喉软骨(laryngeal cartilages) 是喉的支架，主要包括甲状软骨、环状软骨、会厌软骨和杓状软骨等(图5-4)。

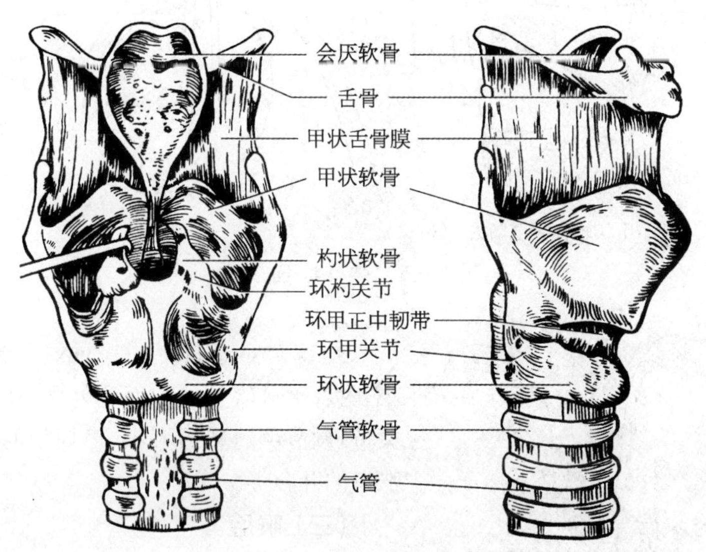

图5-4 喉软骨及其连结

(1) **甲状软骨(thyroid cartilage)**：是最大的喉软骨，位于舌骨的下方，环状软骨的上方，构成喉的前壁和两侧壁。由左右对称的两个方形软骨板构成，两板前缘以直角互相愈着形成前角，前角上端向前突出称喉结。

(2) **环状软骨(cricoid cartilage)**：位于甲状软骨的下方，形成喉的底座。外形似指环，前部低窄呈弓形称**环状软骨弓**，后部高宽呈板状称**环状软骨板**。环状软骨是喉软骨中唯一完整的软骨环。

(3) **杓状软骨(arytenoid cartilage)**：位于环状软骨板上方，左右各一，呈三棱锥体形，尖朝上，底与环状软骨上缘构成环杓关节。杓状软骨底有向前的突起称为**声带突**，有声韧带附着。

(4) **会厌软骨(epiglottic cartilage)**：形似树叶，下端狭细，附着于甲状软骨前角的后面，上端宽阔，斜向后上，游离于喉口上方。会厌软骨被黏膜覆盖构成**会厌**，吞咽时，喉随咽上提而向前移，会厌盖住喉口，防止食物误入喉腔。

2. 喉连结 主要包括环甲关节、环杓关节和弹性圆锥。

(1) 环甲关节：由甲状软骨下角与环状软骨两侧的关节面构成，可使甲状软骨作前倾和复位的运动。

(2) 环杓关节：由杓状软骨底与环状软骨板上缘关节面构成，可使杓状软骨作旋转运动。

(3) **弹性圆锥(conus elasticus)**：为圆锥形弹性纤维膜，起自甲状软骨前角的后面，呈扇形向下附着于环状软骨上缘和杓状软骨声带突之间(图5-5)。其上缘游离，张于甲状软骨与杓状软骨声带突之间，称**声韧带**。弹性圆锥前部较厚，张于环状软骨弓上缘和甲状软骨下缘中部之间，称**环甲正中韧带**。当急性喉阻塞时，可经此直接插入粗针头，以建立暂时的通气道。

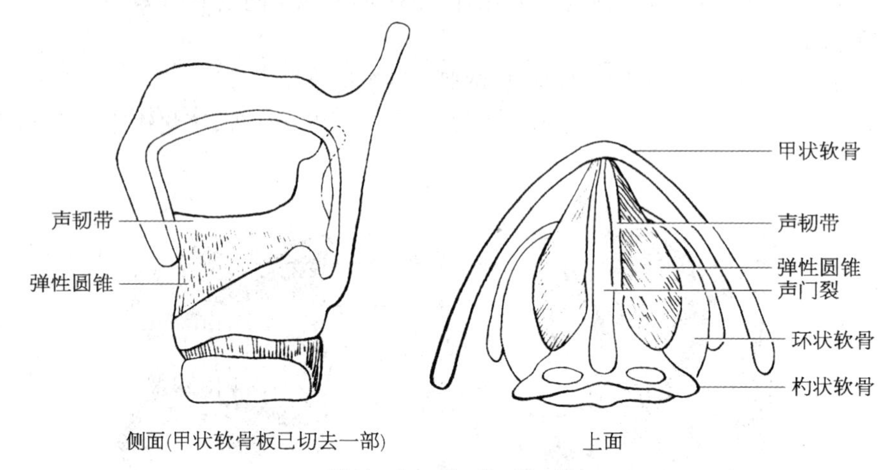

图5-5 弹 性 圆 锥

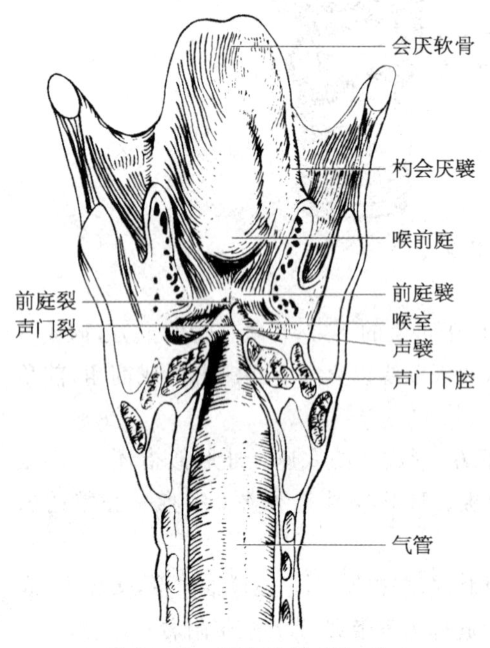

图5-6 喉腔的冠状切面

3. 喉肌(muscles of larynx) 为骨骼肌，肌腹细小，附着于喉软骨的内面和外面，作用于环杓和环甲关节，调节声门裂的大小、声韧带的紧张和松弛以及喉口的开合等。

(三) 喉腔

喉腔(larymgeal cavity)是由喉壁围成的管形腔。喉壁由喉软骨及其连结、喉肌与喉黏膜等构成。上至喉口、通咽，下至环状软骨下缘，通气管(图5-6)。

在喉腔的两侧壁，有上、下两对呈前后方向的黏膜皱襞，上方一对称为**前庭襞**，与发音无直接关系；下方一对称为**声襞**，声襞及其内的声韧带和声带肌，三者合称声带。两侧前庭襞之间的裂隙称**前庭裂**；两侧声襞及杓状软骨之间的裂隙称为**声门裂**。声门裂是喉腔最狭窄的部位，此裂前3/5为膜间部，与发音有关，为喉癌的好发部位；后2/5为软骨间部，是喉结核的好发部位。

喉腔可分三部分：前庭裂以上的部分称**喉前庭**；前庭裂和声门裂之间的部分称**喉中间腔**，喉中间腔向两侧突出的裂隙称**喉室**；声门裂以下的部分称**声门下腔**。

四、气管与主支气管

(一) 气管

气管(trachea)为后壁略扁的圆筒状管道，主要由气管软骨、平滑肌和结缔组织构成。气管软骨呈"C"形，一般为14～16个，其间由致密结缔组织的环状韧带相连结，后壁无软骨，由平滑肌和结缔组织的膜壁所封闭，管腔内面衬以黏膜(图5-7)。

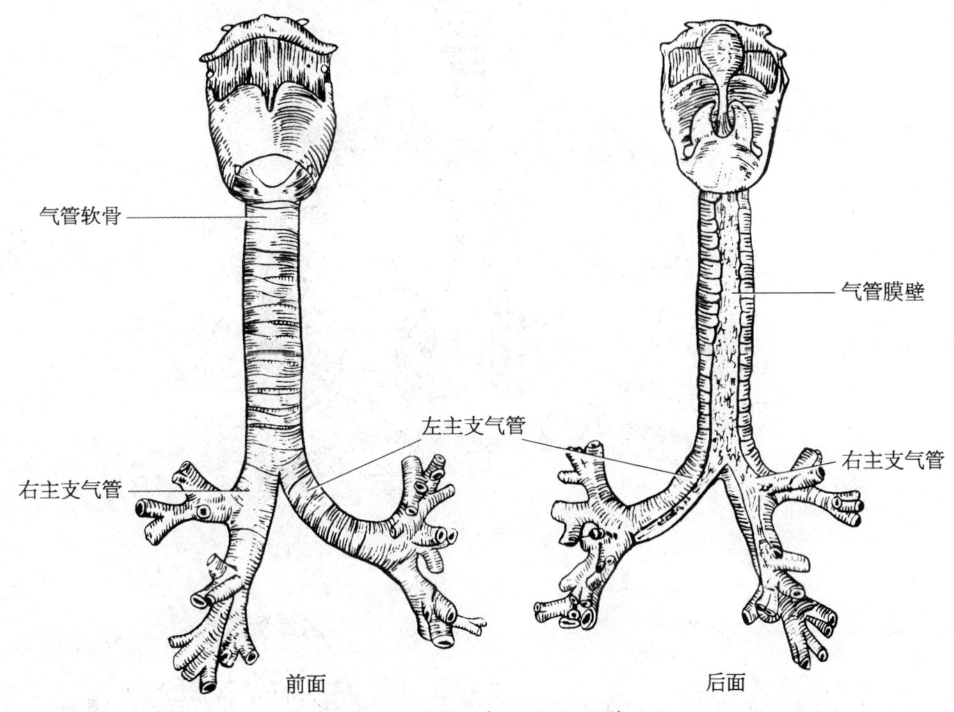

图5-7　气管和主支气管

气管的位置上端平第6颈椎体下缘高度起自环状软骨，向下至胸骨角平面分为左、右主支气管，分杈处称**气管杈**。临床气管切开术常在第3～5气管软骨处进行。

(二) 主支气管

主支气管(principal bronchus)是指由气管杈至肺门之间的管道，左、右各一，分别称为**左主支气管**和**右主支气管**(图5-7)。左主支气管细、长而走行较水平，右主支气管粗、短而走行较陡直。因此，气管异物容易落入右主支气管。

第三节　肺

一、肺的位置与形态

(一) 肺的位置

肺(lungs)位于胸腔内、纵隔的两侧、膈的上方，左、右各一，是进行气体交换的场所。幼儿新鲜肺呈淡红色，随着年龄的增长，吸入的灰尘沉积于肺内，因此成人的肺可变为暗红色，老年人的肺为蓝黑色，吸烟人的肺为棕黑色。

（二）肺的形态

肺的形态近似圆锥状，有一尖、一底、两面、三缘（图 5-8、图 5-9）。**肺尖**呈钝圆形，经胸廓上口向上突至颈根部，高出锁骨内侧段上方 2～3 cm。**肺底**向上方凹陷，与膈相贴，又称**膈面**。**肋面**广阔圆隆，贴近肋和肋间肌。**内侧面**贴近纵隔和脊柱，又称**纵隔面**，此面的中央凹陷处称**肺门**，有主支气管、肺动脉、肺静脉、淋巴管和神经等出入。这些结构被结缔组织和胸膜包绕成束，称**肺根**。

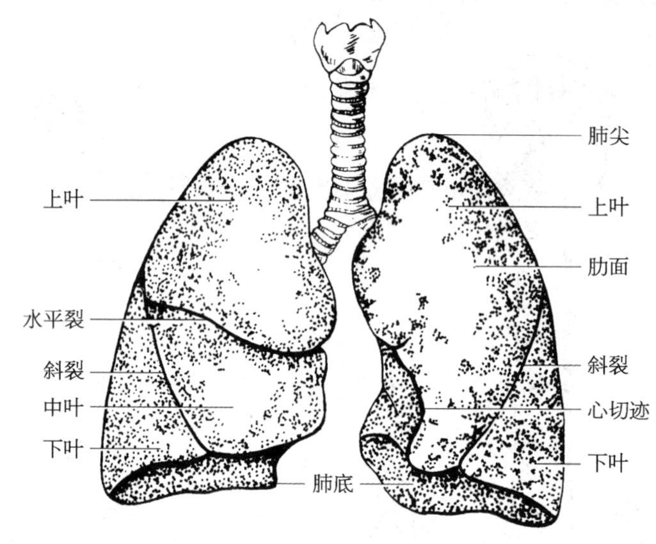

图 5-8　气管、主支气管和肺

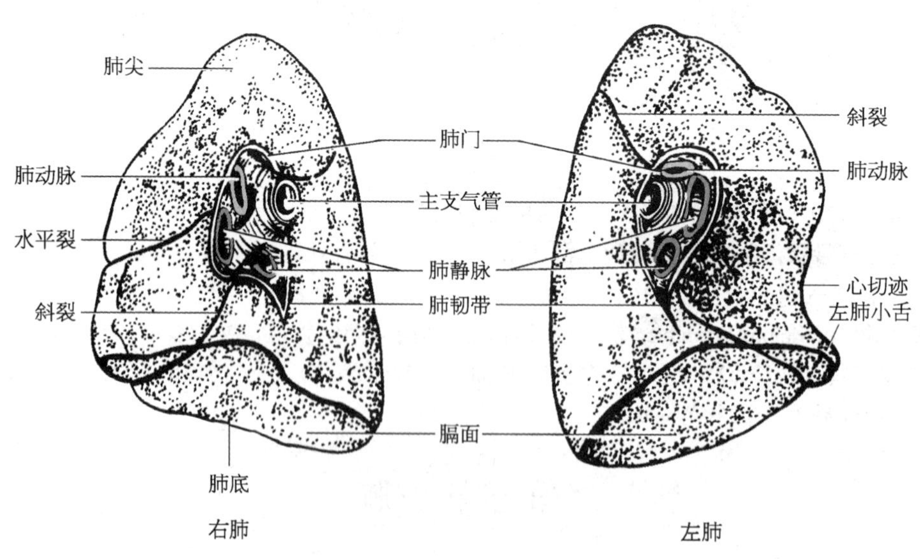

图 5-9　左、右肺内侧面

肺的**前缘**锐薄，右肺前缘近于垂直，左肺前缘下部有**心切迹**，切迹下方有一向前内方的舌状突起，称**左肺小舌**。肺的**后缘**圆钝，贴于脊柱的两旁。肺的**下缘**也较锐薄，伸向膈与胸壁之间。

左肺由自后上斜向前下的**斜裂**分为左肺上、下叶二叶。右肺除有与左肺相应的斜裂外，其上方尚有一**水平裂**，故右肺被分为**右肺上**、**中**和**下叶**三叶。

二、肺内支气管与肺段

左、右主支气管在肺门处分出**肺叶支气管**，进入肺叶。左肺有上叶和下叶支气管，右肺有上叶、中叶和下叶支气管。肺叶支气管在各肺叶内再分为**肺段支气管**，并在肺内反复分支，越分越细，呈树枝状，称**支气管树(bronchial tree)**。每一肺段支气管及其所属的肺组织，称**支气管肺段**，简称为**肺段**。肺段呈圆锥形，其尖朝向肺门，底朝向肺表面，左、右两肺各可分为10个肺段。

三、肺的组织结构

肺组织分实质和间质两部分，实质为肺内支气管的各级分支及其终末的大量肺泡，间质是各级分支管道及肺泡之间的结缔组织，包含血管、淋巴管和神经等。从叶支气管至终末细支气管为肺的导气部；终末细支气管以下的分支为肺的呼吸部，包括呼吸性细支气管、肺泡管、肺泡囊和肺泡(图5-10)。

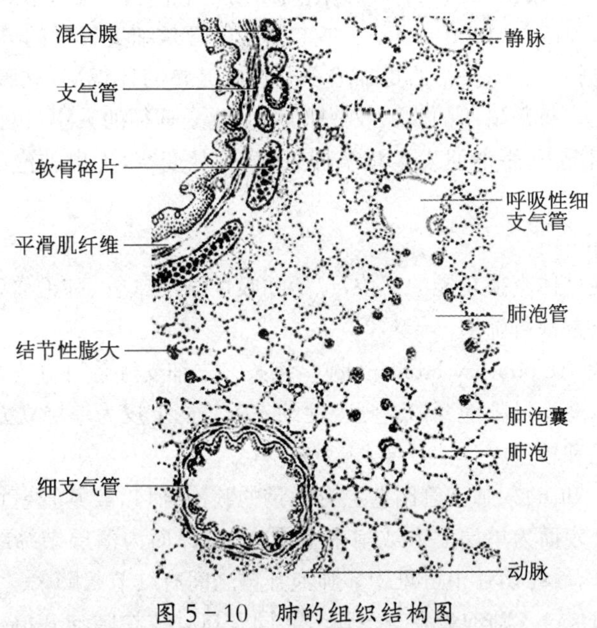

图5-10　肺的组织结构图

每条细支气管连同它的分支至肺泡，组成一个**肺小叶(pulmonary lobule)**。肺小叶呈锥体形，尖朝向肺门，底朝向肺表面，每叶肺约有50～80个肺小叶。肺小叶是肺的结构单位(图5-11)，也是肺病理变化的基础。临床上小叶性肺炎指仅累及若干肺小叶范围的炎症病变。

(一) 肺的导气部

肺导气部包括肺内的支气管、小支气管、细支气管和终末细支气管。随着各段管道的不断分支，其管径逐渐变小，管壁逐渐变薄，管壁结构也逐渐发生变化。

1. 叶支气管至小支气管　管壁结构与肺外的支气管基本相似，但随着管径逐渐变小，各层均变薄，其结构也发生变化，管壁三层分界已不清楚。假复层纤毛柱状上皮中杯状细胞逐渐减少；固有层中平滑肌相对增多，从分散排列逐渐形成环形肌束；腺体逐渐减少；软骨由完整的“C”形环状变为不规则片状，并逐渐减少。

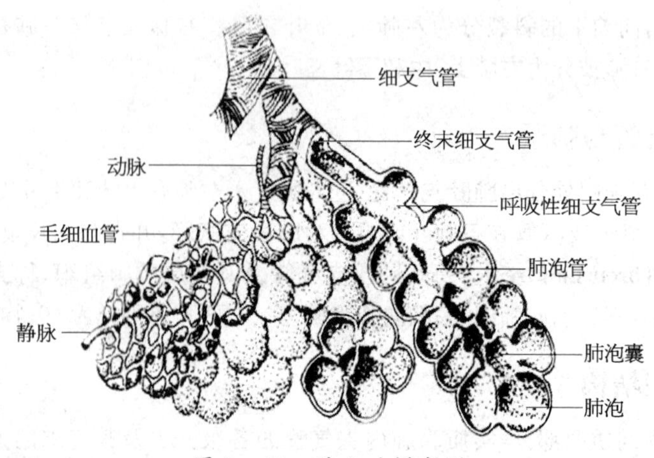

图 5－11　肺小叶模式图

2. 细支气管(bronchiole)　细支气管上皮由假复层纤毛柱状上皮渐变为单层纤毛柱状上皮,杯状细胞、腺体和软骨片均减少或消失。环行平滑肌逐渐增厚,其收缩常使黏膜形成皱襞。

3. 终末细支气管(terminal bronchiole)　终末细支气管是细支气管的分支,上皮为单层柱状,无杯状细胞;腺体和软骨均消失;平滑肌更加增多并形成完整的环行层,黏膜皱襞也更明显。细支气管和终末细支气管的环行平滑肌的收缩或舒张,可以改变管径的大小,以此调节进出的气流量。在支气管哮喘等病理情况下,平滑肌发生痉挛性收缩,管径变窄,进出肺泡的气流量减少,导致呼吸困难。

(二) 肺的呼吸部

肺呼吸部是肺行使气体交换功能的部位,包括呼吸性细支气管、肺泡管、肺泡囊和肺泡。肺呼吸部各结构的共同特点是都有肺泡。

1. 呼吸性细支气管(respiratory bronchiole)　每条终末细支气管可分支形成 2～3 条呼吸性细支气管,其管壁不完整,有少量肺泡开口。呼吸性细支气管的上皮为单层立方上皮。上皮下结缔组织内有少量环行平滑肌和较多的弹性纤维。

2. 肺泡管(alveolar duct)　肺泡管因壁上有大量的肺泡开口,故其管壁结构很少,仅存在于相邻肺泡开口之间。此处表面为单层立方或扁平上皮,上皮深面为薄层结缔组织和少量平滑肌,肌纤维环绕于肺泡开口处,故在切片中可见相邻肺泡开口之间有结节状膨大。

3. 肺泡囊(alveolar sac)　肺泡囊是若干肺泡共同开口处。在肺泡开口处无环行平滑肌,故在切片中的相邻肺泡开口之间无结节状膨大。

4. 肺泡(pulmonary alveoli)　肺泡是支气管树的终末部分,构成肺的主要结构。肺泡为半球形有开口的小囊,开口于呼吸性细支气管、肺泡管或肺泡囊,是肺进行气体交换的场所。成人肺约有 3～4 亿个肺泡,总面积 70～80 m^2。肺泡壁很薄,表面覆以单层肺泡上皮,上皮深面为基膜。相邻肺泡之间仅隔以薄层结缔组织,称**肺泡隔(alveolar septum)**。

(1) 肺泡上皮:肺泡上皮由Ⅰ型和Ⅱ型两种肺泡细胞组成(图 5－12)。

Ⅰ型肺泡细胞(type I alveolar cell):细胞扁平,表面较光滑,除含核部分略厚外,其他部分均很薄(约 0.2 μm),光镜下难以辨认。Ⅰ型细胞数量少,但细胞较大,覆盖 97%的肺泡表面,为气体交换提供了广大而薄的表面,是构成气血屏障的结构之一。Ⅰ型细胞无增殖能力,损伤后通常由Ⅱ型细胞增殖分化补充。

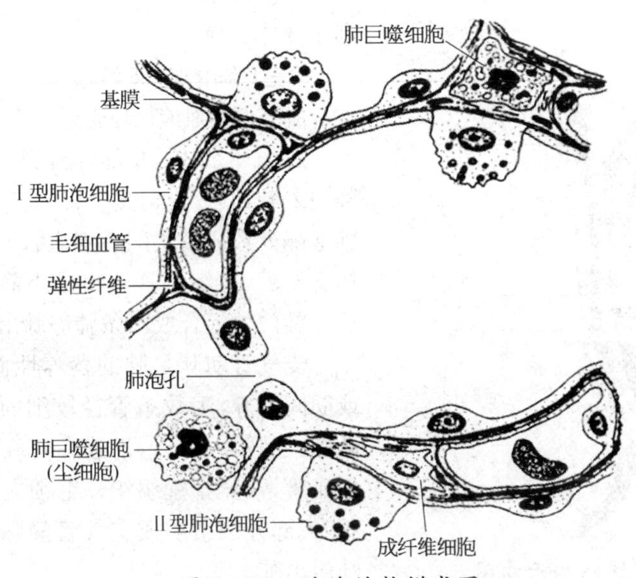

图 5-12 肺泡结构模式图

Ⅱ型肺泡细胞(type Ⅱ alveolar cell):细胞较小,圆形或立方形,位于Ⅰ型细胞之间。细胞数量较Ⅰ型细胞多,但仅覆盖3%肺泡表面。Ⅱ型细胞是一种分泌细胞,核圆形,胞质着色浅,呈泡沫状。电镜下,胞质内除富含线粒体、粗面内质网、高尔基复合体和溶酶体外,还有许多分泌颗粒,颗粒大小不等,内含平行排列的板层结构,称**嗜锇性板层小体(osmiophilic multilamellar body)**,主要成分是磷脂(二棕榈酰卵磷脂为主)。颗粒内容物被释放到肺泡上皮表面形成一层薄膜,称**表面活性物质(surfactant)**。表面活性物质有降低肺泡表面张力的作用,对稳定肺泡直径起重要作用(详见第五节)。表面活性物质由Ⅱ型细胞产生、分泌,再经Ⅱ型细胞重摄取或被肺巨噬细胞吞噬,保持不断更新。Ⅱ型细胞还有分裂增殖并转化为Ⅰ型细胞的潜能。

(2) 肺泡隔:为相邻肺泡之间的薄层结缔组织,属肺间质。肺泡隔内富含密集的毛细血管网、弹性纤维和肺巨噬细胞,也有少量胶原纤维和网状纤维、成纤维细胞、浆细胞和肥大细胞等。肺泡隔内连续毛细血管的内皮甚薄,胞质内含较多吞饮小泡。它们紧贴肺泡上皮,有利于血管中的 CO_2 与肺泡腔中的 O_2 进行气体交换。肺泡隔内丰富的弹性纤维有助于保持肺泡的弹性,在吸气时肺泡顺应性扩张,而呼气时弹性纤维的弹性回缩使肺内压升高,将气体压出。老年人弹性纤维退化,炎症等病变也可破坏弹性纤维,使肺泡弹性减弱,肺泡渐扩大,导致肺气肿。

肺巨噬细胞(pulmonary macrophage)由单核细胞分化而来,广泛分布在肺间质内(图 5-12)。有的巨噬细胞游走入肺泡腔内。肺巨噬细胞的吞噬、免疫和分泌作用都十分活跃,有重要防御功能。肺巨噬细胞常吞噬吸入空气中的尘粒,吞噬尘粒后的巨噬细胞称为**尘细胞(dust cell)**。在心力衰竭出现肺淤血时,大量红细胞从毛细血管溢出,被巨噬细胞吞噬,吞噬红细胞后的巨噬细胞则称为**心力衰竭细胞**。

(3) **肺泡孔(alveolar pore)**:肺泡隔上有直径 10~15 μm 的小孔,称肺泡孔(图 5-12),它是沟通相邻肺泡的孔道,可平衡肺泡内气体的压力。当某管道阻塞时,肺泡孔起侧支通气作用。但在肺感染时,病菌也可通过肺泡孔扩散,使炎症蔓延。

(4) **呼吸膜(respiratory membrane)**:肺泡内气体与肺泡隔毛细血管血液内气体进行交换所通过的结构称呼吸膜,又称**气血屏障(blood-air barrier)**。它由肺泡表面液体层、Ⅰ型肺泡细胞与基膜、薄层结缔组织、毛细血管基膜与内皮构成(图 5-13)。呼吸膜很薄,总厚度约 0.2~0.5 μm,有

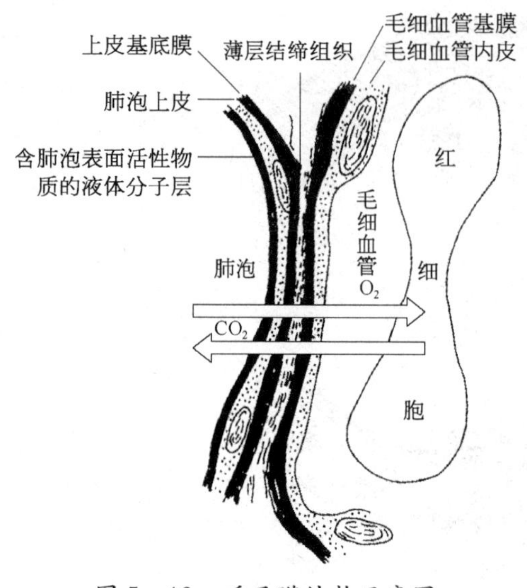

图 5－13　呼吸膜结构示意图

利于气体交换。

（三）肺的血液供应

肺有两组血液循环管道，即肺循环和支气管循环。

肺循环是肺的功能性血管，自右心室发出后，从肺门入肺，其分支与支气管的各级分支伴行，最后在肺泡隔处形成密集的毛细血管网。在肺泡处进行气体交换后，毛细血管汇集成小静脉、较大的静脉，最后在肺门处汇合成两条肺静脉出肺。

支气管动脉是肺的营养性血管，起自胸主动脉或肋间动脉，为数条管径较细的肌性动脉。支气管动脉经肺门入肺后，沿途在各级支气管壁内形成毛细血管，营养管壁组织。毛细血管小部分汇入肺静脉，大部分汇集形成支气管静脉，与支气管伴行，由肺门出肺。

第四节　胸膜和纵隔

一、胸腔、胸膜与胸膜腔的概念

胸腔（**thoracic cavity**）是指胸廓和膈围成的空腔，上界为胸廓上口与颈部连通，下界借膈与腹腔分隔，内容纳肺、胸膜、胸膜腔和纵隔等。**胸膜**（**pleura**）是覆盖于两侧肺表面和胸廓内面的浆膜。被覆于肺表面的部分称**脏胸膜**或**肺胸膜**；衬附于胸壁内面、纵隔侧面和膈上面的部分称**壁胸膜**。脏、壁两层在肺根处互相移行，形成左、右两个完全封闭的潜在性腔隙，称**胸膜腔**（图 5－14）。左、右胸膜腔互不相通，腔内呈负压，有少量浆液，可减少呼吸时胸膜间的摩擦。

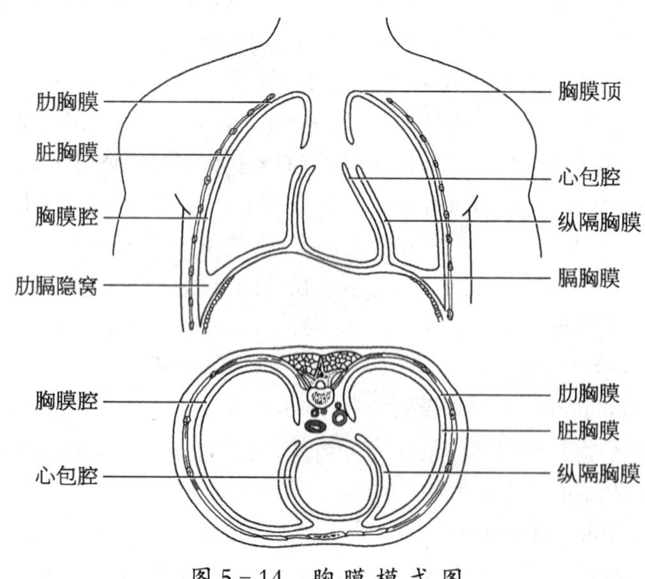

图 5－14　胸膜模式图

二、壁胸膜的分部与肋膈隐窝

壁胸膜依其所在的部位，可分为膈胸膜、肋胸膜、纵隔胸膜和胸膜顶四部分。覆盖于膈上面的为**膈胸膜**；紧贴于胸壁内面的为**肋胸膜**；被覆于纵隔两侧的称**纵隔胸膜**；包被肺尖部分的是**胸膜顶**，可高出锁骨内侧段上方 2～3 cm。针灸或作锁骨上臂丛神经麻醉时，应注意胸膜顶，以免造成气胸。

在壁胸膜某些部分的转折处，可形成潜在的间隙，即使在深吸气时，肺缘也不会伸入其间。其中最重要的间隙为**肋膈隐窝**，是由肋胸膜与膈胸膜返折而成，呈半环状，是胸膜腔最低部位，胸膜炎等渗出液常积聚于此。

三、肺与胸膜的体表投影

(一) 肺的体表投影

两肺尖和肺前缘的投影均起自锁骨内侧段上方 2～3 cm 处，斜向下内，经胸锁关节后方至胸骨角中点处两肺前缘靠拢。右肺前缘由此垂直下行，至右侧第 6 胸肋关节处，移行于右肺下缘；左肺前缘垂直下行至第 4 胸肋关节处沿肺的心切迹弯向左下至第 6 肋软骨中点处移行于左肺下缘(图 5－15)。

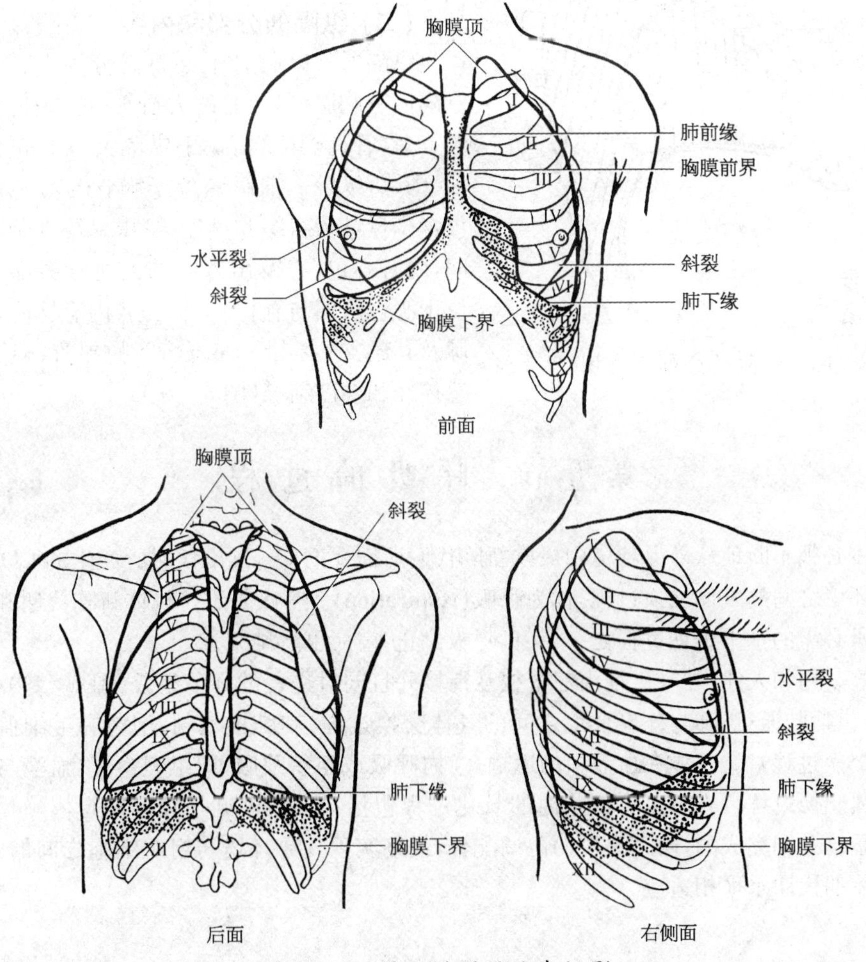

图 5－15　肺和胸膜的体表投影

两肺下缘的体表投影大致相同。右侧起自第 6 胸肋关节后方，左侧起自第 6 肋软骨中点处，两侧均行向外下方，至锁骨中线处与第 6 肋相交，行到腋中线上与第 8 肋相交，在肩胛线上与第 10 肋相交，在近脊柱处平第 10 胸椎棘突。

(二) 胸膜的体表投影

两侧胸膜顶和胸膜前界的体表投影，分别与肺尖和肺前缘的投影基本一致。两侧胸膜下界的体表投影左右一致，约比两肺下缘的投影位置低 2 个肋(图 5－14)。右侧起自第 6 胸肋关节后方，左侧起自第 6 肋软骨后方，两侧均斜向外下方，在锁骨中线上与第 8 肋相交，在腋中线上与第 10 肋相交，在肩胛线上与第 11 肋相交，在近脊柱处平第 12 胸椎棘突。

四、纵隔

纵隔(mediastinum)是左右纵隔胸膜之间所有器官和组织结构的总称，是分隔左、右胸膜腔的屏障。

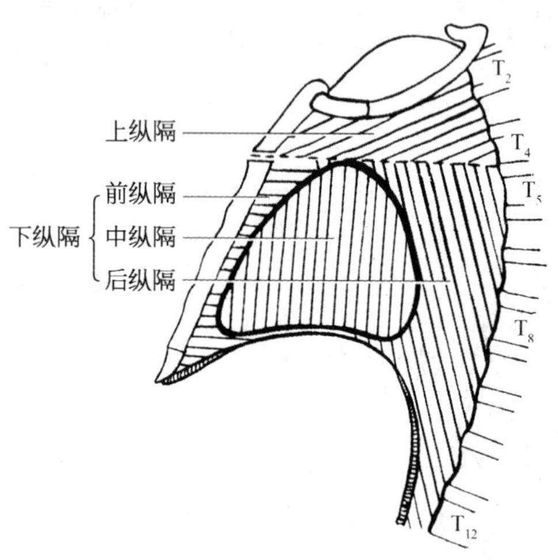

图 5－16　纵隔的分部示意图

(一) 纵隔的位置

纵隔呈矢状位，上窄下宽，并偏向左侧。其前界为胸骨，后界为脊柱胸段，两侧界为纵隔胸膜，上界达胸廓上口，下界为膈。

(二) 纵隔的分部和内容

纵隔通常以胸骨平面将其分为上、下纵隔。上纵隔内有胸腺、出入心的大血管、迷走神经、膈神经、气管、食管、胸导管等。下纵隔又以心包为界，分为前、中、后纵隔。前纵隔位于胸骨与心包前面之间，仅含少量结缔组织和淋巴结；中纵隔在前、后纵隔之间，内有心包、心及出入心的大血管根部等；后纵隔位于心包后面与脊柱胸段之间，内有胸主动脉、奇静脉及其属支、主支气管、食管、胸导管、迷走神经、交感神经和淋巴结等(图 5－16)。

第五节　呼 吸 的 过 程

生物体必须不断地从外界环境中摄取新陈代谢所需要的 O_2，排出代谢所产生的 CO_2。这种机体与外界环境之间的气体交换过程，称为**呼吸(respiration)**。呼吸是维持机体新陈代谢和功能活动正常进行所必需的基本生理过程之一，一旦呼吸停止，生命也将结束。

在高等动物和人体，呼吸过程由三个相互衔接并且同时进行的环节组成(图 5－17)：①**外呼吸或肺呼吸**，包括**肺通气**(肺与外界环境之间的气体交换过程)和**肺换气**(肺泡与肺毛细血管血液之间的气体交换过程)；②**气体在血液中的运输**；③**内呼吸或组织呼吸**，即组织换气(血液与组织细胞之间的气体交换过程)，有时也将细胞内的氧化过程包括在内。可见呼吸过程是依赖呼吸系统和血液循环系统共同完成的，两个系统的协调配合，最终实现外界环境与组织细胞之间的气体交换，使之与机体的代谢水平相适应。

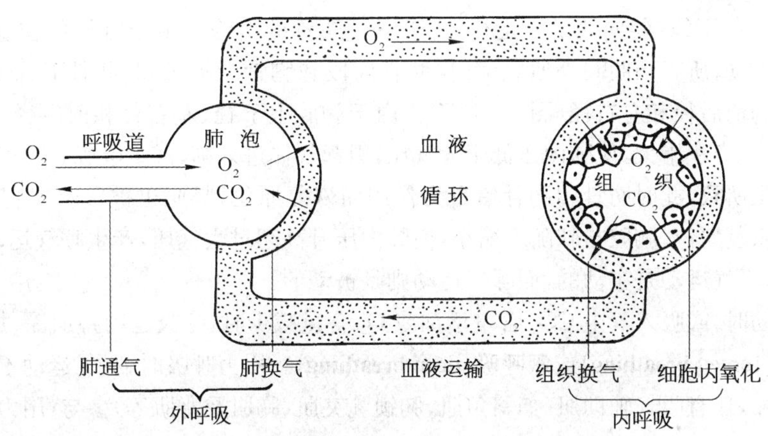

图 5-17　呼吸全过程示意图

一、肺通气

肺通气(pulmonary ventilation)是指肺与外界环境之间的气体交换过程。实现肺通气的结构包括呼吸道、肺泡和胸廓等。呼吸道是肺通气时气体进出肺的通道，其口径受神经和体液调节，从而改变气道阻力，此外呼吸道还具有加温、湿润流经的气体以及防御功能等；肺泡是肺换气的主要场所；胸廓的节律性运动则是实现肺通气的原动力。

气体进出肺取决于两方面因素的相互作用：①推动气体流动的动力；②阻止气体流动的阻力。动力克服阻力，才能实现肺通气。

(一) 肺通气的动力

气体之所以能进出肺是靠压力差的驱动，肺与外界环境之间的压力差是肺通气的直接动力。此压力差来源于肺的扩大和缩小引起的肺内压的波动，而肺本身不具有主动扩大和缩小的能力，它的活动是由胸廓的扩大和缩小所引起的，胸廓的扩大和缩小又是由于呼吸肌的收缩和舒张造成的，所以，呼吸肌收缩和舒张引起的呼吸运动是肺通气的原动力。

1. 呼吸运动　呼吸肌收缩、舒张引起的胸廓扩大和缩小的运动称为**呼吸运动(respiratory movement)**，包括吸气运动和呼气运动。膈肌和肋间外肌是主要的吸气肌；肋间内肌和腹肌是主要的呼气肌；此外，还有一些辅助吸气肌，如斜角肌、胸锁乳突肌和胸背部的其他肌肉等。根据参与活动的呼吸肌的主次、多少和用力程度，可将呼吸运动分为不同的形式。

(1) 平静呼吸和用力呼吸：安静状态下的呼吸运动称为**平静呼吸(eupnea)**，其活动平稳缓和，频率为 12～18 次/min。平静呼吸时，吸气运动是通过膈肌和肋间外肌的收缩来完成的。膈肌位于胸、腹腔之间，构成胸腔的底，形似钟罩，舒张时向上隆起；收缩时，隆起的中心部分下移，从而增大了胸腔的上下径(图 5-18A)。肋间外肌的肌纤

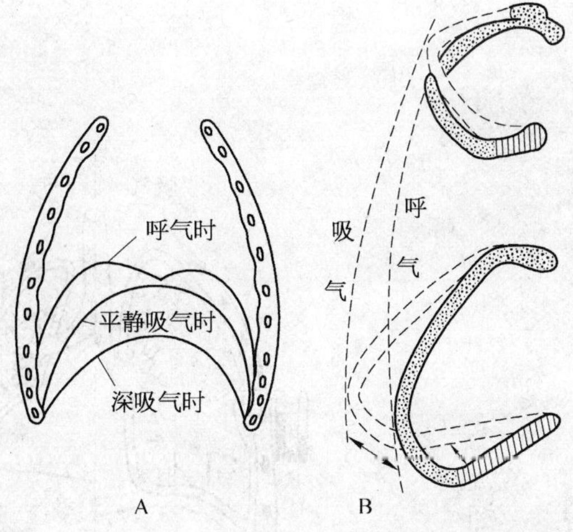

图 5-18　胸腔容积随呼吸运动变化示意图

A. 膈肌收缩引起胸腔上下径的变化；B. 肋间内、外肌收缩引起胸腔前后径、左右径的变化

维起自上一肋骨的下缘，斜向前下方走行，止于下一肋骨的上缘。由于脊椎的位置是固定的，而胸骨可以上下移动，所以当肋间外肌收缩时，肋骨前段和胸骨上提，同时肋骨下缘还向外侧偏转，从而增大胸腔的前后径和左右径(图 5-18B)。由于胸腔上下径、左右径和前后径均增大，胸廓扩大，肺随之扩张而容积增大，使肺内压低于大气压，引起气体进入肺，产生吸气。呼气运动则是膈肌与肋间外肌舒张所致，此时肋骨和胸骨借重力作用而恢复原位，膈肌也被腹腔器官的推挤和胸膜腔负压吸引而恢复原位，胸腔与肺随之缩小，使肺内压升高超过大气压，产生呼气运动。可见，在平静呼吸过程中，吸气运动是主动的，而呼气运动则是被动的。

当机体活动时，或吸入气中 CO_2 含量增加或 O_2 含量减少时，呼吸运动将加深、加快，这种呼吸称为**用力呼吸(forced breathing)**或**深呼吸(deep breathing)**。用力呼吸时，吸气运动不仅有膈肌和肋间外肌加强收缩，还有吸气辅助肌(如斜角肌、胸锁乳突肌、胸肌及背肌等)参与；用力呼气时除了吸气肌舒张外，还有肋间内肌(走行方向与肋间外肌相反，收缩时使肋骨和胸骨下移，肋骨还向内侧偏转，使胸腔前后、左右径缩小)和腹肌等呼气肌参与收缩，以使胸腔进一步缩小。故用力呼吸时，无论吸气还是呼气都是主动过程。

(2) 腹式呼吸和胸式呼吸：在呼吸运动中，膈肌收缩而膈下移时，腹腔内的器官因受压迫而位移，使腹壁突出；膈肌舒张时，腹壁回位。因此，膈肌舒缩、腹部起伏为主的呼吸运动称为**腹式呼吸(abdominal breathing)**。肋间外肌舒缩、胸部起伏为主的呼吸运动称为**胸式呼吸(thoracic breathing)**。一般情况下，健康成人呈混合式呼吸。小儿及男性以腹式呼吸为主；女性在妊娠时，因腹部活动受限，以胸式呼吸为主。

2. 肺内压(intrapulmonary pressure)　指肺泡内的压力。在呼吸暂停、声门开放、呼吸道畅通时，肺内压与大气压相等。吸气初，肺容积增大，肺内压下降而低于大气压，外界空气在此压力差推动下进入肺泡；随着肺内气体逐渐增加，肺内压也逐渐升高，至吸气末，肺内压升高到和大气压相等，气流也就停止(图 5-19B)。之后，呼气开始，肺容积减小，肺内压升高并超过大气压，肺内气体便流出肺，肺内气体逐渐减少，肺内压逐渐下降，至呼气末，肺内压又降到与大气压相等，气流停止。由此可见，在呼吸运动过程中正是由于肺内压的周期性交替升降，造成肺内压和大气压之间的压力差，此压力差成为推动气体进出肺的直接动力。

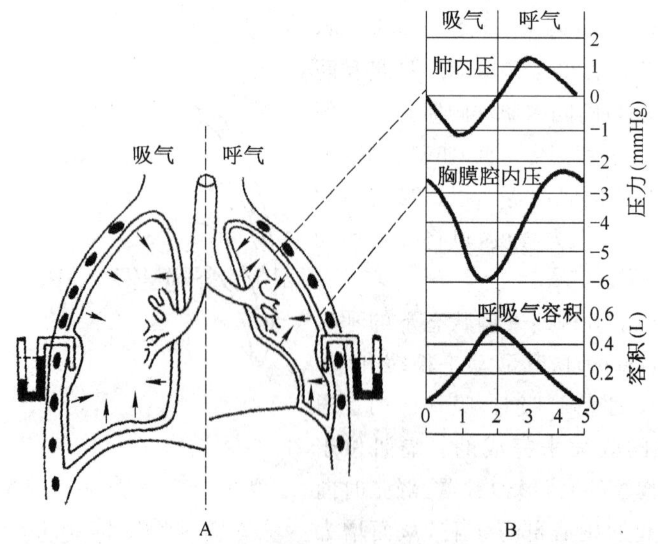

图 5-19　吸气和呼气时，肺内压、胸膜腔内压及呼吸气容积的变化过程(B)和胸膜腔内压直接测量示意图(A)

呼吸过程中肺内压变化的程度与呼吸运动的深浅、缓急和呼吸道是否通畅有关。若呼吸浅、慢,呼吸道通畅,则肺内压变化较小;若呼吸深、快,呼吸道不够通畅,则肺内压变化较大。平静呼吸时,呼吸缓和,肺容积的变化也较小,吸气时,肺内压较大气压低 1～2 mmHg;呼气时较大气压高 1～2 mmHg。用力呼吸时,肺内压变化的程度增大;当呼吸道不够通畅时,肺内压的升降幅度将更大。例如,紧闭声门时尽力作呼吸动作,则吸气时肺内压可降低至－100～－30 mmHg,呼气时可高于大气压达 60～140 mmHg。

3. *胸膜腔和胸膜腔内压* 在呼吸运动的过程中,肺之所以总随胸廓的运动而运动,是因为在肺和胸廓之间存在着一个密闭的、潜在的胸膜腔和肺本身具有可扩张性。

胸膜腔是由脏层胸膜和壁层胸膜紧密相贴形成的潜在腔隙,其内没有气体,仅有少量浆液。这一薄层浆液有两方面的作用:①润滑作用,减少呼吸运动过程中两层胸膜间的摩擦;②浆液分子的内聚力使两层胸膜互相贴附在一起,不易分开,所以肺能随胸廓运动而运动。因此,胸膜腔的密闭性和两层胸膜间浆液分子的内聚力对于维持肺的扩张状态和肺通气有着重要的生理意义。

胸膜腔内压(intrapleural pressure)指胸膜腔内的压力,简称**胸内压**。测量结果表明,在平静呼吸过程中,胸内压较大气压低,故称为**胸内负压**。胸内负压实际上是作用于胸膜腔的两种压力间接形成的:一是肺内压,它使肺泡扩张;二是肺的回缩力,使肺泡缩小(图 5-19A,箭头所示)。因此胸膜腔内的压力实际上是这两种方向相反的力的代数和,即:

胸膜腔内压＝肺内压－肺回缩力

吸气末或呼气末时,肺内压与大气压相等,若以大气压为零,则:

胸膜腔内压＝大气压－肺回缩力＝－肺回缩力

如果肺回缩力为 5 mmHg,胸内压就是－5 mmHg,实际的压力值是 760 mmHg－5 mmHg＝755 mmHg。可见,胸内负压是由肺的回缩力造成的。吸气时肺扩张,肺的回缩力增大,胸内负压也增大;呼气时肺缩小,肺回缩力减小,胸内负压也减小。正常人平静吸气末胸内压为－10～－5 mmHg,呼气末为－5～－3 mmHg(图 5-19B)。但是,为什么在平静呼气末胸内压仍然为负值?这是因为从胎儿出生后第一次呼吸开始,肺便被充气而处于扩张状态,胸内负压即形成;之后在生长发育过程中,胸廓的生长速度比肺快,以致肺继续被胸廓牵引着扩大,胸内负压也逐渐增大,即便在呼气使胸廓缩小时,肺仍处于一定程度的扩张状态,只是扩张程度比吸气时小些而已。所以,正常情况下,肺总是表现出回缩倾向,胸膜腔内压常为负值。但紧闭声门用力呼吸时,由于肺内压波动幅度显著增大,呼气时可升高到 110 mmHg,而使胸内压出现正值。

胸内负压具有重要的生理意义:①维持肺泡与小气道的扩张;②有利于静脉血和淋巴液回流,因为胸腔内的腔静脉、胸导管等管壁薄,可扩张性较大,易受胸内负压的影响。如果胸膜腔破裂导致空气进入,形成**气胸(pneumothorax)**,胸内负压消失,肺将因其本身的回缩力而塌陷,影响肺的通气功能,严重时血液和淋巴回流也将受阻而危及生命。

综上所述,肺通气的动力可概括如下:呼吸运动是肺通气的原动力,由呼吸运动所引起的肺内压和大气压之间的压力差是肺通气的直接动力。

(二) 肺通气的阻力

肺通气的动力需要克服肺通气的阻力方能实现肺通气。肺通气的阻力包括弹性阻力和非弹性阻力两种。

1. 弹性阻力(elastic resistance) 弹性组织在外力作用下发生变形时，产生的具有对抗变形和弹性回位倾向的力，称为**弹性阻力**。弹性阻力大者不易变形；弹性阻力小者，易变形。肺通气的弹性阻力包括肺的弹性阻力和胸廓的弹性阻力，是平静呼吸时的主要阻力，约占总阻力的70%。

(1) 肺的弹性阻力：肺具有弹性，在扩张变形时会产生回缩力，阻止肺扩张，因而总是吸气的阻力。肺的弹性阻力包括肺组织本身的弹性回缩力和肺泡内侧液-气界面的表面张力两个成分，前者占肺总弹性阻力的1/3，后者占肺总弹性阻力的2/3。

肺组织的弹性回缩力主要来自弹性纤维和胶原纤维，当肺扩张时，这些纤维被牵拉变长，便倾向于回缩。

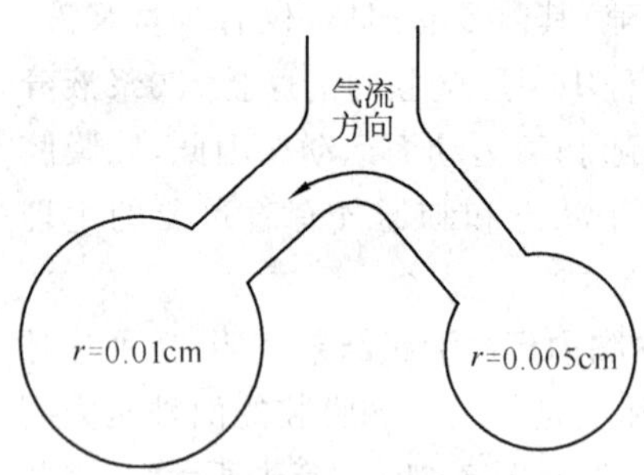

图5-20 大小不同的肺泡内回缩力及气流方向示意图

如 $T_1 = T_2 = 20$

P_1(大肺泡回缩压力) $= 2\times20/0.01 = 4\times10^{-2}\ N/cm^2 = 4.0\ cmH_2O$

P_2(小肺泡回缩压力) $= 2\times20/0.005 = 8\times10^{-2}\ N/cm^2 = 8.0\ cmH_2O$

在液体与气体的界面上，液体分子间的吸引力大于液、气分子间的吸引力，从而产生表面张力，作用是引起液体表面收缩。肺泡内表面有一液体分子层，与肺泡内的气体形成液-气界面，这一界面上产生的表面张力使肺泡趋于缩小，是肺回缩力的主要来源。肺泡表面张力的存在可使吸气的阻力大大增加；此外大小肺泡的容积也难以维持稳定。因为根据Laplace定律，$P=2T/r$(P是肺泡回缩力，T是肺泡表面张力，r是肺泡半径)。如果大、小肺泡的表面张力相等，那么，小的肺泡，回缩力大；大的肺泡，回缩力小。如果这些肺泡彼此连通，将会发生小肺泡内的气体流入大肺泡，导致小肺泡塌陷、大肺泡膨胀甚至破裂，肺泡失去稳定性(图5-20)。但实际上并未发生这种情况，这是因为肺泡内表面存在着降低表面张力的肺泡表面活性物质。

肺泡表面活性物质由Ⅱ型肺泡细胞合成并释放，主要成分是**二棕榈酰卵磷脂(dipalmitoyl phosphatidyl choline, DPPC)**。DPPC分子的一端是非极性疏水的脂肪酸，另一端是极性易溶于水的胆碱。DPPC分子垂直排列于液-气界面，极性端插入水中，非极性端伸入肺泡气中，形成单分子层分布在液-气界面上，掩盖下面的液体使其不与肺泡气接触，DPPC分子之间及与液体分子间的吸引力较小，因此，肺泡表面活性物质能有效降低肺泡的表面张力。

肺泡表面活性物质降低表面张力的作用具有重要的生理意义：①降低吸气阻力，减少吸气做功。由于肺泡表面活性物质的作用，正常情况下吸气阻力只有原先的1/7左右。②减少肺内的组织液生成。表面活性物质使表面张力降低，从而减弱了对肺毛细血管中的液体的吸引作用，故能防止肺水肿，保证了肺换气的正常进行。③维持肺泡容积的稳定性。肺泡表面活性物质降低表面张力的能力与其分布密度成正比，而其在肺泡内的分布密度又随肺泡的张缩而改变。呼气时，肺泡缩小，肺泡表面活性物质的分布密度增大，降低表面张力的作用增强，表面张力变小，可防止肺泡的过度萎缩；当吸气时，肺泡扩大，表面活性物质的密度减小，降低表面张力的作用减低，表面张力则增大，可防止肺泡的过度扩张。因此，肺泡表面活性物质可保持不同大小肺泡回缩压力的平衡，有助于维持肺泡容积的稳定性。

成年人在各种病理状态时，如患肺炎、肺血栓等疾病或外伤、吸入毒气等，可因表面活性物质的合成减少或丢失过多而发生肺不张，表现为吸气困难，称为**呼吸窘迫综合征**。由于胎儿在妊娠30周左右，肺泡上皮细胞才开始分泌表面活性物质，因此在此之前出生的早产儿可因缺乏表面活性物质而发生肺不张和新生儿肺透明膜病，妨碍肺通气和肺换气功能，称为新生儿呼吸窘迫综合征，常导致早产儿不能成活。

(2) 胸廓的弹性阻力：胸廓的弹性阻力来自胸廓的弹性成分。胸廓处于自然位置时，肺容量约为肺总量的67%左右，此时胸廓无变化，不表现有弹性阻力。只有当它扩张或缩小发生弹性变形时，才有回到原来自然位置的力出现，表现出弹性阻力。当肺容量小于肺总量的67%时，胸廓被牵引向内而缩小，其弹性阻力向外，是吸气的动力、呼气的阻力；当肺容量大于肺总量的67%时，胸廓被牵引向外而扩大，其弹性阻力向内，成为吸气的阻力、呼气的动力。所以胸廓的弹性阻力既可能是吸气或呼气的阻力，也可能是吸气或呼气的动力，具体要视胸廓的位置而定，这与肺不同，肺的弹性阻力总是吸气的阻力。

(3) 肺和胸廓的顺应性：**顺应性(compliance)**指弹性组织的可扩张性，一般用来衡量弹性阻力的大小。容易扩张者顺应性大，弹性阻力小；不易扩张者顺应性小，弹性阻力大。可见，顺应性(C)与弹性阻力(R)成反比关系：即 $C \propto 1/R$。顺应性可用单位压力变化(ΔP)所引起的容积变化(ΔV)来表示，单位是 L/cmH_2O，即：

$$C = \Delta V / \Delta P (L/cmH_2O)$$

1) 肺的顺应性(C_L)：指在一定的跨肺压(即肺内压与胸内压之差)作用下肺所产生的容量变化。正常值约为 0.2 L/cmH_2O。

2) 胸廓的顺应性(C_T)：指在一定跨壁压(大气压与胸内压之差)作用下胸廓的容积变化。正常值约为 0.2 L/cmH_2O。胸廓顺应性可因肥胖、胸廓畸形、胸膜增厚或腹内占位病变等而降低。

3) 肺和胸廓的总顺应性(C_{LT})：因为肺和胸廓的弹性阻力呈串联排列，所以肺和胸廓的总弹性阻力是两者弹性阻力之和，而顺应性为弹性阻力的倒数，即：

$$\frac{1}{C_{LT}} = \frac{1}{C_L} + \frac{1}{C_T} = \frac{1}{0.2} + \frac{1}{0.2}$$

所以，肺和胸廓的总顺应性为 0.1 L/cmH_2O。

2. 非弹性阻力　非弹性阻力包括气道阻力、惯性阻力和黏滞阻力，约占总阻力的30%。它们只在气体流动时才表现出来，故属于动态阻力。**惯性阻力**是气流在发动、变速、换向时因气流惯性所产生的阻止气体运动的力。平静呼吸时，呼吸频率低、气流流速慢，惯性阻力小，可忽略不计。**黏滞阻力**来自呼吸时组织相对位移所发生的摩擦，亦较小。**气道阻力**来自气体流经呼吸道时气体分子间和气体分子与气道之间的摩擦阻力，是非弹性阻力的主要成分，占80%～90%。

气道阻力可用维持单位时间内气体流量所需的压力差来表示。健康人平静呼吸时的总气道阻力约为 1～3 $cmH_2O/L \cdot s^{-1}$，主要发生在鼻(约占总阻力的50%)、声门(约占25%)及气管和支气管(约占15%)等部位，仅10%的阻力发生在口径小于2 mm的细支气管。

气道阻力受气流流速、气流形式和气道口径大小等因素影响。流速快，阻力大；流速慢，阻力小。气流形式有层流和湍流，层流阻力小，湍流阻力大。气流太快和管道不规则容易发生湍流，如气管内有黏液、渗出物或肿瘤、异物等时，可用排痰、清除异物、减轻黏膜肿胀等方法减少湍流，降低阻力。气道口径大小是影响气道阻力的另一重要因素。层流时，气道阻力与气道半径的4次方成反比，即 $R \propto 1/r^4$，故口径略缩小可引起阻力显著增大。

气道口径主要受以下三方面因素影响：

1) 呼吸道内外的压力差：吸气时胸内压下降，气道周围的压力下降，跨壁压增大，口径被动扩大，阻力变小；呼气时则相反，口径缩小，阻力增大。因此支气管哮喘患者呼气比吸气时更为困难。

2) 自主神经系统对气管平滑肌舒缩活动的调节：呼吸道平滑肌受交感、副交感神经双重支配，两者均有紧张性活动。副交感神经末梢释放递质**乙酰胆碱(acetylcholine, Ach)**，与气管平滑肌上的

M 型胆碱能受体结合,使气道平滑肌收缩,口径变小而阻力增加;交感神经末梢释放的递质是去甲肾上腺素,与气管平滑肌上的 β_2 型肾上腺素能受体结合,使平滑肌舒张,口径变大而阻力降低。故临床上常用拟肾上腺素能药物解除支气管痉挛,缓解呼吸困难。近来发现,呼吸道平滑肌的舒缩还受自主神经释放的非乙酰胆碱的共存递质的调节,如神经肽(血管活性肠肽、神经肽 Y、速激肽等)。

3) 化学因素的影响:儿茶酚胺可使气道平滑肌舒张;前列腺素 $F_{2\alpha}$ 可使之收缩,而前列腺素 E_2 使之舒张;过敏反应时由肥大细胞释放的组胺、白三烯(慢反应物质)使支气管收缩;吸入气 CO_2 含量的增加可以刺激支气管和肺的 C 类纤维,反射性地使支气管收缩,气道阻力增加。近来的研究发现气道上皮可合成、释放内皮素,使气道平滑肌收缩,提示内皮素可能参与哮喘的病理生理过程。

(三) 肺容积和肺容量

了解肺通气量的简单方法是用肺量计记录进出肺的气量,所得到的肺容积、肺容量可作为衡量肺通气功能的重要指标。

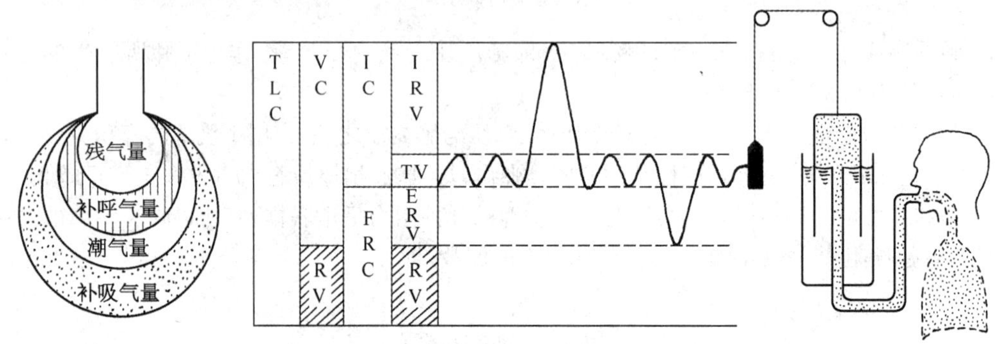

图 5-21 肺量计检测与肺容积和肺容量图解

TV: 潮气量; IRV: 补吸气量; ERV: 补呼气量; RV: 残气量;
FRC: 功能残气量; IC: 深吸气量; VC: 肺活量; TLC: 肺总容量

1. 肺容积 有四种基本肺容积,互不重叠,全部相加等于肺总容量。

(1) **潮气量(tidal volume, TV)**:指平静呼吸时,每次吸入或呼出的气量。健康成人潮气量为 400~600 ml,平均约 500 ml。其生理变异较大。

(2) **补吸气量(inspiratory reserve volume, IRV)**:为平静吸气末,再尽力吸气所能吸入的最大气量,也称**吸气贮备量**。健康成人为 1 500~2 000 ml。

(3) **补呼气量(espiratory reserve volume, ERV)**:指平静呼气末,再尽力呼气所能呼出的最大气量,也称**呼气贮备量**。健康成人为 900~1 200 ml。

(4) **残气量(residual volume, RV)**:指最大呼气末尚残留于肺中不能被呼出的气量。健康成人为 1 000~1 500 ml。

2. 肺容量 是肺容积中两项或两项以上的联合气量。

(1) **深吸气量(inspiratory capacity)**:在平静呼气末作最大吸气时所能吸入的气量称为深吸气量,它是潮气量和补吸气量之和,是衡量最大通气潜力的一个重要指标。胸廓、胸膜、肺组织和呼吸肌等的病变,可使深吸气量减少而降低最大通气潜力。

(2) **功能残气量(functional residual capacity, FRC)**:指平静呼气末尚存留于肺内的气量,等于残气量和补呼气量之和。健康成人约为 2 500 ml,肺气肿患者的功能残气量增加,肺实质性病变时减小。功能残气量代表了吸气肌处于松弛状态时的肺容量,生理意义是缓冲呼吸过程中肺泡气

PO_2 和 PCO_2 的变化幅度。由于功能残气量的稀释作用，肺泡气和动脉血液的 PO_2 和 PCO_2 就不会随呼吸而发生大幅度的波动，以利于气体交换。

(3) 肺活量、用力肺活量和用力呼气量：最大吸气后，从肺内所能呼出的最大气量称为**肺活量(vital capacity, VC)**，是潮气量、补吸气量和补呼气量之和。肺活量有较大的个体差异，与身材大小、性别、年龄、呼吸肌强弱等有关。健康成年男性平均约为 3 500 ml，女性为 2 500 ml。

肺活量反映了肺一次通气的最大能力，但由于测定肺活量时不限制呼气的时间，所以不能充分反映肺组织的弹性状态和气道的通畅程度，即不能确切反映肺通气的能力。例如，某些患者肺组织弹性降低或呼吸道狭窄，通气功能已经下降，但是如果延长呼气时间，所测得的肺活量可能是正常的。因此，又提出了用力肺活量和用力呼气量的概念。

用力肺活量(forced vital capacity, FVC)是指一次最大吸气后，尽力尽快呼气所能呼出的最大气体量。正常情况下用力肺活量略小于在没有时间限制下测得的肺活量。**用力呼气量(forced expiratory volume, FEV)**过去称为**时间肺活量(timed vital capacity, TVC)**，是指一次最大吸气后再尽力尽快呼气，在一定时间内所能呼出的气体量，通常以它所占用力肺活量的百分数表示。正常时，第 1 秒 FEV (FEV_1)约为 FVC 的 83%，第 2 秒 FEV(FEV_2)约为 FVC 的 96%，第 3 秒 FEV(FEV_3)约为 FVC 的 99%(图 5-22)。其中，第 1 秒钟内呼出的气体量称为第 1 秒用力呼气量(FEV_1)，在临床上最为常用。哮喘等阻塞性肺疾病患者，FEV_1/FVC 显著减少。用力呼气量是一种动态指标，不仅反映一次呼吸的最大通气量，而且能反映呼吸过程中所遇阻力的变化，所以是评价肺通气功能的较好指标。

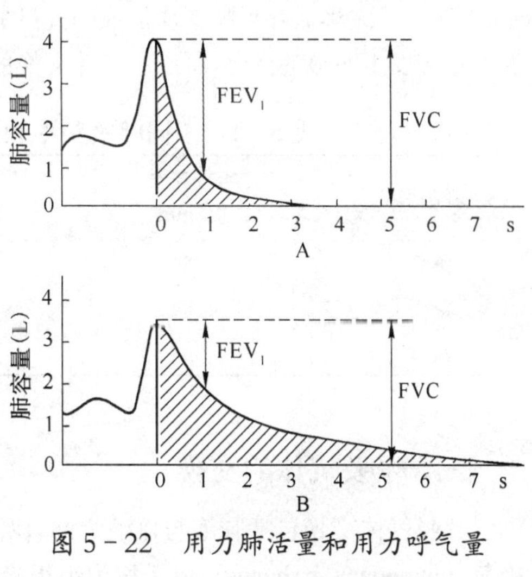

图 5-22 用力肺活量和用力呼气量

A. 正常人；B. 气道狭窄患者

(4) **肺总容量(total lung capacity, TLC)**：肺所能容纳的最大气量称为肺总容量，等于肺活量与残气量之和。其值因性别、年龄、身材、运动锻炼情况和体位而异。健康成年男性平均约为 5 000 ml，女性约为 3 500 ml。

(四) 肺通气量

1. 每分通气量和最大通气量 **每分通气量(minute ventilation volume)**是指每分钟吸入或呼出的气体总量，等于潮气量乘以呼吸频率。平静呼吸时，健康成人呼吸频率每分钟 12～18 次，潮气量 500 ml，则每分通气量为 6～9 L。每分通气量随性别、年龄、身材和活动量不同而有差异。

尽力作深快呼吸时，每分钟能吸入或呼出的最大气量为**最大通气量(maximal voluntary ventilation)**。它反映单位时间内充分发挥全部通气能力所能达到的通气量，是估计一个人能进行多大运动量的生理指标之一。测定时，一般只测量 10 s 或 15 s 最深最快的呼出或吸入气量，再换算成每分钟的，即为最大通气量。健康成人最大通气量一般可达 70～120 L/min。

2. 无效腔和肺泡通气量 每次吸入的气体，一部分将留在呼吸性细支气管以前的呼吸道内，这部分气体不参与气体交换，故将这部分呼吸道的容积称为**解剖无效腔(anatomical dead space)**，在健康成人其容积约为 150 ml。进入肺泡内的气体，也可因血流在肺内分布不均而未能都与血液进行充分的气体交换，未能进行气体交换的这一部分肺泡容量称为**肺泡无效腔(alveolar dead space)**。

肺泡无效腔与解剖无效腔一起合称为**生理无效腔(physiological dead space)**。健康人平卧时,生理无效腔等于或接近于解剖无效腔。

由于无效腔的存在,每次吸入的新鲜空气无法都到达肺泡进行气体交换。因此,从气体交换的角度考虑,真正有效的通气量是肺泡通气量。**肺泡通气量(alveolar ventilation)**指每分钟吸入肺泡的新鲜空气量,即:

肺泡通气量=(潮气量－无效腔气量)×呼吸频率

如果潮气量是500 ml,无效腔气量是150 ml,则每次吸入肺泡的新鲜空气量是350 ml,若呼吸频率为12次/min,则肺泡通气量为4.2 L/min。若功能残气量为2 500 ml,则每次呼吸仅使肺泡内气体更新1/7左右。潮气量和呼吸频率的变化,对每分通气量和肺泡通气量有不同的影响。如表5-1所示,在潮气量减半而呼吸频率加倍或潮气量加倍而呼吸频率减半时,每分通气量保持不变,但是肺泡通气量却发生明显的变化,所以从气体交换的角度而言,适当的深而慢的呼吸较浅而快的呼吸好。

表5-1　不同呼吸频率和潮气量时的每分通气量和肺泡通气量

呼吸形式	呼吸频率(次/min)	潮气量(L)	每分通气量(L/min)	肺泡通气量(L/min)
平静	16	0.5	8.0	5.6
深而慢	8	1.0	8.0	6.8
浅而快	32	0.25	8.0	3.2

二、呼吸气体的交换

呼吸气体交换包括肺泡与血液之间,以及血液与组织细胞之间O_2和CO_2的交换,前者称为**肺换气(pulmonary exchange)**,后者称为**组织换气(tissue exchange)**。气体交换是通过扩散的方式进行的,分压差是气体扩散的动力。

(一) 气体交换的原理

1. 气体的扩散　气体分子总是不停地进行着无定向的运动,结果是气体分子从压力高处向压力低处发生净转移,这一过程称为气体扩散。机体内的气体交换都是以扩散方式进行的。

2. 气体扩散速率及其影响因素　单位时间内气体扩散的容积称为**气体扩散速率(gas diffusion rate, D)**,它受下列因素的影响:

(1) 气体分压差:在混合气体中,某一种气体所具有的压力称为该气体的分压。在温度恒定时,每一气体的分压只决定于它自身的浓度和气体总压力,而不受其他气体或其分压的影响。混合气的总压力等于各气体分压之和。气体分压可按下式计算:气体分压=总压力×该气体的容积百分比。两个区域之间的某一种气体的分压差(ΔP)是该气体扩散的动力,分压差大,扩散快,扩散速率大;分压差小,则扩散慢,扩散速率小。

(2) 气体的分子量和溶解度:在相同条件下,气体扩散速率与气体分子量(MW)的平方根成反比;如果气体扩散发生在气体与液体之间,还与气体在溶液中的溶解度成正比。溶解度(S)是单位分压下溶解于单位容积溶液中的气体量。一般以1个大气压、38 ℃时,100 ml液体中溶解气体的毫升数来表示。溶解度与分子量平方根之比称为**扩散系数(diffusion coefficient)**,它取决于气体分子本身的特性。CO_2在血浆中的溶解度(51.5 ml)约为O_2(2.14 ml)的24倍;CO_2的分子量(44)略大于O_2的分子量(32),两者的平方根之比为1.14∶1,所以CO_2的扩散系数约是O_2的20倍。

(3) 扩散面积和距离:气体扩散速率与扩散面积(A)成正比,与扩散距离(d)成反比。

(4) 温度:扩散速率与温度(T)成正比。人体体温相对恒定,温度因素可忽略不计。

综上所述,气体扩散速率与上述诸因素的关系是:

$$扩散速率(D) \propto \frac{分压差(\Delta P) \times 扩散面积(A) \times 气体溶解度(S) \times 温度(T)}{扩散距离(d) \times \sqrt{分子量(MW)}}$$

(二) 肺换气

1. 肺泡气体交换过程 人体吸入的空气在呼吸道内被水蒸气所饱和,所以呼吸道内吸入气的成分已不同于大气,各成分的分压也发生相应的改变(表 5-2)。从肺内呼出的气体为呼出气,其容积百分比也有显著改变,它是来自肺泡气和存留于无效腔中的吸入气的混合。干燥肺泡气总压力为 713 mmHg,按各气体所占容积计算,PO_2 为 104 mmHg,PCO_2 为 40 mmHg。混合静脉血流经肺毛细血管时,由于血液中 PO_2 低于肺泡气而 PCO_2 高于肺泡气,肺泡气中的 O_2 便顺分压差向血液扩散,而 CO_2 则反方向从血液扩散到肺泡,静脉血变成动脉血(图 5-23)。O_2 和 CO_2 在肺泡和血液间的扩散极为迅速,不到 0.3 s 即可达到平衡。通常情况下,血液流经肺毛细血管的时间约 0.7 s,所以当血液流经肺毛细血管全长约 1/3 时,已经基本上完成肺换气过程。可见,肺换气有很大的贮备能力。

表 5-2 海平面空气、肺泡气、血液和组织中气体的分压(mmHg)

气体分压	空气	吸入气	呼出气	肺泡气	混合静脉血	动脉血	组织
PO_2	159	150	120	104	40	100	30
PCO_2	0.3	0.3	28	40	46	40	50

2. 影响肺泡气体交换的因素 前已述及,气体分压差、扩散面积、扩散距离、温度和扩散系数(气体分子量与溶解度)等因素可影响气体扩散速率,故会影响肺泡气体交换,这里还需进一步介绍扩散距离和扩散面积以及通气/血流比值对肺泡气体交换的影响。

(1) 呼吸膜的厚度:呼吸膜是肺泡与肺毛细血管血液之间进行气体交换所通过的组织结构,呼吸膜的厚度即气体扩散的距离。气体扩散速率与呼吸膜厚度成反比关系,呼吸膜越厚,单位时间内交换的气体量就越少。虽然呼吸膜有多层结构,但却很薄,对气体分子的通透性很大。此外,由于呼吸膜的面积极大而肺毛细血管总血量不多(只有 60~140 ml),如此少的血液分布于这样大的面积,所以血液层很薄,红细胞膜通常能接触到毛细血管壁,从肺泡液体层到红细胞的平均厚度也不到 1 μm,因此 O_2、CO_2 不必经过大量的血浆层就可到达红细胞或进入肺泡,气体扩散速度很快。病理情况下,任何使呼吸膜增厚的疾病都会降低气体扩散速率,减少气体扩散量,如肺纤维化、肺水肿等可出现低氧血症;特别是运动时,由于血流加速,缩短了气体在肺部的交换时间,这时呼吸膜的厚度或扩散距离的改变对肺换气的影响显得更为重要。

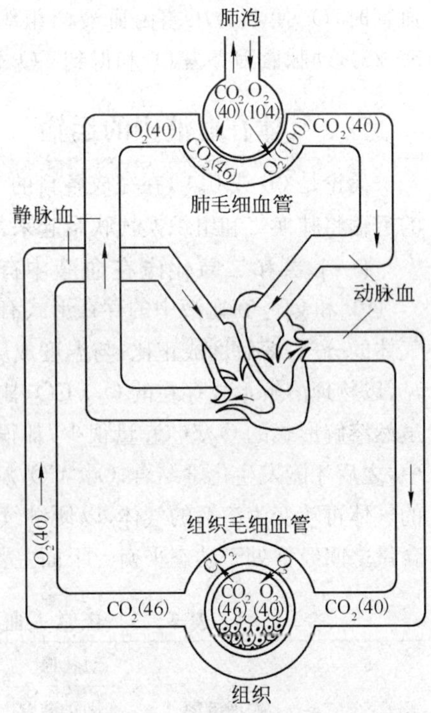

图 5-23 气体交换示意图

数字为气体分压,单位为 mmHg

(2) 呼吸膜的面积:气体扩散速率与扩散面积成正比。健康成人两肺约有 3 亿多个肺泡,总扩散面积达 70 m^2。安静状态下,仅有 40 m^2 参与气体交换,故有相当大的贮备面积。运动时可因肺毛细血管开放数量和开放程度的增加,扩散面积也大大增大。肺不张、肺实变、肺气肿或肺毛细血管关闭和阻塞等均可使呼吸膜扩散面积减小,进而影响肺换气。

(3) **通气/血流比值(ventilation/perfusion ratio, V_A/Q)**:是指肺泡通气量(V_A)与每分钟肺血流量(Q)之间的比值。气体交换是在肺泡气和流经肺毛细血管的血液之间进行的,因此只有在适宜的 V_A/Q 时才能进行适宜的气体交换。V_A/Q 比值可作为衡量肺换气功能的指标。

健康成人安静时肺泡通气量约为 4 200 ml/min,肺血流量约为 5 000 ml/min,则 V_A/Q 约为 0.84,此时的匹配最为合适,即流经肺部的混合静脉血能充分地进行气体交换,全部变成动脉血。如果 V_A/Q 增大,就意味着通气过度或血流不足,部分肺泡气未能与血液气体充分交换,相当于增加了无效腔;反之,V_A/Q 下降,则意味着通气不足或血流过剩,部分静脉血液未能充分进行气体交换就混入动脉血中流回了心脏,相当于发生了功能性动-静脉短路。由此可见,两种情况都使气体交换的效率或质量下降,可导致血液缺 O_2 或 CO_2 潴留,但主要表现为缺 O_2。

健康成人就整个肺而言 V_A/Q 约为 0.84。但是肺内各个局部的肺泡通气量和血流量分布不是很均匀的,因此,各处的 V_A/Q 也不相同。

(三) 组织换气

组织换气的机制、影响因素与肺换气相似,所不同的是交换发生于液相(血液、组织液、细胞内液)之间,而且扩散膜两侧 O_2 和 CO_2 的分压差随细胞内氧化代谢的强度和组织血流量而异。表 5-2 示安静状态下血液和组织中大致的 PO_2 和 PCO_2。在组织处,由于细胞有氧代谢,O_2 被利用并产生 CO_2,所以 PO_2 可低至 30 mmHg 以下,PCO_2 可高达 50 mmHg 以上。动脉血流经组织毛细血管时,O_2 便顺分压差由血液向组织液和细胞内扩散,CO_2 则由组织液和细胞向血液扩散(图 5-23),动脉血因失去 O_2 和得到 CO_2 而变成静脉血。

三、气体在血液中的运输

无论是 O_2 或 CO_2,在完成各自的气体交换过程中都有赖于血液的运输,血液循环通过对气体的运输将肺换气和组织换气联系起来。

(一) 氧和二氧化碳在血液中存在的形式

O_2 和 CO_2 在血液中的存在形式有两种,物理溶解与化学结合。气体在溶液中溶解的量与该气体的分压、溶解度成正比,与温度成反比。表 5-3 为正常人动、静脉血液中 O_2 和 CO_2 的含量,可见,以物理溶解形式存在的 O_2、CO_2 比例极小,气体主要以化学结合的形式在血液中存在和运输。虽然溶解形式的 O_2、CO_2 量很少,却很重要,因为气体交换时进入血液的气体要首先溶解于血液中,之后才能发生化学结合;O_2、CO_2 从血液释放时,也是溶解状态的先逸出,分压下降,结合状态的气体再转变为溶解的气体,以便继续释放。生理情况下,气体物理溶解和化学结合两种状态的含量之间经常处于动态平衡。下面主要讨论化学结合形式的运输。

表 5-3 正常人血液中 O_2 和 CO_2 的含量(ml/100 ml 血液)

	动脉血			静脉血		
	物理溶解	化学结合	合计	物理溶解	化学结合	合计
O_2	0.31	20.0	20.31	0.12	15.2	15.32
CO_2	2.62	46.4	49.02	2.96	50.0	52.96

(二) 氧的运输

血液中的 O_2,物理溶解方式的仅约占 1.5%,约 98.5%的 O_2 与血红蛋白以化学结合形式存在于红细胞内。**血红蛋白(hemoglobin, Hb)**是红细胞内的色蛋白,它的分子结构特征使之成为极好的运 O_2 工具。Hb 还参与 CO_2 的运输,所以在血液的气体运输方面,Hb 占有极为重要的地位。通常将 100 ml 血液中,Hb 所能结合的最大 O_2 量称为 Hb 的**氧容量(oxygen capacity)**,而 Hb 实际结合的 O_2 量称为 Hb 的**氧含量(oxygen content)**。氧含量随 PO_2 的改变而改变。Hb 的氧含量占氧容量的百分比为 Hb 的**氧饱和度(oxygen saturation)**。通常采用每 1 gHb 结合 1.34 mlO_2 进行计算,健康成人 Hb 浓度在 15 g/100 ml 血液时,Hb 氧容量为 1.34×15=20.1(ml/100 ml 血液);如每 100 ml 动脉血中氧含量为 20.1 ml,则 Hb 氧饱和度为 100%;在静脉血中氧含量约为 15 ml,则 Hb 氧饱和度为 15/20.1×100%=75%。因为血液中溶解的 O_2 极少,可忽略不计,因此,Hb 氧容量、Hb 氧含量和 Hb 氧饱和度可分别视为血氧容量、血氧含量和血氧饱和度。

1. Hb 与 O_2 结合的特征　血液中 O_2 主要以**氧合血红蛋白(HbO_2)**形式运输。O_2 与 Hb 结合有以下特征:

(1) 反应迅速、可逆、不需酶催化,其方向取决于 PO_2 的高低。当血液流经 PO_2 高的肺部时,Hb 与 O_2 结合,生成 HbO_2;当血液流经 PO_2 低的组织时,HbO_2 迅速解离,释放 O_2,成为去氧 Hb。

$$Hb+O_2 \underset{\text{组织}(PO_2\text{低})}{\overset{\text{肺}(PO_2\text{高})}{\rightleftharpoons}} HbO_2$$

(2) 是**氧合(oxygenation)**反应,而不是**氧化(oxidation)**。因为 Hb 的 Fe^{2+} 与 O_2 结合后仍是二价铁。

(3) 不同的 Hb 对不同光谱的吸收能力不同,故颜色不同。HbO_2 呈鲜红色,去氧 Hb 呈紫蓝色。动脉血含 HbO_2 多,氧饱和度约为 98%,故动脉血为鲜红色;静脉血中去氧 Hb 较多,氧饱和度约为 75%,故静脉血为暗红色。当血液中去氧 Hb 含量达 5 g/100ml 以上时,皮肤、黏膜呈浅蓝色,称为**发绀(cyanosis)**。发绀一般是缺氧的标志,但也有例外。例如:严重贫血的患者存在缺氧时,由于 Hb 含量太少,以致血液中去氧 Hb 含量达不到 5 g/100ml,故不出现发绀;相反,高原性红细胞增多症患者因为 Hb 总量太多,血液中去氧 Hb 含量可达到 5 g/100ml 以上而出现发绀,但不一定存在缺氧;另外,一氧化碳(CO)也能与 Hb 结合生成 HbCO,使 Hb 丧失运输 O_2 的能力,而且 CO 的结合力比 O_2 大 200 多倍,但由于 HbCO 呈樱桃红色,患者虽严重缺氧却不出现发绀。

(4) Hb 与 O_2 的结合或解离曲线呈 S 形,与 Hb 的变构效应有关。Hb 由一个珠蛋白通过 4 条多肽链和 4 个血红素联结,每个血红素的中心都含有一个 Fe^{2+},每个 Fe^{2+} 能结合一个 O_2,故每个 Hb 分子最多可结合 4 个 O_2。珠蛋白的 4 条多肽链,每结合一个 O_2 都会使 Hb 的构型发生改变,进而影响与 O_2 的亲和力。目前认为 Hb 有两种构型:去氧 Hb 为**紧密型(tense form, T 型)**,氧合 Hb 为**疏松型(relaxed form, R 型)**。当 O_2 与 Hb 的 Fe^{2+} 结合后,Hb 分子逐步由 T 型变为 R 型,对 O_2 的亲和力逐步增加,R 型 Hb 对 O_2 的亲和力为 T 型的数百倍。也就是说,Hb 的 4 个亚单位无论在结合 O_2 或释放 O_2 时,彼此间有协同效应,即 1 个亚单位与 O_2 结合后,由于变构效应,其他亚单位更易与 O_2 结合;反之,当 HbO_2 的 1 个亚单位释出 O_2 后,其他亚单位更易释放 O_2。这种变构效应,对结合或释放 O_2 都具有重要意义。在氧分压高的肺部,由于变构效应,Hb 迅速与 O_2 结合达到饱和;而在氧分压低的组织部位,变构效应又能促使 O_2 的释放。因此,Hb 氧解离曲线呈"S"形。

2. 氧解离曲线　**氧解离曲线(oxygen dissociation curve)**是表示 PO_2 与 Hb 氧饱和度关系的曲

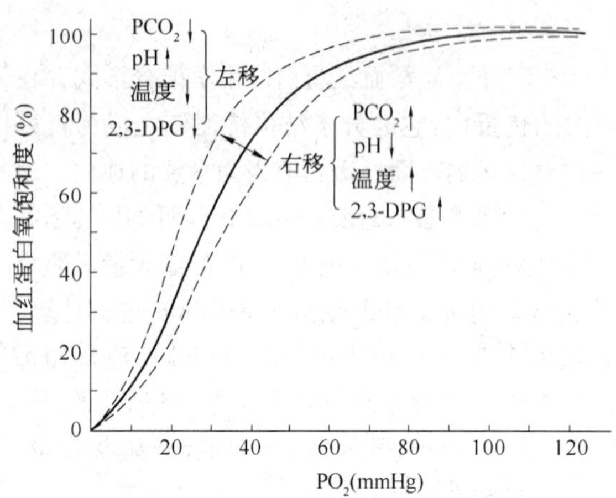

图 5-24　氧解离曲线及影响氧解离曲线因素示意图

线(图 5-24)。该曲线既表示不同 PO_2 下 O_2 与 Hb 的解离情况,同样也反映不同 PO_2 下 O_2 与 Hb 的结合情况。上面已经提到由于 Hb 的变构效应,曲线呈 S 型,它具有重要的生理意义。各段的特点和意义如下:

(1) 氧解离曲线上段:相当于 PO_2 在 60～100 mmHg 之间时,反映 Hb 与 O_2 结合的部分。这段曲线较平坦,说明 PO_2 在这段范围内变化对 Hb 氧饱和度影响不大,意义是表明人对空气中 O_2 含量降低或呼吸性缺氧有很大的耐受能力。例如,PO_2 为 100 mmHg 时(相当于动脉血 PO_2),Hb 氧饱和度为 97.4%,;如将吸入气 PO_2 提高到 150 mmHg,Hb 氧饱和度为 100%,只增加了 2.6%,这就解释了为何 V_A/Q 不匹配时,肺泡通气量的增加几乎无助于 O_2 的摄取。反之,如使 PO_2 下降到 70 mmHg,Hb 氧饱和度为 94%,也仅降低了 3.4%。因此,即使在高原、高空或某些呼吸系统疾病时,吸入气或肺泡气 PO_2 有所下降,但只要 PO_2 不低于 60 mmHg,Hb 氧饱和度仍能保持在 90%以上,血液仍可携带足够量的 O_2,不致发生明显的低氧血症。

(2) 氧解离曲线中段:相当于 PO_2 在 40～60 mmHg 之间时,是反映 HbO_2 释放 O_2 的部分。该段曲线较陡,说明在这一范围内 PO_2 下降时,O_2 与 Hb 的解离加速,以释放足够的 O_2 供组织代谢需要。PO_2 为 40 mmHg 时(相当于混合静脉血 PO_2),Hb 氧饱和度约为 75%,血 O_2 含量约 14.4 ml/100 ml 血液,而动脉血 O_2 含量约 19.4 ml/100 ml 血液,意味着每 100 ml 血液流过组织时释放了 5 mlO_2。血液流经组织时释放出的 O_2 容积占动脉血 O_2 含量的百分数称为 O_2 的利用系数,安静时为 25%左右。以心输出量为 5 L 计算,安静状态下人体每分钟耗 O_2 量约为 250 ml。

(3) 氧解离曲线下段:相当于 PO_2 在 15～40 mmHg 之间时,也是反映 Hb 与 O_2 解离部分,是曲线坡度最陡的一段,即 PO_2 稍有降低,氧饱和度就可大大下降。在组织活动加强时,PO_2 可降至 15 mmHg, HbO_2 进一步解离,Hb 氧饱和度降至更低的水平,血氧含量仅约 4.4 ml/100 ml 血液。这样,每 100 ml 血液能供给组织 15 mlO_2, O_2 的利用系数可提高到 75%,是安静时的 3 倍。可见该段曲线代表 O_2 的贮备。

3. 影响氧解离曲线的因素　Hb 与 O_2 的结合和解离可受多种因素影响,使氧解离曲线的位置发生偏移,即使 Hb 对 O_2 的亲和力发生变化。影响 Hb 与 O_2 亲和力的因素有血液的 pH、PCO_2、温度和有机磷化合物等(图 5-24)。

(1) pH 和 PCO_2 的影响:pH 降低或 PCO_2 升高,使 Hb 对 O_2 的亲和力降低,氧解离曲线右移;反之,pH 升高或 PCO_2 降低,Hb 对 O_2 的亲和力增加,曲线左移。pH 和 PCO_2 对 Hb 氧亲和力的这种影响称为**波尔效应(Bohr effect)**。波尔效应的机制主要与 pH 改变时 Hb 的构型发生变化有关。[H^+]增加时,H^+ 与 Hb 多肽链某些氨基酸残基结合,促进盐键形成,可促使 Hb 分子构型由 R 型变为 T 型,从而降低 Hb 对 O_2 的亲和力;[H^+]降低时,则促使盐键断裂放出 H^+,Hb 分子构型由 T 型变为 R 型,对 O_2 的亲和力增加。PCO_2 对氧解离曲线的影响,一方面是 PCO_2 改变时,可通过 pH 的改变产生间接效应;另一方面可通过 CO_2 与 Hb 结合而直接影响 Hb 与 O_2 的亲和力,但这一效应对氧解离曲线的影响较小。

波尔效应具有重要的生理意义，它既有利于肺部 O_2 的结合与运输，又有利于组织处血液 O_2 的释放。当血液流经肺时，CO_2 从血液向肺泡扩散，血液 PCO_2 下降，$[H^+]$也降低，均使 Hb 对 O_2 的亲和力增大，血液结合的 O_2 量增加；当血液流经组织时，CO_2 从组织扩散进入血液，血液 PCO_2 和$[H^+]$升高，Hb 对 O_2 的亲和力降低，促进 HbO_2 解离，向组织释放 O_2。

(2) 温度的影响：温度升高，氧解离曲线右移，促进 O_2 的释放；温度降低，曲线左移，不利于 O_2 的释放。温度对氧解离曲线的影响，可能与温度影响了 H^+ 活度有关。温度升高，H^+ 活度增加，降低了 Hb 对 O_2 的亲和力。组织代谢活跃时，局部温度升高，CO_2 和酸性代谢产物增加，都有利于 HbO_2 解离，使组织可获得更多的 O_2 以适应其代谢的需要。温度降低，H^+ 活度降低，Hb 对 O_2 的亲和力增加而不易释放 O_2，临床低温麻醉手术时应考虑到这一点。

(3) 2，3－二磷酸甘油酸：红细胞中含有很多有机磷化合物，特别是 2，3－二磷酸甘油酸(2，3diphosphoglycerate，2，3－DPG)在调节 Hb 与 O_2 的亲和力中起重要作用。2，3－DPG 浓度升高，Hb 对 O_2 的亲和力降低，氧解离曲线右移；2，3－DPG 浓度降低，Hb 对 O_2 的亲和力增加，曲线左移。2，3－DPG 是红细胞无氧糖酵解的产物。在高山缺 O_2 的情况下，糖酵解加强，红细胞 2，3－DPG 增加，氧解离曲线右移，有利于 O_2 的释放。曾认为这一效应可能是对低 O_2 适应的重要机制，但是在高山低氧的情况下，肺泡 PO_2 也降低，红细胞过多的 2，3－DPG 也妨碍 Hb 与 O_2 结合。所以缺 O_2 时，2，3－DPG 增加并使氧解离曲线右移对机体是否有利尚无定论。用枸橼酸葡萄糖液保存三周后的血液，由于糖酵解停止，红细胞 2，3－DPG 含量下降，Hb 不易与 O_2 解离。所以，用大量贮存血液给患者输血，其运 O_2 功能较差。

(4) 其他因素：Hb 与 O_2 结合还受其自身质和量的影响。Hb 的 Fe^{2+} 氧化成 Fe^{3+}，即失去运 O_2 能力；胎儿 Hb 与 O_2 的亲和力大，有助于胎儿血液流经胎盘时从母体摄取 O_2；异常 Hb 运 O_2 功能也降低。CO 与 Hb 结合，占据了 O_2 的结合位点，HbO_2 下降。CO 与 Hb 的亲和力是 O_2 的 200 多倍，这意味着在极低 PCO 下，CO 就可以从 HbO_2 中取代 O_2，阻断其结合位点。此外，CO 还有一极为有害的效应，即当 CO 与 Hb 分子中某个血红素结合后，将增加其余 3 个血红素对 O_2 的亲和力，使氧解离曲线左移，妨碍 O_2 的解离。所以 CO 中毒既妨碍 Hb 与 O_2 的结合，又妨碍 HbO_2 对 O_2 的解离，其危害极大。

(三) 二氧化碳的运输

1. CO_2 的运输形式　CO_2 从组织进入毛细血管后，立即发生物理和化学反应，以各种形式存在于血浆和红细胞内，其中物理溶解形式约占 CO_2 总运输量的 5%，化学结合形式占 95%。化学结合的形式主要是碳酸氢盐和氨基甲酸血红蛋白，其中碳酸氢盐形式占 88%，氨基甲酸血红蛋白形式占 7%。

从组织扩散入血的 CO_2 首先溶解于血浆，一小部分溶解的 CO_2 缓慢地与水结合生成 H_2CO_3，H_2CO_3 又解离成 HCO_3^- 和 H^+，H^+ 被血浆缓冲系统缓冲，故血浆 pH 无明显变化。溶解的 CO_2 也与血浆蛋白的游离氨基反应，生成氨基甲酸血浆蛋白，但形成的量极少，而且动静脉血中的含量接近，表明它对 CO_2 的运输所起作用不大。在血浆中溶解的 CO_2 绝大部分扩散进入红细胞，在红细胞内以碳酸氢盐和氨基甲酸血红蛋白形式运输。

(1) 碳酸氢盐：从组织扩散进入血液的 CO_2，大部分进入红细胞内，与水反应生成 H_2CO_3，H_2CO_3 又解离成 HCO_3^- 和 H^+(图 5－25)，此反应极为迅速并且可逆。红细胞内含有较高浓度的碳酸酐酶，在其催化下，上述反应可加快 5 000 倍，不到 1 s 即达平衡。随着上述反应的进行，红细胞内 HCO_3^- 浓度不断增加，HCO_3^- 便顺浓度梯度通过红细胞膜扩散进入血浆，这时为了维持膜两侧的电平衡，须有等量正离子外流，可是红细胞膜不允许正离子自由通过，小的负离子可以通过，

于是 Cl^- 便由血浆扩散进入红细胞，这一现象称为**氯转移(chloride shift)**。在红细胞膜上有特异的 HCO_3^- - Cl^- 载体，运载这两种离子跨膜交换。这样，HCO_3^- 便不会在红细胞内堆积，促使反应向右进行，从而有利于 CO_2 的运输。由组织进入血液的大部分 CO_2，最后以 $KHCO_3$ 的形式存在于红细胞和以 $NaHCO_3$ 的形式存在于血浆。上述反应中产生的 H^+，大部分与 Hb 结合，Hb 是强缓冲剂，所以红细胞内的 pH 无明显变化。

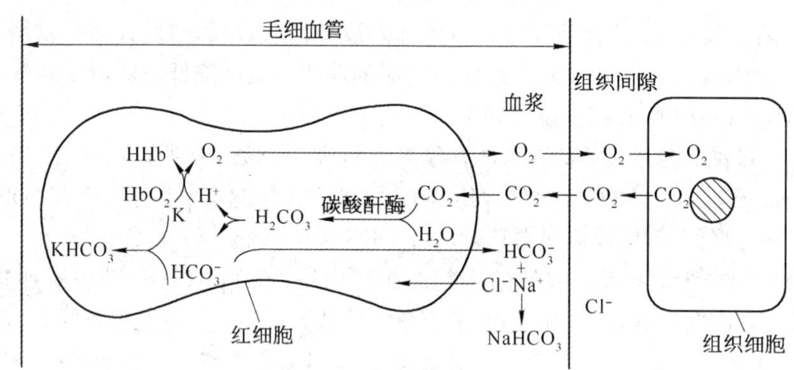

图 5-25　CO_2 在血液中的运输示意图

碳酸酐酶的催化作用是双向的，如下式所示：

$$CO_2 + H_2O \xrightleftharpoons{\text{碳酸酐酶}} H_2CO_3 \rightleftharpoons HCO_3^- + H^+$$

在组织，反应向右进行；在肺部，反应向左进行，使 CO_2 从红细胞和血浆中释放出来，并排入肺泡。此时，碳酸酐酶的作用是促进 H_2CO_3 分解为 CO_2 和 H_2O。

(2) **氨基甲酸血红蛋白(carbaminohemoglobin)**：一部分 CO_2 与 Hb 的氨基结合生成氨基甲酸血红蛋白，这一反应无需酶的催化，而且迅速、可逆。

$$HbNH_2O_2 + H^+ + CO_2 \rightleftharpoons HHbNHCOOH + O_2$$

调节这一反应的主要因素是氧合作用。HbO_2 与 CO_2 结合形成 HHbNHCOOH 的能力比去氧 Hb 小，因此，在组织部位，去氧 Hb 含量多，结合的 CO_2 量也多；此外，去氧 Hb 酸性较 HbO_2 弱，去氧 Hb 与 H^+ 结合，也促进反应向右进行，并缓冲 pH 变化。在肺部，由于 Hb 与 O_2 结合成 HbO_2，就促使氨基甲酸血红蛋白解离释放 CO_2 和 H^+，反应向左进行。虽然以氨基甲酸血红蛋白形式运输的 CO_2 仅约占总运输量的 7%，但在肺部排出的 CO_2 中却有 17.5%是从氨基甲酸血红蛋白释放出来的。

2. O_2 与 Hb 的结合对 CO_2 运输的影响　O_2 与 Hb 结合可促使 CO_2 释放，这一现象称为**何尔登效应(Haldane effect)**。在相同的 PCO_2 下，动脉血(HbO_2 多)携带的 CO_2 比静脉血少。因为 HbO_2 酸性较强，而去氧 Hb 酸性较弱，所以去氧 Hb 容易与 CO_2 结合，生成 HHbNHCOOH，也容易与 H^+ 结合，使 H_2CO_3 解离过程中产生的 H^+ 被及时移去，可提高血液运输 CO_2 的量。因此，在组织中，由于 HbO_2 释出 O_2 而成为去氧 Hb，何尔登效应可促使血液摄取并结合 CO_2；在肺，则因 Hb 与 O_2 结合，促使 CO_2 释放。

综上所述，O_2 和 CO_2 的运输不是孤立进行的，而是相互影响的。CO_2 通过波尔效应影响 O_2 的结合和释放，O_2 又通过何尔登效应影响 CO_2 的结合和释放。

第六节 呼吸运动的调节

呼吸运动是一种节律性的活动，意义在于保证肺与外界的气体交换，从而提供机体代谢所需要的氧，同时排出体内产生的二氧化碳。其深度和频率常随体内、外环境的变化而改变，例如劳动或运动时，代谢增强，呼吸加深加快，使肺通气量增大，摄取更多的 O_2，排出更多的 CO_2，以适应机体代谢的需要。呼吸运动是靠呼吸肌的舒缩来完成的，呼吸肌虽然受大脑皮层的控制，在一定限度内可以进行随意运动，但呼吸运动的本质仍是一种具有自动节律性的、不受意识支配的生理活动。正常呼吸运动是在各级中枢相互配合共同调节下，通过各种反射性调节来改变肺的通气量，以适应机体代谢的需要。

一、呼吸中枢与呼吸节律的形成

多年来，人们对于呼吸中枢的分布和呼吸节律的产生与调节机制进行了大量的实验研究，最终形成了一些假说或看法。

（一）呼吸中枢

呼吸中枢（respiratory center）是指中枢神经系统内产生和调节呼吸运动的神经细胞群。呼吸中枢分布在大脑皮层、间脑、脑桥、延髓和脊髓等部位，各级部位在呼吸节律产生和调节中所起的作用不同。

1. 脊髓　呼吸肌属于骨骼肌，受脊髓第 3～5 颈段（支配膈肌）和胸段（支配肌间肌和腹肌等）前角运动神经元的支配。动物实验中，在延髓下方横断脊髓与脑的联系（图 5-26d），呼吸就停止了，说明节律性呼吸运动不是在脊髓产生的，脊髓只是联系上位脑与呼吸肌的中继站和整合某些呼吸反射的初级中枢。

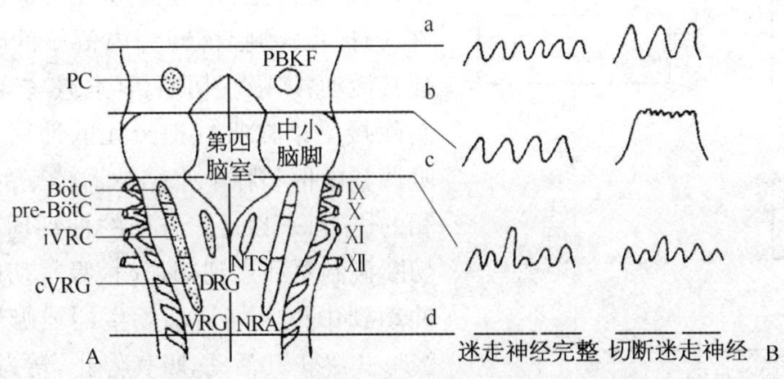

图 5-26　脑干呼吸有关核团(A)和在不同平面横切脑干后呼吸的变化(B)示意图

DRG：背侧呼吸组；VRG：腹侧呼吸组；PBKF：臂旁内侧核和 KöllikerFuse 核；PC：呼吸调整中枢；preBötc：前包钦格复合体；a、b、c、d 为不同平面横切

2. 低位脑干　横切脑干的动物实验表明，产生和调节呼吸节律的基本中枢位于低位脑干（脑桥和延髓）。在动物中脑和脑桥之间横断（图 5-26a），呼吸节律无明显变化，表明高位脑不是形成节律性呼吸所必需的。如果在脑桥上、中部之间横断（图 5-26b），呼吸将变慢变深；如再切断双侧迷走神经，吸气相便大大延长，仅偶尔为短暂的呼气所中断，这种形式的呼吸称为**长吸式呼吸（apneusis）**，这一结果提示脑桥上部有抑制吸气的中枢，称为**呼吸调整中枢（pneumotaxic center）**。

接着，在脑桥和延髓之间横断(图5－26c)，不论迷走神经是否完整，长吸式呼吸都消失，动物的呼吸节律不规则，有时呈**喘息样呼吸(gasping)**，因而推测脑桥中下部有活化吸气的长吸中枢，结合图5－26d可证明延髓产生节律性呼吸。根据以上实验结果，在20世纪20～50年代期间形成了**三级呼吸中枢理论**：脑桥上部有呼吸调整中枢，脑桥中下部有长吸中枢，延髓有产生呼吸节律的基本中枢。后来的研究证实了关于延髓有呼吸节律基本中枢和脑桥上部有呼吸调整中枢的推论，但未能证实脑桥中下部存在着结构上特定的长吸中枢。

3. 高位脑　呼吸还受脑桥以上部位的影响，如大脑皮层、边缘系统、下丘脑等。大脑皮层可以控制随意呼吸，在一定限度内可以停止呼吸或加强、加快呼吸，在人体进行饮水、进食、说话、唱歌等与呼吸相关的活动时协调呼吸运动的改变。大脑皮层运动区通过皮层脊髓束和皮层脑干束控制呼吸运动神经元的活动，是随意控制呼吸运动的高级调节系统，而低位脑干的呼吸中枢则是不随意的自主呼吸节律调节系统，这两个系统的下行通路是分开的。临床上有时可以观察到自主呼吸和随意呼吸分离的现象。例如在脊髓前外侧索下行的自主呼吸通路受损后，自主呼吸甚至停止，但患者仍可进行随意呼吸。这类患者靠随意呼吸或人工呼吸来维持肺通气，如不进行人工呼吸，一旦患者入睡，可能发生呼吸停止。

(二) 呼吸节律形成的假说

关于呼吸节律的形成机制，目前提出了多种假说，最受认可的是**中枢吸气活动发生器(central inspiratory activity generator)**和**吸气切断机制(inspiratory off switch mechanism)**模型。该模型提出的基础是：平静呼吸时，吸气是主动的(吸气肌收缩)，呼气是被动的(吸气肌舒张)。该模型认为，在延髓有一些起着吸气发生器作用的神经元，引发吸气神经元呈渐增性放电，产生吸气；另外还有一些起吸气切断机制作用的神经元，使吸气切断而发生呼气。在中枢吸气活动发生器作用下，吸气神经元兴奋，其兴奋传至：①脊髓吸气肌运动神经元，引起吸气，肺扩张；②脑桥臂旁内侧核的呼吸调整中枢，加强其活动；③吸气切断机制，使之兴奋。吸气切断机制除接受来自吸气神经元的冲动外，还接受脑桥呼吸调整中枢和肺牵张感觉器传来的冲动。随着吸气相的进行，来自这三方面的冲动均逐渐增强，在吸气切断机制总和达到阈值时，吸气切断机制兴奋，发出冲动到中枢吸气活动发生器或吸气神经元，以负反馈形式终止其活动，吸气停止，转为呼气(图5－27)。切断迷走神经或毁损脑桥臂旁内侧核或两者，吸气切断机制达到阈值所需时间延长，吸气因而延长，呈现长吸式呼吸。因此，凡可影响中枢吸气活动发生器、吸气切断机制阈值或达到阈值所需时间的因素，都可影响呼吸过程和节律。

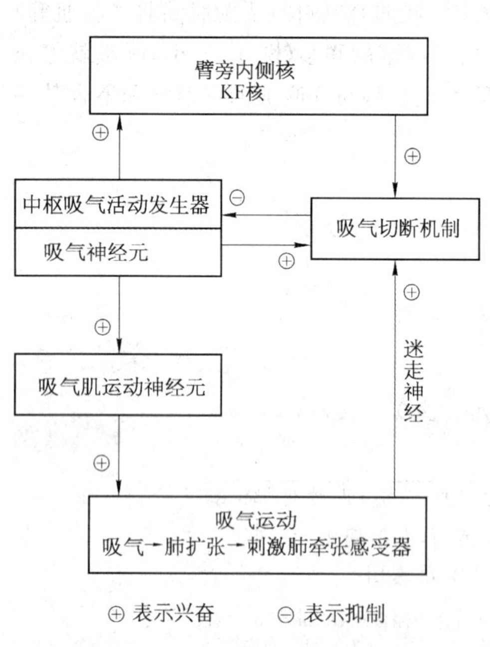

图5－27　呼吸节律形成机制简化模式图

二、呼吸运动的反射性调节

节律性呼吸运动虽然产生于脑，但还受到来自各种感受器传入冲动的反射性调节，使呼吸运动的频率、深度和形式等发生相应的改变。这些反射可分为化学感受性反射、机械感受性反射和防御性反射三类。

(一) 呼吸的化学感受性反射

化学因素对呼吸运动可进行反射性调节，此处的化学因素是指动脉血或脑脊液中的 O_2、CO_2 和 H^+，它们是调节人体呼吸运动最重要的因素。机体通过呼吸调节血液中的 PO_2、PCO_2 和 $[H^+]$，动脉血中 PO_2、PCO_2 和 $[H^+]$ 的变化又通过化学感受器调节着呼吸，如此来维持内环境中这些因素的相对稳定。

1. 化学感受器　参与呼吸运动调节的化学感受器因其所在部位的不同，分为外周化学感受器和中枢化学感受器。

(1) 外周化学感受器：在颈总动脉分叉处和主动脉弓区域存在一些特殊的感受装置，对血液中某些化学成分的变化敏感，称为颈动脉体和主动脉体化学感受器。颈动脉体和主动脉体是调节呼吸和循环的重要的外周化学感受器。当动脉血 PO_2 降低、PCO_2 或 $[H^+]$ 升高时，感受器受到刺激而兴奋，冲动经窦神经和迷走神经传入延髓，反射性地引起呼吸加深加快和血液循环的变化，上述三种刺激对化学感受器有相互增强的作用。两者作用比较，颈动脉体主要调节呼吸，而主动脉体在循环调节方面较为重要。需要指出的是，外周化学感受器感受的刺激是动脉血 PO_2 水平，而不是动脉血 O_2 的含量。因为在贫血或 CO 中毒时，血 O_2 含量虽然下降，但由于 PO_2 正常，只要血流量充分，外周化学感受器的传入冲动就不会增加。

(2) 中枢化学感受器：摘除动物外周化学感受器或切断其传入神经后，吸入 CO_2 仍能增加肺通气；改变脑脊液 CO_2 和 $[H^+]$ 也能刺激呼吸。过去认为这是 CO_2 直接刺激呼吸中枢所致，后来大量动物实验表明，在延髓有一个不同于呼吸中枢但可影响呼吸运动的化学感受区，称为中枢化学感受器，以别于外周化学感受器。

中枢化学感受器位于延髓腹外侧浅表部位，左右对称，可以分为头、中、尾三个区(图 5-28A)。头端和尾端区都有化学感受性；中间区不具有化学感受性，可能是头端区和尾端区传入冲动向脑干呼吸中枢投射的中继站。

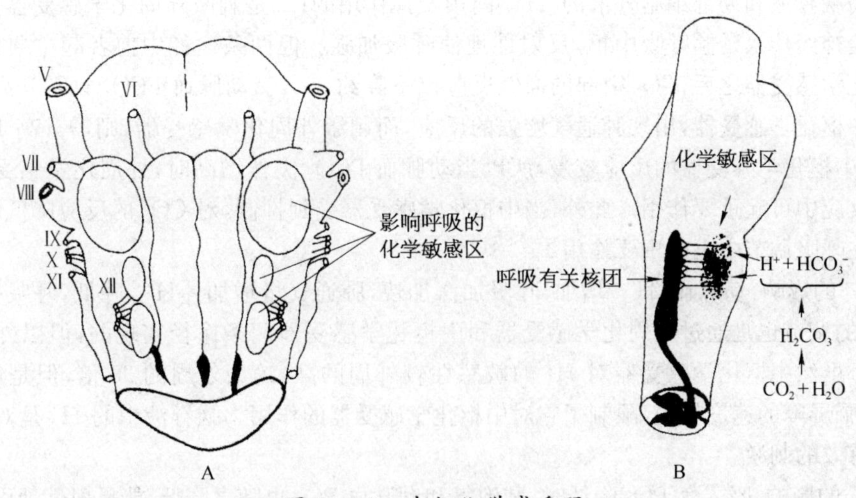

图 5-28　中枢化学感受器

A. 延髓腹外侧的三个化学敏感区；B. 血液或脑脊液 PCO_2 升高刺激呼吸的中枢机制

中枢化学感受器的生理刺激是脑脊液和局部细胞外液的 H^+。任何提高脑脊液中 H^+ 浓度的因素，都能加强呼吸，并与 H^+ 的增加呈平行关系。在体内，血液中的 CO_2 能迅速通过血脑屏障，与

脑脊液中的 H_2O 反应生成 H_2CO_3，然后解离出 H^+，造成化学感受器周围液体中的$[H^+]$升高，从而刺激中枢化学感受器，再反射性引起呼吸中枢的兴奋(图 5-28B)。如果保持人工脑脊液的 pH 不变，用含高浓度 CO_2 的人工脑脊液灌流脑室时所引起的通气增强反应消失，可见对中枢化学感受器的有效刺激不是 CO_2 本身，而是 CO_2 所引起的$[H^+]$的增加。可是，由于脑脊液中碳酸酐酶含量很少，CO_2 与 H_2O 的水合反应很慢，所以对 CO_2 的反应有一定的时间延迟。血液中的 H^+ 不易通过血脑屏障，故血液 pH 的变化对中枢化学感受器的直接作用不大，也较缓慢。中枢化学感受器与外周化学感受器不同的是，它不感受缺 O_2 的刺激，但对血液 CO_2 升高的敏感性比外周化学感受器高，反应潜伏期也较长。

中枢化学感受器的作用可能是调节脑脊液的 H^+ 浓度，使中枢神经系统有一个稳定的 pH 环境；而外周化学感受器的作用主要是在机体低 O_2 时维持对呼吸的驱动。

2. CO_2、H^+ 和 O_2 对呼吸的影响

(1) CO_2 的影响：CO_2 是调节呼吸运动的最重要的生理性体液因子，一定水平的 PCO_2 对维持呼吸中枢的兴奋性是必要的。在人过度通气后，动脉血液 PCO_2 明显下降，呼吸中枢的兴奋性减弱，可发生呼吸运动的减弱甚至暂停，直到由机体代谢产生的 CO_2 使动脉血液 PCO_2 升高至正常水平，才会恢复正常呼吸。

吸入气中 CO_2 浓度升高后，将导致肺泡气 PCO_2 升高，动脉血 PCO_2 也随之升高，呼吸加深加快，肺通气量增加。通过肺通气量的增大可增加 CO_2 的排出，使肺泡气和动脉血 PCO_2 恢复正常水平。但是，当吸入气的 CO_2 含量超过一定水平时(7%)，肺通气量已不能再相应增加，造成动脉血中 PCO_2 显著升高，CO_2 堆积可抑制中枢神经系统包括呼吸中枢的活动，引起呼吸困难、头痛、头昏，甚至昏迷；如果 CO_2 达 15%以上就会丧失意识，出现肌肉强直和震颤，称此为 CO_2 麻醉。总之，CO_2 在呼吸调节中是经常起作用的最重要的化学因素，动脉血 PCO_2 在一定范围内升高，可以加强对呼吸的刺激作用，但超过一定限度则有抑制和麻醉效应。

CO_2 刺激呼吸是通过两条途径实现的：一是刺激中枢化学感受器再兴奋呼吸中枢，如前所述，是通过提高脑脊液和局部细胞外液的$[H^+]$间接发挥作用的；二是刺激外周化学感受器，冲动经窦神经和迷走神经传入延髓呼吸中枢，反射性地使呼吸加强。但两条途径中前者起主要作用，因为去掉外周化学感受器之后，CO_2 引起的通气反应仅下降约 20%。动脉血 PCO_2 只需升高 2 mmHg 就可刺激中枢化学感受器，出现肺通气增强的反应，而刺激外周化学感受器，则需升高 10 mmHg。不过，因为中枢化学感受器的反应较慢，所以当动脉血 PCO_2 突然增高时，外周化学感受器在引起快速呼吸反应中可起重要作用。此外，当中枢化学感受器受到抑制，对 CO_2 的反应降低时，外周化学感受器在呼吸调节中也起重要作用。

(2) H^+ 的影响：动脉血$[H^+]$增加，呼吸加深加快，肺通气量增加；$[H^+]$降低，呼吸受到抑制。H^+ 对呼吸的调节也是通过外周化学感受器和中枢化学感受器两条途径实现的，但以外周化学感受器为主。虽然中枢化学感受器对 H^+ 的敏感性较外周的高，约为外周的 25 倍，但是，血液中的 H^+ 通过血脑屏障的速度较慢，限制了它对中枢化学感受器的作用。脑脊液中的 H^+ 是对中枢化学感受器最有效的刺激。

(3) O_2 的影响：吸入气 PO_2 降低时，肺泡气和动脉血 PO_2 也随之降低，能反射性地引起呼吸加深、加快，肺通气量增加。通常在动脉血 PO_2 下降到 80 mmHg 以下时，肺通气量才出现可觉察到的增加，可见正常情况下动脉血 PO_2 的改变对呼吸的调节作用不大，仅在特殊情况下低 O_2 刺激才对呼吸有重要调节意义。如严重肺气肿、肺心病患者，由于肺换气受到障碍，导致低 O_2 和 CO_2 潴留。长时间 CO_2 潴留使中枢化学感受器对 CO_2 的刺激作用发生适应，而外周化学感受器对低 O_2

刺激适应很慢，这时低 O_2 对外周化学感受器的刺激成为驱动呼吸运动的主要刺激。因此，如果在低 O_2 时吸入纯 O_2，由于解除了低 O_2 对外周化学感受器的刺激，反而会引起呼吸暂停，临床上给 O_2 治疗时应予以注意。

低 O_2 对呼吸运动的刺激作用完全是通过外周化学感受器实现的。如果切断动物外周化学感受器的传入神经或摘除颈动脉体，PO_2 下降就不能引起呼吸加强。但是，低 O_2 对中枢的直接作用是抑制性的。所以，低 O_2 时呼吸运动的改变随低 O_2 的程度而变。若是轻度低 O_2，外周化学感受器传入冲动对呼吸中枢的兴奋作用能够对抗低 O_2 对中枢的直接抑制作用，则呼吸运动加强；在严重低 O_2 时，外周化学感受性反射不足以克服低 O_2 对中枢的直接抑制作用，将导致呼吸障碍甚至呼吸停止。

PCO_2、H^+ 和 PO_2 在呼吸调节中是相互影响的。在实际情况中，往往一种因素的改变会引起其余一种或两种因素相继改变或存在几种因素的同时改变，三者之间相互影响、相互作用，既可协同而加强，也可相互抵消而减弱。

（二）呼吸的机械感受性反射

1. 肺牵张反射　由肺扩张或肺缩小引起的吸气抑制或吸气兴奋的反射称为**肺牵张反射(pulmonary stretch reflex)**，或称**黑-伯反射(Hering-Breuer reflex)**。它包括**肺扩张反射**和**肺缩小反射**两种表现形式。

(1) 肺扩张反射：是肺扩张时抑制吸气的反射。其感受器位于从气管到细支气管的平滑肌中，是牵张感受器，阈值低，适应慢。吸气时肺扩张，牵拉呼吸道使之也扩张，于是肺牵张感受器兴奋，冲动经迷走神经传入延髓，在延髓内通过一定的神经联系使吸气切断机制兴奋，切断吸气，转入呼气。此反射的生理意义是加速吸气向呼气转换，使呼吸频率增加。所以，在动物实验中切断双侧迷走神经后，吸气相延长、加深，呼吸变得深而慢。

肺扩张反射的敏感性有种属差异，兔的最敏感，而人的敏感性最弱。在初生婴儿，存在这一反射；大约出生 4～5 d 后，该反射的敏感性就显著减弱；在成年人，当潮气量增加至 800 ml 以上时才能引起肺扩张反射。所以，平静呼吸时，肺扩张反射一般不参与人的呼吸运动调节。但病理情况下，肺顺应性降低，肺扩张时使气道扩张较大，刺激较强，可以引起该反射，使呼吸变浅变快。

(2) 肺缩小反射：是肺缩小时引起吸气兴奋的反射。感受器同样位于气道平滑肌内，但其性质尚不十分清楚。肺缩小反射在肺明显缩小时才出现，所以它在平静呼吸的调节中意义不大，但对阻止呼气过深和肺不张等可能起一定作用。

2. 呼吸肌本体感受性反射　呼吸肌的本体感受器是肌梭，接受肌肉牵张的刺激。当肌梭受到牵拉刺激而兴奋时，冲动通过传入纤维到达脊髓，反射性使其所在的肌肉收缩加强，呼吸运动增强。该反射参与正常呼吸运动的调节，在维持呼吸深度上有重要意义。在肺顺应性变小或气道阻力加大时，该反射可加强呼吸肌的收缩力，克服阻力，维持正常肺通气功能。

（三）防御性呼吸反射

当呼吸道的鼻、咽、喉、气管和支气管黏膜受到机械性或化学性刺激时，分布于呼吸道黏膜内的感受器兴奋，引起防御性呼吸反射，以清除刺激物，避免其进入肺泡。该反射包括咳嗽反射、喷嚏反射。

复习思考题

一、名词解释

1. 肺门　**2.** 肋膈隐窝　**3.** 纵隔　**4.** 呼吸膜(气血屏障)　**5.** 潮气量　**6.** 时间肺活量　**7.** 肺泡通气量　**8.** 通气/血流比值　**9.** 氧容量　**10.** 呼吸中枢　**11.** 肺牵张反射

二、问答题

1. 简述呼吸系统的组成及上、下呼吸道的划分。
2. 咽的位置、分部、交通如何？
3. 喉软骨包括哪些？喉腔分部如何？
4. 试比较左、右支气管及左、右肺的形态特点。
5. 纤维支气管镜由口依次经何途径到达右肺上叶？
6. 简述壁胸膜的分部、肺下缘和胸膜下界的体表投影。
7. 肺的呼吸部由哪些结构组成？
8. 肺泡上皮由哪两种细胞组成？
9. 何谓呼吸？呼吸过程包括哪三个环节？
10. 简述人体如何实现肺通气。
11. 试述肺泡表面活性物质的成分，来源，生理作用及意义。
12. 简述评价肺通气功能的主要指标。
13. 深慢呼吸与浅快呼吸相比较，解释哪种呼吸对肺泡气体交换有利。
14. 试述肺泡气体交换与组织交换过程，并分析影响肺泡气体交换的因素。
15. 试述血液中 PCO_2↑、[H^+]↑和缺 O_2 对呼吸的影响及其机制。

第六章
消 化 系 统

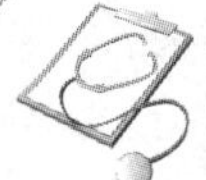

1. **掌握**：消化系统的组成和主要功能；咽峡的组成；腭扁桃体的位置；食管的位置和三个生理狭窄；胃的形态、分部和位置；小肠的分部和主要形态；绒毛的微细结构与功能；胰的形态、位置和胰管的开口部位；肝的主要形态和位置，输胆管道的组成及胆总管的开口部位；胃液、胰液、胆汁的性质、成分、作用及其分泌调节；吸收的部位；肝脏在物质代谢中的特殊作用；肝脏的生物转化作用。

2. **熟悉**：上、下消化道的划分；消化道平滑肌的生理特性；胃肠的神经支配及其作用；消化道的内分泌功能；唾液腺的位置及其开口；胃的运动及其控制；肝小叶的形态、组成、微细结构与功能；胆囊的形态、位置及胆囊底的体表投影；胃底腺主细胞、壁细胞的微细结构及功能；小肠的运动；大肠的形态特点、分部和位置；阑尾的位置及其根部的体表投影；直肠的位置、弯曲及肛管结构；主要营养物质的吸收；胆汁酸代谢；胆色素的正常代谢。

3. **了解**：凡列入教学内容，除掌握、熟悉的，其余均为了解。

第一节 概 述

人体在进行新陈代谢的过程中，不仅要从外界环境中摄取氧气，还必须从外界摄取营养物质，以供机体进行各种生命活动的物质与能量需要。营养物质来自食物，包括蛋白质、脂类、糖类、维生素、水和无机盐。其中水、无机盐和大多数维生素可以直接被人体吸收利用；蛋白质、脂类和糖类等结构复杂的大分子有机物，必须先在消化道内分解成为结构简单的小分子物质如氨基酸、甘油、脂肪酸和葡萄糖等，才能透过消化道黏膜进入血液循环。食物在消化道内被分解成可以被吸收的小分子物质的过程称为**消化(digestion)**。消化包括机械消化和化学消化两个密切相关的过程。**机械消化**是指通过消化道的运动，将食物磨碎，同时与消化液充分混合，并将其逐段向前推送的过程；**化学消化**是指在消化酶的作用下，将食物中的大分子物质分解成可以被吸收的小分子物质的过程。一般来说，机械消化是初步的，它只能使食物发生物理性状的改变；化学消化则是彻底的，最后完成消化的全过程。在整个消化的过程中，两种消化方式同时进行，密切配合。消化后的小分子物质以及水、无机盐和维生素通过消化道黏膜进入血液和淋巴循环的过程称为**吸收(absorption)**。消化和吸收是两个既密切联系又相辅相成的过程，共同将食物分成精华和糟粕两个部分，通过吸收取其精华，最后将糟粕排出体外。

一、消化系统的组成与主要功能

（一）消化系统的组成

消化系统(alimentary system)由消化管和消化腺两大部分组成(图 6-1)。

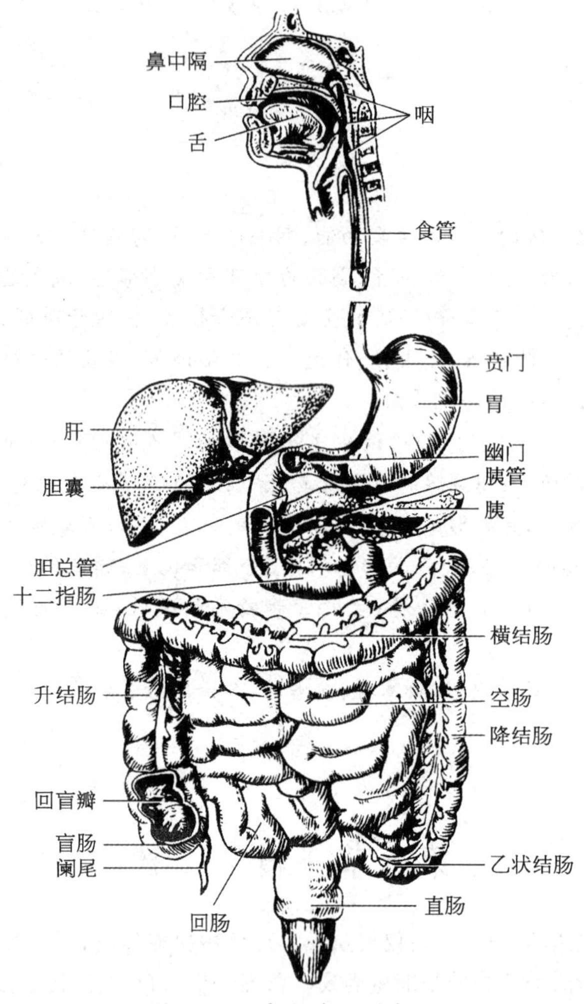

图 6-1 消化系统模式图

1. 消化管(alimentary canal) 是指从口腔至肛门的管道，分为口腔、咽、食管、胃、小肠(包括十二指肠、空肠和回肠)和大肠(包括盲肠、阑尾、结肠、直肠和肛管)。临床上通常将口腔至十二指肠的一段，称**上消化道**；空肠至肛门的一段，称**下消化道**。

2. 消化腺(alimentary gland) 是分泌消化液的腺体，可分为大、小消化腺两种。大消化腺肉眼可见，位于消化管壁外，为独立存在的器官，所分泌的消化液经导管流入消化管腔内，如大唾液腺、肝、胰；小消化腺位于消化管壁内的黏膜或黏膜下层处，如唇腺、颊腺、舌腺、食管腺、胃腺和肠腺等。

（二）消化系统的主要功能

消化系统的主要功能是摄取食物，消化食物，吸收养料，排出糟粕。此外，口腔、咽等还参与呼吸、发音等活动；消化器官还能分泌多种胃肠激素，具有重要的内分泌功能。

二、消化管的一般结构

消化管各段因执行的功能不同，在结构上各有其特点，但大体相似，除口腔外一般均可分为四层，从内向外依次为黏膜、黏膜下层、肌层和外膜（图 6-2）。

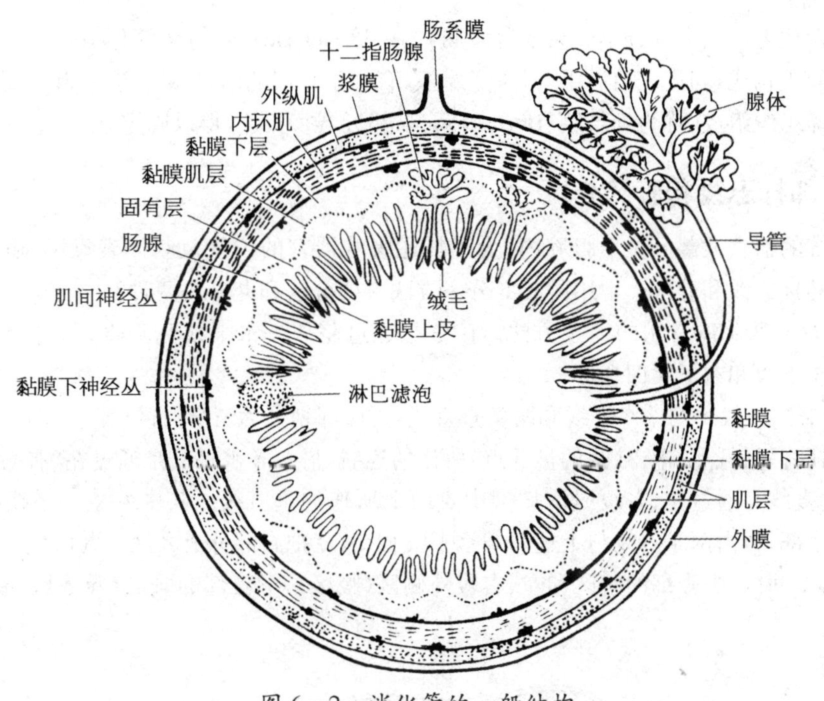

图 6-2　消化管的一般结构

（一）黏膜

黏膜（mucosa）被覆于消化管的内面，与食物直接接触，是执行消化、吸收等功能最重要的结构。与消化管各段的功能相适应，各段的黏膜结构差异很大。黏膜由上皮、固有层和黏膜肌层三部分组成。

1. 上皮　在消化管的最内层，上皮的类型依部位而异。消化管两端（口腔、咽、食管及齿状线以下的肛管）为复层扁平上皮，适应摩擦，具有保护作用。其余部分均为单层柱状上皮，以分泌、吸收功能为主。上皮与消化管壁内的各种小型消化腺及肝和胰的导管上皮直接相连。

2. 固有层（lamina propria）　由细密的结缔组织组成，含有丰富的淋巴组织和免疫细胞，并含大量的小型消化腺及小血管、淋巴管、神经等。

3. 黏膜肌层　由薄层平滑肌构成。黏膜肌收缩时，可使黏膜产生局部运动，借以帮助营养物质的吸收、血液的流动和腺体的分泌。

（二）黏膜下层

黏膜下层（submucosa）为连接黏膜与肌层的疏松结缔组织层，内含丰富的血管、淋巴管和数量不等的淋巴组织。黏膜下层中还有黏膜下神经丛，由多极神经元和无髓神经纤维构成，可调节黏膜肌的收缩和腺体的分泌。在食管与十二指肠，此层分别含食管腺与十二指肠腺。

（三）肌层

肌层（muscularis）除消化管两端（口腔、咽、部分食管及肛门）为骨骼肌外，其余各部均为平滑肌，一般分为内环肌和外纵肌两层（胃壁为三层），两层之间有少量结缔组织和肌间神经丛。后者结构与黏膜下神经丛相似，可调节肌层舒缩，使消化液与食物充分混合，并使之向下推进。在消化管的各括约肌处，环肌明显增厚，肌纤维排列成密集的螺旋状，而纵肌则呈稀疏的螺旋形排列。

（四）外膜

大部分消化管（胃、大部分小肠及部分大肠）的**外膜（adventitia）**为**浆膜（serosa）**，由薄层结缔组织及表面的间皮构成，间皮表面润滑，减少了摩擦，有利于脏器的活动。咽、食管和大肠末端的外膜仅由疏松结缔组织组成，称为**纤维膜（fibrosa）**，它与邻近器官相连，得以固定。

三、腹部标志线和腹部分区

消化系统的器官大部分位于腹腔内，为了描述腹腔器官的位置及其体表投影，通常在腹部体表划出一定的标志线和分区。常用的腹部分区方法有四分法和九分法两种。

1. *四分法* 为临床常用的简便方法。该法是通过脐作一水平线和垂直线，将腹部分为左上腹、右上腹、左下腹和右下腹四个区。

2. *九分法* 一般用两条水平线和两条垂直线，将腹部划分为三部九区（图 6－3）。一条水平线是通过左、右肋弓最低点（第 10 肋的最低点）所作的连线，另一条水平线是通过左、右髂结节之间的连线，两条垂直线是通过左、右腹股沟韧带中点向上所作的垂直线。其中两条水平线将腹部分为上、中、下腹三部，再由两条垂线与上述两条水平线相交，就把腹部分成九区。九区包括上腹部的腹上区和左、右季肋区，中腹部的脐区和左、右腹外侧区（腰区），下腹部的耻区（腹下区）和左、右腹股沟区（髂区）。

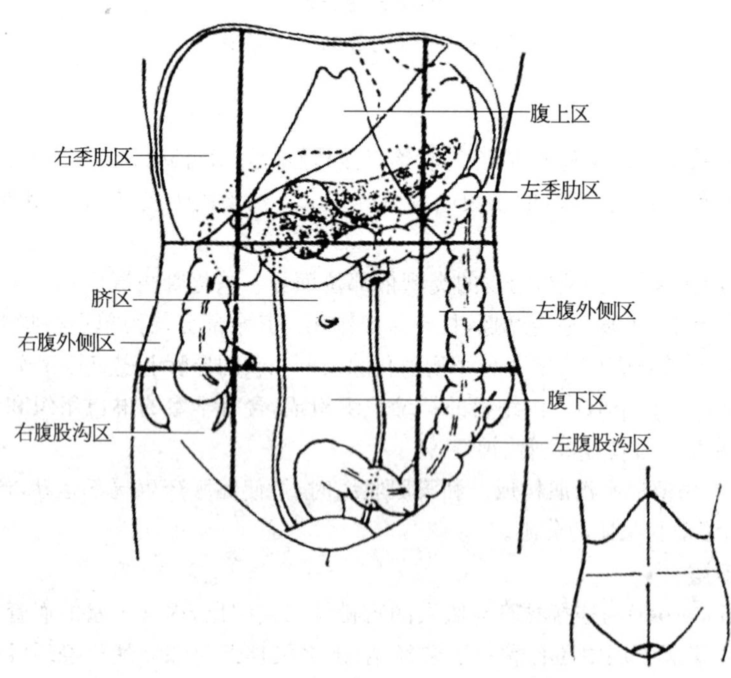

图 6－3 腹部标志线和腹部分区

四、消化管壁平滑肌的生理特性

消化道中,除口腔、咽、食管上段和肛门外括约肌处的肌肉属骨骼肌外,其余的肌肉均为平滑肌。消化管壁平滑肌具有肌组织的共同特性,如兴奋性、传导性和收缩性,但又具有其自身的特点。

(一) 一般生理特性

1. *兴奋性较低和收缩缓慢* 消化管壁平滑肌与骨骼肌相比,兴奋性较低,收缩缓慢,收缩的潜伏期、收缩期、舒张期较长。

2. *自动节律性运动* 在适宜环境中,离体的消化管壁平滑肌在无外来刺激情况下仍能进行节律性的收缩和舒张。但与心肌相比,其节律缓慢且不规则。

3. *紧张性收缩* 消化管壁平滑肌经常保持在一种微弱的持续收缩状态,称为**紧张性**或**紧张性收缩**。它的意义在于:①使消化道管腔内保持一定的基础压力;②维持胃肠等器官的形状和位置;③是消化管壁平滑肌进行各种运动的基础。

4. *伸展性大* 消化管壁平滑肌能适应需要进行很大程度的伸展。对于一个中空的容纳器官(特别是胃),这一特性使其在进食后能容纳数倍于其原体积的食物,而压力却不发生明显的变化。

5. *对化学、机械牵张和温度等刺激非常敏感* 消化管壁平滑肌对电刺激不敏感,而对化学、温度、机械牵张刺激很敏感。例如,用能引起骨骼肌收缩的电刺激强度作用于消化管壁平滑肌,往往不引起收缩;而温度升高、微量乙酰胆碱或牵拉常可引起其强烈收缩,微量的肾上腺素则使其舒张。

(二) 电生理特性

消化管壁平滑肌的收缩活动与其他肌肉活动一样,是在电位变化的基础上发生的。但平滑肌的电活动更为复杂,其电生理变化可分为三种:静息电位、慢波电位和动作电位。

1. *静息电位* 消化管壁平滑肌细胞的静息电位为－60～－50 mV,其产生的机制主要是 K^+ 由膜内向膜外扩散和生电钠泵的活动。许多因素可影响静息电位的水平,如机械牵张、迷走神经兴奋可使静息电位水平上移,而肾上腺素、交感神经兴奋可使静息电位水平下移。

2. *慢波电位或基本电节律* 消化管壁平滑肌细胞在静息电位基础上可发生节律性的去极化和复极化的电位波动,其频率较慢,故称为**慢波电位(slow wave)**,简称**慢波**,也称为**基本电节律(basic electrical rhythm, BER)**。其波幅为 5～15 mV,频率随部位不同而异,胃体约 3 次/min,十二指肠约 12 次/min,终末回肠 8～9 次/min。目前认为慢波由位于纵肌与环肌之间的 Cajal 细胞产生,它与两层平滑肌细胞均形成紧密的缝隙连接,可将慢波迅速传给与之相连的平滑肌。慢波产生的机制可能与胞膜上生电钠泵活动的周期性缓慢波动有关。当慢波去极化达到阈电位时,就爆发动作电位,继而引起平滑肌收缩;但不是所有的慢波都能到达阈电位和引发动作电位的。慢波去极化水平也与静息电位一样,受机械牵张、神经、体液因素的影响。

3. *动作电位* 当慢波去极化达阈电位水平(约－40 mV)时,可在慢波的基础上产生每秒 1～10 次的动作电位,随后出现肌收缩。动作电位的数目越多,肌收缩的幅度就越大。每一动作电位的持续时间为 10～20 ms。动作电位的去极相由慢钙通道开放,Ca^{2+}(及少量的 Na^+)内流造成,复极相由 K^+ 通道开放,K^+ 外流引起。去极时内流的 Ca^{2+} 又可触发平滑肌收缩(图 6－4)。

综上所述,平滑肌在慢波的基础上产生动作电位,动作电位引发平滑肌的收缩,平滑肌收缩的张力与动作电位的数目相关。因此,慢波是胃肠运动的起步电位,可控制收缩的节律,决定蠕动的方向和速度。

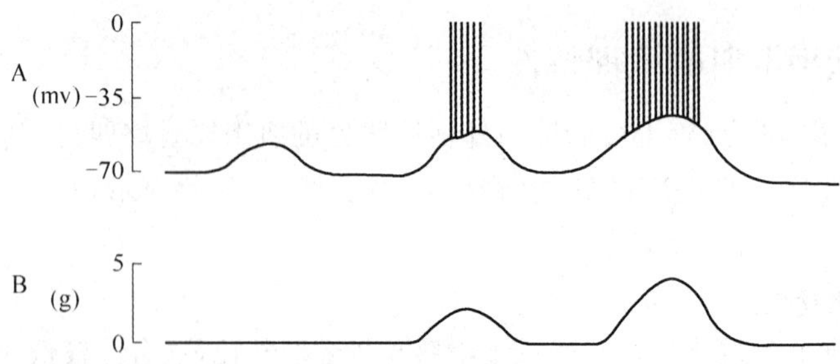

图 6－4　消化管壁平滑肌的电活动与收缩之间的关系

A. 消化管壁平滑肌细胞的慢波电位和动作电位；B. 同步记录的肌肉收缩曲线，显示动作电位引起肌肉收缩，动作电位的数量决定收缩的张力

五、消化道的神经支配及其作用

消化道除口腔、咽、食管上段及肛门外括约肌外都受**外来神经系统**(extrinsic nervous system)和**内在神经系统**(intrinsic nervous system)的双重支配，两大部分共同调节着消化道的平滑肌运动、腺体分泌和血管舒缩等活动。

(一) 外来神经系统

支配消化道的外来神经系统即自主神经系统，包括交感神经和副交感神经(图 6－5)，其中以副交感神经的作用为主。

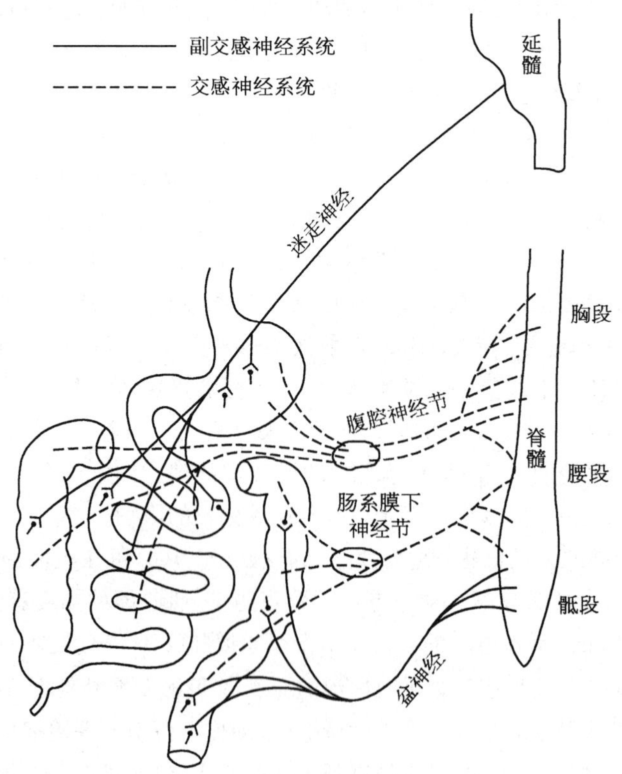

图 6－5　胃肠的外来神经支配

1. *副交感神经*　支配消化道的副交感神经纤维主要行走在迷走神经和盆神经中。迷走神经纤维分布于横结肠及其以上的消化道，盆神经纤维分布于降结肠及其以下的消化道。副交感神经的节前纤维进入消化道后，与内在神经系统的神经元形成突触，发出节后纤维支配消化管壁平滑肌、血管平滑肌及腺细胞。支配消化道的大多数副交感节后纤维为胆碱能纤维，末梢释放递质乙酰胆碱作用于M型胆碱能受体，对胃肠运动和分泌起兴奋作用。近年发现，小部分副交感神经节后纤维是非胆碱能、非肾上腺素能纤维，其末梢的递质可能为肽类物质，如血管活性肠肽、生长抑素、脑啡肽、P物质等，因而称为肽能神经纤维，其作用为抑制性的，可能与消化管壁平滑肌、血管平滑肌等的舒张活动有关。

2. *交感神经*　支配消化道的交感神经起源于脊髓胸5～腰2段的侧角，经腹腔神经节、肠系膜神经节或腹下神经节更换神经元后，发出节后纤维，主要终止于内在神经系统中的胆碱能神经元，抑制其兴奋性；少量交感节后纤维终止于消化管壁平滑肌、血管平滑肌和消化道腺体。交感神经节后纤维属肾上腺素能纤维（释放的递质为去甲肾上腺素），兴奋时可使消化液分泌减少、消化道活动减弱，但消化道括约肌收缩。

支配胃肠道的交感神经与副交感神经都是混合神经，含有传出和传入纤维。消化道感受器的传入纤维可将信息传导到内在神经系统，引起肠壁的局部反射；还可通过以脊髓或脑干为中继的其他反射，调节更高级的消化道活动。

（二）内在神经系统

内在神经系统又称为**肠神经系统（enteric nervous system）**，是指由分布于消化管壁内的无数的神经元和神经纤维组成的复杂的神经网络。内在神经系统的神经元数量多达1亿个，有感觉神经元（感受消化道内的机械、化学和温度等刺激）、运动神经元（支配平滑肌和腺体）和中间神经元，构成一个完整而相对独立的局部反射系统，对消化道活动发挥重要的调节作用。如切除外来神经后，食物对胃肠道的刺激仍能引起胃肠运动及腺体分泌，这主要就是通过内在神经系统的局部反射来完成的。但在完整的机体内，内在神经系统受外来神经的调节，交感神经和副交感神经可加强或减弱其活动。肠神经系统能够释放多种递质与调质，如NO、Ach、5-HT、多巴胺、GABA及肽类（脑啡肽、血管活性肠肽、P物质）等，近年的研究表明，内在神经系统的神经元内几乎存在所有中枢神经系统中的递质和调质。

内在神经系统包括位于纵肌与环肌之间的肌间神经丛和位于环肌与黏膜层之间的黏膜下神经丛（图6-6）。从功能而言，肌间神经丛主要调节消化管壁平滑肌的运动；黏膜下神经丛主要调节消化道内消化腺和内分泌细胞的分泌，以及局部血流量。

六、消化腺的分泌功能

在消化道的不同部位都存在消化腺，如唾液腺、胰腺和肝脏，在消化道黏膜内还有散在的胃腺、肠腺等。成人每日分泌的消化液总量达6～8 L，主要成分包括水、无机盐和有机物（消化酶、黏蛋白等）。消化液的主要功能为：①稀释并溶解食物，使之与血浆渗透压相等，利于消化产物的吸收；②为各种消化酶提供适宜的pH环境；③消化酶能分解食物中复杂的大分子营养成分，使之成为可吸收的小分子物质；④所含的黏液、抗体和大量液体具有保护消化道黏膜，防止物理性和化学性损伤的作用。

消化腺分泌消化液是腺细胞的主动活动，受神经、体液因素的调节。

七、胃肠的内分泌功能

消化道的功能除受神经控制外，还受体液调节。调节消化器官活动的体液因素主要是胃肠

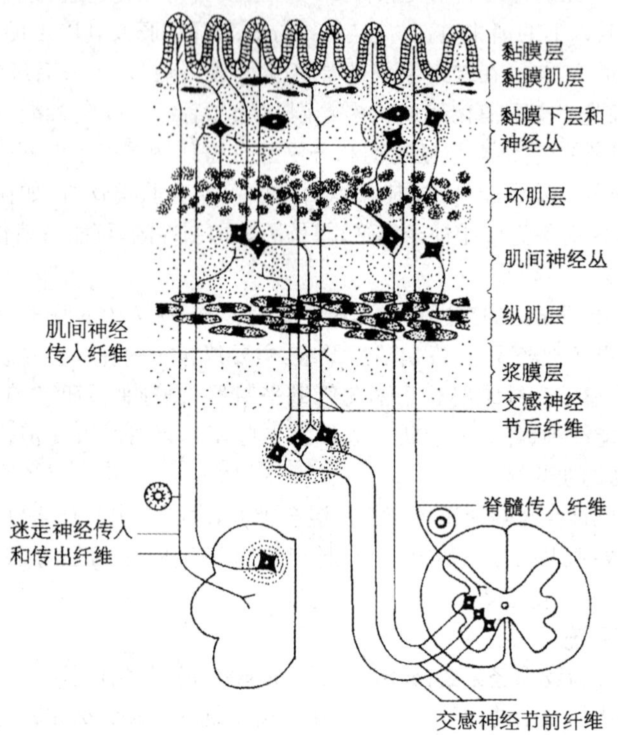

图 6-6 内在神经系统及其与外来神经的联系

激素。**胃肠激素(gastrointestinal hormone)**是消化道黏膜内多种内分泌细胞合成和分泌的各种激素的统称。胃肠激素在化学结构上都是由氨基酸残基组成的肽类,分子质量大多在 5 kDa 以内,故也称之为**胃肠肽(gastrointestinal peptide)**。现已证明,一些经典的胃肠肽也存在于中枢神经系统;而原来认为只存在于中枢神经系统的神经肽,也在消化道中发现。这些双重分布的肽类被称为**脑-肠肽(brain-gut peptide)**,如促胃液素、缩胆囊素、血管活性肠肽(VIP)、P 物质、生长抑素等。

(一) 胃肠内分泌细胞

胃肠道不仅是消化吸收的器官,也被认为是体内最大、最复杂的内分泌器官。现已发现,胃肠内分泌细胞种类繁多,有四十多种,其数量远远超过体内所有内分泌腺细胞的总和。

胃肠内分泌细胞多单个散布于黏膜上皮细胞之间,基底部附于基膜,可有基底侧突与邻近细胞相接触。电镜下细胞底部有大量分泌颗粒为其最显著的特征。根据细胞游离面是否达到腔面,可分为开放型和闭合型两类(图 6-7)。前者细胞呈锥形,游离面有微绒毛伸入胃肠腔,可直接感受腔内食物成分和 pH 的刺激而分泌;后者细胞呈圆形或扁圆形,顶部无微绒毛,不与肠腔直接接触,由机械、温度刺激或局部体液的变化而引起分泌。大部分胃肠内分泌细胞为开放型,如分泌促胃液素的 G 细胞;少数为闭合型,如分泌生长抑素的 D 细胞。

(二) 胃肠激素的作用

胃肠激素以远距分泌、旁分泌、自分泌、腔内分泌等方式发挥作用。胃肠激素的生理作用极为广泛,对消化器官的作用归纳起来主要有以下三方面。

1. 调节消化腺分泌和消化道运动　不同的胃肠激素对不同的消化腺、平滑肌和括约肌产生不同的调节作用。三种主要胃肠激素的作用见表 6-1。

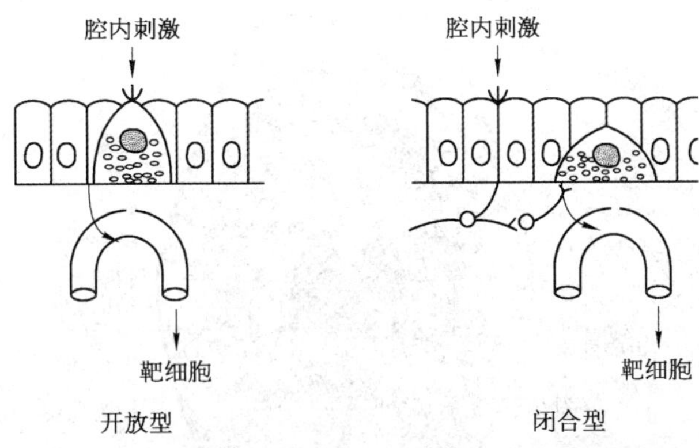

图 6-7 开放型与闭合型胃肠内分泌细胞模式图

表 6-1 三种胃肠激素的主要作用及引起释放的因素

激素名称	主要生理作用	引起释放的主要因素
促胃液素	促进胃液(以胃酸和胃蛋白酶原为主)、胰液、胆汁分泌,加强胃肠运动和胆囊收缩,促进胃肠上皮生长	蛋白质分解产物、迷走神经兴奋、胃扩张
促胰液素	促进胰液(以 H_2O 和 HCO_3^- 为主)、胆汁、小肠液分泌,促进幽门括约肌收缩,抑制胃液分泌和胃肠运动	盐酸、蛋白质分解产物、脂肪酸
缩胆囊素	促进胃液、胰液(以消化酶为主)、胆汁、小肠液分泌,加强肠运动和胆囊收缩,抑制胃运动和胃排空,促进胰腺外分泌组织生长	蛋白质分解产物、脂酸钠、盐酸、脂肪酸

2. 调节其他激素的释放 例如,抑胃肽有很强的刺激胰岛素分泌的作用。食物对消化道的刺激引起抑胃肽的分泌,可使葡萄糖在被吸收后很快就引起胰岛素分泌,这对防止血糖过高而从尿中丢失具有重要的生理意义。此外,生长抑素、胰多肽、VIP 等对生长素、胰岛素、胰高血糖素和促胃液素等激素的释放均有调节作用。

3. 营养作用 是指一些胃肠激素具有促进胃肠道组织代谢和生长的作用。如促胃液素能刺激胃和十二指肠黏膜细胞 DNA、RNA 和蛋白质的合成。

第二节 口 腔

消化过程是从口腔开始的。一般食物在口腔中停留 15~20 s,经过咀嚼食物被磨碎,并与唾液混合,形成食团后被吞咽进入食管、胃。食物中的淀粉被唾液初步消化。

一、口腔的构造和分部

(一) 口腔的构造

口腔(oral cavity)是消化管的起始部,其前壁为上、下唇,侧壁为颊,上壁为口腔顶,下壁为口腔底。口腔向前以口裂通向外界,向后经咽峡与咽相通(图 6-8)。

1. 口腔的前壁 为**口唇**,分为上唇和下唇,由皮肤、口轮匝肌和黏膜构成。上、下唇之间的裂隙称**口裂**,口裂的两端称**口角**。上唇表面正中线上有一纵形浅沟称**人中**。上唇的外面两侧与颊部交界处各有一浅沟,称**鼻唇沟**。

2. 口腔的侧壁 为**颊**,由皮肤、颊肌和黏膜构成。

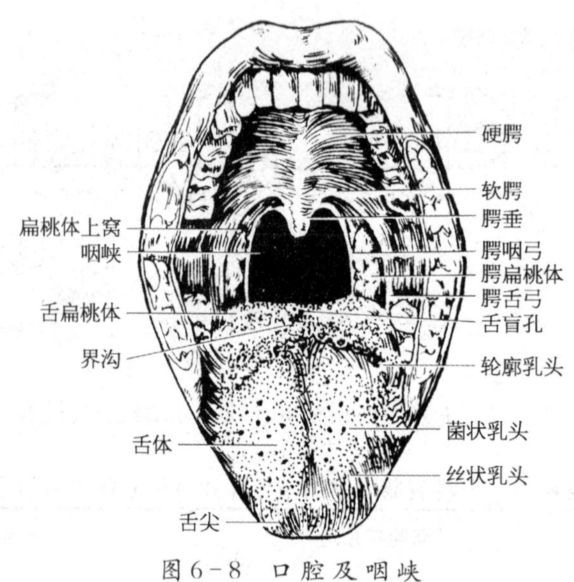

图 6-8　口腔及咽峡

3. 口腔的上壁　即口腔顶，为**腭**，由硬腭和软腭两部分组成。硬腭位于腭的前 2/3，是以骨为基础，表面覆盖着黏膜，黏膜与骨结合紧密。软腭位于腭的后 1/3，由骨骼肌和黏膜构成，其后缘游离，中央有一向下悬垂的乳头状突起称**腭垂**；自腭垂两侧向下各有两条弓形黏膜皱襞，其前方的一对向下连于舌根，称**腭舌弓**；后方的一对向下连于咽的侧壁，称**腭咽弓**。

4. 口腔的下壁　即口腔底，由封闭口腔底的软组织和舌构成。

5. 咽峡(isthmus of fauces)　是口腔通向咽的门户。由腭垂，左、右腭舌弓和舌根共同围成，是口腔和咽的分界处。

(二) 口腔的分部

口腔由**上、下牙弓**分为口腔前庭和固有口腔两部分。牙弓与唇、颊之间有一马蹄铁形腔隙，称**口腔前庭**；牙弓以内的腔隙，称**固有口腔**。当上、下牙咬合时，口腔前庭和固有口腔仍可借最后磨牙后方的间隙相通。对牙关紧闭的患者，可经此间隙将导管导入固有口腔，再下至咽和食管，注入营养物质。

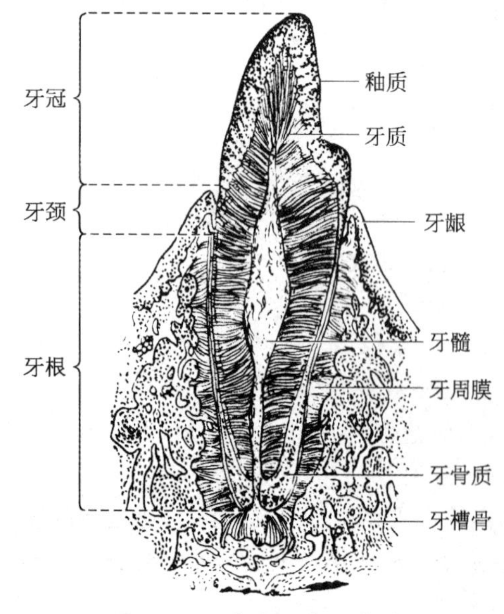

图 6-9　牙的形态及构造

二、口腔内结构

(一) 牙

牙(teeth)是人体最坚硬的器官，嵌入上、下颌骨的牙槽内，分别排列成上牙弓和下牙弓，具有咀嚼食物和辅助发音等作用。

1. 牙的形态和构造　每个牙可分为牙冠、牙根和牙颈三部分(图 6-9)。**牙冠**是露在牙龈外面的部分，洁白而光泽。**牙根**嵌入牙槽内，借牙周膜与牙槽骨牢固相连，末端尖细有一小孔，称**牙根尖孔**，借牙根管与牙冠腔相通，内有神经、血管、淋巴管出入。**牙颈**为牙冠和牙根之间稍细的部分，外包以的黏膜为**牙龈**。牙周膜、牙槽骨和牙龈三者合称**牙周组织**，对牙有保护、固定和营养作用。

牙由牙质、釉质、牙骨质和牙髓构成。**牙质**致密坚硬，构成牙的主体，位于牙的内部。在牙冠部的牙质外面覆有一层洁白的**釉质**，其钙化程度最高，为人体内最硬的组织。牙根和牙颈外面包有**牙骨质**，其结构与骨组织类似。牙冠内的空腔称**牙冠腔**。牙冠腔和牙根管合称**牙腔**。**牙髓**位于牙腔内，由神经、血管、淋巴管和结缔组织组成。口腔内的乳酸杆菌产酸，导致釉质脱钙，产生空洞，称龋齿，若龋洞不断加深，波及牙髓时，可引起牙髓炎和剧烈疼痛。

2. 牙的种类和牙式　人的一生中，先后有两组牙发生，第一组称**乳牙(deciduous teeth)**，第二组称**恒牙(permanent teeth)**(图 6-10)。出生后 6 个月开始萌出乳牙，2～3 岁内出齐，共 20 颗。6～7 岁开始陆续脱落，逐渐更换成恒牙，至 14 岁左右除第 3 磨牙外，全部出齐。但第 3 磨牙长出较晚，约 18～30 岁萌出，故又称**迟牙**(智牙)。第 3 磨牙有人可终生不出。因此，恒牙数为 28～32 颗均属正常。根据牙的形态和功能，乳牙和恒牙均可分为切牙、尖牙和磨牙三种，但恒牙又有前磨牙和磨牙之分。

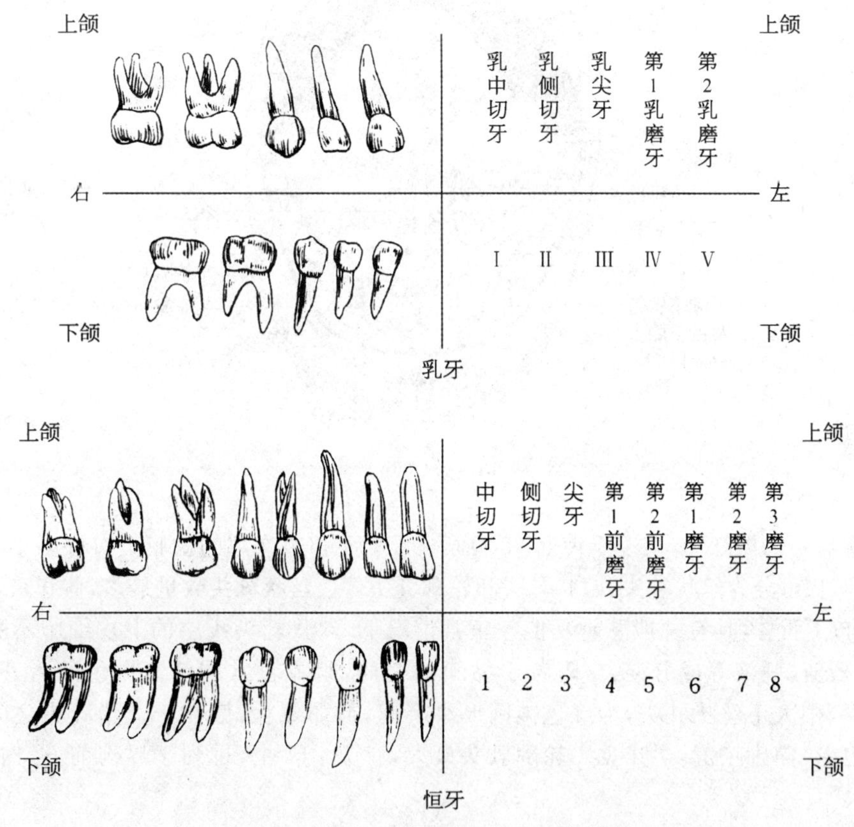

图 6-10　乳牙与恒牙的名称和符号

临床上为迅速、准确而简便地记录各个牙在口腔中的位置，常以被检查者的方位为准，以横线表示上、下牙列的分界，以纵线表示左、右侧的分界，即“十”字记号来划分四个区域；并以罗马数字Ⅰ～Ⅴ表示乳牙，以阿拉伯数字 1～8 表示恒牙，如“⌈Ⅴ”表示左下颌第 2 乳磨牙；“6⌋”则表示右上颌第 1 恒磨牙。

(二) 舌

舌(tongue)位于口腔底,由骨骼肌和黏膜构成。舌有协助咀嚼和吞咽食物、辅助发音、感受味觉等功能。

1. 舌的形态　舌有上、下两面。舌上面又称舌背,后部有一向前开放的"V"字形的**界沟**,将舌背分为前2/3的**舌体**和后1/3的**舌根**,舌体的前端狭窄称**舌尖**(见图6-8)。舌下面正中线处有一连于口腔底前部的黏膜皱襞,称**舌系带**;在舌系带根部的两侧各有一小黏膜隆起,称**舌下阜**,其顶端有下颌下腺管和舌下腺大管的共同开口。由舌下阜向两侧延伸,各有一黏膜隆起称**舌下襞**,其深面有舌下腺,舌下腺小管开口于舌下襞表面(图6-11)。

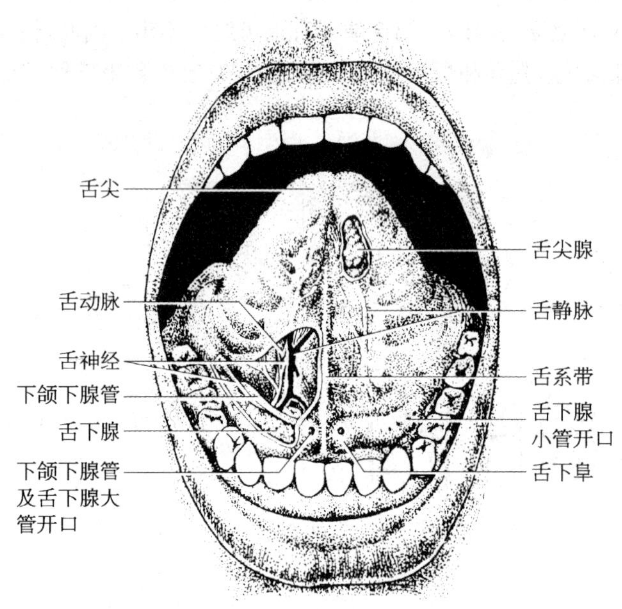

图6-11　舌的下面观

2. 舌黏膜　为淡红色,被覆于舌上、下两面。舌上面和边缘部的黏膜上有许多小突起,称**舌乳头**,按其形状可分为丝状乳头、菌状乳头和轮廓乳头等。**丝状乳头**数量最多,体积最小,呈白色丝绒状,遍布于舌体,具有一般感觉功能。正常情况下,丝状乳头浅层的上皮细胞不断角化、脱落,与食物残渣、唾液等成分混合,附着于黏膜的表面,组成正常的淡薄白色的舌苔。**菌状乳头**数量较少,稍大于丝状乳头,为红色钝圆形小突起,形如蕈状,散在于丝状乳头之间,多见于舌尖和舌边缘,内含味蕾,司味觉。**轮廓乳头**最大,有7～11个,排列于界沟前方,内含许多味蕾,司味觉。

3. 舌肌　为骨骼肌,可分为舌内肌和舌外肌。其中最主要的一对为**颏舌肌**,起自下颌骨体内面颏棘,肌纤维向后上呈扇形,止于舌体中线两侧。两侧颏舌肌同时收缩,可使舌伸出口腔(伸舌);单侧收缩时,可将舌尖伸向对侧。如一侧颏舌肌瘫痪,当让患者伸舌时,舌尖偏向瘫痪侧。

三、大唾液腺

在口腔周围,共有三对大唾液腺,即腮腺、下颌下腺和舌下腺(图6-12)。一昼夜它们可分泌唾液1～1.5 L,有湿润口腔黏膜、清洁口腔、调和食物及消化淀粉等作用。

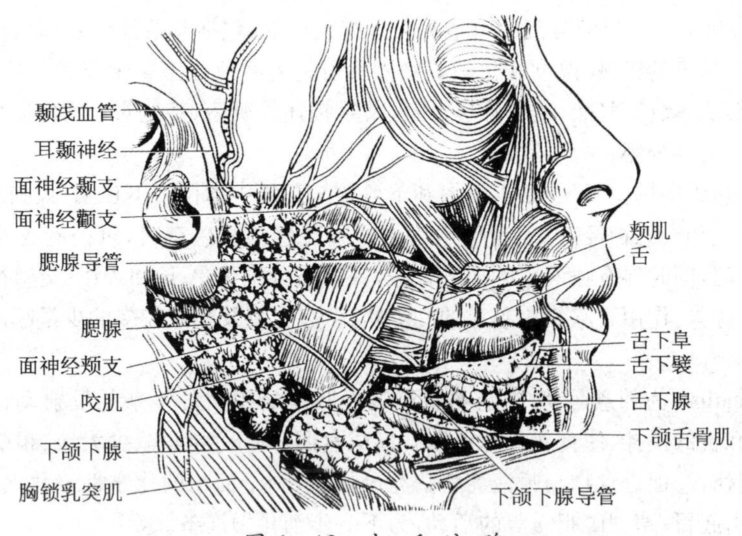

图 6-12　大唾液腺

（一）腮腺

腮腺(parotid gland)最大，略呈三角楔形，位于耳郭的前下方。**腮腺管**由腮腺的前缘穿出，在颧弓下一横指处紧贴咬肌表面前行，至咬肌前缘处弯转向内侧，穿过颊肌，开口于平对上颌第2磨牙的颊黏膜上。临床小儿麻疹早期可在腮腺管开口周围出现灰白色的斑点。

（二）下颌下腺

下颌下腺(submandibular gland)呈卵圆形，位于下颌骨体的内面，其导管自腺的内侧面发出，开口于舌下阜。

（三）舌下腺

舌下腺(sublingual gland)较小，呈扁长杏核状，位于口腔底舌下襞的深面。舌下腺的导管有大、小两种。大管有1条，常与下颌下腺管共同开口于舌下阜，小管有5～15条直接开口于舌下襞表面。

四、口腔内消化

口腔内的化学性消化由分泌的唾液完成，通过咀嚼进行机械性消化。

（一）唾液的分泌

人的口腔内有三对大唾液腺：腮腺、下颌下腺和舌下腺，口腔黏膜中还有许多散在的小唾液腺，它们分泌的混合液称为**唾液(saliva)**。

1. 唾液的性质、成分和作用　唾液是无色无味、近中性(pH为6.7～7.1)的黏稠液体，成人每日分泌量为1～1.5 L。唾液中水分约占99%，无机物有K^+、HCO_3^-(此二者量较多)、Na^+、Ca^{2+}、Cl^-等，有机物主要有黏蛋白、唾液淀粉酶、溶菌酶、免疫球蛋白(IgA、IgG、IgM)等。

唾液的作用有五种。①湿润作用：唾液能湿润口腔和食物，便于说话与吞咽；②溶解作用：唾液能溶解食物以引起味觉；③清洁和保护作用：唾液能清洁口腔，稀释、中和有害物质，唾液内的溶菌酶和免疫球蛋白等具有杀灭细菌和病毒作用；④消化作用：唾液淀粉酶可将食物中的淀粉分解为麦芽糖，进入胃后食团中心的唾液淀粉酶仍可发挥作用(最适pH为7.0)；⑤排泄作用：有些异物(如铅、汞、碘、药物等)进入体内后可随唾液排出，有些毒性很强的病菌(如狂犬病、脊髓灰质炎病毒等)可随唾液分泌，具有传染性。

2. 唾液分泌的调节　唾液分泌的调节完全是神经反射，包括非条件反射和条件反射。进食过程中，食物对口腔黏膜的机械、温度和化学等刺激所引起的唾液分泌属于非条件反射性分泌；在进食之前，食物的形状、颜色、气味、进食环境、语言文字描述等刺激，甚至对食物的联想所引起的唾液分泌，属于条件反射性分泌。

唾液分泌的初级中枢位于延髓（上涎核和下涎核），高级中枢位于下丘脑、大脑皮质等处。传出神经为副交感神经和交感神经，以前者作用为主。副交感神经兴奋时，可引起含水量多而含有机物较少的唾液分泌，同时伴有唾液腺的血管扩张，其递质分别为 Ach 和 VIP；交感神经末梢释放的递质为去甲肾上腺素，作用于腺细胞膜上的β受体，引起含酶及黏液较多的少量唾液分泌。

（二）咀嚼

咀嚼（mastication）为随意运动，是咀嚼肌群顺序收缩所组成的复杂的反射动作。其主要作用是：①牙齿研磨和舌的搅拌，使食物与唾液混合形成食团，易于吞咽，减少大块、粗糙食物对消化道黏膜的机械性损伤；②促进食物与唾液淀粉酶充分接触，利于淀粉的化学性消化；③刺激口腔内的感受器，反射性引起胃、胰、肝、胆囊等的活动，为下一步消化做准备。

第三节　咽

咽是消化和呼吸的共同通道。有关咽的形态、结构详见第五章呼吸系统。

第四节　食　　管

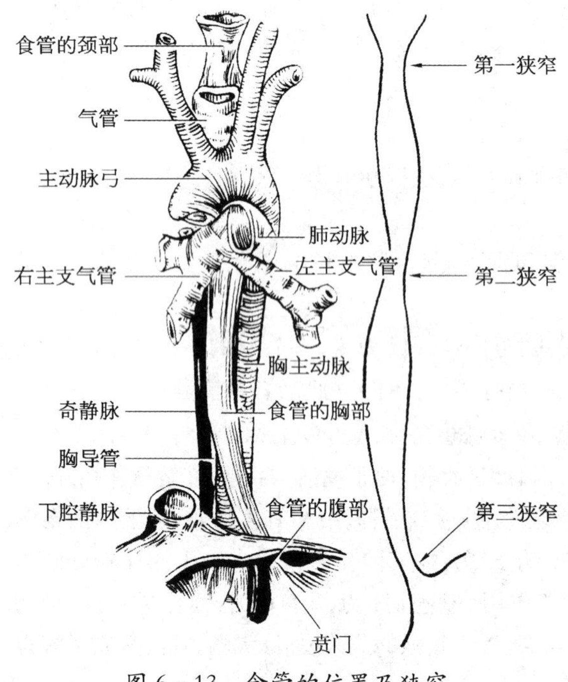

图 6－13　食管的位置及狭窄

一、食管的形态、位置和分部

食管（esophagus）是一前后略扁的肌性管道，是消化管各部中最窄的部分，长约 25 cm。其上端起自第 6 颈椎体下缘处续于咽，下端至第 11 胸椎左侧连于胃。依其行程可分颈、胸、腹三部。**颈部**长约 5 cm，位于第 6 颈椎体下缘至胸骨的颈静脉切迹平面之间，前方借结缔组织与气管后壁相贴。**胸部**最长，18～20 cm，位于胸骨的颈静脉切迹平面至膈的食管裂孔之间。**腹部**最短，仅 1～2 cm，自膈的食管裂孔至胃的贲门。

二、食管的狭窄

食管全长有 3 个生理性狭窄（图 6－13）。

1. 第一狭窄　位于咽与食管相续处，即食管的起始处，相当于第 6 颈椎体下缘平面，距中切牙约 15 cm。

2. 第二狭窄 位于食管与左主支气管交叉处，相当于第4、5胸椎体之间平面，距中切牙约25 cm。

3. 第三狭窄 位于食管穿过膈的食管裂孔处，相当于第10胸椎体平面，距中切牙约40 cm。

这些狭窄是食管异物易滞留的部位，也是食管癌和静脉曲张的好发部位。临床上进行食管插管时，要注意食管的狭窄处，根据食管镜或胃管插入的距离，可推知器械已到达的部位。

三、食管的组织结构

食管的功能是将咽下的食物经机械的蠕动较快地转运到胃。其黏膜突向管腔形成纵行皱襞，食物通过时皱襞暂时消失。

1. 黏膜 表层为复层扁平上皮，能耐受摩擦，对食管黏膜有保护作用。固有层为疏松结缔组织，含有血管和淋巴管，还有丰富的淋巴细胞。在食管下端的固有层内可见黏液性的食管贲门腺。黏膜肌层由一层纵行的平滑肌构成。

2. 黏膜下层 为疏松结缔组织，含有许多血管、淋巴管和**食管腺(oesophagus gland)**。食管腺分泌黏液，润滑黏膜，有利于食物的通过。

3. 肌层 分内环、外纵两层。在食管上段由骨骼肌构成，中段由骨骼肌和平滑肌组成，下段全为平滑肌。

4. 外膜 由纤维膜构成，含有较大的血管、淋巴管及神经(图6-14)。

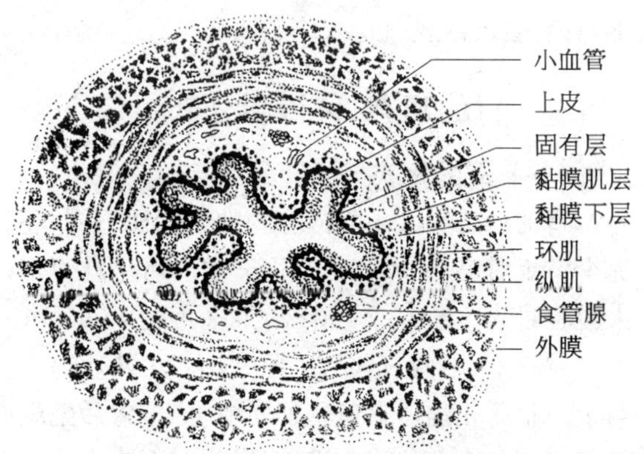

图6-14 食管结构图(横切面)

四、吞咽和蠕动

吞咽(deglutition)是口腔内的食团经咽和食管进入胃的过程，由一系列高度协调的反射活动组成。根据食团经过的解剖部位，将吞咽过程分为三期。

第一期：为口腔期，指食团由口腔进入咽，是大脑皮质控制的随意动作，通过舌的运动将舌面上的食团推入口咽部。

第二期：为咽期，指食团由咽进入食管上端。这是食团刺激软腭感受器所触发的一系列快速反射动作，包括软腭上举、咽后壁前突、封闭鼻咽通路；声带合拢，声门关闭，喉上举并前移紧贴会厌，封闭咽与气管的通路，呼吸暂停；咽肌收缩，食管上括约肌舒张，食团被推入食管上段。

第三期：为食管期，指食团沿食管经贲门进入胃，由食管的蠕动完成。

蠕动(peristalsis)是指空腔器官管壁的纵行平滑肌按顺序收缩和舒张形成的一种向前推进的波形运动，是消化管壁平滑肌普遍存在的一种运动形式。食团的前面是舒张波，后面是收缩波，这样食团被推送前进。食团通过食管全程一般需要6～7 s。当蠕动波到达食管下端时，贲门舒张，食物进入胃内。

吞咽第二、三期都是不随意的反射动作。吞咽反射的基本中枢在延髓，传入神经来自软腭、咽和食管等部位的感受器，传出神经在第Ⅴ、Ⅸ、Ⅹ、Ⅻ对脑神经中，壁内神经丛也参与对蠕动的控制。当吞咽反射发生障碍时，食物易误入气管。

安静时食管中段内压力约等于胸内压，而食管两端的内压却高于食管中段，故形成了上下两段高压区。上段高压区在咽和食管连接处下1～3 cm区域，其生理意义是防止吸入的空气进入食管，避免食管内食物被吸出而进入肺。下段高压区在食管和胃贲门连接处上 2～5 cm 区域，其内压比胃内压高5～10 mmHg，生理意义是防止胃内容物反流入食管，发挥类似生理括约肌的作用，称为食管下括约肌。食管下括约肌的舒缩活动受迷走神经抑制性和兴奋性纤维双重支配。目前认为，食管下括约肌的收缩主要受迷走神经胆碱能纤维控制，而舒张则是由迷走神经纤维末梢释放的 VIP 和 NO 所致。此外，食管下括约肌的张力也受体液因素调节，食物进入胃后能引起促胃液素等释放，从而加强该括约肌的收缩，而促胰液素、缩胆囊素、前列腺素 A_2、咖啡因、酒精等则使其舒张。

第五节　胃

胃(stomach)是消化管中最膨大的部分，具有暂时贮存食物、分泌胃液消化食物和内分泌的功能，并将食糜逐批排送入十二指肠。

一、胃的形态、位置和分部

(一) 胃的形态

胃的形态和大小随内容物的多少而不同，还可因年龄、性别、体位、体型之不同而有差异。胃在完全空虚时略呈管状，在高度充盈时可呈球囊形。新生儿胃容量约为 30 ml，一岁时达 600 ml，成年人胃容量为 1 000～2 000 ml，最多可达 3 000 ml。

胃有上、下两口，前、后两壁，大、小两弯。上口为入口叫**贲门**，与食管相接；下口为出口叫**幽门**，与十二指肠相连。**胃前壁**朝向前上方，**胃后壁**朝向后下方。胃的右上缘为凹缘，称**胃小弯**，该弯的最低点弯曲成角状称**角切迹**；胃的左下缘为凸缘，称**胃大弯**(图 6 - 15)。

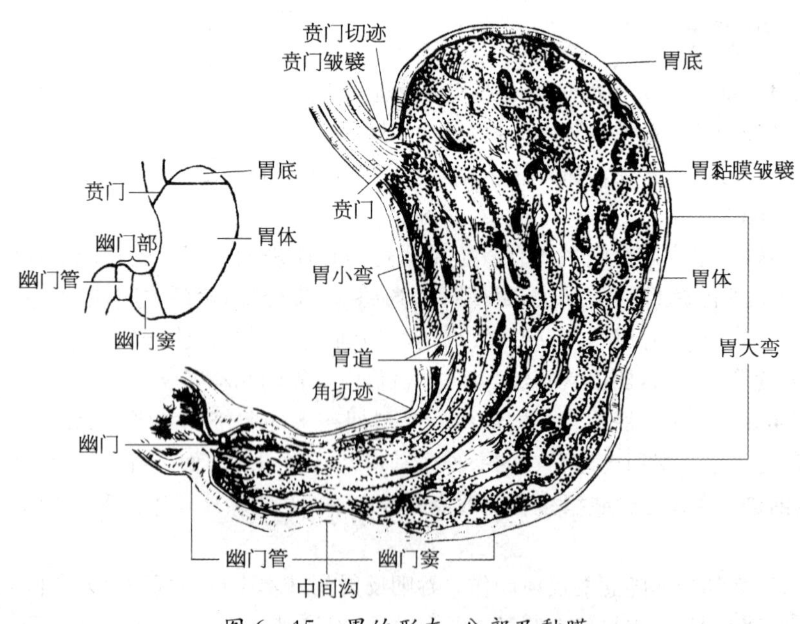

图 6 - 15　胃的形态、分部及黏膜

(二) 胃的位置

胃中等充盈时，大部分位于左季肋区，小部分位于腹上区。贲门位于第 11 胸椎左侧，幽门位于第1腰椎右侧。当胃特别充盈时，胃大弯可降至脐以下。胃前壁的右侧与肝左叶相邻；胃前壁的左侧与膈相邻，被左肋弓掩盖；胃前壁的中间部分位于剑突下，直接与腹前壁相贴，该处是胃触诊的部位。胃后壁与胰、横结肠、左肾和左肾上腺相邻。胃底与膈和脾相邻。

(三) 胃的分部

胃可分为四部(图6-15)。靠近贲门的部分称**贲门部**，但界限不明确；贲门平面以上，向左上方膨出的部分称**胃底**，临床上常称作**胃穹隆**；自胃底向下至角切迹处胃的中间大部称**胃体**；自角切迹至幽门之间的部分称**幽门部**。幽门部紧接幽门而呈管状的部分称**幽门管**；幽门管向左至角切迹之间膨大的部分，称**幽门窦**。胃小弯和幽门部是溃疡的好发部位。

二、胃壁的组织结构

(一) 黏膜

胃黏膜在新鲜时呈淡红色。黏膜表面有许多纵横沟纹，将黏膜分成许多小区域，称**胃小区**，每区有许多由上皮向固有层凹陷形成的**胃小凹(gastric pit)**，每一小凹底有3～5条胃腺开口(图6-16)。

1. 上皮　黏膜表面覆以单层柱状上皮，主要由**表面黏液细胞(surface mucous cell)**组成。该细胞顶部充满黏原颗粒，上皮细胞分泌含高浓度的HCO_3^-的不可溶性黏液，覆盖于上皮表面，有重要保护作用。胃上皮细胞不断脱落，由胃小凹深部未分化细胞补充，3～5天更换一次。

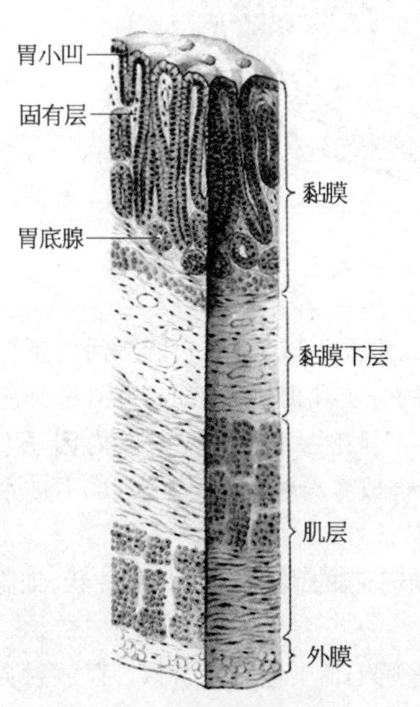

图6-16　胃黏膜立体结构模式图

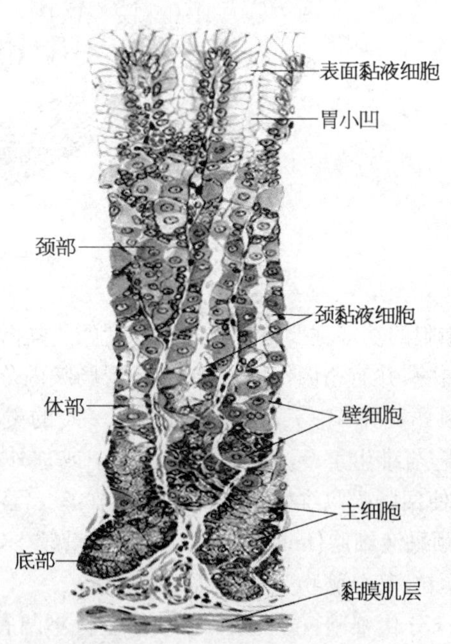

图6-17　胃底腺光镜结构图

2. 固有层　在结缔组织中含有大量呈管状的胃腺，是由上皮凹陷入固有层后转化而成。根据部位及结构不同，胃腺可分为胃底腺、贲门腺和幽门腺。

(1) **胃底腺(gastric gland)**：分布于胃底和胃体，是胃的主要腺体。开口于胃小凹底部，为分支管状腺，每个腺可分颈、体和底三部，由主细胞、壁细胞、颈黏液细胞、未分化细胞和内分泌细胞组成(图6-17)。

1) **主细胞(chief cell)**：又称**胃酶细胞(zymogenic cell)**，数量最多，分布于腺的体部和底部。主细胞具有典型的蛋白质分泌细胞的结构特点，细胞呈柱形或锥体形，核圆形，位于基部，胞质基部嗜碱性，顶部充满酶原颗粒。电镜观察，核周胞质内含有大量密集排列的粗面内质网和发达的高尔基复合体。主细胞分泌**胃蛋白酶原(pepsinogen)**，经盐酸的作用转变成有活性的胃蛋白酶，能水解蛋白质。婴儿的主细胞还分泌凝乳酶，以利于乳汁的分解。

2) **壁细胞(parietal cell)**：又称**泌酸细胞(oxyntic cell)**，数量较少，多分布在胃底腺上段，细胞较大，呈卵圆形或三角形，核圆形，位于细胞中央，常见双核，胞质呈强嗜酸性。电镜观察，细胞膜向胞质内凹陷形成大量迂曲分支的小管系统，称**细胞内分泌小管(intracellular secretory canaliculus)**，从小管腔面伸出许多细长的**微绒毛**，扩大了壁细胞的表面积。胞质内尚有许多管泡状滑面内质网，称**微管泡系统(tubulovesicular system)**。胞质还有较多的线粒体(图 6-18)。

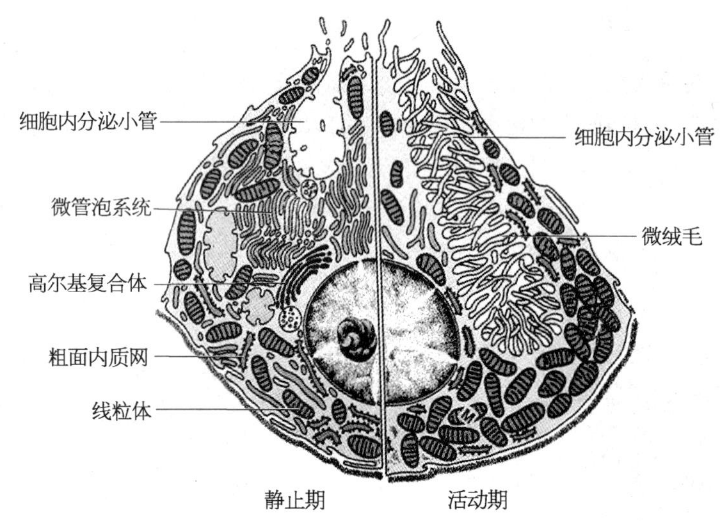

图 6-18　壁细胞超微结构模式图

壁细胞的功能主要是合成和分泌盐酸。盐酸是胃液的重要组成成分，它能激活胃蛋白酶原成为胃蛋白酶，并有杀菌作用，还能刺激胃肠胰内分泌细胞的分泌和促进胰液的分泌(壁细胞分泌盐酸的机制详见本节：三、胃液的分泌)。人的壁细胞尚可分泌一种糖蛋白，称**内因子(intrinsic factor)**，它与维生素 B_{12}(抗恶性贫血因子或称外因子)结合成复合物，使维生素 B_{12}不被水解酶消化，并促使回肠吸收维生素 B_{12}(详见本节：三、胃液的分泌)。

3) **颈黏液细胞(mucous neck cell)**：数量较少，主要分布于腺的颈部，细胞呈低柱状，细胞顶部充满黏原颗粒，其分泌物为可溶性酸性黏液。

4) 未分化细胞：位于胃底腺颈部至胃小凹底部处，普通 HE 染色难以辨认。以放射自显影术研究发现其处于活跃的增殖状态。可分化成其他三种胃底腺细胞。

5) 胃内分泌细胞(见第一节　七、胃肠的内分泌功能)。

(2) 贲门腺与幽门腺：**贲门腺(cardiac gland)**位于胃贲门部固有层内，为黏液腺。**幽门腺(pyloric gland)**位于胃幽门部固有层内，为分支管状的黏液腺，分泌物较黏稠。

3. 黏膜肌层　较厚，一般为内环和外纵两层平滑肌。

(二) 黏膜下层

黏膜下层由疏松结缔组织构成，含有较大的血管、淋巴管和神经丛。

(三) 肌层

胃壁肌层很发达,由内斜、中环和外纵三层平滑肌组成,环行的平滑肌在幽门部特别增厚,形成幽门括约肌。

(四) 外膜

外膜由浆膜组成。

三、胃液的分泌

(一) 胃液的性质、成分和作用

纯净的胃液是无色的酸性液体,pH 为 0.9～1.5,正常成人每日分泌量为 1.5～2.5 L。胃液中除水分外,主要成分有盐酸(又称胃酸)、**胃蛋白酶原(pepsinogen)**、黏液、HCO_3^- 和**内因子(intrinsic factor)**等。

1. 盐酸　由胃腺的壁细胞分泌。盐酸有两种存在形式:一是解离状态的游离酸,另一种是与蛋白质结合的结合酸,两者的总浓度称为总酸度。纯胃液中游离酸占绝大部分。正常人空腹时盐酸排出量为 0～5 mmol/h,称为基础酸排出量。在消化期,盐酸的排出量明显增加。在食物或某些药物的刺激下,正常人最大盐酸排出量可达 20～25 mmol/h。盐酸排出量主要取决于壁细胞的数目和功能状态。

胃液中 H^+ 浓度最高可达 150 mmol/L,比血浆中 H^+ 浓度高 300 万～400 万倍,提示壁细胞是逆着巨大浓度差主动分泌 H^+ 的。研究表明,H^+ 的主动分泌与细胞管腔膜上的质子泵(H^+ 泵,即 H^+ - K^+ - ATP 酶)的作用有关(图 6-19)。质子泵是一种镶嵌于细胞膜内的转运蛋白,具有水解 ATP 并转运 H^+ 和 K^+ 的功能。一般认为,壁细胞内含有丰富的**碳酸酐酶(carbonic anhydrase, CA)**,可使 CO_2 与 H_2O 结合生成 H_2CO_3,并迅速解离生成 H^+ 和 HCO_3^-。H^+ 被质子泵主动转运到小管腔内,K^+ 则进入胞内;而留在细胞内的 HCO_3^- 在壁细胞基底侧膜上通过 Cl^- - HCO_3^- 逆向转运体与 Cl^- 进行交换,HCO_3^- 进入血液,而 Cl^- 则进入细胞内;在壁细胞的管腔膜,Cl^- 通过 Cl^- 通道进入小管腔,与 H^+ 结合生成 HCl,当需要时,HCl 由壁细胞分泌入胃腔。在消化期,由于胃酸的大量分泌,因此有大量的 HCO_3^- 进入血液,形成所谓的餐后碱潮。壁细胞基底侧膜上具有 Na^+ - K^+ 泵(即 Na^+ - K^+ - ATP 酶),可将细胞内的 Na^+ 泵出,维持细胞内的低 Na^+ 浓度;进入细胞内的 K^+ 可经基底侧膜和管腔膜上的 K^+ 通道扩散出细胞。小管腔内存在 K^+,是质子泵主动转运 H^+ 的先决条件。现已证实,质子泵是各种因素引起胃酸分泌的最后通路。临床上,选用质子泵抑制剂如奥美拉唑(omeprazole),可有效抑制胃酸分泌,故可用于治疗胃酸分泌过多。

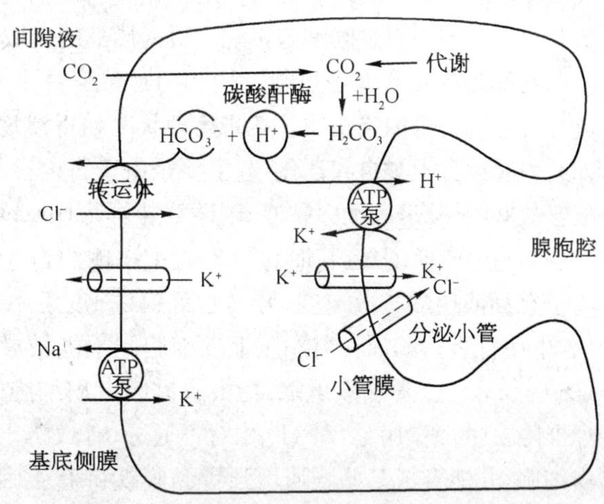

图 6-19　壁细胞分泌盐酸的基本过程的假设

盐酸的生理作用是:①将无活性的胃蛋白酶原激活为有活性的胃蛋白酶,并为胃蛋白酶的作用提供适宜的酸性环境;②使食物中的蛋白质变性,易于分解;③杀死随食物进入胃内的细菌,维持胃和小肠内的无菌状态;④进入小肠后促进胰液、胆汁和小肠液的分泌;⑤酸性环境使钙和铁形成可溶性盐，有利于小肠对钙和铁的吸收。在盐酸分泌不足时常引起食欲不振、腹胀、腹泻等消化不良症状；而盐酸分泌过多，又会对胃和十二指肠黏膜产生侵蚀作用，是诱发溃疡病的原因之一。

2. 胃蛋白酶原　由胃底腺的主细胞、颈黏液细胞，贲门腺和幽门腺的黏液细胞等合成和分泌。无活性的胃蛋白酶原在盐酸或已激活的**胃蛋白酶(pepsin)**的作用下，可转变成有活性的胃蛋白酶。胃蛋白酶的作用是水解食物中的蛋白质，生成眎、胨以及少量多肽和氨基酸。胃蛋白酶的最适 pH 为 2～3，随着 pH 的升高，胃蛋白酶的活性降低，当 pH 超过 5 时，便发生不可逆的变性而失去活性。因此，临床上常采用胃蛋白酶与稀盐酸合用治疗消化不良。

3. 内因子　是由壁细胞分泌的分子量为 55 000 的一种糖蛋白。内因子的作用是保护维生素 B_{12}并促进其吸收。内因子有两个活性部位：一个活性部位与维生素 B_{12}结合形成复合物，保护维生素 B_{12}免受小肠内蛋白水解酶的破坏；另一个活性部位能与回肠黏膜上皮细胞的特异性受体结合，促进维生素 B_{12}的吸收。若内因子缺乏（如胃大部切除或泌酸功能降低等），则维生素 B_{12}吸收不良，可导致巨幼细胞贫血。

4. 黏液和 HCO_3^-　黏液的主要成分是糖蛋白，有两种类型。①可溶性黏液：由胃底腺的颈黏液细胞、贲门腺和幽门腺的黏液细胞分泌，主要作用是与胃液的其他成分混合润滑胃内食糜。迷走神经兴奋时主要引起可溶性黏液的分泌。②凝胶性黏液：由表面黏液细胞和壁细胞分泌，有较强的黏滞性，其黏滞度为水的 30～260 倍，在胃黏膜表面形成厚 0.5～1 mm 的凝胶保护层，与 HCO_3^- 一起构成胃黏液屏障。凝胶性黏液的主要作用是：保护胃黏膜免受粗糙食物的机械性损伤，阻止高浓度盐酸和胃蛋白酶与胃黏膜细胞接触。胃内局部的机械性刺激和化学性刺激可使其大量分泌。

胃黏膜的自我保护机制：胃液中 H^+ 浓度高出血液 300 万～400 万倍，腐蚀力极强；胃蛋白酶则能分解细胞自身的蛋白质。某些病理状况如胃溃疡便是胃的自我消化所致。但正常时胃黏膜却是如此耐腐蚀且不被自我消化，这主要是由于胃内存在两种屏障。①**胃黏液屏障**：由凝胶性黏液和碳酸氢盐共同构成，故也称**黏液-碳酸氢盐屏障(mucus-bicarbonate barrier)**。此屏障在胃黏膜表面形成一层具有 pH 梯度（近腔面约为 2，近上皮侧约为 7）的凝胶保护层，一方面显著减慢 H^+、HCO_3^- 等离子在黏液层的扩散速度，另一方面 pH 梯度可中和 H^+，不仅避免了 H^+ 对胃黏膜的直接侵蚀作用，也使胃蛋白酶原在胃黏膜上皮细胞侧不能被激活，有效防止了胃蛋白酶对胃黏膜的消化作用（图 6－20）。②**胃黏膜屏障**：指由胃黏膜上皮细胞的腔面膜和相邻细胞间的紧密连接所构成的生理屏障。生理作用是：对 H^+ 相对不通透，有效防止胃腔中的 H^+ 进入黏膜层，避免其侵蚀胃黏膜上皮细胞，并能合成某些物质增强胃黏膜抵御有害因子侵蚀的能力。例如，胃黏膜合成和分泌的**前列腺素(prostaglandin, PG)**类物质，可阻止实验性消化道溃疡的形成，还可阻止酒精、强酸、强碱等对胃黏膜的损伤。当然，胃的自身保护能力不是无限的，当损伤因子的作用增强或自身保护能力减弱时都会影响胃黏膜结构和功能的完整性而产生疾病。例如，服用大量酒精、消炎痛或阿斯匹林等药物后，不但抑制黏液与 HCO_3^- 的分泌，破坏黏膜屏障，而且抑制胃黏膜合成前列腺素，降低细胞的保护作用，从而损伤胃黏膜。

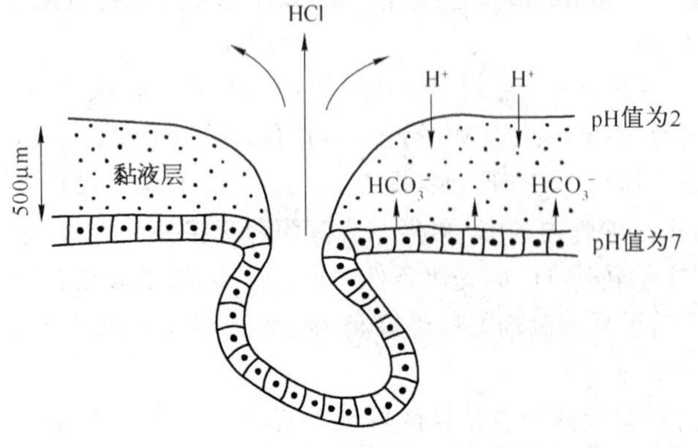

图 6－20　胃黏液-碳酸氢盐屏障模式图

(二)胃液分泌的调节

在空腹时(消化间期),胃只分泌少量含黏液和少许蛋白酶原但几乎无酸的胃液,称为基础胃液分泌或消化间期胃液分泌。进食后,在神经和激素的调节下,胃液分泌增多。

1. 促进胃酸分泌的内源性物质

(1) 乙酰胆碱:是大部分支配胃的迷走神经末梢释放的递质。它与壁细胞膜上的胆碱能 M_3 受体结合,刺激胃酸的分泌,M 受体阻断剂如阿托品可阻断其作用。

(2) 促胃液素:由胃窦和十二指肠黏膜的 G 细胞分泌的一种多肽,经血液循环到达壁细胞,与壁细胞膜上的缩胆囊素- B/促胃液素受体结合而刺激胃酸分泌。丙谷胺(proglumide)是该受体的阻断剂。

(3) 组胺:由胃黏膜固有层的**肠嗜铬样细胞(enterochromaffin-like cell, ECL cell)**释放,以旁分泌的形式作用于邻近壁细胞膜上的Ⅱ型组胺(H_2)受体,刺激胃酸分泌。它还能增强 Ach 和促胃液素引起的胃酸分泌。H_2 受体阻断剂如西咪替丁(cimetidine),可阻断其引起的胃酸分泌。

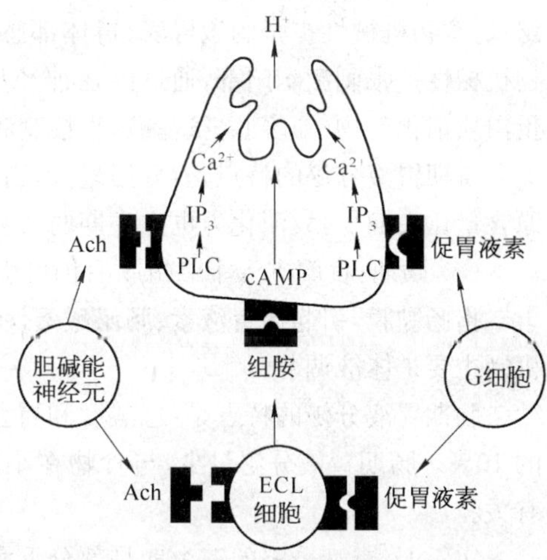

图 6-21 组胺、促胃液素、乙酰胆碱对壁细胞的作用及相互关系

上述三种物质不仅各自对壁细胞有直接作用,还存在着互相影响、互相加强的效应,其中组胺起着关键作用(图 6-21)。刺激胃酸分泌的其他因素还有 Ca^{2+}、低血糖、咖啡因和酒精。

2. 抑制胃酸分泌的内源性物质 生长抑素、前列腺素以及上皮生长因子(epidermal growth factor)可通过抑制壁细胞的腺苷酸环化酶,降低胞质内的 cAMP 水平,从而抑制胃酸分泌。生长抑素还可通过抑制 G 细胞及 ECL 细胞释放促胃液素和组胺,间接抑制壁细胞分泌胃酸。

3. 消化期胃液分泌的调节 进食后胃液分泌的调节一般按感受食物刺激的部位,分为三期:头期、胃期和肠期。

(1) 头期:由于进食时食物刺激头部感受器而引起。头期胃液分泌的机制常用**假饲(sham feeding)**实验进行研究(图 6-22),即预先给狗施行食管切断术并造胃瘘,当狗进食时,食物经口腔进入食管后随即由食管的切口流出体外,并未进入胃内;当狗进行 5~10 min 假饲后,胃液分泌显著增多,持续时间长达 1~2 h。进一步研究发现,头期胃液分泌包括条件反射和非条件反射两种机制。条件反射引起的胃液分泌是由食物的形象、气味、声音等刺激视、嗅、听感受器,分别由第Ⅰ、Ⅱ、Ⅷ对脑神经传入中枢。非条件反射是指在咀嚼、吞咽食物的过程中,食物刺激口、咽、喉等处的感受器,经由第Ⅴ、Ⅶ、Ⅸ、Ⅹ对脑神经传入而反射性引起胃液分泌。反射中枢位于延髓、下丘脑、边缘系统及大脑皮质,传出神经是迷走神经。迷走神经兴奋刺激胃液分泌可通过两

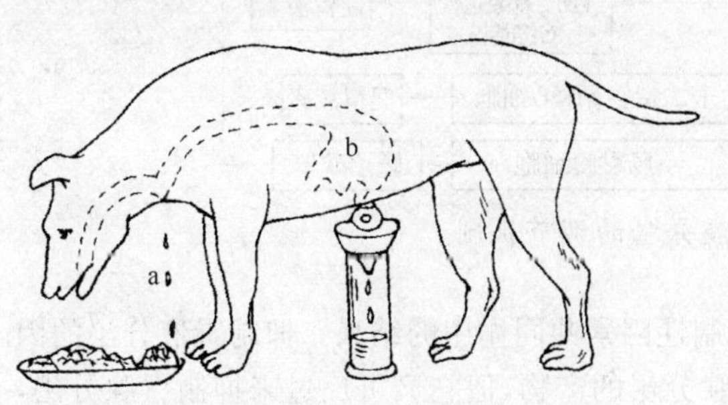

图 6-22 假饲实验方法示意图

a. 食管切断; b. 胃瘘

种机制：①直接刺激壁细胞；②刺激 G 细胞和 ECL 细胞，使之分别释放促胃液素和组胺，间接促进胃液分泌。因此，头期的胃液分泌既有神经调节又有体液调节，以神经调节为主。一般情况下，迷走神经刺激以直接作用为主，支配壁细胞和 ECL 细胞的迷走神经末梢释放的递质是 Ach，其作用可被阿托品阻断；支配 G 细胞的迷走神经末梢释放的递质是**促胃液素释放肽(gastrin releasing peptide, GRP)**，也称蛙皮素，其作用不能被阿托品阻断。

头期胃液分泌的特点是：分泌量占消化期分泌总量的 30%，胃液的总酸度和胃蛋白酶原含量均很高，消化力很强，受情绪和食欲的影响很大。

(2) 胃期：食物进入胃后通过机械性和化学性刺激继续引起胃液分泌。用具有小胃和胃瘘的狗进行研究发现，当将食物由胃瘘放入主胃后 30 min，小胃就开始分泌胃液并持续数小时。胃期胃液分泌的主要机制为：①食物机械性扩张刺激胃底、胃体的感受器，通过迷走-迷走反射引起胃腺分泌；②食物机械性扩张刺激胃底、胃体部感受器，通过内在神经丛的局部反射引起胃腺分泌；③食物机械性扩张刺激幽门部，通过内在神经丛，作用于幽门部的 G 细胞，释放促胃液素；④食物中的蛋白质消化产物(如多肽、氨基酸)直接刺激 G 细胞，释放促胃液素，引起胃液分泌。

胃期胃液分泌的特点是：分泌量大，占消化期分泌总量的 60%；胃液的酸度很高，但胃蛋白酶原含量比头期少，故消化力也比头期弱。

(3) 肠期：食糜进入十二指肠后仍可引起胃液分泌。食物的机械扩张刺激和消化产物作用于十二指肠黏膜，引起促胃液素、**肠泌酸素(entero-oxyntin)**的释放，促进胃液分泌，故肠期胃液分泌的机制主要是体液调节。

肠期胃液分泌的特点是：总酸度和胃蛋白酶原含量均较低，分泌量只占消化期胃液分泌总量的 10%。肠期胃液分泌量少，与食物在小肠内同时还有许多对胃液分泌起抑制作用的调节机制有关。

实际上，胃液分泌的三个期是部分重叠的，其中头期、胃期分泌量最多，作用也最重要。消化期胃液分泌的调节机制归纳为图 6-23。

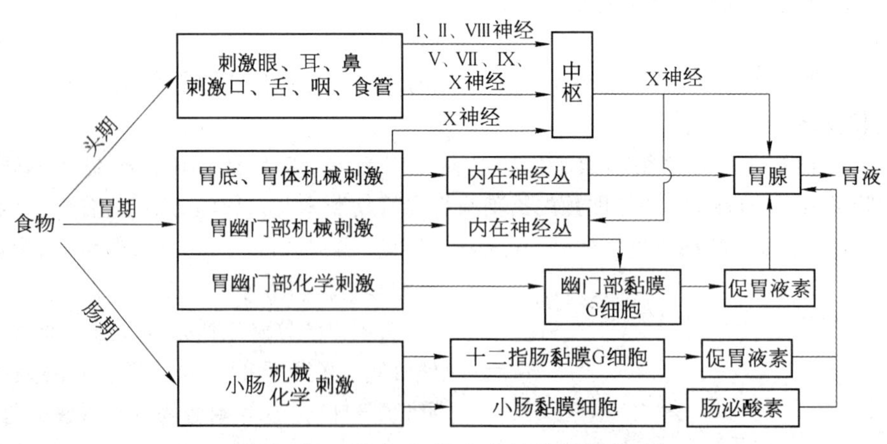

图 6-23 消化期胃液分泌的调节机制

正常情况下，消化期胃液的分泌是兴奋性和抑制性因素共同作用的结果。抑制胃液分泌的因素主要有盐酸、脂肪、高张溶液、PG 等。盐酸是胃腺分泌的产物，但它又可反过来抑制胃腺分泌，这种负反馈调节机制，有助于防止胃酸过度分泌，保护胃黏膜。进入十二指肠的脂肪和高张溶液主要刺激小肠黏膜释放多种抑制性激素，如促胰液素、球抑胃素、肠抑胃素等，从而抑制胃液分泌。

四、胃的运动及其控制

食物在胃内的机械性消化是通过胃的运动实现的。头区（胃底和胃体的前部）运动的生理功能是容纳和贮存食物，调节胃内压及促进液体排空；尾区（胃体的远端和胃窦）运动的生理功能是混合、研磨并加快固体食物的排空。

（一）胃运动的形式及调节

1. 紧张性收缩　指胃壁平滑肌常处于一定程度的持续收缩状态，此运动形式对于维持胃的形态、位置和保持一定的胃内压具有重要意义。紧张性收缩增强使胃内压升高，有助于促进胃液渗入食物内部，加强化学性消化；使胃与十二指肠之间的压力差增大，从而促进食糜向十二指肠推送。如胃的紧张性收缩过度降低，会引起胃下垂或胃扩张，导致消化功能障碍。

2. 容受性舒张（receptive relaxation）　当食物刺激口腔、咽和食管等处的感受器时，可反射性引起胃底和胃体部平滑肌的舒张，称为容受性舒张。这是一种胃特有的运动形式，能使胃的容积增大，由空腹时的0.5 L增大到1.0～2.0 L，完成容纳和贮存食物的功能；而胃内压不会明显升高，防止食糜过早排入十二指肠。胃的容受性舒张是由迷走-迷走反射调节的，传出神经是迷走神经中的抑制性纤维，递质可能是肽类物质。

3. 蠕动　胃的蠕动从胃中部开始，逐渐向幽门方向推进。进食5 min后开始出现明显的蠕动，频率约3次/min，每次蠕动约需1 min到达幽门。蠕动波开始时波幅较小，越近幽门，波幅与波速越强，如幽门开放，可将1～2 ml食糜排入十二指肠。当幽门关闭和前进的蠕动波引起胃窦内压升高时，进入胃窦的食糜被挤压而返回胃体，这有利于食物和胃液的充分混合和对块状固体食物的磨碎。胃蠕动的生理作用是：磨碎进入胃内的食物；促进食糜与胃液混合，有利于化学性消化；将食糜逐步向幽门方向推送，并以一定速度排入十二指肠。

神经和体液因素可通过影响胃的基本电节律（BER）和动作电位来调节胃的蠕动。迷走神经兴奋，促胃液素、促胃动素等均可使BER和动作电位的频率增加，胃的蠕动增强；而交感神经兴奋，促胰液素、缩胆囊素、抑胃肽等则抑制胃的运动。

（二）胃排空及其控制

食物由胃排入十二指肠的过程称为**胃排空（gastric emptying）**。一般食物入胃后5 min胃排空就开始了。胃排空的速度因食物的性状、化学组成和胃的运动状况而异。一般稀的、液体的食物比稠的、固体的食物排空快，小颗粒食物比大颗粒食物排空快，等渗内容物比高渗内容物排空快。三种主要营养物质中，糖类排空最快，蛋白质次之，脂类最慢。混合食物全部排空通常需要4～6 h。胃排空的动力是胃运动造成的胃与十二指肠之间的压力差。胃紧张性收缩和蠕动增强，提高了胃内压，当胃内压超过十二指肠内压时，食糜就排入十二指肠；当胃运动减弱，胃内压降低，压力差减小时，胃排空就停止。

胃排空是间断性进行的，受胃内和十二指肠内两方面因素的控制，以后者的作用更重要。

1. 胃内容物促进胃排空　胃内容物的容量和胃排空速度呈线性关系。食物对胃壁产生的机械性牵张刺激，可通过迷走-迷走反射或内在神经丛局部反射引起胃运动加强，促进胃排空；食物对胃的扩张刺激和某些化学成分，主要是蛋白质消化产物，可引起G细胞释放促胃液素，加强胃运动，促进胃排空。

2. 十二指肠内容物抑制胃排空　食糜进入十二指肠后，其中的盐酸、脂肪及蛋白质消化产物、高渗溶液及机械扩张等因素，都可刺激肠壁上的感受器，反射性抑制胃的运动，减缓胃排空，这个反射称为肠-胃反射，其传出冲动可通过迷走神经、内在神经丛，甚至还可能通过交感神经等多种途径到达胃。肠-胃反射对酸刺激特别敏感，当十二指肠的 pH 降到 3.5～4.0 时，反射即可引起，从而延缓酸性食糜进入十二指肠。当大量食糜，特别是盐酸和脂肪进入十二指肠后，还可刺激小肠上段黏膜释放缩胆囊素、促胃液素、促胰液素、抑胃肽等多种激素，抑制胃的运动和胃排空。

随着十二指肠内容物中的盐酸被中和，消化产物被吸收，渗透压降低，抑制胃运动的神经和体液因素渐渐减弱，促进胃运动的因素又占优势，胃运动逐渐增强，又开始胃排空。如此反复，直至食糜全部排入十二指肠为止。因此，胃排空是间断性进行的，使胃内容物逐次排入十二指肠，从而与小肠内消化和吸收的速度相适应。

（三）呕吐

呕吐（vomiting）是机体将胃及上段小肠的内容物从口腔强力驱出的复杂的反射活动。机械的和化学的刺激作用于舌根、咽部、胃、大肠、小肠、胆总管、泌尿生殖系统等部位的感受器均可引起呕吐，视觉和内耳前庭的位觉感受器受刺激也可引起呕吐。呕吐开始时，先深吸气，声门和鼻咽通路关闭，胃和食管下端舒张，接着膈肌和腹肌强烈收缩，挤压胃体，将胃内容物从口腔驱出。剧烈呕吐时，十二指肠和空肠上段也强烈收缩，使十二指肠内压高于胃内压，十二指肠内容物倒流入胃。因此，呕吐物中有时也混有胆汁和小肠液。呕吐中枢位于延髓迷走神经背核水平的孤束核附近。颅内压增高（如脑水肿、脑瘤等）可直接刺激该中枢而引起强烈呕吐。呕吐中枢与呼吸中枢、心血管中枢等有密切联系，因而呕吐时常有呼吸急促、心跳加快以及恶心、流涎等复杂的反应。

呕吐是具有保护意义的防御性反射，可将胃内有害物质排出，避免对机体造成损害。抢救食物中毒患者时，可刺激舌根和咽部或使用药物催吐，从而达到排出毒物的目的。但持续而剧烈的呕吐会影响进食和正常的消化活动，丢失大量的消化液，造成体内水、电解质和酸碱平衡的紊乱。

第六节　小　　肠

小肠内消化是整个消化过程中最重要的阶段。在小肠内，由于胰液、胆汁和小肠液的化学性消化以及小肠运动的机械性消化作用，食物的消化过程基本完成，经过消化的营养成分也基本在小肠被吸收，剩余的食物残渣则进入大肠。因此，小肠是消化和吸收的最重要部位。

一、小肠的形态、位置和分部

小肠（small intestine）是消化道中最长的一段。上端起自胃的幽门，下端接续盲肠，全长约 5～7 m，分为十二指肠、空肠和回肠三部，其中空、回肠被肠系膜固定于腹后壁，故合称**系膜小肠**。

（一）十二指肠

十二指肠（duodenum）为小肠的起始段，长约 25 cm。十二指肠上端起自幽门，下端续于空肠，呈“C”字形包绕胰头，可分为上部、降部、水平部和升部四部（图 6－24）。

1. 上部　长约 5 cm，起自胃的幽门，水平向右，达肝门下方、胆囊颈附近急转向下，移行为降部。上部左侧与幽门相连接的一段肠壁较薄，管径较大，黏膜面光滑无环状襞，临床上称此段为**十二指肠球**，是十二指肠溃疡的好发部位。

2. 降部　长约 7～8 cm，起自十二指肠上部，垂直下行于第 1～3 腰椎体和胰头的右侧，至第 3 腰椎体右侧下缘处又急转向左，移行于水平部。在降部中份肠腔后内侧壁上有一纵行的黏膜皱襞，称**十二指肠纵襞**，是由斜穿肠壁的胆总管使黏膜隆起而形成的。此襞下端有一乳头状隆起，称

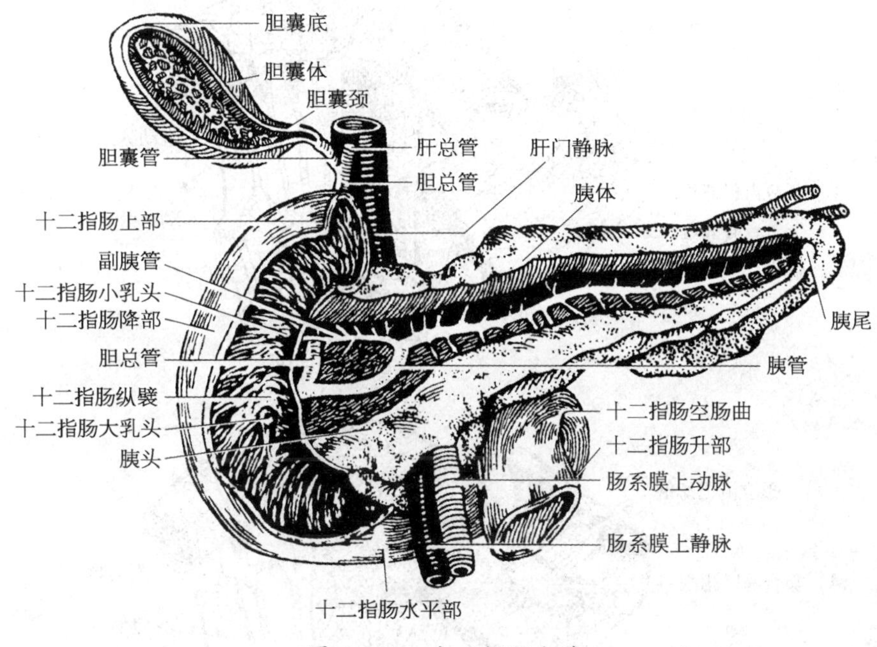

图 6-24　十二指肠和胰

十二指肠大乳头，有胆总管与胰管的共同开口，它距中切牙约 75 cm，可作为插放十二指肠引流管深度的参考。

3. 水平部　又称下部，长约 10 cm，起自十二指肠降部，在第 3 腰椎平面自右向左，横过下腔静脉至腹主动脉前面，移行于升部。

4. 升部　最短，仅 2～3 cm，自水平部末端起始，斜向左上方至第 2 腰椎体左侧转向下，移行于空肠。十二指肠与空肠转折处形成的弯曲称**十二指肠空肠曲**。十二指肠空肠曲被一平滑肌纤维和结缔组织共同构成的十二指肠悬肌固定于腹后壁，临床上称**十二指肠悬韧带(treitz 韧带)**，有悬吊和固定十二指肠空肠曲的作用，也是腹部手术中确认空肠起始端的重要标志。

(二) 空肠和回肠

空肠(jejunum)和**回肠(ileum)**上端起自十二指肠空肠曲，下端接续盲肠。位于腹腔的中部和下部，周围为大肠所环抱。空、回肠的形态结构不完全一致，但变化是逐渐发生的，两者无明显的界限。一般来说，空肠约占空、回肠全长的近侧 2/5，主要位于腹腔的左上部(左腹外侧区和脐区)；回肠约占空、回肠全长的远侧 3/5，主要位于腹腔的右下部(脐区和右腹股沟区)。从外观上看，空肠管径较粗，管壁较厚，血管较多，颜色较红润，黏膜环状皱襞密而高，黏膜内有许多散在的**孤立淋巴滤泡**；而回肠则管径较细，管壁较薄，血管较少，颜色较淡，黏膜环状皱襞疏而低，黏膜内除有孤立淋巴滤泡以外，还有**集合淋巴滤泡**。集合淋巴滤泡是由 10～70 个孤立淋巴滤泡汇集而成，这些淋巴滤泡具有防御功能。肠伤寒时细菌常侵犯回肠集合淋巴滤泡，从而导致肠出血或肠穿孔(图 6-25)。

二、小肠的组织结构

(一) 黏膜

小肠黏膜表面可见许多由黏膜和黏膜下层向肠腔突出形成的**环行皱襞**，上皮和固有层向肠腔突出形成的细小突起称**肠绒毛(intestinal villus)**，是小肠特有的结构(图 6-26)。肠绒毛的表面为

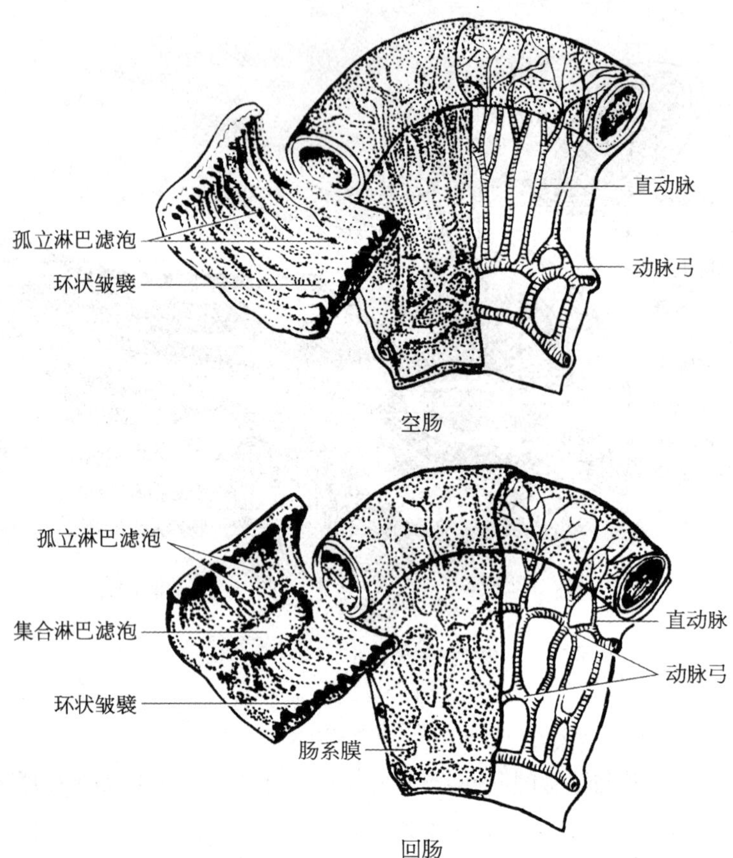

图 6－25 空肠和回肠

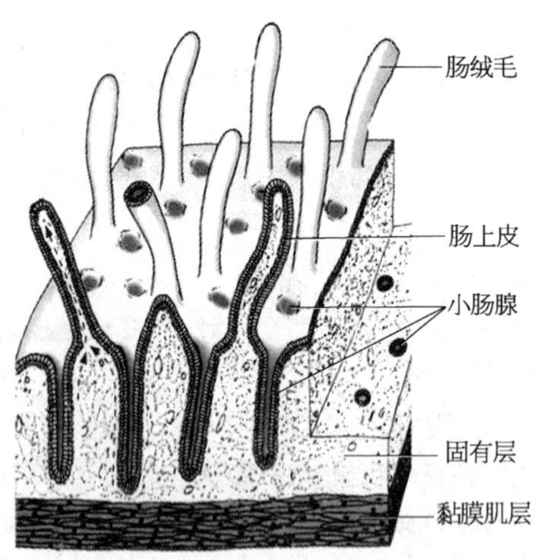

图 6－26 小肠黏膜立体结构模式图

单层柱状上皮(肠上皮),中轴为疏松结缔组织。绒毛于十二指肠较宽大呈叶状(图 6－27),于空肠较细长呈指状,于回肠则呈短锥形。环行皱襞和绒毛的形成使小肠表面积扩大 20～30 倍(详见第十一节吸收)。

1. 上皮 为单层柱状,覆盖于绒毛表面,由**吸收细胞(absorptive cell)**、杯形细胞和少量内分泌细胞组成。

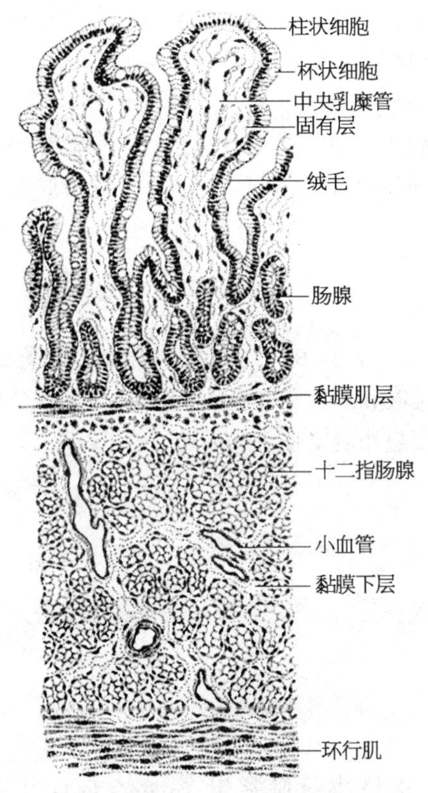

图 6－27　十二指肠结构图(横切面)

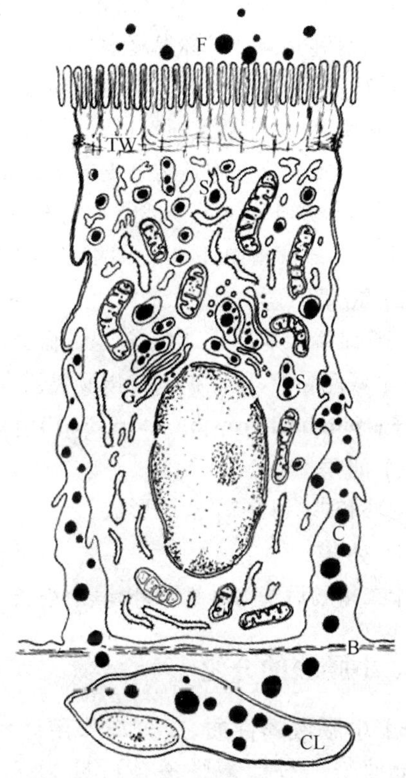

图 6－28　小肠吸收细胞电镜模式图

F. 脂肪；S. 滑面内质网；G. 高尔基体；C. 乳糜微粒；B. 基膜；CL. 中央乳糜管

(1) 吸收细胞：数量最多，呈高柱状。细胞游离面有明显的**纹状缘**，电镜观察，纹状缘是由细胞表面密集而规则的**微绒毛**构成。每个吸收细胞有微绒毛 2 000～3 000 根，使细胞游离面面积扩大约 30 倍。胞质中有丰富的线粒体、滑面内质网、粗面内质网和高尔基复合体，可将细胞吸收的脂类物质结合形成乳糜微粒，然后从细胞的侧面释出(图 6－28)。吸收细胞的主要功能是吸收已消化的营养物质。

(2) 杯形细胞：散在分布于吸收细胞之间，分泌黏液，起润滑和保护肠黏膜的作用。

(3) 内分泌细胞(见第一节　七、胃肠的内分泌功能)。

2. *固有层*　由富含血管、淋巴管的细密结缔组织构成。除含大量小肠腺外，还有较多的淋巴细胞、浆细胞、巨噬细胞和肥大细胞等。

肠绒毛中轴的固有层内含有 1～2 条纵行的毛细淋巴管称**中央乳糜管(central lacteal)**，肠上皮吸收细胞释出的乳糜微粒主要经中央乳糜管运送。在乳糜管周围有丰富的有孔毛细血管网，肠上皮吸收的氨基酸与单糖主要进入血流。肠绒毛还有来自黏膜肌层的少数平滑肌纤维，它可使肠绒毛产生收缩运动，以利于营养物质的吸收和淋巴、血液的运行。

小肠腺(intestinal gland)是小肠上皮向固有层内凹陷所形成的管状腺。肠腺与肠绒毛上皮是连续的，故肠腺直接开口于肠腔。构成肠腺的细胞除吸收细胞、杯形细胞及内分泌细胞外，还有潘氏细胞、未分化细胞。

潘氏细胞(Paneth cell)位于肠腺基部。该细胞常三五成群，最显著的特征是顶部胞质含粗大的嗜酸性分泌颗粒，电镜下具有分泌蛋白质细胞的结构特点。潘氏细胞分泌颗粒含有与防御功能有关的蛋白，包括防御素（又称隐窝素）、溶菌酶等，颗粒内容物释放入小肠腺腔，对肠道微生物有杀灭作用，故潘氏细胞是一种具有免疫功能的细胞。

未分化细胞（又称增殖细胞）位于肠腺基部，细胞较小，呈柱状，电镜观察具有分泌蛋白质细胞的结构特点。未分化细胞是肠上皮的干细胞，细胞不断地增殖并向上方迁移，分化成吸收细胞和其他肠腺细胞，并补充绒毛顶部经常脱落的上皮细胞。

3. *黏膜肌层* 由内环和外纵两层平滑肌组成。

（二）黏膜下层

由疏松结缔组织构成，内含较大的血管、淋巴管和神经丛。在十二指肠含有十二指肠腺，为黏液腺，分泌碱性黏液，可保护十二指肠黏膜免受酸性胃液和胰液的消化及侵蚀。此腺还分泌**表皮生长因子（epidermal growth factor, EGF）**，释入肠腔，促进小肠上皮细胞增殖。

（三）肌层

由内环和外纵两层平滑肌形成。

（四）外膜

除十二指肠后壁为纤维膜外，其余小肠均覆以浆膜。

三、小肠液的分泌

（一）小肠液的性质、成分与作用

小肠液是一种弱碱性液体，pH 为 7.5～8.0，渗透压与血浆相等，成人每日分泌量为 1.5～3.0 L。小肠液由两种腺体分泌：十二指肠腺分泌富含黏蛋白和水的碱性液体，能保护十二指肠黏膜免受胃酸的侵蚀；小肠腺分泌含大量水和电解质的等渗液体，可稀释和溶解消化产物。小肠液分泌后很快被绒毛重新吸收，这种液体的循环流动为小肠内营养物质的吸收提供了运载工具。

小肠液的主要作用是保护小肠黏膜，稀释消化产物，降低其渗透压以利吸收。从小肠腺分泌入肠腔的消化酶可能只有肠致活酶，它能激活胰液中的胰蛋白酶原。但在小肠黏膜上皮细胞表面，特别是绒毛上皮细胞表面含有各种消化酶，如分解多肽的肽酶、分解中性脂肪的脂肪酶和分解二糖的酶（如蔗糖酶、麦芽糖酶、异麦芽糖酶和乳糖酶）等。这些酶可催化在绒毛外表面的食物分解，分解产物随后进入小肠上皮细胞内。因此，小肠对食物的最终消化是在小肠上皮细胞纹状缘或上皮细胞内进行的。上皮细胞表面的消化酶可随脱落的细胞进入肠腔内，但对小肠内的消化不起作用。

（二）小肠液分泌的调节

小肠液的分泌是经常性的，但在不同条件下，分泌量的变化可以很大。食糜对小肠黏膜的机械刺激和化学刺激是引起小肠液分泌的主要因素，通过小肠壁内在神经丛引起局部反射。其中小肠对扩张刺激最为敏感，小肠内食糜量越多，小肠液分泌也越多。刺激迷走神经可引起十二指肠腺分泌，刺激交感神经可抑制十二指肠腺分泌，但自主神经系统的作用并不明显。促胃液素、促胰液素和血管活性肠肽等胃肠激素都具有刺激小肠液分泌的作用。

四、小肠的运动

小肠的运动形式除了持续的紧张性收缩外，消化期还有分节运动和蠕动，消化间期则有周期性移行性复合运动。

(一) 小肠运动的形式及意义

1. *紧张性收缩* 小肠平滑肌的紧张性收缩是保持小肠的基本形状、位置及进行其他形式运动的基础。当小肠平滑肌的紧张性收缩增强时,肠内容物的混合和运送增快;相反,当小肠平滑肌的紧张性收缩减弱时,肠腔易于扩张,肠内容物的混合和运送减慢。

2. *分节运动*(segmentation contraction) 是小肠特有的运动形式,是小肠壁环肌节律性收缩和舒张的运动。在充盈食糜的一段小肠上,环肌以一定的间隔在许多点同时收缩或舒张,把肠管内的食糜分成许多节段;数秒钟后,原收缩处舒张,原舒张处收缩,使原来的节段又分为两半,邻近的两半重新组合成新的节段,如此反复进行(图 6-29)。分节运动的主要作用是:①使消化液与食糜充分混合,有利于消化酶对食物进行消化;②使食糜与肠壁紧密接触,有利于消化分解产物的吸收;③挤压肠壁,促进血液和淋巴液回流,有助于吸收。

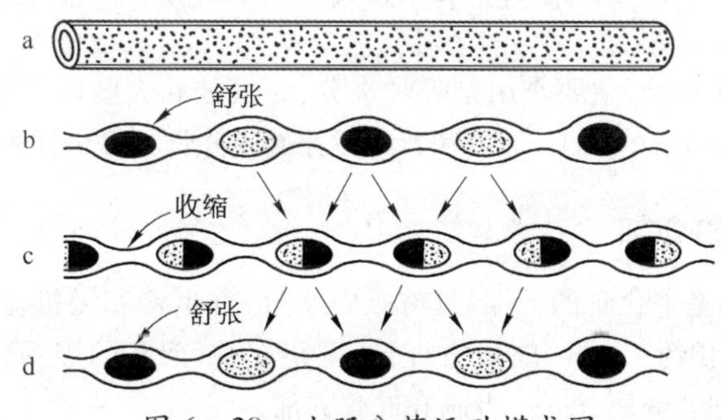

图 6-29 小肠分节运动模式图

3. *蠕动* 小肠的任何部位均可发生蠕动,其速度为 0.5~2.0 cm/s,近端小肠的蠕动速度较快,远端小肠的蠕动速度较慢。小肠的蠕动较弱,通常仅传播 3~5 cm 便消失。蠕动推动食糜在小肠内移动的速度也很慢,平均仅 1 cm/min,因此,食糜从幽门部移动到回盲瓣历时 3~5 h。但在肠黏膜受到强烈刺激时,如肠梗阻或肠道感染,小肠可发生一种快速、传播距离远的蠕动,称为蠕动冲,可在数分钟内将食糜从小肠始段推送到结肠。其生理意义是迅速清除食糜中有害刺激物或解除肠管的过度扩张。

小肠蠕动推送水和气体等肠内容物时所产生的声音(气过水声等)称为**肠鸣音**。肠鸣音的强弱可反映肠蠕动的状况,可作为临床手术后肠运动功能恢复的一个客观指征。肠蠕动增强时,肠鸣音亢进;肠麻痹时,肠鸣音减弱或消失。

4. *移行性复合运动* 小肠在消化间期呈现以间歇性强力收缩伴随有较长静息期为特征的周期性运动,称**移行性复合运动(migrating motility complex, MMC)**。小肠的 MMC 起源于胃下部,每 60~90 min 发生一次,约 90 min 可到达回肠末端。其主要作用是:①将肠内容物,包括前次进食后遗留的食物残渣、脱落的上皮细胞和细菌等清除干净;②阻止结肠内细菌迁移到终末回肠。

(二) 小肠运动的调节

1. *神经调节* 神经系统对小肠运动的调节通过内在神经丛和外来神经共同完成。内在神经丛对小肠运动起重要的调节作用。小肠内容物的机械性和化学性刺激可通过局部神经丛反射引起小肠蠕动加强。一般情况下,外来神经中副交感神经兴奋加强小肠的收缩运动,交感神经兴奋则抑制小肠运动。外来神经的作用是通过小肠壁内神经丛实现的。小肠运动还受高级中枢的影响,如情绪可改变小肠的运动功能。

2. *体液调节* 促胃液素、缩胆囊素、促胃动素、胰岛素和 5-羟色胺可增强小肠运动,促胰液素和胰高血糖素能抑制小肠运动，而 VIP 和 NO 是肠内神经系统释放的引起小肠舒张的递质。

(三) 回盲括约肌的功能

回肠末端与盲肠交界处的环肌明显增厚，称为回盲括约肌(又称回盲瓣)。回盲括约肌通常保持轻度的收缩，形成关闭的活瓣。进食后，食物入胃引起胃-回肠反射，使回肠蠕动增强，当蠕动波到达回肠末端时，回盲括约肌便舒张，回肠内容物进入结肠。当结肠、盲肠充满时，回盲括约肌收缩加强，回肠蠕动减弱，可延缓回肠内食糜的排空。回盲括约肌的作用是一方面可防止回肠内容物过快进入大肠，延长食糜在小肠内的停留时间，有利于小肠内容物的完全消化和吸收；另一方面阻止结肠内容物向回肠倒流，避免小肠遭受大肠有害物质的侵害。

第七节　大　　肠

大肠没有重要的消化功能，主要作用是吸收水分、无机盐和大肠内细菌合成的维生素 B 及维生素 K 等物质，完成食物残渣的加工，形成和暂时贮存粪便并将其排出体外。

一、大肠的形态和分部

大肠(large intestine)是消化管的下端，具有吸收水分、维生素和无机盐的作用，并将食物残渣形成粪便，排出体外。全长约 1.5 m，略成方框形，围绕在空、回肠的周围。起自右髂窝内回肠末端，终于肛门。可分为盲肠、阑尾、结肠、直肠和肛管五部。

大肠在外形上与小肠有明显不同。大肠口径较粗，肠壁较薄，而盲肠和结肠还具有三种特征性结构(图 6-30)：一是沿肠的表面排列有三条纵行的**结肠带**，由纵行平滑肌增厚而成；二是由肠壁上的许多横沟隔开而成的环形囊袋状突起，称**结肠袋**；三是在结肠带附近有许多大小不等的脂肪突起，称**肠脂垂**。这三个特征性结构可作为识别盲肠和结肠的标志。

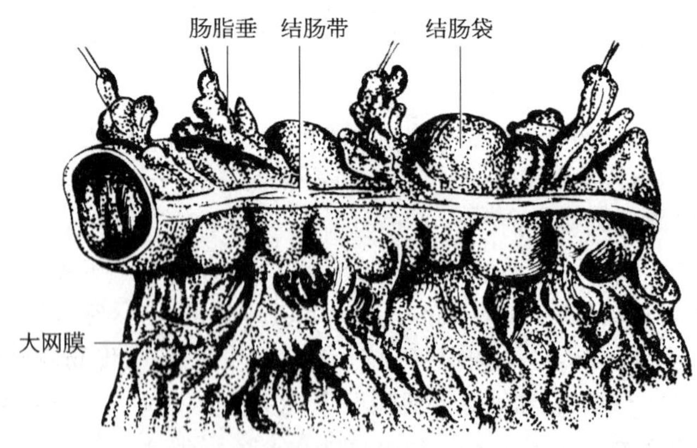

图 6-30　结肠的特征(横结肠)

(一) 盲肠和阑尾

1. 盲肠(caecum)　为大肠的起始部，长 6～8 cm，其下端为膨大的盲端，上续于升结肠，左侧与回肠连接。盲肠一般位于右髂窝内，大部分为腹膜所包被，因无系膜位置较固定。回肠末端突入盲肠的开口，称**回盲口**，口的上、下缘各有一半月形的黏膜皱襞，称**回盲瓣**，此瓣可防止大肠内容物逆流入小肠。在回盲瓣的下方约 2 cm 处，有阑尾的开口，如粪便或硬物等经此口进入阑尾并致梗阻时，可发生阑尾炎(图 6 - 31)。

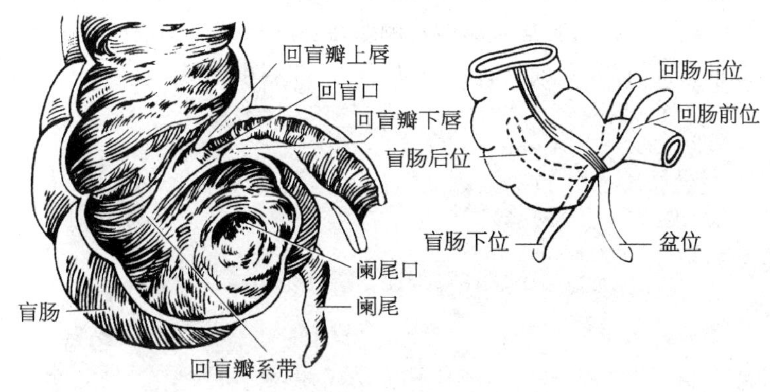

图 6 - 31　盲肠和阑尾

2. 阑尾(vermiform appendix)　是一条细长的盲管，形如蚯蚓，又称蚓突。上端通盲肠后内侧壁，下端游离，位置不固定。一般长 7～9 cm。阑尾全部为腹膜包被，有三角形的阑尾系膜。

阑尾伸展的位置较不恒定，以盆位者多见，其次为盲肠后位及盲肠下位，回肠前位和回肠后位较为罕见。因为三条结肠带最后都汇集于阑尾根部，故沿结肠带向下追踪，是寻找阑尾的可靠方法。

阑尾根部的体表投影(见图 6 - 39)，在脐与右髂前上棘连线的中、外 1/3 交界处，此点称**麦克伯尼(McBurney)点**。急性阑尾炎时，此点可有压痛或反跳痛。

(二) 结肠

结肠(colon)位于盲肠和直肠之间，围绕在空肠和回肠周围，按其位置和形态，可分为升结肠、横结肠、降结肠和乙状结肠四部(见图 6 - 1)。

1. 升结肠(ascending colon)　长约 15 cm，起自盲肠上端，沿腹后壁右侧上升，至肝右叶下面转向左移行于横结肠，转折处的弯曲称**结肠右曲**。升结肠无系膜，借结缔组织贴附于腹后壁，因此活动性甚小。

2. 横结肠(transverse colon)　长约 50 cm，起自结肠右曲，向左至脾的下端折转向下，移行于降结肠，折转处的弯曲称**结肠左曲**。横结肠由横结肠系膜连于腹后壁，活动度较大，其中间部可下垂至脐或低于脐平面。

3. 降结肠(descending colon)　长约 20 cm，起自结肠左曲，沿腹后壁左侧下降，至左髂嵴处移行于乙状结肠。降结肠亦无系膜，借结缔组织贴附于腹后壁，活动性很小。

4. 乙状结肠(sigmoid colon)　长约 45 cm，平左髂嵴处起自降结肠，呈乙字形弯曲，向下进入盆腔，至第 3 骶椎平面续于直肠。空虚时其前面常被小肠襻遮盖，充盈时在左髂窝可触及。乙状结肠是慢性炎症、憩室、肿瘤的好发部位。

(三) 直肠

1. 直肠的位置　**直肠(rectum)**位于盆腔，全长 10～14 cm，上端平第 3 骶椎处接乙状结肠，下端至盆膈处续于肛管。直肠的后面是骶骨和尾骨，直肠的前面男、女有所不同。在男性直肠的前面有膀胱、前列腺、精囊等，在女性则有子宫和阴道。因此临床指诊时，可触知前列腺或子宫和阴道等。

2. 直肠的弯曲和结构 直肠在正中矢状面上有两个弯曲：上段与骶骨前面的曲度一致，形成一凸向后的弯曲，称**骶曲**；下段绕过尾骨尖前面转向后下方，形成一凸向前的弯曲，称**会阴曲**。直肠的下段肠腔膨大，称**直肠壶腹**。直肠壶腹内面的黏膜，形成2～3个半月形皱襞，称**直肠横襞**。其中最大而恒定的一个皱襞在壶腹上份，居直肠前右侧壁，距肛门约7 cm，有支持粪便的作用。直肠镜检查时，应顺着直肠的弯曲，以避免损伤直肠横襞（图6－32、图6－33）。

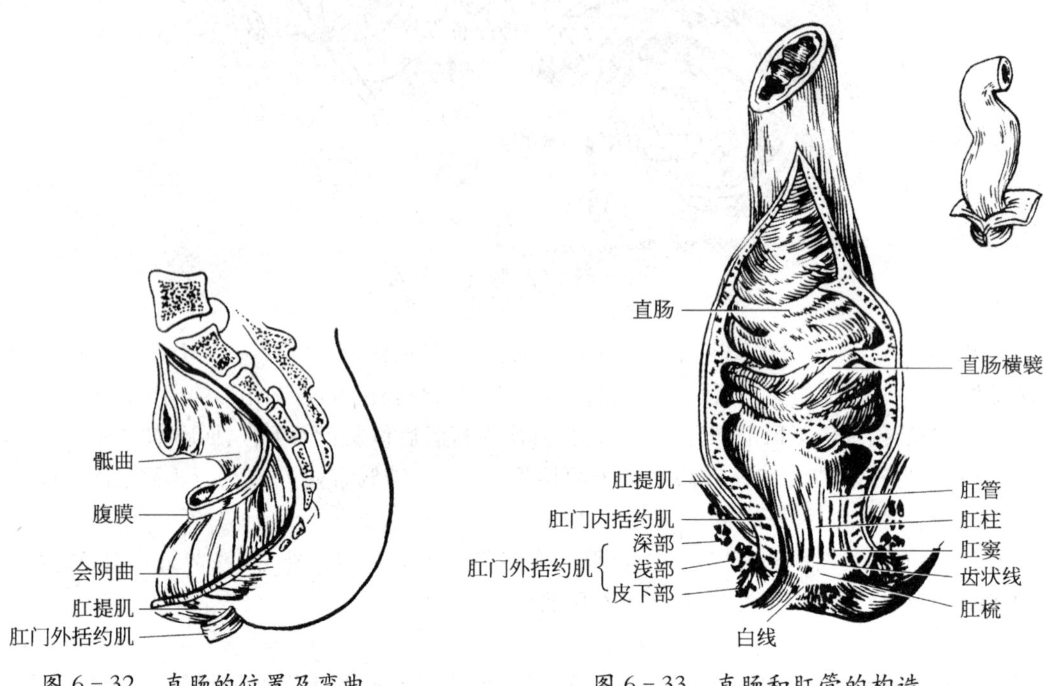

图6－32 直肠的位置及弯曲

图6－33 直肠和肛管的构造

（四）肛管

肛管（anal canal）为大肠的末段，上端在盆膈平面续于直肠，下端终于肛门，长3～4 cm。肛管被肛门括约肌包绕，平时处于收缩状态，有控制排便的作用。

肛管上段的黏膜形成6～10条纵行皱襞，称**肛柱**。各肛柱下端间有半月形黏膜皱襞相连，称**肛瓣**。每一肛瓣与其相邻的两个肛柱下端之间形成开口向上的袋状小陷窝，称**肛窦**，底部有肛腺的开口，窦内易积存粪便，易感染而引起肛窦炎、肛周脓肿或肛瘘等。

各肛瓣和肛柱的下端共同连成一锯齿状的环形线，称**齿状线**或**肛皮线**，是皮肤和黏膜的分界线。齿状线以下有一宽约1 cm的环状带，表面光滑而略呈浅蓝色，称**肛梳**或**痔环**。齿状线以上的黏膜下和肛梳的皮下有丰富的静脉丛，病理情况下静脉丛淤血曲张则形成痔，发生在齿状线以上者称内痔，发生在齿状线以下者称外痔，也有跨越于齿状线上、下者称混合痔。肛梳下缘有一环状线，称**白线**，此线恰好位于肛门内、外括约肌的交界处，活体指诊时可触知一环状沟，即上述二肌的分界沟。白线以下的皮肤颜色较深，下方不远即终于**肛门**（图6－33）。

肛管的平滑肌层和其他部分的肠壁一样，都是由内环、外纵两层肌构成。但此处的环肌层特别增厚，形成**肛门内括约肌**，此肌可协助排便；环绕在肛门内括约肌周围的骨骼肌则构成**肛门外括约肌**，有较强的控制排便功能。

二、大肠的组织结构

大肠分为盲肠、阑尾、结肠、直肠和肛管，主要功能是吸收水分和电解质，将食物残渣形成粪便。

(一) 盲肠、结肠与直肠

这三部分肠管的结构基本相同(图 6-34)。

1. 黏膜 表面光滑，没有肠绒毛。上皮是单层柱状上皮，杯形细胞很多，分泌黏液以润滑黏膜。直肠下段上皮变为复层扁平上皮。固有层中含有大量直管状肠腺，肠上皮除吸收细胞和杯形细胞外，在腺体底部有少量未分化细胞及内分泌细胞，但无潘氏细胞。固有层内尚有散在的孤立淋巴小结，并常常可伸入至黏膜下层。

2. 黏膜下层 为疏松结缔组织，内有血管、淋巴管及较多的脂肪细胞。

3. 肌层 由内环和外纵两层平滑肌构成。外纵肌顺大肠长轴集中成三条厚的平滑肌束，称结肠带，带间的纵肌很薄。

4. 外膜 大部分是浆膜，常含有大量脂肪组织，形成肠脂垂。

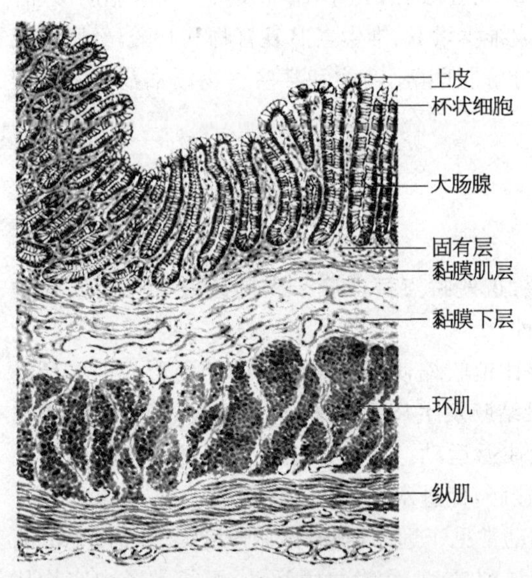

图 6-34 大肠(纵切面)结构图

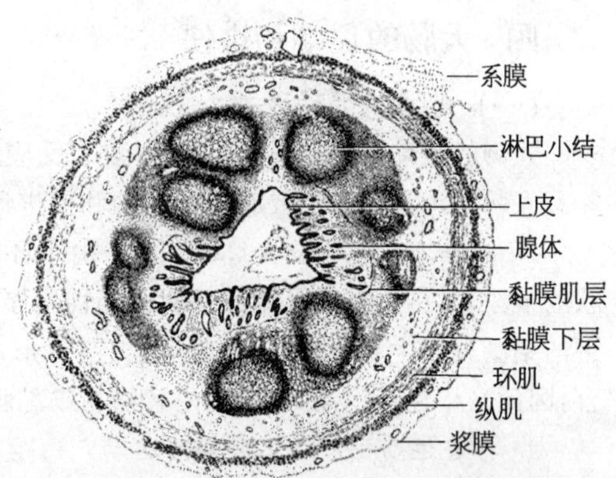

图 6-35 阑尾(横切面)结构图

(二) 阑尾

阑尾与大肠结构相似。肠腔狭窄而不规则，固有层中肠腺短而稀少，有丰富的淋巴组织并形成许多淋巴小结，是阑尾最显著的组织学特征，淋巴组织常穿入黏膜下层，使黏膜肌层不完整。肌层很薄，外覆浆膜(图 6-35)。

(三) 肛管

在齿状线以上的肛管黏膜结构和直肠相似，但在齿状线处，上皮层渐由单层柱状上皮变为未角化的复层扁平上皮，大肠腺及黏膜肌层消失。白线以下为角化的复层扁平上皮，含有许多色素。近肛门处的固有层中有环肛腺，属于顶浆分泌的大汗腺。黏膜下层由富于弹性纤维的结缔组织组成，其中富含血管网，尤其是静脉丛，无静脉瓣，易发生淤血、曲张而形成痔。肌层由两层平滑肌构成，不形成结肠带。内环肌在肛管处增厚形成肛门括约肌。在肛门缘处外纵肌外侧的骨骼肌形成肛门外括约肌。

三、大肠液的分泌及肠内细菌的作用

(一) 大肠液的分泌

大肠液是由大肠腺分泌的碱性黏液，pH 为 8.3～8.4，其主要成分是黏液和碳酸氢盐。黏液具有润滑作用，减少食物残渣对肠黏膜的摩擦；黏结结肠的内容物，有助于粪便的形成；减少或阻止粪便中大量细菌对肠壁的影响。碳酸氢盐可中和大肠内细菌产生的酸性物质，保护大肠壁免受侵蚀。

大肠液的分泌是由食物残渣对肠壁的直接机械刺激或通过内在神经丛反射引起的。刺激副交感神经(盆神经)可使大肠液分泌增加，刺激交感神经可使大肠液分泌减少。

(二) 大肠内细菌的作用

大肠内有大量细菌，来自于空气和食物。由于大肠内的环境和温度很适宜细菌繁殖，故细菌数量很多，据估计，粪便中死的和活的细菌占粪便干重的 20%～30%。大肠内细菌种类繁多，主要有大肠杆菌、葡萄球菌等。大肠内细菌对人体的作用很复杂，包括有益的和有害的作用，主要作用有：①对食物残渣进行腐败和发酵，糖类发酵产物有 CO_2、乳酸、沼气等，脂类发酵产物有脂肪酸、甘油、胆碱等，蛋白质腐败产物有氨、硫化氢等；②能合成维生素 K、维生素 B 复合物和叶酸，经肠壁吸收后可被人体利用；③可将胆红素转化为尿胆素原，分解胆固醇、药物和某些食物添加剂。若长期应用抗生素可导致肠内菌群紊乱和维生素缺乏。

四、大肠的运动和排便

(一) 大肠的运动形式

大肠的运动少、慢和微弱，对刺激的反应较迟缓，这些特点都适应于大肠暂时贮存粪便的功能。大肠的运动形式主要有混合运动和推进运动两种。

1. *混合运动——袋状往返运动* 由于环肌无规律地收缩使邻近未收缩的结肠形成许多呈袋状的节段，其结构基础是结肠环肌间断性增厚。一段结肠发生袋状收缩，持续一段时间后消失，邻近的结肠又发生袋状收缩，如此反复进行，形成袋状往返运动。主要作用是将大肠内容物不断混合，因此又称混合运动，可使肠内容物与肠黏膜充分接触，促进水和无机盐的吸收。

2. *推进运动——蠕动和集团运动* 短距离的蠕动常见于远端结肠，传播速度很慢，约 5 cm/h。另外，大肠还有一种行进很快、向前推进距离很长的强烈蠕动，称为集团运动，可将大肠内容物从横结肠推至乙状结肠或直肠。集团运动每日发生 1～3 次，常见于进餐后，是由于食物充胀胃或十二指肠，引起胃-结肠反射或十二指肠-结肠反射所致。当结肠黏膜受到强烈刺激如肠炎时，常引起持续的集团运动。

(二) 粪便的形成与排便反射

食物残渣在大肠内停留时间一般在 10 h 以上，因水分大部分被吸收，同时经过细菌发酵与腐败作用以及黏液的黏结作用，逐渐形成粪便。正常粪便中水分占 3/4，固体物占 1/4。后者包括食物残渣、消化道脱落的上皮细胞碎片、大量细菌、黏液、胆色素、无机盐等。

排便(defecation)是受意识控制的反射活动。人的直肠内通常没有粪便，当胃-结肠反射发动的集团运动将粪便推入直肠时，可刺激直肠壁感受器，冲动经盆神经和腹下神经传入到达脊髓腰骶段的初级排便中枢，并上传至大脑皮质的高级排便中枢引起便意。如果条件许可，大脑皮质发出冲动兴奋初级排便中枢，传出冲动经盆神经引起降结肠、乙状结肠和直肠收缩，肛门内括约肌舒张，同时阴部神经传出冲动减少，肛门外括约肌舒张，粪便被排出体外。此外，腹肌、膈肌收缩，腹内压增加也促进粪便排出。如果条件不许可，皮质发出冲动抑制初级排便中枢的活动，则可抑制排便。

第八节 胰 腺

一、胰腺的位置和形态

（一）胰腺的位置

胰（pancreas）位于胃的后方，位置较深，于第 1、2 腰椎水平横贴于腹后壁，为腹膜外位器官。

（二）胰腺的形态

胰呈三棱柱状，可分为头、体和尾三部，重约 100 g。**胰头**被十二指肠所环抱。**胰体**是胰的中间大部分。**胰尾**是左端狭细部，抵达脾门后下方。在胰的实质内偏后方，与胰的长轴平行，有一条起于胰尾向右横贯其全长的主排泄管，称**胰管**。胰管沿途汇集各小叶导管，最后与胆总管合并，共同开口于十二指肠大乳头（见图 6－24）。

二、胰腺的组织结构

胰腺表面包有薄层疏松结缔组织被膜，被膜伸入腺实质，将胰腺分成许多小叶。胰腺由外分泌部和内分泌部构成（图 6－36）。外分泌部是重要的消化腺，分泌胰液，在食物消化中起重要作用。内分泌部分泌激素，主要参与体内糖代谢。

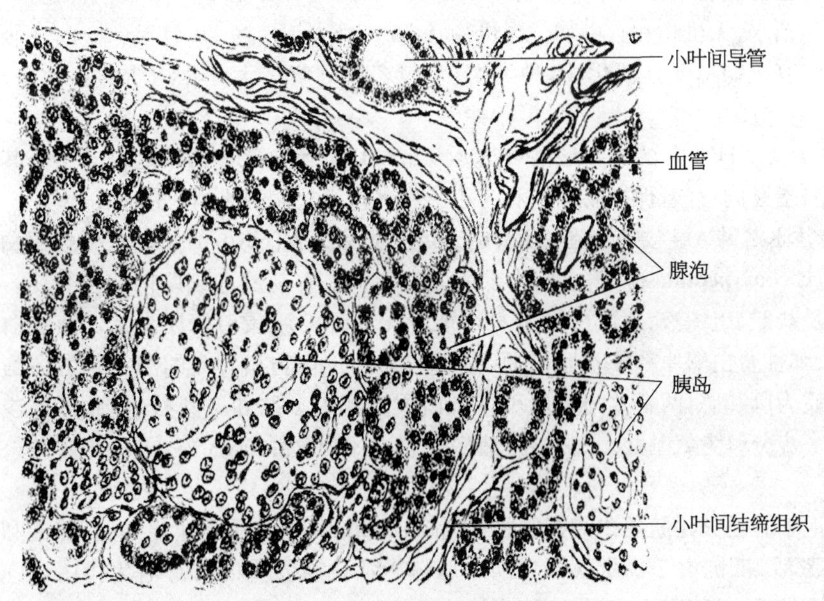

图 6－36 胰腺光镜结构图

（一）外分泌部

外分泌部（exocrine portion）是浆液复管泡腺，由**腺泡（acinus）**和导管构成。

1. 腺泡 由一层锥体形的腺泡细胞构成，外有基膜。基部胞质嗜碱性，顶部胞质中有酶原颗粒，电镜下腺泡细胞具有典型的蛋白质合成细胞的超微结构特点，可见丰富的粗面内质网、游离核糖体和发达的高尔基复合体。酶原颗粒聚集在细胞顶部，内含多种消化酶，酶原颗粒的含量因细胞的功能状态而异，当消化活动旺盛时，酶原释放，颗粒减少，随后再重新形成。腺泡腔内可见数个扁平或立方细胞，称泡心细胞，它们是伸入腺泡腔内的闰管上皮细胞。

2. 导管　导管的起始部称闰管，由单层扁平上皮构成。胰腺的闰管较长，一端伸入腺泡腔形成泡心细胞，另一端逐渐增粗，汇合形成单层立方上皮的小叶内导管，在小叶间汇成单层柱状上皮的小叶间导管，最后汇集成一条主导管，贯穿胰全长，在胰头部与胆总管汇合，开口于十二指肠乳头。主导管为单层高柱状上皮，杯形细胞较多。导管上皮细胞（包括泡心细胞）可分泌大量的水和电解质。所有的胰腺导管上皮间均有散在的内分泌细胞，如 PP 细胞、B 细胞和 A 细胞。

（二）内分泌部

内分泌部也称**胰岛（pancreas islet）**，是散布于外分泌腺腺泡之间呈小岛状的细胞团，总数估计为 100 万～200 万个，约占胰腺总量的 1%～2%。胰岛细胞数目不定，由数个至数百个细胞组成，细胞排列呈团、索状，细胞之间有丰富的有孔毛细血管，细胞分泌激素入血管。HE 染色标本中着色浅，不易区分胰岛的各种细胞（图 6 - 36），用特殊方法染色可显示胰岛主要有 A、B、D 三种细胞（详见第八章）。

三、胰液的分泌

胰液（pancreatic juice）是由胰腺的外分泌部分泌的，排放至十二指肠，在食物的消化中具有重要的意义。

（一）胰液的性质、成分和作用

胰液是无色无臭的碱性液体，pH 为 7.8～8.4，成人每日分泌量约 1.5 L，渗透压与血浆相等。胰液的成分包括水、无机物和有机物。无机物有 Na^+、K^+、Cl^- 和 HCO_3^- 等离子，主要由小导管上皮细胞分泌。有机物主要是消化酶，种类繁多，包含有分解三大营养物质的各种酶，由腺泡细胞分泌。

1. 碳酸氢盐　HCO_3^- 的浓度最高可达 145 mmol/L，比血浆中的浓度高 5 倍。其主要作用是中和进入十二指肠的胃酸，保护肠黏膜和为小肠内多种消化酶提供适宜的 pH 环境。

2. 蛋白质水解酶　主要有**胰蛋白酶（trypsin）**、**糜蛋白酶（chymotrypsin）**、**弹性蛋白酶（elastase）**和**羧基肽酶（carboxypeptidase）**等，它们均以酶原的形式贮存在腺泡细胞内或被分泌。小肠液中的肠致活酶以及盐酸、组织液、胰蛋白酶本身均能将无活性的胰蛋白酶原激活。胰蛋白酶还能激活糜蛋白酶原、弹性蛋白酶原和羧基肽酶原，使它们分别转化为相对应的酶。胰蛋白酶和糜蛋白酶可分解蛋白质为䏡和胨，两者共同作用可将蛋白质分解为多肽和氨基酸，多肽再被羧基肽酶和弹性蛋白酶进一步分解为氨基酸。此外，胰液中还有 RNA 酶和 DNA 酶，可将相应的核酸水解为单核苷酸。

胰腺腺泡细胞还分泌**胰蛋白酶抑制物（trypsin inhibitor）**，它可阻止腺细胞、腺泡和胰导管内的胰蛋白酶原激活，抵抗由于少量胰蛋白酶在腺体内活化所发生的自身消化作用，从而保护胰腺。但由于其浓度较低，不能阻止病理情况下（如胰导管梗阻或胰腺腺泡受损伤）大量胰蛋白酶原逸出被组织液活化，此时胰腺组织发生自身消化，引起急性胰腺炎。

3. 糖类水解酶　**胰淀粉酶（pancreatic amylase）**以活性形式分泌，是一种 α-淀粉酶，最适 pH 为 7.0。可将淀粉、糖原及大多数其他糖类水解为二糖及少量三糖，但不能水解纤维素。其水解效率高、速度快，小肠内的淀粉与胰液接触约 10 min 即可被完全水解。

4. 脂类水解酶 **胰脂肪酶(pancreatic lipase)**是分解脂肪的主要消化酶,以活性形式分泌,最适pH为8.0。胰脂肪酶能在胆盐和辅脂酶的协助下,将三酰甘油水解为脂肪酸、单酰甘油及甘油。辅脂酶是胰脂肪酶的辅助因子,由胰腺腺泡细胞以酶原形式合成,释放后被胰蛋白酶激活而发挥其生理作用。辅脂酶可把胰脂肪酶牢固地附着在脂肪颗粒表面,加强脂肪酶对脂肪的水解作用。胆盐是胆汁中的主要成分,对脂肪的消化和吸收有重要作用(详见第九节)。胰液中还含有胆固醇酯酶和磷脂酶,分别水解胆固醇酯和卵磷脂。

因为胰液中含有三大营养成分的消化酶,所以胰液是消化力最强和最重要的消化液。当胰液缺乏时,即使其他消化液分泌正常,食物中的脂肪和蛋白质仍不能完全消化,但糖的消化一般不受影响。由于脂肪不能消化和吸收,可引起胰性腹泻(脂肪泻)。正常情况下,胰消化酶可少量进入血液循环;但急性胰腺炎时血液中胰酶水平显著升高,所以测定血浆胰淀粉酶或胰脂肪酶浓度是诊断急性胰腺炎的重要指标之一。

(二) 胰液分泌的调节

空腹时胰液分泌极少,进食后1～3 min,胰液开始分泌。消化期胰液分泌受神经和体液双重调节,以体液调节为主。

1. 神经调节 食物的形象、气味和食物对消化道的刺激,都可通过神经反射(条件反射和非条件反射)引起胰液分泌。反射的传出神经为迷走神经,可通过末梢释放Ach直接作用于胰腺的腺泡细胞,也可通过引起促胃液素的释放间接引起胰腺腺泡细胞分泌,对导管细胞作用较弱。故迷走神经兴奋引起胰液分泌的特点是:水分和HCO_3^-较少,酶的含量很丰富。

2. 体液调节 食物进入小肠后调节胰液分泌的体液因素主要有:①**促胰液素(secretin)**,由小肠黏膜S细胞分泌,作用于胰腺导管上皮细胞,使胰液分泌量大为增加。分泌的胰液特点是水分和碳酸氢盐多,但酶的含量很低。刺激促胰液素分泌的作用最强的因素是盐酸,其次是蛋白质分解产物和脂肪酸,糖类几乎无作用。②**缩胆囊素(cholecystokinin, CCK)**,也称**促胰酶素**,由小肠黏膜的I细胞分泌。CCK的主要作用是促进胰液、胆汁和小肠液分泌,促进胆囊收缩排放胆汁。CCK可通过直接作用和迷走-迷走反射,作用于胰腺腺泡细胞,因此,分泌的胰液特点是含酶多而水分和碳酸氢盐少。对其分泌最有效的刺激是蛋白质分解产物,其次是脂肪酸、盐酸、脂肪,糖类没有作用。

3. 胰液分泌的抑制和反馈性调节 调节胰液分泌的促进因素与抑制因素可发生相互作用,使胰液分泌处于稳定状态。体内存在多种抑制胰液分泌的体液因素,如胰高血糖素、胰多肽、生长抑素等。此外,体内还存在避免胰酶过度分泌的负反馈调节机制。研究表明,在蛋白质分解产物作用下,小肠黏膜分泌一种CCK释放肽,可刺激I细胞释放CCK,使胰酶分泌增加,而胰酶则使CCK释放肽失活,反馈性地抑制CCK和胰酶分泌。慢性胰腺炎时胰酶分泌量减少,反馈性抑制作用减弱,导致CCK释放增加,胰腺过度分泌,胰腺导管压力增加,产生持续的疼痛。补充胰酶可减少CCK的释放和胰腺分泌,从而降低胰导管内压力,减轻疼痛。

第九节 肝

肝(liver)是人体中最大的腺体,也是最大的消化腺,重约1 350 g。成人的肝每日可分泌胆汁500～1 000 ml。胎儿和新生儿的肝相对较大,可达体重的1/20。肝的血液供应十分丰富,故活体的肝呈棕红色。肝的质地柔软而脆弱,受暴力打击易破裂出血。

一、肝的形态、位置与体表投影

(一) 肝的形态

肝呈不规则的楔形，可分为上、下两面，左、右两叶，前、后两缘(图 6-37、图 6-38)。肝的上面凸隆，与膈相贴，称**膈面**，可由**镰状韧带**分为**肝左叶**、**肝右叶**。肝右叶大而厚，左叶小而薄。肝的下面凸凹不平，与许多内脏接触，称**脏面**。此面有一略呈“H”形的沟，即左、右纵沟和一条横沟。左纵沟的前部有**肝圆韧带**通过，后部容纳**静脉韧带**。右纵沟的前部有一凹窝，称**胆囊窝**，容纳胆囊，后部有**下腔静脉**通过。横沟即**肝门**(**porta hepatis**)，有肝左、右管，肝固有动脉，肝门静脉以及神经和淋巴管通过。肝的前缘(也称下缘)薄而锐利，为肝的膈面与脏面的分界线，肝的后缘圆钝。

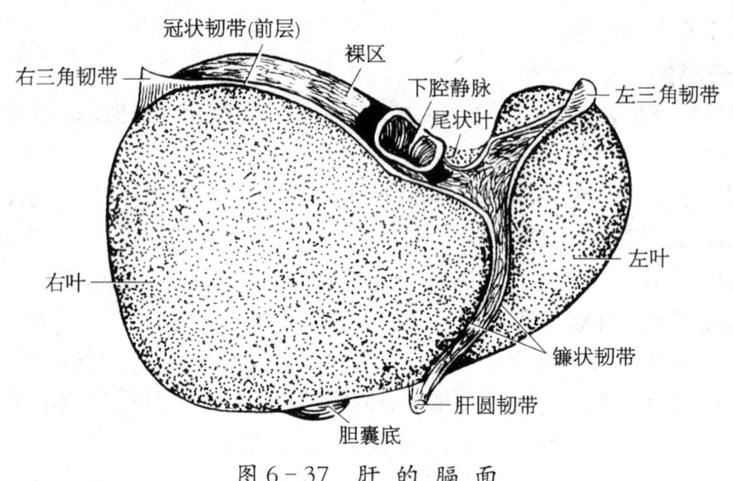

图 6-37 肝的膈面

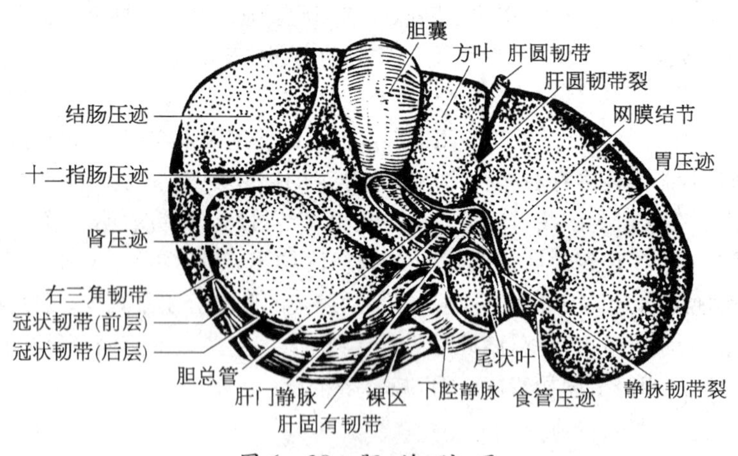

图 6-38 肝的脏面

(二) 肝的位置

肝大部分位于右季肋区和腹上区，小部分位于左季肋区(图 6-39)。肝的膈面基本与膈穹窿一致，其大部分为肋弓所覆盖，仅在腹上区左、右肋弓间露出，并直接接触腹前壁。肝的脏面邻近腹腔器官。右叶下面与结肠右曲、右肾和十二指肠相接触，左叶下面与胃前壁相接触。

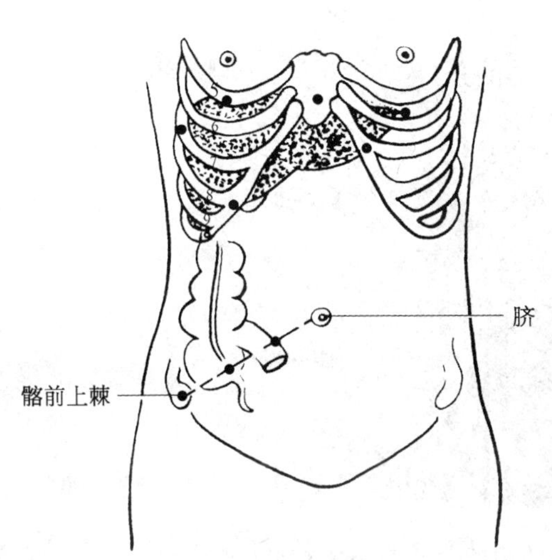

图 6-39 肝及阑尾根部的体表投影

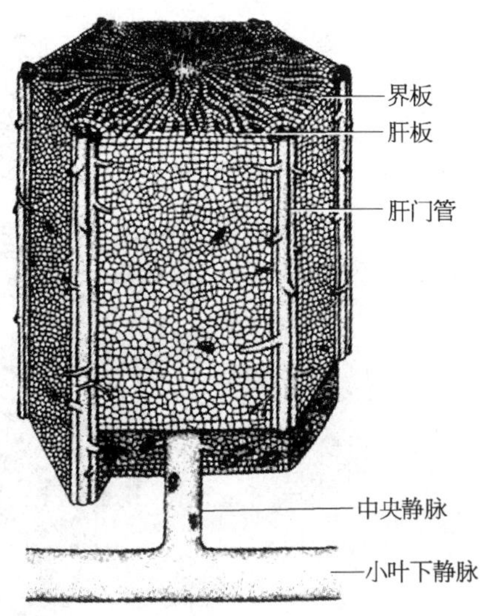

图 6-40 肝小叶立体结构模式图

(三) 肝的体表投影

1. 肝的上界 与膈穹窿一致。在右锁骨中线处平第 5 肋，在前正中线处平胸剑结合，至左锁骨中线平第 5 肋间隙(图 6-39)。

2. 肝的下界 与肝的前缘一致。在右腋中线平第 10 肋，向右侧与右肋弓一致，中部超出剑突下 3～5 cm，左侧被肋弓掩盖(图 6-39)。因此，在正常成人，肝的下界在右肋弓下一般不能触及，剑突下可触及。在小儿，肝的体积相对较大，肝的下缘可低于右肋弓下缘 2～3 cm。7 岁以上儿童则已不能触及。

二、肝的组织结构

肝是实质性器官，表面覆有致密结缔组织被膜，内含丰富的弹性纤维，被膜表面大部分覆有浆膜。被膜结缔组织从肝门随血管和肝管的分支伸入肝实质，构成肝的支架，并将整个肝脏分隔成 50 万～100 万个结构基本相同的肝小叶(图 6-40)。

(一) 肝小叶

肝小叶(liver lobule)是肝脏的基本单位。每个肝小叶呈多角形棱柱状，横切面为多边形，长约 2 mm，宽约 1 mm。人肝小叶周围的结缔组织少，仅占肝体积的 4%左右，所以肝小叶界限不明显。肝细胞是构成肝小叶的主要成分，约占肝小叶体积的 75%。每个肝小叶中轴有一条沿其长轴贯行的静脉，称为**中央静脉**，管壁只由一层内皮细胞围成，管壁上有许多肝血窦的开口。肝细胞以中央静脉为中心，向四周呈放射状排列，形成**肝细胞板(肝板，liver plate)**，它实为连续的单层上皮细胞板，彼此吻合成网。其断面呈索状，称肝索。在肝小叶的周围有一层环行肝板，称为**界板**，肝板之间的不规则空隙内有**肝血窦(hepatic sinusoid)**，它们经肝板的孔互相连通成网状管道，其中血液向心性地流入中央静脉。相邻肝细胞凹陷形成的微细管道称**胆小管(bile canaliculi)**，互相连通成胆小管网。肝板、肝血窦和胆小管共同组成肝小叶的复杂立体构形(图 6-41)。

1. 肝细胞(hepatocyte) 肝细胞是肝内数量最多，体积最大的细胞，成人肝细胞总数约 2 500 亿个，呈多边形，直径为 20～30 μm。每一肝细胞有三个功能面：相邻肝细胞的连接面、胆管面和肝

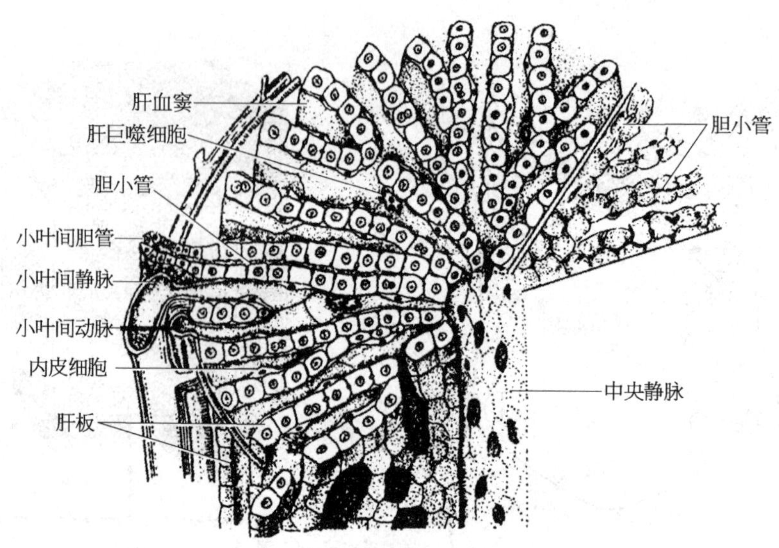

图 6-41　肝板、肝血窦与胆小管关系立体模式图

血窦面。电镜观察，胆管面和肝血窦面有发达的微绒毛使表面积增大。肝细胞通过这三种不同的邻接面实现多种生理功能。

肝细胞胞质呈嗜酸性，胞核圆而大，位于细胞中央。肝细胞是具有多种功能的细胞，故电镜观察可见各种细胞器如线粒体、粗面内质网、滑面内质网、高尔基复合体、溶酶体以及微体等均丰富而发达，细胞器的含量与分布常因细胞的功能状况而变动。肝细胞内还含有多种包含物，如糖原、脂滴和色素等，它们的含量因机体的生理状况不同而异。如进食后糖原增多，饥饿时则减少；正常肝细胞内脂滴少，在某些病理情况时脂滴增多；色素有胆色素、含铁血黄素和脂褐素，后者可随年龄的增长而增多。

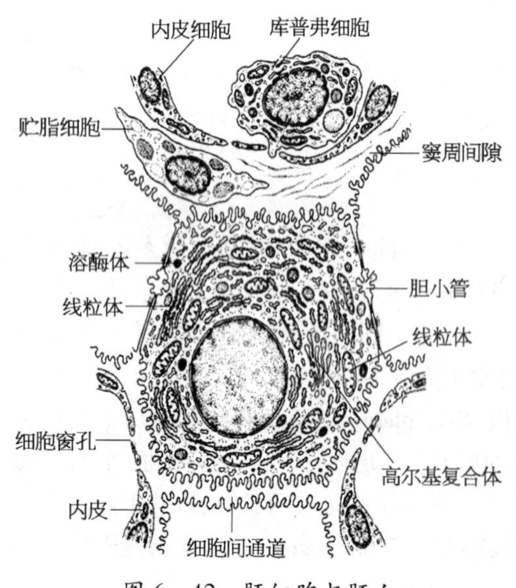

图 6-42　肝细胞与肝血窦电镜结构模式图

2. 胆小管　胆小管是隐藏在肝细胞板内的封闭式管道，互相连接成网格状。其管径很细，仅 0.5～1 μm，在 HE 染色标本中不易看到，电镜观察可见管壁由相邻两个肝细胞的膜各自向胞质内凹陷成槽并对应接合而形成，肝细胞表面有微绒毛突入管腔，接合处肝细胞膜彼此贴近，并形成紧密连接封闭胆小管，防止胆汁进入肝血窦。胆小管近中央静脉处是盲端，肝细胞分泌的胆汁进入胆小管，由小叶中央流向小叶边缘，连接于肝闰管，肝闰管离小叶边缘后汇入小叶间胆管。当肝发生炎症、坏死或胆管阻塞时，胆小管正常结构被破坏，细胞连接破裂，胆汁可溢入窦周间隙并进入血窦，形成黄疸（图 6-41、图 6-42）。

3. 肝血窦　肝血窦是肝小叶内血液流通的管道，位于肝板之间的网孔内，形状不规则。小叶间动脉和小叶间静脉分支的终末性小血管穿过界板将血液输入肝血窦，血窦内血流单向性流动汇入中央静脉。血窦壁由内皮细胞围成，肝巨噬细胞附于内皮上。内皮细胞有许多大小不等的窗孔，呈筛状。内皮外无基膜，仅见散在的网状纤维。因肝血窦通透性较大，除血细胞外，肝细胞分泌的蛋白质和血液中的血浆成分等均可通过内皮细胞窗孔和细胞间隙，有利于肝细胞与血液间的物质交换(图6-41)。

肝巨噬细胞又称**库普弗细胞(kupffer cell)**，形态不规则，有许多伪足，细胞常以其伪足附于内皮细胞表面或插在内皮细胞之间。胞质内含大量的溶酶体和吞噬体。肝巨噬细胞来自血液内单核细胞，是体内最大的巨噬细胞群体，占全身巨噬细胞总和的50%，肝巨噬细胞具有变形运动和活跃的吞饮、吞噬能力，构成机体重要防线，尤其在吞噬消除从胃肠道进入肝门静脉的细菌和异物方面起关键性作用。肝巨噬细胞还可监视、抑制和杀伤体内的肿瘤细胞，尤其是肝癌细胞，并能吞噬和清除衰老破碎的红细胞和血小板等(图6-42)。

4. 窦周间隙与贮脂细胞　在肝血窦内皮细胞与肝细胞之间有狭窄的间隙，宽约0.4 μm，称**窦周间隙(perisinusoidal space)**或**Disse间隙**(图6-42)。由于肝血窦壁通透性大，血浆成分透入窦周间隙，肝细胞表面有许多微绒毛伸入窦周间隙而浸浴于血浆中。肝小叶内的窦周间隙也是互相连通的，它是肝细胞与血液之间进行物质交换的场所。窦周间隙内有散在分布的网状纤维，起支持血窦的作用；还有一种**贮脂细胞**，细胞形态不规则，电镜观察，贮脂细胞的结构特征是胞质内有许多大小不一的脂滴，内含维生素A，有摄取和贮存维生素A的功能，故又称贮维生素A细胞，肝贮脂细胞还有产生胶原和基质的功能。当慢性肝病或肝硬化时，贮脂细胞增多，其结构与功能类似于成纤维细胞，故贮脂细胞是肝的一种间质细胞，与肝纤维化等病理变化密切相关(图6-42)。

(二) 门管区

门管区(portal canal area)又称汇管区，肝动脉、肝门静脉和肝管在肝门处被结缔组织包裹成束，即肝门管；它进入肝内呈树状分支，最后分布于肝小叶间，其中有三种伴行的管道，即**小叶间动脉**、**小叶间静脉**和**小叶间胆管**，这个区域称门管区(图6-41)。每个肝小叶的周围一般有3～4个门管区，显微镜下观察，可见较多的结缔组织，其中含有上述三种管道的断面。

(三) 肝的血液循环

肝脏的血液供应丰富，进入肝的血管有肝门静脉和肝动脉。肝门静脉是肝的功能血管，其血流量占肝内总血流量的70%～75%，将从胃肠吸收的物质送入肝内，供肝细胞加工和贮存。肝门静脉入肝后经多次分支形成小叶间静脉，它在行进中不断分出侧支，其终末支通入肝血窦，将肝门静脉血输入肝小叶内。肝动脉血富含氧，是肝的营养血管，其血流量占肝内血流总量的25%～30%。肝动脉分支形成小叶间动脉，与小叶间静脉伴行，其终末支也通入肝血窦。因此，肝血窦内含有肝门静脉和肝动脉的混合血液。肝血窦的血液从小叶周边流向中央，汇入中央静脉，然后汇入小叶下静脉，后者单独行走于小叶间结缔组织内。小叶下静脉汇合成肝静脉，出肝后连于下腔静脉。

肝门静脉→小叶间静脉 ↘
　　　　　　　　　　　　肝血窦→中央静脉→小叶下静脉→肝静脉
肝动脉→小叶间动脉 ↗

(四) 肝内胆汁排出途径

肝细胞分泌胆汁排入胆小管，胆汁从肝小叶中央部向周边运送，进入肝闰管，闰管出小叶后注入小叶间胆管，小叶间胆管向肝门方向汇集，至肝门汇成左、右肝管出肝。肝内胆管上皮细胞可重吸收胆汁中的水和电解质，使胆汁浓缩，上皮细胞还能分泌氯和重碳酸盐等电解质，并受肠促胰液素调节。

(五) 肝的主要功能

1. 分泌胆汁　肝细胞分泌胆汁，帮助肠道内脂肪的消化和吸收，并促进脂溶性维生素的吸收。

成人的肝每日可分泌胆汁 500～1 000 ml。

2. *参与物质代谢* 肝几乎参与体内的一切代谢过程，人们称它为物质代谢的“中枢”。它是肝内糖类、脂类、蛋白质等合成与分解、转化与运输、贮存与释放的重要场所，又与激素和维生素的代谢密切相关。

3. *解毒和吞噬功能* 肝脏可以通过生物转化作用对非营养性物质（包括有毒物质）进行排泄，如酒、氨基酸的代谢过程。肝血窦内的肝巨噬细胞具有活跃的吞噬能力，能对进入人体内的细菌和异物进行吞噬，以保护机体。

三、肝外胆管

肝外胆管包括胆囊和输胆管道（图 6－43、图 6－44）。

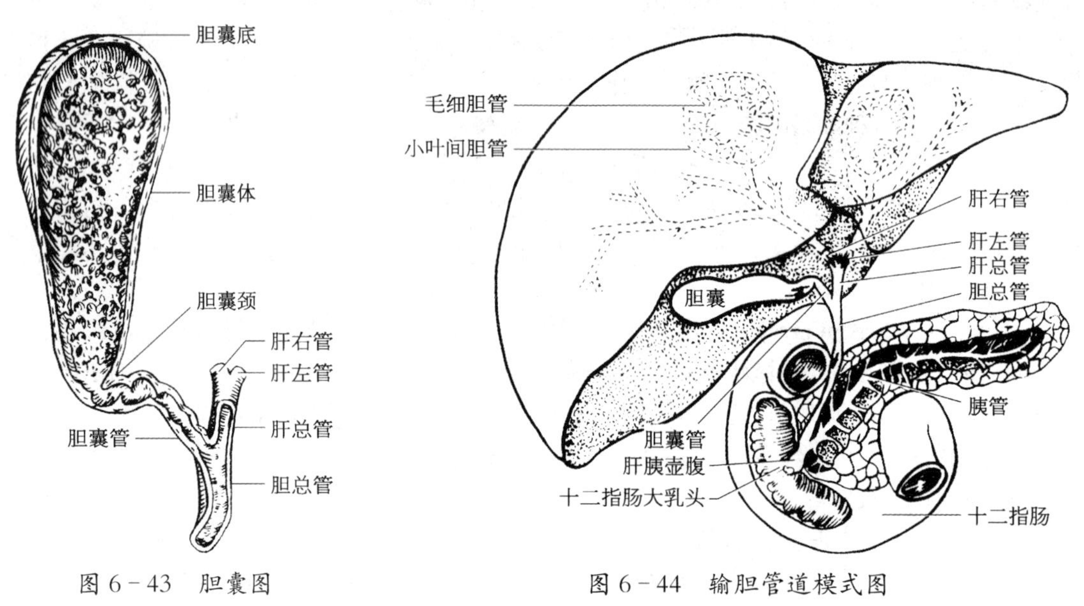

图 6－43 胆囊图

图 6－44 输胆管道模式图

（一）胆囊

胆囊（gallbladder）位于肝右叶下面的胆囊窝内，上面借结缔组织与肝相连，下面由腹膜覆盖。胆囊呈鸭梨形，长 8～12 cm，容量 40～60 ml，常被胆汁染成绿色。胆囊一般分为底、体、颈、管四部。**胆囊底**为突向前下方的盲端，常在肝下缘露出，其体表投影相当于右侧腹直肌外侧缘与右肋弓相交处。胆囊炎时，此处可有压痛。**胆囊体**占胆囊中央大部分，约在肝门右侧移行于胆囊颈。**胆囊颈**细而短，以直角弯向左侧，移行于胆囊管。**胆囊管**是胆囊颈的延续，长约 3～4 cm，与肝总管汇合成胆总管。胆囊颈和胆囊管的黏膜向内呈螺旋状突出，形成**螺旋襞**，可控制胆汁的出入，胆结石也常嵌顿于此。胆囊的功能是贮存、浓缩胆汁。胆囊收缩可促进胆汁的排出。

（二）输胆管道

输胆管道包括肝左、右管，肝总管，胆囊管及胆总管。肝内胆小管逐渐汇合成**肝左管**和**肝右管**，两管出肝门不远即汇合成**肝总管**，肝总管长约 3 cm，末端与位于其右侧的胆囊管呈锐角并行一段距离后汇合成**胆总管**。胆总管长 4～8 cm，在肝十二指肠韧带内，它位于肝固有动脉右侧、肝门静脉右前方，继而下行经十二指肠上部的后方，至胰头与十二指肠降部之间进入十二指肠降部的后内侧壁，在此与胰管汇合，形成略膨大的总管称**肝胰壶腹**（Vater 壶腹），开口于十二指肠大乳头。

在肝胰壶腹的管壁内，有环形平滑肌，称**肝胰壶腹括约肌**（Oddi 括约肌），可控制胆汁和胰液的排出，防止十二指肠内容物逆流入胆总管和胰管内。肝胰壶腹括约肌平时保持收缩状态，由肝分泌的胆汁，经肝左、右管，肝总管，胆囊管进入胆囊内贮存。进食后，尤其进高脂肪食物，在神经体液因素调节下，胆囊收缩，肝胰壶腹括约肌舒张，使胆汁自胆囊经胆囊管、胆总管、肝胰壶腹、十二指肠大乳头，排入十二指肠腔内。

四、胆汁的分泌与排出

胆汁(bile)是由肝细胞分泌的。在非消化期，胆汁大部分流入胆囊贮存；在消化期，胆汁可直接由肝脏以及胆囊收缩排入十二指肠。

(一) 胆汁的性质、成分及作用

胆汁是一种苦味的有色液体，刚从肝细胞分泌出来的胆汁称肝胆汁，呈金黄色，pH 为 7.4；在胆囊内贮存过的胆汁称胆囊胆汁，因其被浓缩，颜色为深绿色，并因 HCO_3^- 被吸收而呈弱酸性，pH 为 6.8。胆汁中除水和无机盐外，还有胆盐（即胆汁酸与甘氨酸或牛磺酸结合形成的钠盐或钾盐）、胆固醇、卵磷脂、脂肪酸、黏蛋白、胆色素等有机成分，但无消化酶。

胆汁对脂肪的消化和吸收有重要作用。

1. *乳化脂肪*　胆汁中的胆盐、胆固醇和卵磷脂等都可作为乳化剂，减低脂肪的表面张力，使脂肪乳化成微滴，从而增加了胰脂肪酶与脂肪的接触面积，有利于脂肪的消化。

2. *促进脂肪分解产物和脂溶性维生素的吸收*　胆盐达到一定浓度后，可聚合而形成微胶粒。脂肪酸、单酰甘油、胆固醇等可包裹在微胶粒中，形成水溶性复合物，从而有利于脂肪分解产物的吸收，同时对脂溶性维生素 A、D、E、K 的吸收也有促进作用。

3. *利胆作用*　胆汁酸由肝细胞分泌，经过胆总管排入十二指肠后，其中大部分由回肠重吸收入血，经肝门静脉运送到肝，这一过程称为胆汁酸的**肠-肝循环**（详见第十二节）。胆汁酸在回肠被吸收回肝脏后，可刺激肝细胞合成和分泌胆汁，这一作用称为**利胆作用**。

(二) 胆汁分泌与排放的调节

肝细胞分泌胆汁是持续进行的，非消化期胆汁大部分进入胆囊贮存，消化期胆囊节律性收缩，将胆汁排入十二指肠。胆汁的分泌和排放受神经和体液调节，以体液调节为主。

1. *神经调节*　进食动作或食物对胃、小肠的刺激，可通过神经反射直接引起肝胆汁分泌少量增加、胆囊轻度收缩。该反射还可通过使促胃液素分泌增加而间接引起肝胆汁分泌增加、胆囊收缩。

2. *体液调节*　参与体液调节的物质主要有胆盐、促胰液素、促胃液素和缩胆囊素等，均可促进胆汁的分泌和排出，其中胆盐的作用最强。

第十节　腹　　膜

一、腹膜、腹膜腔和腹腔的概念

腹膜(peritoneum)是由间皮和结缔组织构成的一层浆膜，薄而光滑，呈半透明状，覆盖于腹盆腔壁的内面和腹盆腔脏器的表面。衬于腹盆腔壁内表面的部分称**壁腹膜**（腹膜壁层），衬于腹盆腔脏器表面的部分称**脏腹膜**（腹膜脏层）。

腹膜腔是指脏、壁腹膜两层互相移行，共同形成的一个潜在性腔隙，腔内仅有少量浆液。男性腹膜腔是一封闭的囊,与外界不通;而女性腹膜腔则借输卵管腹腔口,经输卵管、子宫、阴道与外界相通。

腹腔是指膈以下、盆膈以上、腹壁之间的腔,其内容纳所有腹盆腔脏器,而这些脏器全部在腹膜腔之外。腹腔还以小骨盆入口为界,分为上方的固有腹腔和下方的盆腔。而腹膜腔是脏、壁腹膜之间潜在性腔隙,其中只有少量浆液,腹腔所有脏器均位于腹膜腔之外。

腹膜能分泌少量浆液,润滑脏器表面,减少脏器间的摩擦。腹膜对脏器还具有分泌、吸收、支持、固定、修复及防御等功能。腹膜的易粘连性,可促进损伤的修复和防止腹腔炎症的扩散,但同时也易产生肠粘连。病理情况下,腹膜渗出液增多,可形成腹水。

二、腹膜与腹盆腔脏器的关系

根据腹膜覆盖脏器表面的程度不同,可分为腹膜内位器官、腹膜间位器官和腹膜外位器官三类(图 6-45、图 6-46)。

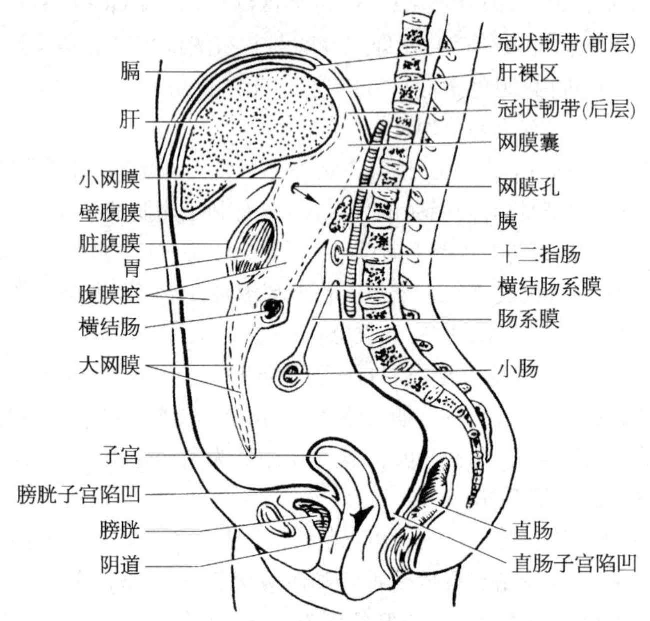

图 6-45 腹膜(正中矢状切面,女)

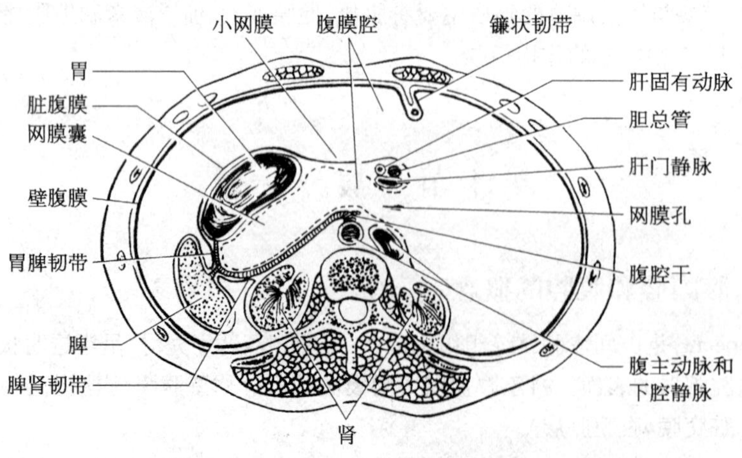

图 6-46 腹膜(通过网膜孔的横切面)

1. 腹膜内位器官　凡脏器表面几乎完全被腹膜所覆盖的器官，称腹膜内位器官，如胃、十二指肠上部、空肠、回肠、盲肠、阑尾、横结肠、乙状结肠、脾、卵巢和输卵管。这些器官具有较大的活动性。

2. 腹膜间位器官　凡脏器的三个面或大部分被腹膜所覆盖的器官，称腹膜间位器官，如肝、胆囊、升结肠、降结肠、直肠上段、膀胱和子宫。

3. 腹膜外位器官　凡脏器仅一面被腹膜所覆盖的器官，称腹膜外位器官，如肾、肾上腺、胰、十二指肠降部和水平部、输尿管、直肠中下段。

掌握腹膜与脏器的关系，有重要的临床意义。如对腹膜内位器官进行手术，必须通过腹膜腔；但对肾、输尿管等腹膜外位器官和膀胱等腹膜间位器官，可不必打开腹膜腔而于腹膜外进行手术，从而可避免术后腹膜腔的感染和脏器粘连。

三、腹膜形成的主要结构

壁腹膜与脏腹膜之间或脏腹膜在脏器之间互相移行，形成了许多结构，这些结构不仅对器官起着连接和固定作用，也是血管、神经等进入脏器的途径。如网膜、系膜、韧带和陷凹等。

(一) 网膜

网膜(omentum)包括小网膜、大网膜及网膜囊(图 6－45、图 6－46、图 6－47)。

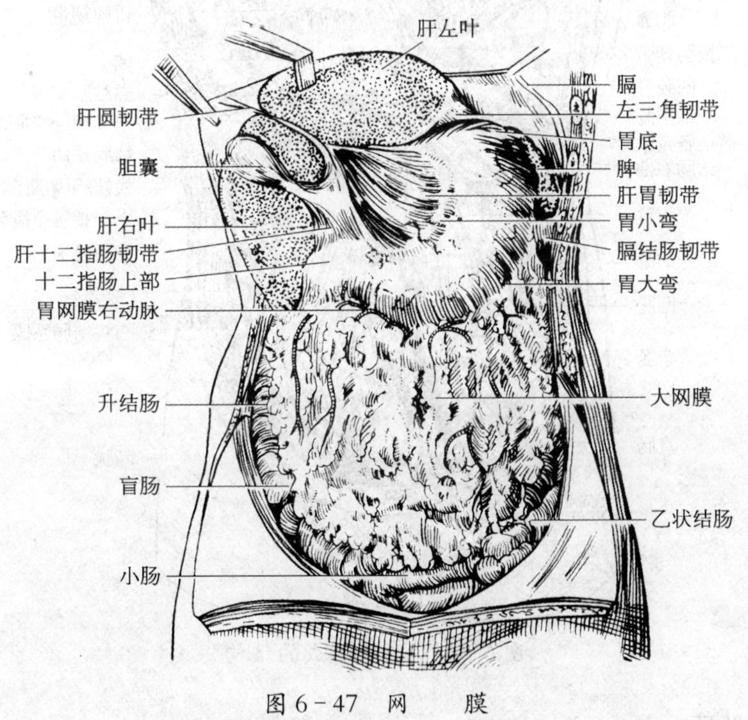

图 6－47　网　　膜

1. 小网膜(lesser omentum)　是连于肝门与胃小弯和十二指肠上部之间的双层腹膜结构。由肝门至胃小弯之间的部分称**肝胃韧带**，由肝门至十二指肠上部之间的部分称**肝十二指肠韧带**。肝十二指肠韧带内有三个重要结构：即胆总管在右前方，肝固有动脉在左前方，肝门静脉在两者之间的后方。

2. 大网膜(greater omentum)　是连于胃大弯和横结肠之间的四层腹膜结构。形似围裙，悬垂于结肠和小肠的前面。前两层是来自胃前、后壁的腹膜，自胃大弯和十二指肠起始部下垂至近骨盆缘时再急转向上，形成大网膜的后两层，向上包绕横结肠，且与横结肠系膜和腹后壁腹膜相续。大网膜具有重要防御功能。当腹内发生病变(阑尾炎、胃穿孔等)时，它可向病灶处移动，并将病灶包裹以限制炎症蔓延。

3. 网膜囊(omental bursa) 是位于小网膜和胃后壁、腹后壁的腹膜之间的间隙，是腹膜腔的一部分，又称小腹膜腔。肝十二指肠韧带的后方为**网膜孔**，可容1～2指通过。该孔是网膜囊与腹膜腔的唯一通道，当胃后壁穿孔时，胃内容物首先流入网膜囊，也可经此孔流至腹膜腔，引起弥漫性腹膜炎。

(二) 系膜

系膜是指将肠管连于腹后壁的双层腹膜结构。两层之间夹有到达该器官的血管、神经、淋巴管、淋巴结和脂肪等。主要的系膜有肠系膜、阑尾系膜、横结肠系膜和乙状结肠系膜等。**肠系膜(mesentery)**最长，呈扇形，是将空肠、回肠系于腹后壁的双层腹膜结构。它附着于腹后壁的部分称**肠系膜根**。肠系膜根起自第2腰椎左侧，斜向右下，止于骶髂关节前方，长约15 cm(图6-48)。

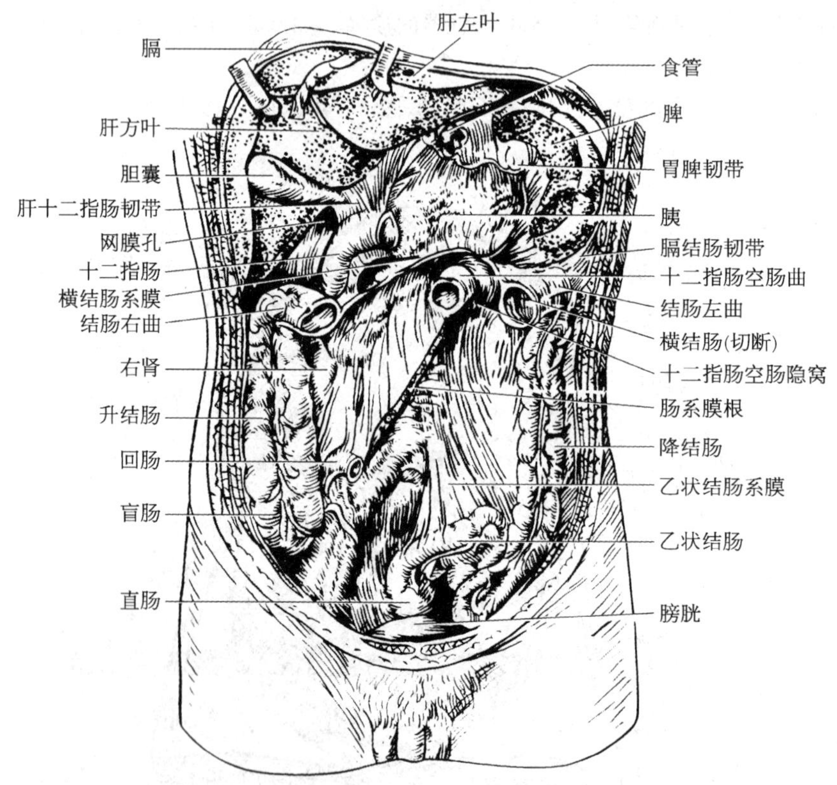

图6-48 腹膜形成的结构

(三) 腹膜陷凹

腹膜陷凹主要位于盆腔内，为腹膜在脏器之间移行返折形成的凹陷。在男性，膀胱与直肠之间有**直肠膀胱陷凹**。在女性，子宫与膀胱之间有一较浅的**膀胱子宫陷凹**；直肠与子宫之间有一较深的**直肠子宫陷凹**，且与阴道穹后部相邻(图6-45)。站立或坐位时，男性的直肠膀胱陷凹和女性的直肠子宫陷凹是腹膜腔的最低点，故腹膜腔积液、积血或积脓多积聚于此，可经直肠前壁穿刺和阴道穹后部穿刺以进行诊断和引流。

第十一节　吸　　收

食物经消化后的产物、水分、无机盐和维生素等通过消化道黏膜的上皮细胞进入血液和淋巴的过程称为吸收。人体所需要的各种营养物质都是经消化道吸收进入机体的，因此，吸收功能对于维持人体正常生命活动具有非常重要的生理意义。

一、概述

（一）吸收的部位

消化道不同部位的吸收能力差异很大，这与消化道各部位的组织结构，食物在各部位被消化的程度和停留时间的长短有关。口腔和食管内没有营养物质被吸收，但有些药物（如硝酸甘油）可被口腔黏膜吸收。胃的吸收能力也很差，仅吸收少量高度脂溶性的物质，如乙醇及某些药物（如阿司匹林）等。小肠是营养物质吸收的主要部位，吸收的物质种类多、量大。一般认为，蛋白质、脂类和糖类的消化产物大部分在十二指肠和空肠吸收，胆盐和维生素 B_{12} 等在回肠吸收，回肠主要是吸收功能的贮备。大肠能吸收水和无机盐，此外还能缓慢吸收某些药物。各种营养物质在消化道的吸收部位见图 6－49。

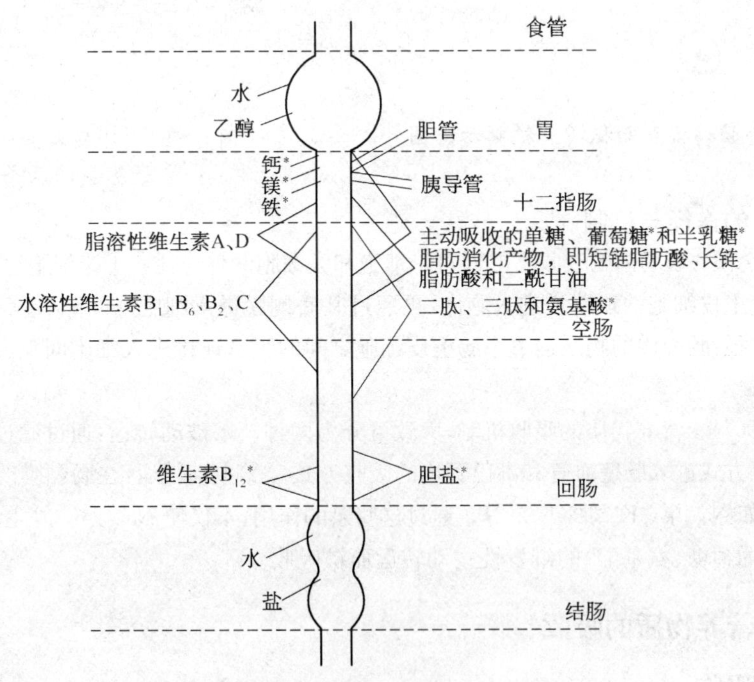

图 6－49　各种营养物质在消化道的吸收部位

＊表示主动转运。钙可在小肠各部分被吸收

小肠成为吸收的主要部位的有利条件是：①食物已完成消化。糖类、蛋白质、脂类在小肠内已被各种消化酶分解成可吸收的小分子物质。②吸收面积巨大。小肠全长 5～7 m，其黏膜形成许多环行皱襞，皱襞上有很多绒毛，绒毛的上皮细胞上又有许多微绒毛，使小肠黏膜的表面积增加了 600 倍，达到 200～250 m^2（图 6－50）。③小肠绒毛的结构特殊有利于吸收。绒毛内有毛细血管、毛细淋巴管(乳糜管)、平滑肌及神经纤维,平滑肌的舒缩可使绒毛发生节律性伸缩与摆动,促进绒毛内血液和淋巴的流动。④足够的吸收时间。食物在小肠内停留时间较长,为3～8 h,使营养物质有足够的时间被充分吸收。

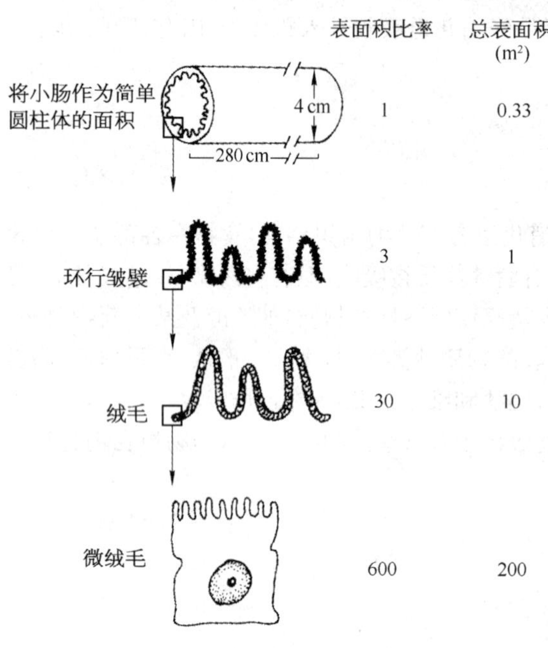

图 6-50 小肠黏膜表面积增大机制示意图

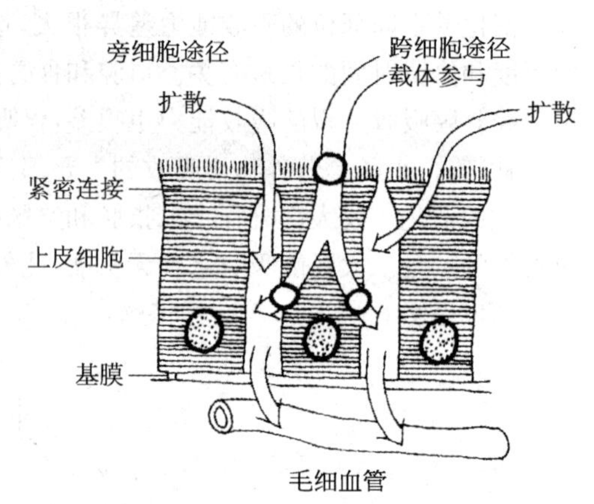

图 6-51 小肠黏膜吸收水和小分子溶质的两条途径

(二)吸收的途径与机制

1. 吸收的途径 小肠内的吸收主要通过跨细胞和旁细胞两种途径。①跨细胞途径:肠腔内的物质通过小肠绒毛上皮细胞的顶端膜进入胞内,再通过基底侧膜进入细胞外间隙,最后进入血液或淋巴。②旁细胞途径:肠腔内的物质通过小肠上皮细胞之间的紧密连接进入细胞间隙,再进入血液(图 6-51)。

2. 吸收的机制 营养物质的吸收机制,大致可分为两种。①被动转运:通过滤过、渗透、单纯扩散和易化扩散等方式进入肠壁血管和淋巴管内的吸收方式。②主动转运:在肠黏膜的上皮细胞膜上存在着多种泵,如 Na^+ 泵、K^+ 泵、I^- 泵等。通过这些泵的作用,不仅使 Na^+、K^+ 等主动吸收,还可促进其他物质(如葡萄糖、氨基酸)的继发性主动转运而被吸收。

二、主要营养物质的吸收

(一)糖的吸收

糖类要被分解为单糖后才能被小肠上皮细胞吸收,吸收的途径是血液。被吸收的单糖主要是葡萄糖,约占总量的80%,其余的是半乳糖、果糖和甘露糖。各种单糖吸收的速率不同,以半乳糖和葡萄糖最快,果糖次之,甘露糖最慢。单糖的吸收是继发性主动转运过程,能量来自钠泵。当载体蛋白与 Na^+ 结合后,对葡萄糖的亲和力增大,于是葡萄糖与 Na^+ 同时被一个转运蛋白转运入细胞。在胞内,Na^+ 通过钠泵运至细胞间隙,葡萄糖以易化扩散的形式通过基底侧膜出胞,被动扩散入血液。故钠和钠泵对葡萄糖的吸收是必需的,用抑制钠泵的哇巴因能抑制葡萄糖的吸收。

(二)蛋白质的吸收

食物中的蛋白质被分解为氨基酸后,几乎全部被小肠吸收。吸收机制与葡萄糖相似,为依赖钠的继发性主动转运,但也有非钠依赖性的氨基酸转运系统。不同种类的氨基酸有不同的转运系统,如选择性转运中性、碱性、酸性氨基酸及亚氨基酸、甘氨酸的转运系统。氨基酸几乎完全经毛细血管入血循环。

现已证明,小肠的纹状缘上存在二肽和三肽转运系统,而且二肽、三肽的吸收效率高于氨基酸。这类转运系统也是继发性主动转运,动力来自于 H^+ 的跨膜转运。进入细胞内的二肽和三肽分别被二肽酶和三肽酶进一步分解为氨基酸,再转运入血液循环。

婴儿肠上皮细胞可通过入胞和出胞方式吸收少量未经消化的蛋白质,如母体初乳中的免疫球蛋白 A(IgA),通过这种方式吸收从而产生被动免疫。但一般而言,未经消化的蛋白质被吸收不但没有营养价值,而且可引起过敏反应。

(三)脂类的吸收

食物中的脂类95%以上是三酰甘油,此外还有胆固醇酯和磷脂。三酰甘油的消化产物是甘油、单酰甘油和脂肪酸。

不同的消化产物经不同的途径被吸收。甘油因溶于水,可同单糖一起被吸收入血。中、短链脂肪酸可直接扩散进入小肠上皮细胞,再进入毛细血管,通过血液途径吸收。长链脂肪酸、单酰甘油、胆固醇、磷脂等则与胆盐形成混合微胶粒,因为胆盐有亲水性,能携带脂类消化产物通过覆盖在小肠纹状缘表面的非流动水层到达微绒毛,然后释放出脂类消化产物。后者顺浓度差扩散入胞内,胆盐则返回肠腔在回肠主动重吸收。在小肠上皮细胞滑面内质网中,脂类消化产物重新酯化合成三酰甘油、胆固醇酯及卵磷脂,并与细胞中的载脂蛋白结合形成**乳糜微粒(chylomicron)**。乳糜微粒在高尔基复合体中包裹成分泌囊泡,从基底侧膜通过出胞形式进入绒毛内的乳糜管,经淋巴途径吸收(图 6-52)。因此,脂类的吸收有血液和淋巴两种途径,以淋巴为主。

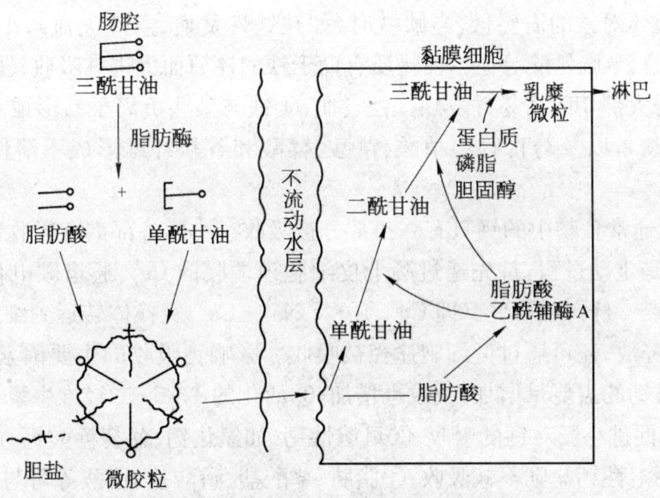

图 6-52 脂肪在小肠内消化和吸收的主要方式

肠中胆固醇有两种来源:一是来自食物,二是来自胆汁。影响胆固醇吸收的因素很多:①食物中胆固醇含量越多吸收越多,但两者不成直线关系;②食物中的脂肪和脂肪酸能促进胆固醇吸收;③胆盐可与胆固醇形成混合微胶粒而促进其吸收;④食物中的植物固醇(如豆固醇、β-谷固醇)、纤维素、果胶、琼脂等能抑制胆固醇吸收。

（四）水的吸收

正常情况下，人每天摄入的水量约 2 L，分泌的消化液约 7 L，而随粪便排出的水仅为 0.1～0.2 L，因此消化道每天吸收约 9 L 水。其中空肠吸收 5～6 L，回肠吸收 2 L，结肠吸收 0.4～1 L，十二指肠吸收很少。水通过渗透方式被动吸收，动力来自于各种溶质（特别是 NaCl）主动吸收所产生的渗透压梯度，经跨细胞途径和旁细胞途径转入血液。

（五）无机盐的吸收

各种无机盐吸收的难易程度不同。单价碱性盐类如钠、钾、铵盐的吸收较快，多价碱性盐类如镁、钙盐则吸收较慢。凡与钙结合形成沉淀的盐如硫酸钙、磷酸钙均不能被吸收。

1. 钠的吸收　正常时，每天约有 20～30 g 钠被消化腺分泌到小肠中，饮食摄入的钠为 5～8 g。每天摄入和分泌的钠有 95%～99%被吸收入血，约为 25～30 g，仅有少量随粪便排出。小肠和结肠均可吸收钠，但吸收量不同，以单位面积计算，空肠吸收量最大，回肠其次，结肠最小。钠是主动吸收的，即肠上皮细胞基底侧膜上 Na^+-K^+ 泵活动造成胞内低 Na^+ 浓度，促进肠腔内 Na^+ 顺浓度差进入细胞。钠的主动吸收为单糖和氨基酸的吸收提供了动力，反之，单糖和氨基酸的存在也促进 Na^+ 的吸收。临床上治疗 Na^+、水丢失的腹泻时，在口服的 NaCl 溶液中需添加葡萄糖。Na^+ 通过四种方式经肠上皮细胞顶端膜进入胞内：①Na^+-有机溶质（如葡萄糖、半乳糖、氨基酸、二肽、三肽等）同向转运；②Na^+-Cl^- 同向转运；③Na^+-H^+ 与 Na^+-K^+ 逆向交换；④少量 Na^+ 可经水相通道被动扩散。

2. 铁的吸收　每日膳食中约含铁 10～15 mg，但仅吸收约 1 mg。食物中的铁绝大部分是三价铁（Fe^{3+}），不易被吸收，需还原为二价铁（Fe^{2+}）后方被吸收。铁主要在十二指肠和空肠被吸收。这些部位的肠上皮细胞释放转铁蛋白进入管腔，与 Fe^{2+} 结合成复合物，并以受体介导的入胞形式进入胞内；转铁蛋白释放出 Fe^{2+} 后可重新进入管腔，而进入胞内的 Fe^{2+}，一部分从基底侧膜以主动转运形式入血，一部分则与胞内的**铁蛋白（ferritin）**结合，保留在胞内，以防止铁的过量吸收。影响铁吸收的因素有：①机体对铁的需要量，当缺铁时（如缺铁性贫血、急性失血），小肠吸收铁的能力增强；②维生素 C、果糖、半胱氨酸等还原性物质有助于铁的还原而促进其吸收；③胃酸有助于铁的溶解而促进其吸收，胃大部切除后易并发缺铁性贫血；④铁与某些负离子易形成不溶性盐（如氢氧化物、磷酸盐、碳酸氢盐），以及与食物中植酸、草酸、鞣酸和谷粒纤维形成不溶性复合物，而不易被吸收。

3. 钙的吸收　通常食物中的钙只有一小部分被吸收。小肠各部都有吸收钙的能力，主要在十二指肠。钙的吸收是主动过程，首先通过肠上皮细胞顶端膜的 Ca^{2+} 通道顺电化学梯度进入胞内，再由基底侧膜上 Ca^{2+}-H^+-ATP 酶（即 Ca^{2+} 泵）及 Na^+-Ca^{2+} 交换体转运到细胞外间隙；也可在基底侧膜以出胞方式释放；还可通过旁细胞途径被吸收。影响钙吸收的主要因素有：①儿童、孕妇和哺乳期妇女，机体对钙的需要量增加，吸收也增加；②活化的 1,25-二羟维生素 D_3 可诱导钙结合蛋白及 Ca^{2+} 泵合成而促进小肠对钙的吸收；③可溶性钙（如氯化钙、葡萄糖酸钙）才能被吸收，离子状态的钙最易吸收，不溶性钙盐则不被吸收；④脂肪、草酸盐、磷酸盐、植酸等可与 Ca^{2+} 形成不溶性复合物而抑制吸收，脂肪酸和葡萄糖可促进钙的吸收；⑤酸性环境（如进入小肠的胃酸）中钙呈离子状态，易吸收，而碱性环境则降低钙的吸收。

4. 负离子的吸收　小肠吸收的负离子主要有 Cl^- 和 HCO_3^-。肠腔内正离子（主要是 Na^+）被吸收所造成的电位差可促进 Cl^- 向细胞内移动而被吸收。HCO_3^- 与通过 Na^+-H^+ 交换进入肠腔的 H^+ 结合形成 H_2CO_3，解离为 H_2O 和 CO_2，CO_2 直接扩散入血。所以，HCO_3^- 是以 CO_2 的形式被吸收的。

(六) 维生素的吸收

维生素分为脂溶性和水溶性两类。水溶性维生素以易化扩散方式在小肠上段被吸收，但维生素 B_{12} 必须与内因子结合成水溶性复合物才能被回肠吸收。维生素 B_1、B_2、B_6、PP、C 以及生物素和叶酸等水溶性维生素均是依赖于 Na^+ 的同向转运体被吸收的。脂溶性维生素（包括维生素 A、D、E、K）的吸收与脂类消化产物的吸收相同，大部分通过淋巴途径。

第十二节　肝 胆 生 化

肝脏不仅和糖、脂类、蛋白质、维生素及激素等的代谢有密切关系，而且还有分泌、排泄、贮存和生物转化等重要功能。胆囊是肝脏的附属器官，与肝脏功能紧密协调，特别是在胆汁酸和胆色素的代谢方面关系尤为密切。

一、肝脏在物质代谢中的作用

(一) 在糖代谢中的作用

肝是调节血糖含量的重要器官，主要通过糖原的合成与分解，糖异生作用等来维持血糖的相对恒定，保障全身各组织的能量供应。进食后，自肠道吸收进入肝门静脉血中的葡萄糖浓度升高，迅速被肝细胞摄取，肝很少将摄取的葡萄糖氧化成 CO_2 和水，而是将其合成为糖原贮存起来。大量进食时，由于肝糖原的贮存量有限，当大量的葡萄糖进入肝脏后，一部分可转化成脂肪，并以极低密度脂蛋白（VLDL）的形式自肝脏运出，这也是发胖的原因之一。空腹阶段，肝糖原分解释放出葡萄糖入血，为脑组织和细胞等提供能量。饥饿时期，肝糖原耗尽，糖异生便成为肝脏补充血糖的主要途径。一些非糖物质（如甘油、乳酸等）在肝内经糖异生作用转变为葡萄糖，以补充血糖的不足，保证人体得到必要的血糖供应。

(二) 在脂类代谢中的作用

肝脏在脂类的消化、吸收、运输、分解与合成等过程中均起重要的作用。肝脏可以将胆固醇转变为胆汁酸及生成和分泌胆汁，胆汁中的胆汁酸盐能乳化脂类、激活胰脂酶，有促进脂类及脂溶性维生素的消化、吸收的作用。肝脏是脂肪和脂肪酸分解、合成、改造及酮体生成的重要器官。肝脏合成磷脂非常活跃，磷脂不仅作为肝细胞膜的组成成分，还可参与肝细胞内高密度脂蛋白（HDL）和极低密度脂蛋白（VLDL）的合成。VLDL 主要作用是将三酰甘油运送出肝脏，肝功能受损时，造成磷脂和脂蛋白合成减少，影响脂肪的运出而造成肝内堆积，导致脂肪肝。

(三) 在蛋白质代谢中的作用

肝脏在蛋白质代谢中主要是合成蛋白质、分解氨基酸和生成尿素等作用。肝脏是合成蛋白质的重要器官。肝脏中蛋白质代谢极为活跃，尤其是能合成多种血浆蛋白。其合成蛋白质的特点是：①更新速度快，肝内蛋白质的更新速度为肌肉蛋白质的 18 倍；②合成量大，在人体各种合成蛋白质的细胞中，以肝脏合成蛋白质的能力最强，其合成量约占全身合成蛋白质总量的 40% 以上；③合成种类多，肝脏不仅能合成自身的结构蛋白质，而且还能合成多种的血浆蛋白，如全部的清蛋白、凝血酶原、纤维蛋白原、血浆脂蛋白所含的载脂蛋白和部分球蛋白（α_1、α_2、β 球蛋白），故肝脏在维持血浆蛋白与全身组织蛋白质之间的动态平衡中起重要作用。肝脏合成的清蛋白因其含量最多，分子质量小，在维持血浆胶体渗透压方面起着举足轻重的作用。故肝功能不良或长期营养不良时，清蛋白浓度降低会出现水肿，A/G 比值倒置。此外，肝细胞还能合成凝血因子Ⅷ、Ⅸ、Ⅹ，凝血酶原和纤维蛋白原等，肝功能严重受损时，常导致凝血功能障碍，出现出血和凝血时间延长现象。

肝脏是氨基酸分解的主要场所。肝脏含有丰富的氨基酸代谢酶类，氨基酸经转氨基、脱氨基、转甲基、脱硫及脱羧基等作用而被分解。当肝细胞受损时，肝细胞通透性增强，细胞内酶类释出而引起谷丙转氨酶(GPT)活性异常增高，所以血清谷丙转氨酶活性的测定，有助于肝脏疾病的诊断。

肝脏也是处理氨基酸代谢产物的重要器官。氨基酸代谢产物氨，内源性约 80%是经联合脱氨基而来，外源性是由肠道细菌作用产生并吸收入血的氨，它们都可在肝中经鸟氨酸循环转变为无毒的尿素，这是体内处理有毒的氨的主要方式。当肝功能严重损害时，尿素合成障碍，可引起血氨升高，NH_3 是亲脂性物质很容易通过血-脑屏障进入脑细胞，干扰脑细胞内的能量代谢，引起神经系统功能紊乱，这是肝性脑病发生的重要原因之一。

（四）在维生素代谢中的作用

肝脏在多种维生素的吸收、储存和转化等方面起重要作用。肝脏分泌的胆汁酸盐可协助脂溶性维生素 A、D、E、K 的吸收。肝脏也是脂溶性维生素和水溶性维生素的储存场所。维生素 A、D、E、K 和 B_{12} 主要在肝脏中储存。其中维生素 A 有 95%储存于肝内，储存量甚至足够维持身体几个月的需要。肝脏还参与多种维生素转化的代谢过程。例如，肝脏能利用 B 族维生素转变为相应的辅酶或辅基参与物质代谢；肝还可将氧化型维生素 C 还原，有利于维生素 C 的利用；使维生素 A 原(β胡萝卜素)转化成维生素 A；使维生素 D_3 羟化为 25 - OH - VitD_3，有利于维生素 D_3 进一步转运入肾脏活化。

（五）在激素代谢中的作用

肝脏和多种激素的灭活与排泄有密切的关系。激素在体内发挥其调节作用后，主要在肝内被分解转化，从而降低或失去活性，此过程称为**激素的灭活作用(inactivation of hormone)**。激素灭活过程是体内调节激素作用时间长短和强度的重要方式之一。灭活后的产物大部分随尿排出。严重肝功能损害时，体内多种激素因灭活减弱而堆积，会不同程度地引起激素调节功能紊乱。如雌激素水平升高，可出现男性乳房发育，局部小动脉扩张，出现“肝掌”或“蜘蛛痣”；血中血管升压素和醛固酮水平升高，可引起水钠潴留，而出现组织水肿或腹水。

二、胆汁酸代谢

（一）胆汁酸的种类与生成

胆汁酸(bile acid)是由胆固醇在肝内转化而来的，其种类很多，存在于人胆汁中的主要有胆酸、鹅脱氧胆酸、脱氧胆酸和石胆酸四种。前两种是肝细胞合成并分泌到肝胆汁的成分，并与甘氨酸或牛磺酸结合，形成结合型胆汁酸，即甘氨胆酸、牛磺胆酸、甘氨鹅脱氧胆酸和牛磺鹅脱氧胆酸。这些由肝细胞的胞质和微粒体合成的胆汁酸统称为**初级胆汁酸**。后两种胆汁酸，即脱氧胆酸、石胆酸及相应的结合胆汁酸，是由初级胆汁酸在肠道细菌作用下转变生成的，称为**次级胆汁酸**。

（二）胆汁酸的肠肝循环

胆汁酸随胆汁排入肠腔后，通过重吸收经肝门静脉又回到肝，在肝内转变为结合型胆汁酸，经胆管再次排入肠道的过程，称**胆汁酸的肠肝循环(bile acid enterohepatic circulation)**(图 6 - 53)。

排入肠道的胆汁酸约 95%以上被重吸收，其中结合胆汁酸在回肠下部主动吸收为主，游离胆汁酸在肠道各部被动吸收。

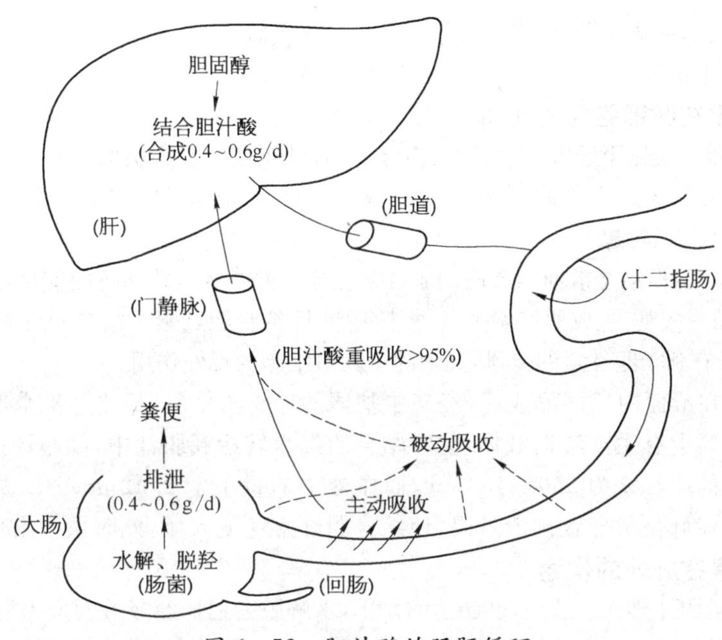

图 6-53 胆汁酸的肠肝循环

正常人每天仅合成 0.4～0.6 g 胆汁酸，人体内共有胆汁酸 3～5 g，每天经肠肝循环 6～12 次，从而维持肠内胆汁酸盐浓度，使有限的胆汁酸能反复应用，有利于脂类消化吸收，维持胆汁中胆固醇的溶解。

三、胆色素代谢

胆色素(bile pigment)是铁卟啉化合物在体内的主要分解代谢产物，包括胆绿素、胆红素、胆素原和胆素等，胆红素呈橙黄色或金黄色，是胆汁中的主要色素。

(一) 胆红素的生成

正常人胆红素约 80%来自衰老红细胞中血红蛋白的分解，其余部分来自肌红蛋白、细胞色素、过氧化氢酶及过氧化物酶等色素蛋白的分解。

体内红细胞不断地更新、衰老而被破坏。红细胞平均寿命为 120 天，衰老的红细胞在肝、脾、骨髓的单核-吞噬细胞系统被破坏而释放出血红蛋白。血红蛋白进一步分解为珠蛋白和血红素，珠蛋白按一般蛋白质代谢途径进行分解，而血红素在分子氧和 $NADPH+H^+$ 的参与下，由微粒体血红素加氧酶(heme oxygenase)催化，释放出 CO 及 Fe^{3+} 而生成胆绿素，后者还原为胆红素。内源性 CO 可排出体外，Fe^{3+} 经血液运输，可重复用于造血。

(二) 胆红素的转运

单核-吞噬细胞系统内生成的胆红素是亲脂的，能自由透过细胞膜。进入血液后，即与血浆清蛋白结合，胆红素-清蛋白是胆红素在血中的运输形式。与血浆清蛋白结合既增大了胆红素的溶解度又可限制胆红素透过细胞膜进入组织，减少其对脑的毒性或组织内沉积。胆红素与清蛋白结合后分子质量变大，不易滤过肾小球，故正常尿中无胆红素。血胆红素尚未进入肝脏进行结合反应，故称**未结合胆红素**(或称**游离胆红素**、**间接胆红素**)。

某些有机阴离子(如磺胺类药物、脂肪酸、水杨酸、胆汁酸等)可与胆红素竞争性地和清蛋白结合，使胆红素游离出来，容易进入脑组织导致核黄疸(胆红素脑病)。因此对有黄疸倾向的患者或新生儿应避免使用有机阴离子药物，以免发生核黄疸而对大脑造成不可逆性损伤。同时酸中毒时促使胆红素进入细胞，故高胆红素血症患者要防止酸中毒。

（三）胆红素在肝细胞内的代谢

胆红素由清蛋白运输至肝脏，先与清蛋白分离，后迅速被肝细胞摄取。胆红素进入胞质，即与Y或Z蛋白结合成胆红素-Y蛋白或胆红素-Z蛋白复合物，增加了它的水溶性。复合体运输至滑面内质网上进一步结合转化。

由Y蛋白或Z蛋白运至滑面内质网的胆红素经葡萄糖醛酸基转移酶的催化，胆红素接受来自UDPGA的葡萄糖醛酸基，生成胆红素葡萄糖醛酸酯，即**结合胆红素**。结合胆红素水溶性极强，不易透过生物膜，既有利于胆红素的排泄，又消除了其对细胞的毒性作用。

结合胆红素在滑面内质网形成后，经高尔基体的分泌与排泄，最终几乎全部排出到毛细胆管中。毛细胆管膜上有主动转运载体，能将结合胆红素转运到胆汁中，随胆汁排入肠道。正常人每天排入肠道的胆红素为250～300 mg，而血液中的量小于3.42 μmol/L，故尿中极微。肝内外的阻塞或重症肝炎可导致排泄障碍，使结合胆红素逆流入血，此时尿中出现胆红素。

（四）胆红素在肝外的代谢

结合胆红素随胆汁排入肠道后，受肠菌的作用，水解脱去葡萄糖醛酸而成为游离胆红素，再经逐步还原生成多种无色的胆素原族化合物，包括中胆素原、粪胆素原和尿胆素原等。大部分胆素原与空气接触后，可分别被氧化为黄褐色尿胆素、粪胆素，统称为胆素。它们是尿和粪便中的主要色素。当胆管全阻塞时，因胆红素不能排入肠道转变为胆素原和胆素，所以粪便呈现灰白色。新生儿因肠道中缺少细菌，肠道中未被细菌作用的胆红素使粪便呈橙黄色。

肠道中有10%～20%胆素原被重吸收，经肝门静脉入肝，其中大部分再由肝细胞分泌随胆汁排入肠道，称**胆素原的肠肝循环（bilinogen enterohepatic circulation）**。在肠肝循环中只有极少量的胆素原进入体循环，被运输到肾随尿排出（图6-54）。

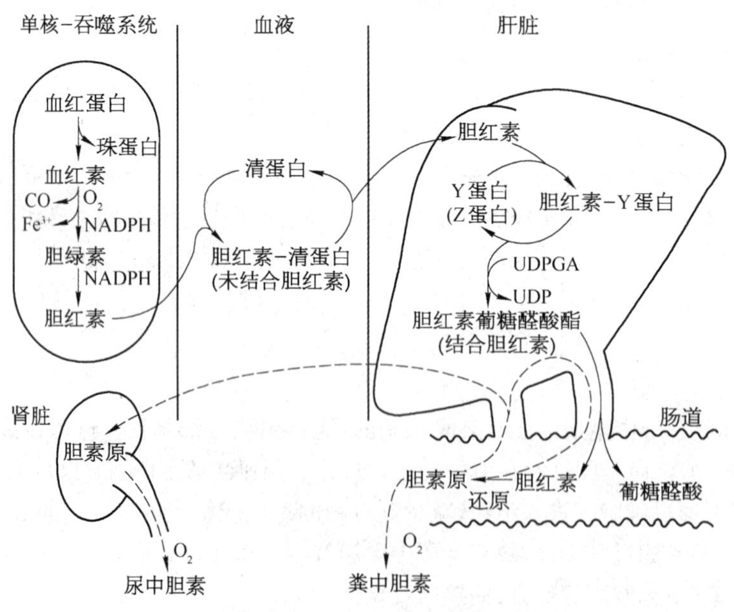

图6-54 胆色素的正常代谢与胆素原的肠肝循环

（五）血清胆红素与黄疸

正常人体内的胆红素主要以两种形式存在：一是来自网状内皮系统中红细胞破坏产生的胆红素，在血浆中主要与清蛋白结合为胆红素-清蛋白的形式而运输，这类胆红素因未与葡萄糖醛酸结合而称为未结合胆红素，且与重氮试剂反应缓慢，必须在加入乙醇后才表现出明显的紫红色，又称为间接胆红素。二是在肝细胞滑面内质网与葡萄糖醛酸结合的胆红素，这类胆红素称为结合胆红素，结合胆红素能直接与重氮试剂迅速反应呈现紫红色，故称为直接胆红素。两类胆红素的结构、含量与性质的区别见表 6-2。

表 6-2　两类胆红素的比较

类　别	未结合胆红素	结合胆红素
常见其他名称	游离胆红素 血胆红素 间接胆红素 间接反应胆红素	肝胆红素 直接胆红素 直接反应胆红素
占总含量(%)	80%	20%
与葡萄糖醛酸结合	未结合	结合
与血浆清蛋白亲合力	大	小
溶解性	脂溶性	水溶性
细胞膜通透性及毒性	大	小
经肾小球滤过随尿排出	不能	能
与重氮试剂反应	慢、间接	快、直接

正常人血清中胆红素含量甚微，其中未结合胆红素占 80%，其余为结合胆红素。未结合胆红素是脂溶性物质，极易透过细胞膜对细胞造成危害，尤其是对富含脂质的神经细胞，使神经系统的功能紊乱。因此，肝脏对未结合胆红素的结合转化，使其毒性减小，水溶性增大易于排泄，这对机体具有十分重要的保护作用。正常情况下，胆红素的生成与排泄处于动态平衡，一旦某个环节发生障碍，都会造成胆红素在血中潴留，其原因归纳起来有胆红素的来源增多和去路受阻两大方面。胆红素生成过多，或肝细胞对胆红素摄取、结合、排泄过程发生障碍均可使血中胆红素浓度升高。胆红素为金黄色的物质，血中浓度过高，则扩散进入组织，使皮肤、巩膜和黏膜等组织黄染，称为**黄疸(jaundice)**。黄疸的程度取决于血清胆红素的浓度，如血清中胆红素浓度虽超过正常，但不超过 34.2 μmol/L 时，肉眼看不到巩膜或皮膜黄染，这称为隐性黄疸；若超过 34.2 μmol/L，皮肤、巩膜和黏膜等组织出现黄染称显性黄疸。根据产生原因，黄疸可分为以下三类。

1. *溶血性黄疸*　也称肝前性黄疸，某些疾病（如恶性疟疾、过敏等）、药物和输血不当引起大量溶血，使血中未结合胆红素生成过多，超过肝细胞的摄取能力，从而导致未结合胆红素在血中蓄积，临床上出现黄疸。其特点有：①血中未结合胆红素增多，重氮反应试验为间接反应阳性；②尿中无胆红素；③胆汁中结合胆红素和粪便中尿胆素原增多，粪便颜色加深；④血和尿液中尿胆素原增加；⑤伴有其他特征如贫血、造成骨髓增生、末梢血液网织红细胞增多、脾肿大等。

2. *肝细胞性黄疸*　也称肝源性黄疸，由于肝细胞受损后变性或坏死，使肝细胞一方面因摄取和结合未结合胆红素的能力减弱，不能将未结合胆红素转化为结合胆红素，造成血清未结合胆红素含量增加，另一方面因肝细胞的肿胀，毛细血管阻塞或毛细胆管与肝血窦直接相通，使部分结合胆红素不能顺利地排入胆囊而反流入血，使血清结合胆红素含量增加。其特点有：①血清未结合与结合胆红素均增加，重氮反应试验为双相反应阳性；②尿胆红素阳性；③尿胆素原增高，但如果胆小管堵塞严重，则尿中胆素原反而减少；④粪便中胆素原含量正常或减少；⑤肝功能试验阳性，谷丙转氨酶常显著升高。

3. *阻塞性黄疸*　也称肝后性黄疸，由于胆管阻塞（如胆管炎症、肿瘤、结石或先天性胆管闭锁等疾病）引起胆汁排泄受阻，使胆小管和毛细胆管内压不断增高，结果胆小管扩张，通透性增强，甚至胆小管破裂胆汁反流入血，造成血清结合胆红素升高。其特点有：①血清结合胆红素含量增加，重氮反应试验为直接反应阳性；②尿中出现大量的胆红素，尿色变深；③由于胆管阻塞，结合胆红素不能排出肠道（如阻塞不完全则可有小量排入肠道），致使肠内无或很少有胆素原生成，故尿中无或很少含胆素原，粪便颜色灰白或变浅；④胆汁中的胆盐入血，刺激感觉神经末梢，引起皮肤瘙痒，刺激迷走神经，出现心动过缓；⑤血清胆固醇和碱性磷酸酶活性明显增高。

四、肝脏的生物转化作用

生物转化(biotransformation)是指机体对许多外源或内源性非营养物进行化学转变，增加其水溶性（或极性），使其易随胆汁、尿液排出体外的变化过程。生物转化主要在肝脏进行，少量在肠黏膜、肺、肾脏进行。这是因为生物转化的酶主要在肝细胞内，如氧化酶、水解酶、还原酶和结合酶都存在于肝细胞内。

生物转化的内源性物质有体内生成的生物活性物质（如激素、神经递质等）和代谢产物（如氨、胺、胆红素等），外源性物质包括药物、毒物、食品添加剂、色素等。生物转化的反应过程大致可分为氧化、还原、水解和结合四种类型，其中氧化、还原、水解仅仅是非营养物分子本身发生初步的化学反应，不需要与特殊的化合物结合，称为**第一相反应**；结合反应需要与特殊的化合物（称结合剂）结合才能真正改变非营养物的极性，称为**第二相反应**。各种非营养物在体内的生物转化过程各不相同，有的只经过第一相反应，即可排出体外；有的经第一相反应后，极性改变不大，还需要进行第二相反应，即与某些极性更强的物质如葡萄糖醛酸、氨基酸等结合，才能增加其溶解度，从而排出体外。

生物转化可使非营养物的溶解度增加，有利于排除废物及异物，具有保护机体的意义。值得注意的是机体对外源物质的生物转化，有时反而出现毒性或致癌、致畸等作用。例如烟草中含有的3,4-苯并芘，在体内与葡萄糖醛酸结合而促进排出体外，但经羟化酶作用生成7,8-二氢二醇-9,10-环氧化物却有极强致癌作用。又如苯胺在苯环上羟化可使之毒性减弱，但羟化成N-羟氨基苯毒性反而增加。

复习思考题

一、名词解释

1. 咽峡　**2.** 肝门　**3.** 壁细胞　**4.** 肠绒毛　**5.** 肝血窦　**6.** 胆小管　**7.** 门管区　**8.** 消化　**9.** 吸收　**10.** 蠕动　**11.** 胃排空　**12.** 容受性舒张　**13.** 分节运动　**14.** 激素灭活作用　**15.** 胆汁酸的肠肝循环　**16.** 结合胆红素　**17.** 未结合胆红素　**18.** 黄疸　**19.** 生物转化

二、问答题

1. 消化管包括哪些器官？上消化道指的是哪些器官？

2. 舌乳头主要有哪几种？

3. 三对唾液腺的名称、位置及其开口如何？

4. 食管的狭窄及其距中切牙的距离如何？

5. 简述胃的位置、形态和分部。

6. 胆囊底、阑尾根部的体表投影如何？

7. 直肠的弯曲有哪些?
8. 试述小肠绒毛的形成、结构和功能。
9. 试述肝小叶的结构。
10. 消化道平滑肌一般生理特性有哪些?
11. 简述胃液的主要成分、作用及分泌调节。
12. 胃运动有哪些主要形式? 各有什么生理意义?
13. 简述胰液的主要成分、作用及其分泌调节。
14. 不含消化酶的消化液是什么? 它在消化与吸收中有无作用?
15. 为什么说小肠是吸收的主要部位?
16. 简述三大类营养物质的吸收方式。
17. 肝脏在物质代谢中有哪些重要作用?
18. 简述胆色素的正常代谢过程。
19. 生物转化的反应类型有哪些?

第七章
循 环 系 统

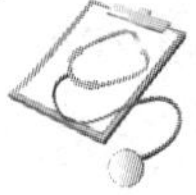

导学

1. **掌握：**循环系统的组成和大、小循环的概念；心的外形、位置，各心腔的主要结构；心动周期与心率；心脏泵血过程及其机制；心脏泵血功能的评价；影响心排血量的因素；心肌的生物电现象；心肌生理特性及其影响因素；主动脉的分部及其各部的重要分支；全身各重要动脉的位置和主要分支；上、下肢浅静脉的位置和行程；动脉血压的形成原理及影响因素；微循环；心脏与血管的神经支配；降压反射；肾上腺素与去甲肾上腺素；血管紧张素。

2. **熟悉：**心脏的构造和体表投影；心的传导系统和心的血管；心音的组成及意义；心电图各波的意义；肝门静脉的组成和收集范围；胸导管的组成和收集范围；头颈部和腋淋巴结的位置和收集范围；毛细血管的分类；大动脉和中动脉的结构；静脉血压及影响静脉回心血量的因素；组织液生成与回流及其影响因素；淋巴组织的概念；中枢淋巴器官及周围淋巴器官的概念；冠脉循环。

3. **了解：**凡列入教学内容，除掌握、熟悉的，其余均为了解。

第一节 概　　述

一、循环系统的组成和功能

循环系统又称脉管系统，是人体内执行运输功能的封闭、连续的管道系统，包括**心血管系统**(**cardivascular system**)和**淋巴系统**(**lymphatic system**)。

(一) 心血管系统的组成和功能

心血管系统由心脏、血管(包括动脉、毛细血管和静脉)组成。心脏是推动血液流动的动力器官，血管是血液流动的管道。在心脏的驱动下，血液在心血管系统中按一定的方向，周而复始地循环流动，称为**血液循环**(**blood circulation**)。

1. 心(heart)　是中空的肌性器官，在神经、体液的调节下，有节律地收缩和舒张，像泵一样不停地将血液从静脉吸入，由动脉射出，推动血液在心血管内不停地循环，终生不止。

2. 动脉(artery)　是运送血液离开心脏的管道，由心室发出，在行程中逐渐分为大动脉、中动脉和小动脉，愈分愈细，最后移行为毛细血管。

3. 毛细血管(capillary)　是连于动、静脉末梢之间呈网状的微细血管，管壁极薄，血流缓慢，是血液与组织、细胞间进行物质及气体交换的场所。除软骨、角膜、毛发、牙釉质、上皮、晶状体等外，毛细血管遍布全身各部。

4. 静脉(vein) 是引导血液返回心脏的管道，起自毛细血管，在回心的过程中不断地接纳属支，逐级汇合，由细变粗，最后注入心房。

心血管系统的主要功能是执行物质运输，即将消化管吸收的营养物质、肺吸入的氧气运送到全身各器官、组织和细胞，同时又将组织和细胞的代谢产物如二氧化碳、尿素等运送到肺、肾、皮肤等器官排出体外，以保证机体新陈代谢的正常进行，运输内分泌腺产生的激素或其他体液因子，实现机体的体液调节。此外，血液循环在实现血液防御功能以及维持机体内环境稳态中也起重要作用。心血管系统还具有重要的内分泌功能，心脏、心包、血管平滑肌细胞和内皮细胞可分泌如心房钠尿肽、血管紧张素、血管内皮舒张和收缩因子等多种生物活性物质，参与机体多种功能的调节。

(二) 淋巴系统的组成和功能

淋巴系统由淋巴管道、淋巴器官和淋巴组织组成。淋巴管道内流动着无色透明的液体，称**淋巴**(液)。当血液流经毛细血管时，部分液体经毛细血管壁滤出，进入组织间隙，形成**组织液**。组织液与细胞进行物质交换后，大部分在毛细血管静脉端被吸收，进入静脉，小部分进入毛细淋巴管内形成淋巴。淋巴沿各级淋巴管向心流动，途中经过若干淋巴结的过滤，最后汇入静脉。故淋巴系统可视为心血管系统的辅助系统。淋巴系统不仅能协助静脉进行体液回流，而且淋巴器官和淋巴组织还能产生淋巴细胞，过滤淋巴，产生抗体，参与机体的免疫反应和防御功能。

二、血液循环的径路

血液由心室射出，经动脉、毛细血管和静脉返回心房。依循环途径不同，可分为体循环(大循环)和肺循环(小循环)两部分。这两个循环是同时进行，彼此相通的(图 7-1)。

1. 体循环(systemic circulation) 当左心室收缩时，血液由左心室射入主动脉，再经主动脉的各级分支到达全身的毛细血管，血液在此与周围组织、细胞进行物质和气体交换，然后再经各级静脉，最后经上、下腔静脉和冠状窦返回右心房。体循环的特点是行程长、流经范围广，其主要功能是以含氧高和营养物质丰富的动脉血滋养全身各器官、组织和细胞，并将代谢产物和二氧化碳经静脉运回心脏。

2. 肺循环(pulmonary circulation) 当右心室收缩时，血液由右心室射入肺动脉，经肺动脉各级分支到达肺泡周围的毛细血管网，在此进行气体交换，然后再经肺静脉进入左心房。肺循环的特点是行程短，血液只经过肺，其主要功能是完成气体交换，使静脉血转变成氧饱和的动脉血。

第二节 心 脏

一、心的外形和结构

(一) 心的外形

心近似倒置、前后略扁的圆锥体，大小似本人拳头。可分为一尖、一底、两面、三缘，表面还有三条沟(图 7-2、图 7-3)。**心尖(cardiac apex)**朝向左前下方，由左心室构成，圆钝而游离，其表面投影位置在左侧第 5 肋间隙、锁骨中线内侧 1～2 cm 处，活体上在此处可以扪及心尖搏动。**心底(cardiac base)**朝向右后上方，与出入心的大血管相连，主要由左心房和小部分右心房构成。**胸肋面**亦称前面，朝向前上方，大部分由右心房和右心室构成。**膈面**亦称下面，朝向后下方，邻接膈，大部

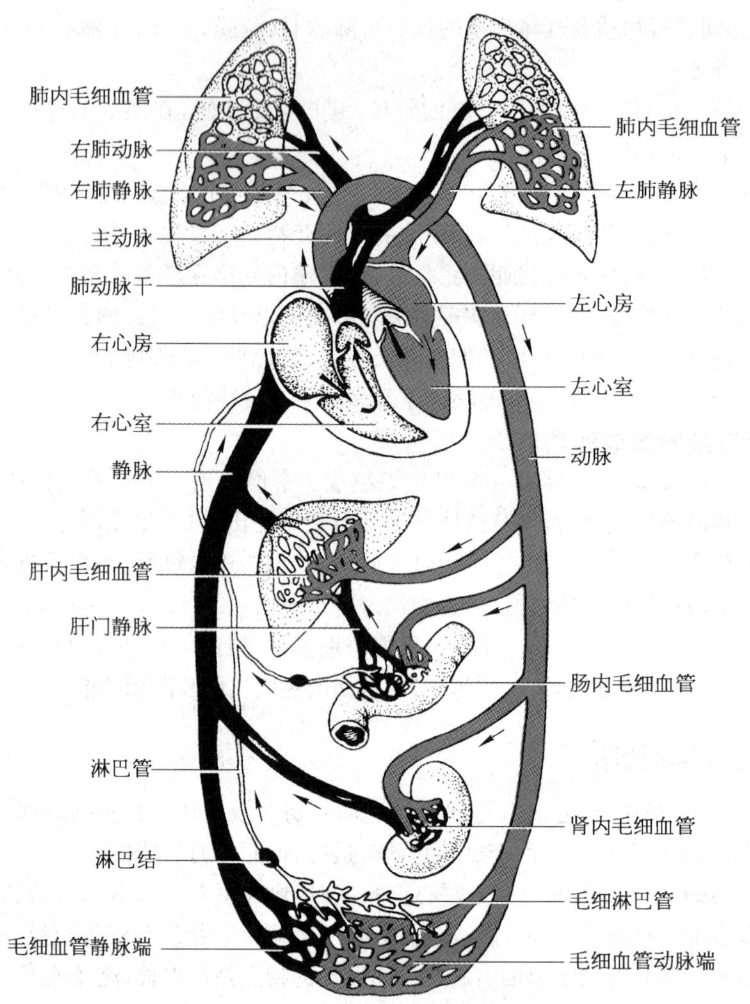

图 7-1 血液循环示意图

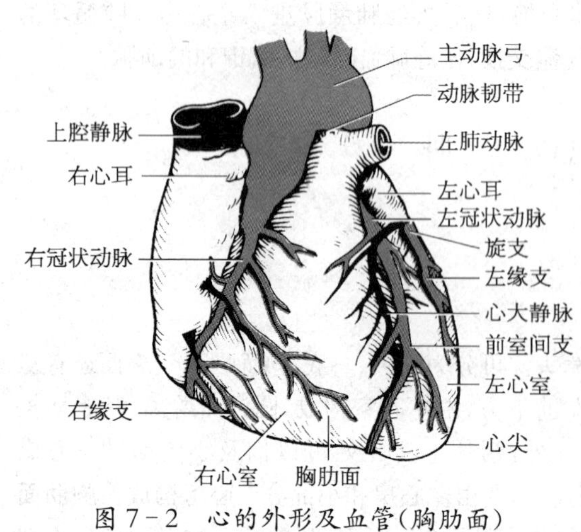

图 7-2 心的外形及血管(胸肋面)

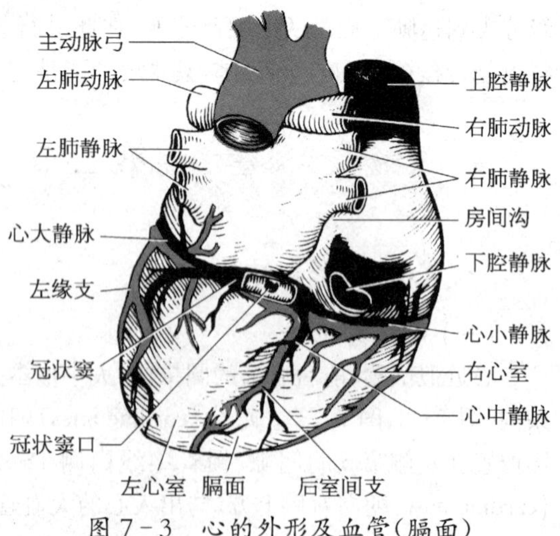

图 7-3 心的外形及血管(膈面)

分由左心室，小部分由右心室构成。**右缘**垂直向下，由右心房构成，向上延续为上腔静脉。**左缘**钝圆，斜向左下，主要由左心室构成。**下缘**接近水平位，由右心室和心尖构成。

心表面有三条沟，沟内有血管走行并被脂肪组织覆盖，可作为心腔在心表面的分界线。**冠状沟（coronary sulcus）**靠近心底处，几乎绕心一周，前方被肺动脉干所中断，是心房与心室的表面分界线。在心室的胸肋面和膈面各有一条自冠状沟延伸至心尖右侧的浅沟，分别称为**前室间沟（anterior interventricular groove）**和**后室间沟（posterior interventricular groove）**，前、后室间沟是左、右心室的表面分界线。

（二）心的位置

心位于胸腔中纵隔内，外面裹以心包，约 2/3 位于正中矢状面的左侧，1/3 在其右侧。心的上方有出入心的大血管，下方为膈。两侧借纵隔胸膜、胸膜腔与肺相邻（图 7-4）。后方有食管、迷走神经和胸主动脉等，平对第 5～8 胸椎。前方平对胸骨体和第 2～6 肋软骨，大部分被肺和胸膜覆盖，只有左肺心切迹内侧的部分与胸骨体下部左半及左侧第 4～5 肋软骨相邻。因此临床上作心内注射时，应在左侧第 4 肋间隙紧贴胸骨左缘进针，将药物注射至右心室内，以避免刺伤肺和胸膜。

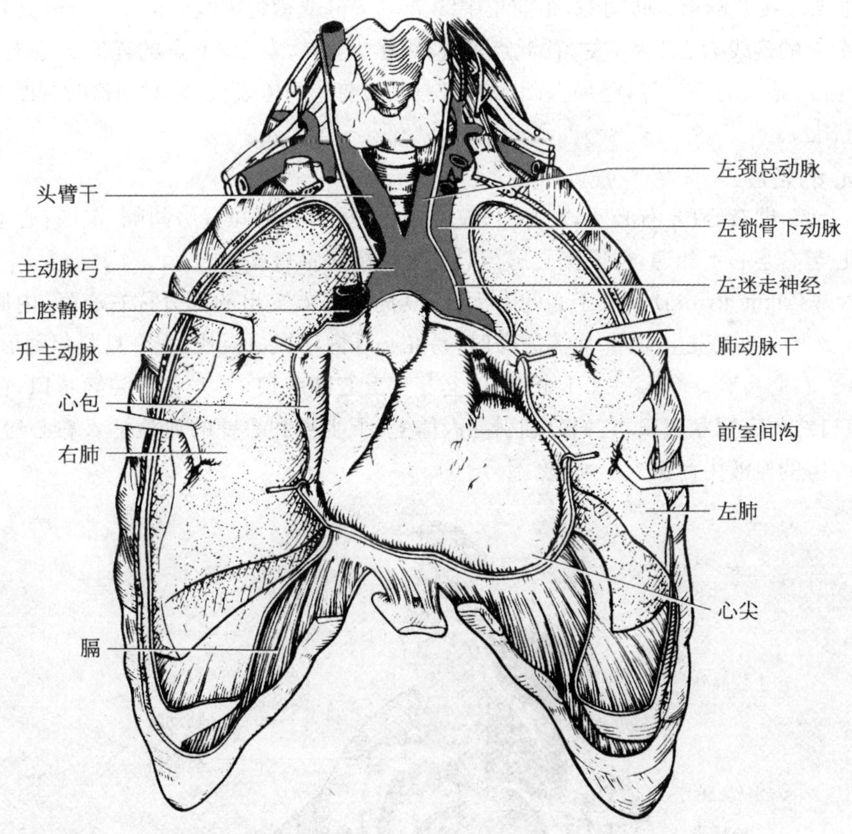

图 7-4　心的位置

（三）心的体表投影

心在胸前壁的体表投影通常采用四点及其连线来确定（图 7-5）。

1. *左上点*　在左侧第 2 肋软骨下缘，距胸骨左缘 1.2 cm 处。
2. *右上点*　在右侧第 3 肋软骨上缘，距胸骨右缘 1.0 cm 处。

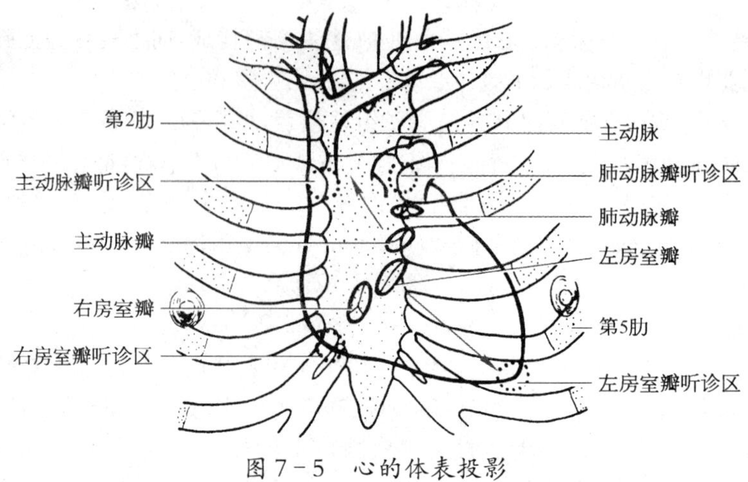

图 7－5　心的体表投影

3. *右下点*　在右侧第 6 胸肋关节处。

4. *左下点*　在左侧第 5 肋间隙，距前正中线 7～9 cm（或锁骨中线内侧 1～2 cm 处）。

左、右上点的连线为心上界，左、右下点的连线为心下界，右上、下点的连线为心右界，略向右凸，左上、下点的连线为心左界，略向左凸。了解心在胸前壁的体表投影，对叩诊时判断心界是否扩大有实用意义。

（四）心的各腔

心有 4 个腔，即右心房、右心室、左心房、左心室。左、右心房间有房间隔，左、右心室间有室间隔，故左半心与右半心不相通，但同侧心房与心室间均借房室口相通。

1. *右心房*（right atrium）　位于心的右上部，其向左前方突出的部分称**右心耳**，内面的肌性隆起称**梳状肌**。当心功能发生障碍，血流淤滞时，易在心耳内形成血凝块，它一旦脱落则形成栓子，可致血管堵塞。右心房有 3 个入口和 1 个出口：上方有**上腔静脉口**，下方有**下腔静脉口**，在下腔静脉口与右房室口之间有**冠状窦口**，它们分别引导人体上、下半身和心壁的血液汇入右心房；出口是右房室口，右心房的血液由此流入右心室（图 7－6）。

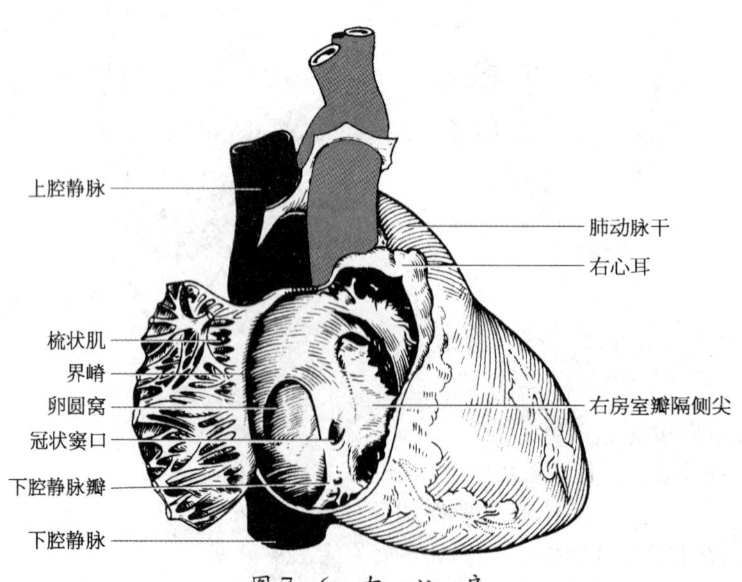

图 7－6　右　心　房

右心房的后内侧壁主要由房间隔组成，其下部有一卵圆形的浅窝，称**卵圆窝**(**fossa ovalis**)，此处较薄，为胚胎时期卵圆孔闭锁后的遗迹。若出生后1年左右此孔仍未封闭，就形成一种先天性心脏病的房间隔缺损。

2. *右心室*(right ventricle) 位于右心房的左前下部，有出入两口：入口即**右房室口**，口周缘的纤维环上附有3个三角形的瓣膜，称右房室瓣，又称**三尖瓣**(**tricuspid valve**)。室壁上有3个突起的**乳头肌**，乳头肌尖端有数条**腱索**，分别连到相邻的两个瓣膜的边缘上(图7-7、图7-8)。心室收缩时，三尖瓣受血流推挤，封闭右房室口，由于腱索的牵引，瓣膜不致翻向右心房，可防止血液向右心房逆流。

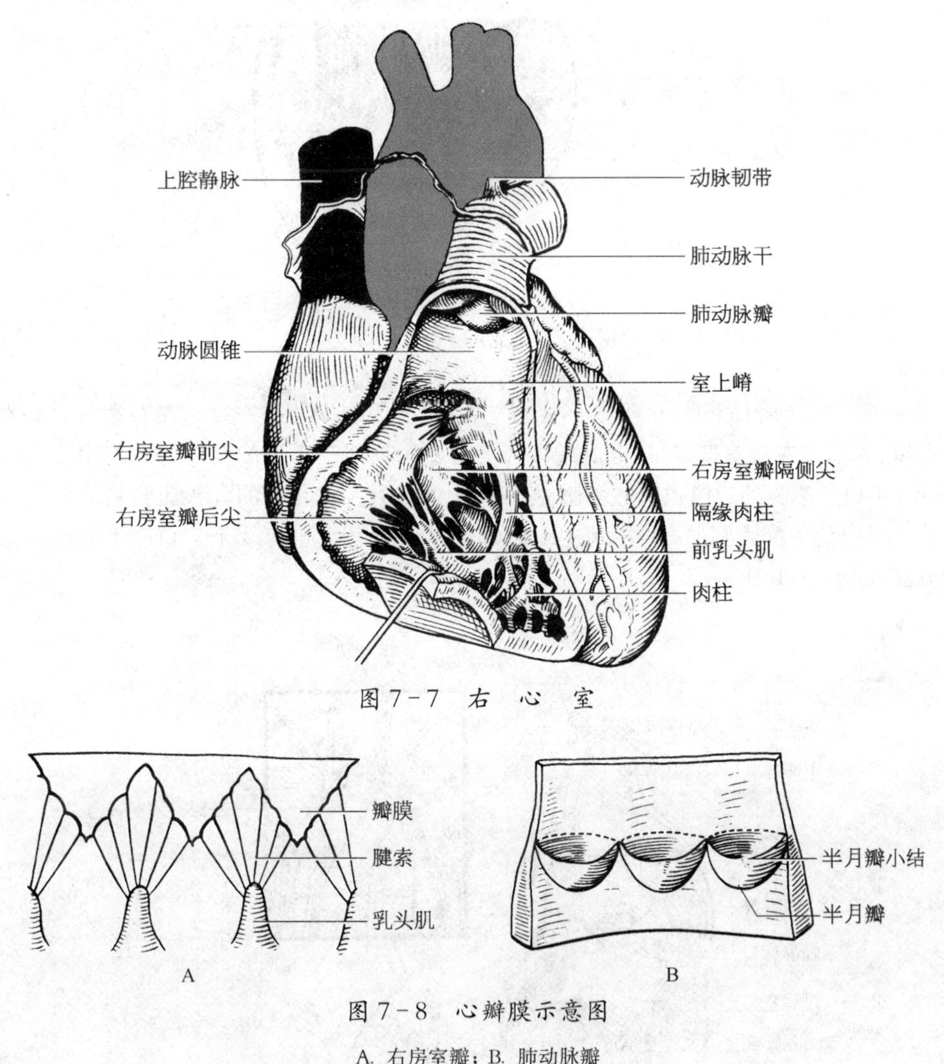

图7-7 右心室

图7-8 心瓣膜示意图

A. 右房室瓣；B. 肺动脉瓣

右心室腔向左前上方延伸的部分逐渐变细，形似倒置的漏斗，称**动脉圆锥**，其上端即右心室的出口，称**肺动脉口**，口周围的纤维环上附有3个袋口向上的半月形瓣膜，称**肺动脉瓣**(**pulmonary valve**)。

3. *左心房*(left atrium) 位于右心房的左后方，构成心底的大部，其向右前方突出的部分称**左心耳**，内有与右心耳相似的梳状肌。左心耳与二尖瓣邻近，为心外科常用的手术入路之一。左心房有4个入口和1个出口：入口均为**肺静脉口**，即左上、右上肺静脉口和左下、右下静脉口；出口是前下方的**左房室口**，左心房的血液由此流向左心室(图7-9)。

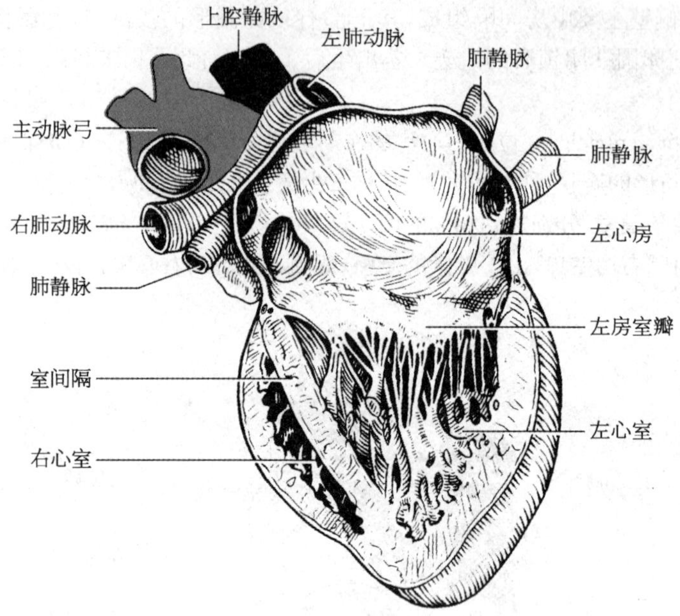

图 7-9 左心房和左心室

4. *左心室*(left ventricle) 位于右心室的左后方，构成心尖及心左缘。左心室与右心室一样，有出入两口：入口即**左房室口**，口周围的纤维环上有 2 个近似三角形的瓣膜称左房室瓣，又称**二尖瓣(mitral valve)**。瓣膜的边缘也有数条腱索连到乳头肌上。左心室的乳头肌较右心室的强大，有前后 2 个。出口位于前内侧部，称**主动脉口**，口周围的纤维环上也有 3 个袋口向上的半月形瓣膜，称**主动脉瓣(aortic valve)**(图 7-9，图 7-10)。

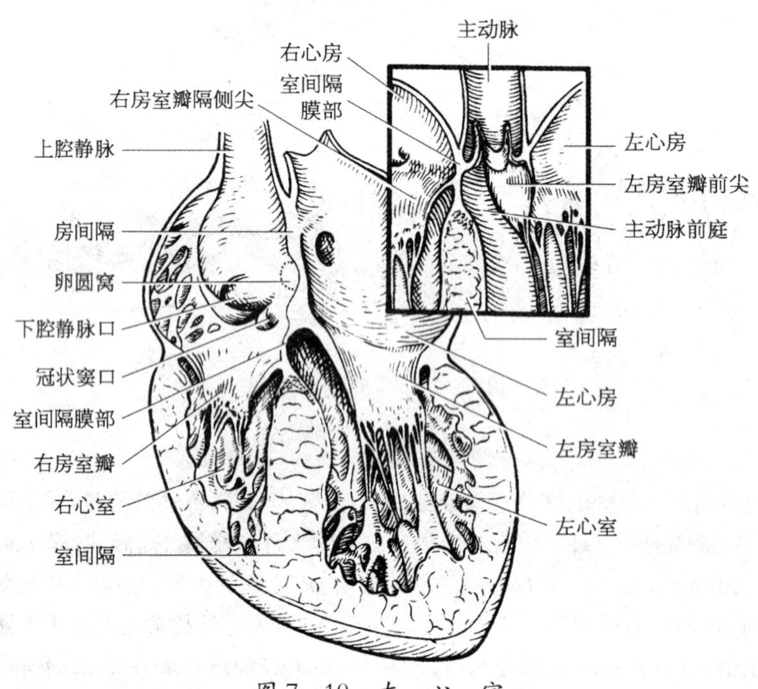

图 7-10 左 心 室

心像一个“血泵”,瓣膜类似闸门,保证了心内血液的定向流动。当心室收缩时,左房室瓣和右房室瓣关闭,主动脉瓣和肺动脉瓣开放,血液由心室射入动脉;当心室舒张时,左房室瓣和右房室瓣开放,主动脉瓣和肺动脉瓣关闭,血液由心房进入心室(图 7-11)。

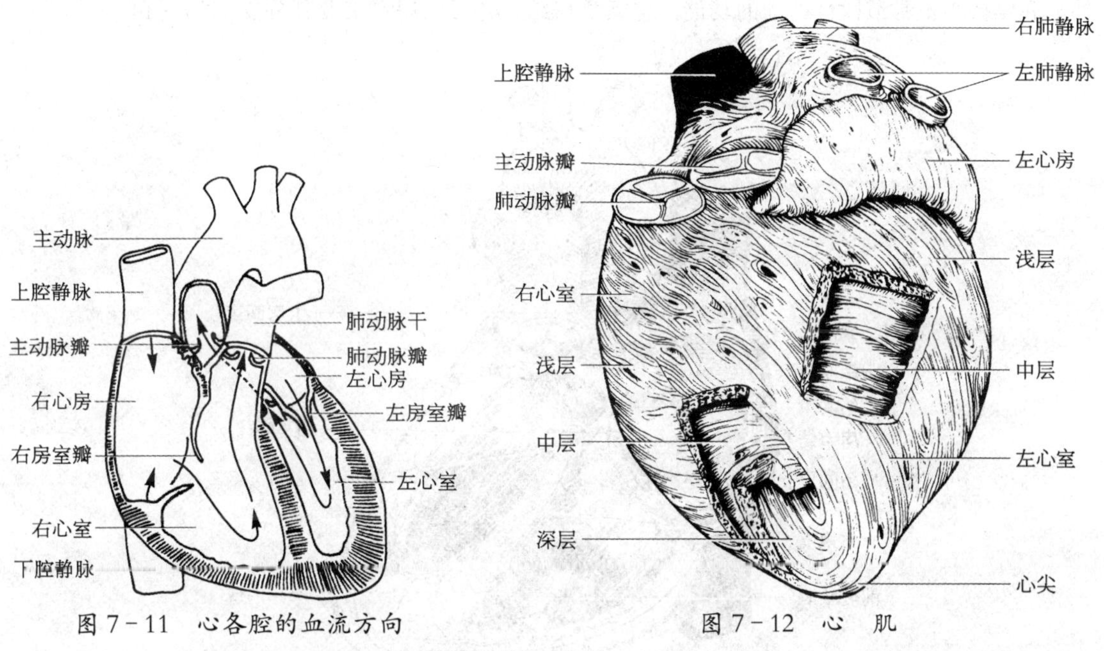

图 7-11 心各腔的血流方向

图 7-12 心 肌

(五) 心的构造

心壁的构造:心壁由心内膜、心肌和心外膜构成(图 7-12,图 7-13)。

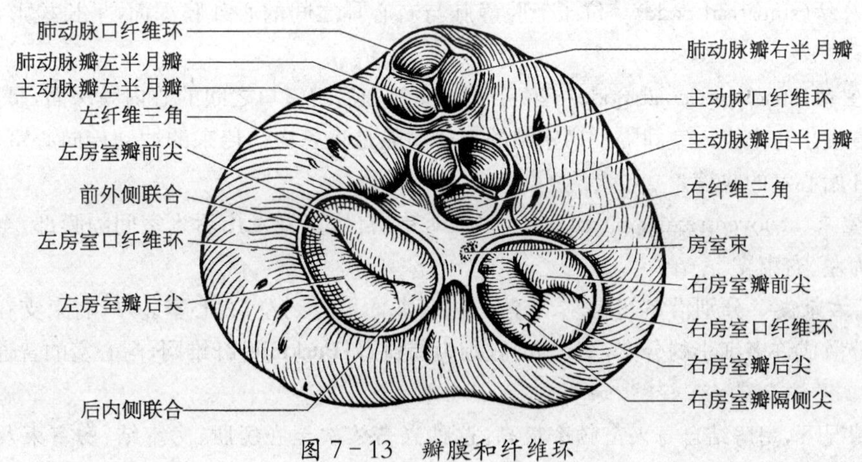

图 7-13 瓣膜和纤维环

(1) **心内膜(endocardium)**:是衬于心房和心室壁内面的一层光滑的薄膜,与大血管的内膜相连续。心的各瓣膜就是由心内膜在各房室口和动脉口处折叠并夹有一层致密结缔组织而构成的。

(2) **心肌(myocardium)**:是构成心壁的主体,由心肌细胞和结缔组织支架组成,可分为**心房肌**和**心室肌**。心房肌较薄,心室肌肥厚,尤以左心室最发达,是右心室的 3 倍。心室肌一般分为浅、中、深 3 层,其走行方向是浅层斜行,中层环行,深层纵行。心房肌与心室肌不相连续,它们被房室口周围的纤维环隔开,因此心房肌和心室肌可以分开收缩。

(3) **心外膜(epicardium)**:是包在心肌外面的一层光滑的浆膜,即浆膜心包的脏层。

(六) 心的传导系统

心的传导系统由特殊分化的心肌细胞构成,它们形成结或束位于心壁内,具有产生兴奋、传导冲动和维持心正常节律性搏动的功能。包括窦房结、房室结、房室束及其分支(图 7-14)。

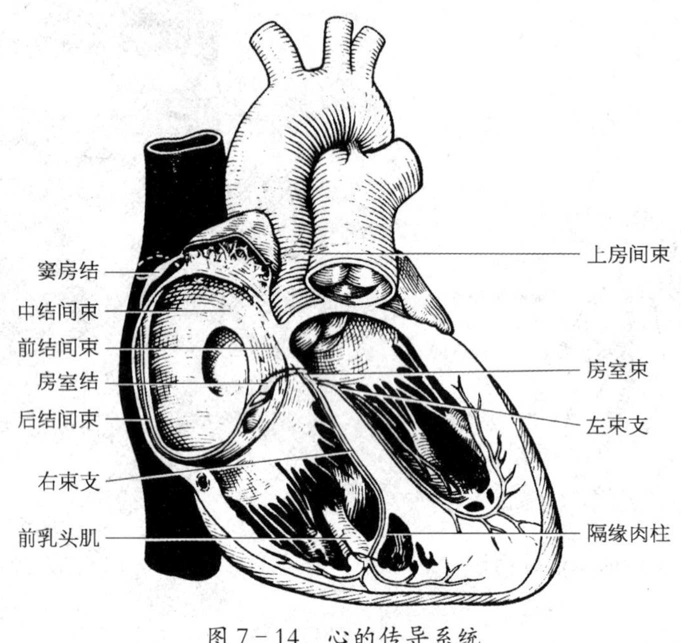

图 7-14 心的传导系统

1. *窦房结*(sinuatrial node) 位于上腔静脉与右心耳之间的心外膜深面,呈长梭形,是心的正常起搏点。

2. *房室结*(atrioventricular node) 位于冠状窦口与右房室口之间的心内膜深面,呈扁椭圆形,它从前下方发出房室束入室间隔。房室结的主要功能是将窦房结传来的冲动传向心室,保证心房收缩后再开始心室的收缩。

3. *房室束*(atrioventricular bundle) 又称 **His 束**,自房室结发出后入室间隔膜部,至室间隔肌部上缘分为左、右束支。

4. *左、右束支* 分别沿室间隔左、右侧心内膜深面下行到左、右心室。左、右束支在心室的心内膜深面分散成许多细小的分支,交织成网,称为**浦肯野(Purkinje)纤维网**,与心室的普通心肌细胞相连。

一般情况下,窦房结自身兴奋频率最高,这种兴奋依次至心房肌、房室结、房室束及左右束支和心室肌,引起心房肌和心室肌的有规律的依次交替收缩。

(七) 心的血管

1. *动脉* 心的血液供应主要来自左、右冠状动脉(见图 7-2、图 7-3)。

(1) **左冠状动脉(left coronary artery)**:起自升主动脉起始部的左侧,在肺动脉干与左心耳之间左行,随即分为前室间支和旋支。**前室间支**沿前室间沟下行,绕过心尖右侧,至后室间沟下部与右冠状动脉的后室间支吻合。前室间支沿途发出分支分布到左心室前壁、室间隔前 2/3 和右心室前壁一部分。**旋支**沿冠状沟左行,绕过心左缘至左心室膈面,分支分布到左心房、左心室左侧壁和膈壁。旋支闭塞常引起左心室侧壁和膈壁心肌梗死。

左冠状动脉分支分布到左心房、左心室、室间隔前 2/3 和右心室前壁一部分。

(2) **右冠状动脉(right coronary artery)**:起自升主动脉起始部的右侧,经右心耳与肺动脉根部之间进入冠状沟向右行,绕过心右缘至冠状沟后部,主要分支为后室间支。**后室间支**沿后室间沟下行,至其下部与前室间支末梢吻合。

右冠状动脉分支分布到右心房、右心室、室间隔后 1/3 和左心室膈壁的一部分,此外还分支分布到窦房结和房室结。

2. 静脉 心壁的静脉绝大部分都汇集于冠状窦,再经冠状窦口注入右心房。**冠状窦(coronary sinus)**位于心膈面的冠状沟内,左心房和左心室之间,其主要属支有 3 条(见图 7-2、图 7-3)。

(1) 心大静脉:起自心尖,沿前室间沟上行至冠状沟,向左行绕到心膈面,注入冠状窦的左端。

(2) 心中静脉:起自心尖,沿后室间沟上行至冠状沟,注入冠状窦的右端。

(3) 心小静脉:在冠状沟内与右冠状动脉伴行,向左注入冠状窦的右端。

(八) 心包

心包(pericardium)为包裹心和出入心的大血管根部的纤维浆膜囊,可分为纤维心包和浆膜心包两部分(图 7-15)。

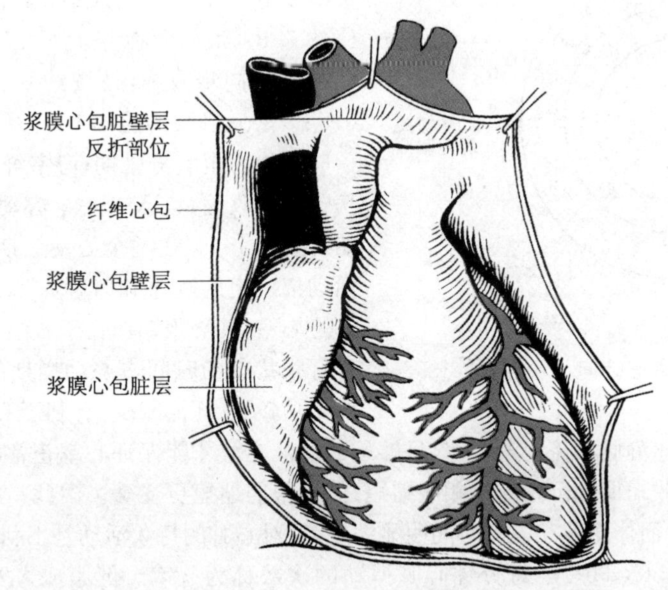

图 7-15 心 包

1. 纤维心包(fibrour pericardium) 为心包外层,是坚韧的结缔组织囊,上方与出入心的大血管外膜相延续,下方与膈的中心腱愈着。纤维心包可防止心过度地扩张,以保持心腔充盈量的相对恒定。

2. 浆膜心包(serous pericardium) 薄而光滑,位于纤维心包的内面,分为脏、壁两层。脏层紧贴在心肌的表面,构成心外膜,壁层贴在纤维心包的内面。脏、壁两层在出入心的大血管根部相互移行,两层之间的潜在性腔隙称**心包腔**,内含少量浆液,起润滑作用,可减少心搏动时的摩擦。

二、心脏的泵血功能

在人的一生中，心脏始终不停地、有节律地收缩和舒张。在心脏瓣膜的配合下，心脏收缩时，将心腔内血液射入动脉，为血液的流动提供能量；心脏舒张时，射血停止，静脉内血液回流，充盈心腔，为下一次射血做好准备。心脏在循环系统中起着“泵”的作用，通过节律性的收缩和舒张活动以及瓣膜的导向作用，推动血液按一定方向流动，实现其泵血功能。

（一）心动周期与心率

1. *心动周期*(cardiac cycle)　心脏每收缩和舒张一次，构成一个机械活动周期，称为心动周期。一个心动周期中，心房和心室均经历一次**收缩期(systole)**和**舒张期(diastole)**。左右心房或左右心室是同步收缩的，因此心脏的一个心动周期包括心房收缩期、心房舒张期及心室收缩期、心室舒张期4个过程，它们既有时间上的重叠，又有一定的顺序关系。虽然整个心脏的心动周期是从心房收缩开始的，但由于心室在心脏泵血功能中起主要作用，故心动周期通常指心室的活动周期，心缩期指心室收缩期，心舒期指心室的舒张期。

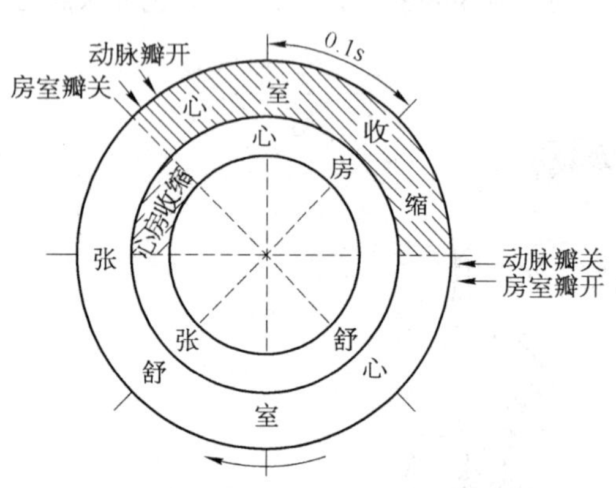

图7-16　心动周期中心房和心室的活动顺序与时间的关系

心动周期时程的长短与心率有关。以健康成人心率平均为75次/min计，每个心动周期历时0.8 s。在一个心动周期中，首先是两心房收缩，持续约0.1 s，继而两心房舒张0.7 s；当心房开始舒张时两心室同步收缩，持续约0.3 s，然后心室舒张0.5 s。心室舒张的前0.4 s，心房也处于舒张期，这一时期称为全心舒张期；心室舒张的最后0.1 s，心房又开始收缩，进入下一个心动周期，如此周而复始(图7-16)。在一个心动周期中，心房和心室的活动依一定的顺序和时程先后进行。不论是心房还是心室，其舒张期均长于收缩期，并且，房室同处于舒张状态的时间占心动周期的一半。舒张期心肌做功较少，耗能减少，有利于心脏休息；足够长的心室舒张期又有利于静脉回流充盈心室，足够量的血液充盈才能保证心室正常的射血。心率加快时，心动周期缩短，收缩期和舒张期均相应缩短，但舒张期缩短更显著。因此，当心率过快时，心脏工作时间相对延长，而休息及充盈的时间明显缩短，这对心脏的持久活动是不利的。

2. *心率*(heart rate, HR)　每分钟心脏搏动的次数称为心率。健康成人安静状态下心率为60～100次/min，平均75次/min。心率因年龄、性别和生理情况不同而有差异。新生儿的心率可达140次/min以上，以后随着年龄的增长而逐渐减慢，至青春期接近成人。成人中，女性的心率略快于男性。经常进行体育锻炼或从事体力劳动的人，心率较慢。同一个人的心率则随生理状态不同而波动，安静或睡眠时心率减慢，运动或情绪激动时心率加快。成人安静时心率如低于60次/min，称窦性心动过缓；超过100次/min，称窦性心动过速。

（二）心脏泵血过程及其机制

心脏泵血功能的完成，主要取决于两个因素：①心室节律性收缩和舒张造成心室与心房、动脉之间的压力差，形成推动血液流动的动力；②心脏内4套瓣膜的启闭控制着血流的方向。心脏泵血功能主要靠心室完成，心室收缩完成射血过程，心室舒张完成充盈血液的过程。左右心室活动是同步的，故其射血和充盈过程基本同时进行。现以左心室为例，说明心脏泵血的过程和机制(图7-17)。

1. 心室收缩期(ventricular systole) 可分为等容收缩期、快速射血期和减慢射血期3个时期。

(1) **等容收缩期(isovolumetric contraction phase)**:左心房收缩后进入舒张期,左心室开始收缩,使室内压升高;当室内压超过房内压时,心室内血液即推动二尖瓣使之关闭,因此血液不会倒流入心房。此时室内压仍低于主动脉压,主动脉瓣仍处于关闭状态,心室暂时成为一个封闭的腔。由于血液是不可压缩的液体,二尖瓣和主动脉瓣都处于关闭状态,心室肌的收缩无法改变心室腔的容积,心室容积不变,故称为等容收缩期,持续约0.05 s。此期内室内压急剧升高,是心动周期中室内压上升速率和上升幅度最大的时期(图7-17b)。

(2) **快速射血期(rapid ejection phase)**:随着心室肌继续收缩,室内压继续上升至超过主动脉压时,血液冲开主动脉瓣,由心室射入主动脉。由于心室肌的强烈收缩,这一时期射入动脉的血量较多,约占总射血量的2/3,血流速度也很快,故称为快速射血期,持续约0.1 s。此期心室内血液被迅速射入主动脉,因而心室容积明显缩小,成为室内容积下降速率最快的时期;而室内压则继续上升达峰值,成为心动周期中室内压最高的时期,主动脉压也相应升高(图7-17c)。

(3) **减慢射血期(reduced ejection phase)**:快速射血期后,由于主动脉压升高,心室内血液减少以及心室肌收缩强度减弱,射血的速度逐渐减慢,这段时期称为减慢射血期,持续约0.15 s。此期室内压和主动脉压都相应由峰值逐渐下降,并且在快速射血期的中、后期,室内压已略低于主动脉压,但此时心室内血液靠原先心肌强烈收缩的动能,在惯性作用下继续流入主动脉(图7-17d)。

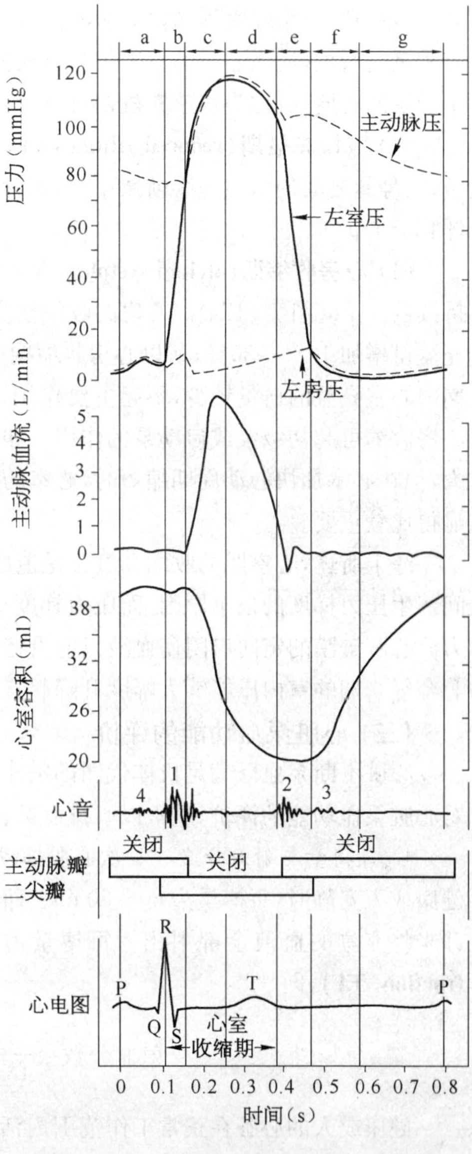

图7-17 心动周期各时相中,心脏内压力、容积、瓣膜、心音与心电图变化

a. 房缩期;b. 等容收缩期;c. 快速射血期;d. 减慢射血期;e. 等容舒张期;f. 快速充盈期;g. 减慢充盈期

2. 心室舒张期(ventricular diastole) 可分为等容舒张期、快速充盈期、减慢充盈期、房缩期四个时期。

(1) **等容舒张期(isovolumetric relaxation phase)**:心室肌开始舒张,室内压下降低于主动脉内压力时,主动脉内血液向心室倒流,推动主动脉瓣,使之关闭,但此时室内压仍明显高于房内压,二尖瓣依然处于关闭状态,心室又暂时成为一个封闭的腔。这段时期内心室肌舒张而心室的容积不变,故称为等容舒张期,持续约0.07 s。此期室内压急剧下降,为室内压下降速率最快和幅度最大的时期(图7-17e)。

(2) **快速充盈期(rapid filling phase)**:心室肌继续舒张,当室内压下降到低于房内压时,二尖瓣被血液冲开，心房和大静脉内的血液受到心室内低压的“抽吸”作用而迅速流入心室内。此期心室容积迅速增加，流入心室的血液约为总充盈量的 2/3，为心动周期中心室内容积增加最多和增加速率最快的时期，故称为快速充盈期，持续约 0.11 s(图 7－17f)。

(3) **减慢充盈期(reduced filling phase)**：快速充盈期后，随着心室内血液不断增加，心室与心房、大静脉之间的压力差逐渐减小，血液流入心室的速度减慢，故称为减慢充盈期，持续约 0.22 s(图 7－17g)。

(4) **心房收缩期(atrium systole)**：在心室舒张期的最后 0.1 s，心房开始收缩，称为心房收缩期，持续约 0.1 s(图 7－17a)。心房的收缩使房内压高于室内压，血液顺压力梯度挤入心室，使心室的充盈量增加 10%～30%，所以心房收缩期是整个心动周期中心室容积最大的时期。虽然心房收缩期内心室充盈的血量较少，不起主要作用，但可对心室的充盈起辅助作用，有利于心室射血，因此心房收缩可起初级泵或启动泵的作用。如心房的初级泵作用丧失，对安静时心脏泵血功能影响不大，但在心率加快心动周期缩短时，心室的被动充盈受影响，心房收缩的初级泵作用对心室充盈就显得比较重要。

综上所述，心室肌的收缩和舒张是造成室内压变化并导致心房和心室之间以及心室和动脉之间产生压力梯度的根本原因，而压力梯度则是推动血液在心房、心室以及动脉之间流动的主要动力。心脏瓣膜的定向启闭使血液只能沿特定的方向流动，而且瓣膜的正常关闭对于等容收缩期和等容舒张期的室内压能够大幅度升降起着重要作用。

(三) 心脏泵血功能的评价

心脏不断泵血以满足机体代谢的需求，因此心脏泵血功能是衡量心脏功能状态的基本指标。对心脏泵血功能的评价，通常以心排血量、每搏量和做功量等为指标。

1. *每搏量与射血分数*　一次心脏搏动一侧心室射出的血量，称为**每搏量(stroke volume, SV)**。健康成人安静时，每搏量为 60～80 ml。而左心室舒张末期容积为 130～145 ml，可见心室每次收缩并未将充盈的血液全部射出。每搏量占心室舒张末期容积的百分比，称为**射血分数(ejection fraction, EF)**，即

$$射血分数=\frac{每搏量(ml)}{心室舒张末期容积(ml)}\times 100\%$$

健康成人的心脏在正常工作范围内活动时，每搏量始终与心室舒张末期容积相适应，射血分数基本不变，为 50%～60%。但在心功能减退、心室异常扩大的情况下，每搏量虽可与健康人无明显差别，但已不能与扩大的心室舒张末期容积相适应，以致射血分数明显下降。显然，若单纯依据每搏量来评定心脏的泵血功能，而不考虑心室舒张末期容积，是不全面的，可能导致错误的判断。因此，射血分数是评定心功能的重要指标之一。

2. *心排血量与心排血指数*　每分钟由一侧心室射出的血液量，称为**心排血量(cardiac output, CO)**，等于每搏量与心率的乘积。由于体循环和肺循环相互串联，左右两心室的心排血量基本相等。健康成年男性安静状态下，心率平均 75 次/min，每搏量约为 70 ml，则心排血量约为 5 L/min。心排血量与机体代谢水平相适应，故可因性别、年龄、活动情况等不同而有较大差异。女性比同体重的男性的心排血量约低 10%左右，情绪激动时心排血量可增加 50%～100%，剧烈运动时心排血量比安静时可提高 5～7 倍。

对身材不同的个体进行心功能比较时，因新陈代谢水平不同，只用心排血量作为指标进行评价是不恰当的。人体静息时的心排血量和基础代谢一样，与体表面积成正比。因此，临床常用心排

血指数作为分析比较不同个体心功能的指标。**心排血指数(cardiac index)**是指在安静、空腹状态下,每平方米体表面积的心排血量。一般身材的成人,体表面积为 1.6~1.7 m^2(体表面积可用身高和体重求得,详见第十三章),安静空腹情况下,心排血量为 4.5~6 L/min,心排血指数为 3.0~3.5 L/(min・m^2)。心排血指数随不同生理条件而不同。新生儿较低,约 2.5 L/(min・m^2);10 岁左右的少年,心排血指数最大,可达 4 L/(min・m^2)以上;以后随年龄增加而逐渐下降,到 80 岁时接近于 2 L/(min・m^2)。同龄男女比较,女性比男性低 7%~10%。运动、妊娠、情绪激动和进食等,心排血指数均增加。

3. 心脏做功量 心脏收缩一次所做的功称为**每搏作功(stroke work)**,可用搏出血液所增加的压强能和动能来表示。压强能等于每搏量×射血压力,动能等于(血液质量×流速^2)×1/2,因此,每搏作功=每搏量×射血压力+动能。由于动能所占的比例很小(安静时约占总能量的 1%),可省略不计;射血压力为射血期左心室内压与心室舒张末期室内压之差,为便于实际应用,以平均动脉压代替射血期左心室压,以左心房平均压代替左心室舒张末期压,因此每搏作功简化为:每搏作功=每搏量×(平均动脉压-左心房平均压)。如某人每搏量为 70 ml,平均动脉压为 93.3 mmHg,左心房平均压为 6 mmHg,则此人静息时左心室的每搏作功约为 0.82 J。每搏作功乘以心率即为**每分功(minute work)**。如此人心率为 75 次/min,则每分功约为 61 J/min。右心室每搏量与左心室相等,但由于肺循环的阻力低,所以右心室的做功量仅为左心室的 1/6 左右。

作为评定心泵血功能的指标,心脏做功量要比单纯的心排血量更为全面。因为心室射血入动脉,要克服动脉压所形成的阻力才能完成。在不同的动脉压的条件下,心室射出相同血量所消耗的能量或做功量是不同的。当动脉压升高时,心室射出与原来相同的血量,必须加强收缩,做更大的功,否则,射出的血量将减少;反之,当动脉压降低时,心室做同样的功,可射出更多的血量。因此,心脏做功量也是评价心功能的重要指标。

(四) 影响心排血量的因素

心排血量等于每搏量与心率的乘积,因此,凡能影响每搏量和心率的因素均可影响心排血量。

1. 每搏量的调节 每搏量取决于心室肌收缩的强度和速度。和骨骼肌一样,心肌收缩的强度和速度受前负荷、后负荷以及心肌收缩能力的影响。

(1) 前负荷:指肌肉收缩之前所承受的负荷,它使肌肉处于一定的初长度。对心室肌而言,其初长度取决于心室收缩前的容积,即心室舒张末期容积。因此,心室舒张末期容积是反映心室前负荷的良好指标。由于室内压测定比心室容积测定方便和精确,且心室舒张末期容积与压力又有一定的相关性,在实践中常用心室舒张末期压力来反映前负荷。

为了分析前负荷和初长度对心脏泵血功能的影响,在实验中,常维持动脉压于一个稳定水平,逐渐改变心室舒张末期压力或容积,将对应的心室射血的搏出功数据绘制成**心室功能曲线(ventricular function curve)**(图 7-18)。心室功能曲线大致可分为三段:①充盈压 12~15 mmHg是人体心室的最适前负荷,此时心室肌细胞的长度为最适初长度。其左侧为心室功能曲线升支,与骨骼肌的长度-张力曲线升

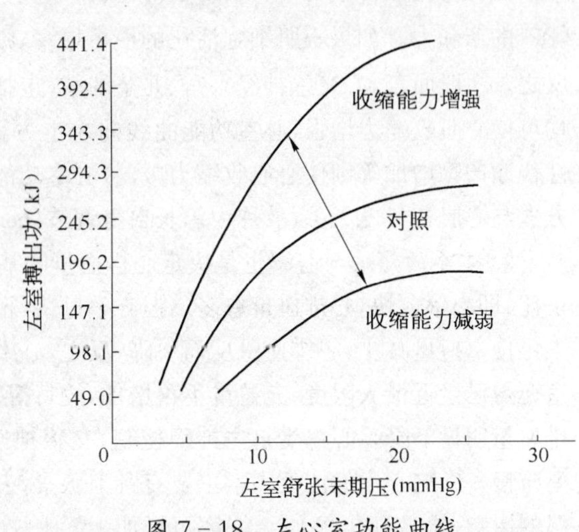

图 7-18 左心室功能曲线

支相似，表明在达到最适前负荷之前，每搏作功或每搏量随初长度增加而增加。正常情况下左室充盈压为 5～6 mmHg，远低于最适前负荷，表明心室肌具有较大程度的初长度贮备，可通过增加心室舒张末期压力或容积而增加每搏量。这种通过心肌细胞本身初长度的变化而引起收缩强度的变化，称为**异长自身调节（heterometric autoregulation）**，也称为 **Starling 定律**。机制与骨骼肌类似，也是与粗、细肌丝的有效重叠程度有关。②充盈压在 15～20 mmHg 的范围内，曲线趋于平坦，表明前负荷在此范围内变动时对心肌泵血功能的影响不大。③充盈压高于 20 mmHg 后，曲线平坦或轻度下倾，但并不出现明显的降支，这一点与骨骼肌不同，说明正常心室的充盈压即使很高，每搏作功也基本不变或仅轻度减少。心功能的这一特点与心肌具有较强的抗延伸性有关，由于心肌细胞外间质内含有大量胶原纤维，使心肌伸展性较小，能抵抗被过度牵拉，意义是使心脏不会在前负荷明显增加时发生每搏量的下降，保证泵血功能。只有当心室肌发生严重病理变化时，其泵血功能才会降低。

心室的前负荷主要是由心室舒张末期充盈的血液量决定的，心室舒张末期充盈的血量是静脉回心血量和射血后心室内剩余血量之和。在多数情况下，心排血量的变化主要是由静脉回心血量的改变引起的。因此，静脉回心血量是决定心室前负荷大小的主要因素。心肌收缩的异长自身调节的意义就是对每搏量的微小变化进行精细的调节，将增加的静脉回心血量及时泵出，从而维持每搏量和静脉回心血量之间的动态平衡。

(2) 后负荷：指肌肉开始收缩时才遇到的负荷。对心室而言，大动脉内的血压起着后负荷的作用。心室收缩时，必须克服动脉压的阻力，才能推开动脉瓣，将血液射入动脉。在心肌初长度、收缩能力和心率不变的情况下，动脉压升高即后负荷增加，可导致等容收缩期延长而射血期缩短，射血速度减慢，使每搏量减少。但是在此情况下又会引起整体的代偿现象，每搏量减少使心室内剩余血量增加，如静脉回心血量不变，心室舒张末期容积就增大，心肌的初长度增长，通过异长自身调节提高每搏量，并可使每搏量恢复到正常水平。如果动脉血压持续升高（高血压患者）使后负荷增加，心室为克服后负荷增加而加强做功，久之造成心肌代偿性的增厚，故在临床上，高血压患者多见左心室肥大的病理改变，最终将导致泵血功能的减退。

(3) 心肌收缩能力：指心肌不依赖于前、后负荷而能改变其力学活动的内在特性。凡能影响心肌兴奋-收缩耦联过程各个环节的因素都能影响心肌收缩能力，主要是活化的横桥数量和 ATP 酶的活性。活化横桥数与最大横桥数的比例，取决于兴奋后胞质内[Ca^{2+}]的升高程度和肌钙蛋白对 Ca^{2+} 的亲和力。如果心肌细胞活化的横桥增多，则心肌细胞的收缩能力增强，心排血量增加，否则反之。一般而言，心交感神经兴奋、儿茶酚胺（包括肾上腺素、去甲肾上腺素等）增多、[Ca^{2+}]增加，均可使心肌收缩力增强，心室功能曲线向左上方移位；而心脏迷走神经兴奋，乙酰胆碱及缺氧，酸性代谢产物增加等则使心肌收缩力减弱，心室功能曲线向右下方移位。心脏泵血功能的这种调节方式与心肌初长度无关，故称为**等长自身调节（homeometric autoregulation）**。

2. *心率的影响* 心率也是决定心排血量的基本因素之一。在一定范围内，心率与心排血量成正比，即心率愈快，心排血量愈多。但心率过快（超过 180 次/min）时，心室充盈期明显缩短，充盈量不足使每搏量减少，心排血量反而下降；反之，心率过慢（低于 40 次/min），则可因为心舒期过长，心室充盈已接近最大限度，充盈量不再增加，故每搏量也不会再增加，此时反而由于心率过慢导致心排血量明显下降。心率受自主神经控制，交感神经活动增强时心率加快，迷走神经活动增强时心率减慢。影响心率的体液因素主要有肾上腺素、去甲肾上腺素和甲状腺激素等。此外，心率还受体温的影响，体温每升高 1 ℃，心率可增加 12～18 次/min。

（五）心脏泵功能的储备

心脏泵功能储备（cardiac reserve）是指心排血量随机体代谢的需要而增加的能力，又称为心力储备。健康成人安静时，心率约为75次/min，每搏量约为70 ml，心排血量约为5 L。剧烈运动或强体力劳动时，由于交感神经兴奋和儿茶酚胺的分泌，心率可达180～200次/min，每搏量可增至150 ml，心排血量可达25～30 L。可见健康人有相当大的心力储备。

心力储备来源于每搏量和心率两方面的贮备：①每搏量贮备：每搏量的贮备来源于收缩期贮备和舒张期贮备。收缩期贮备是通过增强心脏收缩能力，提高射血分数，来增加每搏量的，可增加35～45 ml；而舒张期贮备则是通过增加舒张末期容积（而不是提高射血分数）来增加每搏量的，只有15 ml左右。比较起来，收缩期贮备比舒张期贮备要大得多。②心率贮备：心率加快，心排血量也就增多，在生理情况下，机体充分动用心率贮备，可使心排血量增加2～2.5倍。当然，心率超过180次/min，由于每搏量会明显减少，从而影响心排血量。因此，心力储备的意义在于当机体增强活动时，心排血量能够相应地增加，以满足代谢活动的需要。坚持体育锻炼能够通过增加收缩期贮备和心率贮备，使心排血量增加。

三、心肌细胞的生物电现象

心肌通过不断收缩和舒张实现泵血功能，而心肌细胞的动作电位是触发心肌细胞收缩的始动因素。因此，掌握心肌生物电活动的规律，对于理解心肌的生理特性、心脏收缩活动的规律等均有重要意义。

与神经纤维和骨骼肌细胞相比，心肌细胞的生物电现象较为复杂，各类心肌细胞的跨膜电位波形、幅度、持续时间及其形成机制也不尽相同（图7-19）。通常根据心肌组织学和电生理学等方面的特点，把心肌细胞分为普通心肌细胞和特殊分化的心肌细胞两类。前者包括心房肌和心室肌，它们构成心房和心室壁，这类细胞具有稳定的静息膜电位，含有丰富的肌原纤维，主要执行收缩功能，又称**工作细胞**（**working cell**）。后者主要包括窦房结、房室结、房室束（也称希氏束）和浦肯野纤维，它们组成心脏的**特殊传导系统**（**specialized conduction system**），这类细胞没有稳定的静息电位（房室结的结区细胞例外），能够自动产生节律性兴奋，故又称**自律细胞**（**autorhythmic cell**）。自律细胞胞内基本不含有肌原纤维，故无收缩能力，主要功能是产生和传播兴奋，引起心房肌和心室肌的兴奋收缩。

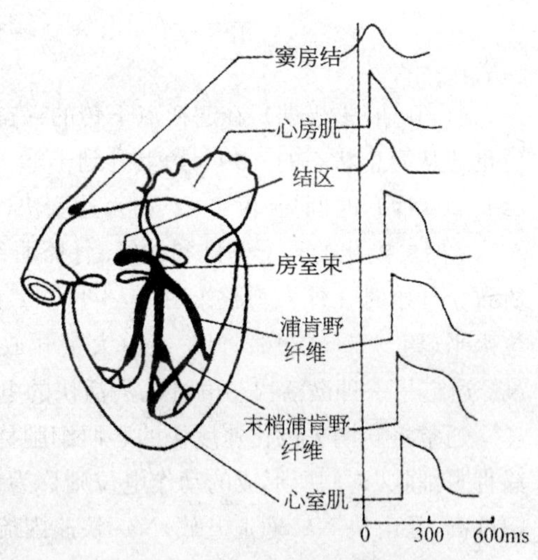

图7-19　心脏各部分心肌细胞的跨膜电位

（一）工作细胞的跨膜电位及其形成机制

工作细胞包括心房肌细胞和心室肌细胞，两者的静息电位和动作电位及其形成机制基本相同，以下着重介绍心室肌细胞的跨膜电位及其形成机制。

1. 静息电位　人和哺乳类动物的心室肌静息电位约为−90 mV，在无外来刺激时，此静息电位能持续维持于稳定状态。静息电位的形成机制与神经和骨骼肌相同，即在静息状态下，细胞膜对K^+的通透性较高，对其他离子通透性很低，因此，K^+顺浓度梯度向膜外扩散（K^+外流）形成K^+

平衡电位是工作细胞静息电位的主要离子基础。静息电位时的 K^+ 外流是通过一种 I_{K1} 通道来完成的。此外，还有钠内向背景电流、生电性 Na^+-K^+ 泵的活动也可影响静息电位。

2. 动作电位　心室肌细胞的动作电位在形态、产生机制上与神经细胞的明显不同，其特点是升支与降支不对称，复极过程复杂，持续时间长达数百毫秒。通常将心室肌动作电位的全过程分为 0、1、2、3、4 五个时期(图 7-20)。

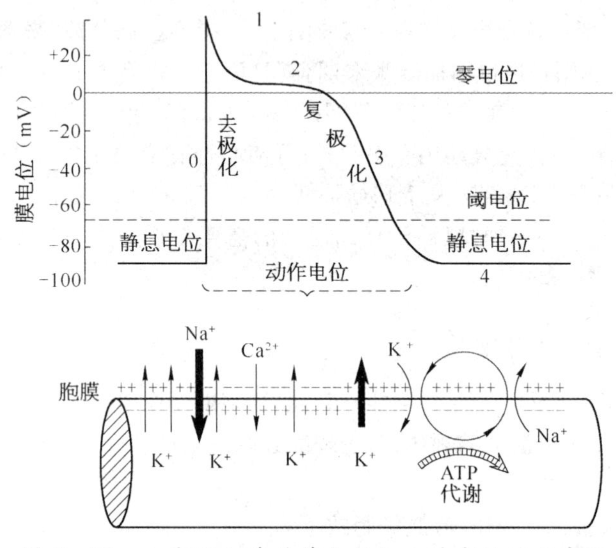

图 7-20　心室肌细胞动作电位和主要离子流示意图

(1) 0 期(去极期)：在起搏点下传的兴奋或适宜的外来刺激作用下，心室肌细胞产生兴奋，膜电位迅速从静息状态的－90 mV 上升到＋30 mV 左右，形成动作电位的上升支。0 期去极化幅度大(约 120 mV)，时间短(仅 1～2 ms)，速度快(最大速率可达 300 V/s 左右)。

0 期去极化的离子基础和神经、骨骼肌纤维一样，是由于膜上快 Na^+ 通道开放，Na^+ 快速内流所致。开始时在外来刺激作用下，少量 Na^+ 通道开放，引起少量 Na^+ 内流；当膜电位去极化至阈电位水平(约－70 mV)时，Na^+ 通道大量开放，Na^+ 大量快速内流，膜电位很快达到 Na^+ 平衡电位。Na^+ 通道是一种激活快、开放快、失活快的电压依赖性通道，可被河豚毒(TTX)选择性阻断。

通常将 0 期去极化速度快的心肌细胞称为**快反应细胞(fast response cell)**，如心室肌、心房肌及浦肯野细胞，它们所形成的动作电位则称为**快反应动作电位**。这些细胞动作电位 0 期上升速率快、幅度高，是由快 Na^+ 通道开放，Na^+ 快速内流所致。

(2) 1 期(快速复极化初期)：当心室肌细胞动作电位 0 期达峰值后，膜电位由＋30 mV 迅速下降至 0 mV 左右，形成 1 期，历时约 10 ms。0 期与 1 期速度很快，构成尖峰状波形，习惯上把这两部分合称为锋电位。此期快 Na^+ 通道已失活，同时激活一种主要由 K^+ 负载的**一过性外向电流(transient outward current, I_{to})**，即主要为 K^+ 外流，从而使膜内电位迅速向负值转化，快速复极至 0 mV左右。I_{to} 可被 K^+ 通道的阻断剂四乙铵(TEA)和 4-氨基吡啶(4-Ap)所阻断，因此，K^+ 外流所致的一过性外向电流(I_{to})是心室肌 1 期复极化的主要离子基础。

(3) 2 期(缓慢复极期)：此期复极过程缓慢，膜电位基本停滞在 0 mV 左右，呈一平台，故常称**平台期(plateau)**，历时 100～150 ms。平台期是心肌细胞动作电位区别于神经和骨骼肌细胞动作电位的主要特征，是心室肌动作电位持续时间长的主要原因，也常是神经、体液调节与药物作用的靶点。

平台期的形成主要是由于Ca^{2+}的内向离子流与K^+的外向离子流同时存在。平台期的初期，两者处于相对平衡状态，使电位稳定在0 mV左右；随后，Ca^{2+}内向离子流逐渐减弱，而K^+外向离子流逐渐增强，因而使膜电位缓慢地向复极化方向转化，形成平台期的晚期，并导致2期结束。

平台期的内向离子流主要是由Ca^{2+}和少量的Na^+负载的。心室肌细胞膜上存在一种电压依赖性的**长时程持续开放的钙通道**(**long-lasting calcium channel**，简称L型Ca^{2+}通道)，在膜去极化达－40 mV时被激活，开放缓慢，开放后持续时间长，引起Ca^{2+}缓慢内流(这种由L型Ca^{2+}通道开放引起的Ca^{2+}电流，简称I_{Ca-L})。它的专一选择性较差，主要对Ca^{2+}有通透性，对Na^+也允许少量通过。L型Ca^{2+}通道由于激活慢、失活慢、复活也慢，故称慢钙通道，可被Mn^{2+}和多种Ca^{2+}阻断剂如维拉帕米等所阻断。

平台期的外向离子流主要是由K^+负载的。心室肌细胞膜上存在多种钾通道，与平台期K^+外流有关的通道主要有I_{K1}和I_K通道。I_{K1}通道在静息时对K^+的通透性很高，是形成静息电位的主要离子通道；而在0期去极化的过程中，K^+的通透性大大降低，使K^+的外流显著减少。这种对K^+的通透性因膜的去极化而降低的现象称为**内向整流**(**inward rectification**)。I_{K1}通道的内向整流特性使它在0期去极过程中关闭，并造成平台期中K^+的通透性较低，膜电位的复极化时间延长，这是造成平台期较长的一个原因。I_K通道在＋20 mV时被激活，－40～－50 mV时去激活，其激活、去激活都很慢，可持续数百毫秒。因I_K激活缓慢，故被称为**延迟整流**(**delayed rectification**)K^+电流。尽管I_K通道在0期去极末开始激活，但通透性增加缓慢，从而使平台期K^+的外流逐渐增加，心室肌细胞膜逐渐复极化。

(4) 3期(快速复极末期)：此期复极化速度加快，膜电位由平台期0 mV左右较快地恢复到－90 mV，完成复极化过程，历时100～150 ms。2期与3期之间无明显界限。从0期去极化开始到3期复极化完成的时间，称为**动作电位时程**(**action potential duration，APD**)，心室肌细胞为200～300 ms。

3期是由于Ca^{2+}通道失活，Ca^{2+}内流完全停止，而K^+外流进一步增强所致。3期的K^+外流主要通过I_K通道，造成迅速复极。3期末时由于内向整流作用减弱，I_{K1}通道开放增多，故K^+外流使膜电位更负，而膜电位越负，膜对K^+通透性就越大，使K^+外流不断增强，这一再生性的正反馈过程导致膜的复极更加速，直到复极完成。

(5) 4期(静息期)：3期复极完毕后，膜电位虽已恢复到静息水平，但细胞内外离子分布尚未恢复。在4期内主要进行离子的主动转运，由心肌细胞膜上的Na^+-K^+泵和Na^+-Ca^{2+}交换体来运出动作电位过程中内流的Na^+和Ca^{2+}，摄回外流的K^+，恢复细胞内外离子的正常分布，保持心肌细胞正常的兴奋性。Na^+-K^+泵的活动，每消耗1分子ATP可排出3个Na^+，摄回2个K^+；同时，Na^+-Ca^{2+}交换体也在进行继发性的主动转运Ca^{2+}，每次顺Na^+浓度梯度转运入3个Na^+，就有1个Ca^{2+}逆浓度梯度转运出细胞，其能量间接来自Na^+-K^+泵。

心房肌细胞的跨膜电位形态及其形成机制基本与心室肌细胞相同，不同的是心房肌细胞的平台期和动作电位时程较短，去极和复极全过程仅150～200 ms(图7-21)。

(二) 自律细胞的跨膜电位及其形成机制

工作细胞4期膜电位保持稳定，如无外来刺激，不会产生兴奋。而自律细胞的动作电位在3期复极末达到最大值，即**最大舒张电位**(**maximum diastolic potential**)，也称为**最大复极电位**(**maximum repolarization potential**)之后，4期膜电位立即开始自动去极化，当去极达到阈电位时，便爆发新的动作电位(图7-21)，如此周而复始，于是兴奋就不断产生。因此，4期自动去极化是自律性的基础，故又称之为**起搏电位**(**pacemaker potential**)。4期自动去极化的机制总的来说是由于发生了进行性净内向离子流，各种类型的自律细胞，动作电位的特征和产生机制也不完全相同。

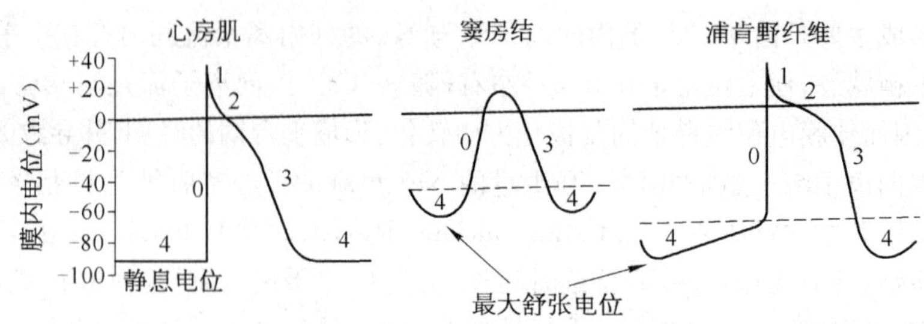

图 7-21　心房肌细胞、窦房结 P 细胞与浦肯野纤维的动作电位

1. 浦肯野纤维　浦肯野纤维动作电位的形态和产生机制与心室肌细胞基本相同，但与心室肌细胞不同的是，其 4 期产生自动去极化，所以浦肯野纤维为快反应自律细胞。

浦肯野纤维 4 期自动去极化的形成机制，目前认为是 K^+ 外流(I_K)进行性衰减和随时间而逐渐增强的内向电流 I_f 所引起，其中 I_K 衰减的作用较小。I_f 是一种电压和时间依赖性离子电流，主要为 Na^+ 内流。I_f 通道在 3 期复极至 −60 mV 左右时开始激活，激活随复极的进行而增强，至 −100 mV左右完全激活，在膜去极化达 −50 mV 左右时关闭。I_f 通道这种“自我”启动，“自我”发展又“自我”关闭的活动特点是浦肯野纤维能够产生节律性兴奋的关键原因。I_f 通道虽然允许 Na^+ 通过，但与 0 期去极的快钠通道完全不同，I_f 通道因复极化而激活，因超极化而充分激活，不能被 TTX 所阻断，但可被 Cs^{2+}(铯)选择性阻断。

2. 窦房结 P 细胞　窦房结 P 细胞的动作电位明显不同于浦肯野纤维，具有以下特征(图 7-21)：①最大舒张电位(−70 mV)和阈电位(−40 mV)的绝对值较小；②0 期去极化速度慢(约 10 V/s)，幅度低(约 70 mV)，时程长(约 7 ms)；③无明显的复极 1 期和 2 期；④4 期自动去极化速度快(约 0.1 V/s)，明显快于浦肯野纤维。通常将其动作电位分为 0、3 、4 三个时期，形成机制如下(图 7-22)。

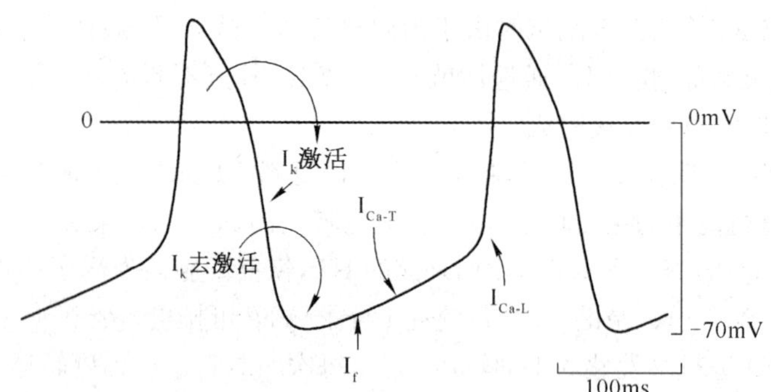

图 7-22　窦房结 P 细胞的动作电位及其离子基础

(1) 0 期：去极化由慢钙通道开放，Ca^{2+} 内流(I_{Ca-L})引起。当窦房结 P 细胞膜电位自动去极化到阈电位(−40 mV)时，L 型 Ca^{2+} 通道激活，Ca^{2+} 内流，导致 0 期去极化。由于 L 型 Ca^{2+} 通道激活和失活缓慢，故 P 细胞 0 期去极化慢，持续时间长。

窦房结 P 细胞是由慢钙通道开放引起 0 期去极化，去极速度慢，故称为**慢反应细胞(slow response cell)**，房室结细胞也是慢反应细胞，其动作电位称为**慢反应动作电位**。

(2) 3 期：复极化主要由 K^+ 外流所致。此期由于 Ca^{2+} 通道逐渐失活，Ca^{2+} 内流逐渐减少；而 I_K 通道激活，K^+ 外流增加，导致 3 期复极。

(3) 4 期：窦房结 P 细胞 4 期自动去极化的机制较复杂，有多种离子活动参与，一般认为主要由于一种外向离子流的减少与两种内向离子流的增加，形成净内向离子流所致。①I_K 通道的时间依赖性逐渐失活，K^+ 外流进行性衰减；②进行性增强的内向离子流 I_f（主要是 Na^+ 负载），但这在 P 细胞 4 期自动去极化中所起作用较小，因为 P 细胞的最大复极电位为 −70 mV，未达到 I_f 的最大激活电位；③T 型（transient）Ca^{2+} 通道短时开放引起的内向 Ca^{2+} 电流（I_{Ca-T}），T 型 Ca^{2+} 通道在 4 期自动去极到 −50 mV 时被激活，引起少量 Ca^{2+} 内流。三种离子流都参与 P 细胞的 4 期自动去极化过程（图 7 - 22），其中 K^+ 外流（I_K）进行性衰减是最重要的离子基础。

四、心肌的生理特性

工作细胞具有兴奋性、传导性和收缩性，但无自律性；自律细胞具有兴奋性、自律性和传导性，但无收缩性；而结区细胞有兴奋性和传导性，但无自律性和收缩性。因而，心肌细胞具有兴奋性、自律性、传导性和收缩性四种生理特性。前三者是以心肌细胞的生物电活动为基础的，又称为心肌的**电生理特性**；收缩性是以肌丝滑行为基础的，又称为心肌的**机械特性**。心肌细胞的这些生理特性决定了整个心脏活动的表现与特点。

（一）兴奋性

心肌的兴奋性指心肌细胞受到刺激时产生兴奋的能力（即产生动作电位的能力）。衡量其高低同样可以采用阈值作为指标，阈值高表示兴奋性低，阈值低则表示兴奋性高。

1. 影响心肌兴奋性的因素　心肌细胞兴奋的产生过程包括从静息电位去极化到阈电位水平，与 0 期去极有关的通道激活（快反应细胞为 Na^+ 通道，慢反应细胞为 Ca^{2+} 通道）这两个基本过程。任何能影响这两个基本过程的因素均可改变心肌细胞的兴奋性。

（1）静息电位与阈电位之间的差距：静息电位（或最大舒张电位）绝对值增大，或阈电位水平上移时，两者之间的差距增大，引起兴奋所需的阈值增大，兴奋性降低；反之，静息电位（或最大舒张电位）绝对值减小，或阈电位水平下移时，两者之间的差距减小，则兴奋性增高。心肌在不同的生理或病理情况下，静息电位（或最大舒张电位）的水平较易发生变化，而阈电位水平变化较少见。

（2）0 期去极有关的通道性状：Na^+ 通道和 Ca^{2+} 通道都有备用、激活和失活三种功能状态，处于何种状态取决于当时的膜电位水平以及相关的时间进程，表现为电压依赖性和时间依赖性。以心室肌细胞为例，当膜电位处于正常静息电位（−90 mV）时，Na^+ 通道处于备用状态；如给予刺激，使膜电位去极化至阈电位水平（−70 mV 左右），Na^+ 通道被激活，即可引发动作电位，此时的兴奋性为正常水平；Na^+ 通道激活后便迅速失活，这时，一方面使 Na^+ 通道关闭，Na^+ 内流停止，另一方面处于失活状态的 Na^+ 通道在一定时间内不能被再次激活，无论给予多大的刺激都不能，此时的兴奋性为零；只有当膜电位恢复到静息电位水平时，Na^+ 通道才能完全恢复到备用状态，细胞兴奋性也恢复正常。在慢反应细胞，细胞的兴奋性取决于 L 型 Ca^{2+} 通道的功能状态。L 型 Ca^{2+} 通道的激活、失活和复活的速度均较慢，其复活过程须待膜电位完全复极后才开始。

2. 兴奋性的周期性变化　心肌细胞在经历一次兴奋后，兴奋性也会经历一系列的周期性变化，这种变化主要是因为膜电位改变引起离子通道的状态发生变化。以心室肌细胞为例，其兴奋性的周期性变化可分为以下三个时期。

（1）**有效不应期（effective refractory period，ERP）**：从 0 期去极开始到复极 3 期膜电位恢复到 −55 mV 这段时间内，不论施加多强的刺激，心肌细胞都不会发生任何程度的去极化，即膜的兴奋性完全丧失，此时期称为**绝对不应期**。这是由于 Na^+ 通道处于完全失活状态所致。从 −55 mV 到 −60 mV这段时间内，Na^+ 通道刚开始复活，如果给予足够强的刺激，可发生幅度很小的局部去极化反应，但 Na^+ 通道远未恢复到可被激活的备用状态，故仍不能引起动作电位（图 7 - 23a、b），这一

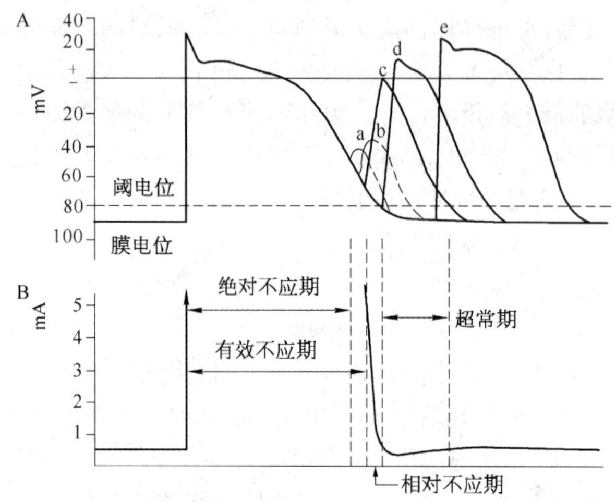

图 7-23　心室肌的动作电位与兴奋性的变化

A. a、b、c、d、e 表示在复极化的不同时期给予刺激所引起的反应；B. 用阈值曲线表示兴奋性的变化

时期称为**局部反应期**。因此，将绝对不应期+局部反应期（去极开始至复极达-60 mV）的这段时期称为有效不应期，意味着在这段时期内给予任何刺激，心肌都不会再产生新的兴奋（动作电位）。

（2）相对不应期：在有效不应期之后，膜电位从-60 mV 继续复极到-80 mV 的这段时间，若给予阈上刺激可以引起动作电位，故称为**相对不应期**。因为此期 Na^+ 通道已逐渐恢复，但由于开放能力尚未完全恢复，故心肌兴奋性仍低于正常。

（3）超常期：指心肌细胞继续复极，膜电位从-80 mV 恢复到-90 mV 的这段时间。由于此期 Na^+ 通道已基本恢复到备用状态，而膜电位水平小于静息电位，即与阈电位的差距较静息电位小，故其兴奋性高于正常，只需阈下刺激即能引起兴奋，所以称这一时期为**超常期**。

复极化完毕后，膜电位恢复到正常静息电位水平，兴奋性也恢复正常。

在相对不应期和超常期，因为 Na^+ 通道尚未完全恢复正常，所以产生的动作电位 0 期去极的幅度和速度均小于正常，兴奋的传导也较慢。此外，因处于前一动作电位的 3 期，尚有 K^+ 迅速外流趋势，因此新产生的动作电位的时程和不应期都较短（图 7-23c、d、e）。

3. *心肌兴奋性周期性变化与收缩活动的关系*　经历了一次兴奋后，兴奋性发生周期性变化是所有生物细胞的共同特性。但与神经和骨骼肌细胞相比，心肌细胞兴奋性变化的特点是有效不应期特别长，对应于心肌的收缩活动，相当于整个收缩期和舒张早期（图 7-24）。因此，心肌不会像骨骼肌那样发生完全强直收缩，而必须在舒张早期之后才可能产生新的收缩，这样就保证了心肌始终作收缩与舒张交替进行的节律性活动，有利于心室的射血和充盈，从而实现泵血功能。

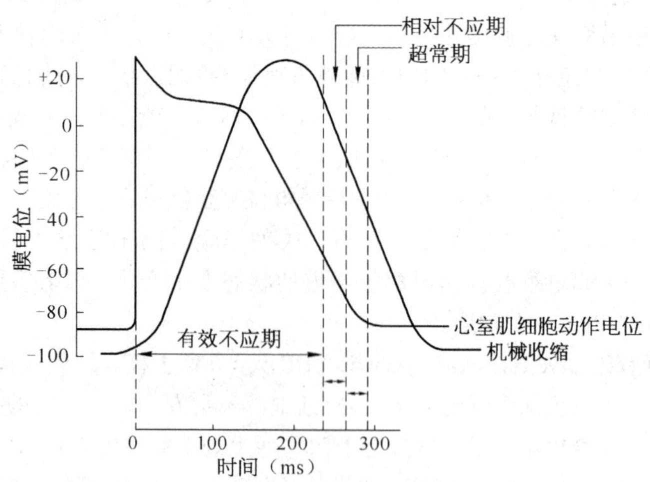

图 7-24　心室肌细胞的动作电位、心室肌机械收缩曲线与兴奋性变化的关系

在正常情况下，心房肌和心室肌接受由窦房结发放的兴奋进行节律性收缩活动。如果在心肌的有效不应期之后，下一次窦房结兴奋到达之前，心肌受到一人工的刺激或异位起搏点发放的冲动作用，就可引起一次提前出现的兴奋和收缩，称**期前收缩(premature systole)**。期前收缩也有自己的有效不应期。当紧接在期前收缩后的一次窦房结的兴奋传至心肌时，常恰好落在期前收缩的有效不应期内，因而不能引起心肌兴奋和收缩，要等到下一次窦房结兴奋传来时才能引起兴奋。故在一次期前收缩之后，常伴有一段较长时间的舒张期，称为**代偿间歇(compensatory pause)**(图 7-25)。但若窦性心率较慢，当期前兴奋的有效不应期结束后，随后的窦性兴奋传到心室，则仍可引起心室一次新的兴奋和收缩，而不出现代偿间歇。

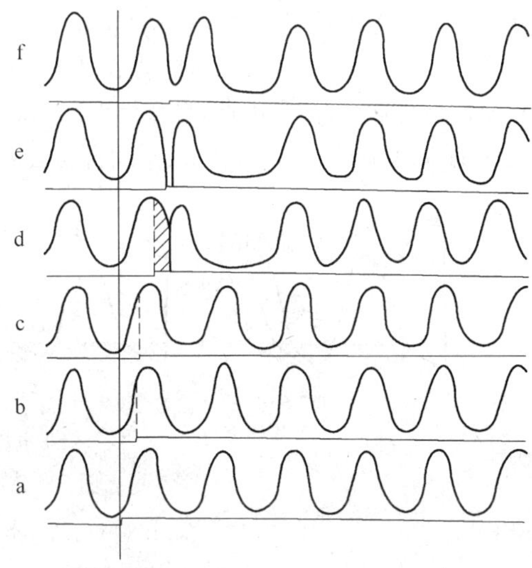

图 7-25 期前收缩与代偿间歇

心搏曲线下的电磁标记指示电刺激时间

(二) 自动节律性

细胞或组织在无外来刺激的情况下，自动发生节律性兴奋的特性称为**自动节律性(autorhythmicity)**，简称**自律性**。自律性的高低可用单位时间(每分钟)内自动产生节律性兴奋的次数，即自动兴奋的频率来衡量。

1. *心脏的起搏点* 在生理情况下，心肌的自律性起源于心脏特殊传导系统的自律细胞。不同部位的自律细胞自律性高低不一，其中窦房结的自律性最高，约为 100 次/min；房室结约为 50 次/min；房室束及其分支约为 40 次/min；浦肯野纤维自律性最低，约为 25 次/min。心房和心室依自律性最高的兴奋频率进行搏动。正常情况下，由于窦房结的自律性最高，控制了整个心脏的兴奋和收缩，因此窦房结是心脏的**正常起搏点(normal pacemaker)**，所形成的心跳节律称为**窦性心律(sinus rhythm)**。而窦房结以外的其他自律细胞因受窦房结兴奋的控制，不能表现其自身的自律性，只起传导兴奋的作用，故称为**潜在起搏点(latent pacemaker)**。潜在起搏点的存在一方面是一种安全因素，当正常起搏点活动发生障碍或兴奋无法正常下传时，可作为备用起搏点保持心脏搏动；但另一方面，它又是一种潜在的危险因素，当潜在起搏点的自律性增高并超过窦房结时，可引起心律失常，是心律失常发生的重要原因之一。当潜在起搏点控制部分或整个心脏的活动时，就成为**异位起搏点(ectopic pacemaker)**，此时的心跳节律称为异位心律。

2. *窦房结对潜在起搏点的控制* 窦房结对潜在起搏点的控制通过两种方式实现。①抢先占领：由于窦房结的自律性最高，所以，在潜在起搏点 4 期自动去极尚未达到阈电位水平之时，已被窦房结传来的兴奋所激动而产生了动作电位，从而使其自身的自律性不能出现。这种抢先占领的方式是自律性高的组织控制自律性低的组织的主要方式。②超速驱动压抑：当自律细胞在受到高于其固有频率的刺激时，就按外加刺激的频率发生兴奋，称为超速驱动。在外加的超速驱动刺激停止后，自律细胞不能立即呈现其固有的自律性活动，需经一段时间后才能逐渐恢复其自律性，这种现象称为超速驱动压抑。窦房结可通过超速驱动压抑作用直接抑制潜在起搏点的自律性。超速驱动压抑具有频率依赖性，即超速驱动频率与自律细胞固有的频率差别越大，抑制作用越强，超速驱动停止后，心脏停搏的时间也越长。因此，当窦房结停止发放冲动或下传受阻后，首先由自律性相对较高、受超速驱动压抑较轻的房室结来替代，而不是由自律性更低的心室传导组织来替代。临床应用人工起搏器的情况下，如需要中断人工起搏器，应先逐渐减慢起搏器频率，以免发生心搏骤停。

3. 影响自律性的因素　自动节律性兴奋是通过4期自动去极化使膜电位从最大舒张电位去极至阈电位而引起的，因此，自律性的高低取决于4期自动去极的速度以及最大舒张电位与阈电位之间的差距（图7-26），其中以4期自动去极速度最为重要。

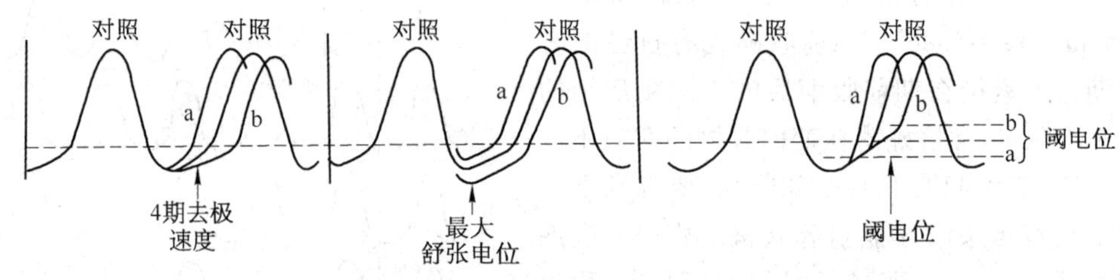

图7-26　影响自律性的因素

a. 比对照时的自律性升高；b. 比对照时的自律性降低

（1）4期自动去极速度：4期自动去极速度加快，从最大舒张电位到达阈电位水平所需的时间就缩短，单位时间内产生的兴奋次数增多，自律性增高；反之，4期自动去极速度减慢，则自律性降低。

（2）最大舒张电位与阈电位之间的差距：最大舒张电位绝对值减小或阈电位水平下移，均使两者之间的差距缩小，若4期自动去极速度不变，则到达阈电位所需的时间就缩短，自律性增高；反之，两者差距加大，则自律性降低。

（三）传导性

心肌细胞具有传导兴奋的能力，这种特性称为**传导性（conductivity）**。心肌细胞传导兴奋的原理与神经、骨骼肌纤维相同，也是由于兴奋部位和邻近未兴奋部位的膜之间发生电位差，产生局部电流，从而刺激未兴奋部位的膜发生兴奋。此外，局部电流还可通过心肌细胞之间低电阻的缝隙连接（闰盘）快速扩布到相邻的心肌细胞，从而引起整块心肌兴奋。因此，尽管心肌细胞在形态结构上是彼此隔开的，但整个心房或心室在功能上如同一个细胞，可被看作是一个功能性合胞体。在心房和心室之间有结缔组织相隔离，除房室结外别无其他心肌细胞连接着心房肌和心室肌，故心房和心室各自构成一个功能单位。

1. 心脏内兴奋传播的途径和特点　正常情况下，窦房结发出的兴奋通过心房肌传播到右心房和左心房，引起整个心房的兴奋；尤其是沿着窦房结与房室结之间的心房肌构成的所谓"优势传导通路"（此处的心房肌细胞排列方向一致，结构整齐，兴奋传导速度较一般心房肌细胞为快）迅速传到房室结区，再经房室束、左右束支和浦肯野纤维网传播到心室肌，引起整个心室的兴奋。其传播途径见图7-27。

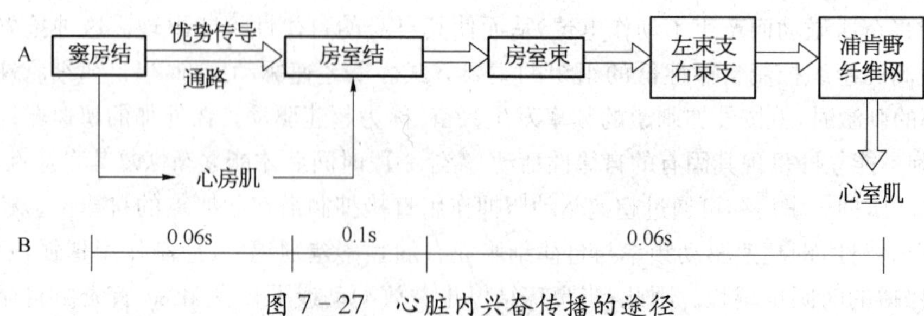

图7-27　心脏内兴奋传播的途径

A. 心脏内兴奋传播的途径；B. 心脏内兴奋传播所需的时间

由于各种心肌细胞的兴奋传导速度不同，构成了心肌兴奋传播的两个重要特点。①心房肌(0.4 m/s)、心室肌(1 m/s)的兴奋传导速度较快，可使整个心房或心室同步兴奋和同步收缩；尤其是末梢浦肯野纤维网，传导速度最快(4 m/s)，且呈网状分布于心室壁，使兴奋能迅速传遍左、右心室，保证了全部心室肌几乎完全同步收缩，产生较好的射血效果。②房室结区细胞的传导速度很慢，其中又以结区(0.02 m/s)最慢，使兴奋在房室结区的传播所需时间较长，兴奋从心房传到心室要经过一段时间延搁，称为**房-室延搁(atrioventricular delay)**。这一特点具有重要意义，使得心室的收缩总是发生在心房收缩完毕之后，形成房、室先后有次序的收缩活动，保证了心室有足够的血液充盈。但是，由于房室结处的兴奋传导速度最慢，该处也是传导阻滞的好发部位，房室传导阻滞在临床上较为常见。

2. 影响传导性的因素　影响心肌传导性的因素包括结构因素和电生理特性。

(1) 结构因素：心肌细胞兴奋的传导速度与细胞直径大小有关，因为细胞的直径与胞内的电阻成反比关系，直径较细的细胞电阻大，局部电流传播的距离较近，传导速度慢，直径较粗的细胞电阻小，则传导速度较快。心房肌、心室肌和浦肯野纤维直径大于窦房结和房室结细胞。羊的浦肯野纤维直径为 70 μm，传导速度可达 4 m/s；而结区细胞直径仅 3 μm，传导速度只有 0.02 m/s。此外，细胞间缝隙连接的数量和功能状态也会影响传导性。

(2) 电生理特性：心肌细胞的电生理特性是影响心肌传导最重要的因素，其中以动作电位 0 期去极的速度和幅度最为主要。

1) 动作电位 0 期去极的速度和幅度：0 期去极的速度愈快，局部电流的形成愈快，导致邻近未兴奋部位膜电位去极化达阈电位的速度愈快，因而兴奋传导愈快；0 期去极的幅度愈大，兴奋与未兴奋部位之间的电位差愈大，形成的局部电流愈强，局部电流扩布的距离也愈远，结果距兴奋部位更远的下游部位受到局部电流的刺激而兴奋，兴奋传导也愈快。

2) 邻近未兴奋部位膜的兴奋性：兴奋传导是细胞膜依次发生兴奋的过程，因此，邻近未兴奋部位的兴奋性必然影响兴奋的传导。若邻近未兴奋部位处于有效不应期内，此时 Na^+ 通道正处于失活状态，则局部电流不能引起邻近部位兴奋，兴奋传导受阻；若邻近未兴奋部位处于相对不应期或超常期，Na^+ 通道尚未完全恢复到备用状态，会导致产生的动作电位 0 期去极速度和幅度降低，从而使得兴奋传导减慢。

(四) 心肌的收缩性

心肌细胞与骨骼肌细胞同属横纹肌，细胞内含有肌原纤维，其收缩原理与骨骼肌相似。心肌细胞在受到刺激后，首先膜上爆发动作电位，通过兴奋-收缩耦联，引起肌丝滑行，最终使整个细胞收缩。但是，心肌细胞的收缩还具有其自身的特点。

1. 心肌收缩的特点

(1) 同步收缩：由于心肌细胞之间的缝隙连接(闰盘)电阻低，心房或心室内特殊传导组织的传导速度快，整个心房或整个心室可以看作是一个功能上的合胞体，所有心肌细胞几乎同时兴奋和收缩，称**同步收缩**，也称为**"全或无"式收缩**。同步收缩效果好、力量大，有利于心脏射血。

(2) 不发生强直收缩：心肌细胞兴奋性变化的特点是有效不应期特别长，相当于整个收缩期加上舒张早期。在此期间，无论多强的刺激都不能引起心肌细胞再次兴奋、收缩。因此，心脏不会产生骨骼肌那样的强直收缩，而始终保持着收缩与舒张交替进行的节律活动，从而保证心脏射血与充盈的正常进行，维持心脏泵血功能。

(3) 对细胞外 Ca^{2+} 的依赖性：Ca^{2+} 是兴奋-收缩耦联的关键因子。但心肌细胞的肌浆网不如骨骼肌的发达，Ca^{2+} 贮备量少，因此在收缩过程中所需的 Ca^{2+} 除来自肌浆网释放外，还须依赖于细胞

外 Ca^{2+} 的内流（动作电位平台期 L 型 Ca^{2+} 通道开放引起的 Ca^{2+} 内流）；而且肌浆网 Ca^{2+} 的释放依赖于细胞外 Ca^{2+} 的流入来触发，称为**钙诱发钙释放(calcium-induced calcium release)**。心肌细胞的横小管系统远较骨骼肌的发达，因而为 Ca^{2+} 内流提供了结构上的有利条件。在一定范围内增加细胞外液 Ca^{2+} 浓度，兴奋时内流的 Ca^{2+} 增多，可增强心肌收缩力；反之，细胞外液 Ca^{2+} 浓度降低，则心肌收缩力减弱。当细胞外液中 Ca^{2+} 浓度很低，甚至无 Ca^{2+} 时，心肌细胞仍能产生动作电位，却不能发生收缩，这一现象称为兴奋-收缩脱耦联。因此，临床上心电图不能作为判断心脏搏动的直接依据。

2. 影响心肌收缩性的因素

(1) 血浆中 Ca^{2+} 的浓度：由于心肌收缩对外源性 Ca^{2+} 有明显的依赖性，因此，血 Ca^{2+} 浓度变化对心肌收缩有较大的影响。即在一定范围内，血 Ca^{2+} 升高，心肌收缩增强，反之心肌收缩减弱。在某些病理情况下，如低氧、代谢障碍等因素使慢通道受抑制，Ca^{2+} 内流显著减少，也可发生兴奋-收缩脱耦联。

(2) 低氧和酸中毒：低氧和酸中毒均可使酸性代谢产物增多，H^+ 浓度增高。H^+ 与 Ca^{2+} 竞争与肌钙蛋白结合，$[H^+]$增加时，Ca^{2+} 与肌钙蛋白的结合减少，心肌收缩力减弱。此外，低氧时，产生 ATP 的量减少，也会导致心肌收缩力减弱。

(3) 神经和体液因素：交感神经兴奋或儿茶酚胺浓度增高时，能激活心肌细胞膜上的 β_1 受体，促进慢通道开放，加速 Ca^{2+} 内流，并促进肌浆网释放 Ca^{2+}，又能促进 ATP 释放能量，故可使收缩能力提高，收缩力量增大。而副交感神经兴奋，其末梢释放的乙酰胆碱通过心肌细胞膜上的 M 受体，直接或间接抑制钙通道，减少钙内流，使心肌收缩力降低。

五、心音和体表心电图

心音和体表心电图是临床上最常用的心脏疾病的辅助诊断方法。心音反映的是心动周期中的机械舒缩活动中产生的声音，体表心电图反映的是心动周期中心脏的综合生物电变化。

(一) 心音

在心动周期中，心肌收缩，瓣膜启闭，血流冲击心室壁和大动脉壁等因素引起的机械振动，可通过周围组织传播到胸壁，用听诊器可在胸部听到这些振动形成的声音，称为**心音(heart sound)**。若用换能器将这些机械振动转换成电信号并放大、记录下来，即为**心音图(phonocardiogram)**。正常心脏在一个心动周期中可产生 4 个心音，分别称为第一、第二、第三和第四心音。但使用听诊器一般只能听到第一和第二心音。

1. 第一心音　发生在心室收缩期，标志着心室收缩的开始。特点是音调较低，持续时间较长，在心尖搏动处听得最清楚。其形成原因主要是房室瓣(二尖瓣和三尖瓣)关闭引起的振动，还有心室射血引起大血管扩张和血流涡流导致的动脉壁振动等。

2. 第二心音　发生在心室舒张期，标志着心室舒张的开始。特点是音调较高，持续时间较短，在胸骨旁第二肋间听得最清楚。其形成原因主要是动脉瓣关闭引起的振动，还有心室舒张引起的室壁振动以及大血管内血流等产生的振动。

在某些心脏疾病时可产生杂音或其他异常心音，因此听取心音或记录心音图对于临床上心脏疾病的诊断有重要意义。

(二) 体表心电图

每一心动周期中，由窦房结产生的兴奋按一定途径和时程依次传向心房和心室，这种兴奋产生和传播时所伴随的生物电变化，可通过心脏周围的导电组织和体液传到全身，使身体各部位在每一心动周期中都发生有规律的电变化。用引导电极置于肢体或躯干的一定部位记录到的心电变化的波形，称为**心电图(electrocardiogram, ECG)**。心电图反映整个心脏兴奋的产生、传导和恢复过程中每个瞬间的生物电综合变化，与心脏的机械舒缩活动无直接关系。

1. 体表心电图的引导与描记 体表心电图有多种引导方法，即导联。目前，国际上通用的是12个导联，包括标准导联中的Ⅰ、Ⅱ、Ⅲ导联，加压单极肢导联中的aVL、aVR、aVF导联，以及单极胸导联中的V_1、V_2、V_3、V_4、V_5、V_6导联。由于导联放置的部位或连线方式的不同，可以记录到不同的心电图波形。但不同导联所描记的心电图都包括一组基本波形(图7-28)，即心脏每次兴奋过程中都会相继出现一个P波、一个QRS波群和一个T波，有时在T波后，还出现一个小的U波。

心电图是直接描记在印有小方格的特殊记录纸上的，小方格的长和宽均为1 mm。记录心电图时，首先调节仪器放大倍数，使输入1 mV标准电压信号，描笔上下移动10 mm偏移；走纸速度一般为25 mm/s。这样，记录纸的纵向代表电压，每一小格相当于0.1 mV的电位差；横向表示时间，每一小格相当于0.04 s(图7-28)。

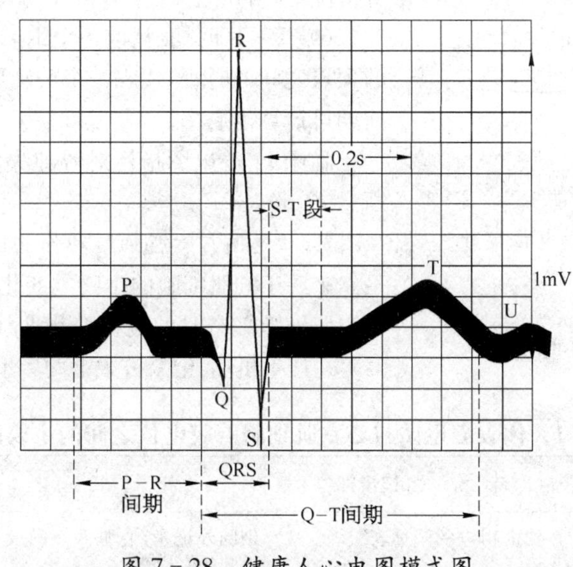

图7-28 健康人心电图模式图

2. 正常心电图的波形、间期及其意义

(1) P波：反映左、右两心房的去极化过程。P波波形小而圆钝，历时0.08～0.11 s，波幅不超过0.25 mV。

(2) QRS波群：代表左、右两心室的去极化过程。典型的QRS波群包括三个紧密相连的电位波动：第一个向下的波为Q波，中间一个向上的高而尖的是R波，最后一个是向下的S波。在不同的导联中，这三个波不一定都出现。各波波幅在不同导联中变化较大，波群历时0.06～0.10 s。

(3) T波：反映左、右两心室的复极化过程。T波的方向与QRS波群的主波方向相同，历时0.05～0.25 s，波幅一般为0.1～0.8 mV。

(4) U波：有时在T波后0.02～0.04 s出现，方向一般与T波一致，波宽0.1～0.3 s，波幅一般小于0.05 mV。意义和成因尚不清楚，一般推测可能与浦肯野纤维网的复极化有关。

(5) P-R间期(P-Q间期)：是指从P波起点到QRS波起点之间的时程。P-R间期代表由窦房结产生的兴奋经由心房、房室结和房室束到达心室，并引起心室开始兴奋所需要的时间，所以也称为房室传导时间。正常为0.12～0.20 s，房室传导阻滞时延长。

(6) P－R段：从P波终点到QRS波起点之间的曲线。在房室传导过程中，兴奋通过房室结区非常缓慢，形成的电位变化十分微弱，一般不能记录出来，所以通常与基线同一水平。

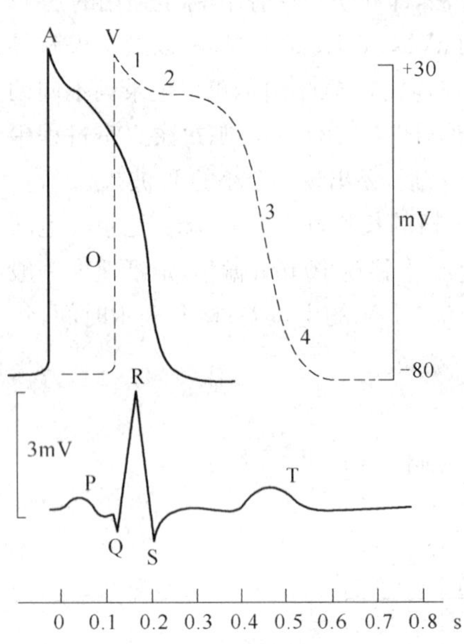

图7－29 心肌细胞膜电位变化与心电图的比较

上为心肌细胞膜动作电位，A为心房肌，V为心室肌；下为心电图

(7) Q－T间期：从QRS波起点到T波终点的时程，代表心室开始去极到完全复极至静息状态的时间。Q－T间期的长短与心率成反比关系，心率愈快，Q－T间期愈短。

(8) S－T段：从QRS波群终点到T波起点之间的线段。正常时该段曲线应与基线平齐，表示心室所有区域都处于动作电位的平台期，各部分之间无电位差。任何导联S－T段降低不应超过0.05 mV，S－T段抬高在肢体导联与V_5、V_6导联都不应超过0.1 mV。在心肌缺血或损伤等情况下，可出现S－T段异常偏移基线。

(9) R－R间期：从前一个R波的顶点到后一个R波的顶点之间的时程，代表一个心动周期的时间，根据R－R间期可计算出心率。

临床上，心电图指标对心律失常、心肌病变有重要诊断意义。

3. 心电图与心肌细胞动作电位之间的关系 心电图虽然来源于心肌细胞的生物电变化，但心电图的波形与单个心肌细胞兴奋时的电位变化曲线有明显的差别(图7－29)，在产生机制、记录方式上两者也有许多不同(表7－1)。

表7－1 体表心电图与心室肌细胞跨膜电位之间的主要区别

项 目	反映内容	记录部位	记录方式	波 形
体表心电图	整个心脏生物电的综合变化	体表	细胞外记录，心脏两点间或与地之间的电位差	呈P、QRS、T波
心室肌细胞动作电位	单个细胞跨膜电位	单一细胞	胞内记录，膜内外电位差	分0、1、2、3、4期

但两者在时程上有一定的对应关系，P波起点对应于心房肌细胞开始去极化，QRS波起点对应于心室肌细胞开始去极化，S－T段对应于心室肌细胞动作电位的平台期，T波对应于心室肌细胞的3期复极化过程。

第三节 血 管

一、血管系统的组成

血管起着运送血液和物质交换的作用。按形态学分类，血管可分为动脉、静脉和毛细血管。不论体循环或肺循环，由心室射出的血液都要经由大动脉→中动脉→小动脉→微动脉→毛细血管→

微静脉→小静脉→中静脉→大静脉串联构成的血管系统，再回到心房。在体循环中，供应各器官的血管相互间又呈并联关系。

(一) 肺循环的血管

1. 肺循环的动脉 **肺动脉干(pulmonary trunk)**为一粗短的动脉干，起自右心室，在升主动脉前方向左后上方斜行，至主动脉弓下方分为左、右肺动脉。**左肺动脉(left pulmonary artery)**较短，水平向左，经食管和胸主动脉的前方横行至左肺门处分为上、下2支，进入左肺上、下叶。**右肺动脉(right pulmonary artery)**较长，水平向右，经升主动脉和下腔静脉后方横行至右肺门处分为3支，进入右肺上、中、下叶。

在肺动脉干分叉处稍左侧，有一结缔组织短圆索连于主动脉弓下缘，称**动脉韧带(arterial ligament)**(见图7-7)，是胚胎时期动脉导管闭锁后的遗迹。动脉导管若在出生6个月后仍未闭锁，就成为先天性心脏病动脉导管未闭。

2. 肺循环的静脉 **肺静脉(pulmonary vein)**左、右各两条，分别为左上、右上肺静脉和左下、右下肺静脉。这些静脉均起自肺门，向内行走，注入左心房后部的两侧。肺静脉内为含氧量高的动脉血。

(二) 体循环的血管

1. 体循环的动脉

(1) **主动脉(aorta)**：为体循环的动脉主干，按行程可分为升主动脉、主动脉弓和降主动脉三部分(图7-30)。

1) **升主动脉(ascending aorta)**：起自左心室，位于上腔静脉与肺动脉干之间，向右上方斜行，至右侧第2胸肋关节后方移行为主动脉弓。升主动脉起始部发出左、右冠状动脉。

2) **主动脉弓(aorta arch)**：接升主动脉，在胸骨柄后方呈向上的弓形弯向左后方，至第4胸椎体下缘水平移行为降主动脉。在主动脉弓的凸侧，由右向左依次发出头臂干、左颈总动脉和左锁骨下动脉3大分支。头臂干为一粗短动脉干，向右上斜行至右侧胸锁关节后方，分为右颈总动脉和右锁骨下动脉。

3) **降主动脉(descending aorta)**：为主动脉最长的一段，续于主动脉弓，沿脊柱左前方下降，穿膈的主动脉裂孔至腹腔，至第4腰椎体下缘水平分为左、右髂总动脉。以膈为界，降主动脉位于主动脉裂孔以上的部分称胸主动脉，位于主动脉裂孔

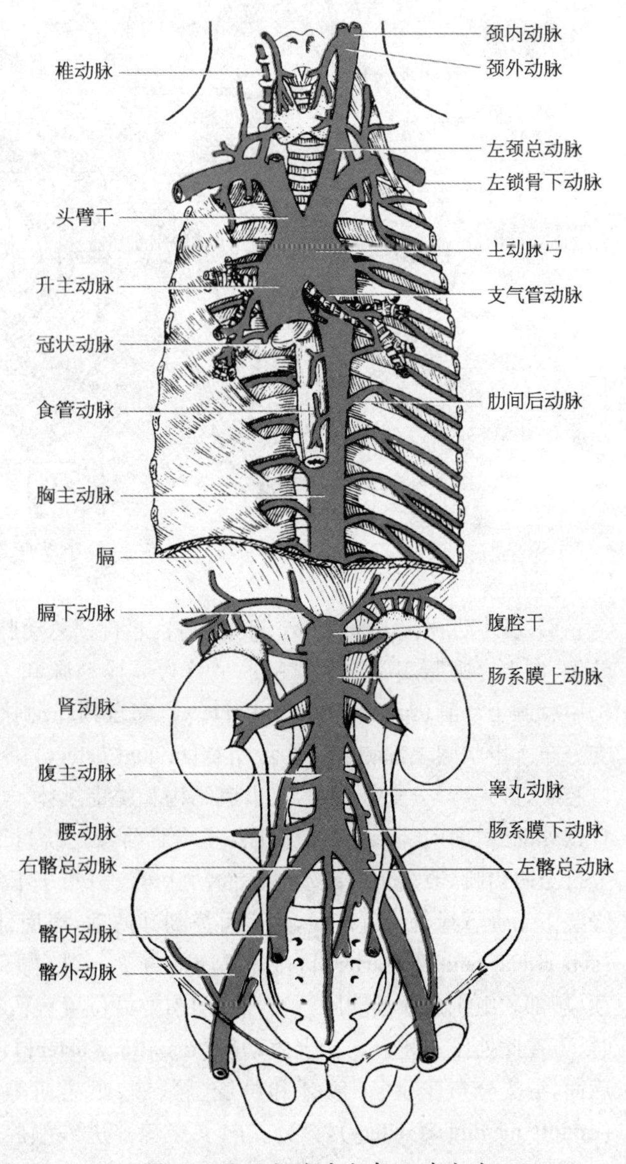

图7-30 主动脉分部及其分支

以下的部分称腹主动脉。

(2) 头颈部的动脉:

1) **颈总动脉(common carotid artery)**:是头颈部的动脉主干,左、右各1条。左侧起自主动脉弓,右侧起自头臂干。两侧颈总动脉均经胸锁关节后方,沿食管、气管和喉两侧上升,至甲状软骨上缘水平分为颈内动脉和颈外动脉(图7-31)。颈总动脉的外侧有颈内静脉,两者之间的后方有迷走神经,三者共同被包裹在颈动脉鞘中。

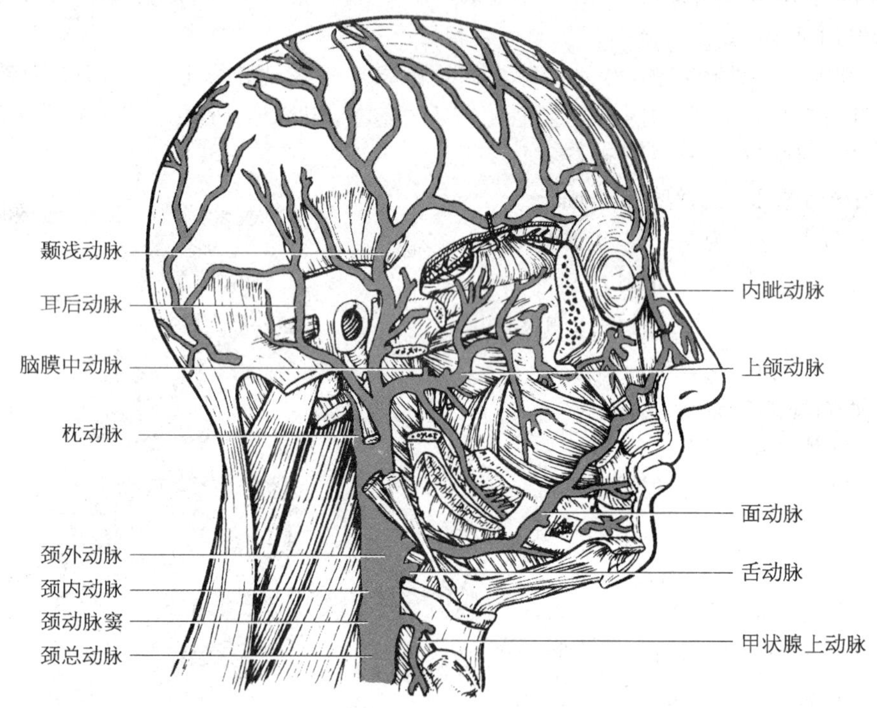

图7-31 颈外动脉及其分支

2) **颈外动脉(external carotid artery)**:起自颈总动脉,初行于颈内动脉内侧,后从其前方跨至其外侧,向上穿腮腺实质达下颌颈水平分为颞浅动脉和上颌动脉两终支(图7-31)。主要分支有:①**甲状腺上动脉(superior thyroid artery)**,起自颈外动脉起始处,向前下方行至甲状腺侧叶上端,分支分布于甲状腺上部和喉。②**舌动脉(lingual artery)**,平舌骨水平起自颈外动脉,向前内上方行至口腔底,进入舌,分支分布于舌、口底结构和腭扁桃体。③**面动脉(facial artery)**,在舌动脉稍上方起自颈外动脉,向前经下颌下腺深面,于咬肌前缘处绕过下颌骨下缘至面部,沿口角、鼻翼外侧迂曲上行至眼内眦,改名为**内眦动脉**。面动脉分支分布于下颌下腺、面部和腭扁桃体。面动脉在咬肌前缘绕下颌骨下缘处位置表浅,体表可摸到其搏动,当面部出血时,可在此处压迫止血。④**颞浅动脉(superficial temporal artery)**,在外耳门前方上行,跨颧弓根部至颞部皮下,分支分布于腮腺和颞、顶、额部软组织。颞浅动脉行经外耳门前方处位置表浅,体表可以摸到其搏动,当头前外侧部出血时,可在此处压迫止血。⑤**上颌动脉(maxillary artery)**,在下颌颈水平发出后,向前内行至上颌骨后面,分支分布于上、下颌牙和鼻腔、腭、颊、咀嚼肌等处。上颌动脉的主要分支有**脑膜中动脉(middle meningeal artery)**,该分支向上穿棘孔进入颅腔,随即分为前、后两支,分布于硬脑膜和颅骨。其前支在翼点内面,当翼点处骨折时易受损伤,形成硬膜外血肿。

3）**颈内动脉（internal carotid artery）**：由颈总动脉发出后，向上经颅底颈动脉管进入颅腔（图7－31），分支分布于脑和视器（详见第十二章神经系统）。

4）**锁骨下动脉（subclavian artery）**：左侧起自主动脉弓，右侧起自头臂干。锁骨下动脉从胸锁关节后方斜向外至颈根部，呈弓状经胸膜顶前方，穿斜角肌间隙向外，横过第1肋上面，至第1肋外侧缘移行为腋动脉。其主要分支（图7－32）有：①**椎动脉（vertebral artery）**，在前斜角肌内侧起自锁骨下动脉，向上穿第6～1颈椎横突孔，再经枕骨大孔入颅，分支分布于脊髓和脑。②**胸廓内动脉（internal thoracic artery）**，在椎动脉起始处的相对侧发出，向下进入胸腔，沿胸骨外侧缘约1.2 cm，贴第1～7肋软骨后面下行，行程中分支分布于胸前壁、心包等处。其末支继续向下穿膈肌进入腹直肌鞘内，改名为**腹壁上动脉（superior epigastric artery）**，分支分布于膈和腹直肌。③**甲状颈干（thyrocervical trunk）**，为一粗短干，在椎动脉的外侧起自锁骨下动脉，其主要分支有营养甲状腺的**甲状腺下动脉（inferior thyroid artery）**等。

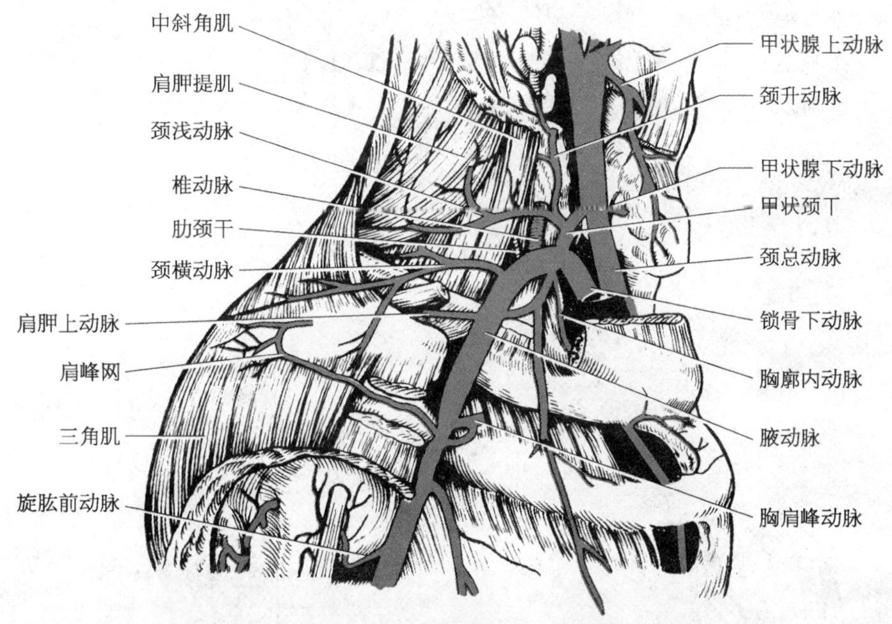

图7－32　颈内动脉和椎动脉

（3）上肢的动脉：

1）**腋动脉（axillary artery）**：为锁骨下动脉的直接延续，从第1肋外缘直行于腋窝，至背阔肌下缘移行为肱动脉（图7－33）。腋动脉分支分布于肩关节、胸肌、背阔肌和乳房等。

2）**肱动脉（brachial artery）**：为腋动脉的直接延续，与正中神经伴行，沿肱二头肌内侧沟下降至肘窝，平桡骨颈水平分为尺动脉和桡动脉（图7－34）。在肘窝内上方肱二头肌腱内侧，可触及肱动脉的搏动，此处是测量动脉血压时听诊的部位。当前臂和手部出血时，可在肱二头肌内侧沟将肱动脉压向肱骨止血。

3）**桡动脉（radial artery）**：起自肱动脉，与桡骨平行下降，在前臂上部被肱桡肌掩盖，在前臂下部行于肱桡肌腱和桡侧腕屈肌腱之间，位置表浅，可摸到搏动，为临床上最常用的摸脉点（图7－35）。然后，桡动脉在桡腕关节处绕桡骨茎突远端转至手背，穿第1掌骨间隙入手掌深面，末端与尺动脉掌深支吻合成掌深弓。桡动脉沿途分支分布于前臂桡侧肌、桡骨，并参与肘、腕关节动脉网。

在行程中发出的主要分支:①**掌浅支(superficial palmar branch)**,在桡腕关节处发出,穿鱼际肌或沿其表面至手掌,与尺动脉终支吻合成掌浅弓(图 7-35);②**拇主要动脉(principal artery of thump)**,在第 1 掌骨间隙内由桡动脉发出,立即再分为 3 支,分布于拇指两侧和示指桡侧缘。

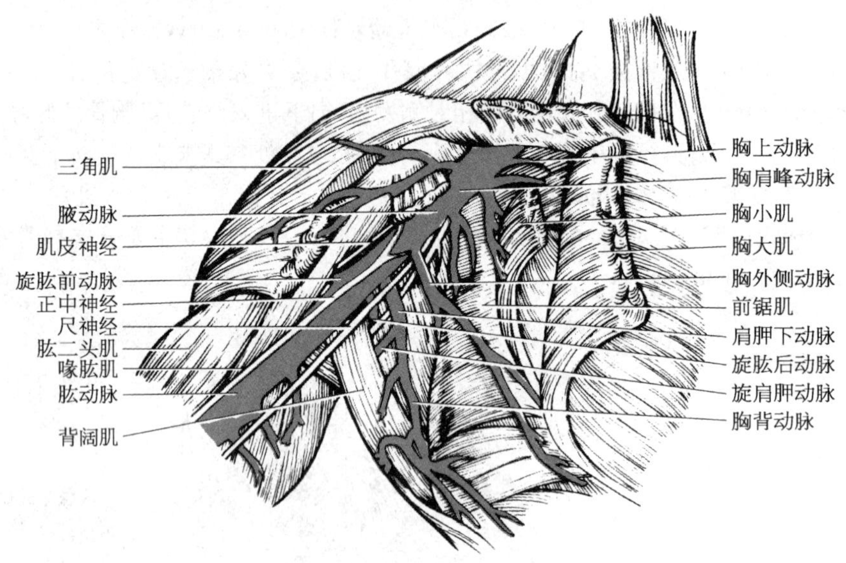

图 7-33 腋动脉及其分支

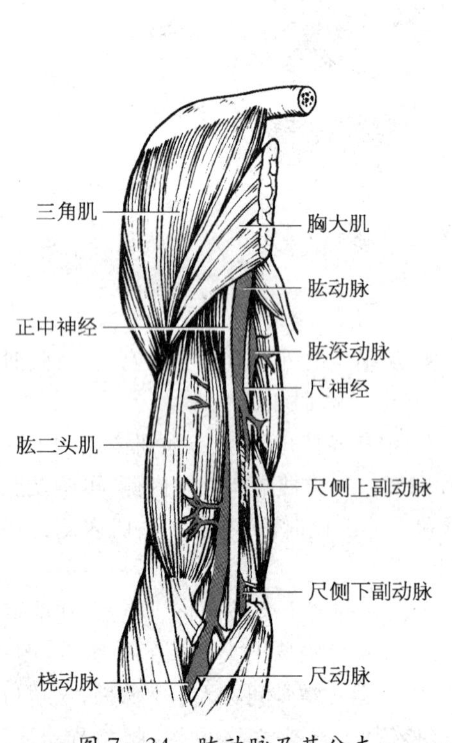

图 7-34 肱动脉及其分支

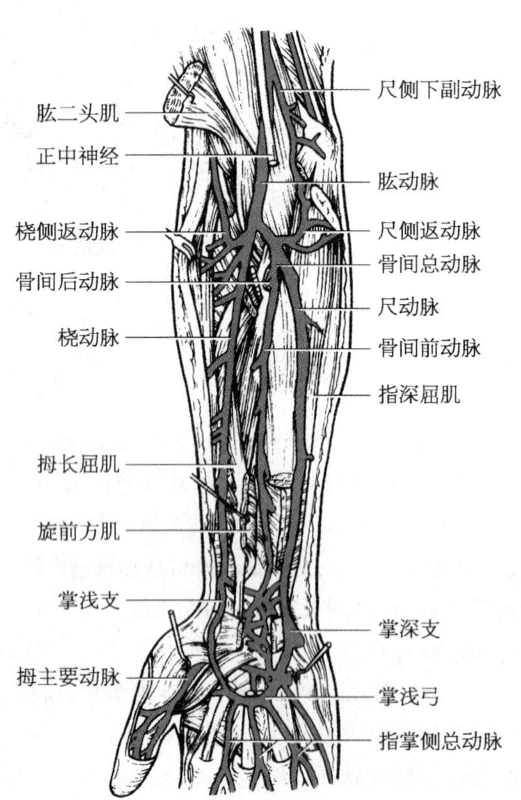

图 7-35 前臂的动脉(前面)

4）尺动脉（ulnar artery）：起自肱动脉，先斜向内下，在尺侧腕屈肌与指浅屈肌之间伴尺神经下行，最后经豌豆骨桡侧至手掌。其终支与桡动脉掌浅支吻合成掌浅弓。尺动脉沿途分支分布于前臂尺侧肌、尺骨，并参与肘、腕关节动脉网。在行程中发出的主要分支：①**掌深支（deep palmar branch）**，在豌豆骨桡侧发出，穿小鱼际肌至手掌深面与桡动脉终支吻合成掌深弓（图 7－36）；②**骨间总动脉（common interosseous artery）**，由尺动脉上端发出，分为骨间前、后动脉，分别沿骨间膜前、后面下降，沿途分支分布于前臂肌、桡骨、尺骨，并参与肘、腕关节动脉网。

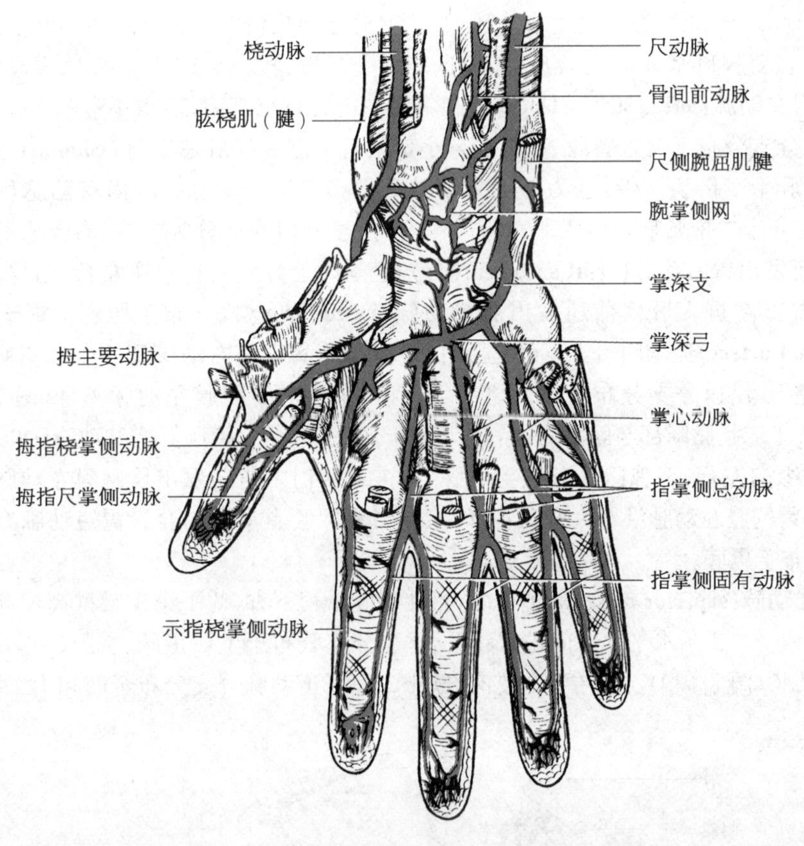

图 7－36　掌　深　弓

（4）胸部的动脉：主干是**胸主动脉（thoracic aorta）**，为主动脉弓的直接延续，其分支有壁支和脏支（图 7－30）。

1）壁支：包括**肋间后动脉（posterior intercostal arteries）**和**肋下动脉（subcostal artery）**。其中第 1、2 对肋间后动脉来自锁骨下动脉，第 3～11 对肋间后动脉和肋下动脉由胸主动脉的后外侧壁发出。壁支主要分布于胸壁和腹壁。

2）脏支：包括支气管支、食管支和心包支，分布于气管、支气管、食管和心包。

（5）腹部的动脉：腹部的动脉主干是**腹主动脉（abdominal aorta）**，其分支包括壁支、成对脏支和不成对脏支（图 7－30）。

1）壁支：主要有腰动脉（4 对）、膈下动脉和骶正中动脉等，分布于腹后壁、脊髓、膈和盆腔后壁等。

2）成对脏支：有肾上腺中动脉、肾动脉、睾丸动脉（男性）或卵巢动脉（女性）。①**肾上腺中动脉**（**middle suprarenal artery**）约平第 1 腰椎高度起自腹主动脉，分布于肾上腺。②**肾动脉**（**renal artery**）约在第 1 腰椎体下缘起自腹主动脉侧壁，横行向外侧，至肾门分为 4～5 支入肾。③**睾丸动脉**（**testicular artery**）细而长，在肾动脉起始处稍下方起自腹主动脉前壁，沿腰大肌表面斜行向外下，经腹股沟管腹环进入腹股沟管，参与组成精索，分布于睾丸和附睾。该动脉在女性为**卵巢动脉**（**ovarian artery**），经卵巢悬韧带下行盆腔，分布于卵巢和输卵管。

3）不成对脏支：有腹腔干、肠系膜上动脉和肠系膜下动脉。

腹腔干（**celiac trunk**）：为一粗短的动脉干，在主动脉裂孔稍下方起自腹主动脉前壁，旋即分为胃左动脉、肝总动脉和脾动脉，分支分布于肝、胆囊、脾、胃、胰、十二指肠和食管腹段（图 7－37、图 7－38）。①**胃左动脉**（**left gastric artery**）较细，斜向左上方行至贲门，沿胃小弯向右行，并与胃右动脉吻合，沿途分支分布于食管腹段、贲门和胃小弯附近胃壁。②**肝总动脉**（**common hepatic artery**）向右行，进入肝十二指肠韧带，分为肝固有动脉和胃十二指肠动脉。**肝固有动脉**（**proper hepatic artery**）继续在肝十二指肠韧带内沿胆总管左侧上行，至肝门附近分为左支、右支入肝。在肝固有动脉起始部还发出**胃右动脉**（**right gastric artery**），经幽门上方进入胃小弯左行，与胃左动脉吻合。肝固有动脉右支在进入肝门前还发出**胆囊动脉**（**cystic artery**），分布于胆囊。**胃十二指肠动脉**（**gastroduodenal artery**）经幽门后方下降，至幽门下缘分为**胃网膜右动脉**和**胰十二指肠上动脉**。前者沿胃大弯左行，沿途分支分布于胃大弯和大网膜，末端与胃网膜左动脉吻合（图 7－37、图 7－38）；后者行于十二指肠降部与胰头之间，分支分布于胰头和十二指肠。③**脾动脉**（**splenic artery**）较粗大，沿胰上缘向左行，至脾门处分数支入脾，在进入脾门之前还发出胃网膜左动脉和胃短动脉（图 7－37）。**胃网膜左动脉**沿胃大弯向右行，末端与胃网膜右动脉吻合。**胃短动脉**有 3～5 支，经脾胃韧带，分布于胃底。

肠系膜上动脉（**superior mesenteric artery**）：在腹腔干稍下方，约平第 1 腰椎高度起自腹主动脉前壁，经胰头和十二指肠水平部之间进入肠系膜根，分支分布于十二指肠、空肠、回肠、盲肠、阑尾、升结肠和横结肠（图 7－39）。其主要分支有：**胰十二指肠下动脉**分支分布于胰和十二指肠，并与胰

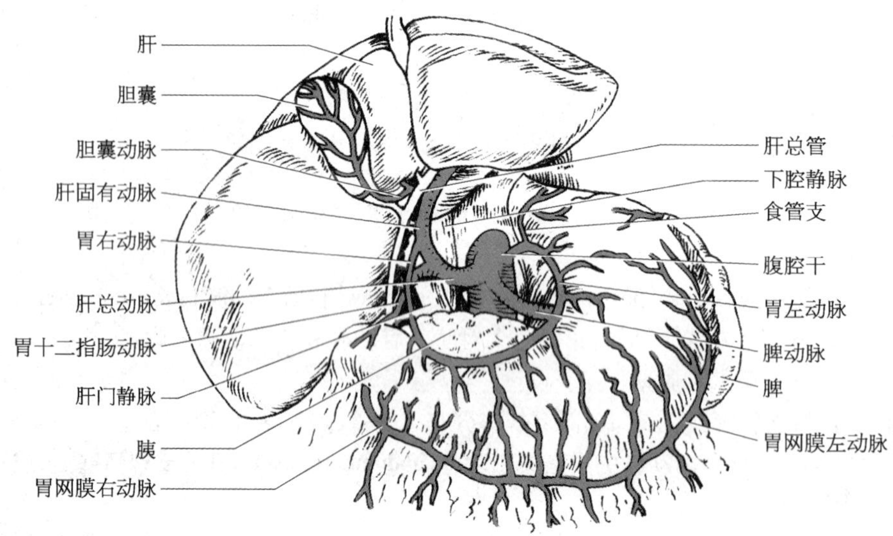

图 7－37　腹腔干及其分支（前面）

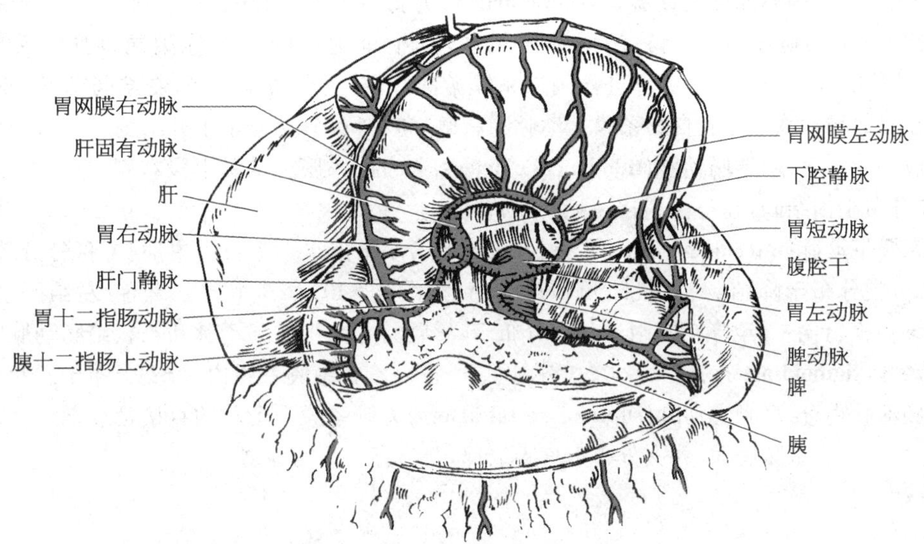

图 7-38　腹腔干及其分支(胃翻向上)

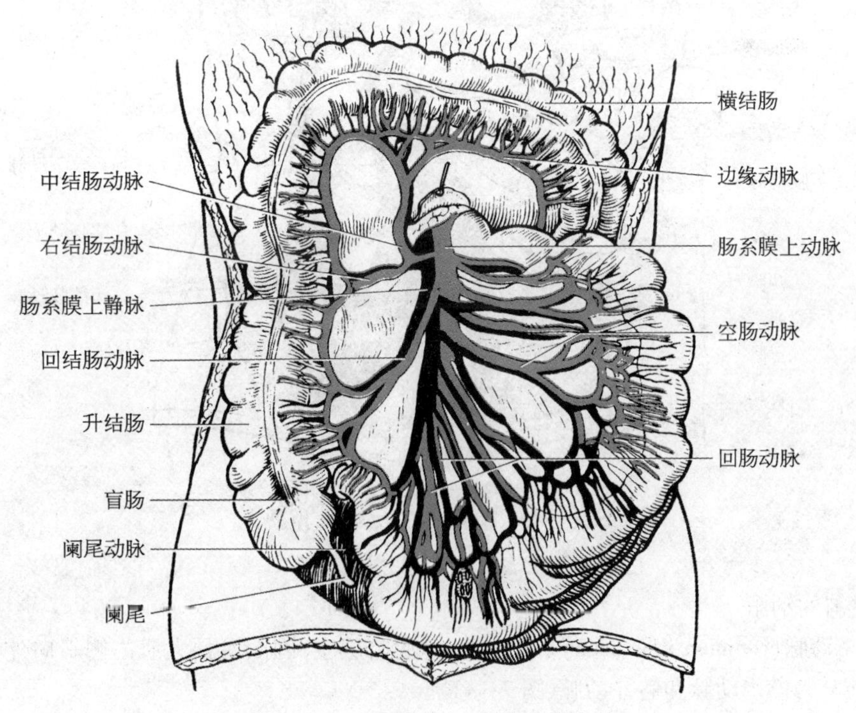

图 7-39　肠系膜上动脉及其分支

十二指肠上动脉吻合；**空肠动脉**（**jejunal arteries**）和**回肠动脉**（**ileal arteries**）共有 12～18 支，由肠系膜上动脉左侧壁发出，行于肠系膜内，反复分支并吻合成多级动脉弓，由最后一级弓发出直支进入肠壁，分布于空、回肠；**回结肠动脉**（**ileocolic artery**）为肠系膜上动脉的终支，斜向右下行至盲肠附近，分支分布于回肠末端、盲肠、阑尾和升结肠，其中至阑尾的分支称**阑尾动脉**（**appendicular artery**），该分支经回肠末端的后方进入阑尾系膜游离缘，分支分布于阑尾；**右结肠动脉**（**right colic artery**）在回结肠动脉上方起自肠系膜上动脉的右侧，向右行，分支分布于升结肠，并与回结肠动脉和中结肠动脉吻合；**中结肠动脉**（**middle colic artery**）起自肠系膜上动脉上段右侧，行于横结肠系膜内，分支分布于横结肠，并与左、右结肠动脉吻合。

肠系膜下动脉（**inferior mesenteric artery**）：约在第 3 腰椎水平起自腹主动脉前壁，沿腹后壁行向左下，分支分布于降结肠、乙状结肠和直肠上部（图 7－40）。其主要分支有：**左结肠动脉**（**left colic artery**）横行向左，至降结肠附近分支分布于降结肠，并与中结肠动脉和乙状结肠动脉吻合；**乙状结肠动脉**（**sigmoid artery**）有 2～3 支，斜向左下，进入乙状结肠系膜内，分支分布于乙状结肠，并与左结肠动脉吻合；**直肠上动脉**（**superior rectal artery**）为肠系膜下动脉的直接延续，经乙状结肠系膜降入盆腔，行于直肠后面，分支分布于直肠上部，并与直肠下动脉吻合。

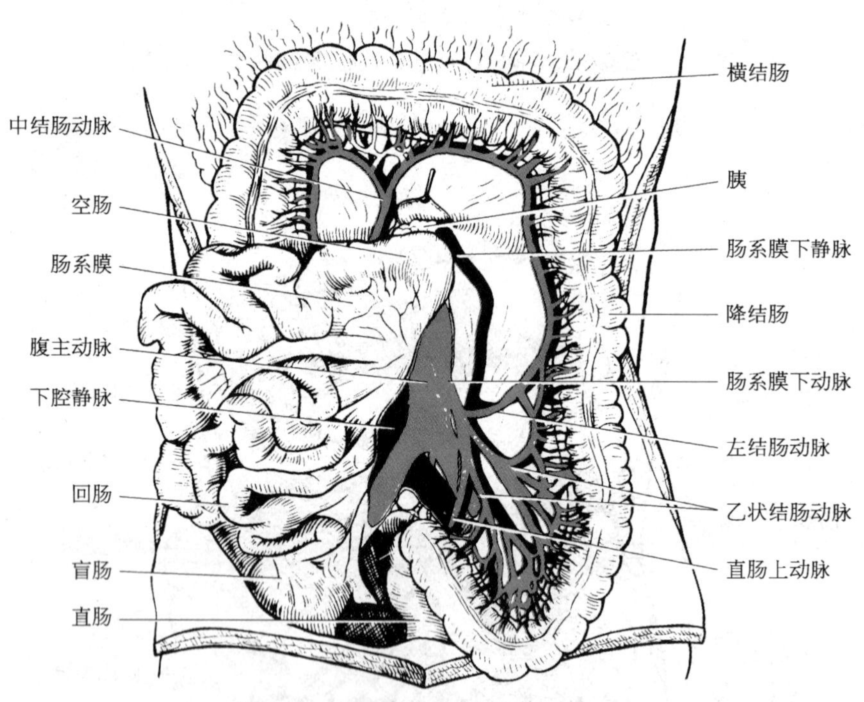

图 7－40　肠系膜下动脉及其分支

（6）盆部的动脉：

1）**髂总动脉**（**common iliac artery**）：左右各一，起自腹主动脉，沿腰大肌内侧斜向外下方，至骶髂关节前面分为髂内动脉和髂外动脉（图 7－41）。

2）**髂内动脉**（**internal iliac artery**）：为一短干，斜向内下降入盆腔，分为脏支和壁支（图 7－41），分支分布于盆腔脏器和盆壁。

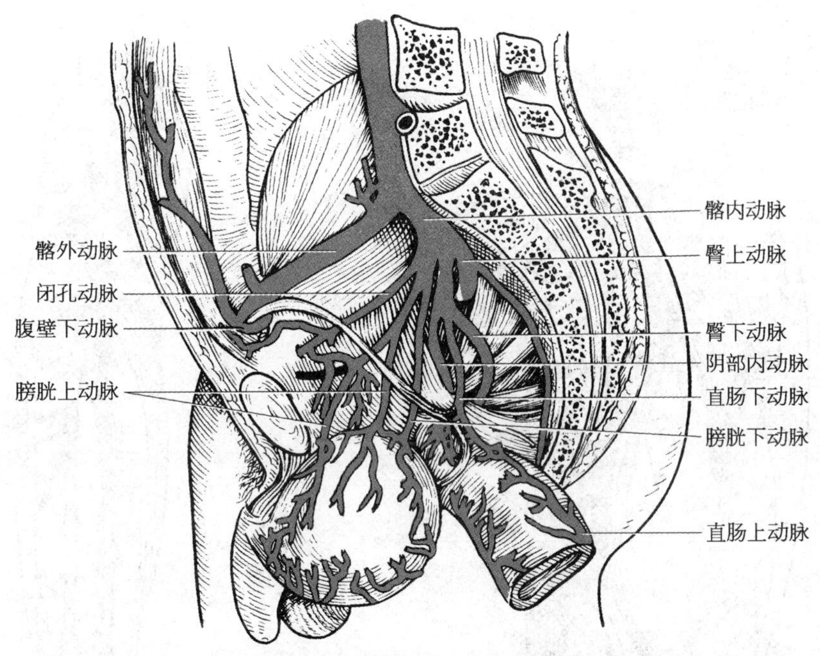

图 7-41 髂、内外动脉及其分支

脏支:主要包括直肠下动脉、子宫动脉和阴部内动脉(图 7-41)。**直肠下动脉(inferior rectal artery)**分布于直肠下部、肛管、前列腺(阴道)等处,并与直肠上动脉和肛动脉吻合。**子宫动脉(uterine artery)**自髂内动脉发出后,沿盆腔侧壁下行,进入子宫阔韧带,在子宫颈外侧约 2 cm 处从输尿管前上方跨过,再沿子宫两侧缘迂曲上行,分支分布于子宫、输卵管、卵巢,并与卵巢动脉吻合。**阴部内动脉(internal pedendal artery)**经梨状肌下孔出盆腔,再经坐骨小孔入坐骨直肠窝,分支分布于肛门、会阴和外生殖器等处。

壁支:主要有闭孔动脉、臀上动脉和臀下动脉。**闭孔动脉(obtuator artery)**沿骨盆侧壁前行,穿闭膜管至大腿内侧,分支分布于大腿内侧群肌和髋关节。**臀上动脉(superior gluteal artery)**和**臀下动脉(inferior gluteal artery)**分别经梨状肌上孔和梨状肌下孔出盆腔到臀部,分支分布于臀肌和髋关节等处。

3) **髂外动脉(external iliac artery)**:自髂总动脉发出后,沿腰大肌内侧缘下降,经腹股沟韧带中点深面入股三角,移行为股动脉。髂外动脉在腹股沟韧带稍上方发出**腹壁下动脉(inferior gastric artery)**,进入腹直肌鞘,分布于腹直肌,并与腹壁上动脉吻合(图 7-41)。

(7) 下肢的动脉:

1) **股动脉(femoral artery)**:是髂外动脉的直接延续,在股三角内下行,其内侧有股静脉,外侧有股神经与之伴行,经收肌管下行至腘窝,移行为腘动脉。股动脉的主要分支有**股深动脉(deep femoral artery)**,该分支自股动脉起始部下方 2~5 cm 处发出,分支分布于大腿诸肌(图 7-42)。在腹股沟韧带中点稍下方,股动脉位置表浅,可摸到其搏动,当下肢出血时,可在此处将股动脉压向耻骨上支进行止血。

2) **腘动脉(popliteal artery)**:由股动脉直接移行而来,在腘窝深面下降(图 7-43),至腘窝下角处分为胫前动脉和胫后动脉。腘动脉的分支分布于膝关节及附近诸肌,参与膝关节动脉网。

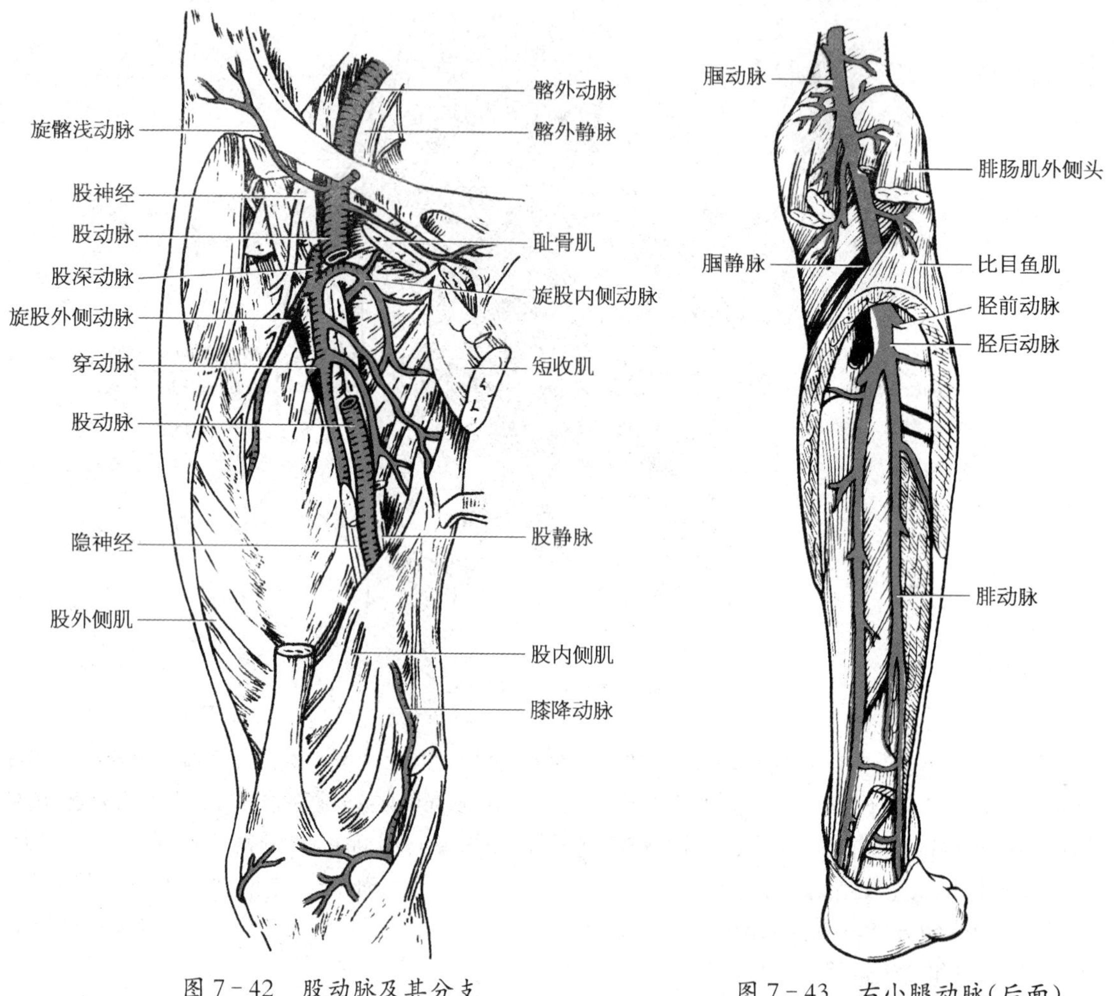

图 7－42　股动脉及其分支

图 7－43　右小腿动脉(后面)

3）**胫前动脉(anterior tilial artery)**：为腘动脉的终支之一，穿小腿骨间膜上方，至小腿前群肌之间下行，至距小腿关节前方移行为足背动脉(图 7－44)。胫前动脉在行程中分支分布于小腿前群肌，并参与膝关节动脉网。**足背动脉(dorsal artery of foot)**在距小腿关节前方，经踇长伸肌腱与趾长伸肌腱之间前行，沿途分支分布于足背、足趾等。足背动脉在距小腿关节前方，位置表浅，可摸到其搏动。下肢脉管炎时，足背动脉的搏动可以减弱和消失。

4）**胫后动脉(posterior tilial artery)**：为腘动脉的另一终支，在小腿后面浅、深层肌之间下行(图 7－43)，经内踝后方入足底，分为**足底内侧动脉**和**足底外侧动脉**(图 7－45)。胫后动脉在行程中分支分布于小腿后群肌、外侧群肌和足底。

2. 体循环的静脉　包括上腔静脉系、下腔静脉系和心静脉系。

(1) 上腔静脉系：由上腔静脉及其属支组成，收纳头颈部、上肢、胸部(心除外)的静脉血。

上腔静脉(superior vena cava)：是收纳上半身静脉血的主干，由左、右头臂静脉在右侧第 1 胸肋关节的后方汇合而成，沿升主动脉的右侧垂直下降，平右侧第 3 胸肋关节处，注入右心房。在注入右心房之前，还有奇静脉汇入。

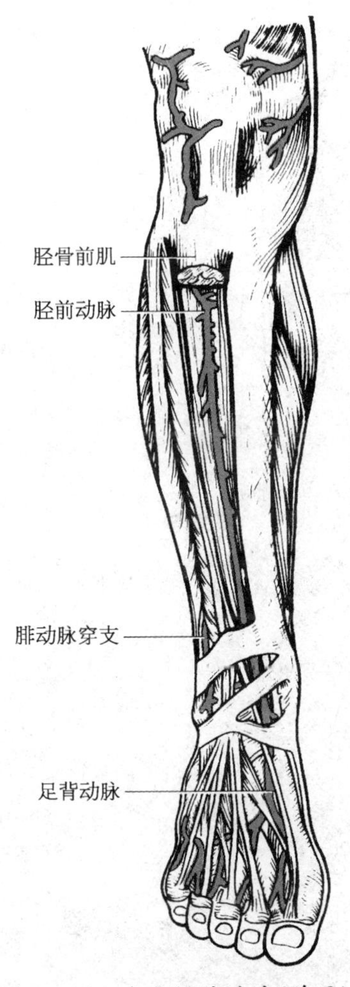

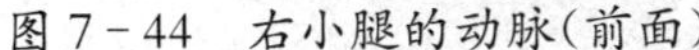

图 7－44　右小腿的动脉(前面)

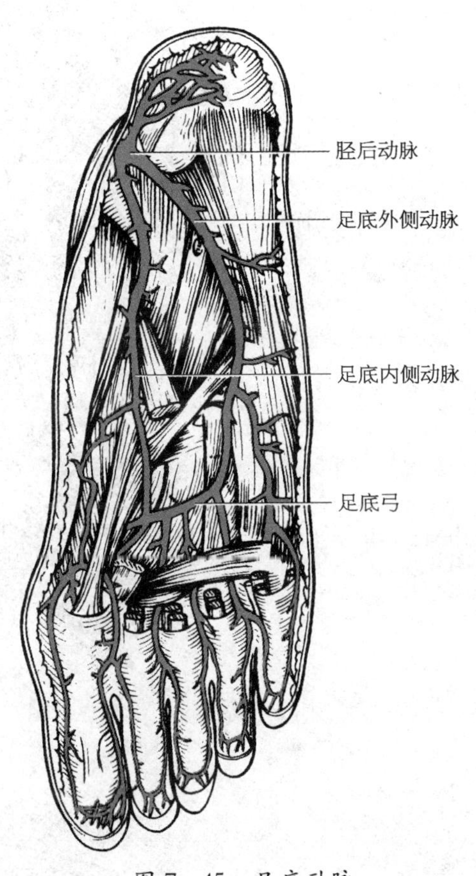

图 7－45　足底动脉

头臂静脉(brachiocephalic vein):左、右各一,是收纳头颈部及上肢静脉血的主干,由颈内静脉和锁骨下静脉在同侧的胸锁关节后方汇合而成。两静脉汇合处形成的夹角称**静脉角(venous angle)**,是淋巴导管的注入处。

1) 头颈部的静脉:主要有颈内静脉、颈外静脉和锁骨下静脉等(图 7－46、图 7－47)。

颈内静脉(internal jugular vein):为颈部最大的静脉干,于颈静脉孔处续于乙状窦,在颈动脉鞘内沿颈内动脉、颈总动脉的外侧下降,至同侧胸锁关节的后方与锁骨下静脉汇合成头臂静脉,其收纳范围相当于颈总动脉的分布范围,有颅内属支和颅外属支两种。①颅内属支:通过硬脑膜窦,收纳脑、脑膜等部位的静脉血(见第十二章)。②颅外属支:收纳咽、舌、甲状腺、面部和颈部的静脉血,主要有面静脉和下颌后静脉。**面静脉(facial vein)**起自内眦静脉,伴面动脉下行,至下颌角下方与下颌后静脉前支汇成一短干,注入颈内静脉。面静脉经内眦静脉、眼静脉与颅内海绵窦相通,又因缺少静脉瓣,故在面部,尤其是鼻根至两侧口角之间的三角形区内发生感染时,切忌挤压,以防细菌经上述途径进入颅内,引起颅内感染,该三角称面部的"危险三角"。**下颌后静脉(retromandibular vein)**由颞浅静脉和上颌静脉在腮腺内汇合而成。在下颌角高度分前、后两支,分别向前注入面静脉和向后注入颈外静脉。

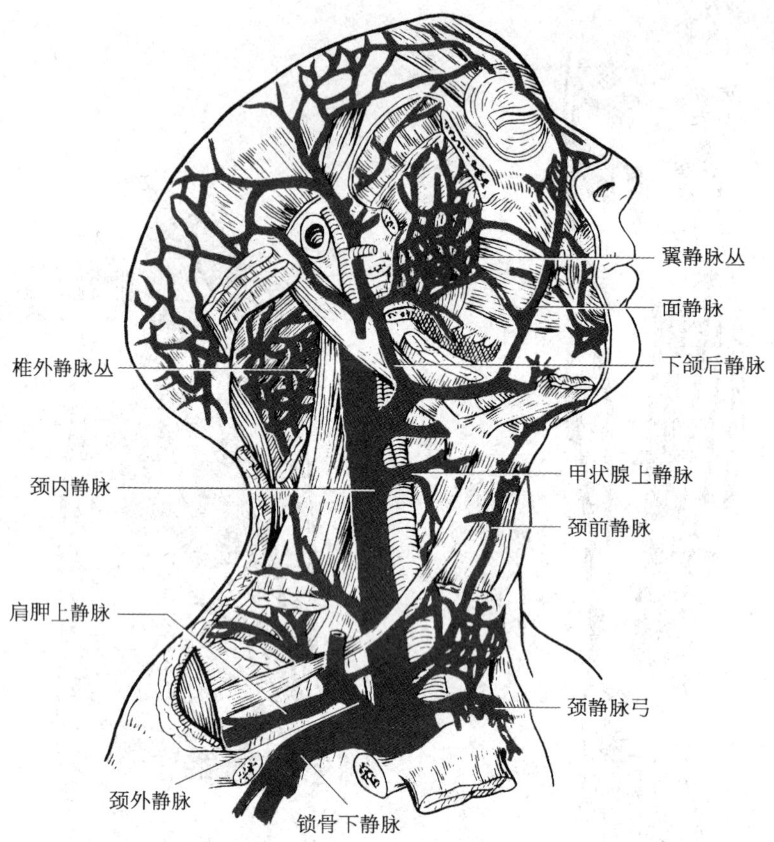

图 7-46 头颈部静脉

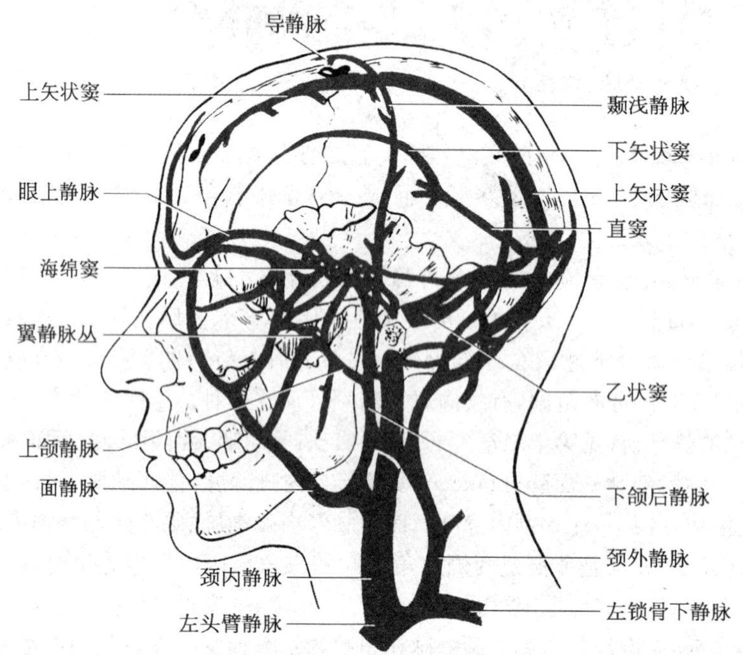

图 7-47 颅内、外静脉及其交通支

颈外静脉(external jugular vein):由下颌后静脉的后支与耳后静脉、枕静脉在下颌角处汇合而成,沿胸锁乳突肌表面下行,注入锁骨下静脉。颈外静脉浅居于皮下,属于浅静脉。右心衰竭的患者,上腔静脉压升高,可见颈外静脉怒张。由于颈外静脉的位置浅表,也是临床上常用的采血、输液或注射药物的部位。

锁骨下静脉(subclavian vein):由腋静脉越过第1肋外缘后延续而成,向内侧横过第1肋上面至胸锁关节的后方与颈内静脉汇成头臂静脉。锁骨下静脉主要收纳上肢、颈部浅层的静脉血。

2)上肢的静脉:分深、浅静脉两种,富有静脉瓣,深、浅静脉之间有许多交通支的吻合。

上肢的深静脉:与同名的动脉伴行,臂以下的动脉有2条同名静脉伴行,到腋窝处合成1条腋静脉。腋静脉位于腋动脉前内侧,收纳上肢深、浅静脉血,在第1肋外缘延续成锁骨下静脉。

上肢的浅静脉:位于皮下,手背的浅静脉形成手背静脉网,再向上汇合成尺侧的贵要静脉和桡侧的头静脉(图7-48)。**贵要静脉(basilic vein)**起自手背静脉网的尺侧,转至前臂前面,沿前臂尺侧、臂内侧上行至臂中点,穿深筋膜注入肱静脉或腋静脉,收纳手背和前臂尺侧的浅静脉血。**头静脉(cephalic vein)**起自手背静脉网的桡侧,转至前臂前面,沿前臂桡侧、臂外侧上行,经三角肌和胸大肌之间,穿深筋膜注入腋静脉或锁骨下静脉,收纳手背、前臂桡侧的浅静脉血。**肘正中静脉(median vein)**位于肘窝皮下,一般为1条,起自头静脉,斜向内上方连于贵要静脉,但该静脉变异较多。临床上常在手背静脉网、前臂和肘部前面的浅静脉处采血、输液或注射药物。

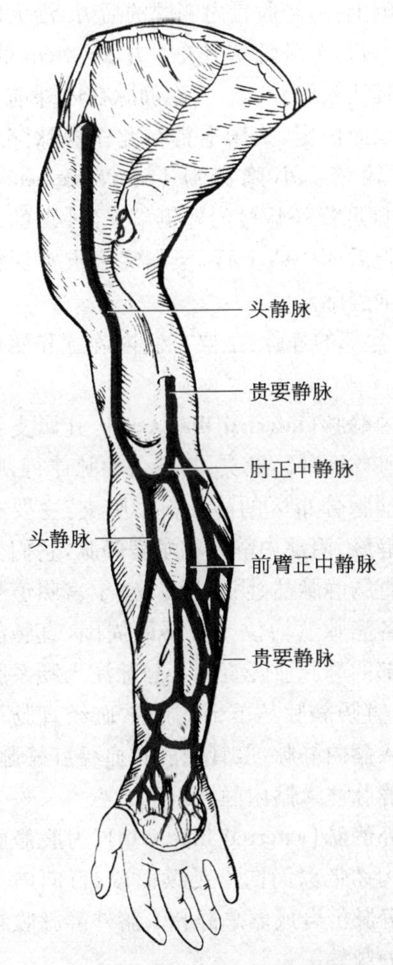

图7-48 上肢浅静脉

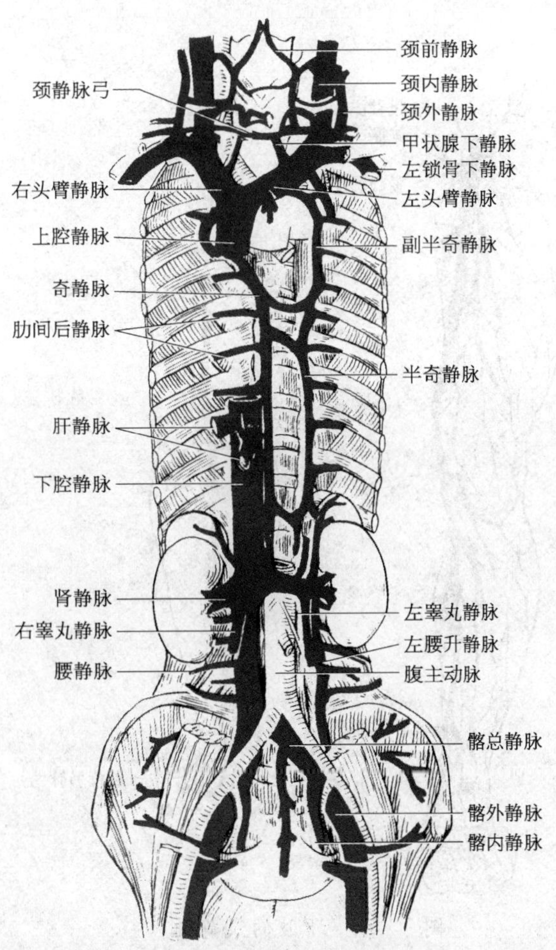

图7-49 上腔静脉和下腔静脉

3）胸部的静脉：主要有胸廓内静脉和奇静脉等。

胸廓内静脉(internal thoracic vein)：由腹壁上静脉向上延续而成，与同名动脉伴行，向上注入头臂静脉，收纳同名动脉分布区的静脉血。

奇静脉(azygos vein)：由右腰升静脉向上穿过膈延续而成，沿椎体右侧上升，至第4胸椎高度向前跨越右肺根上方注入上腔静脉，收纳右肋间后静脉、半奇静脉、食管静脉、支气管静脉的静脉血（图7-49）。**半奇静脉(hemiazygos vein)**由左腰升静脉向上穿过膈延续而成，沿椎体左侧上升，至第9胸椎高度向右横过脊柱前方注入奇静脉，收纳左侧下部的肋间后静脉和副半奇静脉。**副半奇静脉(accessory hemiazygos vein)**沿椎体左侧下行，注入半奇静脉或跨过椎体前方向右注入奇静脉，收纳左侧中、上部的肋间后静脉的静脉血。

（2）下腔静脉系：由下腔静脉及其属支组成，收纳腹部、盆部和下肢的静脉血。

1）下肢的静脉：下肢的静脉均有丰富的静脉瓣，分为深、浅静脉两种，深、浅静脉之间有许多交通支吻合。

下肢的深静脉：与同名动脉伴行，在膝部以下1条动脉有2条同名静脉伴行，上行至腘窝汇合成为1条腘静脉。腘静脉向上延续成股静脉，股静脉经腹股沟韧带深面延续成髂外静脉。

下肢的浅静脉：足背的皮下静脉汇合成足背静脉弓，由弓的两侧端向上分别延续成大隐静脉和小隐静脉（图7-50）。**大隐静脉(great saphenous vein)**起自足背静脉弓的内侧端，经内踝前方，沿小腿内侧上行，经股骨内侧髁的后方，沿大腿内侧面上行，至耻骨结节外下方3～4 cm处，穿深筋膜注入股静脉。大隐静脉在内踝前方位置浅表而恒定，临床上常在此作静脉穿刺或切开输液。**小隐静脉(small saphenous vein)**起自足背静脉弓的外侧端，经外踝的后方沿小腿后面中线上行，至腘窝中点穿深筋膜注入腘静脉。

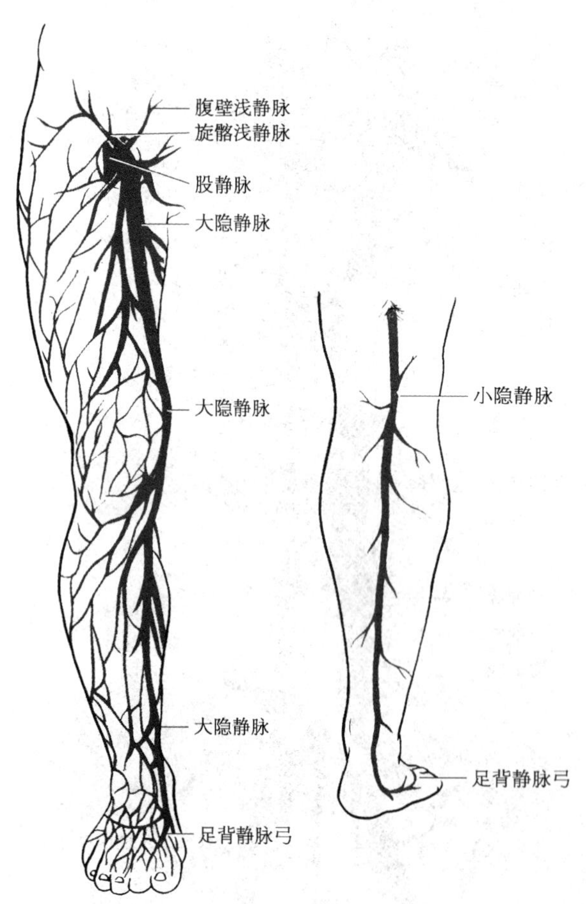

图7-50　下肢的浅静脉

2）盆部的静脉：主要有髂内静脉和髂外静脉等。

髂内静脉(internal iliac vein)：其属支有壁支和脏支两种。壁支：与同名动脉伴行，收纳同名动脉分布区的静脉血。脏支：主要有**直肠下静脉**、**阴部内静脉**和**子宫静脉**，它们分别起自直肠静脉丛、阴部静脉丛、子宫阴道静脉丛。各静脉丛均位于脏器的周围，直肠静脉丛上部的静脉血经直肠上静脉注入肠系膜下静脉，直肠静脉丛下部的静脉血经直肠下静脉注入髂内静脉，肛管的静脉血经肛静脉、阴部内静脉注入髂内静脉。

髂外静脉(external iliac vein)：为股静脉经腹股沟韧带深面向上延续而成，行向内上与髂内静脉汇合成髂总静脉。髂外静脉收纳腹壁下静脉等。

3）腹部的静脉：主要有髂总静脉、下腔静脉和肝门静脉系。

髂总静脉(common iliac vein)：由髂内静脉和髂外静脉在骶髂关节的前方汇合而成，斜向内上方，至第5腰椎体右侧，左、右髂总静脉汇合成下腔静脉(图7-51)。

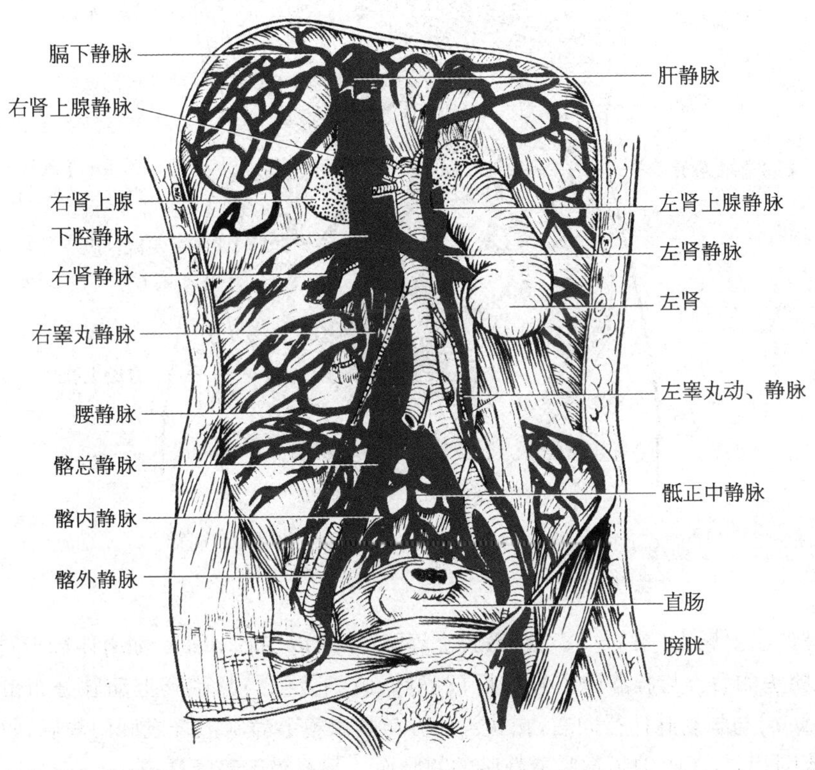

图7-51　下腔静脉及其属支

下腔静脉(inferior vena cava)：是人体最大的静脉，由左、右髂总静脉在第5腰椎高度汇合而成，沿腹主动脉的右侧上升，穿膈的腔静脉孔，注入右心房(图7-51)。下腔静脉的属支有壁支和脏支。壁支有4对腰静脉和1对膈下静脉，皆与同名动脉伴行，每侧4条腰静脉之间有纵行的腰升静脉相连。脏支有成对的肾上腺静脉、肾静脉、睾丸静脉(女性为卵巢静脉)和不成对的肝门静脉，收纳腹腔脏器的静脉血。**肾上腺静脉(suprarenal vein)**右侧直接注入下腔静脉，左侧注入左肾静脉。**肾静脉(renal vein)**起自肾门，经肾动脉前方横行向内侧注入下腔静脉。**睾丸静脉(testicular vein)**起自睾丸和附睾，呈蔓状缠绕睾丸动脉，故称蔓状静脉丛，向上逐渐汇合成1条睾丸静脉，右侧以锐角直接注入下腔静脉，左侧以直角注入左肾静脉。在女性为**卵巢静脉(ovarian vein)**，起自卵巢静脉丛，其回流途径与男性相同。来自腹腔不成对脏器(肝除外)的静脉不直接注入下腔静脉，而是先汇合成肝门静脉，经肝门入肝，在肝内移行为肝血窦，与肝固有动脉的血液混合，再汇合成2～3条肝静脉注入下腔静脉。

肝门静脉系：由肝门静脉及其属支组成，收纳腹腔不成对脏器如胃、小肠、大肠(至直肠中部)、胆囊、胰和脾等的静脉血。**肝门静脉(hepatic portal vein)**由肠系膜上静脉和脾静脉在胰头的后方汇合而成，长6～8 cm，向右上方进入肝十二指肠韧带内，经胆总管和肝固有动脉的后方到达肝门，分左、右两支分别进入肝的左、右叶(图7-52)。

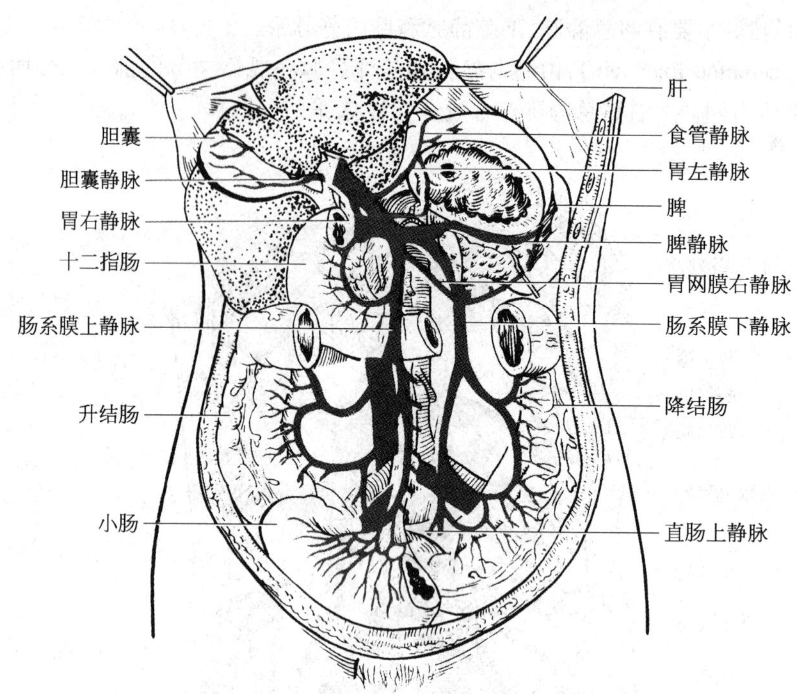

图 7－52　肝门静脉及其属支

肝门静脉的主要属支(图 7－52)：**肠系膜上静脉(suaerior mesenteric vein)**伴行于同名动脉的右侧向上行，在胰头的后方与脾静脉汇合成肝门静脉，收纳范围与肠系膜上动脉分布范围相同。**脾静脉(splenic vein)**与脾动脉伴行向右，在胰头后方与肠系膜上静脉汇合成肝门静脉，收纳范围与同名动脉分布范围相同，还收纳肠系膜下静脉的静脉血。**肠系膜下静脉(inferior mesenteric vein)**与同名动脉伴行，收纳同名动脉分布区的静脉血，注入脾静脉。**胃左静脉(left gastric vein)**与同名动脉伴行，收纳食管下端、胃贲门、胃小弯左侧的静脉血，注入肝门静脉。**胃右静脉(right gastric vein)**与同名动脉伴行，向右汇入肝门静脉。**附脐静脉(paraumbilical veins)**起自脐周静脉网，沿肝圆韧带上行，注入肝门静脉。

当肝门静脉的血液回流受阻(如肝硬化)时，肝门静脉的血液可通过食管静脉丛、直肠静脉丛、脐周静脉网与上、下腔静脉之间的吻合支流回右心房，这种循环称**肝门静脉的侧支循环**。正常情况下肝门静脉与上、下腔静脉之间的吻合支很小，血流量很少。但当肝门静脉回流受阻、压力增高时，随着血流量增加，吻合支变得粗大弯曲，于是在食管下段、胃底、直肠黏膜和脐周静脉网出现静脉曲张，甚至破裂，引起呕血和便血，亦可导致胃、肠、脾的静脉淤血，出现脾肿大和腹水等。

(三) 淋巴管道

淋巴管道分为毛细淋巴管、淋巴管、淋巴干和淋巴导管。

1. 毛细淋巴管(lymphatic capillary)　是淋巴管道的起始部，以膨大的盲端起于组织间隙。其管壁由单层内皮细胞构成，内皮细胞间的间隙较大，无基膜和周细胞，管壁的通透性较大，一些不易透过毛细血管的大分子物质，如蛋白质、细菌、异物、癌细胞等较易进入毛细淋巴管。毛细淋巴管分布广泛，除上皮、角膜、晶状体、牙釉质、软骨、脑和脊髓等处无毛细淋巴管外，几乎遍布全身。

2. 淋巴管(lymphatic vessel)　由毛细淋巴管汇合而成，管壁内面有丰富的瓣膜，可分为浅、深淋巴管。浅淋巴管位于浅筋膜内，与浅静脉伴行；深淋巴管位于深筋膜深面，多与深部的血管、神经等伴行。浅、深淋巴管间存在着广泛的交通。

3. 淋巴干(lymphatic trunk)　由淋巴管汇合而成。全身各部的浅、深淋巴管汇合成9条淋巴干:收集头颈部淋巴的左、右**颈干**,收集上肢淋巴的左、右**锁骨下干**,收集胸部淋巴的左、右**支气管纵隔干**,收集下肢、盆部及腹部成对脏器淋巴的左、右**腰干**,收集腹部不成对脏器淋巴的**肠干**(图7-53)。

4. 淋巴导管　9条淋巴干汇集成2条淋巴导管,即胸导管和右淋巴导管,分别注入左、右静脉角(图7-53)。

(1) **胸导管(thoracic duct)**:是全身最粗大的淋巴管道,长30～40 cm。**乳糜池(cistema chyli)**通常在第1腰椎体的前面,是由左、右腰干及肠干汇合而成的梭形膨大。胸导管起自乳糜池,经主动脉裂孔入胸腔,沿脊柱右前方上行,至第5胸椎高度向左侧斜行,然后沿脊柱左前方上行,出胸廓上口至颈根部,呈弓形弯曲注入左静脉角。胸导管在注入静脉角之前,还收纳左颈干、左锁骨下干和左支气管纵隔干。胸导管收集双下肢、盆部、腹部、左半胸部、左上肢和左半头颈部的淋巴,即全身3/4部位的淋巴(图7-53)。

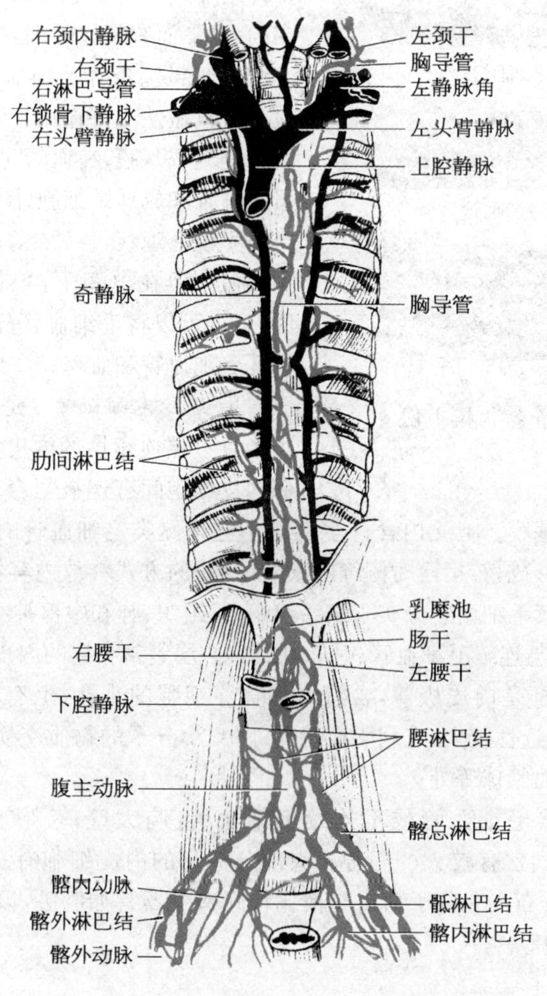

图7-53　胸导管和右淋巴导管

(2) **右淋巴导管(right lymphatic duct)**:为一短干,长约 1.5 cm,由右颈干、右支气管纵隔干和右锁骨下干汇合而成,注入右静脉角。右淋巴导管收集右半头颈部、右上肢、右半胸部的淋巴,即全身 1/4 部位的淋巴(图 7-53)。

二、各类血管的组织结构和功能特点

一般来说,血管壁主要由内皮细胞、血管平滑肌和结缔组织组成。各类血管因其在整个血管系统中所处的部位不同,各具有不同的管壁结构和组成成分,为各自的功能服务。

(一) 毛细血管

毛细血管(capillary)是管径最细、分布最广的血管,是血液与组织之间进行物质交换的场所。毛细血管的管径一般为 5~10 μm,可以容纳 1~2 个红细胞通过,血窦的直径较大,可达 40 μm。毛细血管管壁主要由一层内皮细胞和基膜组成,基膜外有少许结缔组织。在毛细血管内皮的外周,有一种散在的、扁平而有突起的细胞,称为周细胞(pericyte),其细胞突起包绕着毛细血管,呈网架结构,对毛细血管起机械性支持作用。除此之外,周细胞的主要功能是生成基膜,在血管生长或再生时可分化为平滑肌纤维和成纤维细胞(图 7-54)。

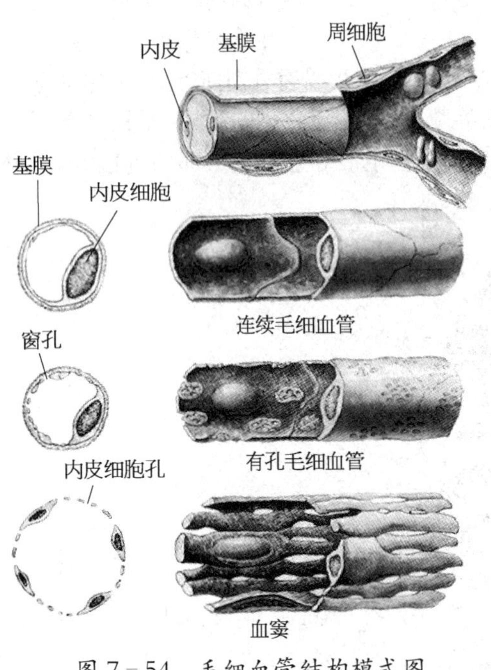

图 7-54　毛细血管结构模式图

光镜下观察,各种组织和器官中的毛细血管结构相似。但在电镜下,根据内皮细胞等结构的不同,至少可以将毛细血管分为三类:连续毛细血管、有孔毛细血管和血窦。

1. 连续毛细血管　是最普通的毛细血管,其特点为有一层连续性的内皮,内皮细胞较薄,无孔,相邻内皮细胞间有连接复合体(图 7-54),内皮细胞的基底面有薄层的完整基膜。胞质内含许多吞饮小泡是此类毛细血管的最大特征。吞饮小泡在细胞的游离面或基底面形成,转运至对侧细胞膜,以胞吐的方式释放内容物,从而在血液和组织液之间进行物质交换。连续毛细血管分布于结缔组织、肌组织、肺和中枢神经系统等处。

2. 有孔毛细血管　与连续毛细血管相同,都具有一层紧密相连的内皮细胞和连续的基膜。但有孔毛细血管主要的特征是内皮极薄,含有许多贯穿细胞的小孔,上有很薄的隔膜封闭(图 7-54)。有孔毛细血管的通透性较大,有利于血管内外中、小分子的物质交换。有孔毛细血管见于胃的黏膜、内分泌腺、肾的血管球等处。

3. 血窦　又称窦状毛细血管或不连续毛细血管,腔大壁薄,形状不规则。其直径可达 30~40 μm,内皮细胞之间常有较大的间隙。大部分血窦的内皮细胞有孔,基膜不完整甚至缺如(图 7-54)。血窦主要分布在大分子物质交换比较旺盛的器官如肝脏,以及血细胞从血管壁出入频繁的器官如脾、红骨髓等。

(二) 动脉

动脉包括大动脉、中动脉、小动脉和微动脉四种,管壁均可分为内膜、中膜、外膜三层(图 7-55)。其管腔的大小和管壁的构造是逐渐变化的,其间没有截然的分界,其中以中膜的变化最大。

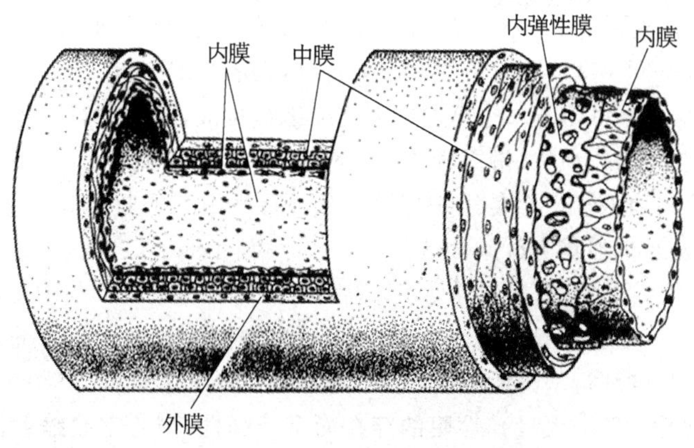

图 7-55　血管壁结构模式图

大动脉包括主动脉、颈总动脉、锁骨下动脉等；除大动脉外，凡解剖学上有名称的动脉大多属于中动脉；小动脉系指管径在 0.3～1 mm 之间的动脉；管径小于 0.3 mm 的为微动脉。由于中动脉的管壁结构比较典型，故以中动脉为例说明动脉壁的一般结构。

1. 中动脉　中动脉管壁的主要成分为平滑肌，故又称**肌性动脉**(**muscular artery**)，其管壁分三层，由内向外分别为内膜、中膜、外膜(图 7-56)。

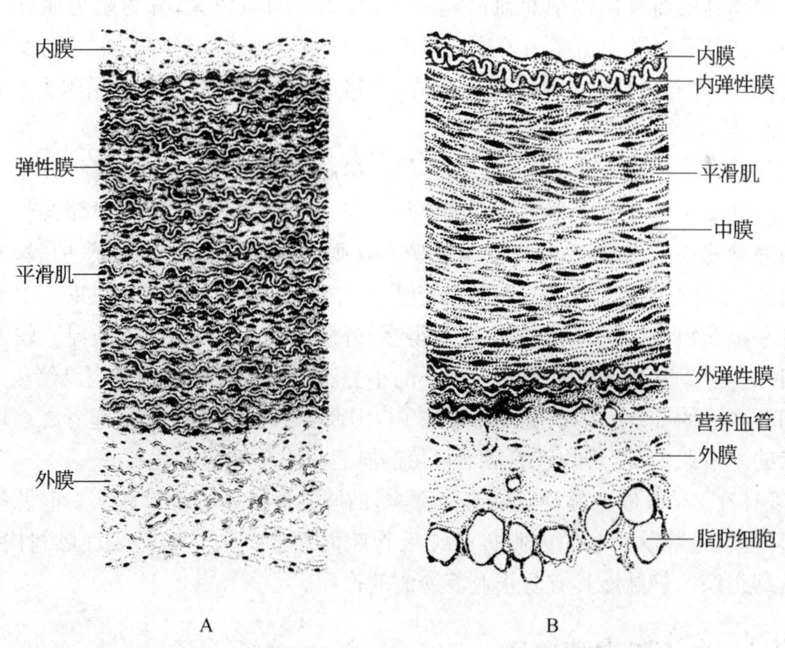

图 7-56　大动脉与中动脉的组织结构图(横切面)

A. 大动脉；B. 中动脉

(1) 内膜：是三层膜中最薄的一层。内膜又由内皮、内皮下层、内弹性膜组成。内皮光滑，组成管壁的内表面。内皮下层是薄层结缔组织，具有缓冲和联系作用。内弹性膜是一层由弹性蛋白构成的膜，富有弹性，膜上有许多孔，在中动脉切片标本的横切面上因管壁收缩，内弹性膜呈明显的波纹状。

(2) 中膜：比较厚，主要由 10～40 层环行平滑肌组成。此处平滑肌纤维能产生结缔组织的基质和纤维。平滑肌纤维间夹杂有弹性纤维和胶原纤维，无成纤维细胞。

(3) 外膜：厚度约与中膜相仿。外膜主要由结缔组织构成，在与中膜交界处有外弹性膜，但不如内弹性膜发达，外膜中有小血管、淋巴管、神经分布。

中动脉的功能是将血液输送至各组织器官。其环行平滑肌的收缩和舒张可改变中动脉管径的大小，对机体内各器官的血量分配起调节作用。

2. 大动脉　大动脉管壁具有多层弹性膜，弹性大，故称**弹性动脉**。与中动脉相比，大动脉的特点是中膜主要由 40～70 层弹性膜构成。在血管横切面的标本上，由于血管的收缩，弹性膜呈波浪形。弹性膜之间有细长的环行平滑肌纤维以及少量胶原纤维和弹性纤维(图 7-56)。基质含较多的硫酸软骨素。大动脉管壁因大量弹性膜的存在而富于弹性，当心室收缩射血时，一部分血液向前流动，进入动脉系统以后的部分，另一部分则暂存于大动脉内，使之扩张；在心室舒张期，被扩张的大动脉管壁发生弹性回缩，将贮存于大动脉内的血液继续向动脉系统以后的部分推动。

大动脉的这种弹性贮器作用可以使心脏间断的射血成为血管系统中连续的血流，并能减小心动周期中动脉血压的波动幅度，使心缩期血压不致太高，心舒期血压不致太低。

3. 小动脉和微动脉　小动脉是中动脉的分支，也属肌性动脉。较大的小动脉，其管壁三层结构比较完整，内弹性膜明显，中膜有几层环行平滑肌，外膜为结缔组织，一般无外弹性膜。微动脉的内弹性膜不明显，中膜仅 1～2 层环行的平滑肌，外膜较薄。

小动脉和微动脉的血管口径小而血流速度快，对血流的阻力大，称为阻力血管。其管壁平滑肌的舒缩活动可使其管径和血流阻力发生明显改变，对调节血压和各器官组织的血流量具有重要作用(有时也将小动脉和微动脉称为前阻力血管，而将小静脉和微静脉称为后阻力血管)。

(三) 静脉

静脉根据其管径大小亦可分为小、中、大三级。静脉的数量比动脉多，管径较粗，管腔较大，故容量较大。中静脉及小静脉常与相应的动脉伴行。与动脉相比，静脉管壁薄而柔软，弹性也小，故切片标本中的静脉管壁呈塌陷状，管腔变扁或呈不规则形。管壁也是由内膜、中膜、外膜组成。大静脉的内膜很薄，中膜平滑肌不发达，外膜则较厚，其中有很多纵行的平滑肌束。中静脉的中膜主要由几层环行平滑肌组成，比中动脉的中膜薄得多；外膜为结缔组织，比中膜厚。较大的小静脉在内皮和结缔组织间可见几层环行平滑肌。较小的小静脉由内皮及其外的薄层结缔组织组成。

安静时循环血量的 60%～70%贮存于静脉内，因此静脉在血管系统中起着贮血库的作用。其管壁有一定量的平滑肌，平滑肌的舒缩活动可使静脉容量发生明显变化。

静脉瓣：管径在 2 mm 以上的静脉常有静脉瓣，四肢的静脉中静脉瓣较多。静脉瓣为两片彼此相对的半月形薄膜，是静脉管壁的内膜折叠突入管腔内而成。静脉瓣的表面贴衬内皮，中间是含弹性纤维的结缔组织。静脉瓣具有防止血液逆流的作用。

三、血流量、血流阻力和血压

血液在血管内流动的一系列物理力学称为**血流动力学(hemodynamics)**。血流动力学与一般流体力学一样，研究的最基本内容是流量、阻力与压力及其相互的关系。由于血管有弹性而不是硬性管道，血液是含有血细胞及胶体物质等多成分的液体，而不是物理学中的理想液体，因此，血流动力学除与一般流体力学有共同点外，还具有其自身的特点。

(一) 血流量和血流速度

在单位时间内流过血管某一截面的血量称为**血流量**，其单位通常用每分钟的毫升数或升数

(ml/min或L/min)来表示。血流量大小取决于两个因素,即血管两端的压力差和血管对血流的阻力。按照流体力学的规律,在一般管道中,液体的流量与该段管道两端的压力差成正比,与管道对液体流动的阻力成反比;在封闭的管道系统中,各个截面的流量都相等。将此规律应用于循环系统中,即整个体循环中,动脉、毛细血管和静脉各段血管总的血流量是相等的,都等于心排血量;而心排血量(用 Q 表示)与主动脉压和右心房压的差(ΔP)成正比,与整个体循环的血流阻力(R)成反比,即:

$$Q = \Delta P / R$$

由于右心房压接近于零,故 ΔP 接近于平均主动脉压(P_A)。故三者之间的关系为:

$$Q = P_A / R$$

对整体而言,由于体循环中总血流阻力是基本稳定的,所以血管系统中的血流量主要取决于平均主动脉压。而对某一器官而言,此公式同样适用,公式中的 Q 即为器官血流量,ΔP 为灌注该器官的平均动脉压和静脉压之差,R 为该器官的血流阻力。由于供应不同器官血液的动脉血压基本相同,所以该器官血流量的多少主要取决于该器官对血流的阻力。

血流速度是指血液中的一个质点在血管内移动的线速度,其单位通常以 cm/s 或 m/s 来表示。各类血管中的血流速度与血流量成正比,与同类血管的总截面积成反比(图 7-57)。因此血流速度在主动脉中最快,在毛细血管中最慢。

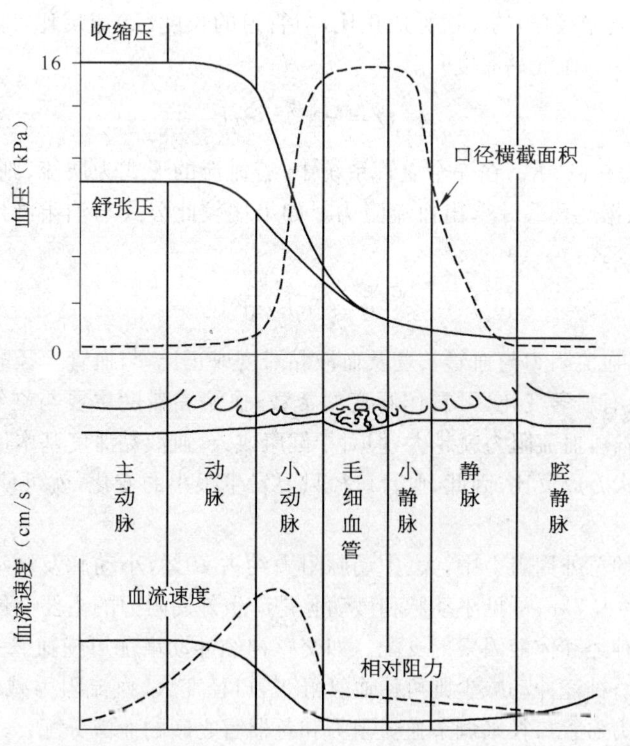

图 7-57 血管系统各段的血压、口径总面积与血流速度关系示意图

血液在血管内流动的方式可分为层流和湍流两类。在层流时,血液中各个质点流动的方向一致,与血管的长轴平行,但各质点的流速不同,在血管轴心处流速最快,越靠近血管壁流速越慢,到

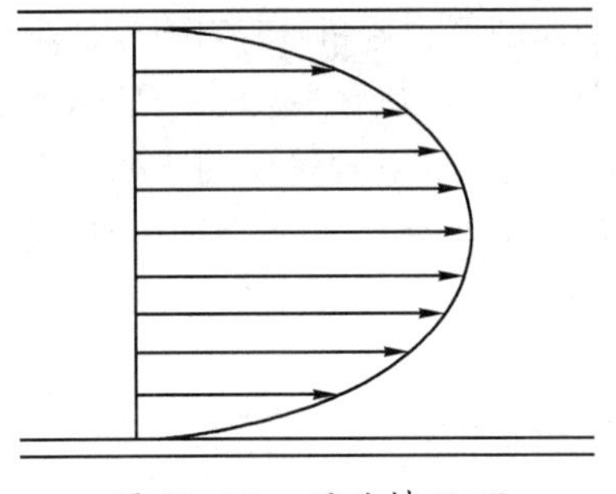

图 7-58　层流情况下各层血流的流速

贴近管壁的薄层血浆基本不流动，即由轴心向管壁流速递减（图 7-58）。图中箭头长度表示流速，在血管纵剖面上各箭头的连线形成一抛物线。在这种层流情况下，血流量与血管两端压力差成正比。

但血流速度快到一定程度，会使血流中各个质点流动的方向不一致，即产生湍流。此外，当血液黏滞度过低、血管内膜表面粗糙以及血流受到某种阻碍或发生急剧转向等情况下，也都容易发生湍流。形成湍流的部位常因局部的振动而产生杂音，故临床上可用听诊的方法根据杂音的部位和性质来判断心血管系统的异常，用水银检压计测量血压也是利用了湍流的原理。此外，湍流还可使血小板离开血管轴心而靠近管壁，增加了血小板和血管内膜接触和碰撞的概率，使血小板易黏附于内膜上而形成血栓。如静脉血栓多发生于静脉瓣处，这是因为静脉瓣处的血流易形成湍流。

(二) 血流阻力

血液在血管内流动时所遇到的阻力称为**血流阻力**。血流阻力主要来源于两方面：①血液内部的摩擦力；②血液与血管壁之间的摩擦力。当发生湍流时，由于血液中各质点不断变换流动方向，使摩擦力增大，故血流阻力远较层流时大。血流阻力不能用仪器直接测量，而需通过计算得出。

泊肃叶研究了液体在管道系统内流动的规律，指出单位时间内液体的流量(Q)与管道两端的压力差(ΔP)以及管道半径(r)的 4 次方成正比，与管道的长度(L)成反比，即为泊肃叶定律。这些关系可用下式表示(η 为血液黏滞度)：

$$Q = \pi \Delta P r^4 / 8\eta L$$

此外，如前述，$Q=\Delta P/R$。在一个血管系统中，若血流的形式为层流，则测得血管两端的压力差和血流量，就可根据此公式计算出血流阻力。如果比较此公式与泊肃叶定律的方程式，则可得到计算血流阻力的公式：

$$R = 8\eta L / \pi r^4$$

这一公式表明，血流阻力与血管长度及血液黏滞度成正比，与血管半径的 4 次方成反比。一般而言，血管长度不会有显著变化，可看作不变的常数；血液黏滞度主要与红细胞数有关，红细胞数越多，血液黏滞度越高，血流阻力就越大，但对于健康成人，血液黏滞度基本保持稳定。由于血流阻力与血管半径的 4 次方成反比，因此，血管口径只要发生很小的变化，就可使血流阻力发生很大的改变。

在整个体循环的总外周阻力中，大、中动脉阻力约占 19%，小动脉及微动脉约占 47%，毛细血管约占 27%，静脉约占 7%，可见小动脉和微动脉是产生外周阻力的主要部位。小动脉和微动脉管壁的平滑肌受交感神经和体液因素的支配。如交感神经冲动增加可使血管平滑肌收缩，血管口径变小，血流阻力增大；神经冲动减少则可使血管舒张，口径变大，血流阻力减小。因而神经、体液因素可以通过改变阻力血管口径来调节血流阻力和各器官之间的血流分配。

(三) 血压

血压(blood pressure, BP)指血管内的血液对单位面积血管壁的侧压力，即压强。国际标准计量单位为帕(Pa)，帕的单位太小，故血压单位常用千帕(kPa)表示。由于临床常用水银检压计测量血压，长期以来已习惯于用水银柱的高低(即毫米汞柱，mmHg)来表示血压数值(1 mmHg=

0.133 kPa,本教材主要以 mmHg 为计量单位)。如测得血压为 100 mmHg (13.33 kPa),则表示血压比大气压高 13.33 kPa。血管系统各部都具有血压,分别称为动脉血压、静脉血压及毛细血管血压,通常所称的血压系指动脉血压。血压形成的基本因素有两方面。

1. 血液对血管的充盈是形成血压的前提　在动物实验中,用电刺激造成心室颤动使心脏暂时停止射血,循环血流就暂停,此时在循环系统各处测得的压力都是相同的,比大气压高约 7 mmHg。此压力即**循环系统平均充盈压(mean circulatory filling pressure)**,代表循环系统内单纯由于血液充盈所产生的压力。循环系统平均充盈压的高低取决于循环血量与血管容量是否相适应。

2. 心脏射血是形成血压的基本因素　心室肌收缩时所释放的能量一部分表现为动能,推动血液在血管中流动;另一部分则形成对血管壁的侧压力,并使血管壁扩张,即转变成势能。心舒期内,大动脉弹性回缩,又将一部分势能转为推动血流的动能,使血液在血管中继续流动。由于心脏是间断射血的,故在心动周期中动脉血压会发生周期性波动(图 7-17)。此外,由于血液从主动脉经体循环流向右心房的全过程中,不断克服阻力消耗能量,故血压逐渐降低,但各部分血压的降低是不均匀的,因为血液在各段血管中所遇到的阻力不等。据粗略测定,人体体循环各段血管中的平均血压为:主动脉首端约 100 mmHg,最小的小动脉首端约 85 mmHg,毛细血管首端约30 mmHg,静脉首端约 10 mmHg,血液最后由大静脉回右心房时,压力已近于零(图 7-57)。可见,血液流经小动脉、微动脉时,血压降低幅度最大,因为血液流经此处所遇阻力最大,势能消耗最多。

四、动脉血压和动脉脉搏

(一) 动脉血压

动脉血压是指动脉血管内的血液对血管壁的侧压力。动脉血压必须高到一定程度,与静脉血压之间保持足够的压力差,才能克服外周血管内的血流阻力而推动血液流动,从而保证各器官与组织得到足够的血液供应,以满足它们正常代谢活动的需要。

1. 动脉血压的正常值　动脉血压一般是指主动脉血压。考虑到测量上的方便,也因为在大动脉中血压降低幅度很小,所以通常以上臂测得的肱动脉血压代表主动脉血压。动脉血压随心脏的收缩和舒张活动发生规律性波动,在心缩期血压升高达到的最高值称为**收缩压(systolic pressure)**;在心舒期血压降低,心室舒张末期达到的最低值称为**舒张压(diastolic pressure)**。收缩压和舒张压的差值称为**脉搏压(pulse pressure)**,简称**脉压**。一个心动周期中,每个瞬间动脉血压的平均值称为**平均动脉压(mean arterial pressure)**(图 7-59)。由于心动周期中心舒期通常较心缩期长,所以平均动脉压的数值更接近于舒张压,计算公式为:平均动脉压=舒张压+1/3 脉压。

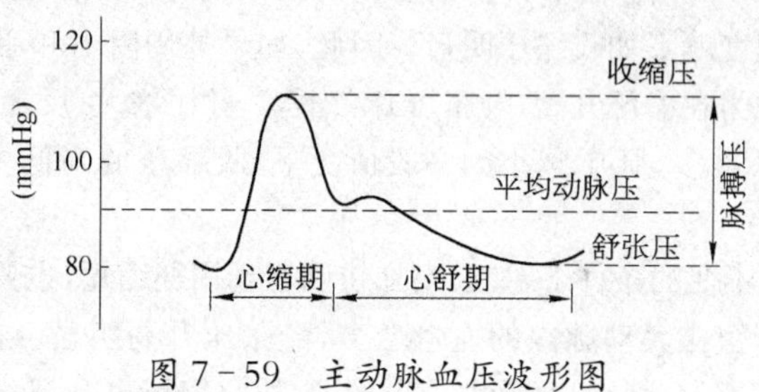

图 7-59　主动脉血压波形图

我国健康青年人在安静状态时的收缩压为 100～120 mmHg,舒张压为 60～80 mmHg,脉压为 30～40 mmHg,平均动脉压在 100 mmHg 左右。正常的动脉血压呈明显的昼夜波动,表现为夜间最低，清晨起床后升高，上下午会各出现一次高峰，晚上血压又呈缓慢下降。此外，血压还受性别、年龄的影响。临床上，通常将成年人舒张压低于 60 mmHg，收缩压低于 90 mmHg 称低血压，而将舒张压高于 90 mmHg，收缩压高于 140 mmHg 称高血压。

2. 动脉血压的形成　动脉血压的形成是多种因素相互作用的结果。如前所述，循环系统内足够的血液充盈和心脏射血是形成动脉血压的基本因素，外周阻力和大动脉的弹性在动脉血压的形成中也起了重要的作用。

有足够的血液充盈在相对封闭的心血管系统内是血压形成的物质基础，而心脏的收缩射血是形成动脉血压的能量来源。但假如没有外周阻力，则心室收缩射出的血液将全部迅速流至外周，即心室收缩释放的能量将全部表现为动能，不会增高对动脉血管壁的侧压力。而由于外周阻力的存在，心脏一次射出的血量在心缩期仅约 1/3 流向外周，其余约 2/3 暂时贮存于扩张的弹性贮器血管内，形成了较高的动脉血压收缩压。可见动脉血压的形成是心室射血对血流的推动和外周阻力两者相互作用的结果。

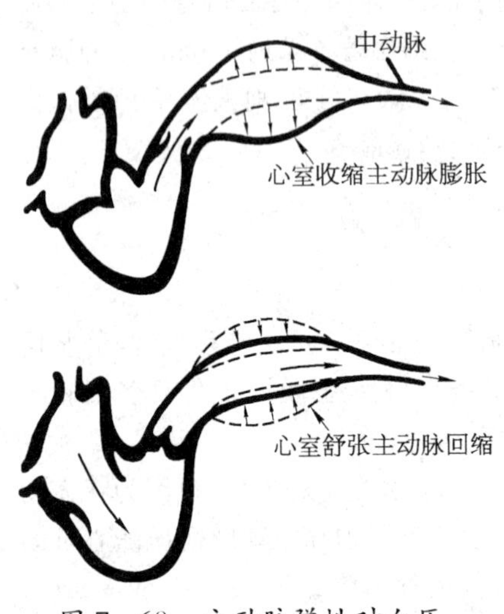

图 7－60　主动脉弹性对血压、血流的作用

大动脉的弹性在血压形成中也起重要的作用。心脏收缩所释放的血液绝大部分暂时留在弹性贮器血管（主动脉和大动脉）内，加在弹性贮器血管壁上的压强升高，使血管壁扩张。血管壁的扩张变形一方面缓冲血压的升高，另一方面将这部分能量转变为势能贮存起来。在心舒期，心脏停止射血，扩张变形的弹性贮器血管管壁发生弹性回缩，于是贮存于管壁上的势能释放出来转为动能，推动心缩期多容纳的那部分血液继续流向外周（图 7－60），同时使动脉血压在心舒期仍能维持在较高水平。可见，弹性贮器血管的弹性作用一方面能使心脏的间断射血变为动脉中的持续性血流，另一方面还能缓冲心动周期中动脉血压的大幅度波动。

3. 影响动脉血压的因素　凡能影响动脉血压形成的因素，包括循环系统血液充盈的程度、心脏射血量、外周阻力和大动脉的弹性，都能影响动脉血压。

(1) 每搏量：每搏量增加，心缩期射入主动脉的血量增多，如果流出主动脉的血量不变，则弹性贮器血管壁所受压力增大，因此收缩压明显升高；由于动脉血压升高，血流速度加快，促使弹性贮器血管内增加的血量在心舒期加快流向外周，故心室舒张末期弹性贮器血管内存留的血量增加并不多，于是舒张压升高的程度就不如收缩压明显。因此，如果外周阻力和心率不变，每搏量增加引起动脉血压升高，主要表现为收缩压升高，舒张压升高不多，脉压增大；反之，当每搏量减少时，主要使收缩压降低，舒张压降低不多，脉压减小。一般情况下，收缩压的高低主要反映心脏每搏量的多少。

(2) 心率：在其他因素不变的条件下，如心率加快则心动周期缩短，主要是心舒期缩短，因此心舒期流向外周的血量减少，留在大动脉内的血量增多，舒张压升高明显。在心室舒张末期大动脉内血量增加的基础上，心缩期大动脉内血量进一步增加，故收缩压也升高；但动脉血压的升高可使血流速度加快，因此在心缩期内可有较多的血液流出大动脉，故收缩压的升高不如舒张压的升高显著。所以，心率加快引起动脉血压升高，主要表现为舒张压升高，而收缩压升高不多，因而脉压减小；反之，心率减慢时，收缩压和舒张压均降低，但舒张压的降低更为显著，于是脉压增大。

(3) 外周阻力：如其他因素不变，当外周阻力增大时，心舒期血液流向外周的速度减慢，心室舒张末期存留在大动脉内的血量增多，舒张压明显升高；而心缩期由于动脉血压升高使血流速度加快，收缩压升高较少。因此，外周阻力增大引起动脉血压升高，主要表现为舒张压明显升高，收缩压的升高不如舒张压明显，脉压减小；反之，外周阻力减小，舒张压的降低比收缩压明显，脉压增大。一般情况下，舒张压高低主要反映外周阻力的大小。临床上，常见一种原因不明的随年龄增长外周阻力增大而引发的原发性高血压，其血压升高以舒张压升高为特征。

(4) 大动脉管壁的弹性：大动脉管壁的弹性和可扩张性具有缓冲动脉血压波动幅度的作用，减小了脉压，所以心动周期中动脉血压的波动幅度远小于左心室内压的波动幅度(见图 7-17)。如大动脉弹性减退，则收缩压增高，舒张压降低，脉压明显增大。老年人的大动脉多有不同程度的硬化，因而收缩压增大；但老年人在大动脉硬化的同时往往还伴有小动脉硬化，外周阻力也增加，因此常表现为收缩压明显升高，而舒张压稍有变化，脉压增大。

(5) 循环血量与血管容积的关系：循环血量与血管容积相适应，才能使血管系统足够充盈，形成一定的循环系统平均充盈压。正常情况下，两者是相适应的。如果血管容量不变而循环血量减少(如失血时)，则循环系统平均充盈压降低，动脉血压也降低；如果循环血量不变而血管容积增大(如中毒性休克引起血管扩张)，也会造成动脉血压降低。

以上所述都是在假设其他因素不变的情况下，分析单一因素发生变化对动脉血压可能产生的影响。而实际上，在完整机体内往往是多种影响因素同时发生变化的，因此在某种生理或病理情况下，动脉血压的高低取决于多种因素相互作用的综合效应。

(二) 动脉脉搏

随着心脏的舒缩活动，动脉内的血压发生周期性的波动，这种周期性的压力变化可以引起动脉血管发生搏动，称为**动脉脉搏(arterial blood pulse)**。用手指可摸到身体浅表部位的动脉搏动，也可用仪器将浅表动脉的脉搏波形记录下来，这种记录图形称为脉搏图(图 7-61A、B)。动脉脉搏的波形可因描记方法和部位的不同而有差异，但都包括以下两个组成部分。

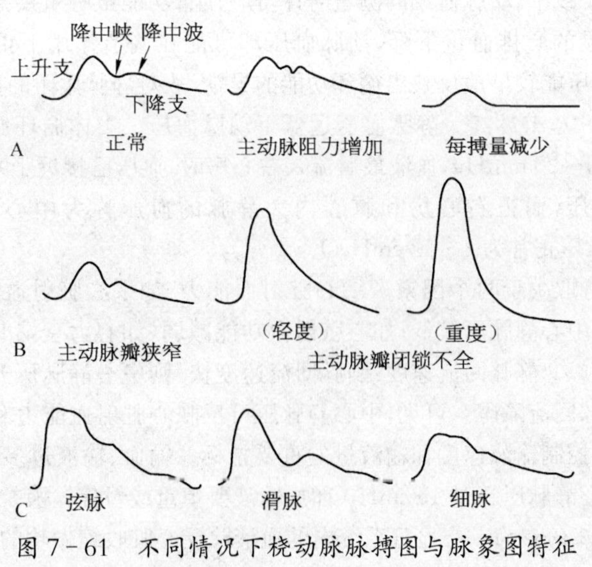

图 7-61　不同情况下桡动脉脉搏图与脉象图特征

1. 上升支　在心室快速射血期，动脉血压迅速上升，管壁被扩张，形成脉搏波形中的上升支。上升支的斜率和幅度受射血速度、心排血量、外周阻力等因素的影响。心排血量少，射血速度慢，外周阻力大，则上升支的斜率小，幅度也低；反之，则上升支的斜率大，幅度也大。

2. 下降支　在心室减慢射血期，射血速度减慢，射入主动脉的血量少于从主动脉流出的血量，故动脉血压逐渐降低，被扩张的动脉血管开始回缩，形成脉搏波下降支的前段。随后，心室舒张，动脉血压继续下降，形成下降支的其余部分。在主动脉脉搏图中，其下降支上有一个切迹，称为降中峡，发生在主动脉瓣关闭的瞬间。由于心室的舒张，室内压迅速下降，主动脉内的血液向心室方向反流，使主动脉瓣关闭。血流受到已关闭的主动脉瓣阻挡而激起一个折返波，使动脉血压再次稍有上升，管壁又稍有扩张。因此在降中峡的后面形成一个短暂向上的小波，称为降中波。动脉脉搏波下降支的形状可大致反映外周阻力的高低。如外周阻力高，下降支的下降速率较慢，降中峡的位置较高；外周阻力降低时，下降支的下降速率较快，降中峡位置较低，其后的下降支坡度小且较为平坦。

动脉脉搏波可沿着动脉管壁向外周血管传播，其传播速度远较血流速度为快，是一种能量的传播。一般动脉管壁的可扩张性愈大，脉搏波的传播速度愈慢。主动脉的可扩张性最大，故脉搏波在主动脉段的传播速度最慢，为 3～5 m/s；到小动脉段可加快到 15～35 m/s。由于小动脉和微动脉对血流的阻力很大，故在微动脉以后脉搏波动即明显减弱，到毛细血管，脉搏已基本消失。

中医通过切脉获得的脉象是中医辨证的一个重要依据，对诊断疾病、推测疾病的变化及预后、判断疗效，都具有重要的临床意义。图 7 - 61C 为用脉象仪记录的几种脉象的脉象图特征。

五、静脉血压和静脉回心血量

静脉的功能不仅仅是作为血液回流入心脏的通路，由于静脉系统容量大、壁薄易扩张、对血流的阻力小，还在体内起着血液贮存库的作用。静脉的收缩和舒张可有效调节回心血量和心排血量，使血液循环功能适应机体在各种生理状态时的需要。

(一) 静脉血压

静脉系统位于毛细血管网与右心房之间，因此，静脉血压既能影响毛细血管的功能，又能影响心脏的功能。在临床实践中，动脉血压的测量对评价心血管功能虽有重要意义，但在某些情况下，如失血时足以引起明显的心排血量下降，动脉血压却可能在调节作用下仍能维持在正常范围之内。相比之下，静脉血压能较早地反映出循环功能的异常，故对静脉血压的重要性不能忽视。

1. 外周静脉压和中心静脉压　静脉血压远低于动脉血压。当体循环血液经毛细血管到达微静脉时，血压已降至 15～20 mmHg，血液最后流入右心房时，血压已接近于零。通常将各器官静脉的血压称为**外周静脉压**，而把右心房和胸腔内大静脉的血压称为**中心静脉压**(**central venous pressure**)。人中心静脉压正常为 4～12 cmH_2O。

中心静脉压的高低取决于两个因素。①心脏射血能力：如果心脏射血能力良好，能及时将回心的血液射入动脉，则中心静脉压较低；如心脏射血功能减弱(如心力衰竭时)，右心房和腔静脉淤血，则中心静脉压升高。②静脉回流速度：静脉回流速度快，则中心静脉压升高；中心静脉压过低，常表示血量不足或静脉回流障碍。可见，中心静脉压可反映心脏射血能力和静脉回心血量之间的关系，因此常作为临床控制输液速度和输液量的重要指标。输血、输液过多超过心脏负担时，中心静脉压将升高。当中心静脉压超过 16 cmH_2O 时，输液要慎重或暂停输液。

2. 重力对静脉血压的影响　心血管系统内的血液除受心脏收缩做功的推动力作用外，还受到地球重力场的作用，所以各部分血管的血压还应加上该血管所处水平的静水压。人体平卧时，身体各部位血管的位置大致与心脏处于同一水平，由重力作用产生的对静脉管壁的压力也大致相等。当转为直立位时，足部静脉血压升高，其增高的部分相当于从足部至心脏这样一段血液柱高度形成的静水压(图 7 - 62),约 90 mmHg;而在心脏水平以上的部分,血管内的压力较平卧时为低,例如颅顶脑膜矢状窦内压可降至－10 mmHg。重力形成的静水压的高低,对于同一水平的动脉和静脉是相同的,但它对静脉的影响远比动脉大。因为静脉管壁薄,管壁中弹性纤维和平滑肌都较少,故其充盈程度受跨壁压的影响较大。跨壁压是指血液对血管壁的压力和血管外组织对管壁的压力之差。一定的跨壁压是保持血管充盈膨胀的必要条件。跨壁压减小到一定程度,静脉就不能保持膨胀而发生塌陷,此时静脉的容量也减小。人体直立时(如果不运动),足部的静脉充盈饱满,而颈部的静脉则塌陷。所以,体位改变时除引起静脉血压改变外,还使全身血量重新分配。

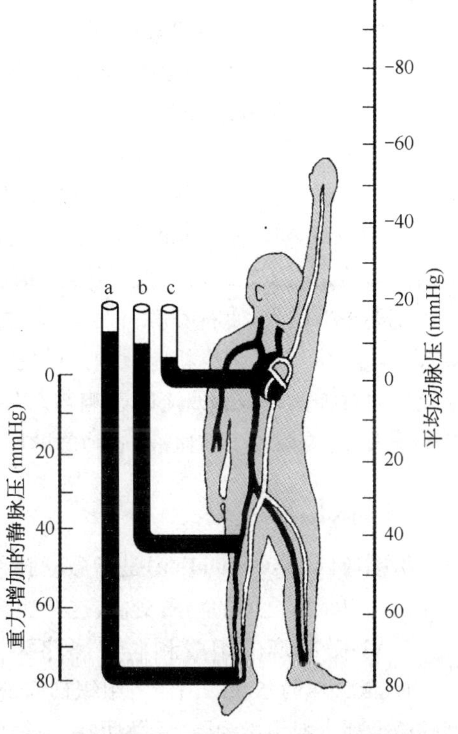

图 7 - 62 直立体位对肢体动脉和静脉血压的影响

右坐标表示肢体不同部位大动脉血压在平均动脉压(100 mmHg)基础上的增加与减少;左侧 a、b、c 分别代表踝静脉、股静脉、右心房处的血压高低

(二) 静脉回心血量及其影响因素

静脉回心血量是指单位时间内由外周静脉返回心房的血液量。由于心血管系统是一个闭合系统,正常时静脉回心血量与心排血量相等。根据公式 $Q=\Delta P/R$,静脉回心血量的多少取决于外周静脉压与中心静脉压的差,以及静脉对血流的阻力。故凡能影响外周静脉压、中心静脉压以及静脉阻力的因素都能影响静脉回心血量。

1. 循环系统平均充盈压 循环系统平均充盈压是反映血管系统血液充盈程度的指标。实验证明,血管内血液充盈程度愈高,静脉回心血量愈多。当循环血量增加或容量血管收缩时,循环系统平均充盈压升高,静脉回心血量也就增多;反之,循环血量减少或容量血管舒张时,循环系统平均充盈压降低,则静脉回心血量减少。

2. 心脏收缩力 心肌收缩时将血液射入动脉,舒张时则可从大静脉抽吸血液入心室。如果心脏收缩力强,射血时心室排空较完全,在心舒期室内压就明显减小,对心房和大静脉内血液的抽吸力量就较强,可使静脉回心血量增加;如心脏收缩力弱(如心力衰竭时),由于心脏射血无力,血液淤积于心房与大静脉内,静脉回心血量将明显减少。临床上,右心衰竭患者可出现颈外静脉怒张、肝脏充血肿大、下肢水肿等体循环静脉淤血的体征;左心衰竭则引起肺循环高压、肺淤血、肺水肿等肺循环静脉淤血的体征。

3. 重力与体位 如前所述,静脉易受重力的影响,体位改变不仅影响静脉血压,而且影响全身血量分布。当人体由平卧转为直立时,由于重力作用,身体下部的静脉可以比平卧时多容纳 400～600 ml 血液,因此静脉回心血量减少,心排血量随之减少,引起动脉血压降低。在机体的调节功能正常时,这种情况能迅速得到改善。但如果正常人在高温环境长时间站立不动,或长期卧床的患者突然站起来,回心血量就会明显减少,导致心排血量减少和脑部供血不足,可引起头晕甚至昏厥。

4. 骨骼肌的挤压作用 静脉血管壁薄,受周围组织挤压易影响其回心血量。当人体采取直立位时,如果下肢进行运动,肌收缩可对肌内和肌间的静脉进行挤压,使静脉血流加快;由于静脉内有瓣膜存在，使静脉内的血液只能向心脏方向流动而不能倒流。这样，骨骼肌与静脉瓣一起发挥了推动静脉血流向心脏的“肌泵”的作用。直立体位时，下肢肌运动可降低足部静脉压和减少下肢血液淤滞。如果久立而不运动，下肢可因静脉回流减少而出现水肿。下肢肌作节律性舒缩活动时，肌泵的作用可以很好地发挥。肌收缩时，将静脉内血液挤向心脏；肌舒张时，静脉内压力下降，有利于微静脉和毛细血管内的血液流入静脉，使之充盈。但是，如果肌不是作节律性舒缩活动，而是维持在收缩状态，则肌中的静脉持续受压，静脉回流反而减少。

5. 呼吸运动　右心房和大静脉位于胸腔内，由于它们的壁较薄，所以易受胸膜腔内压变化的影响。胸膜腔内压始终低于大气压，因此右心房和大静脉经常处于充盈扩张状态。吸气时，胸内负压数值进一步增大，使右心房和大静脉更加扩张，静脉回心血量增多；呼气时，由于胸内负压的数值减小，静脉回心血量也相应减少。可见呼吸运动对静脉回流也起着“泵”的作用。需要注意的是，呼吸运动对肺循环静脉回流的影响与对体循环的不同。吸气时，随着肺的扩大，肺部的血管容积显著增大，能贮留较多的血液，故肺静脉回流至左心房的血量减少；呼气时则相反。

六、微循环

微循环(microcirculation)是指微动脉和微静脉之间的血液循环。血液循环最根本的功能是进行血液与组织液之间的物质交换，这一功能就是在微循环部分实现的。

(一) 微循环的组成和血流通路

1. 微循环的组成　由于各组织器官的形态与功能不同，其微循环的组成和结构也不相同。典型的微循环一般由微动脉、后微动脉、毛细血管前括约肌、真毛细血管、通血毛细血管、动-静脉吻合支和微静脉等 7 个部分组成(图 7 - 63)。微动脉与微静脉之间的血管通道，构成了微循环的功能单位。

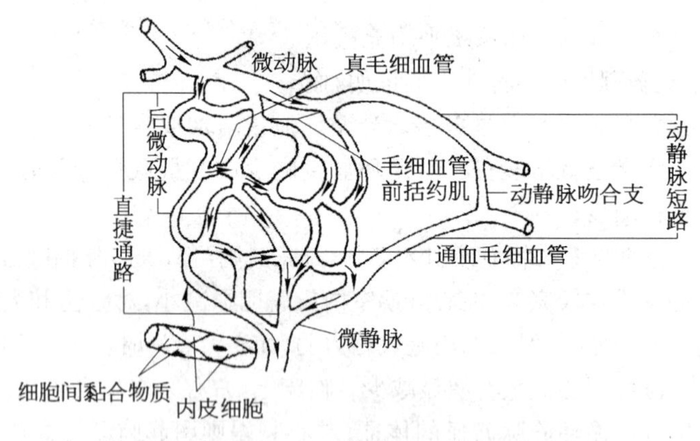

图 7 - 63　微循环模式图

微动脉管壁含有环行的平滑肌成分，其收缩和舒张可控制微循环的血流量。**后微动脉**管径更细，平滑肌成分已不连续，分支出许多**真毛细血管**。真毛细血管起始处围绕着 1～2 个平滑肌细胞，称为**毛细血管前括约肌**，它的舒缩状态决定其后的真毛细血管的开放或关闭。真毛细血管是由单层内皮细胞组成的管道，各真毛细血管彼此连接成网状，称为**真毛细血管网**。**通血毛细血管**是后微动脉的直接延伸，其管壁平滑肌逐渐减少以至消失。

2. 微循环的血流通路　血液可通过以下 3 条通路从微动脉流向微静脉。

(1) 直捷通路：是指血液从微动脉→后微动脉→通血毛细血管→微静脉的通路。这一通路的特点是：途径较短，血流快并经常处于开放状态，物质交换功能较小。其意义在于使一部分血液迅速通过微循环由静脉回流入心，以保证体循环有足够的静脉回心血量。直捷通路在骨骼肌组织中较为多见。

(2) 动-静脉短路：血液从微动脉→动-静脉吻合支→微静脉。这一通路途径最短，血流速度快，血管管壁较厚，有完整的平滑肌，能够进行舒缩活动，但经常处于关闭状态。它基本无物质交换作用，但具有体温调节作用。在人的皮肤，特别是手掌、足底、耳郭等处，动-静脉短路分布较多。当环境温度升高时，动-静脉短路开放，皮肤血流量增加，皮肤温度升高，促进散热；当环境温度降低时，动-静脉短路关闭，皮肤血流量减少，有利于保存体热。

(3) 迂回通路：血液从微动脉→后微动脉→毛细血管前括约肌→真毛细血管网→微静脉的通路。这一通路具有以下特点：①通透性好，这是因为真毛细血管管壁极薄，仅由单层内皮细胞和基膜所组成，总的厚度仅约 0.5 μm，内皮细胞间尚有间隙存在；②血流缓慢，这是由于真毛细血管口径极小，行径迂回曲折所致；③与组织细胞接触面积大，这是因为真毛细血管数量极多，互相连通成网，并穿插于组织细胞之间。据估计全身毛细血管(包括有物质交换功能的微静脉)总的有效交换面积将近 1 000 m^2。以上特点对于血液与组织细胞进行物质交换十分有利，故迂回通路是血液与组织细胞进行物质交换的主要场所，因此又称营养通路。

(二) 微循环的调节

微动脉位于微循环的起始部位，也是微循环的阻力血管，其舒缩活动控制着这一功能单位的血流量，因此，可将微动脉看作是微循环的“总闸门”。后微动脉和毛细血管前括约肌的舒缩活动控制着真毛细血管网的血流量，可认为它是微循环的“分闸门”。微静脉则位于微循环的最后部分，其舒缩活动可影响血液经毛细血管网流入静脉的血量，这部分血管可看作是微循环的“后闸门”。通常将小动脉、微动脉、后微动脉和毛细血管前括约肌等称为毛细血管前阻力血管，微静脉和小静脉有时也称为毛细血管后阻力血管。

小动脉、微动脉、小静脉和微静脉均受交感肾上腺素能缩血管神经支配，又接受体液因素的作用；而后微动脉和毛细血管前括约肌主要受体液因素的调节，肾上腺素、去甲肾上腺素和血管紧张素Ⅱ等体液因素可使其血管平滑肌收缩。组织细胞的代谢产物如 CO_2、腺苷、乳酸及 H^+ 等可舒张微动脉、后微动脉及毛细血管前括约肌，故对微循环有调节作用。

真毛细血管是轮流开放的。安静时，肌中大约只有 20%的真毛细血管处于开放状态。真毛细血管的开放和关闭受毛细血管前括约肌控制，而毛细血管前括约肌的舒缩活动则主要受局部代谢产物的影响。当某处的真毛细血管关闭后，该处组织细胞的新陈代谢继续进行，代谢产物逐渐积聚达一定浓度，将引起该处的毛细血管前括约肌舒张，使相应的真毛细血管开放，局部组织内积聚的代谢产物被血流清除；随后，由于调节血管扩张的代谢产物被清除，毛细血管前括约肌又收缩，使真毛细血管又关闭。如此不断交替进行，造成不同部位的毛细血管网交替开放的现象。在一般情况下，毛细血管前括约肌这种交替舒缩活动 5～10 次/min。当组织代谢水平增高时，局部的代谢产物增多，开放的真毛细血管数量增加，流经微循环的血量也增多，以与组织代谢水平相适应。

(三) 血液和组织液之间的物质交换

细胞、组织之间的空间称为组织间隙，其间充满着的体液称为**组织液(interstitial fluid)**。细胞、组织通过胞膜与组织液发生物质交换，组织液与血液之间则经毛细血管壁进行物质交换。血液和组织液之间的物质交换主要是通过扩散、滤过、重吸收和吞饮等方式进行的。

扩散是指液体中溶质分子的热运动，是血液和组织液之间进行物质交换的最主要方式。毛细血管内外液体中的分子只要其直径小于毛细血管壁的孔隙，就能通过管壁进出毛细血管，扩散的驱动力是该物质在管壁两侧的浓度差。溶质分子在单位时间内通过毛细血管壁进行扩散的速率与该溶质分子在血浆和组织液之间的浓度差、毛细血管壁对该溶质分子的通透性以及管壁的有效交换面积等因素成正比，与毛细血管壁的厚度(即扩散距离)成反比。

当毛细血管壁两侧的静水压不等时，水分子就会通过毛细血管壁从压力高的一侧移向压力低的一侧。当毛细血管壁两侧的渗透压不等时，可以导致水分子从渗透压低的一侧移向渗透压高的一侧。由于血浆蛋白质等胶体大分子物质较难通过毛细血管壁的孔隙，因此血浆的胶体渗透压能限制血浆的水分子向毛细血管外移动；同样，组织液的胶体渗透压能限制组织液的水分子向毛细血管内移动。在生理学中，将由于管壁两侧静水压和胶体渗透压的差异而引起的液体由毛细血管内向毛细血管外的移动称为**滤过(filtration)**，液体向相反方向的移动称为**重吸收(reabsorption)**。血液和组织液之间通过滤过和重吸收方式发生的物质交换仅占很小一部分，但在组织液的生成中起着重要的作用。

此外，在毛细血管内皮细胞一侧的液体可通过吞饮被内皮细胞膜包围并摄入胞内，形成小囊泡。囊泡被运送至细胞的另一侧，并被排出至细胞外，这也是血液和组织液之间通过毛细血管壁进行物质交换的一种方式。一般认为，较大的分子如血浆蛋白等可以通过这种方式进行交换。

七、组织液的生成和回流

组织液存在于组织细胞的间隙中，绝大部分呈胶冻状，不能自由流动。组织液中各种离子成分与血浆相同，但蛋白质浓度明显低于血浆，说明组织液是血浆滤过毛细血管壁而形成的。毛细血管中的水和营养物质透过毛细血管壁进入组织间隙的过程，称为**组织液生成**。组织液中的水和代谢产物透过毛细血管壁进入毛细血管血液的过程，称为**组织液回流**。在生理状态下，组织液的生成和回流保持着动态平衡。

(一) 组织液生成和回流的原理

促使液体进出毛细血管壁两侧的因素共有四个，即毛细血管血压、组织液胶体渗透压、组织液静水压和血浆胶体渗透压。前两个因素是促使液体从毛细血管内向血管外滤过，促进组织液生成的力量；而后两个是促进液体从血管外重吸收入毛细血管，促进组织液回流的力量。促进滤过的力量和促进重吸收的力量之差，称为**有效滤过压(effective filtration pressure)**，可用下式表示：

有效滤过压＝(毛细血管血压＋组织液胶体渗透压)－(组织液静水压＋血浆胶体渗透压)

滤过和重吸收两种力量的对比，决定着毛细血管两侧液体流动的方向和流量。当有效滤过压为正值时，有液体被滤过到毛细血管外，即生成组织液；当有效滤过压为负值时，则有液体被重吸收入毛细血管内，即组织液回流。有效滤过压数值的大小决定液体流动的量。人体的毛细血管血压，在动脉端平均为 30 mmHg，静脉端平均为 12 mmHg，组织液胶体渗透压约为 15 mmHg，组织液静水压约为 10 mmHg，血浆胶体渗透压约为 25 mmHg。用这些数据进行计算，具体如下：

在动脉端：有效滤过压＝(30＋15)－(25＋10)＝10(mmHg)

在静脉端：有效滤过压＝(12＋15)－(25＋10)＝－8(mmHg)

上述结果表明，在毛细血管动脉端主要发生组织液的生成，而在静脉端主要发生组织液的回流。毛细血管血压从动脉端到静脉端逐渐降低，有效滤过压也随之逐渐下降，所以组织液的生成与回流亦是一个逐渐移行的过程。此外，从计算的有效滤过压数值看，动脉端大于静脉端，似乎组织液生成大于回流，其实不然，组织液除绝大部分在毛细血管静脉端回流外，还有少量的组织液可进入毛细淋巴管形成淋巴液，再经淋巴系统流入血液循环(图7-64)。

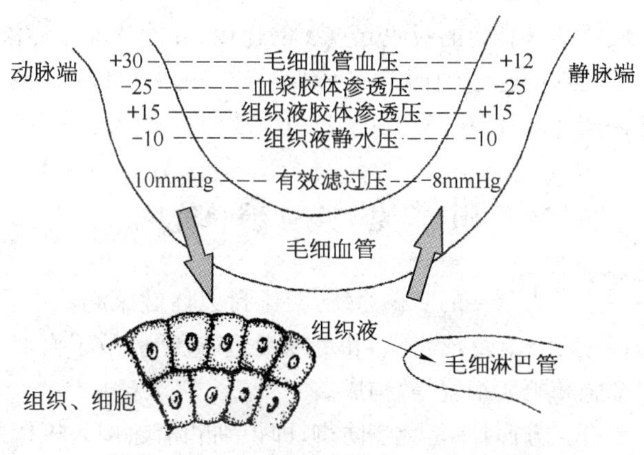

图7-64 组织液生成与回流示意图

+代表使液体滤出毛细血管的力量；
-代表使液体吸收回毛细血管的力量

(二) 影响组织液生成和回流的因素

正常情况下，组织液的生成和回流是平衡的，所以循环血量和组织液量均维持相对稳定。如果组织液生成过多而回流减少，则组织间隙内将潴留过多的液体，形成组织水肿；反之，造成组织脱水。凡能影响有效滤过压、毛细血管通透性和淋巴回流的因素，都能影响组织液生成和回流。

1. 毛细血管血压　当毛细血管血压升高时，有效滤过压增大，组织液生成增多；反之，毛细血管血压降低，组织液生成减少。如炎症部位的微动脉扩张，进入毛细血管的血量增加，毛细血管血压升高，因此炎症局部可出现水肿；右心衰竭时，由于静脉回流受阻，可逆行性引起毛细血管血压升高，组织液生成增多，而出现水肿。

2. 血浆胶体渗透压　在某些肾脏疾病导致血浆蛋白大量丢失，或肝脏疾病使血浆蛋白合成减少时，血浆胶体渗透压降低，造成有效滤过压升高，组织液生成增多而回流减少，产生水肿。

3. 毛细血管通透性　正常情况下，血浆蛋白很少滤入组织间隙。在烧伤、过敏反应等情况下，局部毛细血管壁的通透性显著增大，部分血浆蛋白可透过管壁进入组织液，使血浆胶体渗透压下降而组织液胶体渗透压升高，结果导致组织液生成增多而回流减少，引起局部水肿。

4. 淋巴回流　由于一部分组织液经淋巴管回流入血，如果淋巴回流受阻，组织液的生成和回流将失去平衡，在受阻部位远端的组织间隙中组织液积聚。如丝虫病患者由于淋巴管阻塞而出现下肢的水肿。

八、淋巴液的生成与回流

部分组织液进入淋巴管，即成为淋巴液。淋巴液每天生成2～4 L，经全身淋巴管汇集，最后由右淋巴导管和胸导管回流入静脉，故淋巴管是血液循环系统一个重要的辅助回流管道。

毛细淋巴管由单层内皮细胞构成，壁外无基膜，管壁极薄，通透性比毛细血管更高。毛细淋巴管起始端为一盲端，相邻的内皮细胞的边缘像瓦片般相互覆盖，形成向管腔内开启的单向活瓣，组织液和其中的蛋白质、脂肪滴以及红细胞、细菌等微粒，都能通过活瓣进入毛细淋巴管，但不能倒流。组织液和毛细淋巴管之间的压力差是促使液体进入淋巴管的动力。因此，任何能增加组织液压力的因素都能增加淋巴液的生成，如毛细血管血压升高，血浆胶体渗透压降低，组织液中的蛋白质浓度升高，毛细血管壁通透性加大等。

淋巴液回流的主要生理功能是将组织液中的蛋白质及其分解产物带回到血液中。小肠绒毛的毛细淋巴管对营养物质特别是脂肪的吸收起重要的作用，并能清除组织液中不能被毛细血管重吸收的大分子以及组织中的红细胞和细菌等。毛细淋巴管的内皮细胞及淋巴结内的白细胞具有吞饮与免疫功能。此外，淋巴液回流在保持血浆与组织液的平衡中起重要作用。

附 免 疫 系 统

免疫系统是人体中一个极为重要的防御系统，对维持人体健康起着重要作用。**免疫系统**主要由免疫器官（淋巴器官）、免疫组织（淋巴组织）和免疫细胞（包括分散于血液、淋巴和其他组织内的淋巴细胞、巨噬细胞、浆细胞和肥大细胞等）构成。

免疫系统的功能主要有三方面：一是免疫防御，即识别和清除侵入机体的病原微生物、异体细胞或异体大分子物质等抗原物质；二是免疫监视，即识别和清除体内表面抗原发生变异的细胞（肿瘤细胞和病毒感染的细胞等）；三是免疫稳定，即识别和清除体内衰老死亡的细胞，维持机体内环境的稳定。当免疫系统的功能下降或失调时，机体的抗病能力必然降低，从而导致各种感染性疾病、肿瘤和自身免疫性疾病的发生。

一、免疫细胞

参与免疫反应的免疫细胞主要有两大类，一类为淋巴细胞，是特异性免疫反应的主要细胞；另一类是单核吞噬细胞系统的成员，它们主要参与各种非特异性免疫反应，也具有摄取和处理抗原并将其提供给淋巴细胞的作用，故也积极参与特异性免疫反应。

1. *淋巴细胞* 根据淋巴细胞发生来源、形态特点和免疫功能等方面的不同，可将其分为 T 细胞、B 细胞和 NK 细胞三类。

(1) T 细胞：即**胸腺依赖淋巴细胞（thymus dependent lymphocyte）**，因其在胸腺内发育，故得名。由胸腺产生的初始 T 细胞进入外周淋巴器官或淋巴组织后，保持静息状态。在受抗原刺激后便增殖分化，大多形成具有行使免疫功能的**效应 T 细胞（effector T cell）**，少数回复静止状态成为**记忆性 T 细胞（memory T cell）**。效应 T 细胞迅速执行清除抗原功能，寿命较短，仅 1 周左右。而记忆性 T 细胞在机体再次遇到相同抗原入侵时，能迅速增殖分化，形成大量效应 T 细胞，执行更强的免疫应答。记忆性 T 细胞寿命长，可达数年或终生，使机体长期保持对该抗原的免疫力。效应 T 细胞可直接杀伤靶细胞，故 T 细胞参与的免疫称**细胞免疫**。

(2) B 细胞：即**骨髓依赖淋巴细胞（bone marrow dependent lymphocyte）**，因其在骨髓内发育，故得名。B 细胞受抗原的直接刺激后增殖分化，大多成为效应 B 细胞，即浆细胞，少数成为记忆性 B 细胞，其作用和记忆性 T 细胞相同。浆细胞分泌的抗体在特异地与相应抗原结合后，既能降低该抗原的致病作用，又能加速巨噬细胞对该抗原的吞噬和清除作用。效应 B 细胞（浆细胞）分泌的抗体是通过体液执行免疫功能的，故 B 细胞介导的免疫称**体液免疫**。

(3) NK 细胞：为**自然杀伤细胞（nature killer cell）**的简称，无需抗原预先致敏，可不借助抗体即具有自然杀伤肿瘤细胞或感染病毒细胞的能力，在肿瘤监视和防止肿瘤转移等方面起重要作用。

2. *单核吞噬细胞系统* 当异物或细菌侵入机体，体内各处的**吞噬细胞（phagocyte）**可吞噬清除异物，这是机体最原始的一种防御方式，至今仍具有重要的意义。现将血液内的单核细胞及由其转变而成的具有吞噬功能的一大类细胞称为**单核吞噬细胞系统（mononuclear phagocytic system,**

MPS)。该系统包括血液内的单核细胞、结缔组织、淋巴组织、淋巴器官、肝和肺内的巨噬细胞、骨组织的破骨细胞和神经组织的小胶质细胞等。它们均来源于骨髓内的幼单核细胞,经发育成为血液的单核细胞,后者穿出血管壁进入其他组织内,分别分化为上述各种细胞。

单核吞噬细胞系统的主要功能为吞噬细菌、异物,清除衰老的红细胞和组织碎片,参与和调节免疫应答,抑制肿瘤生长和调节局部组织代谢,并具有活跃的分泌功能。

二、淋巴组织

淋巴组织(lymphoid tissue)又称免疫组织,是以网状组织为支架,网孔中充满大量淋巴细胞、巨噬细胞、浆细胞、肥大细胞等免疫细胞的组织(图 7-65)。一般将淋巴组织分为弥散淋巴组织和淋巴小结两种,二者无明显的分界标志。弥散淋巴组织内主要是 T 细胞,也有少量 B 细胞。淋巴小结由大量 B 细胞聚焦而成,呈圆形或椭圆形,其形态结构随生长发育程度和免疫功能状态而经常变化,未受抗原刺激的淋巴小结较小,无生发中心,为初级淋巴小结;受到抗原刺激后,淋巴小结增大,中央染色较浅为**生发中心(germinal center)**,此时的淋巴小结称次级淋巴小结。当抗原被清除后,淋巴小结可变小或消失。

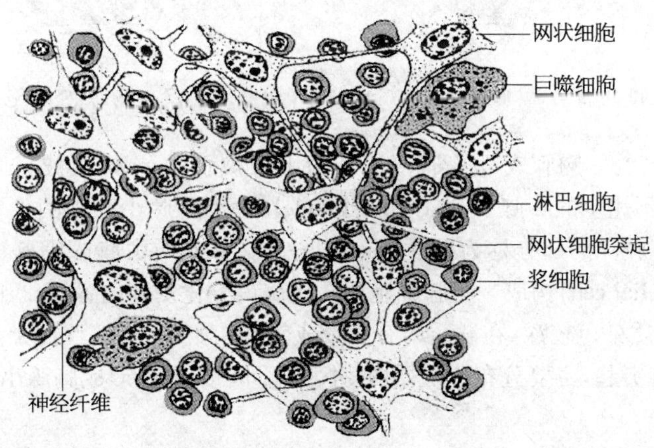

图 7-65　淋巴组织模式图

三、淋巴器官

淋巴器官(lymphoid organ)又称免疫器官,是以淋巴组织为主要成分的器官,按其功能特点分为**中枢淋巴器官(central lymphoid organ)**和**外周淋巴器官(periphoid lymphoid organ)**两类。

中枢淋巴器官包括胸腺和骨髓,是培育淋巴细胞的场所,分别形成初始 T 细胞和初始 B 细胞,并在出生前数周将初始淋巴细胞输送到外周淋巴器官和淋巴组织。中枢淋巴器官在胚胎时期发生早,其发生和功能不受抗原刺激的影响。

外周淋巴器官包括淋巴结、脾、扁桃体等,是进行免疫应答的主要场所。初始淋巴细胞受抗原刺激后,在此增殖分化为相应的效应细胞和记忆性细胞。外周淋巴器官在胚胎时期发生迟,在出生数月后才逐渐发育完善;其受抗原刺激后体积迅速增大,结构成分也发生变化,免疫应答过后又逐渐复原。

(一) 胸腺

1. 胸腺的位置和形态　**胸腺(thymus)**位于胸腔上纵隔内,胸骨与肋软骨后面,呈锥体形,分为大小不等的左、右叶(图 7-66)。胸腺随年龄增长而发生较大变化,幼儿期体积较大,青春期后逐渐退化缩小、功能降低,到老年期大部分被脂肪组织代替。

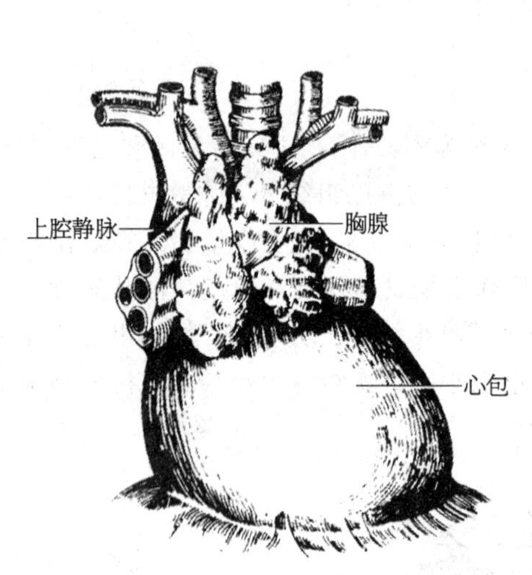

图 7-66 胸腺的位置和形态

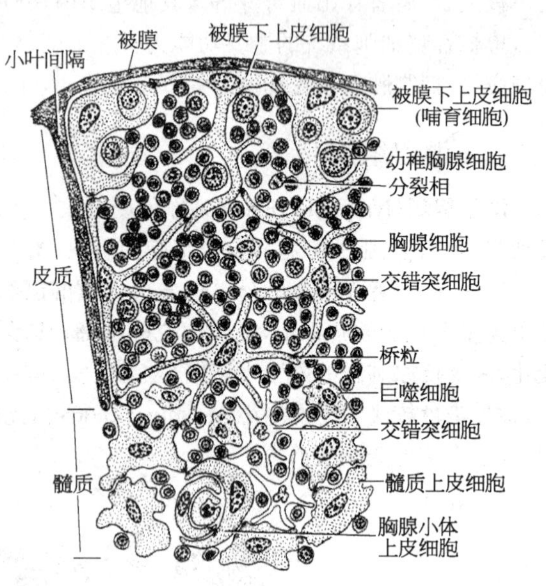

图 7-67 胸腺内细胞分布模式图

2. 胸腺的组织结构 胸腺表面覆有薄层结缔组织**被膜(capsule)**,被膜伸入实质形成小叶间隔,将实质分为许多不完全的**胸腺小叶(thymic lobule)**,每个胸腺小叶周围染色较深的部分称为**皮质(cortex)**,中央染色较浅的部分称为**髓质(medulla)**。胸腺实质由**胸腺细胞(thymocyte)**和**胸腺上皮细胞(thymic epithelial cell)**构成。胸腺细胞即在胸腺内分化发育的各期 T 细胞,密集于皮质内的为早期 T 细胞,使皮质染色较深,在髓质内有少量成熟的初始 T 细胞;胸腺上皮细胞又称上皮性网状细胞,多呈星形,有突起,主要分布于髓质内,并常呈同心圆排列形成**胸腺小体(thymic corpuscle)**(图 7-67)。

3. 胸腺的功能 胸腺主要有两大功能:一是培育各种初始 T 细胞,发育成熟后运送至周围淋巴器官,参与细胞免疫;二是分泌胸腺激素,如胸腺素和胸腺生成素,为胸腺细胞发育所必需,能诱导淋巴干细胞向 T 细胞分裂和分化,使其具有免疫应答的能力。

(二) 淋巴结

1. 淋巴结的位置和形态 **淋巴结(lymphoid node)**存在于淋巴管行程途中、淋巴回流的通路上,为圆形或椭圆形小体。一侧凹陷称为淋巴结门,是输出淋巴管穿出部位,另一侧凸出,是输入淋巴管进入的部位(图 7-68)。

2. 淋巴结的组织结构 淋巴结表面为薄层结缔组织构成的被膜,内部为实质。被膜伸入实质形成小梁,实质由皮质和髓质两部分构成(图 7-68)。

(1) 皮质:位于被膜下,由浅至深分为皮质淋巴窦、浅层皮质和副皮质区三部分。**皮质淋巴窦(lymphoid sinus)**包括被膜下淋巴窦(简称被膜下窦)和小梁周围淋巴窦(简称小梁周窦),是皮质内淋巴流动的通道,窦腔衬有很薄的内皮,其上附有许多巨噬细胞,淋巴在窦内流动缓慢,有利于巨噬细胞清除异物和处理抗原。**浅层皮质(peripheral cortex)**为紧贴被膜下窦的薄层淋巴组织,主要含 B 细胞,受抗原刺激后形成大量淋巴小结。**副皮质区(paracortical zone)**为浅层皮质与髓质之间的弥散淋巴组织,主要含 T 细胞,又称胸腺依赖区。

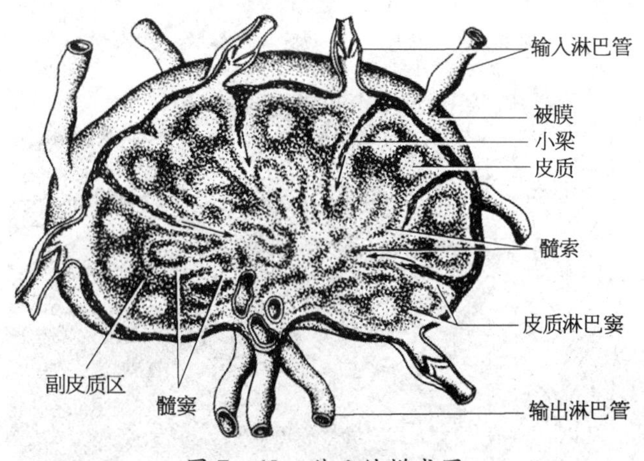

图 7-68 淋巴结模式图

(2) 髓质:位于实质的中央,由髓索及其间的髓窦组成。**髓索(medullary cord)**内主要含有B细胞,为相互连接形成的索状淋巴组织。**髓窦**即髓质淋巴窦(medullary sinus)的简称,是淋巴在髓质内的通道,与皮质淋巴窦相通,其结构也与皮质淋巴窦相似,但较宽大,窦内巨噬细胞较多,故有较强的滤过作用。

3. 淋巴结的功能 淋巴结主要有两大功能,一是滤过淋巴,二是免疫应答。淋巴从输入淋巴管进入被膜下窦,经小梁周围窦直接流入髓窦,部分渗入皮质淋巴组织后再渗入髓窦,最后汇入输出淋巴管,从门部出淋巴结,在此流通过程中,淋巴中带有的细菌等抗原物质绝大部分被清除。抗原进入淋巴结后,巨噬细胞等抗原呈递细胞捕获和处理抗原并呈递给T细胞或记忆性T细胞,副皮质区增宽,引发细胞免疫;B细胞受抗原刺激后,浅层皮质内淋巴小结增多增大,髓质内浆细胞增多,产生抗体,引发体液免疫。

(三) 脾

1. 脾的位置和形态 **脾(spleen)**位于左季肋区,平对第9~11肋,长轴与第10肋一致,正常情况下在左肋弓下不能触及。脾略呈椭圆形,可分为前、后两端,上、下两缘和膈、脏两面。上缘有2~3个脾切迹,是脾触诊的重要标志。脏面中央凹陷称为脾门,是脾动、静脉和神经出入的部位(图7-69)。

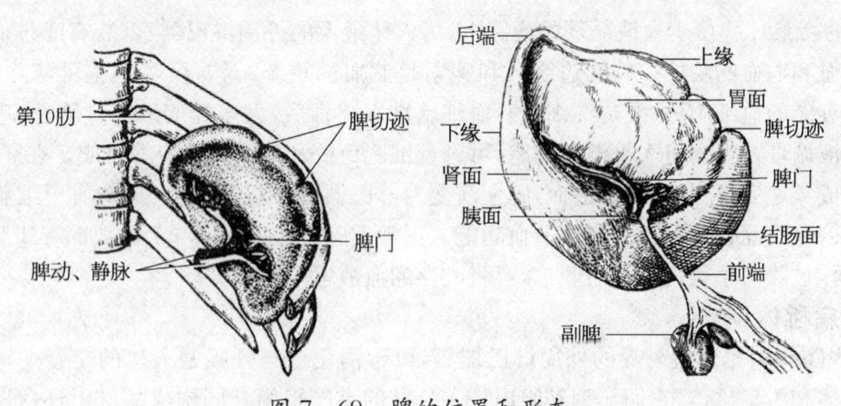

图 7-69 脾的位置和形态

2. 脾的组织结构 脾表面为致密结缔组织构成的较厚的被膜,内部为实质。被膜伸入实质形成小梁,实质分为白髓、边缘区和红髓三部分(图7-70)。在新鲜脾的切面上,大部分为深红色的

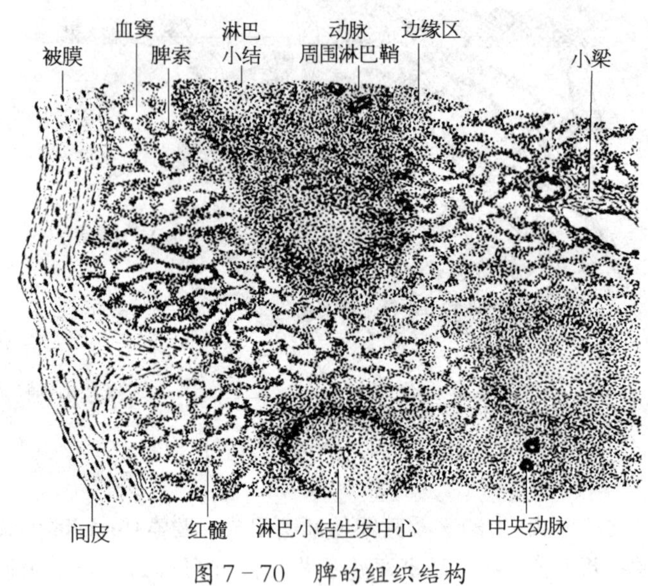

图 7-70 脾的组织结构

组织，即红髓；其间有散布的灰白色小点，即白髓；介于白髓和红髓之间的淋巴组织称为边缘区。

(1) 白髓：**白髓(white pulp)**由动脉周围淋巴鞘和淋巴小结构成。脾动脉随被膜伸入小梁中称小梁动脉，后者的分支离开小梁后即称中央动脉。动脉周围**淋巴鞘(periarterial lymphatic sheath)**即中央动脉周围的弥散淋巴组织，由大量 T 细胞构成，相当于淋巴结的副皮质区，属于胸腺依赖区。**淋巴小结**又称**脾小体(splenic corpuscle)**，常位于动脉周围淋巴鞘的一侧，主要由 B 细胞构成。

(2) 边缘区：**边缘区(marginal zone)**位于白髓和红髓之间，由淋巴组织和边缘窦组成。淋巴组织以 B 细胞为主，是脾脏捕获、识别抗原和引发免疫应答的重要部位。边缘窦是中央动脉主干分支形成的毛细血管膨大而成。

(3) 红髓：**红髓(red pulp)**由脾索和脾血窦两部分组成。**脾索(splenic cord)**是由 B 细胞构成的不规则索状淋巴组织，为滤过血液、产生抗体的重要场所。**脾血窦(splenic sinusoid)**简称脾窦，是脾索之间不规则的空隙，窦壁内皮细胞为长杆状，呈多孔隙的栅栏状结构，基膜不完整，有利于血细胞的穿越。

3. 脾的功能　脾位于血液循环的通路上，为人体最大的外周淋巴器官，具有滤过血液、进行免疫反应、造血和贮血的功能。脾的边缘区和脾索是滤血的重要结构，巨噬细胞可清除血液中的细菌、异物和衰老的血细胞(主要是红细胞)，血细胞进入脾索后，大多经变形穿过脾血窦内皮细胞间隙，回到血液循环。脾内有大量淋巴细胞，可进行细胞免疫和体液免疫应答反应。在胚胎时期脾是造血器官，成年之后，自骨髓开始造血，脾便演变为淋巴器官，但仍含有少量造血干细胞，当机体严重缺血或某些病理状态下，可恢复其造血功能。正常人脾可贮血约 40 ml，主要贮存于脾血窦内，当机体需要时，被膜与小梁内平滑肌收缩，可将贮存的血液输入血液循环。

(四) 扁桃体

扁桃体(tonsil)是邻近外界的外周淋巴器官，位于消化道与呼吸道入口的交会处，包括腭扁桃体、咽扁桃体和舌扁桃体，它们与咽黏膜内许多分散的淋巴组织共同构成咽淋巴环，是机体第一道防线的重要组成部分，对机体起着防御保护作用，其中以腭扁桃体最大最重要。腭扁桃体表面覆有复层扁平上皮，上皮向固有层内陷形成 10～30 个隐窝，上皮下及隐窝周围有许多淋巴小结及弥散淋巴组织(图 7-71)。

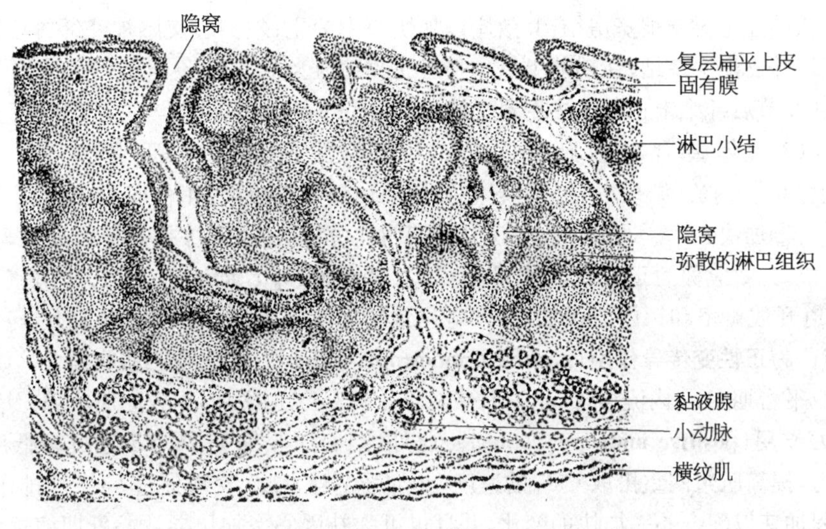

图 7－71 腭扁桃体

第四节 心血管活动的调节

机体在不同的生理状况下，各器官组织的代谢水平不同，对血流量的需求也不同。机体可通过神经和体液调节改变心排血量、外周阻力和各器官血流量，使心血管活动能够适应机体代谢的需要（图 7－72）。

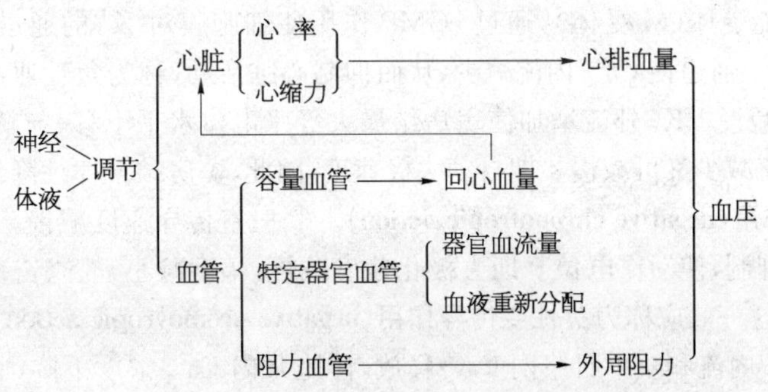

图 7－72 心血管活动的调节途径

一、神经调节

心肌和血管平滑肌受自主神经支配。机体对心血管活动的神经调节是通过各种心血管反射实现的。

（一）心脏和血管的神经支配

1. 心脏的神经支配 心脏活动主要受心交感神经和心迷走神经的双重支配。

（1）心交感神经：心交感神经的节前神经元位于脊髓第 1～5 胸段的中间外侧柱，其轴突组成节前纤维，通过末梢释放递质乙酰胆碱（**acetylcholine, Ach**），激活节后神经元膜上的 N 型胆碱能受体。心交感神经节后神经元位于星状神经节或颈神经节内，节后纤维组成心脏神经丛，支配心脏各个部位，包括窦房结、房室结、房室束、心房肌和心室肌。左、右心交感神经对心脏的支配有所侧重，右侧心交感神经主要支配窦房结，其效应以加快心率为主；左侧心交感神经纤维广泛分布于心房肌和心室肌，并支配房室结，在功能上以加强心肌收缩力为主。

心交感神经节后纤维末梢释放**去甲肾上腺素(norepinephrine, NE)**，与心肌细胞膜上的 β_1 型肾上腺素能受体(β_1 受体)结合，通过胞内 cAMP 作用激活蛋白激酶，使心肌细胞膜上 Ca^{2+} 通道开放概率增加，促进 Ca^{2+} 内流，结果主要是引起心脏活动加快加强(称为正性肌力效应)。具体表现为三方面的效应：①加快心率。通过加强窦房结 4 期内向电流，使自动去极化速率加快，自律性频率变高，心率加快，此效应称为**正性变时作用(positive chronotropic action)**。②加速房室传导。使房室结 Ca^{2+} 通道开放概率和钙内流增加，动作电位 0 期去极化速度加快和幅度增大，房室传导时间缩短，此效应称为**正性变传导作用(positive dromotropic action)**。③增强心肌收缩力。使心房肌、心室肌动作电位平台期 Ca^{2+} 内流增加，胞内肌浆网释放的 Ca^{2+} 也增加，导致心肌收缩力增强，此效应称为**正性变力作用(positive inotropic action)**。此外，当心肌收缩完毕，NE 还可降低肌钙蛋白对 Ca^{2+} 的亲和力，提高肌浆网重摄取 Ca^{2+} 的速度，并加强 Na^+/Ca^{2+} 交换促进 Ca^{2+} 外排作用，从而使心肌舒张过程加速以配合心率加快的变化，并且也可弥补因心率加快导致心舒期缩短而产生的充盈不足。

(2) 心迷走神经：心迷走神经属于副交感神经，其节前神经元位于延髓的迷走神经背核和疑核，节前纤维进入心脏，与心内神经元换元，发出节后纤维支配窦房结、心房肌、房室结、房室束及其分支。心室肌也有迷走神经的支配，但纤维末梢的数量远较心房肌少。左、右两侧心迷走神经对心脏的支配也有差别，但不及心交感神经的支配差异明显。右侧心迷走神经主要影响窦房结，而左侧心迷走神经对房室结的作用占优势。

心迷走神经节前和节后纤维都是胆碱能纤维。节后纤维末梢释放的递质 Ach 作用于心肌细胞膜上的 M 型胆碱能受体(M 受体)，通过 cGMP 作用使细胞膜对 K^+ 的通透性增高，K^+ 外流增加，并能直接抑制 Ca^{2+} 通道使 Ca^{2+} 内流减少，从而抑制心脏活动(称为负性肌力效应)。具体表现为以下效应：①心率减慢。K^+ 外流增加使窦房结最大舒张电位水平下移，与阈电位差距增大，K^+ 外流增加和 Ca^{2+} 内流减少又可减慢 4 期自动去极速度，因此，窦房结自律性降低导致心率减慢，此效应称为**负性变时作用(negative chronotropic action)**。②房室传导速度减慢。由于房室结慢反应细胞膜 Ca^{2+} 通道受抑制，使动作电位 0 期去极化速度减慢，幅度减小，故兴奋传导速度减慢，甚至出现房室传导阻滞，这一效应称为**负性变传导作用(negative dromoyropic action)**。③心房肌收缩力减弱。Ach 抑制 Ca^{2+} 内流和减少肌浆网 Ca^{2+} 释放，使胞浆内 Ca^{2+} 浓度下降，心房肌收缩力减弱，这一效应也称**负性变力作用(negative inotropic action)**。

心交感神经和心迷走神经对心脏的作用是相拮抗的，但当两者同时对心脏发生作用时，其最终效果并不等于两者分别作用时效果的代数和。平时，心交感神经和心迷走神经都有紧张性活动，在多数情况下，心迷走神经的作用比心交感神经更强，称为**迷走优势**。在动物实验中，如同时刺激心迷走神经和心交感神经，出现的反应为心率减慢。

用免疫组织化学方法证明，心脏中还存在多种肽类神经纤维，它们释放的递质有神经肽 Y、血管活性肠肽、降钙素基因相关肽、阿片肽等。目前对于分布在心脏的肽能神经元的生理功能还不太清楚。

2. *血管的神经支配* 除真毛细血管外，血管壁都有平滑肌分布。血管平滑肌的舒缩活动称为血管运动。支配血管平滑肌的神经纤维称为血管运动神经纤维，分为缩血管神经纤维和舒血管神经纤维两类。

(1) 缩血管神经纤维：缩血管神经纤维都是交感神经纤维，故一般称为交感缩血管纤维。其节前神经元位于脊髓第1胸段至第2～3腰段的中间外侧柱，末梢释放的递质是乙酰胆碱；节后神经元位于椎旁和椎前交感神经节内，节后纤维末梢释放的递质是去甲肾上腺素。血管平滑肌细胞膜有 α 和 β_2 两种肾上腺素能受体，α 受体的效应是引起血管平滑肌收缩，β_2 受体的效应是使血管舒张。去甲肾上腺素与 α 受体结合的能力较与 β_2 受体结合的能力强，故交感缩血管神经兴奋时产生缩血管效应。

交感缩血管神经支配体内几乎所有血管的平滑肌。但在不同部位的血管中，其分布密度不同。皮肤血管中缩血管神经分布最密，其次为骨骼肌和内脏的血管，而在冠状血管和脑血管中分布较少。在同一器官中，动脉中缩血管神经的密度高于静脉，微动脉中密度最高，但毛细血管前括约肌中分布很少。

人体内多数血管只接受交感缩血管神经的单一神经支配。在安静状态下，交感缩血管神经纤维持续发放低频冲动(1～3次/s)，称为交感缩血管神经的紧张性活动。这种紧张性活动使其所支配的血管平滑肌维持一定程度的收缩状态。当交感缩血管神经紧张性增强时，血管平滑肌可进一步收缩；交感缩血管神经紧张性减弱时，则血管平滑肌的收缩程度降低，即血管舒张。因此，尽管多数血管只接受交感缩血管神经的单一支配，但仍能按需改变血管口径，以调节不同器官的血流阻力和血流量。

(2) 舒血管神经纤维：体内有一部分血管除接受缩血管神经纤维的支配外，还接受舒血管神经纤维支配。舒血管神经纤维的作用多为调节局部的血流量，对整体影响较小。其种类较多，这里仅介绍两种。①交感舒血管神经纤维：有些动物如猫和狗的骨骼肌微动脉，除接受交感缩血管神经支配外，还接受交感舒血管神经的支配。交感舒血管神经兴奋时末梢释放乙酰胆碱，与血管平滑肌的M型胆碱能受体结合，使血管舒张，血流量增多。其平时无紧张性活动，只有当情绪激动、恐惧、发怒和准备做剧烈的肌活动时才发放冲动。目前认为，由这类交感胆碱能纤维活动引起的骨骼肌血管舒张，可能是防御反应中的一部分。②副交感舒血管神经纤维：其末梢释放的递质也是乙酰胆碱，与血管平滑肌细胞上的M受体结合，引起血管舒张。这类神经纤维主要分布于脑膜、唾液腺、胃肠腺和外生殖器等部位的血管，作用范围比较局限，平时也无紧张性活动，兴奋时才引起这些器官的血管舒张，血流量增多，而对循环系统总的外周阻力影响不大。

(二) 心血管中枢

心血管中枢(cardiovascular center)是指中枢神经系统中与调节心血管活动有关的神经元集中的部位。目前认为，心血管中枢分布于中枢神经系统从脊髓到大脑皮质的各个水平，它们各具不同的功能又互相密切联系，使整个心血管系统的活动协调一致，并与机体的活动相适应。

1. 延髓心血管中枢　延髓是最基本的心血管中枢。动物实验中，在延髓上缘横断脑干后，动物的血压并无明显变化，一些心血管反射仍存在；当横断水平逐步下移至延髓尾部时，血压就逐渐降低，心血管反射效应也逐渐减弱；当横断水平下移至延髓闩部时，血压降至大约40 mmHg，心血管反射也基本消失。因此，延髓被认为是心血管活动的基本中枢，只要保留延髓及其以下中枢部分的完整，就可以维持心血管正常的紧张性活动，并完成一定的心血管反射。

延髓心血管神经元是指位于延髓内的心迷走神经元和控制心交感神经及交感缩血管神经活动的神经元，分别称为心迷走中枢、心交感中枢和交感缩血管中枢。这些神经元平时均有紧张性活动，经常发放的低频传出冲动分别构成心迷走紧张、心交感紧张和交感缩血管紧张。这是由于该中枢神经元经常不断地受到传入冲动(来自各种感受器和高级中枢下传的冲动)和体液因素(如 CO_2)的刺激之故。此外，心迷走紧张和心交感紧张之间存在交互抑制作用，当心迷走紧张增强时，可抑制心交感神经紧张性活动,反之亦然。

目前认为,延髓心血管中枢至少包括以下4个部位:①延髓头端腹外侧部是心血管交感紧张性的中枢来源,也即心交感中枢和交感缩血管中枢的所在部位,其轴突下行直接支配脊髓中间外侧柱的交感节前神经元。②延髓尾端腹外侧部神经元兴奋时可抑制心血管交感紧张性活动,使心脏活动减弱,血管扩张,血压下降。③孤束核为传入神经接替站,其神经元接受由颈动脉窦和主动脉弓等心血管感受器传入的信息,然后发出纤维至包括延髓在内的中枢神经系统其他部位的神经元,从而影响心血管活动。④延髓的迷走神经背核和疑核是心迷走中枢所在部位。

在正常情况下,延髓心血管神经元并不是独立地完成各种心血管反射,而是在高位中枢的控制下进行调节活动。

2. 延髓以上的心血管中枢　在延髓以上的脑干部分以及大脑和小脑中,都存在与心血管活动有关的神经元。它们在心血管活动调节中所起的作用较延髓心血管中枢更复杂、更高级,特别表现在对心血管活动和机体其他功能之间复杂的整合上,且中枢部位越高,整合功能越强。例如下丘脑是一个非常重要的整合中枢,在对体温调节、摄食、水平衡以及发怒、恐慌等情绪反应的整合中,都包含有相应的心血管活动的变化。如用电刺激动物下丘脑的"防御反应"区,可引起警觉状态、骨骼肌紧张加强、准备进攻等行为变化,同时也出现心率加快、心缩力加强、皮肤和内脏血管收缩、骨骼肌血管舒张、血压升高等一系列心血管活动的改变。这些心血管反应显然是与当时机体所处的状态相协调的,主要是使骨骼肌有充足的血液供应,以适应防御、搏斗或逃跑等行为的需要。大脑新皮质的运动区兴奋时,除引起骨骼肌收缩外,还能引起骨骼肌的血管舒张;大脑边缘系统也参与心血管活动的调节;刺激小脑的某些部位也可引起心血管反应,例如刺激顶核可引起血压升高、心率加快。

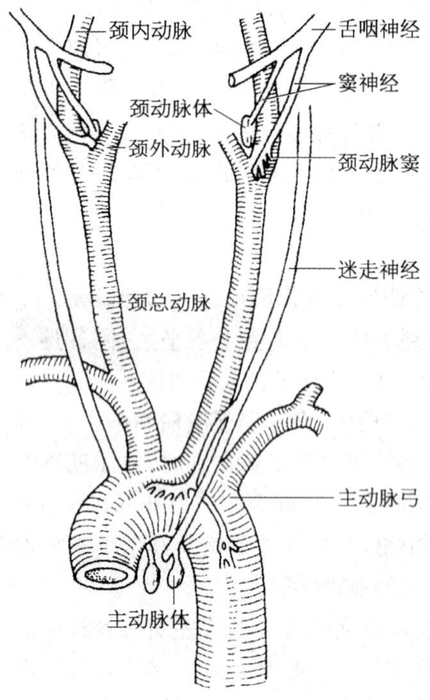

图7-73　颈动脉窦、主动脉弓压力感受器与颈动脉体、主动脉体化学感受器及其传入神经位置示意图

(三) 心血管反射

神经系统对心血管活动的调节是通过各种心血管反射实现的。当机体处于不同的生理状态时,或机体内、外环境发生变化时,通过各种心血管反射引起心排血量和血管舒缩的相应改变。各种心血管反射的生理意义在于使循环功能适应于当时机体所处的状态或环境的变化。

1. 颈动脉窦和主动脉弓压力感受性反射　当动脉血压升高时,可引起**压力感受性反射(baroreceptor reflex)**,其反射效应是使心率减慢,外周阻力降低,血压回降,故又称**降压反射(depressor reflex)**。

(1) 反射弧的组成:压力感受性反射的感受器是位于颈动脉窦和主动脉弓血管外膜下的感觉神经末梢(图7-73),它们其实并不直接感受血压的变化,而是对血管壁的机械牵张刺激敏感,并且颈动脉窦的敏感性高于主动脉弓。当动脉血压升高时,动脉管壁被牵张的程度增加,压力感受器发放的传入冲动也相应增加。在一定范围内(60～180 mmHg),感受器的传入冲动频率与动脉管壁的牵张程度成正比。

颈动脉窦的传入神经为窦神经,上行加入舌咽神经,进入延髓;主动脉弓的传入神经为主动脉神经,行走于迷走神经干内进入延髓(兔颈部有单独走行的主动脉神经,又称降压神经)。压力感受器的传入冲动首先到达延髓心血管中枢的孤束核,然后再到达心迷走中枢、心交感中枢和交感缩血管中枢。反射活动的传出神经分别为心迷走神经、心交感神经和交感缩血管神经纤维,而效应器则是心脏和几乎全身所有的血管。

(2) 反射过程:当动脉血压升高时,颈动脉窦和主动脉弓压力感受器处血管壁所受到的机械牵张刺激增大,于是窦神经和主动脉神经的传入冲动增多,到达延髓后使心迷走中枢紧张性加强,心交感和交感缩血管中枢紧张性减弱,结果使心迷走神经传出冲动增加,心交感神经传出冲动减少,效应为心率减慢,心排血量减少,交感缩血管神经纤维传出冲动减少,引起血管扩张,外周血管阻力降低,因而动脉血压回降。反之,当动脉血压降低时,感受器受到的刺激减小,传入冲动减少,通过降压反射的减弱产生相反的效应,心迷走神经抑制而心交感神经、交感缩血管神经纤维兴奋,于是心率加快,心排血量增多,外周血管阻力增高,血压回升(图 7-74)。

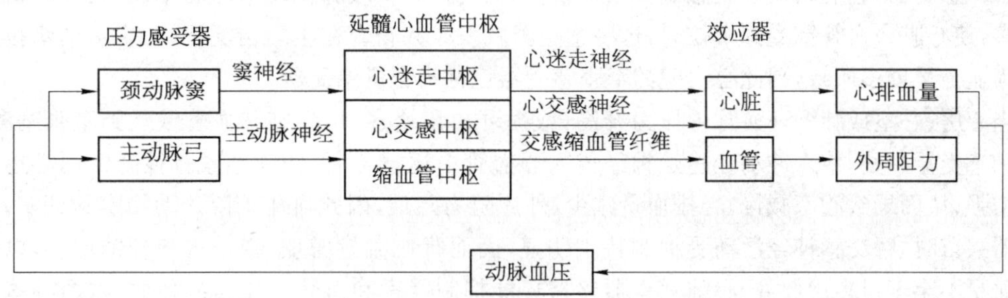

图 7-74 颈动脉窦和主动脉弓压力感受性反射途径示意图

(3) 生理意义:压力感受性反射是一种负反馈调节,其生理意义在于保持动脉血压的相对稳定。由于颈动脉窦和主动脉弓压力感受器正好位于脑和心脏供血通路的起始部位,因此,降压反射对维持脑和心脏等重要脏器的正常血供具有特别重要的意义。

该反射在心排血量、外周阻力、血量等发生突然变化的情况下发挥作用,对动脉血压进行快速调节,使动脉血压不致发生过大的波动,因此在生理学中将压力感受性反射的传入神经称为缓冲神经。切除两侧缓冲神经的动物,动脉血压不再能保持稳定,而是经常出现大幅度的波动。动物实验中,人为地改变颈动脉窦内的灌注压并测量主动脉压力的改变,可获得反映颈动脉窦内压力与主动脉血压之间关系的曲线,称为压力感受性反射功能曲线(图 7-75)。从该曲线可见,动脉血压随颈动脉窦内压力的升高而降低。曲线的中间部分较陡,向两端渐趋平坦,这说明颈动脉窦内压力在正常平均动脉压水平(约 100 mmHg)左右变动时,压力感受性反射最敏感,即对血压波动的缓冲作用最明显,当颈动脉窦内压力过高时,压力感受性反射缓冲血压波动的能力明显下降。

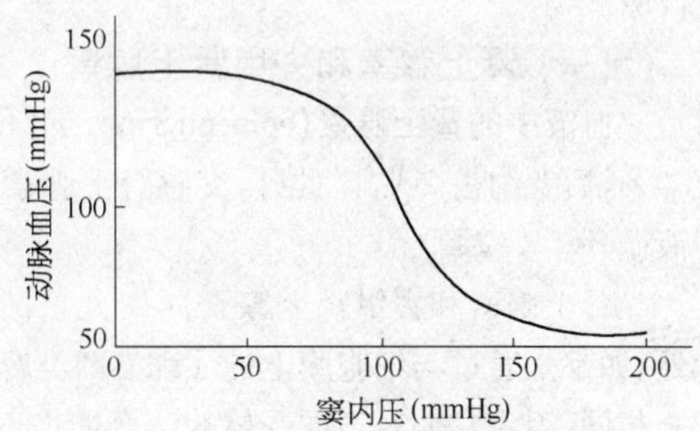

图 7-75 在实验中测得的颈动脉窦内压力与动脉血压的关系

此外,压力感受性反射对突然的血压变化敏感,而对缓慢变化的血压则不敏感。如慢性高血压患者的血压持续升高,却不能通过该反射使血压回降到正常水平,压力感受性反射功能曲线向右移位。此时，并非压力感受性反射不起调节作用，而是感受器对长期、较高水平的血压产生了适应，反射的工作范围发生了改变，使动脉血压维持在一个高于正常的水平，这种现象称为压力感受性反射的重调定。

2. *颈动脉体和主动脉体化学感受性反射* 当动脉血中 PO_2 降低、PCO_2 升高或 H^+ 浓度增高时，颈动脉体和主动脉体化学感受器兴奋，其传入冲动经窦神经和迷走神经传入延髓，主要引起呼吸运动的加深加快(见第五章)，通过呼吸运动的改变再反射性地影响心血管活动。实验观察到，在动物保持自然呼吸的情况下，化学感受器传入冲动可直接引起呼吸加深加快，并可间接引起心率加快，心排血量增加，外周血管阻力增大，血压升高。但化学感受性反射在平时对心血管活动并不起明显的调节作用，只有在低氧、窒息、失血、动脉血压过低和酸中毒等情况下才发挥作用，以确保心脑等重要器官的血液供应。

3. *心肺感受器引起的心血管反射* 在心房、心室和肺循环大血管壁中存在着许多感受器，总称为心肺感受器，它们的适宜刺激是机械牵张。当心房、心室或肺循环大血管中压力升高，或血容量增多，使心脏或血管壁受到牵拉时，这些感受器就发生兴奋。在生理情况下，心房壁的牵拉主要是因为血容量增多所致，因此心房壁的牵张感受器也称为容量感受器。

当心房、心室或肺循环血管中压力升高，或循环血量增多时，心脏和血管壁受到牵张刺激，于是心肺感受器兴奋，传入冲动经迷走神经传入心血管中枢整合后，使交感紧张性降低而心迷走紧张性增强，从而导致心率减慢，心排血量减少，外周阻力降低，因此血压下降。动物实验证实，心肺感受器兴奋时，肾交感神经活动受抑制特别明显，因而肾血流量增加，肾排水和排钠增多，以调整循环血量不至于过多。此外，心肺感受器兴奋还能抑制肾素和血管升压素的释放，这两种体液因素也能影响心血管和肾脏的活动(见第九章)。当循环血量减少时，心房、心室或肺循环血管壁中的压力降低，或容量刺激减弱，则发生相反的效应。可见，心肺感受器引起的反射活动对血容量及细胞外液的调节具有重要意义。

二、体液调节

心血管活动的体液调节是指血液和组织液中的一些化学物质对心肌和血管平滑肌活动发生影响。这些体液因素包括由血液运输到全身的内分泌激素，以及局部组织形成的生物活性物质和代谢产物。

(一) 肾上腺素和去甲肾上腺素

血液中的**肾上腺素(epinepherine, E)**和去甲肾上腺素主要由肾上腺髓质分泌，其中前者约占80%，后者约占20%。此外，交感肾上腺素能神经末梢释放的递质去甲肾上腺素也有少量进入血液循环。

肾上腺素和去甲肾上腺素同属儿茶酚胺类物质，因而它们对心血管的作用具有许多共同之处，如都是通过与细胞膜上的 α 和 β 两类肾上腺素能受体结合发挥作用的。但两者的作用并不完全相同，因为它们对不同受体的结合能力不同。

肾上腺素可与 α 和 β 两类受体结合。在心脏，肾上腺素与 β_1 受体结合，产生正性变时、变力、变传导作用，使心排血量增加。在血管，肾上腺素的作用取决于血管平滑肌上 α 和 β_2 受体分布的情况以及肾上腺素的剂量。如在皮肤、肾、胃肠的血管平滑肌上 α 受体的数量占优势，肾上腺素对这些血管的效应以收缩为主；在骨骼肌和肝脏的血管上，β_2 受体占优势，肾上腺素对这些血管的效应则以舒张为主。小剂量的肾上腺素以兴奋 β_2 受体的舒血管效应为主，故全身总外周阻力降低，但在大剂量时则引起体内大多数血管收缩，总外周阻力增大。因此，肾上腺素对血管的调节作用是使全身各器官的血流分配发生变化，而对总的外周阻力影响比较复杂，一般变化不大。

去甲肾上腺素与血管平滑肌 α 受体结合的能力较强，而与 β_2 受体结合的能力较弱，因此主要引起缩血管效应，使外周阻力明显增加，血压升高。去甲肾上腺素也可与心肌 β_1 受体结合，产生正性肌力作用，但不如肾上腺素对心脏的作用强。静脉注射去甲肾上腺素可使全身血管广泛收缩，动脉血压急剧升高；血压升高可使压力感受性反射活动加强，由于压力感受性反射对心脏的抑制效应超过了去甲肾上腺素对心脏的直接兴奋作用，结果导致心率减慢。

因此，临床上常将肾上腺素用作强心药，而将去甲肾上腺素用作升压药。

（二）肾素-血管紧张素-醛固酮系统

肾素(renin)是由肾近球细胞合成和分泌的一种酸性蛋白酶。它进入血液循环后，可将血浆中的**血管紧张素原(angiotensinogen)**水解为十肽的**血管紧张素Ⅰ(angiotensin Ⅰ)**；在血浆和组织中，特别是在肺循环内，血管紧张素Ⅰ经血管紧张素转换酶的作用再转变为八肽的血管紧张素Ⅱ；血管紧张素Ⅱ还可在血浆和组织中血管紧张素酶 A 的作用下，进一步转变为七肽的血管紧张素Ⅲ。血管紧张素Ⅰ一般不具有生理活性，血管紧张素Ⅱ和Ⅲ起主要的生理作用。由于血管紧张素Ⅲ失活快，故血管紧张素Ⅱ的作用更重要。

血管紧张素Ⅱ是一种具有强烈缩血管活性的肽类物质，对心血管活动有以下调节作用：①直接收缩阻力血管和容量血管，导致血压升高和静脉回心血量增加；②促使交感神经末梢释放去甲肾上腺素，加强交感神经对心血管的作用；③增加交感缩血管中枢紧张性，从而使外周阻力增加，血压升高；④刺激肾上腺皮质球状带合成并释放醛固酮，通过后者促进肾小管对 Na^+ 的重吸收，扩充血量，升高血压。血管紧张素Ⅲ的缩血管作用较弱，仅为血管紧张素Ⅱ的 1/5 左右，但对肾上腺皮质合成与释放醛固酮的作用较强。由肾素、血管紧张素、醛固酮构成的肾素-血管紧张素-醛固酮系统是调节动脉血压和维持细胞外液量稳态的一个重要调节系统。有关肾素-血管紧张素-醛固酮系统的调控详见第九章。

（三）血管升压素

血管升压素(vasopressin, VP)是由下丘脑视上核（主要）和室旁核的神经元合成的肽类物质，经下丘脑垂体束运抵神经垂体贮存与释放。

生理剂量的血管升压素的主要作用是提高肾远曲小管和集合管对水的通透性，促使水的重吸收，使尿量减少，所以又称**抗利尿激素(antidiuretic hormone, ADH)**。当其血浆浓度明显高于正常时，才引起血管平滑肌强烈收缩，升高血压，是已知的最强的缩血管物质之一。在禁水、外科手术、失血等应激情况下，血管升压素释放大大增加时，才发挥其升压效应（详见第九章）。

（四）血管内皮生成的血管活性物质

血管内血流对血管内皮应切力的影响，可促使血管内皮生成和释放引起血管平滑肌舒张与收缩的两类血管活性物质，现比较明确的、重要的有以下两种。①**内皮舒张因子(endothelium derived relaxing factor, EDRF)**：目前已知内皮舒张因子就是一氧化氮(NO)，其作用是激活血管平滑肌细胞内的鸟苷酸环化酶，使环鸟苷酸(cGMP)浓度升高，游离 Ca^{2+} 浓度降低，故血管舒张。与此同时它还可与前列环素等舒血管物质共同对抗去甲肾上腺素及其他缩血管物质的作用，保证正常血压与器官灌流量。②**内皮素(endothelin, ET)**：内皮素是由血管内皮细胞产生的多种缩血管物质之一，也是目前已知血管活性物质中最强的缩血管物质之一。内皮素与血管平滑肌细胞上的特异受体结合后，促进肌浆网释放 Ca^{2+}，从而使血管平滑肌收缩加强。

（五）心房钠尿肽

心房钠尿肽(atrial natriuretic peptide, ANP)是由心房肌细胞合成和释放的一类多肽。它使血管平滑肌舒张，外周阻力降低，使心率减慢，每搏量减少，血压降低。心房钠尿肽作用于肾脏内相应受体，可使肾脏排水和排钠增多。此外，它还有抑制肾素-血管紧张素-醛固酮系统的作用，间接地促进 Na^+ 的排泄，以及抑制血管升压素的作用。

当血容量增加和血压升高时，心房壁受到牵拉，可使心房肌细胞释放心房钠尿肽，引起利尿和排钠效应。因此，它是体内调节水盐平衡的一种重要体液因素。

（六）其他体液因子

激肽释放酶激肽系统也参与血压和局部组织血流的调节。血浆中存在一种称为**激肽原(kininogen)**的蛋白质，在血浆激肽释放酶（存在于血浆中）和组织激肽释放酶（存在于肾、唾液腺、胰腺、汗腺等组织内）的作用下，分别水解生成两种具有生物活性的激肽，即 9 肽的**缓激肽(bradykinin)**和 10 肽的胰激肽也称**血管舒张素(kallidin)**，后者可在氨基肽酶的作用下失去赖氨酸而成为缓激肽。缓激肽在激肽酶的作用下水解失活。激肽是已知最强烈的舒血管物质，可使血管平滑肌舒张和毛细血管通透性增高。在一些腺体器官中生成的激肽，可使器官局部血管舒张，血流量增加。循环血液中的激肽也能因血管舒张而降低血压，但对其他平滑肌则引起收缩效应。

此外，还有其他体液因子，如组胺、前列腺素、阿片肽等，也能舒张血管。

三、自身调节

机体对各器官血流量的调节，主要是通过控制器官的阻力血管口径来实现的，体内各器官的血流量一般取决于器官组织的代谢活动。实验证明，如果将调节血管活动的外部神经和体液因素都去除，在一定血压变动范围内，器官组织的血流量仍能得到适当的调节，这种调节属于自身调节。

关于器官组织血流量的局部自身调节，一般认为有肌源性和代谢性两种自身调节机制。肌源性自身调节机制认为血管平滑肌经常保持着一定的紧张性收缩，称为肌源性活动。当器官的血液灌注压突然增大时，血管平滑肌受到的牵张刺激增加，使肌源性活动加强，结果该器官的血流阻力增大，血流量不致因灌注压升高而增多，即能保持相对稳定；当器官的血流灌注压突然降低时，则发生相反变化。用罂粟碱、水合氯醛或氰化钠等药物抑制平滑肌活动后，肌源性自身调节现象即消失。代谢性自身调节机制认为组织代谢产物积聚可使局部血流量增多，其机制已在微循环的调节中加以叙述，这里不再重复。

第五节　器 官 循 环

体内各器官的血流量取决于灌注该器官的动、静脉压力差，还取决于该器官阻力血管的舒缩状态。由于不同器官的结构和功能各不相同，它们血流量的调节除具有共性的一般规律外，还有其本身的特点。本节主要讨论心、肺、脑几个主要器官的血液循环特征。

一、冠脉循环

冠脉循环(coronary circulation)是营养心脏本身的血液循环。心脏的工作量很大，又处于终生连续活动状态之中，它所需要的营养物质和氧气完全依靠冠脉循环供给，因此，冠脉循环对保证心脏功能极为重要。

冠脉循环解剖学的主要特点是：①冠状动脉的主干走行于心脏表面，其小分支常以垂直于心脏表面的方向穿入心肌，并在心内膜下层分支成网，这种分支方式使冠脉血管容易在心肌收缩时受到压迫。②心肌的毛细血管网分布极为丰富，毛细血管数与心肌纤维数的比例为 1∶1。在心肌横断截面上，每平方毫米面积内有 2 500～3 000 根毛细血管，因此心肌与冠脉血液间的物质交换可迅速完成。③冠状动脉之间有侧支互相吻合，人类多见于心内膜下。正常心脏的冠脉侧支较细小，血液量也很少，因此当冠状动脉突然阻塞时不易快速建立侧支循环，往往引起心肌梗死。但如果冠脉阻塞是缓慢形成的，侧支可逐渐扩张，建立新的侧支循环，起代偿作用。

(一) 冠脉血流的特点

1. 血流量大、血液供应丰富　左、右冠状动脉开口于主动脉根部，且血流途径短，故冠脉循环血压较高，流速快，血流量大。安静时，人冠脉血流量为每百克心肌 60～80 ml/min。中等体重的人，冠脉总血流量为 200～250 ml/min，占心排血量的 4%～5%。当心肌活动加强，冠脉达到最大舒张状态时，血流量可增加到每百克心肌 300～400 ml/min，为安静状态时的 4～5 倍。

2. 以心舒期供血为主　由于冠脉的大部分分支深埋于心肌内，因此心肌节律性舒缩对冠脉血流有很大的影响，对左冠状动脉的影响尤为显著。图 7－76 显示狗的左、右冠状动脉血流在一个心动周期中的变化。在左心室等容收缩期，由于心肌收缩的强烈压迫，左冠状动脉血流阻力增大，以致血流急剧减少，甚至发生倒流；在左心室快速射血期，主动脉血压有所升高，冠脉血流也随之升高；但进入减慢射血期时，随主动脉血压下降，冠脉血流很快再次减少；当左心室舒张时，虽然此时主动脉血压有所降低，但由于解除了对冠脉的压迫，血流阻力减小，因此冠脉血流迅速增加。在整个心动周期中，由于心舒期时间长于心缩期，因此舒张期冠脉血流总量大于收缩期。据计算，左心室在收缩期的血流量为舒张期的 20%～30%。心肌收缩加强时，收缩期血流量所占百分比更小。由此可见，主动脉舒张压的高低和心舒期的长短是决定冠脉血流量的重要因素。右心室肌比较薄弱，收缩时对右冠状动脉的压迫作用较小，因此右冠状动脉血流量在整个心动周期中的变化不大。

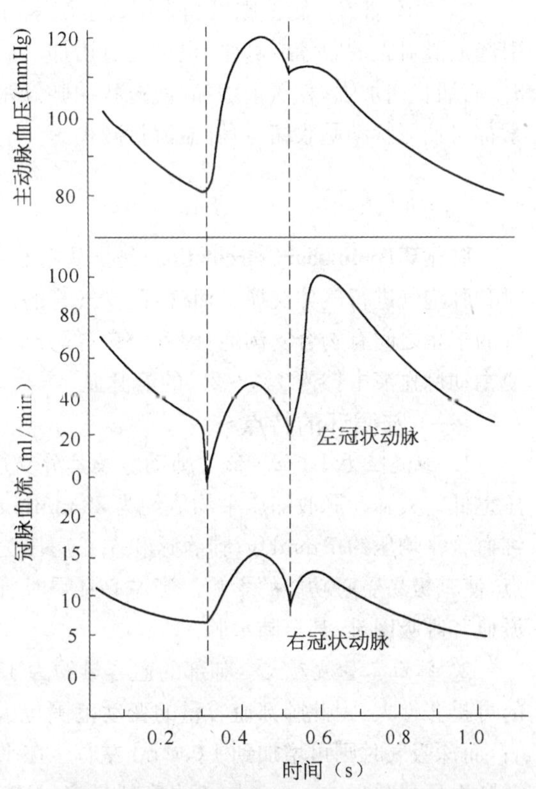

图 7－76　心动周期中左、右冠状动脉血流量变化示意图

(二) 冠脉血流量的调节

调节冠脉血流量最重要的因素是心肌本身的代谢水平。交感和副交感神经也支配冠脉血管平滑肌，但它们的调节作用是次要的。

1. 心肌代谢水平　心肌收缩的能量来源几乎全部依靠有氧代谢。心肌的耗氧量较高，而且心脏的动、静脉血含氧量相差很大，即心肌的氧贮备较小，故当心肌代谢活动增强时，心肌对氧的需求主要通过冠脉舒张，增加冠脉血流量来实现。实验证明，冠脉血流量与心肌代谢水平成正比关系，在去除神经支配和激素作用的情况下，这种关系依然存在。目前认为，心肌代谢增强引起冠脉舒张的原因并非低氧本身，而是由于某些心肌代谢产物的增加。当心肌代谢增强时，H^+、CO_2、乳酸和腺苷等代谢产物增多，使冠脉舒张，其中腺苷可能起最重要的作用。心肌细胞中的 ATP 分解供能后形成 AMP，而 AMP 进一步在 5′-核苷酸酶的作用下分解而生成腺苷。腺苷具有强烈的舒张小动脉的作用，但腺苷生成后几秒钟内即被破坏，因此不会引起其他器官的血管舒张。心肌缺氧时，心脏静脉血中腺苷的浓度可迅速增加 3～5 倍，而其他代谢产物舒张冠脉的作用则较弱。

2. *神经调节* 冠状动脉受迷走神经和交感神经支配。迷走神经兴奋的直接作用是使冠脉舒张,但在完整机体内迷走神经兴奋又使心脏活动减弱,心肌代谢降低,这些因素可抵消迷走神经对冠脉的直接舒张作用,故对冠脉血流量的影响较小。交感神经末梢释放的递质去甲肾上腺素可作用于冠脉平滑肌的 α 受体,使冠脉收缩,但交感神经兴奋同时又激活心肌细胞的 β_1 受体,兴奋心脏,心肌耗氧量增加,从而使冠脉舒张。在完整机体内刺激交感神经,冠脉出现先收缩后舒张的效应,由于继发的舒血管作用强大而持久,初期的缩血管效应往往被掩盖,所以平时交感神经兴奋时常表现为冠脉舒张。

3. *体液调节* 肾上腺素和去甲肾上腺素可直接作用于冠脉血管的 α 和 β 两类肾上腺素受体,引起冠脉血管的收缩或舒张,也可通过增加心肌代谢和耗氧量使冠脉血流量增大。甲状腺素增多时,心肌代谢加强,耗氧量增加,使冠状动脉舒张,血流量增加。血管紧张素Ⅱ以及大剂量血管升压素都可使冠状动脉收缩,冠脉血流量减少。

二、肺循环

肺循环(pulmonary circulation)是指从右心室到左心房的血液循环,功能是使血液在流经肺泡时和肺泡气进行气体交换。而气管、支气管的血供来自体循环的支气管动脉。肺循环和支气管血管的末梢之间有吻合支沟通,因此,有一部分支气管静脉血液可经过吻合支进入肺静脉和左心房,使主动脉血液中掺入 1%~2%的静脉血。

(一) 肺循环的特点

1. *血流阻力小、血压低* 肺动脉及其分支短而粗,壁薄,可扩张性大,因此对血流的阻力小,血压也低。人肺动脉收缩压平均值约为 22 mmHg,舒张压约 8 mmHg,平均动脉压约 13 mmHg;肺毛细血管平均压约 7 mmHg;肺静脉和左心房压为 1~4 mmHg,平均为 2 mmHg。肺循环的这一特点,使其极易受心功能的影响。当左心衰竭时,逆行性地肺静脉和肺毛细血管压力升高,可导致肺淤血和呼吸困难,甚至肺水肿。

2. *肺血容量波动大* 肺部的血容量约为 450 ml,约占全身血量的 9%。由于肺组织和肺血管的可扩张性大,因此肺部血容量的变动范围也大。在用力呼气时,肺部血容量可减少到 200 ml 左右,而深吸气时则可增加到 1 000 ml 左右。在平静呼吸时,肺部血容量也有一定的波动,从而造成动脉血压的呼吸波。由于肺部血容量较多,且变动范围大,故肺循环血管起着贮血库的作用。当机体失血时,肺循环可将一部分血液转移到体循环,起代偿作用。

3. *肺部有效滤过压为负值* 在肺部毛细血管与组织液之间的液体交换中,由于毛细血管血压(7 mmHg)远低于血浆胶体渗透压(25 mmHg),有效滤过压为负值。这使肺泡膜和毛细血管壁互相紧密相贴,有利于肺泡和血液之间的气体交换,还有利于吸收肺泡内的液体,使肺泡内不会有液体积聚,有利于肺泡的通气功能,因此具有重要意义。左心衰竭时,肺毛细血管血压可大于血浆胶体渗透压,导致滤液积聚于肺组织间隙和肺泡中,形成肺水肿。

(二) 肺循环血流量的调节

由于肺循环血管腔大壁薄,可扩张性大,因此其口径的变化多数情况下是被动的。但是,肺循环的血流量仍受到肺组织局部化学因素的影响及神经体液因素的调节。

1. *肺泡气氧分压的影响* 肺泡气的氧分压对肺部血管的舒缩活动有明显的影响。当某部分肺泡通气不足而使 PO_2 降低时,肺泡周围的微动脉收缩,局部血流阻力增大,于是该部分血流减少,结果使较多的血流进入其他通气充足的肺泡毛细血管床。这一反应有利于血液与肺泡之间进行有效的气体交换。

2. *神经调节* 肺循环血管受交感神经和迷走神经的支配。刺激交感神经的直接作用是使肺血管收缩，而在整体情况下，交感神经兴奋时体循环的血管收缩，将一部分血液挤入肺循环，使肺循环内血容量增加。刺激迷走神经可使肺血管舒张。

3. *体液调节* 肾上腺素、去甲肾上腺素、血管紧张素Ⅱ、血栓素 A_2、前列腺素 $F_{2\alpha}$ 等能使肺循环的微动脉收缩，组胺、5-羟色胺能使肺循环的微静脉收缩。

三、脑循环

脑对缺血的耐受性很低。在正常体温情况下，脑供血停止数秒钟，人即会意识丧失；脑供血停止 5～6 min，大脑功能将出现难以恢复的损伤。因此，保证脑的血液供应非常重要。**脑循环(cerebral circulation)**的血液供应来自颈内动脉和椎动脉。两侧椎动脉在颅腔内先合成基底动脉，再与两侧颈内动脉的分支合成颅底动脉环，由此分支，分别供应脑的各部。脑静脉血进入静脉窦，主要通过颈内静脉流回腔静脉。脑循环的主要功能是为脑组织供氧、供能，提供营养物质，排出代谢产物，以维持脑的内环境稳定。

(一) 脑循环的特点

1. *血流量大、耗氧量多* 脑组织的代谢水平高，血流丰富(约为 750 ml/min)。脑的重量虽仅占体重的 2%，但血流量却占心排血量的 15%左右。安静时，每百克脑组织的血流量为 50～60 ml/min，耗氧量为 3～5 ml/min；整个脑耗氧量约为 50 ml/min(占全身的 20%)。

2. *血流量变化小* 脑位于骨性颅腔内，其容积是固定的。颅腔内为脑、脑血管和脑脊液所充满，三者容积的总和也是固定的。由于脑组织是不可压缩的，所以脑血管舒缩程度受到很大的限制，血流量的变化较其他器官为小。因此，要增加脑的血液供应主要靠提高脑循环的血流速度。

3. *存在血-脑脊液屏障和血-脑屏障* 在血液和脑组织之间、血液和脑脊液之间存在着限制血液中某些物质与脑组织、脑脊液自由交换的屏障。①毛细血管血液和脑脊液之间存在限制某些物质自由扩散的屏障，称为**血-脑脊液屏障(blood-cerebrospinal fluid barrier)**。脑脊液形成的原理与组织液不完全相同，它主要是由脑室脉络丛分泌而产生。脑脊液的成分不同于血浆，其 Na^+、Mg^{2+} 和 Cl^- 浓度较血浆高，K^+、HCO_3^- 和 Ca^{2+} 则较血浆低，蛋白质含量极微，葡萄糖含量也较血浆少。血-脑脊液屏障对不同物质通透性不同，如 O_2 和 CO_2 等脂溶性物质很容易通过，而许多离子的通透性较低。血-脑脊液屏障的基础是无孔毛细血管壁和脉络丛细胞中运输各种物质的特殊载体系统。②血液和脑组织之间也存在着类似的屏障，可限制物质在血液和脑组织之间的自由交换，称为**血-脑屏障(blood-brain barrier)**。脂溶性物质如 O_2、CO_2、乙醇及某些麻醉药易于通过血-脑屏障，而青霉素、胆盐、H^+、HCO_3^- 和非脂溶性物质则不易透入脑组织。毛细血管的内皮、基膜和星状胶质细胞的血管周足等结构可能是血-脑屏障的形态学基础。血-脑脊液屏障和血-脑屏障的存在，为稳定脑组织的内环境，防止血液中某些有害物质进入脑内，维持脑细胞的正常活动提供了必要的保障。

(二) 脑血流量的调节

1. *脑血流量的自身调节* 由于脑血管的舒缩受限制，故脑的血流量主要取决于脑的动、静脉之间的压力差。正常情况下，因颈内静脉压已接近于右心房压，变化不大，故对脑血流起主要作用的是颈动脉压。颈动脉压升高时，脑血流量相应增加，颈动脉压降低时，脑血流量减少。但当平均动脉压在 60～140 mmHg 范围内变动时，脑血管的自身调节机制可发挥很好的作用，使脑血流量保持相对稳定。血压在此范围内波动时，血压升高时，脑血管收缩，血压降低时，则脑血管舒张。当血压超过 140 mmHg 时，脑血流量将随血压升高而增加；若血压过高时，可因毛细血管血压过高而引起脑水肿。当血压低于 60 mmHg 时,脑血流量则减少,引起脑功能障碍。

2. 脑组织局部化学因素　影响脑血管舒缩活动的最重要因素是脑组织局部的化学环境。当血液 PCO_2 升高或 PO_2 降低时,脑血管舒张,血流量增加;反之,当过度通气时,CO_2 呼出过多,动脉血 PCO_2 降低,脑血流量则减少,并可引起头晕。此外,脑的各个部分的血流量和脑组织的代谢程度有关。实验表明,大脑皮质不同部位的血流量是不同的。当某一部分脑的代谢活动加强时,该部分脑的血流量就增多。其机制可能是 PO_2 降低以及 H^+、K^+、腺苷等代谢产物引起脑血管舒张所致。目前的研究还表明,脑的代谢产物可通过某些神经元,以及血液中的一些活性物质使脑血管内皮产生 NO 而引起脑血管舒张,脑血流量增加。

3. 神经调节　脑血管受交感、副交感神经支配。此外,脑血管还有神经肽能纤维末梢分布。但神经因素在脑血管活动调节中作用很小,切断支配脑血管的神经后,脑血流量无明显的变化。在各种心血管反射中,脑血流量一般不受影响。

复习思考题

一、名词解释

1. 动脉　**2.** 心动周期　**3.** 心率　**4.** 每搏量　**5.** 射血分数　**6.** 心排血量　**7.** 心排血指数　**8.** 有效不应期　**9.** 期前收缩　**10.** 代偿间歇　**11.** 自动节律性　**12.** 窦性心律　**13.** 传导性　**14.** 静脉角　**15.** 收缩压　**16.** 舒张压　**17.** 脉搏压　**18.** 平均动脉压　**19.** 中心静脉压　**20.** 淋巴组织

二、问答题

1. 简述循环系统的组成,体循环和肺循环的径路。
2. 心的外形有哪些形态结构?
3. 使心内血液定向流动的结构有哪些?当心脏收缩或舒张时,分别处于什么状态?
4. 心脏泵血的过程是如何进行的?有哪些评价指标和影响因素?
5. 心室肌细胞、窦房结细胞跨膜电位的离子基础分别如何?
6. 心肌细胞有哪些生理特性?影响这些生理特性的因素有哪些?
7. 如何区分第一心音和第二心音?
8. 试述正常心电图的波形及其意义。
9. 全身有临床意义的浅静脉主要有哪些?它们各自的位置和行程如何?
10. 胆囊炎患者,于右臀部肌注青霉素,试问药物如何到达胆囊的?
11. 右侧手背桡侧静脉点滴抗生素治疗阑尾炎,试问药物如何到达阑尾的?
12. 口服黄连素后,尿液呈黄色。试问黄连素经过哪些途径排出体外?
13. 自股动脉插管到冠状动脉进行冠状动脉造影,其途径如何?
14. 电镜下毛细血管分哪几类?
15. 何谓动脉血压?动脉血压是如何形成的?有哪些影响因素?
16. 何谓微循环?试述微循环的三条通路及其生理意义。
17. 什么是单核吞噬细胞系统?由哪些细胞组成?
18. 中枢淋巴器官和周围淋巴器官各有哪些?
19. 简述淋巴结、脾的组织结构。
20. 支配心脏和血管的神经有哪些?作用和作用机制如何?

21. 试述降压反射的过程及其生理意义。

22. 试比较肾上腺素与去甲肾上腺素作用的异同点。

23. 简述冠脉流量及其调节的特点。

24. 简述脑循环与脑血流量调节的特点。

第八章

内分泌系统

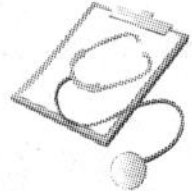

导学

1. **掌握**：内分泌腺各种细胞所分泌激素的名称；生长激素、甲状腺激素、糖皮质激素的生理作用及其分泌调节。

2. **熟悉**：内分泌系统和激素的概念；内分泌腺的结构特点；激素作用的特性；激素的作用机制；下丘脑的内分泌功能；甲状旁腺激素、降钙素、胰岛素的生理作用与分泌调节。

3. **了解**：凡列入教学内容，除掌握、熟悉的，其余均为了解。

第一节　概　　述

一、内分泌系统的组成，激素的概念和分泌方式

内分泌系统(endocrine system)由独立的内分泌腺和散在于其他器官内的内分泌细胞组成，是机体的重要调节系统，与神经系统相辅相成，共同维持机体内环境的稳定，对人体的生长发育、新陈代谢和生殖等功能发挥重要的调控作用。体内主要的内分泌腺体包括垂体、甲状腺、甲状旁腺、肾上腺、胰岛、性腺(睾丸和卵巢)、松果体和胸腺等。内分泌腺的结构特点是：①腺细胞排列成团状、索状或滤泡状；②无排送分泌物的导管；③细胞间有丰富的毛细血管和毛细淋巴管。散在的内分泌细胞分布比较广泛，存在于下丘脑、胃肠道黏膜、心脏、血管、肾、肺、皮肤、胎盘等组织内。内分泌细胞分泌的传递信息的高效生物活性物质称**激素(hormone)**。每种激素作用于具有相应受体的特定器官、组织或细胞，被激素所作用的器官、组织或细胞称为这种激素的**靶器官(target organ)**、**靶组织(target tissue)**或**靶细胞(target cell)**。

大多数激素经血液循环作用于远处的靶组织或靶细胞，称为**远距分泌(telecrine)**。少部分激素经组织液扩散直接作用于邻近的靶细胞，称为**旁分泌(paracrine)**。若分泌的激素返回作用于自身细胞，称为**自分泌(autocrine)**。下丘脑的神经内分泌细胞有合成和释放激素的功能，其合成的激素称为神经激素，后者沿着神经纤维内的轴质流动运输到神经末梢释放入血，称为**神经分泌(neurocrine)**(图 8－1)。

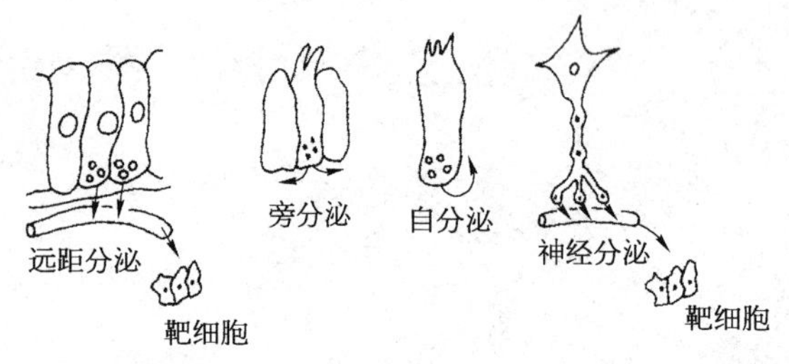

图 8－1　激素作用的传递方式

二、激素作用的特性

激素虽然种类很多，作用复杂，但它们在对靶组织、靶细胞发挥调节作用的过程中，都具有以下几个方面的特点。

1. 激素的信息传递作用　激素对细胞的调节既不作为成分添加，也不提供能量，只是将其所携带的生物信息传递给靶细胞，对胞内固有的生理生化过程起着增强或减弱作用，而不产生新的生理生化反应。

2. 激素作用的相对特异性　某一激素只能被具有该激素特异受体的组织细胞所识别、结合，并产生生物效应的特性，称为激素作用的特异性。如促甲状腺激素只被具有与促甲状腺激素结合的特异性受体的甲状腺滤泡细胞识别、结合。有些激素的受体分布广泛，如甲状腺激素的受体几乎分布于全身各部位细胞，因此这些激素的作用相当广泛。

3. 激素的高效能生物放大作用　激素在血液中的含量很低，一般在 nmol/L，甚至在 pmol/L 数量级，但其产生的作用非常显著。激素与受体结合后，在细胞内发生了一系列酶促反应，在反应过程中，效应逐级放大，形成一个效能极高的生物放大系统。如 0.1 μg 促肾上腺皮质激素释放激素，可引起腺垂体释放 1 μg 促肾上腺皮质激素，后者能引起肾上腺皮质分泌 40 μg 糖皮质激素，生物效应放大了 400 倍，增加约 6 000 μg 的糖原贮存。因此，血液中激素水平的相对稳定对机体内环境和生理功能的稳态有着十分重要的作用。

4. 激素间的相互作用　当多种激素共同参与某一生理功能的调节时，激素之间往往存在着相互影响，表现为协同作用、拮抗作用和允许作用。如糖皮质激素及胰高血糖素均能升高血糖，在升糖效应上有**协同作用**，相反，胰岛素能降低血糖，对上述激素的升糖效应起**拮抗作用**。这些作用对机体功能活动增强时血糖的升高以及机体内血糖的相对稳定有重要意义。有些激素本身并不能直接对某些组织细胞产生生物效应，但它的存在却可使另一种激素的作用明显增强，这种现象称为**允许作用(permissive action)**。如糖皮质激素本身对心肌和血管平滑肌并无收缩作用，但是，必须有糖皮质激素的存在，儿茶酚胺才能很好地发挥对心血管的调节作用，这称为糖皮质激素对儿茶酚胺的允许作用。激素之间相互作用的机制非常复杂，既可以发生在受体水平，如调节其他激素受体的数量，也可以发生在受体后的信号转导过程，如影响腺苷酸环化酶(AC)的活性以及细胞内 cAMP 的生成等。

三、激素的分类和作用机制

(一) 激素的分类

激素的种类繁多，来源复杂。按其化学性质的不同，激素可分为含氮激素、**类固醇(steroid)**激素、固醇激素和脂肪酸衍生物。固醇激素包括胆钙化醇(维生素 D_3)，前列腺素属脂肪酸衍生物，但人体中绝大多数激素都属含氮激素与类固醇激素两大类。

1. 含氮激素　包括蛋白质、肽类和氨基酸衍生的胺类激素。分泌此类激素的细胞称为含氮激素分泌细胞，体内大多数内分泌细胞属于此类。这类细胞的超微结构特点是：胞质内含有与合成激素相关的粗面内质网和高尔基复合体，以及有膜包被的分泌颗粒。

2. 类固醇激素　包括肾上腺皮质和性腺等分泌的激素。分泌此类激素的细胞称为类固醇激素分泌细胞。这类细胞的超微结构特点是：胞质内含有与合成类固醇激素相关的滑面内质网、管状嵴线粒体和脂滴，无分泌颗粒。类固醇激素具有脂溶性，可通过细胞膜以扩散方式直接释放。

（二）激素的作用机制

激素作为化学信使物质与靶细胞膜受体或细胞内受体结合后，引起跨膜和细胞内信号转导过程并最终产生生物效应。激素的化学性质不同，其作用机制也不同。

1. 含氮激素的作用机制——第二信使学说　**第二信使（secondary messenger）**学说认为含氮激素作为**第一信使（first messenger）**，与靶细胞膜上的相应受体结合，激活膜内的**腺苷酸环化酶（adenyl cyclase，AC）**，在 Mg^{2+} 存在的条件下，AC 催化细胞内的 ATP 转化为 cAMP，cAMP 作为第二信使，激活依赖 cAMP 的蛋白激酶 A（PKA），进而催化细胞内各种底物蛋白的磷酸化反应（图 8－2），引起细胞各种生物效应，如腺细胞的分泌，肌细胞的收缩，胞膜通透性改变以及细胞内各种酶促反应等。

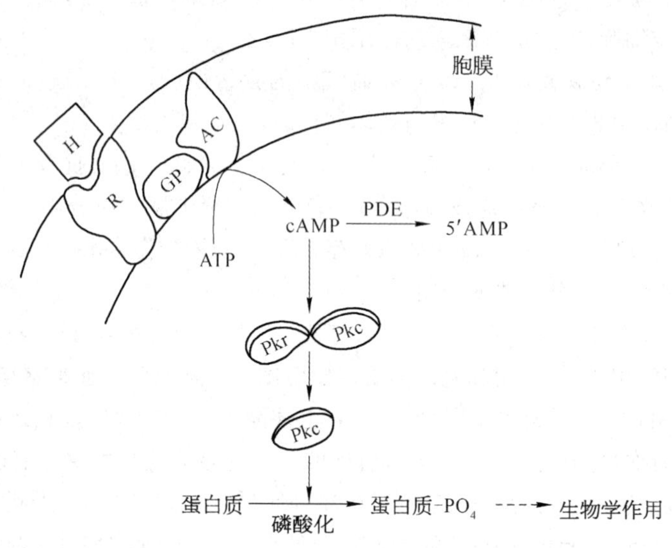

图 8－2　含氮类激素作用机制示意图

H. 激素；R. 受体；AC. 腺苷酸环化酶；Pkr. 蛋白激酶调节亚基；Pkc. 蛋白激酶催化亚基

近年来研究表明，含氮激素主要通过 G 蛋白偶联受体和酶偶联受体介导的跨膜信号转导方式发挥作用。第二信使除了 cAMP 外，还有 cGMP、IP_3、DG 或 Ca^{2+} 等。蛋白激酶除 PKA 外，还有 PKC、PKG 等。

2. 类固醇激素的作用机制　类固醇激素的作用机制十分复杂，它既可通过核受体影响靶细胞的 DNA 的转录过程，又可通过胞膜受体和离子通道影响细胞的兴奋性。

（1）基因调节机制：类固醇激素为脂溶性的小分子物质，可透过胞膜进入细胞，与胞质受体结合，形成激素-胞质受体复合物。与此同时，受体蛋白构型改变，获得通过核膜的能力。激素胞质受体复合物进入核内后，与核受体结合，激发 DNA 的转录过程，生成新的 mRNA，诱导新的蛋白质合成，产生生物效应。有些类固醇激素可直接穿越胞膜和核膜，与核受体结合，调控基因表达（图 8－3）。

（2）非基因调节机制：一般来说，类固醇激素通过基因调节发挥作用需要数小时或数天时间，但有些类固醇激素的效应只经数秒或数分钟就可出现，而且不被基因转录和翻译抑制剂抑制，这种效应称为类固醇激素的快速非基因效应，如糖皮质激素对神经元生物电信号的快速影响。其作用机制可能通过胞膜受体介导，但具体过程不很清楚。

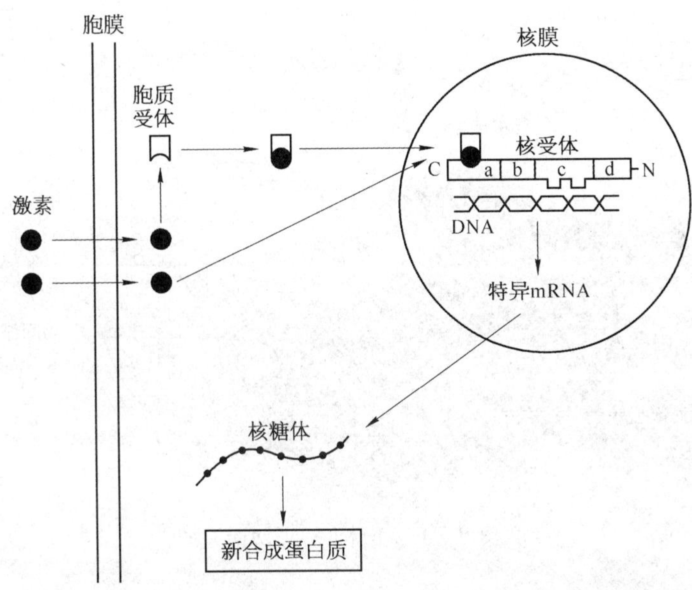

图 8－3　类固醇激素的基因调节机制示意图

含氮激素的作用是通过 G 蛋白偶联受体和酶偶联受体途径进行信号转导，类固醇激素则是通过基因调节机制及非基因调节机制发挥作用。但激素的信号转导机制非常复杂。研究表明，甲状腺激素虽属含氮激素，但其作用机制却与类固醇激素相似，它进入胞内，直接与核受体结合以调节基因表达。

第二节　下丘脑和垂体

一、下丘脑与垂体之间的结构和功能联系

下丘脑（hypothalamus）和**垂体（hypophysis cerebri）**都位于大脑基底部。中枢神经系统内具有合成和释放激素功能的**神经内分泌细胞（neuroendocrine cell）**主要集中在下丘脑。垂体位于蝶骨的垂体窝内，呈卵圆形，重约 0.6 g，可分泌多种激素。垂体分为**腺垂体（adenohypophysis）**和**神经垂体（neurohypophysis）**两部分。腺垂体位于垂体前部，包括远侧部、结节部和中间部。神经垂体位于垂体后部，包括神经部和漏斗部。漏斗部与下丘脑相连，包括漏斗柄和正中隆起（图 8－4）。垂体的远侧部又称前叶，神经部和中间部合称后叶。

从结构和功能上看，下丘脑和垂体的联系非常紧密，组成一个**下丘脑-垂体功能单位（hypothalamus hypophysis unit）**。下丘脑垂体功能单位包括**下丘脑-神经垂体系统（hypothalamo neurohypophysis system）**和**下丘脑-腺垂体系统（hypothalamo adenohypophysis system）**两部分。

（一）下丘脑-神经垂体系统

下丘脑与神经垂体直接相连，二者是结构和功能的统一体。下丘脑的视上核和室旁核有神经纤维经漏斗下行到达神经部，构成**下丘脑-垂体束**。视上核和室旁核的神经内分泌细胞合成的激素通过下丘脑-垂体束纤维的轴质流运输到神经垂体贮存并释放到血液中。

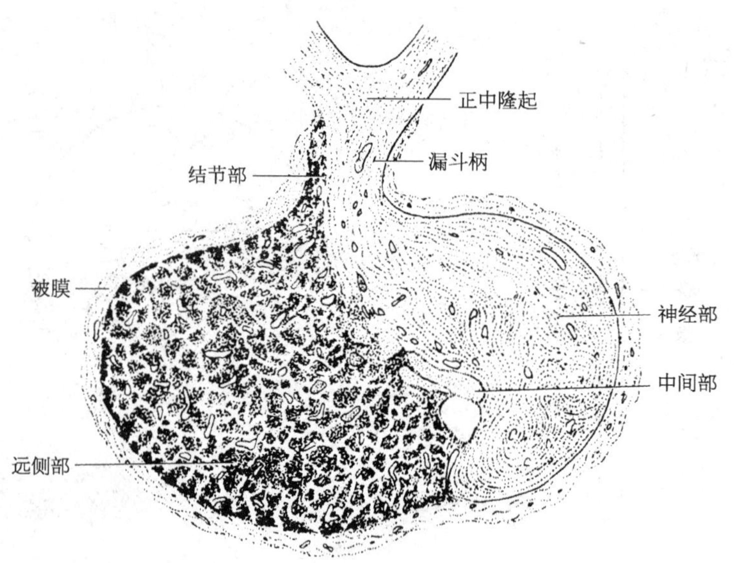

图 8-4 垂体(矢状切面)

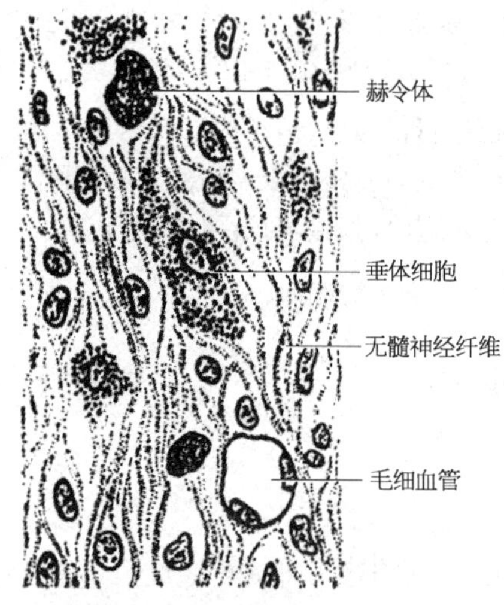

图 8-5 垂体的神经部

神经垂体主要由神经胶质细胞和无髓神经纤维构成，含有丰富的窦状毛细血管。神经部的胶质细胞又称**垂体细胞(pituicyte)**，胞体形态不规则，胞质内有脂滴和脂褐素。垂体细胞具有支持和营养神经纤维的作用。神经垂体内的无髓神经纤维来自下丘脑的视上核和室旁核，终止于毛细血管附近。轴突内的分泌颗粒常聚集成团，使轴突呈串珠样膨大，光镜下，为大小不等的嗜酸性团块，称为**赫令体(Herring body)**(图 8-5)。

(二) 下丘脑-腺垂体系统

腺垂体是体内最重要的内分泌腺，包括远侧部、中间部和结节部。**远侧部(pars distalis)**是腺垂体的主要部分，约占垂体的 3/4。腺细胞排列成团、索状，少数细胞围成小滤泡，细胞间有丰富的窦状毛细血管和少量结缔组织。HE 染色，按细胞着色的差异，可将腺细胞分为嗜色细胞和嫌色细胞两大类。嗜色细胞又分为**嗜酸性细胞(acidophilic cell)**和**嗜碱性细胞(basophilic cell)**两种(图 8-6)。根据细胞分泌激素的不同，又可对细胞进一步分类，并按其所分泌的激素命名。嗜酸性细胞数量较多，呈圆形或卵圆形，胞质内含有许多粗大的嗜酸性颗粒，HE 染色呈红色，分为生长激素细胞和催乳素细胞两种。嗜碱性细胞数量最少，呈多边形或卵圆形，胞质呈嗜碱性，HE 染色呈紫蓝色，分为促甲状腺激素细胞、促肾上腺皮质激素细胞和促性腺激素细胞三种。电镜下，绝大多数腺细胞都具有含氮激素分泌细胞的结构特点。**嫌色细胞(chromophobe cell)**数量最多，体积小，着色浅，细胞界限不清。嫌色细胞可能是脱颗粒的嗜色细胞，或是未分化的贮备细胞。**中间部(pars intermedia)**为远侧部与神经部之间的纵行狭窄带，所占比例很小，由滤泡及周围的嗜碱性细胞和嫌色细胞组成。滤泡由单层立方上皮细胞围成，内含胶体，功能不明(图 8-6)。**结节部(pars tuberalis)**包围着神经垂体的漏斗，细胞较小，主要是嫌色细胞，其间有少量的嗜酸性和嗜碱性细胞。

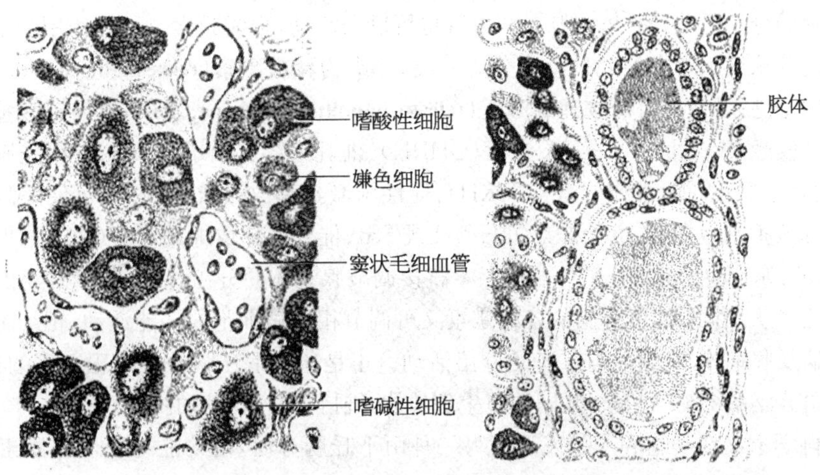

图 8-6　垂体的远侧部(左)和中间部(右)

腺垂体是腺组织，与下丘脑之间没有直接的神经纤维联系，而是通过特殊的血管系统——**垂体门脉系统(hypophyseal portal system)**接受来自下丘脑的激素信息，组成下丘脑-腺垂体系统。

来自大脑基底动脉环的垂体上动脉从结节部上端进入神经垂体的漏斗，在此形成窦状毛细血管网，称第一级毛细血管网。第一级毛细血管网下行至结节部下端，汇合成数条垂体门微静脉，并下行入远侧部，再度分支形成窦状毛细血管网，称第二级毛细血管网。垂体门微静脉及其两端的毛细血管网共同构成垂体门脉系统。第二级毛细血管网最后汇集成小静脉，注入垂体周围的静脉窦(图 8-7)。

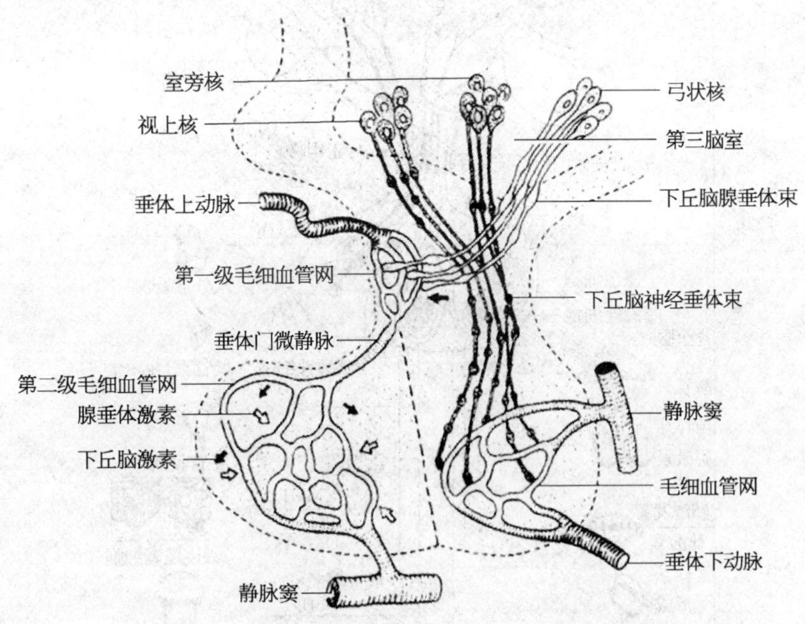

图 8-7　垂体的血管分布及其与下丘脑的关系

位于下丘脑内侧基底部促垂体区的正中隆起、弓状核、腹内侧核、视交叉上核及室周核等神经核团内有很多神经内分泌细胞。这些神经内分泌细胞的胞体较小，可分泌肽类激素，属于小细胞肽能神经元。这些细胞的轴突组成下丘脑腺垂体束，伸至神经垂体的漏斗，通过垂体门脉系统调节远侧部各种腺细胞的分泌活动。垂体门脉系统血液也可反向流动，垂体激素也可能作用于下丘脑。已知下丘脑神经内分泌细胞产生的九种激素分为两类，一类为**释放激素（releasing hormone, RH）**，能促进腺垂体细胞的分泌；另一类为**释放抑制激素（release inhibiting hormone, RIH）**能抑制腺垂体细胞的分泌。已知的释放激素有：生长激素释放激素（GHRH）、催乳素释放因子（PRF）、促甲状腺激素释放激素（TRH）、促肾上腺皮质激素释放激素（CRH）、促性腺激素释放激素（GnRH）及促黑激素释放因子（MRF）等。释放抑制激素有：生长抑素（GHRIH或SS）、催乳素释放抑制因子（PIF）和促黑激素释放抑制因子（MIF）等。这些由下丘脑分泌的激素直接调节腺垂体的分泌（故下丘脑分泌的这九种激素又称为调节性多肽），腺垂体所分泌的各种激素又可调节相应靶细胞的功能活动；靶细胞产生的效应反馈至下丘脑及腺垂体，又能影响二者的分泌活动。正是通过下丘脑-垂体-靶细胞的这种联系，使神经系统和内分泌系统统一起来，共同调节生理功能，维持机体内环境的相对稳定。

近年来科学家又在动物和人处发现了另一种由下丘脑分泌，但功能与促性腺激素释放激素相反的激素——促性腺激素释放抑制激素（GnIH）。

二、神经垂体激素

神经垂体无内分泌细胞，不能合成激素。神经垂体释放的激素是由下丘脑视上核、室旁核的神经内分泌细胞合成，运输到神经垂体贮存并释放到血液中。神经垂体激素包括**血管升压素（vasopressin, VP）**和**催产素（oxytocin, OXT）**（图8-8），化学结构均为9肽，二者的区别只是第3位与第8位氨基酸残基有所不同。

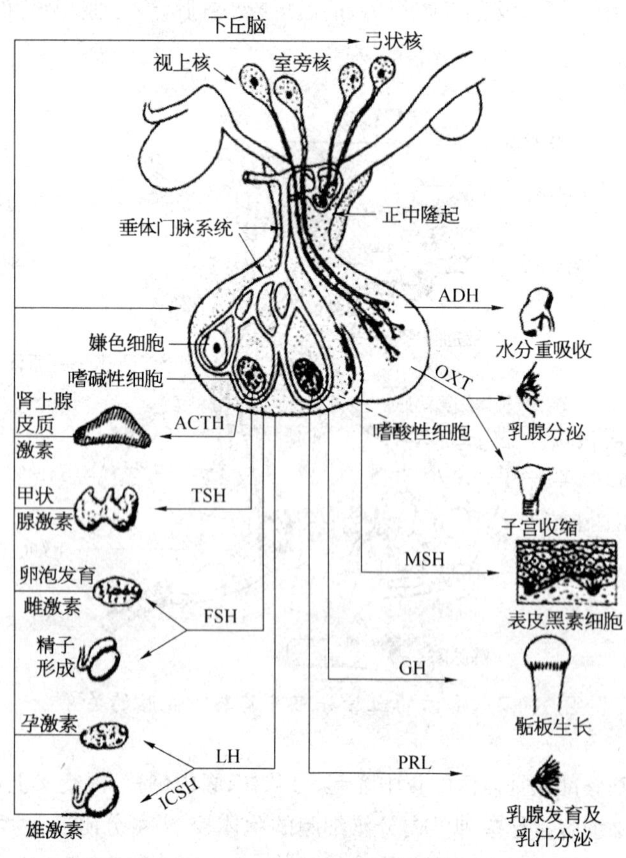

图8-8 下丘脑与垂体激素对靶器官作用

(一) 血管升压素

在正常饮水情况下,血浆中的 VP 浓度很低,其主要作用是促进肾远端小管和集合管重吸收水,使尿量减少。但在机体脱水或失血情况下,VP 释放量明显增多,可引起血管平滑肌收缩,起到升高和维持血压以及保持体液量的作用。

(二) 催产素

1. 对乳腺的作用 催产素(OXT)可使乳腺腺泡周围的肌上皮细胞收缩,腺泡内压力升高,使乳汁经输乳管排出体外,称为**射乳反射**。当婴儿吸吮乳头时,可引起射乳反射。射乳反射是一种典型的神经内分泌反射,并很容易建立条件反射。当母亲见到婴儿或听到其啼哭声,甚至抚摸婴儿,均可引起射乳反射。OXT 除引起射乳外,还有营养乳腺的作用,可维持授乳期乳腺的丰满。婴儿吸吮乳头的刺激除引起射乳反射外,还可引起下丘脑多巴胺能神经元兴奋,多巴胺和β-内啡肽释放增多,二者抑制下丘脑 GnRH 释放,使腺垂体 FSH 和 LH 分泌减少,导致授乳期妇女月经周期暂停。

2. 对子宫的作用 OXT 能促进子宫平滑肌收缩,但其对非孕子宫的作用较弱,而对妊娠子宫的作用较强。当临近分娩时,子宫平滑肌细胞表面 OXT 受体数量明显增多, OXT 的作用显著增强。在分娩过程中,胎儿刺激子宫颈可反射性引起 OXT 的释放,使子宫收缩进一步加强,形成正反馈有助于分娩。不过 OXT 虽能刺激子宫收缩,但并不是发动分娩的决定因素。此外,OXT 对机体的神经内分泌、学习与记忆、痛觉调制、体温调节等生理功能也有一定的影响。

三、腺垂体激素

腺垂体主要分泌七种激素,其中促甲状腺激素(TSH)、促肾上腺皮质激素(ACTH)、促卵泡激素(FSH)与黄体生成素(LH)均有各自的靶腺,称为**促激素**,通过靶腺激素发挥作用(图 8-8)。另三种激素即生长激素(GH)、催乳素(PRL)与促黑(素细胞)激素(MSH),直接作用于靶组织或靶细胞,调节机体的物质代谢、个体生长,影响乳腺发育与泌乳,以及体内黑色素的代谢等生理过程。

(一) 生长激素

GH 是腺垂体中含量较多的一种蛋白质激素,人生长激素(HGH)含 191 个氨基酸残基。GH 由位于远侧部的生长激素细胞分泌。生长激素细胞属嗜酸性细胞。

1. 生长激素的生理作用

(1) 促进生长发育:机体生长发育受多种激素影响,但 GH 起关键作用。GH 能促进骨、软骨、肌以及其他组织细胞分裂增殖,蛋白质合成增加,从而加快机体的生长发育。在幼年时期,若 GH 分泌不足,可导致生长发育停滞,身材矮小,称为**侏儒症(dwarfism)**;若幼年时期 GH 分泌过多,则生长发育过度,称为**巨人症(giantism)**。成年后 GH 分泌过多,由于骨骺已经闭合,长骨不再生长,但肢端的短骨、面骨及其软组织仍可出现异常的生长,导致手足粗大、下颌突出、鼻大唇厚及内脏器官如肝、肾等增大现象,称为**肢端肥大症(acromegaly)**。

(2) 促代谢作用:①促蛋白质代谢。GH 能促进氨基酸进入细胞,加强 DNA、RNA 的合成,加速蛋白质合成,减少蛋白质的分解。②促脂肪代谢。GH 可激活脂肪酶的活性,促进脂肪分解,使组织尤其是肢体的脂肪量减少。脂肪酸进入组织氧化,为机体提供能量。③促糖代谢。生理水平的 GH 可刺激胰岛素分泌,加强糖的利用,但过量的 GH 则可抑制糖的利用,使血糖升高。

2. 生长激素分泌的调节

(1) 下丘脑对生长激素分泌的调节:GH 的分泌受下丘脑分泌的生长激素释放激素(GHRH)与生长激素释放抑制激素(GHRIH)的双重调控。GHRH 促进 GH 分泌,而 GHRIH 则抑制其分泌。分泌 GHRH 的神经元主要分布在下丘脑弓状核及腹内侧核,产生 GHRIH 的神经元位于下丘脑室周核及弓状核等处。这些核团之间通过神经环路联系，相互促进或制约，共同调节 GH 的分泌。一般认为，以 GHRH 促进 GH 分泌为主，是 GH 分泌的经常性调节，而 GHRIH 则是在应激刺激 GH 分泌过多时才对 GH 分泌起抑制作用。

(2) 反馈调节：GH 对下丘脑和腺垂体产生负反馈调节作用。将 GH 颗粒埋植于大鼠正中隆起，导致下丘脑 GHRH 释放减少，垂体 GH 含量降低。反之，摘除大鼠垂体后，血中 GH 含量降低，而下丘脑 GHRH 含量却增加。给大鼠侧脑室注射 GHRH，可使下丘脑 GHRH 含量减少，并引起 GH 分泌减少和抑制 GH 的脉冲释放，提示 GH 不仅对下丘脑 GHRH 释放有反馈抑制作用，而且 GHRH 对其自身释放也有负反馈调节作用。

(3) 其他因素：①睡眠。人在觉醒状态下，GH 分泌较少，GH 分泌高峰出现在入睡 60 min 左右，与慢波睡眠时相一致。②代谢因素。运动、应激刺激、饥饿、低血糖等因素可引起 GH 分泌增多，其中以低血糖对 GH 分泌的刺激作用最强。③激素的作用。甲状腺激素、雌激素与睾酮均能促进 GH 分泌。青春期，由于血中雌激素或睾酮浓度增高，GH 分泌明显增多，机体生长速度加快。

(二) 催乳素

催乳素(PRL)是含 199 个氨基酸残基和 3 个二硫键的蛋白质，由位于远侧部的**催乳激素细胞(mammotroph)**分泌。催乳激素细胞属嗜酸性细胞。催乳激素细胞在男、女两性都有，但在女性较多，于妊娠期和哺乳期细胞增多变大，功能旺盛。催乳激素细胞较生长激素细胞略大，普通染色时不易与生长激素细胞区别。电镜下，胞质内分泌颗粒较大，但数量较少。

1. 催乳素的生理作用

(1) 对乳腺的作用：PRL 可促进乳腺的发育，引起并维持授乳期妇女乳腺泌乳。在女性青春期乳腺的发育中，雌激素、孕激素、GH、糖皮质激素、胰岛素、甲状腺激素及 PRL 都起着重要作用。到妊娠期，随着 PRL、雌激素与孕激素分泌增多，乳腺组织进一步发育至成熟，使其具备泌乳能力但不泌乳。这是由于妊娠期血中雌激素与孕激素浓度非常高，抑制了 PRL 对成熟乳腺的泌乳作用。分娩后，血中的雌激素和孕激素浓度大大降低，PRL 才能发挥其始动和维持泌乳的作用。

(2) 对性腺的作用：PRL 对卵巢的黄体功能有一定的影响。PRL 可与卵泡发育过程中的颗粒细胞上的 PRL 受体结合，以刺激颗粒细胞生成 LH 受体，有助于 LH 与 LH 受体结合，发挥其促进排卵、黄体生成、孕激素和雌激素分泌的作用。在男性，PRL 可促进前列腺及精囊的生长，还可增强 LH 对间质细胞的作用，使雄激素合成增加。

(3) 对免疫的调节作用：PRL 可协同一些细胞因子共同促进淋巴细胞的增殖，促进淋巴细胞分泌 IgM 和 IgG。

(4) 参与应激反应：在应激状态下，血中 PRL 的浓度升高，而且往往与 ACTH 和 GH 同时升高，刺激停止数小时后才逐渐恢复到正常水平，可见，PRL 也参与应激反应。

2. 催乳素分泌的调节　PRL 的分泌受下丘脑 PRL 释放因子(PRF)与 PRL 释放抑制因子(PIF)的双重调节。前者促进 PRL 分泌，后者抑制其分泌。平时以 PIF 的抑制作用为主。TRH 对 PRL 分泌也有促进作用。多巴胺可直接抑制 PRL 的分泌。此外，母亲授乳时，婴儿吸吮乳头的刺激能反射性地引起下丘脑 PRF 神经元兴奋，腺垂体分泌 PRL 增多，促进乳腺泌乳。

(三) 促激素

由腺垂体分泌的促进靶腺生长并分泌靶腺激素的激素称为**促激素(tropic hormones)**，包括促甲状腺激素(TSH)、促肾上腺皮质激素(ACTH)和促性腺激素三大类。促性腺激素又分为促卵泡激素和黄体生成素两种。这三大类激素分别由**促甲状腺激素细胞(thyrotroph)**、**促肾上腺皮质激素细胞(corticotroph)**和**促性腺激素细胞(gonadotroph)**分泌。这些细胞都属于远侧部的嗜碱性细胞。

由于促激素受下丘脑调节肽的调控，在下丘脑、腺垂体和靶腺之间形成分泌活动的调节轴（图 8－9），即下丘脑-腺垂体-甲状腺轴、下丘脑-腺垂体-肾上腺皮质轴和下丘脑-腺垂体-性腺轴。一般来说，下丘脑分泌的下丘脑调节肽经垂体门脉系统促进腺垂体分泌促激素，在甲状腺激素、肾上腺皮质激素和性腺激素分泌的调节中起着重要的作用。腺垂体分泌的促激素中，TSH 能促进甲状腺素的合成和释放；ACTH 主要作用于肾上腺皮质束状带和网状带细胞，促进糖皮质激素和性激素的分泌；FSH 在女性促进卵泡发育和雌激素分泌，在男性则刺激生精小管的支持细胞合成雄激素结合蛋白，以促进精子的发生；LH 在女性促进排卵和黄体形成，在男性则刺激睾丸间质细胞分泌雄激素，故又称间质细胞刺激素（ICSH）。

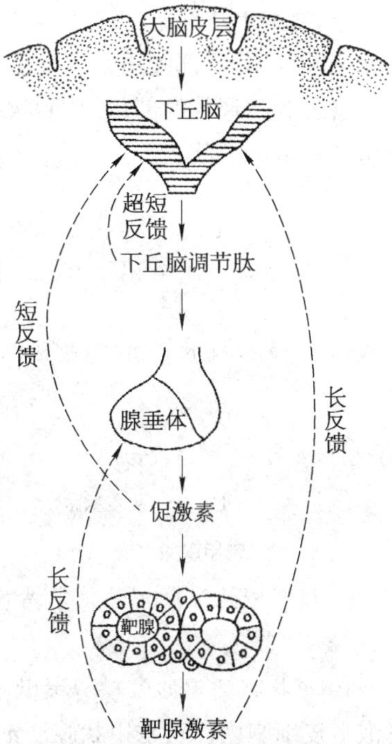

在平时，靶腺激素和促激素又可通过负反馈调节，维持血中下丘脑调节肽、促激素和靶腺激素浓度的相对稳定。通常将靶腺激素对下丘脑、腺垂体的负反馈活动称为长反馈，将促激素对下丘脑的负反馈活动称为短反馈，将下丘脑调节肽对下丘脑的自身负反馈称为超短反馈。

促激素除了促进靶腺合成和分泌靶腺激素之外，还可促进靶腺细胞的增生和腺体肥大。

图 8－9　下丘脑-腺垂体-靶腺轴的调节

实线表示促进；虚线表示抑制

（四）促黑（素细胞）激素

促黑激素（MSH）是由腺垂体中间部嗜碱性细胞分泌的一种肽类激素，主要作用于黑素细胞，使细胞内酪氨酸转变为黑色素，同时使黑素颗粒在细胞内散开，使肤色、毛发等颜色加深。此外，MSH 还参与 GH、醛固酮、CRH、胰岛素及 LH 等激素分泌的调节，并有抑制摄食的作用。MSH 的分泌调节主要受下丘脑 MSH 释放因子（MIF）和 MSH 释放抑制因子（MRF）的双重调节，前者抑制 MSH 分泌，后者促进其分泌，平时以 MIF 的抑制作用占优势。MSH 也可通过负反馈调节腺垂体 MSH 的分泌。

第三节　甲　状　腺

一、甲状腺的形态与组织结构

甲状腺（thyroid）位于颈前部，呈“H”型，分为左右两叶，中间以峡部相连。甲状腺外被结缔组织被膜，实质由许多甲状腺滤泡和滤泡旁细胞组成，滤泡旁细胞是甲状腺内另一种内分泌细胞（详见第四节）。滤泡间有少量结缔组织和丰富的毛细血管。

甲状腺滤泡（thyroid follicle）由单层立方的**滤泡上皮细胞（follicular epithelial cell）**围成，呈圆形，大小不一，直径 0.02～0.9 mm。滤泡腔内充满**胶体（colloid）**，内含碘化甲状腺球蛋白（TG）（图 8－10）。

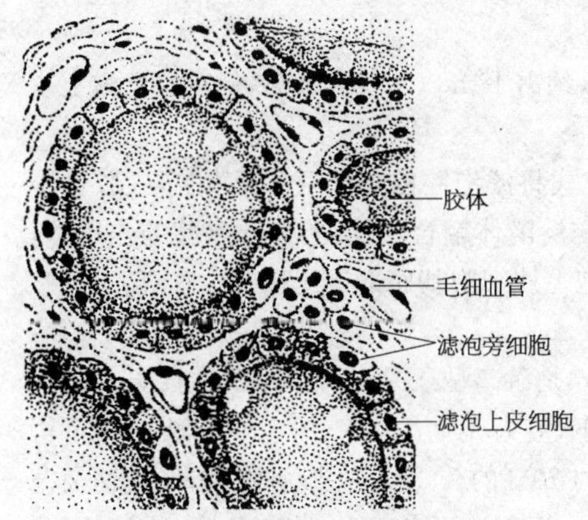

图 8－10　甲状腺高倍模式图

电镜下，滤泡上皮细胞游离面有微绒毛，胞质内有丰富的粗面内质网、线粒体、溶酶体以及发达的高尔基复合体，顶部胞质常见分泌颗粒和吞饮小泡，基底面有完整的基膜。滤泡上皮细胞是甲状腺激素合成和释放的部位，其形状因功能状态而改变，分泌功能活跃时，细胞增高呈矮柱状，反之，细胞变矮呈扁平状。

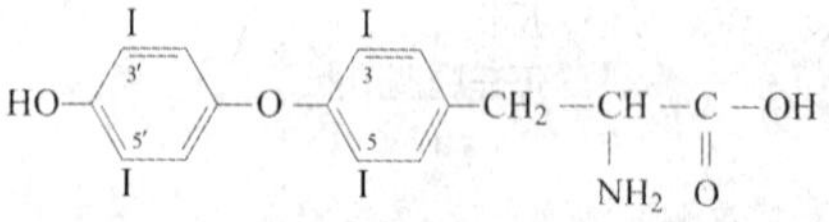

二、甲状腺激素的合成与代谢

甲状腺激素（thyroid hormone）主要为四碘甲腺原氨酸（T_4）和三碘甲腺原氨酸（T_3），它们都是酪氨酸的碘化物（图 8－11）。T_4 又称甲状腺素。

3,5,3′,5′－四碘甲腺原氨酸（甲状腺素，T_4）

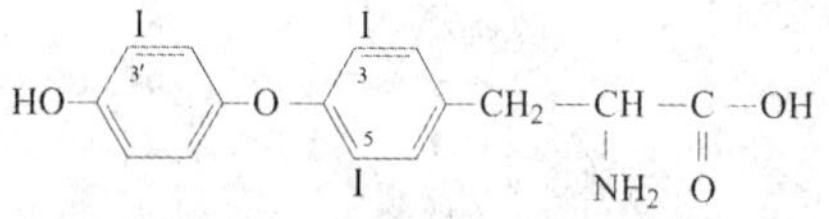

3,5,3′－三碘甲腺原氨酸（T_3）

图 8－11　甲状腺激素的化学结构

（一）甲状腺激素的合成和释放

碘和 TG 是合成甲状腺激素的主要原料。碘由食物提供，甲状腺含碘量为 8 000 μg 左右，占全身总碘量的 90%。各种原因引起的碘缺乏，都会导致甲状腺激素合成减少。TG 由滤泡上皮细胞合成，然后转运至滤泡腔内贮存。甲状腺激素的合成包括以下三个步骤。

1. 甲状腺滤泡的聚碘　聚碘是合成甲状腺激素的第一步，即将细胞外液中的碘转运至甲状腺滤泡上皮细胞内。正常甲状腺滤泡上皮细胞内的碘浓度比血浆高 25～50 倍，故聚碘是一种主动转运。在滤泡上皮细胞基底侧细胞膜上有钠碘转运体，其和膜上的 Na^+－K^+ 泵协同转运可实现 I^- 的继发性主动转运。聚碘能力大小是判断甲状腺功能的一个重要指标。临床上常用放射性核素 ^{131}I 示踪法来检查和判断甲状腺聚碘能力。甲状腺功能亢进时，聚碘能力增强；甲状腺功能减退时，聚碘能力减弱。甲状腺的聚碘作用可被氰化物、ClO_4^- 和缺氧等所抑制。

2. 碘的活化　进入滤泡上皮细胞内的 I^- 在**过氧化物酶（thyroperoxidase，TPO）**的催化下转变为活性碘，只有活性碘才能取代酪氨酸残基上的氢原子，使 TG 中的酪氨酸残基碘化。

3. 酪氨酸碘化与碘化后酪氨酸的偶联　酪氨酸碘化是由活性碘在 TPO 的作用下取代 TG 上的酪氨酸残基苯环 3,5 位上的氢，生成**一碘酪氨酸残基（monoiodotyrosine，MIT）**和**二碘酪氨酸残基（diiodotyrosine，DIT）**。然后相邻两个分子的 DIT 偶联，脱去一分子丙氨酸，生成 T_4，或一分子的 MIT 与相邻一分子的 DIT 发生偶联生成 T_3。甲状腺 TPO 附着于滤泡上皮细胞顶端膜的滤泡腔面，是由滤泡上皮细胞合成的一种含铁卟啉的蛋白质，有促进碘的活化、酪氨酸碘化以及碘化的酪氨酸偶联的作用。TPO 的活性受 TSH 的调控，大鼠摘除垂体 48 h 后，TPO 的活性消失，注射 TSH 后此酶活性再现。

从摄碘开始到合成甲状腺球蛋白分子上的 T_3 和 T_4，约需 48 h 以上。合成后，储存在滤泡上皮细胞外的滤泡腔中，且贮存量大，可供机体利用 50～120 d。

当甲状腺受到 TSH 刺激后，滤泡上皮细胞以吞饮方式将滤泡腔内含有 T_3、T_4 的 TG 胶体小滴重吸收到滤泡上皮细胞内，成为胶体小泡。胶体小泡与溶酶体融合，在溶酶体水解酶的作用下，小泡内的碘化甲状腺球蛋白被分解成 T_3 和 T_4，再经滤泡上皮细胞基底部迅速释放入血液。

（二）甲状腺激素的代谢

血浆 T_4 半衰期约为 7 d，T_3 半衰期约为 1.5 d。脱碘是游离型 T_4 与 T_3 降解的主要方式。约 80%的 T_4 在外周组织（肾、垂体、骨骼肌）脱碘酶的作用下，变为 T_3，成为 T_3 的主要来源。T_3 可再脱碘变成二碘、一碘以及不含碘的甲状腺氨酸而失活。约 20%的 T_4、T_3 在肝脏降解，形成葡萄糖醛酸或硫酸盐的代谢产物，随胆汁排入小肠，随粪便排出。近年的研究证明，脱碘酶中含有硒，因此硒对脱碘酶的活性有重要影响，当硒缺乏时，T_4 脱碘受阻，外周组织中 T_3 含量减少。

三、甲状腺激素的生理作用

甲状腺激素在机体作用广泛，几乎对全身各组织细胞都有影响，可加快新陈代谢，促进生长和发育过程。

其作用机制十分复杂，既可与核受体结合影响基因转录过程，也可与核糖体、线粒体以及胞膜上的受体结合，影响转录后的过程、线粒体的生物氧化以及膜的物质转运功能。T_4 与 T_3 都具有生理作用，但由于 T_4 在外周组织可转变为 T_3，以及 T_3 的活性较大，因此 T_4 也可看作为 T_3 的激素原。

（一）对代谢的影响

1. *对能量代谢的影响*　甲状腺激素能提高 Na^+-K^+-ATP 酶的活性，促进心、肝、骨骼肌和肾等大多数组织的物质氧化，从而提高耗氧量，增加产热量，使基础代谢率增高。由于甲状腺激素的产热效应，临床上甲状腺功能亢进患者常有怕热多汗、体温偏高、基础代谢率明显升高等现象，而甲状腺功能低下患者则相反，出现基础代谢率降低、体温偏低、喜热怕冷等状况。

2. *对物质代谢的影响*

(1) 蛋白质代谢：甲状腺激素对蛋白质代谢的影响是双向的。在生理情况下，T_4、T_3 作用于核受体，激活 DNA 转录，促进 mRNA 形成，加速机体蛋白质合成。但 T_4 与 T_3 分泌过多则加速蛋白质分解，特别是骨与骨骼肌的蛋白质分解，出现肌无力、骨质疏松、血钙升高和尿钙增多现象。当 T_4 与 T_3 分泌不足时，因蛋白质合成减少，肌乏力，而组织间的黏蛋白增多，结合大量的离子和水分子，形成无凹陷特点的水肿，称为**黏液性水肿(myxedema)**。

(2) 糖代谢：甲状腺激素能促进小肠黏膜对糖的吸收，增强糖原分解，使血糖升高；同时又增强外周组织对糖的利用，使血糖降低。因此甲状腺功能亢进患者常常表现为餐后血糖升高，甚至出现糖尿，但随后又迅速恢复正常。此外，甲状腺激素有协同肾上腺素、胰高血糖素、糖皮质激素和 GH 升高血糖的作用。

(3) 脂肪代谢：甲状腺激素能促进脂肪酸氧化，也可协同脂解激素对脂肪的分解。对于胆固醇代谢，甲状腺激素既加速其分解，又促进其合成，但分解的速度超过合成，所以甲状腺功能亢进患者血中胆固醇含量常低于正常。

由于甲状腺激素对物质代谢的影响，在临床上，甲状腺功能亢进患者常表现为多食善饥，明显消瘦。

（二）对生长与发育的影响

甲状腺激素具有促进组织分化、生长与发育成熟的作用，特别对婴幼儿骨骼和中枢神经系统的发育影响很大。甲状腺激素对生长与发育的影响，在出生后最初的 4 个月内最为明显。通常胚胎期缺碘造成甲状腺激素合成不足或出生后甲状腺功能低下的婴幼儿，因其脑和骨的发育明显障碍，以致智力低下，身材矮小而称为**呆小症**，即**克汀病(cretinism)**。所以，预防缺碘地区呆小症的发生，应在妊娠期注意补碘。治疗呆小症也必须在出生后三个月内补充甲状腺激素，方可奏效。

（三）对神经系统的影响

甲状腺激素不仅影响中枢神经系统的发育，而且对已分化成熟的神经系统有提高兴奋性的作用。甲状腺激素可易化儿茶酚胺的效应，使交感神经系统兴奋。甲状腺功能亢进时，患者中枢神经系统的兴奋性提高，表现为注意力不易集中、易激动、喜怒无常、烦躁不安、失眠多梦、肌震颤等。甲状腺功能低下时，中枢神经系统兴奋性降低，出现记忆力减退、说话和行动迟缓、淡漠无情与嗜睡等症状。

(四) 对心血管活动的影响

甲状腺激素对心血管系统的活动也有明显的影响,能使心率增快、心肌收缩能力增强、心排血量增加等,故甲状腺功能亢进患者常表现为心动过速、心肌肥大,可因过度耗竭而致心力衰竭。甲状腺激素因增加产热量、氧耗量而间接使外周血管舒张,外周阻力降低,所以甲状腺功能亢进患者的脉压常增大。

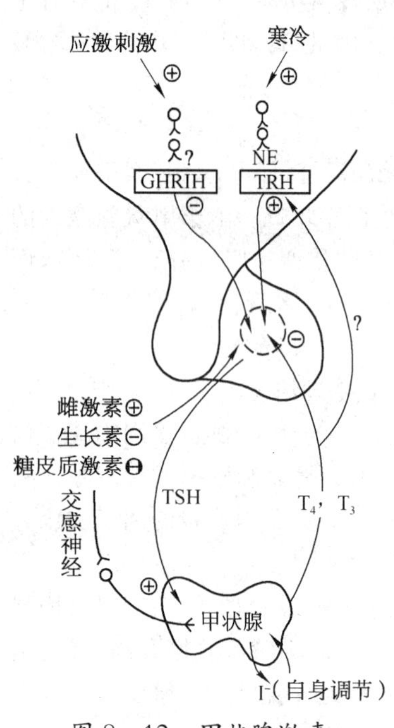

图 8-12 甲状腺激素分泌调节示意图

+表示促进;-表示抑制

四、甲状腺功能的调节

甲状腺功能主要受下丘脑-腺垂体-甲状腺轴的调节(图 8-12),也接受自主神经的调节,并根据血碘水平有一定程度的自身调节。

(一) 下丘脑-腺垂体-甲状腺轴的调节

1. 下丘脑、腺垂体对甲状腺的调节 下丘脑促垂体区内的 TRH 神经元能合成和释放 TRH,通过垂体门脉系统运输到腺垂体,促进腺垂体合成促甲状腺激素(TSH)并释放入血,TSH 通过血液循环作用于甲状腺。TSH 是调节甲状腺功能的主要激素,一方面促进甲状腺激素的合成与释放,另一方面促进甲状腺滤泡上皮细胞内的核酸和蛋白质合成,使腺细胞增生、腺体肥大。下丘脑 TRH 神经元还接受神经系统其他部位传来的信息,如寒冷刺激的信息传到下丘脑体温调节中枢的同时,还能通过神经递质 NE 来增强 TRH 神经元的活动,促进 TRH 释放,进而下丘脑腺垂体甲状腺轴的活动增强。当机体受到应激刺激时,下丘脑可释放较多的生长抑素,抑制腺垂体 TSH 的释放。另外,情绪反应也可影响 TRH 和 TSH 的分泌。

2. 甲状腺激素的负反馈调节 腺垂体促甲状腺激素细胞对血中游离的 T_4 与 T_3 浓度的变化十分敏感。血中 T_4 或 T_3 浓度升高可刺激腺垂体促甲状腺激素细胞产生一种抑制蛋白,该蛋白可直接抑制 TSH 的合成与释放,同时减少胞膜上的 TRH 受体数量,降低其对 TRH 的反应性,使 TSH 合成和分泌减少;反之,血中 T_4 与 T_3 浓度过低,对腺垂体的负反馈作用减弱,TSH 分泌增多。这种负反馈式的调节经常而持续发挥作用,甚至血液中的 T_3 和 T_4 在正常范围内波动时,也会引起 TSH 的分泌发生相应的波动。关于 T_3 和 T_4 对下丘脑是否有负反馈调节,尚无定论。

有些激素也可影响腺垂体分泌 TSH,如雌激素可增强腺垂体对 TRH 的反应,从而使 TSH 分泌增加,而糖皮质激素则对 TSH 的分泌有抑制作用。由于食物及饮水缺碘,引起血中 T_3、T_4 降低,TSH 增多以及甲状腺肿大为特征的疾病称为地方性甲状腺肿。缺碘导致 T_3、T_4 合成不足,后者对腺垂体的负反馈作用减弱,以致 TRH 对腺垂体的作用增强,可出现 TSH 分泌增多和甲状腺增生、肥大。青春期、妊娠及授乳期的妇女,有时甲状腺也生理性肿大,其机制与此相似,但此时血中 T_3、T_4 水平稍低是由于机体消耗较多甲状腺激素所致。有些甲状腺功能亢进患者的血中可出现一种称为人类刺激甲状腺免疫球蛋白的物质,其化学结构和功能与 TSH 相似,也可与甲状腺细胞膜上的受体结合,刺激甲状腺分泌 T_3 和 T_4 增多及腺体增生肥大,引起甲状腺功能亢进。因血

中 T_3 和 T_4 浓度增多，对腺垂体负反馈作用增强，血中 TSH 减少。

（二）自主神经对甲状腺活动的影响

甲状腺受自主神经的支配。刺激交感神经，T_3 和 T_4 合成和分泌增加，刺激副交感神经则抑制 T_3 和 T_4 的合成和分泌。

（三）甲状腺的自身调节

在没有神经和体液因素影响的情况下，甲状腺能根据血碘水平调节其对碘的摄取与合成甲状腺激素的能力，称为甲状腺的**自身调节（autoregulation）**。这是一个有限度的缓慢的调节机制。当血碘含量不足时，甲状腺可增强其聚碘能力，并加强 T_3 和 T_4 的合成。当血碘浓度高于正常时，最初 T_3 和 T_4 的合成有所增加，但血碘浓度超过一定限度（1 mmol/L）后，甲状腺聚碘能力及 T_3 和 T_4 的合成速度反而下降。当血碘浓度达到 10 mmol/L 时，甲状腺聚碘作用完全消失。这种过量的碘所产生的抗甲状腺聚碘作用，称为 Wolff-Chaikoff 效应。这种调节是在促甲状腺激素浓度不变或完全缺乏时发生的一种调节，故称自身调节。临床上常利用 Wolff-Chaikoff 效应，给予过量碘来处理甲状腺危象和甲状腺手术的术前准备。

第四节　甲状旁腺和甲状腺 C 细胞

甲状旁腺主细胞分泌甲状旁腺激素（PTH），甲状腺 C 细胞分泌降钙素（CT），肾脏近端小管细胞可生成 1,25-$(OH)_2$-$VitD_3$，三者共同调节机体的钙、磷代谢，维持血钙和血磷浓度的稳定。

一、甲状旁腺和甲状腺 C 细胞的形态与组织结构

（一）甲状旁腺的形态和组织结构

甲状旁腺（parathyroid gland）有上、下两对，位于甲状腺侧叶后面，为黄褐色卵圆形小体。甲状旁腺外包结缔组织被膜，被膜下方的腺细胞排列成索团状，其间有少量结缔组织和丰富的有孔毛细血管。腺细胞分主细胞和嗜酸性细胞两种（图 8-13）。

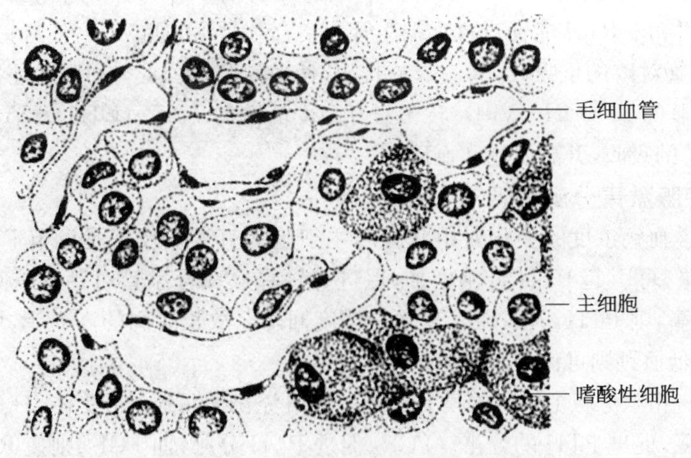

图 8-13　甲状旁腺高倍模式图

1. 主细胞（chief cell）　数量最多，细胞小，呈多边形，核圆，位于细胞中央。HE 染色胞质着色浅，内含分泌颗粒。主细胞能分泌甲状旁腺激素。

2. 嗜酸性细胞(oxyphilic cell) 数量较少，单个或成群分布于主细胞之间。嗜酸性细胞胞体较主细胞大，核小而深染，胞质呈强嗜酸性，无分泌颗粒。其功能不详。

(二) 甲状腺C细胞的形态和组织结构

甲状腺C细胞是甲状腺内另一种内分泌细胞，数目较少，位于滤泡之间或滤泡上皮细胞之间，又称**滤泡旁细胞(parafollicular cell)**。甲状腺C细胞胞体较大，HE染色胞质着色浅，镀银法可见胞质内有嗜银颗粒。电镜下，细胞基底部可见分泌颗粒，内含**降钙素(calcitonin, CT)**。

二、甲状旁腺激素

甲状旁腺激素(PTH)是含84个氨基酸残基的直链多肽。健康人血浆中PTH的浓度呈昼夜节律波动，清晨6点最高，以后逐渐降低，到下午4点达最低，以后又逐渐升高，波动范围为10～50 ng/L。血浆PTH半衰期为20～30 min，主要在肝内水解灭活，水解产生的PTH片段经肾排出体外。

(一) 甲状旁腺激素的生物学作用

PTH的主要作用是升高血钙、降低血磷。PTH作用的靶器官是骨组织和肾脏。

1. 对骨骼的作用 骨组织是人体内最大的钙库，PTH可动员骨钙入血，其作用包括快速效应与延迟效应两个时相。快速效应在PTH作用后数分钟即可发生，是通过骨细胞膜系统实现的。骨细胞膜系统是由骨膜细胞组成的，介于骨质间骨液与细胞外液之间的一层可通透性屏障。骨液中含有Ca^{2+}，但浓度只有细胞外液的1/3。PTH能迅速提高骨膜细胞的骨液侧膜对Ca^{2+}的通透性，使骨液中的Ca^{2+}进入骨膜细胞内，进而增强骨膜细胞的细胞外液侧膜上的钙泵活性，将胞内的Ca^{2+}转运至细胞外液中，引起血钙升高。延缓效应在PTH作用后12～14 h出现，通常要几天甚至几周后达高峰。在这一时相中，PTH能刺激破骨细胞增殖并加强其活动。破骨细胞向周围骨组织伸出绒毛样突起，释放蛋白水解酶和乳酸，加速骨组织溶解，使钙、磷进入血液，血钙浓度长时间升高。PTH还能抑制成骨细胞活动，减少钙盐在骨中沉积，使血钙浓度进一步提高。PTH的两个时相效应相互配合，不仅能对血钙的急切需要作出迅速应答，而且能使血钙浓度长时间维持在一定水平。

2. 对肾脏的作用 PTH能促进肾远端小管和集合管对钙的重吸收，使尿钙排泄减少，血钙升高；并抑制近端小管对磷的重吸收，促进磷的排出，使血磷降低。此外，PTH还能激活肾脏的1α-羟化酶，使来自肝脏的$25-OH-VitD_3$转化为有高度活性的$1,25-(OH)_2-VitD_3$，后者可促进小肠上皮层对钙和磷的吸收，升高血钙和血磷。

(二) 甲状旁腺激素分泌的调节

1. 血钙水平 血钙浓度的变化对甲状旁腺主细胞的直接负反馈是调节PTH分泌的主要方式。血钙浓度下降，可引起PTH分泌增加，促进骨钙释放和肾小管对钙的重吸收，使血钙回升。相反，血钙浓度升高，则PTH分泌减少，使血钙浓度回降。故长时间的高血钙，可使甲状旁腺发生萎缩，而长时间的低血钙则可使甲状旁腺增生。

2. 其他因素 甲状旁腺主细胞的膜上有β受体，儿茶酚胺可通过β受体-G蛋白-AC-cAMP-PKA信号转导途径，促进PTH的分泌。PGE_2促进PTH分泌，而$PGF_{2\alpha}$则使PTH分泌减少。血磷升高可使血钙降低，刺激PTH的分泌。血镁浓度降至较低时，可使PTH分泌减少。

三、降钙素

降钙素(CT)是由甲状腺C细胞分泌的含有一个二硫键的32肽。人血清中CT浓度正常为

10～20 ng/L，血浆半衰期小于 1 h，主要在肾脏降解后排出。

（一）降钙素的生物学作用

CT 的主要作用是降低血钙和血磷，靶器官是骨和肾脏。

1. 对骨骼的作用 CT 能抑制破骨细胞的活动，减弱溶骨过程，同时加强成骨细胞活动，增强成骨过程，以致骨组织钙、磷释放减少，沉积增加，血钙与血磷水平下降。

2. 对肾的作用 CT 能抑制肾小管对钙、磷、钠及氯等离子的重吸收，增加这些离子在尿中的排出量。由于成人与儿童骨的更新速度不同，成人破骨细胞活动释放的钙量十分有限（0.8 g/d），而儿童钙释放量大（5 g/d），因此 CT 对成人血钙浓度的调节作用较小，对儿童血钙浓度的调节作用较重要。

3. 对小肠的作用 生理浓度的 CT 能抑制小肠对钙的吸收，但大剂量的 CT 可促进钙的吸收。

（二）降钙素分泌的调节

1. 血钙水平 CT 的分泌主要受血钙浓度的直接负反馈调节。甲状腺 C 细胞对血钙浓度的变化很敏感。当血钙浓度升高时，CT 的分泌增加；反之，血钙浓度降低时，CT 的分泌减少。CT 与 PTH 对血钙的作用相反，共同调节血钙浓度的相对稳定。

2. 胃肠激素 进食可刺激 CT 的分泌，这可能与几种胃肠激素如促胃液素、促胰液素、缩胆囊素及胰高血糖素的分泌有关，它们均可促进 CT 的分泌，其中以促胃液素的作用最强。

四、1,25-二羟维生素 D_3

（一）1,25-二羟维生素 D_3 的生成与代谢

维生素 D_3 是胆固醇的衍生物，也称**胆钙化醇（cholecalciferol）**，其活性形式有 25-羟维生素 D_3（25-OH-VitD_3）和 1,25-二羟维生素 D_3［1,25-$(OH)_2$-VitD_3］两种，其中以 1,25-$(OH)_2$-VitD_3 为主要活性形式。体内的维生素 D_3 主要由皮肤中 7-脱氢胆固醇经日光中的紫外线照射转化而来，也可从肝、乳、鱼肝油等食物中获取。维生素 D_3 无生物活性，它首先在肝脏被 25-羟化酶催化为具有一定生物活性的 25-OH-VitD_3，然后在肾近端小管 1α-羟化酶的催化下生成活性更高的 1,25-$(OH)_2$-VitD_3。血液中各种形式的维生素 D_3 都与维生素 D 结合蛋白结合，形成结合型维生素 D 在血中运输。血浆中 25-OH-VitD_3 的浓度为 40～90 nmol/L，而 1,25-$(OH)_2$-VitD_3 的含量为 100 pmol/L，半衰期为 12～15 h，其灭活主要在靶细胞内发生侧链氧化或羟化，形成钙化酸等代谢产物，这些产物在肝脏与葡萄糖醛酸结合后随胆汁排入小肠。在小肠，其中一部分被吸收入血，从而形成维生素 D_3 的肝肠循环，另一部分随粪便排出体外。

（二）1,25-二羟维生素 D_3 的生物学作用

1. 对小肠的作用 1,25-$(OH)_2$-VitD_3 能促进小肠上皮层对钙和磷的吸收。小肠上皮层对钙的吸收通过钙结合蛋白，1,25-$(OH)_2$-VitD_3 能调节钙结合蛋白的生成，后者对钙有高度亲和力。钙结合蛋白在细胞表面结合钙离子，进入细胞后通过内吞囊泡并与溶酶体融合，当溶酶体内酸性环境中结合的钙释放后，钙结合蛋白再回到细胞表面，钙离子则通过细胞基底膜运出细胞。1,25-$(OH)_2$-VitD_3还可促进小肠黏膜细胞对磷的吸收。因此，它既能升高血钙，也能增加血磷。

2. 对骨骼的作用 1,25-$(OH)_2$-VitD_3 能刺激成骨细胞的活动，促进骨钙沉积和骨的形成，降低血钙。1,25-$(OH)_2$-VitD_3 还能提高破骨细胞的活动，增强骨的溶解，使骨钙、骨磷释放入血，升高血钙和血磷，但总的效应是血钙浓度升高。此外，1,25-$(OH)_2$-VitD_3 还可增强 PTH 对骨骼的作用，在缺乏 1,25-$(OH)_2$-VitD_3 时，PTH 对骨的作用明显减弱。成骨细胞能合成一种能与钙结合的由 49 个氨基酸残基组成的多肽，称为**骨钙素（osteocalcin）**，其分泌受 1,25-$(OH)_2$-

$VitD_3$ 的调节。骨钙素被分泌至骨基质中,对调节与维持骨钙起着重要作用。

3. 对肾脏的作用 1,25-$(OH)_2$-$VitD_3$ 能促进肾小管对钙、磷的重吸收,使尿钙、磷排出量减少。

第五节 肾 上 腺

一、肾上腺的形态和组织结构

肾上腺(adrenal gland)位于左、右两肾的上方,左侧近似半圆形,右侧呈三角形。肾上腺外包结缔组织被膜,少量结缔组织伴随血管和神经伸入腺实质内。腺实质分为周边的皮质和中央的髓质两部分。二者的来源和结构不同,皮质来源于中胚层,髓质来源于外胚层。

(一) 皮质

皮质(cortical substance)占肾上腺体积的80%~90%,因富含类脂而呈黄色。根据细胞的形态结构和排列特征,可将皮质由外至内分为球状带、束状带和网状带(图8-14)。

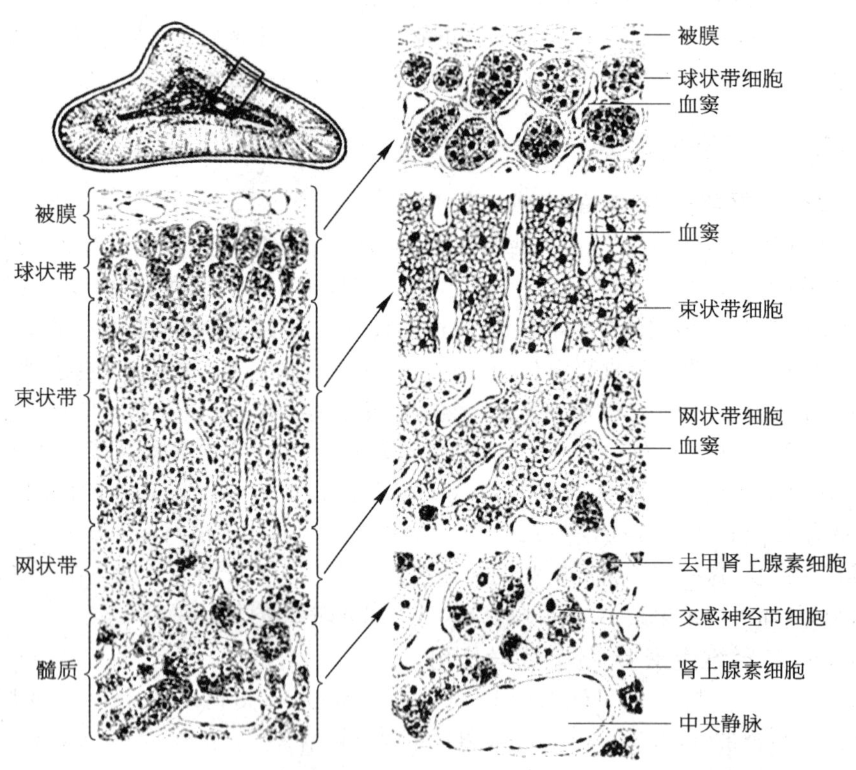

图8-14 肾上腺高倍模式图

1. 球状带(zona glomerulosa) 位于皮质浅层,较薄,腺细胞排列成球团状或弓状,细胞较小,呈锥形或矮柱状,核小而深染,胞质较少,内含少量脂滴。细胞团之间有窦状毛细血管。球状带细胞分泌盐皮质激素,如醛固酮。

2. 束状带(zona fasciculate) 位于球状带下方,是皮质中最厚的部分。束状带细胞体积较大,呈多边形,排列成单行或双行细胞索,核圆形,较大,着色浅,胞质内含大量脂滴,HE染色呈浅染的泡沫状。索间有窦状毛细血管。束状带细胞分泌糖皮质激素。

3. 网状带（zona reticularis）　位于皮质最内层。网状带细胞排列成索状，相互吻合成网，网间有窦状毛细血管。网状带细胞较小，核小，着色深，胞质嗜酸性，内含脂褐素和少量脂滴。网状带细胞主要分泌雄激素，也分泌少量糖皮质激素和雌激素。

肾上腺皮质细胞分泌的激素都属于类固醇激素，故具有类固醇激素分泌细胞的超微结构特点，尤其是束状带细胞最为典型。

（二）髓质

髓质（medullary substance）位于肾上腺中央区域，与网状带相邻。髓质细胞排列成索、团状，其间有窦状毛细血管和少量结缔组织。髓质中央有中央静脉。髓质细胞呈多边形，核圆，着色浅，胞质呈嗜碱性，胞质内含有嗜铬颗粒，故又称为**嗜铬细胞（chromaffin cell）**。嗜铬细胞分为两种，一种内含**肾上腺素（adrenaline）**，称肾上腺素细胞，占髓质细胞的 80%；另一种含**去甲肾上腺素（noradrenaline）**，称去甲肾上腺素细胞，数量较少（图 8-14）。除嗜铬细胞外，髓质内还可见散在分布的交感神经节细胞。嗜铬细胞的活动受交感神经节节前纤维的调控。

二、肾上腺皮质激素

肾上腺皮质各带内分泌细胞合成的皮质激素按其生理功能不同可分为三类：①调节水盐代谢为主的**盐皮质激素（mineralocorticoids）**，以**醛固酮（aldosterone）**为代表，由球状带细胞所分泌；②调节糖类代谢为主的**糖皮质激素（glucocorticoids）**，以**皮质醇（cortisol）**为代表，主要由束状带细胞分泌，网状带细胞也少量分泌；③**性激素（sex hormone）**，包括雄激素和雌激素，由网状带细胞分泌。

（一）糖皮质激素

1. 糖皮质激素的生物学作用　糖皮质激素在机体内的作用非常广泛，主要体现在以下几个方面。

（1）对物质代谢的影响：糖皮质激素对糖、蛋白质和脂肪代谢均有影响。

1）对糖代谢的影响：糖皮质激素是调节机体糖代谢的重要激素之一，可升高血糖。糖皮质激素能促进糖异生，将蛋白分解产生的氨基酸转入肝脏，同时增强肝脏内与糖异生有关的酶的活性，使糖异生过程大大加强。此外，糖皮质激素有抗胰岛素作用，能降低肌与脂肪等组织对胰岛素的反应性，使外周组织对葡萄糖的利用减少。

2）对蛋白质代谢的影响：糖皮质激素可促进肝外组织，尤其是肌组织的蛋白质分解，加速氨基酸转移至肝，通过糖异生，生成肝糖原。糖皮质激素分泌过多时，由于蛋白质分解增强、合成减少，可出现肌消瘦、皮肤变薄、骨质疏松、淋巴组织萎缩等现象。

3）对脂肪代谢的影响：糖皮质激素可促进脂肪分解，增强脂肪酸在肝内的氧化过程，有利于糖异生作用。当肾上腺皮质功能亢进时，糖皮质激素对身体不同部位的脂肪作用不同，四肢脂肪组织分解增强，而躯干、头面部的脂肪合成有所增加，以致体内脂肪发生重新分布，出现面圆、背厚、躯干部发胖而四肢消瘦的特殊体形。

（2）对水盐代谢的影响：糖皮质激素能促进肾脏远端小管和集合管保钠、排钾和保水的作用，还可降低肾小球入球小动脉的阻力，增加肾血浆流量，使肾小球滤过率增加，有利于水的排出。肾上腺皮质功能不全患者，由于肾脏排水能力降低，可出现“水中毒”。若补充适量的糖皮质激素，水中毒可得到缓解，而补充盐皮质激素则无效。

（3）对血细胞的影响：糖皮质激素可刺激骨髓造血，使血中红细胞、血小板的数量增加；可抑制胸腺与淋巴组织细胞的 DNA 合成和有丝分裂，使淋巴细胞减少；可动员附着在小血管壁的中性粒细胞进入血流，使中性粒细胞数量增多；可促进肺和脾脏收留嗜酸粒细胞，使外周血中嗜酸粒细胞数减少；还能抑制 T 淋巴细胞产生白细胞介素-2（IL-2）。

(4) 对循环系统的影响:糖皮质激素对维持正常血压是必需的。糖皮质激素并不直接引起血管收缩,但能增强血管平滑肌对儿茶酚胺的敏感性,维持一定的血管紧张性和血压。另外,糖皮质激素可降低毛细血管壁的通透性,减少血浆的滤出,有利于血容量的维持。

(5) 在应激反应中的作用:**应激反应(stress)**是指当机体受到应激刺激时,产生的一种以ACTH和糖皮质激素分泌增加为主,多种激素共同参与,使机体抵抗力增强的非特异性反应。应激刺激包括缺氧、感染、创伤、手术、饥饿、疼痛、寒冷以及精神紧张和焦虑不安等有害刺激。在应激刺激下,下丘脑-腺垂体-肾上腺皮质轴的功能大大增强,ACTH和糖皮质激素分泌大大增加,可提高机体对应激刺激的耐受性和生存能力。同时,交感肾上腺髓质系统的活动也加强,血中儿茶酚胺含量也相应增加。

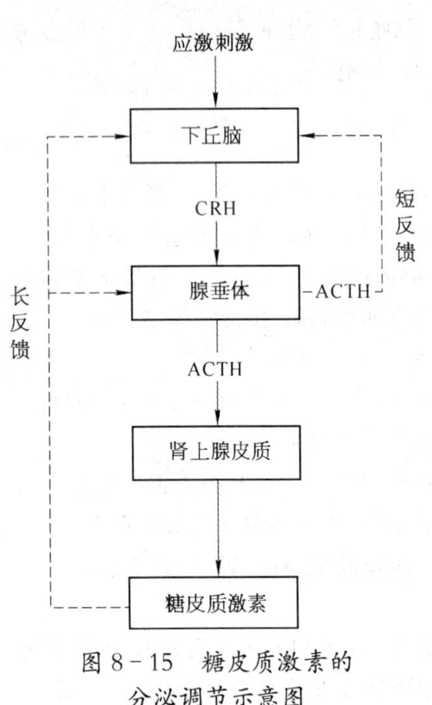

图8-15 糖皮质激素的分泌调节示意图

实线表示促进;虚线表示抑制

(6) 其他作用:除上述的主要作用外,糖皮质激素还有促进胎儿肺泡表面活性物质的生成,增加胃酸及胃蛋白酶原的分泌,增强骨骼肌的收缩力,提高大脑皮质兴奋性,维持中枢神经系统的正常功能等作用。此外,药理剂量的糖皮质激素还具有抗炎症、抗休克、抗过敏和抗中毒等疗效。

2. 糖皮质激素分泌的调节　糖皮质激素的分泌主要与下丘脑-腺垂体-肾上腺皮质轴的活动状态有关(图8-15)。

(1) 下丘脑-腺垂体对肾上腺皮质功能的调节:下丘脑促垂体区内的促肾上腺皮质激素释放激素(CRH)神经元能合成和释放CRH,通过垂体门脉系统运输到腺垂体,促进腺垂体合成促肾上腺皮质激素(ACTH)并释放入血,ACTH通过血液循环作用于肾上腺皮质的束状带及网状带细胞。

(2) 糖皮质激素对下丘脑和腺垂体的负反馈调节:下丘脑CRH神经元和腺垂体分泌ACTH的细胞对糖皮质激素很敏感。当血中糖皮质激素浓度升高时,可通过长反馈的途径抑制下丘脑释放CRH和腺垂体合成与分泌ACTH,同时,腺垂体对CRH的反应性也减弱。此外,腺垂体分泌的ACTH浓度升高,也可通过短反馈的途径,抑制下丘脑CRH神经元的活动,使CRH分泌减少。在应激状态下,负反馈机制暂时失效,使ACTH和糖皮质激素的分泌大大增加。

(二) 盐皮质激素

1. 醛固酮的生物学效应　肾上腺皮质分泌的盐皮质激素以醛固酮作用最强。醛固酮能促进肾脏的远曲小管和集合管保Na^+、保水和排K^+的作用,即促进Na^+和水的主动重吸收,同时引起K^+的排出,这对于维持细胞外液和循环血量的稳态起着重要作用。当醛固酮分泌过多时,可导致机体Na^+和水的潴留及K^+的排泄,引起高血钠、高血压、低血钾和碱中毒;相反,如醛固酮缺乏,则导致机体Na^+和水的排出过多及K^+的潴留,出现低血钠、低血压、高血钾和酸中毒。此外,与糖皮质激素一样,醛固酮也能增强血管平滑肌对儿茶酚胺的敏感性。

2. 醛固酮分泌的调节　调节醛固酮分泌的主要因素是肾素-血管紧张素系统。此外,血K^+增高或血Na^+降低时,均会引起醛固酮分泌的增加。在应激反应中,ACTH对醛固酮的分泌也有一定的支持作用。

三、肾上腺髓质激素

肾上腺髓质的内分泌细胞为嗜铬细胞，直接受交感神经胆碱能节前纤维支配，在功能上相当于交感神经节后神经元。嗜铬细胞分泌肾上腺素(E)和去甲肾上腺素(NE)，属于胺类激素。

(一) 肾上腺髓质激素的生物学作用

E与NE通过胞膜上的肾上腺素能受体发挥作用。由于肾上腺素能受体的分型和在机体内分布广泛，E与NE对各器官、各组织的作用十分复杂。①E与NE可通过β受体使糖原分解(β_2)，脂肪分解(β_1)，产热(β_1)，葡萄糖利用减少(β_2)；可通过α受体使糖原异生(α_1)，胰岛素分泌减少(α_2)，从而提高血糖和血中游离脂肪酸含量，增加机体耗氧量、产热量和基础代谢率。②当机体遭遇特殊紧急情况，如畏惧、焦虑、剧痛、失血、脱水、乏氧、暴冷暴热以及剧烈运动时，E与NE的分泌大量增加。它们能提高中枢神经系统兴奋性，使机体处于警觉状态，反应灵敏；使呼吸加强、加快，肺通气量增加；使心跳加强、加快，心排血量增加，血压升高，血液循环加快；使肾脏、腹腔脏器血管收缩，而心、脑、骨骼肌等血管舒张，全身血液发生重新分配，有利于保证重要器官和活动器官的血液供应；使机体分解代谢增强，肝糖原分解，血糖升高，脂肪分解加速，血中游离脂肪酸增多，同时葡萄糖与脂肪酸氧化过程增强，提供更多的能量。机体通过交感-肾上腺髓质系统发生的这些适应性反应，称为**应急反应(emergency reaction)**。

(二) 肾上腺髓质激素分泌的调节

1. *交感神经的作用*　交感神经兴奋时，其末梢释放的Ach能引起E与NE的释放。较长时间的交感神经兴奋，可促进儿茶酚胺的合成。

2. *ACTH与糖皮质激素的作用*　ACTH可使肾上腺髓质内的酪氨酸羟化酶、多巴胺β羟化酶与苯乙醇胺氮位甲基移位酶(PNMT)的活性增加。糖皮质激素可使多巴胺β羟化酶与PNMT活性增加，但对酪氨酸羟化酶无明显影响，提示ACTH主要通过糖皮质激素，部分通过直接作用影响髓质激素的合成。

3. *肾上腺髓质激素的负反馈调节*　当嗜铬细胞内髓质激素合成到一定浓度时，可反馈抑制合成髓质激素的酶活性。反之，当嗜铬细胞内髓质激素浓度减少时，上述的负反馈抑制解除，髓质激素的合成随即增加。

第六节　胰　　岛

一、胰岛的形态和组织结构

胰岛(pancreas islet)是胰腺的内分泌部，呈岛状散布于外分泌部腺泡之间，HE染色为浅染的内分泌细胞团。胰岛大小不一，由十多个到数百个细胞构成，团索状的细胞间有丰富的有孔毛细血管。人胰岛细胞至少可分为五种功能不同的内分泌细胞，其中B细胞数量最多，约占75%，分泌胰岛素；A细胞其次，约占20%，分泌胰高血糖素；D细胞分泌生长抑素；D_1细胞分泌血管活性肠肽(VIP)；PP细胞数量很少，分泌胰多肽。用Mallory、免疫组织化学等特殊染色方法可显示A、B、D三种细胞(图8-16)。本

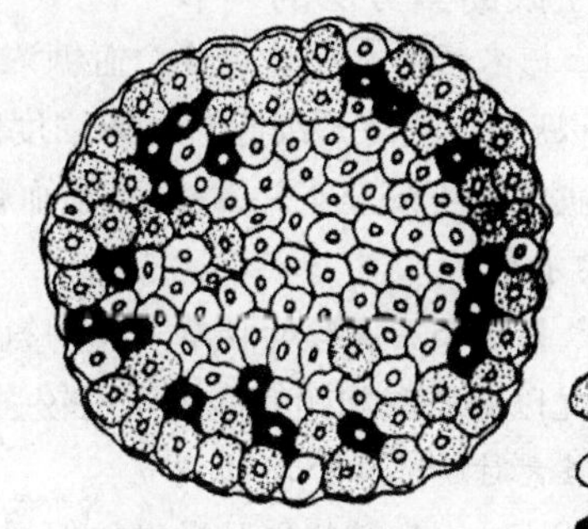

图8-16　胰岛三种细胞分布模式图

节主要讨论胰岛素和胰高血糖素。

二、胰岛素

胰岛素是由51个氨基酸残基组成的小分子蛋白质，含有A、B两条肽链。A链含21个氨基酸残基，B链含30个氨基酸残基，A、B链之间借两个半胱氨酸的二硫键连接。健康人空腹状态下血清胰岛素浓度为35～145 pmol/L，在血中的半衰期平均6 min，主要在肝脏失活，肾脏和肌也有灭活作用。

(一) 胰岛素的生物学作用

胰岛素是全面促进机体合成代谢，调节血糖浓度稳态的关键激素。

1. 调节糖代谢　胰岛素是体内降低血糖的唯一激素，其降低血糖的作用主要通过增加糖的去路和减少糖的来源实现。增加糖的去路有：①促进全身组织细胞，尤其是胰岛素敏感组织肝脏、肌和脂肪组织对血糖的摄取，并加以氧化和利用；②促进糖原合成并贮存，抑制分解；③促进葡萄糖转变为脂肪酸，贮存于脂肪组织。减少糖的来源是通过抑制糖异生。因此，胰岛素缺乏时，血糖浓度升高，如超过肾糖阈，尿中将出现葡萄糖，引起胰源性糖尿病。若胰岛素分泌过多，则导致低血糖症。

2. 调节脂肪代谢　胰岛素促进脂肪酸和脂肪的合成。具体表现为：①促进肝脏合成脂肪酸，并转运到脂肪细胞贮存；②促进脂肪细胞合成脂肪酸；③促进葡萄糖进入脂肪细胞，转化为α-磷酸甘油，并使脂肪酸与α-磷酸甘油合成三酰甘油；④抑制激素敏感性脂肪酶的活性，减少脂肪的分解。因此，胰岛素缺乏时，糖的利用减少，脂肪分解增强，脂肪酸大量增加，后者在肝内氧化生成大量的酸性酮体物质，可引起酮血症与酸中毒。由于大量脂肪酸氧化，产生乙酰辅酶A，为胆固醇合成提供了原料，加以肝脏利用胆固醇能力降低，故胰源性糖尿病患者常伴有高胆固醇血症，易发生动脉硬化等心血管系统疾病。

3. 调节蛋白质代谢　胰岛素促进蛋白质的合成，抑制蛋白质分解。胰岛素作用于蛋白质合成的三个环节：①促进氨基酸转运入细胞；②加快细胞核的复制和转录，增加DNA和RNA的生成；③加速核糖体的翻译过程，使蛋白质合成增加。此外，胰岛素还抑制肝糖异生，使原用于糖异生的氨基酸用于合成蛋白质。

胰岛素能增强蛋白质的合成，对机体的生长有促进作用，是重要的促生长因子，但胰岛素单独作用时，对生长的促进作用并不强，只有与生长激素协同作用时，才能发挥明显的促生长效应。胰岛素可透过血脑屏障，通过胰岛素受体，对神经元起营养、支持和抗凋亡作用，影响摄食行为、学习与记忆、认知以及生殖功能等。

(二) 胰岛素分泌的调节

1. 血糖浓度的负反馈调节　血糖浓度是调节胰岛素分泌的最重要因素，可直接刺激胰岛B细胞分泌胰岛素。胰岛B细胞对血糖浓度的变化非常敏感，当血糖浓度升高时，胰岛素分泌随之增多，使血糖浓度下降至正常。相反，当血糖浓度降低时，胰岛素分泌则迅速减少，几分钟内血糖可升高至正常水平。

2. 氨基酸和脂肪酸的调节　血中氨基酸、脂肪酸和酮体大量增加时，可刺激胰岛B细胞分泌胰岛素，尤以精氨酸和赖氨酸的作用较强。

3. 激素对胰岛素分泌的调节

(1) 胃肠激素：某些胃肠激素如促胃液素、促胰液素、缩胆囊素和抑胃肽(GIP)能刺激胰岛素分泌，以GIP作用最为明显。

(2) 生长激素、糖皮质激素及甲状腺激素：这些激素有升高血糖作用，从而间接刺激胰岛素分泌。如长期大剂量应用这些激素，有可能使胰岛 B 细胞衰竭而导致糖尿病。

(3) 胰高血糖素和生长抑素：胰岛 A 细胞分泌的胰高血糖素可通过旁分泌直接作用于 B 细胞，或通过升高血糖间接促进胰岛素分泌。胰岛 D 细胞分泌的生长抑素可通过旁分泌抑制 B 细胞分泌胰岛素。

除上述激素外，促进胰岛素分泌的激素尚有 TRH、GHRH、CRH、VIP 和胰高血糖样肽(GLP)等，抑制胰岛素分泌的激素有 E、胰腺细胞释放抑制因子、瘦素等。

(4) 自主神经：迷走神经兴奋可促进胰岛素分泌，交感神经兴奋可抑制胰岛素分泌。

三、胰高血糖素

胰高血糖素是由 29 个氨基酸残基组成的直链多肽，在血清中浓度为 50～100 ng/L，血浆中的半衰期为 5～10 min，主要在肝脏失活，肾脏也有降解作用。

(一) 胰高血糖素的生物学作用

胰高血糖素是一种促进机体分解代谢的激素，其生物学作用与胰岛素相反。胰高血糖素能促进肝糖原分解和氨基酸转化为葡萄糖的糖异生作用，使血糖明显升高。胰高血糖素还可激活脂肪酶，促进脂肪分解，同时又可加强脂肪酸氧化，使酮体生成增多。此外，还可抑制蛋白质的合成。

(二) 胰高血糖素分泌的调节

影响胰高血糖素分泌的因素很多，其中血糖浓度是最重要的因素。血糖降低时，胰高血糖素分泌增加，血糖升高时，胰高血糖素分泌减少。氨基酸的作用与葡萄糖相反，能促进胰高血糖素的分泌。脂肪酸可抑制胰高血糖素的分泌。

第七节 其 他

除前述内分泌腺分泌的激素外，体内还有其他激素。本节主要介绍褪黑素、前列腺素和瘦素。

褪黑素(melatonin, MT)是松果体以色氨酸为原料合成并分泌的激素。松果体位于背侧丘脑后上方，呈扁圆锥形，重 0.1～0.2 g。腺实质由松果体细胞、神经胶质细胞和无髓神经纤维等组成。**松果体细胞(pinealocyte)**呈圆形或不规则形，核大而圆，胞质少，弱嗜碱性。银染法显示胞体伸出许多突起，一些突起末端膨大呈球状，终止于血管周围。电镜下观察，松果体细胞具有含氮激素分泌细胞的超微结构特点。除褪黑素外，松果体细胞还可分泌其他肽类激素。

褪黑素的分泌表现出明显的昼夜节律变化，白天分泌减少，黑夜分泌增加。褪黑素具有广泛的生物学作用，对生殖、内分泌系统、人体衰老、免疫功能、生物节律等功能都有调节作用。褪黑素能通过抑制下丘脑-腺垂体-靶腺轴从而影响性腺、甲状腺轴和肾上腺皮质功能。褪黑素有促进睡眠的作用。褪黑素可通过多种途径参与对机体的免疫调节，在一定程度上起到延缓衰老，减少老年病发生的功效。此外，褪黑素对心血管、肾、肺、消化系统等也有一定的作用。

前列腺素(PG)是广泛存在于人和动物体内的一组重要的组织激素，因其首先在精液中被发现和从前列腺中提取而得名。根据分子结构的不同，PG 可分为 A、B、C、D、E、F、G、H、I 等类型及亚型。PG 的生物学作用广泛而复杂，如 PGI_2 可抑制血小板聚集，使血管舒张。PGE_2 使支气管平滑肌舒张而 PGF_2 使之收缩。PGE_2 还可抑制胃酸分泌，增加肾血流量，促进肾脏排水和排钠。

瘦素(leptin)是由机体肥胖基因编码的 167 个氨基酸残基组成的蛋白质，主要由白色脂肪组织分泌。瘦素具有调节饮食、体内脂肪储量和维持机体能量平衡的作用，其作用通过瘦素受体(ob-R)介导。下丘脑存在瘦素作用的主要靶点——瘦素敏感神经元。体内脂肪储量是影响瘦素分泌的主要因素。其分泌具有昼夜节律,夜间升高,白天减少。胰岛素和肾上腺素也可刺激脂肪细胞分泌瘦素。

复习思考题

一、名词解释:

1. 内分泌系统 2. 激素 3. 靶细胞 4. 激素的允许作用 5. 应激反应 6. 应急反应

二、问答题:

1. 内分泌腺的结构特点有哪些?
2. 下丘脑视上核和室旁核分泌什么激素?有何生理作用?
3. 腺垂体嗜酸性细胞和嗜碱性细胞以及中间部细胞各分泌什么激素?
4. 甲状腺和甲状旁腺各分泌什么激素?有何生理作用?
5. 肾上腺皮质三个带细胞以及髓质的细胞各分泌什么激素?
6. 胰岛 A 细胞和 B 细胞各分泌什么激素?有何生理作用?
7. 激素作用的一般特性有哪些?
8. 试述含氮类激素、类固醇激素的作用机制。
9. 试述下丘脑与垂体之间的结构和功能联系。
10. 生长激素的生理作用是什么?其在幼年和成年时期分泌异常将分别产生怎样的后果?
11. 试述甲状腺激素的生理作用及其调节。
12. 试述参与维持血钙浓度的三种激素及其各自的作用。
13. 试述糖皮质激素的生理作用及其调节。

第九章
泌 尿 系 统

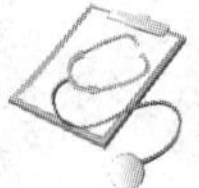
导学

1. **掌握**：泌尿系统的组成；肾的形态和位置；膀胱的形态、位置和膀胱三角的概念；女性尿道的结构特点及开口部位；滤过膜的组成；尿液生成的过程；肾糖阈的概念，尿生成的体液性调节；水和钠、钾、氯、钙、磷的生理功能与分布特点；体内酸、碱性物质的来源，血液主要缓冲对，碱储备和二氧化碳结合力的概念。

2. **熟悉**：输尿管分部和三个狭窄部位；肾的构造和被膜；肾小体的组成、微细结构及功能；球旁复合体的组成及其功能；肾脏的生理功能；近端小管的形态、微细结构及功能；肾脏血液循环特点；Na^+、水和葡萄糖的重吸收；渗透性利尿；肾小管和集合管的分泌；水代谢，肾脏排钾和排钠的特点；体液平衡调节；血液主要缓冲系统、肺和肾对酸碱平衡的调节作用。

3. **了解**：凡列入教学内容，除掌握、熟悉的，其余均为了解。

第一节 概 述

一、泌尿系统的组成

泌尿系统(urinary system)由肾、输尿管、膀胱和尿道组成(图 9-1)。肾是产生尿液的器官，尿液生成后经输尿管进入膀胱，膀胱暂时储存，最后经尿道排出体外。

二、泌尿系统的主要功能

泌尿系统的主要功能是排出机体在代谢过程中所产生的废物(如尿素、尿酸)、多余的无机盐和水分等，保持机体内环境的平衡和电解质的稳定。此外，肾还有内分泌功能。

三、尿液的理化性质

(一) 尿量

正常人每昼夜尿量为 1 000～2 000 ml，平均 1 500 ml。正常情况下，机体水的摄入量与排出量总是保持平衡的。尿量的多少，主要取决于水分的摄入量和经其他途径的排出量。如果水分经其他途径排出量不变，水的摄入量增多，尿量也增多，水分经其他途径的排出量增多，则尿量减少。

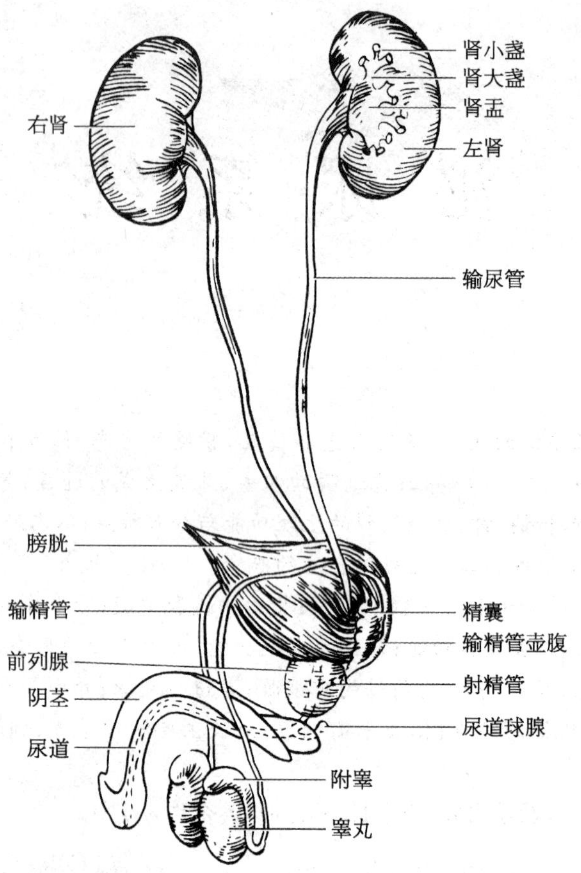

图 9－1 男性泌尿生殖器模式图

每昼夜尿量长期超过 2 500 ml，称为多尿，持续在 100～500 ml 范围之内，称为少尿，持续低于 100 ml，称为无尿。多尿会因为水分的大量丢失，而引起脱水；少尿或无尿会因代谢产物在体内堆积，而影响内环境的相对稳定，特别是无尿，后果更加严重。

(二) 尿的理化性质

新鲜尿液呈透明、淡黄色。尿的颜色来自尿色素，并受某些食物和药物的影响，如服用大量胡萝卜素、维生素 B_2 时，尿呈亮黄色。病理情况下尿的颜色也会发生相应的改变，如血尿、血红蛋白尿、胆红素尿、乳糜尿等。

尿的比重与所含溶质成正比，并受年龄、饮水量和出汗的影响，正常情况下在 1.010～1.025 之间。大量饮水时，比重可低于 1.003，缺水时，比重可高于 1.030。尿的比重与肾对尿的浓缩和稀释功能有关，因此尿比重的检查，可以作为了解肾功能的指标之一。

尿的渗透压一般比血浆高，介于 925～3 727 kPa(350～1 450 mOsm)之间。尿的渗透压与所含溶质的颗粒浓度成正比。大量饮水，尿被稀释，渗透压可降低为 154 kPa(60 mOsm)；缺水时，尿被浓缩，渗透压可升高至 3 727 kPa(1 450 mOsm)。尿液渗透压可反映肾稀释和浓缩尿的功能。

正常尿一般呈酸性，pH 值在 5.0～7.0 之间。尿的酸碱度受食物和新陈代谢产物的影响。富有蛋白质的饮食，在体内产生硫酸盐、磷酸盐较多，尿为酸性。富有蔬菜或水果的食物，其中有机酸根在体内氧化，生成二氧化碳和水，进而转变为碳酸氢盐而排泄，故使尿呈碱性。

(三) 尿的化学成分

尿液中水分占 95%～97%,溶质占 3%～5%,其中包括有机物和无机物两大类。有机物中以非蛋白氮为主,如尿素、肌酐、尿酸、马尿酸等;无机物中以电解质为主,如钠离子、氯离子、硫酸根离子、磷酸氢根离子、钾离子和氨离子等。

正常尿中含有微量的蛋白质和葡萄糖,但用一般检验难以测出,故可忽略不计。若查出尿中有葡萄糖时,称为糖尿,多见于糖尿病患者。尿中蛋白含量增加,称蛋白尿,多见于肾炎患者。

第二节 肾

一、肾的形态与位置

(一) 肾的形态

肾(kidney)是实质性器官,左、右各一,形似豇豆。新鲜肾呈红褐色,表面光滑,质柔软,重 120～150 g。肾可分上、下两端,前、后两面,内、外侧两缘。上、下端钝圆,前面较凸,朝向腹外侧,后面较扁平,紧贴腹后壁。外侧缘隆凸,内侧缘中央部凹陷称**肾门(renalhilum)**,有肾盂、肾动脉、肾静脉、淋巴管和神经等出入。它们被结缔组织包裹成束称肾蒂。由肾门伸入肾实质之间的腔隙称**肾窦**,内含肾大盏、肾小盏、肾盂、肾血管、淋巴管、神经及脂肪组织等(图 9-2)。

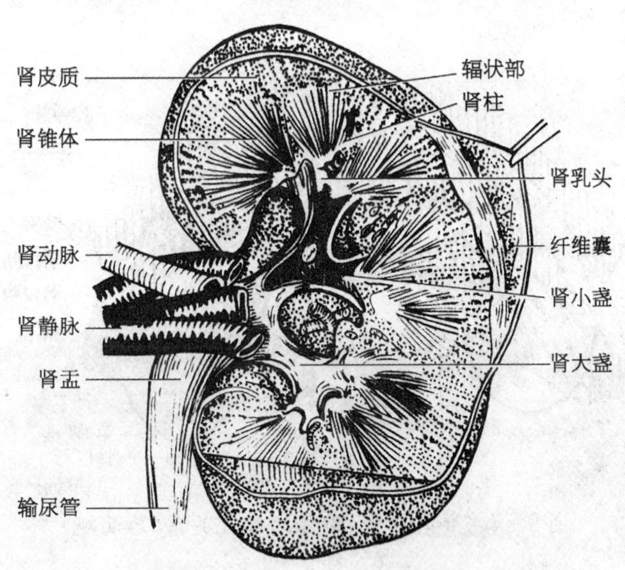

图 9-2 左肾冠状切面(前面)

(二) 肾的位置

肾位于腹腔的后上部,脊柱的两侧,前面有腹膜覆盖,属腹膜外位器官(图 9-3)。左右肾的位置并不对称。左肾的上端平第 11 胸椎下缘,下端平第 2 腰椎下缘。右肾的上端有肝,故右肾比左肾约低半个椎体。左侧第 12 肋斜过左肾后面中部,右侧第 12 肋斜过右肾后面的上部(图 9-4)。肾门约平第 1 腰椎体,距正中线约 5 cm。临床上常将竖脊肌外侧缘与第 12 肋之间的部位称为**肾区**,又叫**脊肋角**。当肾病变时,叩击或触压该区常引起疼痛。

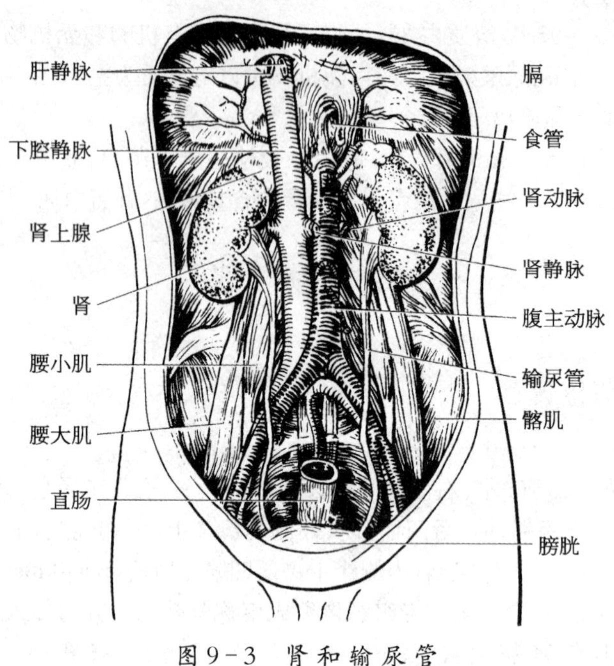

图 9-3 肾和输尿管

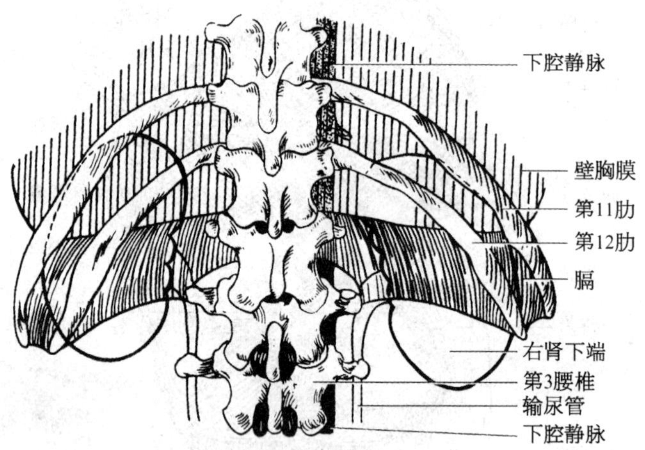

图 9-4 肾与肋骨、椎骨的位置关系(后面观)

二、肾的被膜

肾的表面自内向外有三层被膜包绕(图 9-5),依次为纤维囊、脂肪囊和肾筋膜。

(一) 纤维囊

纤维囊(fibrous capsule)为紧贴肾实质表面的一层薄而坚韧的致密结缔组织膜,内含少量弹力纤维。正常状态下,这层膜易与肾实质剥离,但在病理状态下,则与肾实质发生粘连而不易剥离。

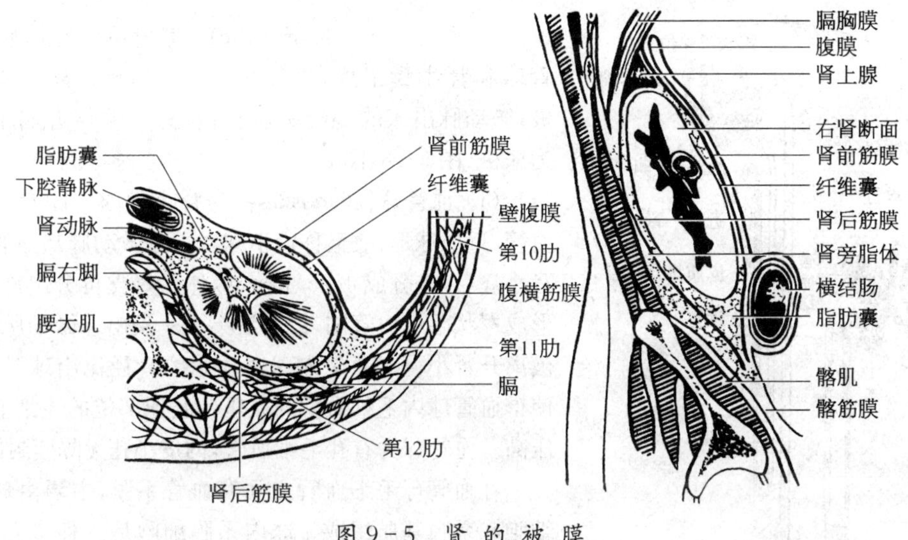

图 9-5　肾的被膜

(二) 脂肪囊

脂肪囊(fattyrenal capsule)为纤维囊外面的囊状脂肪层。该层大部分为脂肪组织，包裹肾及肾上腺，并与肾窦内的脂肪组织相延续。脂肪囊对肾起缓冲外力的弹性垫作用。临床上的肾囊封闭术，即是将药液注入此层内。

(三) 肾筋膜

肾筋膜(renal fascia)位于脂肪囊的外面，分前、后两层，在肾上腺上方和肾的外侧缘，前、后两层互相融合。向下两层互相分离，其间有输尿管通过。肾筋膜向内侧，前层延至腹主动脉和下腔静脉的前面，与大血管周围的结缔组织及对侧肾筋膜前层相续，后层与腰大肌筋膜相融合。自肾筋膜深面还发出许多结缔组织小束，穿过脂肪囊连至纤维囊，对肾起固定作用。

肾的正常位置的固定主要靠肾的被膜，其次取决于腹压、肾血管、腹膜及邻近器官的承托。当肾的固定装置不健全时，可造成肾下垂或游走肾。

三、肾的组织结构

肾实质主要由**泌尿小管(uriniferous tubule)**组成，其间有少量结缔组织、血管和神经等，称肾间质。泌尿小管是由单层上皮构成的管道，包括肾小管和集合小管两部分。肾小管起始部膨大凹陷而成双层结构的肾小囊，它与血管球共同构成肾小体。每个肾小体和一条与它相连的肾小管共同组成一个肾单位。

(一) 肾单位

肾单位(nephron)是尿液形成的结构和功能单位，由肾小体和肾小管两部分构成(表 9-1)。每个肾约有 100 万个以上肾单位，肾单位平均长 50～70 mm。根据肾小体在皮质的位置不同，肾单位可分为浅表肾单位与髓旁肾单位两种：肾小体分布在皮质浅层的称浅表肾单位，占总数的 85%，肾小体分布在皮质深层的称髓旁肾单位，约占总数的 15%。后者体积大，髓袢较长，在尿液浓缩过程中起重要作用。

表 9-1　肾单位组成简表

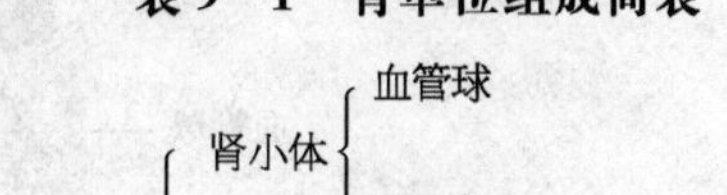
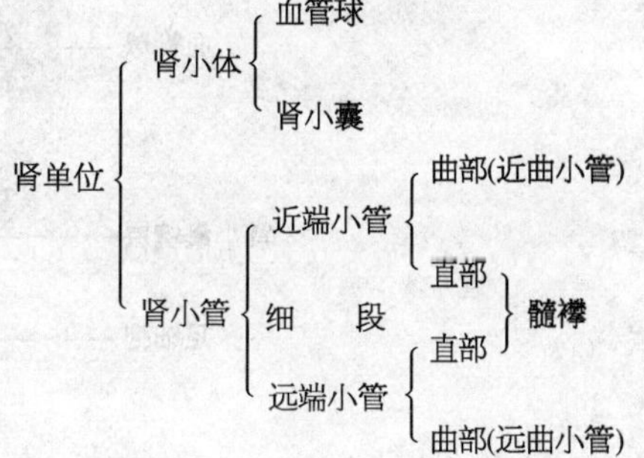

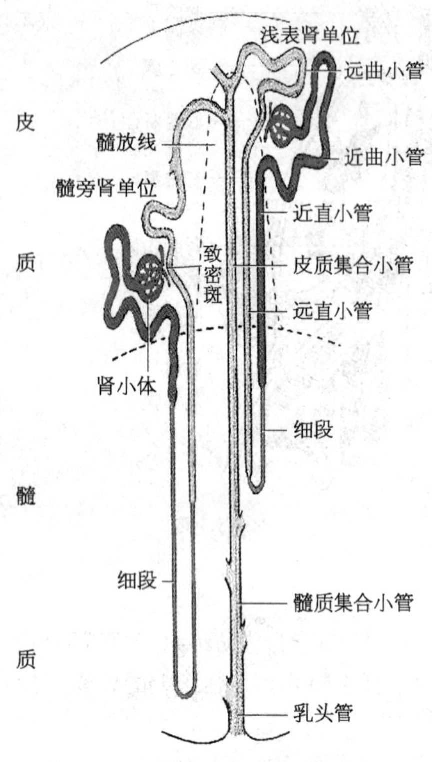

图 9-6　肾单位与集合管模式图

1. 肾小体(renal corpuscle)　是肾单位的起始部，由血管球和肾小囊组成，直径 150～250 μm。肾小体有两个极，微动脉出入的一端称血管极，另一端与近端小管相连为尿极(图 9-6、图 9-7)。

(1) **血管球(glomerulus)**：为肾小囊内一团盘曲的毛细血管，近似球形，故又称**肾小球**。入球微动脉从血管极进入肾小囊后，先分成 4～5 个分支，然后每支再分出许多小支，形成襻状毛细血管网，最后汇集成一条出球微动脉，从血管极离开肾小囊。通常入球微动脉的管径比出球微动脉粗，使得血管球内毛细血管的血压较其他部位的毛细血管内血压高。血管球为有孔毛细血管，内皮小孔无隔膜封闭。

在血管球毛细血管之间有血管系膜，主要由**球内系膜细胞**和系膜基质组成。球内系膜细胞是一种多突起细胞，具有一定的收缩功能，可调节毛细血管的管径，参与基膜的更新，并能清除沉淀在基膜上的沉积物，维持基膜的通透性。

(2) **肾小囊(renal capsule)**：又称 Bowman 囊，是肾小管起始部膨大凹陷而成的双层盲囊，内有血管球。肾小囊两层间的腔隙称肾小囊腔，与肾小管管腔相通。肾小囊壁由内、外两层组成，外层是单层扁平上皮，又称肾小囊壁层，在肾小体尿极处与肾小管上皮相连续，在血管极向内转折为肾小囊脏层。脏层细胞有许多大小不等的突起，称**足细胞(podocyte)**(图 9-7)。扫描电镜下可见足细胞从细胞体伸出几个粗大的初级突起，每个初级突起又发出许多指状的次级突起，相邻足细胞的次级突起相互穿插并嵌合，形成栅栏状，紧贴在血管球基膜外面。相邻突起之间留有间隙，称为裂孔，裂孔上覆有裂孔膜。

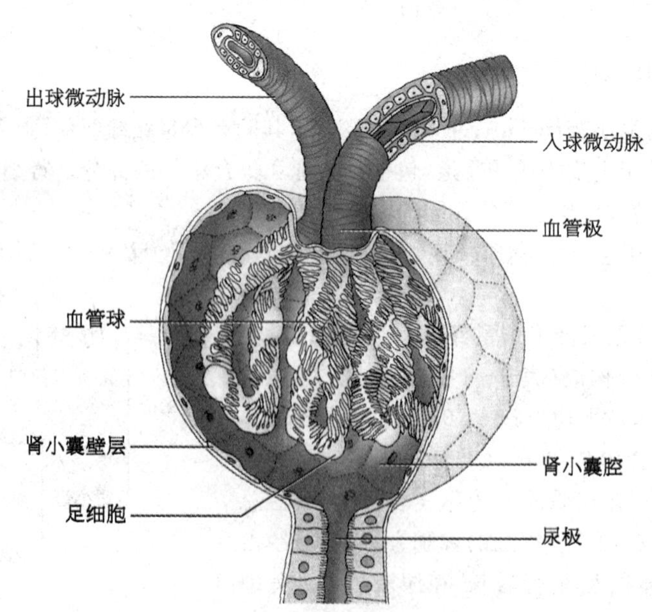

图 9-7　肾小体模式图

(3) **血管球基膜**:是位于毛细血管内皮与足细胞突起及裂孔膜之间的均质状膜。电镜下血管球基膜分为内疏层、致密层和外疏层三层。血管球基膜主要由Ⅳ型胶原蛋白、蛋白多糖和层粘连蛋白等组成。成人基膜较厚约为330 nm,婴幼儿较薄约110 nm。

(4) **滤过膜**:当血液流经血管球毛细血管时,由于血管球毛细血管内血压较高,血浆中的部分成分经有孔内皮、毛细血管基膜、足细胞裂孔膜而滤入肾小囊腔内,血浆所经过的这三层结构称为滤过膜,或**滤过屏障(filtration barrier)**(图9-8)。进入肾小囊腔内的滤过液称**原尿**,原尿内除不含大分子蛋白质外,其余成分与血浆基本相似。

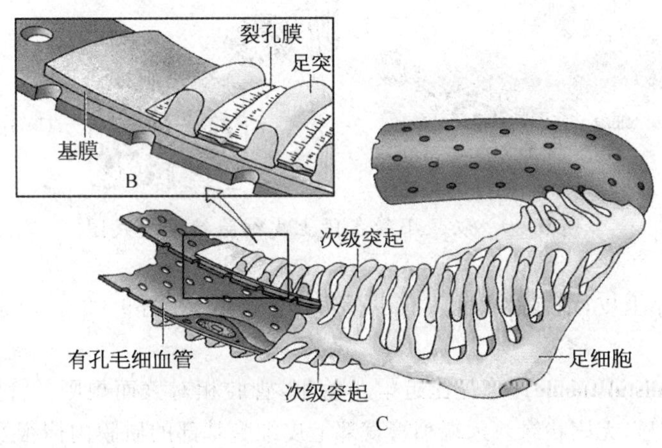

图9-8 血管球毛细血管和滤过膜超微结构模式图

A. 血管球毛细血管超微结构;B. 滤过膜超微结构

2. 肾小管(renal tubule) 由单层上皮细胞及其基膜共同组成。肾小管全长约31 mm,依其结构和功能及分布的差异,可分为近端小管、细段和远端小管三部分,近端小管和远端小管又分别可分为曲部和直部两部分。近端小管直部、细段和远端小管直部形成一个"U"形襻,称**髓襻**,髓襻的下行支和上行支分别称降支和升支。近端小管曲部和肾小囊相续,远端小管曲部连接集合小管(图9-6)。肾小管具有重吸收、分泌和排泄等作用。

(1) **近端小管(proximal tubule)**:是肾小管中最粗、最长的一段,约占肾小管总长的一半。**近端小管曲部(近曲小管)**在肾小囊的尿极与肾小囊壁层上皮相续,管壁上皮细胞为锥形或立方形,胞体较大,细胞界限不清,胞核圆形靠近基底部,胞质嗜酸性强,游离面有刷状缘,细胞基部有纵纹。电镜下刷状缘由密集排列的微绒毛组成,可扩大管腔表面积约36倍,有利于重吸收。细胞基底面有发达的质膜内褶,内褶间的胞质内有许多纵行排列的杆状线粒体。细胞的侧面有许多侧突,相邻细胞的侧突相互嵌合(图9-9)。近端小管直部的结构与曲部相类似,但细胞略矮,微绒毛稍短,侧突和质膜内褶都不如曲部发达(图9-9)。

近端小管的结构特点使其具有极强的重吸收功能。原尿中几乎全部氨基酸、葡萄糖、多肽、小分子蛋白质、维生素和85%的水分及无机盐离子等,均在此段内进行重吸收。此外,近端小管曲部细胞还能将氢离子、氨、肌酐、马尿酸等代谢产物分泌排入管腔内,还能转运和排出血液中的一些外来物质,如酚红、青霉素等。临床上利用酚红排泄试验来检测近端小管的功能状态。

(2) **细段(thin segment)**:管径最细,约为12 μm,位于髓放线及肾锥体内。浅表肾单位的细段较短,参与组成髓襻降支,髓旁肾单位的细段较长,由降支再返折上行,参与构成升支(图9-6)。

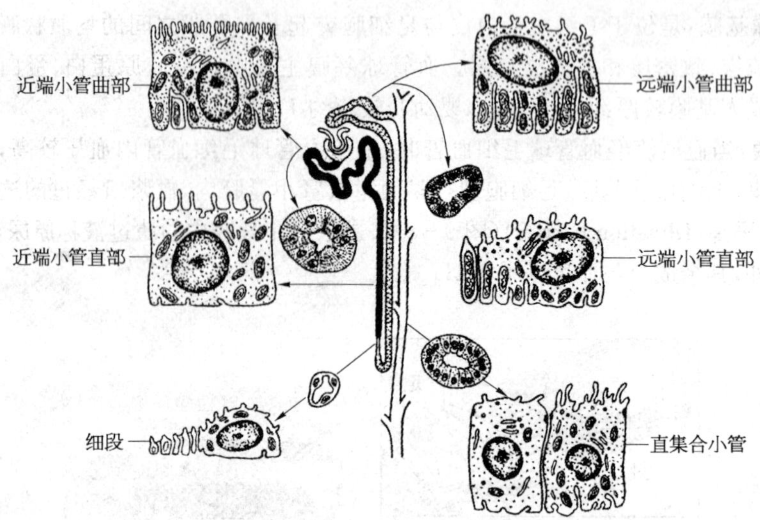

图 9－9 泌尿小管各段上皮细胞结构模式图

细段管壁为单层扁平上皮，细胞游离面仅有少量短小的微绒毛(图 9－9)。由于细段的管壁薄，有利于水和离子通透。

(3) **远端小管(distal tubule)**：管径比近端小管细，管腔相对大而规则。管壁上皮细胞呈立方形，细胞基部纵纹明显，无刷状缘。远端小管直部上皮细胞基部的质膜内褶很发达，褶间胞质内有纵行排列的大而长的线粒体。基部质膜上有丰富的 Na^{+}－K^{+}－ATP 酶，能主动将 Na^{+} 泵入小管外间质内，使间质呈高渗，在浓缩尿液的过程中，起重要作用。远端小管曲部(远曲小管)的超微结构与直部相似，但质膜内褶和线粒体不如直部发达(图 9－9)。

(二) 集合小管

集合小管(collecting tubule)全长 20～38 mm，可分为弓形集合小管、直集合小管和乳头管三段。弓形集合小管呈弓形，一端与远曲小管相连，另一端连接直集合小管。直集合小管在髓放线和肾锥体内下行，至肾乳头改称乳头管，开口于肾小盏。集合小管下行时沿途有许多远曲小管汇入，集合小管管径由细逐渐变粗，管壁由单层立方上皮逐渐移行为单层柱状上皮，至乳头管为高柱状上皮。集合小管管壁细胞境界清楚，胞质色淡，核圆，居细胞中央。集合小管具有重吸收 H_2O、Na^{+}，排 K^{+} 的功能，使原尿进一步浓缩。集合小管的功能受醛固酮和血管升压素的调节。

综上所述，肾小体形成的原尿，经肾小管各段及集合管后，其中 99％的水分和绝大部分有用的成分被选择性地重吸收，如葡萄糖、氨基酸等能全部重吸收，部分离子在此进行交换。原尿中的代谢产物如尿素、肌酐等则随终尿排出。最后形成的浓缩液体为终尿，其量仅为原尿的 1％，每天 1.5～2.0 L，其中包含了人体内绝大部分可溶于水的代谢产物以及药物等。肾脏在排出废物的同时，保留了体内所需要的营养物质，又对人体的水盐代谢及酸碱平衡起着重要的调节作用。

(三) 球旁复合体

球旁复合体(juxtaglomerular complex)又称**肾小球旁器(juxtaglomerular apparatus)**，位于肾小体血管极所形成的三角区，由球旁细胞、致密斑和球外系膜细胞组成(图 9－10)。致密斑为三角区的底，入球微动脉和出球微动脉为三角区两边，球外系膜细胞位于三角区中心。球旁复合体是机体调节血压、水分及电解质平衡的装置。

1. *球旁细胞(juxtaglomerular cell)*　主要由入球微动脉行至血管极处，其管壁中的平滑肌细胞转变为上皮样细胞而成。细胞体积大，呈立方形或多边形，含大量均质状分泌颗粒，颗粒内含**肾素(renin)**。肾素是一种蛋白水解酶，能使血浆中的血管紧张素原变成血管紧张素Ⅰ，后者在血管内皮细胞分泌的转换酶作用下转变为血管紧张素Ⅱ，两者均可使血管平滑肌收缩而升高血压，增强滤过作用。血管紧张素还可促使肾上腺皮质分泌醛固酮，促进肾远曲小管和集合管吸收 H_2O、Na^+，同时排出 K^+，致使血容量增加，血压升高。

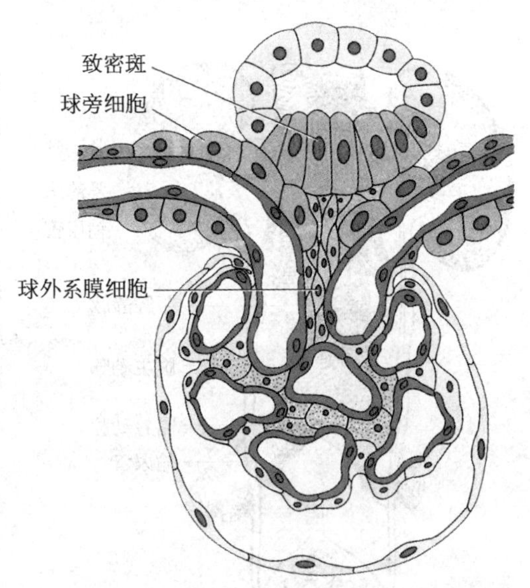

图 9-10　球旁复合体模式图

2. 致密斑(macula densa)　是指远端小管曲部在肾小体近血管极一侧的细胞呈高柱状紧密排列，形成椭圆形的隆起。致密斑是一种离子感受器，可感受远端小管内滤液中 Na^+ 浓度的变化。当滤液内 Na^+ 浓度下降时，致密斑将信息传递给球旁细胞，后者可分泌肾素，继而增强远端小管和集合小管对 Na^+ 的重吸收作用。

3. 球外系膜细胞　球外系膜细胞是充填于肾小体血管极三角区内的一些细胞，与球内系膜细胞的形态相类似，并与之相延续。其与球旁细胞之间有缝隙连接，与致密斑紧密相贴。球外系膜细胞可能在球旁复合体的活动中起着信息传递的作用。

四、肾的血液循环特点

肾血液循环与肾功能密切相关。肾血液循环有如下特点。

(1) 肾动脉直接来自腹主动脉，血管粗短，血压较高，血流量大，肾脏血流量约 1 200 ml/min，相当于心排血量的 1/4～1/3，每 4～5 min 人体内血液全部流经肾内被滤过一遍，其中 90%进入肾皮质。

(2) 自肾动脉至肾静脉，其间两次形成毛细血管网，即血管球和球后毛细血管网。血管球由入球微动脉分支形成，入球微动脉的管径大于出球微动脉，使得血管球毛细血管的血压较高，有利于滤过；球后毛细血管网是由出球微动脉分支形成，缠绕在肾小管周围，血流经过血管球后，因阻力消耗，使得球后毛细血管网血压较低，有利于肾小管重吸收物质返回血液循环。

(3) 髓旁肾单位的出球微动脉不仅形成球后毛细血管网，还发出分支形成直小动脉直行于髓质，又返折为直小静脉，形成“U”形血管襻与髓襻伴行，有利于肾小管和集合小管的重吸收与尿液的进一步浓缩。

第三节　排尿管道与排尿

一、输尿管

(一) 输尿管的形态和位置

输尿管(ureter)是一对细长的肌性管道，呈扁圆柱状，左、右各一，长 20～30 cm，起于肾盂，终于膀胱(图 9-11)。

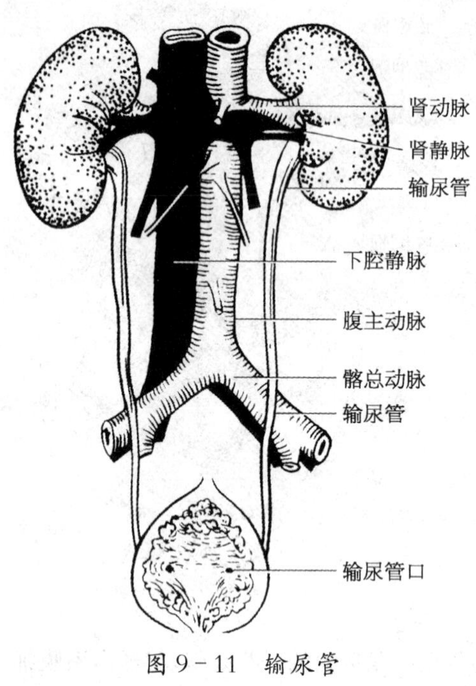

图 9-11 输尿管

输尿管位于腹膜后方，沿腰大肌的前面下降，向内下方斜行，在小骨盆入口处，左、右输尿管分别跨过左髂总动脉末端和右髂外动脉起始部的前面。入盆腔后，男性输尿管在输精管后方交叉后转向前内侧斜穿膀胱壁，女性输尿管行于子宫颈外侧 2 cm 处，从子宫动脉后下方转向前内侧斜穿膀胱壁，开口于膀胱底内面的输尿管口，此部称**壁内段**，长约 1.5 cm。当膀胱充盈时，压迫输尿管壁内段，管腔闭合，防止尿液逆流入输尿管。

(二) 输尿管的分部和狭窄

输尿管根据其位置和走行分为腹部、盆部和壁内部三部。**腹部**为起始部至跨过髂血管处的一段，**盆部**为跨过髂血管处与膀胱壁之间的一段，**壁内部**为位于膀胱壁内的一段。

输尿管全长有 3 个生理性狭窄：第 1 个狭窄位于输尿管起始处，即肾盂与输尿管移行处；第 2 个狭窄为越过小骨盆入口处，即与髂血管交叉处；第 3 个狭窄在膀胱壁内，即壁内部。这些狭窄部位是结石易滞留处。

二、膀胱

(一) 膀胱的形态

膀胱(urinary bladder)是储存尿液的肌性囊状器官，伸缩性很大，其大小、形状、位置以及壁的厚度均随尿液充盈程度、年龄、性别差异而有所不同。一般正常成年人的膀胱容量为 300～500 ml，最大容量可达 800 ml。新生儿容量约为 50 ml(图 9-12)。

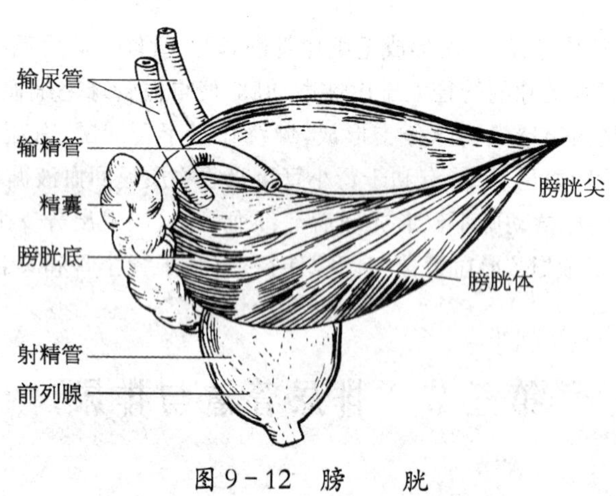

图 9-12 膀胱

空虚的膀胱呈三棱锥体形，分为尖、底、体、颈四部。顶端尖细，朝向前上方，称**膀胱尖(apex of bladder)**。底部呈三角形，朝向后下方，称**膀胱底(fundus of bladder)**。尖与底之间的大部分，称**膀胱体(body of bladder)**(图 9-12)。膀胱的最下部，即尿道内口起始的部分，称**膀胱颈(neck of bladder)。膀胱各部间没有明显的界限。膀胱充盈时呈卵圆形。

(二) 膀胱的位置

成人的膀胱位于盆腔的前部。其前方有耻骨联合，后方在男性有精囊、输精管壶腹和直肠，女性则为子宫和阴道。膀胱下方，男性邻接前列腺，女性邻接尿生殖膈。

膀胱空虚时，膀胱尖不超过耻骨联合上缘，全部位于盆腔内。当膀胱充盈时，膀胱尖即高出耻骨联合上缘，此时由腹前壁折向膀胱上面的腹膜也随之上移，使膀胱前下壁直接与腹前壁接触。此时可在耻骨联合上方行膀胱穿刺术或膀胱手术，可避免损伤腹膜和污染腹膜腔。

(三) 膀胱壁的结构

膀胱壁由黏膜、黏膜下层、肌层和外膜构成(图 9-13)。当膀胱空虚时，其内面黏膜形成许多皱襞，膀胱充盈时，皱襞消失。在膀胱底内面的 2 个输尿管口和尿道内口之间的三角区域，称为**膀胱三角(trigone of bladder)**，此处缺乏黏膜下层，其黏膜直接与肌层紧密结合，无论膀胱充盈或是空虚，黏膜均保持平滑状态。临床上膀胱三角是膀胱结核、肿瘤和炎症的好发部位。

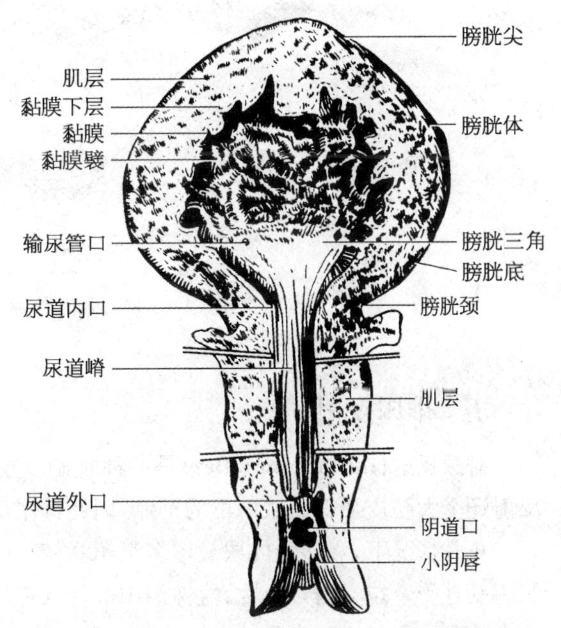

图 9-13　女性膀胱及尿道额状切面(前面观)

三、尿道

尿道(urethra)是膀胱与体外相通的一段管道。男、女性尿道差异很大，男性尿道除有排尿功能外，兼有排精功能，故在生殖系统中叙述。

女性尿道(female urethra)较男性尿道短、宽且直，易于扩张。长 3～5 cm，仅有排尿功能(图 9-13)。尿道内口起于膀胱，经阴道前方下行，穿尿生殖膈，开口于阴道前庭的**尿道外口(external orifice of urethra)**。穿过尿生殖膈时，其周围有横纹肌环绕，称为**尿道阴道括约肌(urethrovaginal sphincter)**，能随意支配。尿道外口呈矢状位，位于阴道口前方、阴蒂后方，距阴蒂约 2.5 cm 处。由于女尿道的上述解剖结构特征，所以较易引起逆行性尿路感染。

四、膀胱与尿道的神经支配

膀胱是一个中空的肌性器官，膀胱壁由逼尿肌构成，膀胱与尿道连接处为内括约肌，都是属平滑肌组织，二者受盆神经和腹下神经支配。尿道外部为外括约肌，属骨骼肌，受阴部神经支配。

盆神经起源于脊髓骶段第 2～4 节的侧角，属副交感神经，当其兴奋时，可使膀胱逼尿肌收缩，尿道内括约肌松弛，促进排尿。腹下神经起源于脊髓胸 12～腰 2 段的侧角，属交感神经，当其兴奋时，可使膀胱逼尿肌松弛，尿道内括约肌收缩，从而阻止排尿。阴部神经起源于脊髓骶段第 2～4 节的前角，属躯体神经，其活动受意识控制，当其兴奋时，使尿道外括约肌收缩，阻止排尿(图9-14)。此外，在盆神经、腹下神经和阴部神经中都有传入神经纤维，可将下尿路感觉信号传送到反射中枢。

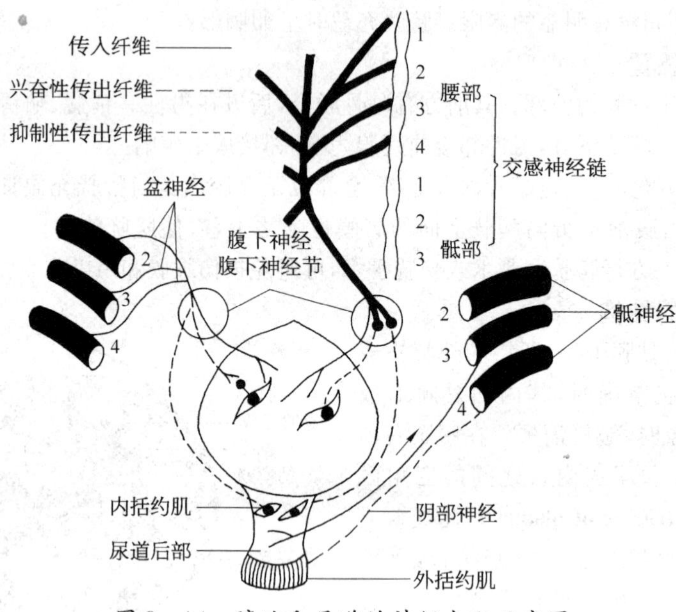

图 9-14 膀胱和尿道的神经支配示意图

五、排尿反射

排尿反射(micturition reflex)是一种脊髓反射，在脊髓内就可以完成。但在正常情况下，排尿反射还受大脑皮质等高级中枢的抑制，因此排尿反射是受意识控制的。

正常情况下，当膀胱内尿量增多至400～500 ml，内压超过0.98 kPa(10 cmH_2O)时，膀胱壁牵张感受器受牵拉兴奋，冲动沿盆神经中的传入神经纤维传入，在到达骶髓的初级排尿中枢的同时，也上传到脑干和大脑皮质的高级排尿中枢，从而产生尿意。如果条件许可，排尿的高级中枢对骶髓初级中枢的抑制作用解除，冲动便沿着盆神经传出，引起膀胱逼尿肌收缩，尿道内括约肌松弛，尿液便会进入尿道；此时尿液可以刺激尿道的感受器，冲动会通过传入神经纤维再次传到骶髓的初级排尿中枢，进一步加强其活动，并反射性抑制阴部神经的活动，使尿道外括约肌松弛，于是尿液就在膀胱内压的驱使下排出体外。这种由尿液刺激尿道感受器进一步反射性加强排尿中枢活动的过程是一种正反馈，它能促使排尿反射活动反复加强，直至尿液排完为止(图9-15)。在排尿时，腹肌和膈肌的收缩，可以使腹内压增高，有协助排尿活动的作用。

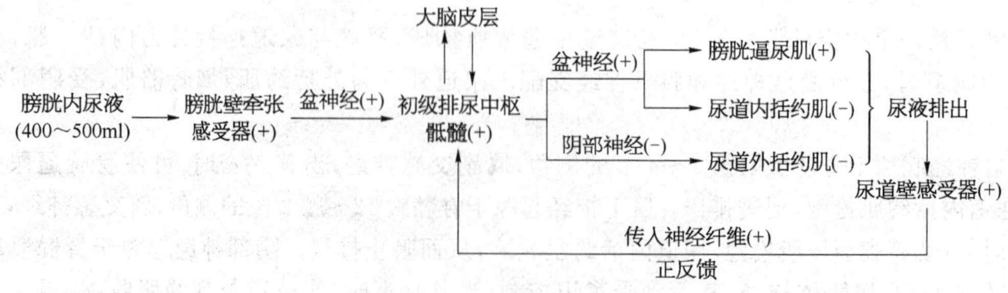

图 9-15 排尿反射示意图

(+)表示兴奋或收缩；(-)表示抑制或舒张

由于排尿是一个反射活动，所以当该反射弧的任何一部分受损时，都会造成排尿异常。临床上常见的排尿异常有：尿失禁、尿潴留和尿频。当脊髓受损，以致初级中枢与大脑皮质等高级中枢失去联系时，排尿便失去了意识控制，可出现尿失禁。当出现膀胱过度充盈，尿液不受意识控制而自动流出尿道时，称为溢流性尿失禁。膀胱中尿液充盈过多而不能排出者称为尿潴留。尿潴留多半是由于腰骶部脊髓损伤使排尿反射初级中枢的活动发生障碍所致。尿路受阻也能造成尿潴留，如男性前列腺肥大。排放次数过多者称为尿频，常常是由于膀胱炎症或机械性刺激（如膀胱结石）而引起的。婴幼儿因大脑皮质发育尚未完善，对初级排尿中枢的控制能力较弱，故排尿次数较多，且常有遗尿现象。

第四节 尿生成的过程

机体将新陈代谢过程中产生的代谢终产物、多余的物质以及进入机体的各种异物（包括染料、药物等）排出体外的过程，称为**排泄（excretion）**。机体排泄的途径主要有四条。①呼吸道：由呼吸排出二氧化碳和少量水分；②消化道：随胆汁排出胆色素和由肠黏膜排出一些无机盐类如钙、镁、铁等；③皮肤：通过不感蒸发和发汗排出部分水分、少量 NaCl 和尿素；④肾脏：以生成尿液的形式排出大部分代谢产物、水分和各种无机盐、有机物等。由于肾脏排泄的代谢产物种类最多、数量最大，故肾脏是机体内最重要的排泄器官。肾脏通过排泄还能实现对水、渗透压、电解质和酸碱平衡的调节，维持内环境的稳定。此外，肾脏还具有内分泌功能，能生成与分泌多种激素，主要有肾素、促红细胞生成素、前列腺素和羟化维生素 D_3。

尿液的生成是在肾单位和集合管中进行，首先是血液流过肾小球毛细血管时，血浆中的水分和小分子物质滤出到肾小囊中，形成超滤液（原尿）；然后滤液在流经肾小管和集合管时，其中一部分水和有用的物质被重新吸收回血液；同时，肾小管和集合管的上皮细胞又分泌或排泄一些物质加入到小管液中，最终形成终尿排出体外。因此，尿液生成的过程分为：肾小球的滤过，肾小管和集合管的重吸收以及肾小管和集合管的分泌三个基本过程（图 9－16）。

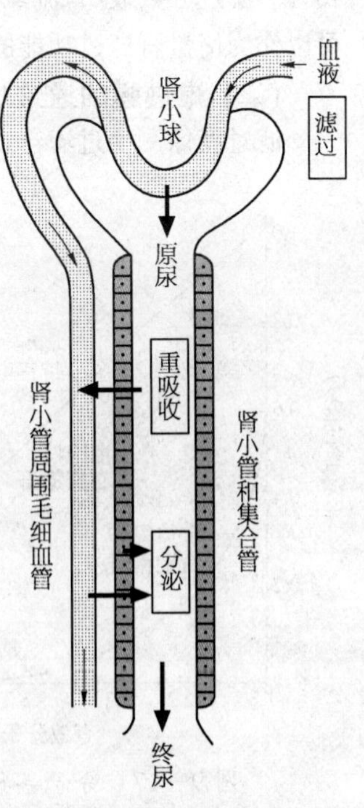

图 9－16 尿液生成的过程

一、肾小球的滤过功能

肾小球滤过是肾脏生成尿液的初始阶段。循环血液经过肾小球毛细血管时，除了血细胞和血浆中的大分子蛋白质外，其他物质均可滤过进入肾小囊内形成原尿。由于各种血细胞和大分子的血浆蛋白被滤掉，所以这是一种超滤过过程。原尿就是血浆的**超滤液（ultrafiltrate）**。

肾小球的滤过作用，是通过用微穿刺法进行的一系列实验证明的。利用显微操纵仪将外径为 6～10 μm 的微细玻璃管插入肾小体囊腔中，直接抽取其中的液体进行微量化学分析。分析结果表明，囊内液中除了蛋白质含量甚少之外，各种晶体物质如葡萄糖、氯化物、无机磷酸盐、尿素、肌酐等的浓度都与血浆中的非常接近（表 9－2），而且囊内液的渗透压及酸碱度也与血浆相似，由此证明囊内液确是血浆的超滤液。

表 9-2 血浆、原尿和终尿成分比较(g/L)

成分	血浆	原尿	终尿	终尿中浓缩倍数
水	900.00	980	960	1.1
蛋白质	70~90	微量	0.00	—
葡萄糖	1.00	1.00	0.00	—
Na^+	3.30	3.30	3.50	1.1
K^+	0.20	0.20	1.50	7.5
Cl^-	3.70	3.70	6.00	1.6
磷酸根	0.03	0.03	1.20	40.0
尿素	0.30	0.30	18.0	60.0
尿酸	0.04	0.04	0.50	12.5
肌酐	0.01	0.01	1.00	100.0
氨	0.001	0.001	0.40	400.0

(一) 肾小球滤过率与滤过分数

单位时间内(每分钟)两肾生成的超滤液量称为**肾小球滤过率(glomerular filtration rate, GFR)**。据测定,肾小球滤过率与体表面积有关,体表面积为 1.73 m^2 的健康人,其肾小球滤过率为 125 ml/min 左右。依此计算,两侧肾脏每一昼夜从肾小球滤出的滤液总量高达 180 L,此值约为体重的 3 倍。肾小球滤过率和**肾血浆流量(renal plasma flow, RPF)**的比值称**滤过分数(filtration fraction, FF)**。肾血浆流量的测算结果为约 660 ml/min,因此,滤过分数为 125/660×100%≈19%。滤过分数表明,流经肾脏的血浆约有 1/5 由肾小球滤入了囊腔。肾小球滤过率和滤过分数可以作为衡量肾滤过功能的重要指标。

(二) 滤过膜的通透性

滤过膜像一个过滤器,它既有一定的通透性,能让血浆中许多物质滤出,又具有一定的屏障作用,能阻止血液中的有形成分和血浆中的大分子物质滤出。滤过膜三层结构的分子孔径起到机械屏障作用(图 9-8),而各层所含的带负电荷的糖蛋白,则形成滤过的电学屏障。对于电荷中性的物质来说,通透性主要取决于物质的分子有效半径大小,一般认为分子有效半径小于 2.0 nm 的物质可自由通过滤过膜,分子有效半径大于 4.2 nm 的物质则不能滤过。对于带有正负电荷的物质来说,通透性不但取决于该物质有效半径大小,而且还决定于其带有的电荷性质。研究发现有效半径相同的右旋糖酐,带正电荷的较容易被滤过,而带负电荷的则较难通过滤过膜(图 9-17)。因此,肾脏发生病理改变时,由于滤过膜上带有负电荷的糖蛋白减少使其电学屏障作用降低,故带负电

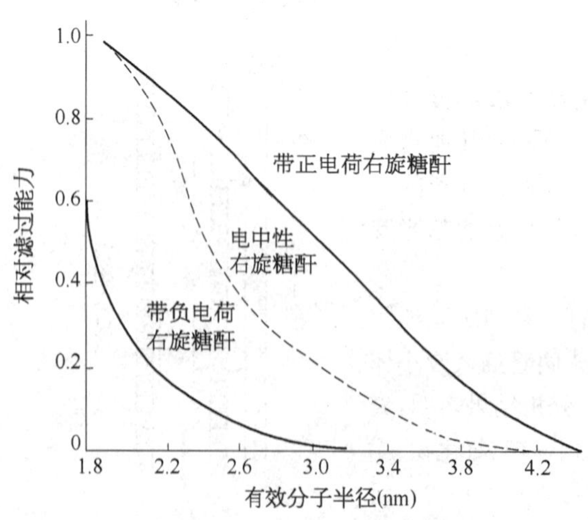

图 9-17 分子半径和所带电荷对右旋糖酐滤过能力的影响

纵坐标:1 表示能自由滤过;0 表示不能滤过

荷的血浆蛋白滤过增多而出现蛋白尿。

（三）肾小球滤过作用的动力——有效滤过压

有效滤过压(effective filtration pressure)是肾小球滤过作用的动力(图 9－18)，由肾小球毛细血管血压、血浆胶体渗透压和囊内压三者构成。其中肾小球毛细血管血压是推动物质滤出的主要动力，血浆胶体渗透压和囊内压是对抗肾小球内物质滤出的阻力。因肾小囊内的超滤液中蛋白质浓度极低，故胶体渗透压可忽略不计。因此根据上述三种力量作用方向的不同，列出下面的等式：

有效滤过压 ＝ 肾小球毛细血管血压－(血浆胶体渗透压＋肾小囊内压)

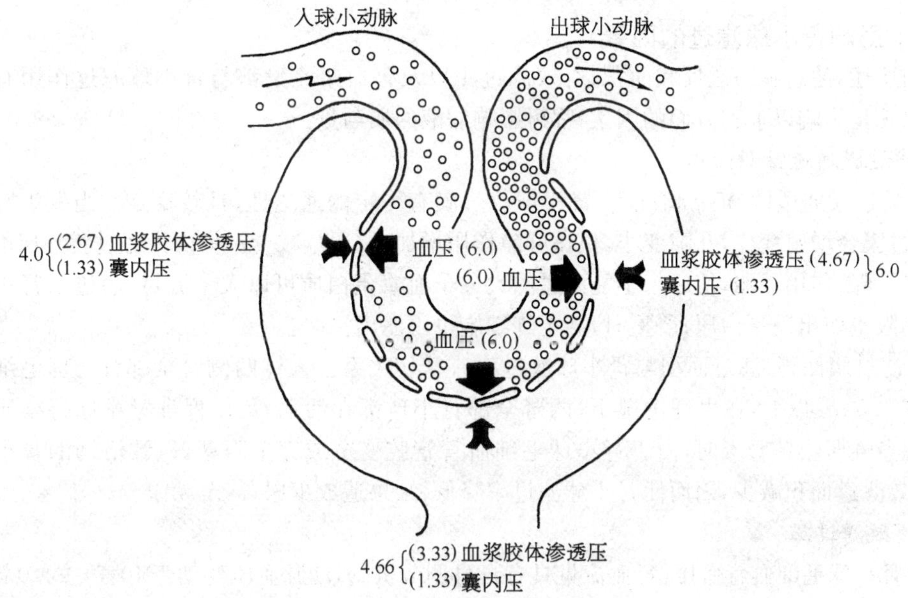

图 9－18　肾小球有效滤过压的变化示意图(单位：kPa)

与其他器官的毛细血管动脉端血压相比，肾小球毛细血管血压较高。这是因为，皮质肾单位的入球小动脉粗而短，血流阻力较小，加上肾小球毛细血管是直接从入球小动脉分出的，血液流入肾小球较为容易；同时，出球小动脉细而长，血流阻力较大，血液流出肾小球较为困难。这两种情况是造成肾小球毛细血管血压较高的原因。用微穿刺法直接测得的大鼠肾小球毛细血管血压平均值为 6.0 kPa(45 mmHg)，是主动脉平均压的 40%左右。肾小球毛细血管的入球端到出球端，血压几乎相等。

血浆胶体渗透压约为 3.30 kPa(25 mmHg)，但肾小球毛细血管网内血浆胶体渗透压呈递增性变化。血液流经肾小球毛细血管全长时，由于不断生成超滤液，而血浆蛋白不能滤出，血浆蛋白的浓度会逐渐增加，胶体渗透压也随之而升高。据测定，在大鼠的肾小球毛细血管入球端，血浆胶体渗透压为 2.67 kPa(20 mmHg)，而出球端可上升到 4.67 kPa(35 mmHg)左右。据测定，囊内压约为 1.33 kPa(10 mmHg)。

根据以上数据，可算出入球端、出球端有效滤过压(表 9－3)。

从表 9－3 可见，肾小球毛细血管入球端至出球端的有效滤过压是一递降过程，在靠近入球端一侧，有效滤过压为正值，故有滤过作用。当毛细血管由入球端移行到出球端一侧时，由于不断生成超滤液，血浆蛋白的浓度会逐渐升高，使滤过阻力逐渐增大，有效滤过压就逐渐减小。当滤过阻力等于滤过动力时，有效滤过压降低到零，称为**滤过平衡(filtration equilibrium)**，滤过停止。因此，肾小球毛细血管全段不都有滤液产生，滤液只产生于入球小动脉端到滤过平衡之前。如果不出现滤过平衡则全段毛细血管均会有滤液生成。

表9-3 大鼠肾小球有效滤过压 单位：mmHg(kPa)

部 位	肾小球毛细血管血压	血浆胶体渗透压	肾小囊内压	有效滤过压
入球端	45(6.0)	20(2.67)	10(1.33)	15(2.0)
出球端	45(6.0)	35(4.67)	10(1.33)	0

(四) 影响肾小球滤过的因素

如前所述，滤过膜通透性和面积、有效滤过压以及肾血浆流量都与肾小球滤过作用有密切关系。所以凡是影响以上三方面的因素，都可影响滤液的质与量。

1. 滤过膜通透性和面积

(1) 滤过膜通透性：正常情况下，肾小球滤过膜有一定的通透性，且较稳定。当发生肾小球肾炎时，滤过膜会增殖变厚，孔隙变小，机械屏障作用增加，故尿量减少。另因为滤过膜各层的糖蛋白减少，电学屏障作用减弱，使原来不能滤过的大分子血浆蛋白质可以大量滤过，超过了肾小管能够重吸收的限量而出现蛋白尿；严重时，甚至红细胞也可滤出。

(2) 滤过膜面积：滤过面积与肾小球滤过率有密切关系。人体两侧肾全部肾小球毛细血管总面积约在 1.5 m^2 以上，在生理情况下，两肾全部肾小球都在活动，足以保证肾小球持续而稳定滤过。但在急性肾小球肾炎时，由于肾小球毛细血管管腔变窄或完全阻塞，以致活动的肾小球数目减少，有效滤过面积减少，因而使肾小球滤过率降低，结果造成少尿，甚至无尿。

2. 有效滤过压

(1) 肾小球毛细血管血压：肾血流量具有自身调节机制，动脉血压变动于10.7～24.0 kPa范围内时，肾小球毛细血管血压维持相对稳定，从而使肾小球滤过率保持不变。但当动脉血压降到10.7 kPa(81 mmHg)以下时，肾小球毛细血管血压将相应下降，于是有效滤过压降低，肾小球滤过率也减少。当动脉血压降至5.3 kPa(40 mmHg)以下时(如大失血时，循环血量急剧减少)，肾小球滤过率则降为零，原尿的生成就停止。

(2) 囊内压：通常，肾小囊内压是比较稳定的。当肾盂或输尿管结石、肿瘤压迫或其他原因引起输尿管阻塞时，小管液或终尿不能排出，可引起逆行性压力升高，最终导致囊内压升高，从而影响肾小球滤过。

(3) 血浆胶体渗透压：在正常情况下不会有多大变动。但若全身血浆蛋白的浓度明显降低时，血浆胶体渗透压则降低，导致有效滤过压升高，肾小球滤过率也随之增加。例如经静脉输入大量生理盐水时，肾小球滤过率增加，其原因之一是血浆胶体渗透压的下降。

3. 肾血浆流量 肾血浆流量改变主要是通过影响滤过平衡的位置，从而影响肾小球滤过率。不是肾小球毛细血管的全长都进行滤过的，而是仅在滤过平衡前具有滤过作用。如果肾小球的血浆流量增大，则血浆胶体渗透压的上升速度减慢，滤过平衡就会靠近出球小动脉端，具有滤过作用的毛细血管段得以延长，肾小球滤过率将随之增加。相反，肾小球血浆流量减少时，血浆胶体渗透压的上升速度加快，从而使滤过平衡的位置靠近入球小动脉端，具有滤过作用的毛细血管段缩短，肾小球滤过率将减少。在严重缺氧、中毒性休克等病理情况下，由于交感神经兴奋，肾血流量和肾小球血浆流量将显著减少，肾小球滤过率也因之而显著减少。

二、肾小管和集合管的重吸收功能

肾小管和集合管的重吸收功能指小管液中的物质流经肾小管和集合管时重新回到血液中去的过程。经肾小球滤过进入肾小囊形成的超滤液称为原尿。原尿进入肾小管后即称为小管液，小管液通过肾小管和集合管，最后形成终尿排出体外。

比较原尿和终尿的量和质可以发现，成人每天生成的原尿量约有 180 L，但终尿每天只有1.5 L左右，表明肾小管的重吸收量高达 99%，排出量只占原尿的 1%左右。原尿中葡萄糖和氨基酸的浓度与血浆中的相同，但终尿中则几乎没有葡萄糖和氨基酸，表明葡萄糖和氨基酸全部被肾小管重吸收。水和电解质，如 Na^+、K^+、Cl^- 等大部分被重吸收，尿素只有小部分被重吸收，肌酐则完全不被重吸收(表 9-2)。由此可见，肾小管的重吸收具有选择性。

(一) 重吸收的部位

各段肾小管及集合管都具有重吸收的功能(图 9-19)。但近端小管，特别是近曲小管的重吸收能力最强，是重吸收的最主要的部位。因为近曲小管重吸收的量最大，占重吸收总量的 65%～70%，重吸收物质种类最多，原尿中的葡萄糖、氨基酸、维生素及微量蛋白质等，几乎全部在近曲小管被重吸收，Na^+、K^+、Cl^-、HCO_3^- 等无机盐以及水也绝大部分在此段被重吸收。余下的水和无机盐陆续在髓袢细段(占 15%～20%)、远端小管和集合管(约占 12%)被重吸收。虽然远端小管和集合管重吸收最少，但却受很多因素的影响和调节，因而对调节机体水、电解质和酸碱平衡起重要作用。

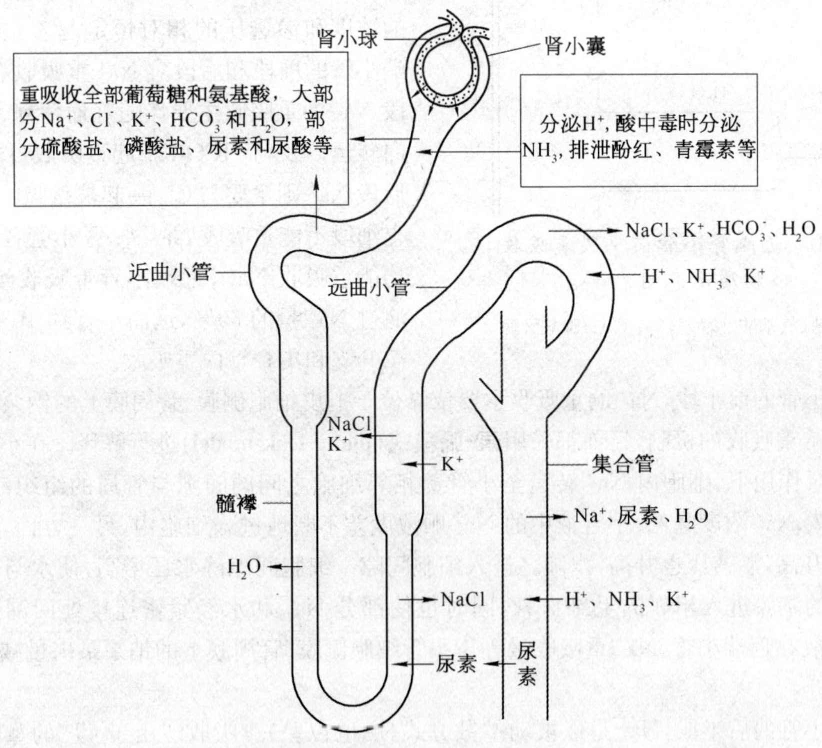

图 9-19 肾小管和集合管对各类物质的重吸收和分泌示意图

(二) 重吸收的途径与方式

1. 重吸收的途径 肾小管与集合管重吸收的途径有跨细胞途径和旁细胞途径。跨细胞途径实际上是以细胞内液为中间媒介的两次跨膜转运，即小管液内的物质先通过肾小管细胞的管腔膜转运到细胞内液，再从细胞内液通过肾小管细胞的管周膜转运到组织液中，进而通过毛细血管壁回到血液。旁细胞途径则是指小管液中的 Na^+、Cl^- 和水通过肾小管上皮细胞之间的紧密连接直接进入上皮细胞间隙的组织液，随后进入毛细血管。

2. 重吸收的方式　根据胞膜两侧物质浓度的不同，肾小管与集合管重吸收的方式有主动重吸收和被动重吸收两种。主动重吸收是指肾小管及集合管上皮细胞通过耗能，将小管液中的溶质逆浓度梯度或电位梯度转运到小管周围的组织液中的方式，主要由原发性主动转运（如钠泵、氢泵、钙泵等）、继发性主动转运（同向、逆向转运）和入胞来完成。一般来说，小管液中各种对机体有用的物质，如葡萄糖、氨基酸、Na^+ 等都是由肾小管及集合管主动重吸收的。被动重吸收是指小管液中的溶质顺浓度梯度、电位梯度或渗透压，进入小管周围组织液的方式，不需耗能，包括单纯扩散、易化扩散和渗透等方式。尿素、H_2O 和 Cl^- 等物质（髓襻升支粗段除外）均是以被动重吸收的方式重吸收的。

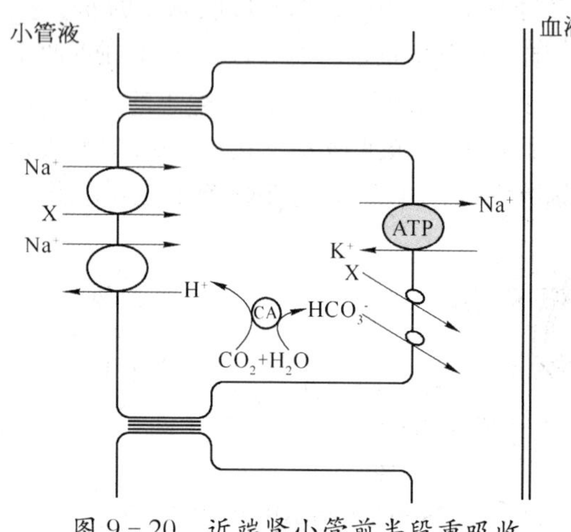

图 9－20　近端肾小管前半段重吸收物质示意图

X. 葡萄糖、氨基酸、磷酸盐等；CA. 碳酸酐酶

（三）几种物质的重吸收

1. Na^+、Cl^- 的重吸收

（1）Na^+ 的重吸收：成年人每日从肾小球滤过的钠约 600 g，但每日由尿排出的钠仅为 3～5 g，说明滤液中的 Na^+ 有 99％以上被肾小管和集合管重吸收，这对机体维持细胞外液中 Na^+ 的浓度和渗透压的相对恒定起着重要作用。近端小管的前段和后段对 Na^+ 重吸收有所不同，前段 Na^+ 的重吸收主要伴随着葡萄糖、氨基酸的同向转运以及与 HCO_3^- 一起重吸收（图 9－20），而后段 Na^+ 则主要与 Cl^- 一起被重吸收。除髓襻降支细段不能重吸收 Na^+ 外，肾小管各段和集合管均能重吸收 Na^+，近端小管重吸收量最多，约占滤过 Na^+ 量的 65％，远曲小管约 10％，其余在髓襻升支和集合管内重吸收。

在近端小管的前半段，Na^+ 的重吸收主要依靠位于上皮细胞侧膜、管周膜上的钠泵进行主动重吸收。对 Na^+ 重吸收的机制，目前都采用**泵-漏模式（pump-leak model）**进行解释。在小管上皮细胞侧膜上的钠泵作用下，细胞内 Na^+ 转运至小管壁相邻细胞之间的间隙与管周的组织液。这样，一方面使细胞内 Na^+ 浓度降低，小管液中的 Na^+ 顺浓度差不断地进入细胞内，另一方面，使细胞间隙中 Na^+ 浓度升高，渗透压也升高，水随之进入细胞间隙。细胞间隙静水压增高，使水与 Na^+ 通过细胞间隙底部的基膜进入相邻的毛细血管，同时也使部分 Na^+ 和水经紧密连接处回漏到小管腔中（图 9－21），故在近端小管，Na^+ 重吸收量等于小管细胞侧膜、管周膜上的钠泵泵出量减去紧密连接处的回漏量。

在近端小管的后半段，Na^+ 是以被动扩散方式（顺电位差）重吸收。由于 Cl^- 的重吸收使小管周围组织间隙中负电荷的数目急剧增加，而小管内也积聚了大量的正电荷，在这种管壁两侧的电位差的作用下，Na^+ 经细胞旁路被动重吸收。因为在此部位通过细胞旁路重吸收的 Cl^- 是顺着浓度梯度，Na^+ 是顺着电位梯度进行的，所以该部位 NaCl 的重吸收均属于被动性的。

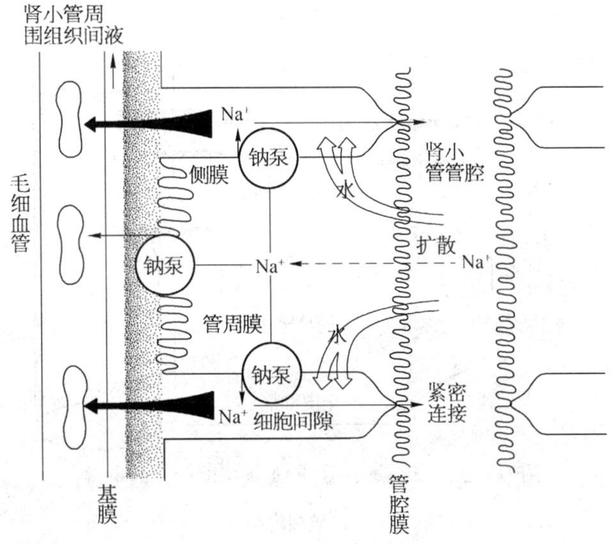

图 9－21　Na^+ 主动重吸收的泵-漏模式图

在髓襻升支粗段 Na^+ 重吸收的机制，目前研究认为，是通过管腔膜上的 Na^+、Cl^-、K^+ 转运体的活动（三者按 1 个 Na^+、2 个 Cl^-、1 个 K^+ 的比例与转运体结合形成复合体），以同向转运模式进行继发性主动重吸收，动力还是来自管周膜上的钠泵。临床使用的速尿等利尿剂，就是利用其能与管腔膜转运体上的 Cl^- 结合点结合，从而抑制 Na^+、K^+、Cl^- 协同转运，妨碍尿浓缩，导致利尿的。

在远曲小管与集合管，Na^+ 的重吸收还受醛固酮的调节（详见第五节）。

(2) Cl^- 的重吸收：在 Na^+ 重吸收的同时，常伴有等量的负离子（HCO_3^- 或 Cl^- 等）被吸收。肾小管中 Cl^- 的重吸收除髓襻升支粗段外，大部分随 Na^+ 的主动重吸收而被动重吸收入血。

(3) 水的重吸收：肾小球滤液中的水分有 99%被肾小管和集合管重吸收，仅有 1%排出，因此，水的重吸收量只要减少 1%，尿量就可增加一倍，可见水的重吸收对尿量影响很大。除髓襻升支对水几乎不通透外，其他部位的肾小管与集合管都能重吸收水。水的重吸收，65%～70%在近曲小管，10%在髓襻降支细段，10%在远曲小管，10%～20%在集合管。水在各段的重吸收均是依靠渗透压差被动吸收的，但重吸收的机制不同。近端小管对水的重吸收按定比量重吸收，在近端小管管壁对水的通透性比远曲小管高 3～4 倍，而且 Na^+、HCO_3^-、Cl^-、葡萄糖、氨基酸等在此段被大量重吸收，降低了小管液的渗透压，提高了细胞间隙的渗透压，于是水在渗透压差的作用下通过紧密连接和跨上皮细胞两条途径进入细胞间隙。而远曲小管、集合管对水的重吸收与血管升压素有关，是按需重吸收（详见第五节）。

2. HCO_3^- 的重吸收　HCO_3^- 的重吸收主要以 CO_2 的形式。由于管腔膜对 HCO_3^- 通透性较低，所以，HCO_3^- 首先与进入小管液中的 H^+ 结合成 H_2CO_3，在碳酸酐酶的作用下，H_2CO_3 迅速被分解为 CO_2 和 H_2O。CO_2 是脂溶性物质，可迅速通过管腔膜进入细胞内，进入细胞内的 CO_2 和 H_2O 在碳酸酐酶的作用下再结合生成 H_2CO_3，而 H_2CO_3 又解离为 H^+ 和 HCO_3^-。管周膜一侧对 HCO_3^- 的通透性较高，所以细胞内的 HCO_3^- 顺电化学梯度随 Na^+ 一起吸收回血液。由此可见肾小管每分泌一个 H^+ 入小管液，就可以从小管液中重吸收一个 Na^+ 和一个 HCO_3^- 入血。这一交换过程既可以排出代谢过程中产生的大量的 H^+，同时又保留了 Na^+、HCO_3^-，从而实现机体的排酸保碱，对维持体内酸碱平衡具有重要的意义（图 9－22）。

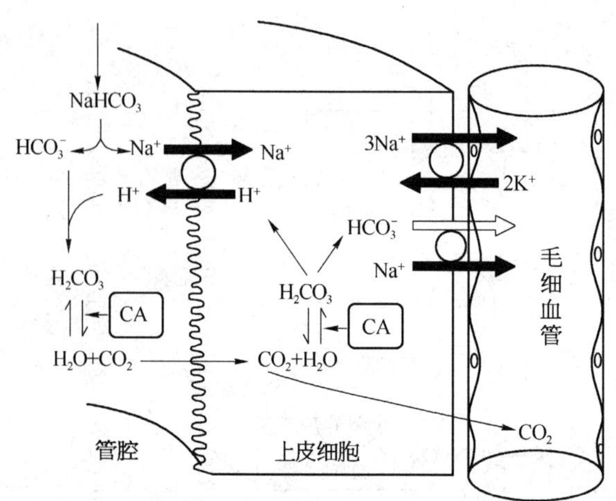

图 9-22 近曲小管重吸收 HCO_3^- 的机制

CA. 碳酸酐酶

3. K^+ 的重吸收　每日从肾小球滤过的 K^+ 约为 35 g，而尿中排出的 K^+ 为 2～4 g。肾小球滤过液中的 K^+ 绝大部分在近端小管被重吸收回血，而终尿中的 K^+ 主要是由远曲小管和集合管分泌的。近端小管对 K^+ 的重吸收是一个主动转运过程，管腔膜是主动重吸收 K^+ 的关键部位。

4. 葡萄糖的重吸收　肾小囊滤液中的葡萄糖浓度与血中的相等，正常人血糖的浓度为 4.48～6.72 mmol/L，但终尿中几乎不含有葡萄糖，这表明小管液中的糖全部被重吸收。葡萄糖重吸收的部位仅限于近端小管，主要是近曲小管，因此在近端小管以后的小管液中如仍含有葡萄糖则尿中会出现糖。葡萄糖是逆浓度梯度主动重吸收的，并且与 Na^+ 同向协同转运。

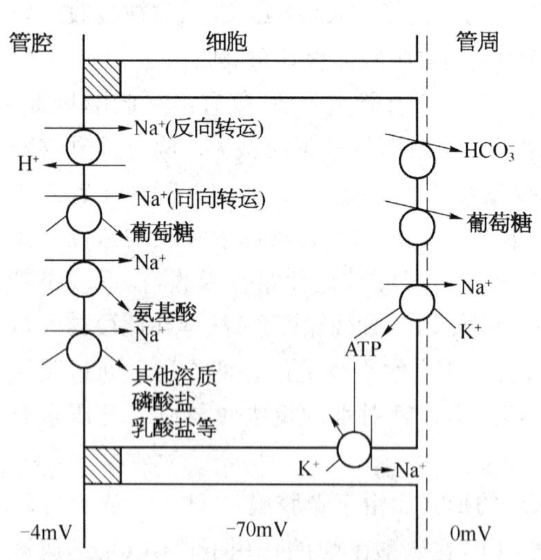

图 9-23 Na^+ 转运与其他溶质转运之间的伴联关系

葡萄糖和 Na^+ 重吸收相协同，是与上皮细胞管腔膜上的刷状缘中的载体蛋白有关的。载体蛋白分别与葡萄糖、Na^+ 相结合后，它就能迅速地将葡萄糖和 Na^+ 从管腔膜外侧转入胞内。葡萄糖的主动转运是继发性的，它是借助于 Na^+ 的主动重吸收而实现的。前文已述及，小管细胞侧膜的钠泵是 Na^+ 重吸收的真正动力。葡萄糖被伴随着转运进入细胞，当细胞内葡萄糖浓度升高以后，葡萄糖便顺着浓度差透过管周膜，经易化扩散进入组织液（图 9-23）。

近端小管对葡萄糖的重吸收是有一定限度的。当血浆中葡萄糖浓度超过 9～10 mmol/L 时，有一部分肾小管对葡萄糖的重吸收已达到极限，此时尿中开始出现葡萄糖。尿中不出现葡萄糖的最高血糖浓度，称为**肾糖阈（renal glucose threshold）**。血糖浓度再继续增高，尿中葡萄糖含量也将随之不断增高，当增高到肾小球的葡萄糖滤过量与尿中的排出量之差值保持不变时，则表示全部肾小管对葡萄糖的吸收均已达到极限，此值就是葡萄糖吸收的极限量。人两肾的葡萄糖吸收极限量，在体表面积为 1.73 m^2 的个体，男性每分钟为2.09 mmol/L，女性每分钟为 1.67 mmol/L。肾脏之所以对葡萄糖吸收有极限量，是由于上述载体蛋白含量有限的缘故。当所有载体蛋白都参加时,葡萄糖转运量就无从再增加了。由于葡萄糖与 Na^+ 是共同与载体蛋白相结合的,所以当近端小管对 Na^+ 的重吸收减少时,葡萄糖的吸收极限量也将下降。

5. *氨基酸及其他物质的重吸收* 小管液中氨基酸的重吸收与葡萄糖的重吸收机制是相同的,也是与 Na^+ 重吸收相伴联。但是,不同氨基酸的载体蛋白是不同的。此外,HPO_4^{2-},SO_4^{2-} 的重吸收可能也是与 Na^+ 重吸收相伴联,也是结合在载体蛋白上进行同向转运的。

由上述过程可见大部分物质的重吸收发生在近端小管,Na^+ 的转运过程并不是 Na^+ 单独的重吸收,往往伴随着其他物质的转运,除 Cl^-、水、葡萄糖、氨基酸等物质的同向转运外,还通过 Na^+-H^+ 交换,Na^+-K^+ 交换与 H^+、K^+ 进行反向转运(详见本节 三、肾小管和集合管的分泌排泄功能)。

表 9-4 是对肾小管重吸收物质的情况总结。

表 9-4 肾小管重吸收物质的情况总结表

重吸收物质	重吸收率(%)	重吸收部位、量和方式			重吸收机制和特点
		近端小管	髓襻	远端小管和集合管	
Na^+	99	65%~70% 主动	15%~20% 升支粗段主动 升支细段被动	10%~15% 主动	近端小管以泵-漏式和 Na^+-H^+ 交换,远端小管和集合管与 K^+、H^+ 分泌相关,并受醛固酮调节
Cl^-	99	65%~70% 被动	15%~20% 升支粗段继发主动	10%~15% 被动	升支粗段与 K^+、Na^+ 同向转运,其他部位伴随 Na^+ 重吸收
K^+	100	几乎全部 主动			远端小管和集合管 Na^+-K^+ 交换与 Na^+-H^+ 交换有竞争作用
HCO_3^-	99	80%~90% 被动	10%~20% 被动		以 CO_2 形式重吸收,同时伴有 H^+ 的分泌
葡萄糖	100	全部 主动			与 Na^+ 同向协同转运,有限度(肾糖阈)
H_2O	99	65%~70% 被动	10% 降支被动 升支无通透	20%~25% 被动	受渗透压调节,远端小管和集合管重吸收受 VP 和醛固酮调节

三、肾小管和集合管的分泌排泄功能

肾小管和集合管上皮细胞将其本身新陈代谢所产生的物质分泌到小管液中的过程,称肾小管和集合管的分泌功能;排泄功能则指肾小管的上皮细胞将血液中原有的某些物质排入小管液中的过程。由于这两个过程有时难以严格区分,故往往把两者统称为肾小管的分泌功能。肾小管和集合管上皮细胞分泌的主要物质有 H^+、NH_3 和 K^+ 等,这对保持机体电解质、酸碱平衡具有重要的生理意义。

1. *H^+ 的分泌* 各段肾小管和集合管都能分泌 H^+,但分泌 H^+ 的能力最强的是近端小管,约占 80%。在小管上皮细胞内,由细胞代谢产生的或由小管液进入细胞的 CO_2,在碳酸酐酶的作用下,与 H_2O 结合生成 H_2CO_3,生成的 H_2CO_3 迅速解离成 HCO_3^- 与 H^+,H^+ 被管腔膜上的 H^+-Na^+ 逆向转运体转运至小管液中,同时小管液中 Na^+ 被同一转运体转运入细胞内,这一过程称为 H^+-Na^+ 交换。进入小管上皮细胞内的 Na^+ 很快被管周膜侧膜上的钠泵泵出到细胞间隙。随着

H^+不断分泌进入小管液，细胞内的 HCO_3^- 也不断增加，由于管周膜基底侧对 HCO_3^- 的通透性较高，所以细胞内的 HCO_3^- 顺电化学梯度扩散进入细胞间隙，并随 Na^+ 一起重吸收回血液。由此可见肾小管每分泌一个 H^+ 入小管液，就可以从小管液中重吸收一个 Na^+ 和一个 HCO_3^- 回血，这对维持体内酸碱平衡具有重要的意义(图 9-24)。目前研究认为，在管腔膜上还有 H^+ 泵，可直接将细胞内的 H^+ 泵入小管腔内。

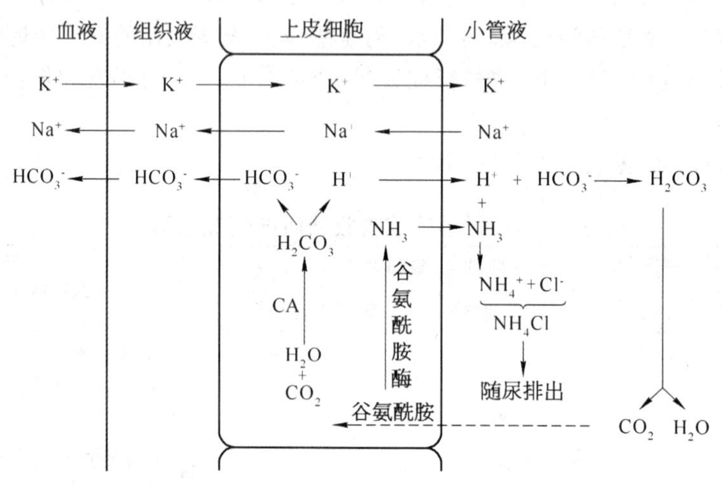

图 9-24 肾小管泌 H^+ 、K^+ 和 NH_3 示意图

CA. 碳酸酐酶

2. K^+ 的分泌 小管液中的 K^+ 绝大部分已在近端小管被重吸收回血，而尿中排出的 K^+ 主要是由远端小管和集合管所分泌的。远端小管和集合管 K^+ 的分泌与 Na^+ 的主动重吸收有密切的联系。当小管液中的 Na^+ 被主动重吸收后，使小管腔内成为负电位(－40～－10 mV)；此外，远端小管和集合管管周膜侧膜上的钠泵将细胞内的 Na^+ 泵出细胞外的同时也将细胞外的 K^+ 泵入细胞内，从而使远端小管和集合管上皮细胞内的 K^+ 浓度远远高于小管液中的 K^+ 浓度，于是，K^+ 顺着电位差和浓度差由肾小管上皮细胞内分泌进小管液中。这种 K^+ 的分泌与 Na^+ 的主动重吸收的联系过程，称为 K^+-Na^+ 交换。远端小管和集合管除有 K^+-Na^+ 交换外，还存在有 H^+-Na^+ 交换，由于 K^+-Na^+ 交换和 H^+-Na^+ 交换都依赖于 Na^+，故两者之间有竞争抑制作用。何者占优势取决于远端小管和集合管上皮细胞内的 H^+、K^+ 的浓度，例如在酸中毒时，小管细胞内碳酸酐酶活性增强，H^+ 生成量增加，于是 H^+-Na^+ 交换增强，而 K^+-Na^+ 交换减弱，肾泌 K^+ 减少，导致血 K^+ 浓度升高，故酸中毒时常伴有高钾血症；同理，碱中毒时可产生低钾血症。临床上，用乙酰唑胺抑制碳酸酐酶活性时，则 H^+ 生成量减少，于是 H^+-Na^+ 交换减少而 K^+-Na^+ 交换增加，从而可导致排 K^+ 量增加和血液中 H^+ 浓度增高(图 9-24)。

3. NH_3 的分泌 正常情况下，NH_3 的分泌发生在远端小管和集合管。但在酸中毒情况下，近端小管也可分泌 NH_3。远端小管和集合管上皮细胞分泌的 NH_3 主要是肾小管上皮细胞在代谢过程中由谷氨酰胺脱氨而来，其次来自于细胞内其他氨基酸的脱氨。NH_3 为脂溶性物质，能自由通过细胞膜。当小管液的 pH 较低时，细胞内的 NH_3 较易向小管液中扩散。NH_3 进入小管液后，与小管液中的 H^+ 结合并生成 NH_4^+，NH_4^+ 再与小管液中的 Cl^- 结合生成 NH_4Cl(酸性铵盐)随尿排出(图 9-24)。NH_4^+ 的生成一方面使小管液中的 NH_3 浓度下降，所形成的浓度差可加速 NH_3 的分泌，另一方面又降低了小管液中 H^+ 的浓度，也有利于 H^+ 进一步的分泌。由此可见，远端小管和集合管分泌 NH_3 的活动，对调节体内酸碱平衡也具有重要的意义。

4. 其他物质的分泌 体内的代谢产物肌酐和对氨基马尿酸既能从肾小球滤过，又可经肾小管和集合管分泌排入小管液。进入体内的酚红、青霉素、利尿药呋塞米等由于与血浆蛋白结合而不能被肾小球滤过，但可在近端小管被主动分泌到小管液中。

第五节 尿生成的调节

尿生成的调节有三种方式，即肾内自身调节、体液性调节和神经调节。由于血管升压素、醛固酮在尿生成的调节中起着十分重要的作用，本节重点阐述体液调节，对自身调节、神经调节作一般介绍。

一、自身调节

肾内自身调节(renal autoregulation)是指肾小球与肾小管通过本身活动的改变以及肾小管内溶质的改变来调节尿液生成的方式。

(一) 小管液溶质的浓度

小管液中溶质所形成的渗透压，是对抗肾小管重吸收水分的力量。当小管液中溶质浓度增加时，可使肾小管内的渗透压增高，肾小管特别是近端小管对水的重吸收减少，因而尿量增加。这种由于渗透压升高而引起的尿量增多的现象，称为**渗透性利尿(osmotic diurosis)**。例如糖尿病患者的多尿，就是由于血糖超过了肾糖阈，小管液中的葡萄糖不能完全被重吸收，从而使小管液中的溶质增加，渗透压升高，水重吸收减少，于是尿量增加，产生多尿。临床上常利用一些能经过肾小球滤过，而又不被肾小管重吸收的药物如甘露醇和山梨醇等，来增加小管液中溶质的浓度及渗透压，使尿量增加，以达到利尿和消除脑水肿的目的。

(二) 球-管平衡

近端小管对 Na^+ 和水的重吸收率始终占肾小球滤过率的65%～70%的这种现象，称**球-管平衡(glomerulotubular balance)**。即当肾小球滤过率增加时，近端小管对 Na^+ 和水的重吸收率也随之增加呈定比重吸收；反之，前者降低，后者也相应降低。球-管平衡的生理意义在于通过肾小球与近端小管的功能活动的协调，使终尿量不致因肾小球滤过率的增减而出现大幅度的变动。此外，上述的由小管液流量改变而影响肾血流量和肾小球滤过率的管球反馈，也是肾内自身调节的重要机制之一。

二、体液调节

尿液的生成受体内多种体液因素的调节，其中血管升压素与醛固酮最为重要。

(一) 血管升压素

1. 血管升压素(VP)的合成和释放部位 血管升压素大部分由下丘脑视上核，小部分由室旁核的神经细胞合成。合成的VP在细胞内呈颗粒状态，然后沿下丘脑-垂体束的轴浆流运输到神经垂体，并储存于其神经末梢内。它经常少量释放入血液循环，当视上核神经细胞受到刺激发生兴奋时，冲动沿下丘脑-垂体束传到末梢，使末梢释放的VP增加。

2. 血管升压素的生理作用及其机制 VP的主要生理作用是提高远曲小管和集合管上皮细胞对水的通透性，从而促进水的重吸收，使尿液浓缩，尿量排出减少，故VP又称**抗利尿激素**

(antidiuretic hormone, ADH)。此外,VP 还可增加内髓部集合管对尿素的通透性,促进髓襻升支粗段对 NaCl 的主动重吸收,以提高肾髓质组织间液的渗透压梯度,有利于尿的浓缩。

关于 VP 的作用机制,目前认为,它能与远曲小管和集合管上皮细胞管周膜上的 V_2 受体相结合,通过兴奋性 G 蛋白与膜内的腺苷酸环化酶耦联,使细胞内的 cAMP 增加。进一步激活细胞内的蛋白激酶 A,使管腔膜的膜蛋白磷酸化而发生构型改变,导致水通道开放,从而提高管腔膜对水的通透性。

3. *血管升压素合成和释放的调节*　调节 VP 合成和释放的最有效的刺激是血浆晶体渗透压的升高和循环血量的减少。

(1) 血浆晶体渗透压的改变:血浆晶体渗透压改变是生理条件下调节 VP 合成、释放的最重要因素。下丘脑视上核附近有**渗透压感受器(osmoreceptor)**,它对血浆晶体渗透压的改变十分敏感(NaCl 和蔗糖等不易透过细胞膜的溶液对渗透压感受器的刺激作用大,易于扩散入细胞的尿素溶液则无效),只要血浆晶体渗透压有 1%～2%的轻微改变,即会使其产生效应。

当机体大量出汗、严重呕吐或腹泻等情况造成体内水分不足时,血浆晶体渗透压升高,对渗透压感受器的刺激增强,使下丘脑-神经垂体系统合成、释放的 VP 增多,促进了远曲小管和集合管对水的重吸收,使之排出尿量减少,从而保留体内的水分。反之,当大量饮水后,体内水分增加时,血浆晶体渗透压降低,VP 合成和释放减少,使远曲小管和集合管对水的重吸收减少,排出尿量增多,以减少体内多余的水分。

日常大量饮清水后,引起尿量增多,这一现象称为**水利尿(water diuresis)**。它是临床上用于检测肾的稀释功能的方法之一。正常人一次快速饮用 1 000 ml 清水后,在 15～30 min内尿量便开始增多,第 1 小时末尿量达峰值,随后逐渐减少,通常在第 2～3 小时后排出尿量可恢复至饮水前水平。水利尿发生的原理主要是因为饮水量突然增多,使血浆晶体渗透压降低,暂时抑制了 VP 的合成和释放。如果饮用的是等渗盐水(0.9% NaCl 溶液),则血浆晶体渗透压基本不变,不出现饮清水后的尿量显著增多情况,只是在饮水30 min 后尿量才稍有增多(图 9-25)。

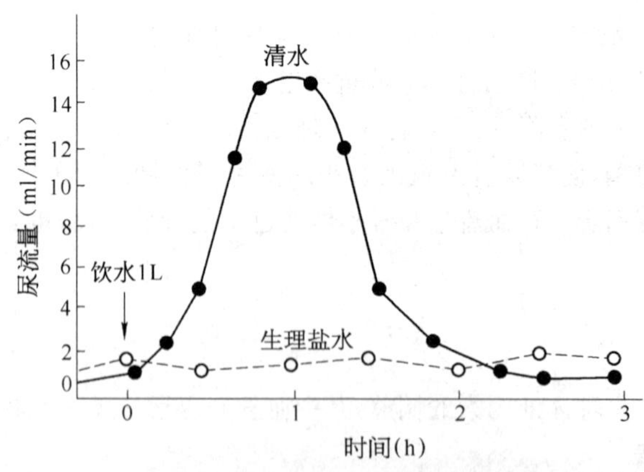

图 9-25　饮清水与等渗盐水对尿量影响的示意图

(2) 循环血量的改变:当循环血量增多时,存在于左心房和胸腔内大静脉处的**容量感受器(volume receptor)**因被扩张或牵拉刺激而发生兴奋,冲动沿迷走神经传入中枢,反射性抑制下丘脑-神经垂体系统合成和释放 VP,从而引起尿量增多。通过排出过剩的水分,使循环血量得以恢复。当严重失血致使循环血量减少时,对左心房和大静脉容量感受器的刺激减弱,VP 的合成和释放则增多。此时不但能促进远曲小管和集合管对水的吸收，使循环血量得到一部分代偿，而且还可引起血管平滑肌收缩，使血管床容积减小，外周阻力增加，故血压不致下降过多，从而发挥升压-抗利尿作用。

动脉血压升高时，通过刺激颈动脉窦的压力感受器，也可以反射性地抑制 VP 的释放。痛刺激和情绪紧张可使 VP 释放量增加，尿量减少。临床上下丘脑、垂体病变(肿瘤)累及视上核和室旁核或下丘脑-垂体束时，VP 的合成和释放便产生障碍，可出现尿崩症，患者表现为多饮、多尿。

综上所述，血浆晶体渗透压升高和循环血量的减少，都可反射性促进 VP 的合成和释放，从而通过负反馈调节，维持血浆晶体渗透压和循环血量的相对稳定。

(二) 醛固酮

1. 醛固酮的分泌部位　醛固酮是肾上腺皮质球状带所分泌的一种盐皮质激素。

2. 醛固酮的生理作用及其机制　醛固酮对肾脏的作用是促进远曲小管和集合管对 Na^+ 的主动重吸收，同时促进 K^+ 的排出，故醛固酮具有保 Na^+ 排 K^+ 作用。

醛固酮进入远曲小管和集合管的上皮细胞后，与胞质受体结合，形成激素-胞浆受体复合物；后者通过核膜，通过基因调节，生成特异性 mRNA，进而导致醛固酮诱导蛋白的合成(图 9 - 26)。

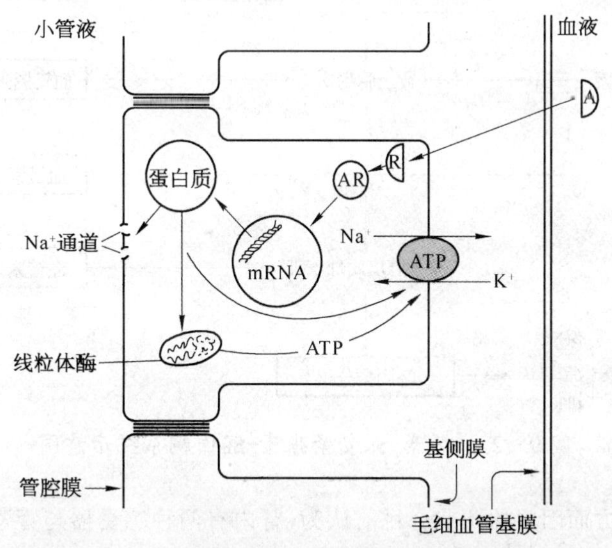

图 9 - 26　醛固酮作用机制及生理作用示意图

A. 醛固酮；R. 胞浆受体；AR. 激素-胞浆受体复合物

醛固酮的作用机制是：①增加管腔膜的 Na^+ 通道数量，有利于小管液中 Na^+ 向胞内扩散；②增加线粒体中合成 ATP 的酶，为上皮细胞活动(如 Na^+ 泵)提供更多的能量；③增加基侧膜的 Na^+ 泵的活性，促进细胞内的 Na^+ 泵回血液和 K^+ 进入细胞，提高细胞内 K^+ 浓度，有利于 K^+ 分泌。由于 Na^+ 重吸收增加，造成了小管腔内的负电位，有利于 K^+ 的分泌和 Cl^- 的重吸收。

3. 醛固酮分泌的调节　醛固酮的分泌主要受**肾素 血管紧张素-醛固酮系统(renln-angiotensin-aldosterone system, RAAS)**，以及血 K^+、血 Na^+ 浓度等因素的调节。

(1) 肾素-血管紧张素-醛固酮系统：肾素主要由球旁细胞分泌。它是一种蛋白水解酶，能催化血浆中的血管紧张素原，使之生成血管紧张素Ⅰ(10 肽)。血管紧张素Ⅰ有刺激肾上腺髓质使之释放肾上腺素的作用。血液和组织中，特别是在肺组织中存在着丰富的血管紧张素转换酶，转换酶可使血管紧张素Ⅰ降解，生成血管紧张素Ⅱ(8肽)。血管紧张素Ⅱ的主要作用有两个：一是直接使血管收缩，升高血压(在循环章节已述及)；二是刺激肾上腺皮质球状带促进醛固酮合成和分泌。血管紧张素Ⅱ进一步被氨基肽酶水解为血管紧张素Ⅲ(7肽)，它也能刺激球状带醛固酮的合成和分泌。由于血中血管紧张素Ⅲ浓度较低，机体内在刺激醛固酮合成和分泌中起主要作用的是血管紧张素Ⅱ。此外，血管紧张素Ⅱ还能直接刺激近端小管对 NaCl 的重吸收，同时能够促进血管升压素的分泌，增强远曲小管和集合管对水的重吸收。

血管紧张素的生成依赖于肾素的作用，肾素释放量决定着血浆中血管紧张素的浓度。当血中肾素-血管紧张素的浓度升高或降低时，血中醛固酮的浓度也随着发生相应的变化。肾素-血管紧张素-醛固酮三者在血浆中的水平变动是保持一致的，因此将这三者看成是相互连接的功能系统，称为肾素-血管紧张素-醛固酮系统(图 9－27)。

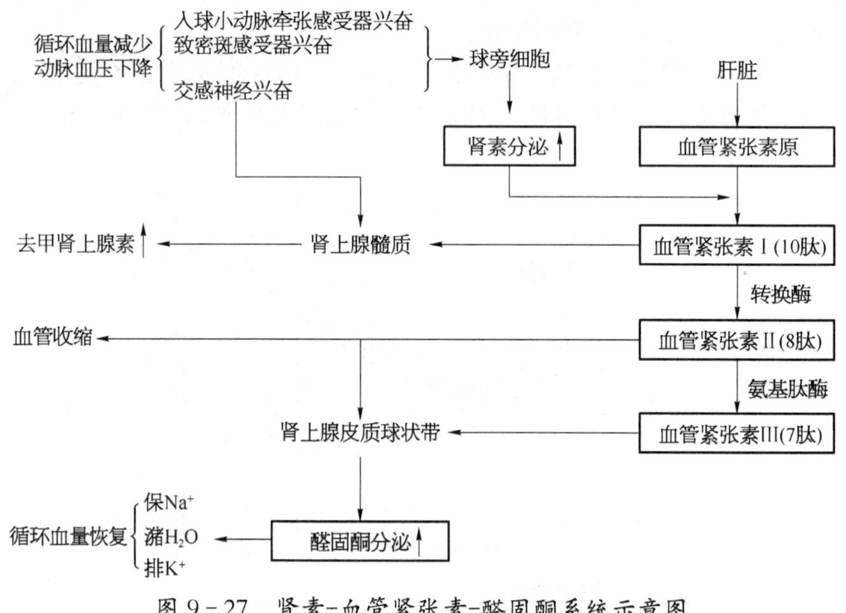

图 9－27　肾素-血管紧张素-醛固酮系统示意图

肾素的分泌受多方面因素的调节。目前认为，肾内有两种感受器与肾素分泌的调节有关：一是入球小动脉处的牵张感受器，另一是致密斑感受器。当动脉血压由于某种原因而降低时，肾入球小动脉的压力随之下降，于是对小动脉壁的牵张刺激减弱，激活了牵张感受器，促使肾素释放量增加；同时，由于入球小动脉的压力降低和血流量减少，肾小球滤过率减少，滤过的 Na^+ 量和通过致密斑的 Na^+ 量均减少，于是激活了致密斑感受器，增加了肾素释放量。此外，球旁细胞外的小动脉壁内有交感神经末梢支配，肾交感神经兴奋时也能引起肾素的释放量增加。肾上腺素和去甲肾上腺素也可直接刺激球旁细胞，促使肾素释放增加。

(2) 血浆中 K^+、Na^+ 的浓度：当血 K^+ 浓度升高或血 Na^+ 浓度降低时，可直接刺激肾上腺皮质球状带，使醛固酮的合成与分泌增加，从而促进肾脏保 Na^+ 排 K^+，以恢复血 Na^+ 和血 K^+ 的浓度；反之，血 K^+ 浓度降低或血 Na^+ 浓度升高时，则抑制醛固酮分泌，保 Na^+ 排 K^+ 作用减弱，血中 Na^+ 和 K^+ 的水平得以恢复正常。可见，血中的 Na^+、K^+ 浓度与醛固酮分泌的关系甚为密切，血液中 Na^+、K^+ 浓度调节醛固酮的分泌，醛固酮又反过来调节血中 Na^+、K^+ 的浓度。实验证明，血 K^+ 浓度改变对醛固酮的分泌调节更为灵敏。

(三) 心房钠尿肽

心房钠尿肽是由心房肌合成、分泌的激素。它有明显的促进 NaCl 和水排出的作用。其作用机制可能包括:①抑制集合管对 NaCl 的重吸收。心房钠尿肽与集合管上皮细胞基侧膜上的心房钠尿肽受体结合,导致胞内 cGMP 含量增加,使管腔膜上的 Na^+ 通道关闭,抑制 Na^+ 重吸收,增加 NaCl 的排出。②使入球、出球小动脉,尤其是入球小动脉舒张,增加肾血浆流量和肾小球滤过率。③抑制肾素、醛固酮、血管升压素的分泌。因此,心房钠尿肽是体内调节水盐代谢、维持血容量稳定、保持内环境相对稳定的重要激素之一。

(四) 其他活性物质

由甲状旁腺分泌的甲状旁腺激素,具有促进远曲小管和集合管对 Ca^{2+} 的重吸收的作用,还可抑制近端小管对磷酸盐的重吸收,起保钙排磷的作用。此外,肾内产生的多种局部活性物质,如前列腺素、缓激肽能舒张小动脉,抑制肾小管和集合管对 Na^+ 的重吸收;NO 可对抗血管紧张素Ⅱ和去甲肾上腺素的缩血管作用,影响肾血流量和肾小管功能等,从而调节尿生成。

三、神经调节

参与调节尿液生成的神经主要是肾交感神经。肾交感神经对尿液生成的调节是通过以下三方面实现的:①使肾血管收缩,肾血流量减少,进而使肾小球滤过率降低;②促进肾小管对 Na^+ 等溶质的重吸收;③促进球旁细胞释放肾素。不难看出,肾交感神经不但通过肾小球滤过率、肾小管和集合管直接调节尿液的生成,而且还可以通过影响体液因素间接调节尿液的生成。

第六节 尿液的浓缩和稀释

尿液的渗透压可随着体内液体量的变化而大幅度变动。当体内缺水时,肾脏将排出渗透压明显高于血浆渗透压的尿,称**高渗尿(hypertonic urine)**,表示尿液被浓缩;当体内水过剩时,将排出渗透压低于血浆渗透压的尿,称**低渗尿(hypotonic urine)**,表示尿液被稀释。若无论体内缺水还是水过剩,排出尿的渗透压总是与血浆的渗透压相等或相差无几,则称为**等渗尿**,表明肾脏的浓缩和稀释功能严重受损。健康人尿液的渗透压波动在 50～1 200 mOsm/(kg·H_2O)之间,说明肾脏对尿液的浓缩和稀释能力很强,这对调节体液平衡和稳定渗透压有着极其重要的作用。

一、尿浓缩和稀释的基本过程

无论终尿是低渗还是高渗,由髓襻升支粗段进入远端小管的小管液总是低渗的。因此,尿液的浓缩和稀释过程主要是在远端小管和集合管中完成,它与肾髓质渗透梯度和血管升压素的作用有着密切关系。

1. *尿液的浓缩(concentration of the urine)* 是由于小管液中的水被重吸收而溶质仍留在小管液中造成的。当低渗性的小管液从远端小管进入集合管,穿过肾髓质高渗区流向肾乳头方向时,在血管升压素(VP)作用下,远端小管和集合管管壁对水的通透性提高,水分被从管内抽吸到管外,于是集合管内液的水分越来越少,渗透压越来越高,形成高渗尿,尿液被浓缩,尿量减少。在高度缺水时,每日尿量可能只有 300～400 ml,而尿的渗透压可高达 1 200～1 400 mOsm/(kg·H_2O),比血浆高 4～5 倍。

2. *尿液的稀释(dilution of the urine)* 是由于小管液中的溶质被重吸收而水仍留在小管液中造成的。当体内水过多,血管升压素释放减少时,远曲小管和集合管对水的通透性降低,来自髓襻升支粗段的低渗小管液在流经远端小管和集合管时，NaCl 被继续重吸收，而水不易被重吸收，于是小管液的渗透压进一步降低，最后形成大量的低渗尿，尿液被稀释，尿量增加。

二、肾髓质渗透梯度形成的机制

尿液的浓缩和稀释主要是在通过集合管时完成，它与肾髓质高渗梯度和血管升压素的作用有着密切关系。将大鼠的肾脏从皮质向髓质进行分层切片，用冰点降低法测定各切片组织液的渗透压，并与血浆的渗透压相比，发现肾皮质组织液的渗透压与血浆渗透压的比值为 1，表明肾皮质组织液与血浆是等渗的。而由皮质向髓质逐步深入时，比值不断升高，分别比血浆高出 2 倍、3 倍甚至 4 倍，表明肾髓质的组织液是高渗的，并存在明显的渗透压梯度（图 9－28）。

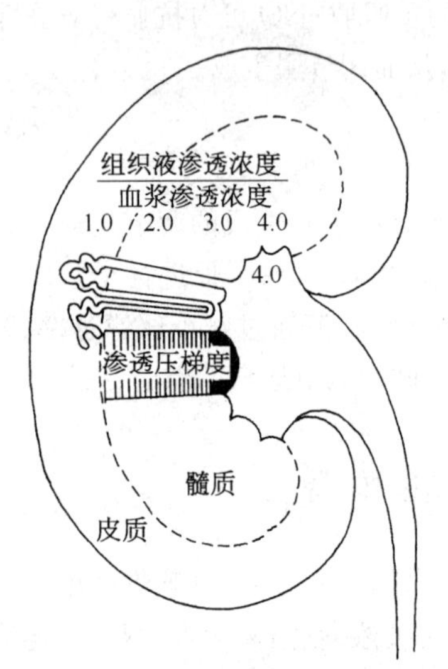

图 9－28　肾髓质渗透梯度示意图

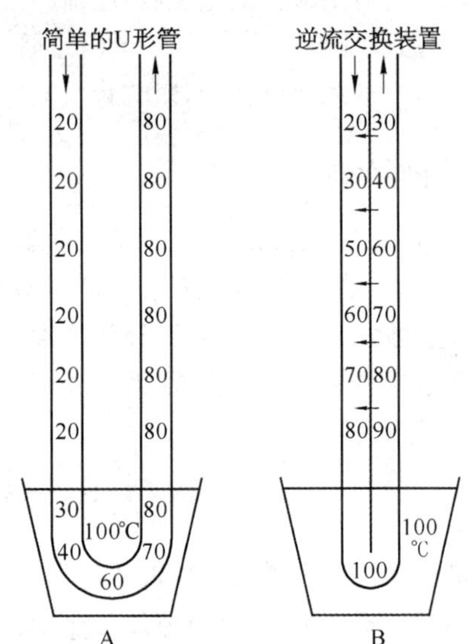

图 9－29　逆流交换和逆流倍增示意图

（单位：摄氏度）

1. 肾髓质高渗梯度的形成　有关肾髓质高渗梯度的形成，目前用各段肾小管对水和溶质的通透性的不同，以及**逆流交换（counter-current exchange）**和**逆流倍增（counter-current multiplication）**现象来解释。逆流倍增，指溶液在 U 形管道逆流时，引起沿两管长轴的纵向溶质浓度成倍增长现象（图 9－29）。髓襻的结构呈 U 字形，且与相邻的集合管平行靠近，其降支与升支相平行而在顶端相通，小管液在两襻支的流动方向相反。用微穿刺法证实，肾小管液在流经 U 字形髓襻时，管内的小管液的渗透压均沿纵向逐渐增高，呈现渗透梯度，在髓襻顶端达最高。此渗透梯度也表现在与髓襻同一水平面内的集合管内液和肾髓质，即肾髓质也呈渗透梯度，提示在肾髓质部确实存在逆流倍增现象，而髓襻起了很重要的作用。因此认为肾髓质高渗梯度的形成是通过髓襻的逆流交换来实现的。

2. 肾髓质渗透梯度的保持　肾髓质渗透梯度的保持主要依靠直小血管的作用。直小血管是近髓肾单位的出球小动脉延伸形成的毛细血管，细长达髓质深部，呈 U 字形，与髓襻、集合管等紧邻且平行，行走于呈渗透梯度的髓质中。当血液流经直小血管降支时，由于其周围组织液中的 NaCl 和尿素浓度高于血管同一水平血液中的浓度，故 NaCl 和尿素向血管降支扩散，而水则渗出，这样降支中的 NaCl 和尿素浓度逐渐升高，在直小血管折返处其浓度最高。当血液折返流入升支时，升支血管内的 NaCl 和尿素的浓度又高于同一水平的组织液，于是 NaCl 和尿素又向组织液扩散，因而绝大部分 NaCl 和尿素被保留于髓质的组织液中，而水又渗入直小血管升支，及时返回体循环。这一过程称为直小血管的逆流交换作用。通过这一作用，当血液离开肾髓质时，带走较多的水，较少的 NaCl 和尿素，从而保持了肾髓质的渗透梯度。

三、影响浓缩和稀释的因素

由此可见，尿液的浓缩与稀释的基本条件是：①肾髓质的渗透梯度；②血管升压素的存在。正常情况下，血管升压素的释放量是决定尿液浓缩程度的关键因素。

第七节 血浆清除率

血浆清除率(plasma clearance, C)指两侧肾脏在单位时间(一般用每分钟)内能将多少毫升血浆中所含的某物质完全清除出去，这个被完全清除了该物质的血浆毫升数，称为该物质的血浆清除率(ml/min)。血浆清除率能够反映肾脏对不同物质的清除能力，也可以了解肾脏对各种物质的排泄功能。因此，它是一种常用的测量肾功能的重要方法。

一、血浆清除率的测定方法

在计算血浆清除率(C)时，应首先测得尿中某物质的浓度(U)、每分钟尿量(V)和血浆中某物质的浓度(D)。$C(ml/min)=U(\mu mol/L)\times V(ml/min)/D(\mu mol/L)$。根据此公式可以计算出各种物质的血浆清除率，各种物质的血浆清除率不相同。

二、测定血浆清除率的意义

1. 测定肾小球滤过率 常用菊粉的**血浆清除率**测定肾小球滤过率。菊粉(也称菊糖)，对机体无毒性，进入体内不被分解，完全随尿排出，而且只从肾小球滤过，不被肾小管、集合管重吸收和分泌，因此它的血浆清除率便等于肾小球滤过率。用菊粉的血浆清除率测得，健康人肾小球滤过率为 125 ml/min，依此计算，两肾每昼夜从肾小球滤出的超滤液总量达 180 L 左右。

2. 测定肾血流量 常采用碘锐特或对氨基马尿酸(PAH)两种物质的清除率来测定肾血流量。碘锐特或对氨基马尿酸注入静脉后，当它流经肾脏时，一次即能被肾脏几乎全部清除掉，肾静脉中的浓度接近于 0。因此，碘锐特或对氨基马尿酸每分钟由尿中排出的量，就等于每分钟通过肾脏的血浆中所含的量，故其血浆清除率即为每分钟肾脏的血浆流量。用碘锐特或对氨基马尿酸测得肾血浆流量为 660 ml/min。如血浆量占全血量的 55%，则肾血流量为 1 200 ml/min。

3. 判断肾小管重吸收功能 将各种物质的血浆清除率与肾小球滤过率进行比较，可判断肾小管重吸收功能。如某物质的血浆清除率比肾小球滤过率(125 ml/min)小，表明该物质滤过之后又被肾小管重吸收了；反之，则表明肾小管分泌了该物质。

第八节 水盐代谢与酸碱平衡

内环境的稳态是细胞能维持正常生理功能的必要条件，也是整个机体能维持正常生命活动的必要条件。人体内环境的稳定是体液平衡的结果，主要包括水与无机盐代谢的平衡和酸碱平衡。

一、水盐代谢

人体内细胞之间及细胞与外环境之间的沟通是通过体液实现的。水和无机盐作为构成体液的主要成分，在维持体液平衡，保障人体正常代谢和生理活动中具有重要的意义。这种体液平衡是通过机体神经系统、内分泌系统和肾脏的综合调节而实现的。

（一）体液的含量和分布

1. 人体水的含量和分布　水是体液的主要成分，健康成人体液总量约占体重的60%（详见第三章）。体液含量可随着个体的性别、年龄、胖瘦及疾病与健康状况的不同而异。成年女性含水量低于同龄男性，老年人含水量少，为体重的50%。儿童含水量多，为体重的70%～80%，这是由于儿童新陈代谢旺盛，需水量较多。但儿童体内调节水和电解质平衡的功能尚未完善，容易发生脱水及电解质平衡紊乱现象。故在临床上对小儿及肥胖者脱水的情况更应引起注意。

2. 体液电解质的含量和分布特点　体液中电解质主要是 Na^+、K^+、Ca^{2+}、Mg^{2+}、Cl^-、HCO_3^- 和非电解质（葡萄糖、尿素）及蛋白质等，他们在维持体液分布和动态平衡上起重要作用。体内电解质在细胞内、外液中的含量与分布见表9-5。为便于直观地反映正负离子间的平衡关系，表中采用毫克当量浓度（mEq/L）为单位。

表9-5　各种体液中电解质的含量

电解质		血浆	细胞间液	细胞内液
		mEq/L 血浆	mEq/L 水	mEq/L 水
阳离子	Na^+	142	147.0	15
	K^+	5	4.0	150
	Ca^{2+}	5	2.5	2
	Mg^{2+}	2	2.0	27
总量		154	155.5	194
阴离子	HCO_3^-	27	30.0	10
	Cl^-	103	114.0	1
	HPO_4^{2-}	2	2.0	100
	SO_4^{2-}	1	1.0	20
	有机酸	5	7.5	～
	蛋白质	16	1.0	63
总量		154	155.5	194

注：世界卫生组织建议，凡已知分子量的物质在人体内的含量，都应使用物质的量浓度单位取代所有旧制浓度单位。但因蛋白质等的分子量还未正确测得，故此表所列仍为旧制克当量浓度单位。一般其关系式为：摩尔浓度＝当量浓度÷离子价数。如血浆 Ca^{2+} 摩尔浓度＝5 mEq/L÷2＝2.5 mmol/L。

从表中可以看出体液电解质的含量与分布有以下四方面特点。①阴阳离子总量相等，溶液呈电中性。若以mEq/L计算，细胞内外液的阴、阳离子总量相等，呈电中性。②细胞内外液电解质的分布差异大。细胞内液阳离子以 K^+ 为主，阴离子以 HPO_4^{2-} 为主。细胞外液阳离子以 Na^+ 为主，阴离子以 Cl^- 为主。③细胞内外液的渗透压相等。溶液的渗透压取决于溶质颗粒数，与质量、荷电量无关。常用毫渗量浓度（mOsm/L）为单位，它是指溶液中能产生渗透效应的各种物质颗粒（离子或分子）的总浓度。细胞内外液的渗透压相等，约为300 mOsm/L。④血浆蛋白浓度远高于细胞间液。血浆中含蛋白质较多，其他电解质基本相同为60～80 g/L，细胞间液中只含0.5～3.5 g/L。这种差异使血浆具有较高的胶体渗透压，其对于血浆和细胞间液之间水的交换具有重要调节作用。

(二) 水的生理功能及水平衡

1. 水的生理功能

(1) 构成组织成分:水是构成组织的重要成分,在维持组织器官的形状、硬度和弹性上有重要作用。体内的水除一部分以自由状态存在外,大部分与蛋白质、粘多糖等结合,以结合水形式存在。如心肌含水约 79%,血液含水约 83%,两者相差无几,但心肌主要含结合水,使心脏具有坚实的形态,保证心脏有力地推动血液循环。

(2)调节和维持体温恒定:水的比热大,蒸发热大,流动性大,故能使物质代谢产生的热量迅速扩散至全身,不致使体温局部升高。

(3) 参与和促进物质代谢:水是良好的溶剂,很多化合物都能溶解或分散于水中,这是保证体内物质代谢顺利进行的重要条件。

(4) 润滑作用:水是生物体内良好的润滑剂,如唾液有利于吞咽,泪液可防止眼球干燥,关节腔的滑液可减少关节活动时的摩擦,胸膜腔和腹膜腔的浆液、呼吸道和胃肠道的黏液都起着良好的润滑作用。

2. 水的平衡 人体内水的平衡是水的来源和去路平衡的结果。成人每日需水量约 2 500 ml,其摄入与排出的平衡涉及到肾脏的排尿、肺的呼吸蒸发、皮肤蒸发以及消化道对水的吸收和排出等。其中,正常情况下肾脏对机体的水平衡发挥了重要的作用。人体内水的来源和去路如图 9-30 所示。

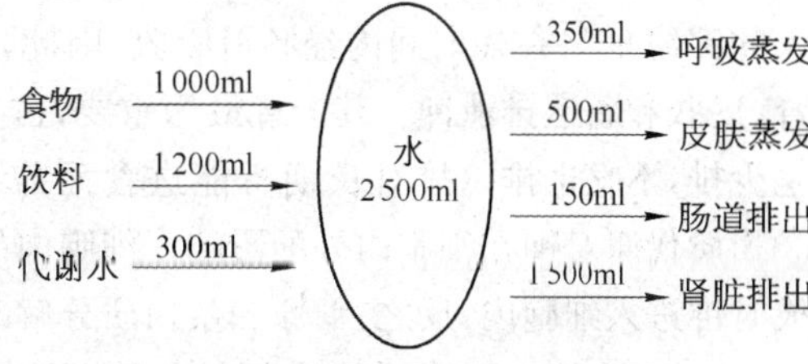

图 9-30 体内水的来源和去路(ml/日)

(三) 电解质的生理功能及平衡

1. 电解质的生理功能 人体内电解质主要是指无机盐,其含量虽不多,仅占体重的4%~5%,但种类很多,功能各异,有些含量甚微,却具有很重要的生理功能。

(1) 构成组织与体液的成分:体液中含有一定量的 Na^+、K^+、Cl^-、HPO_4^{2-}、HCO_3^- 等电解质,骨骼和牙齿中主要含钙和磷,其他组织或器官中因功能与作用不同而含有各种无机离子。

(2) 维持体液酸碱平衡与渗透压平衡:体液中所溶解的电解质可以组成多种缓冲对,如血浆中的 HCO_3^- 与 H_2CO_3、HPO_4^{2-} 与 $H_2PO_4^-$ 等,参与维持体液酸碱度的相对恒定。此外,体液中的各种无机离子又是维持细胞内外晶体渗透压的主要因素,如 Na^+ 和 Cl^- 是维持细胞外液晶体渗透压的主要离子,K^+ 和 HPO_4^{2-} 是维持细胞内液晶体渗透压的主要离子,进而影响着水的动向。

(3) 维持神经、肌肉的应激性:正常情况下,神经、肌肉应激性的维持,与多种无机离子的相对含量和比例有关:

$$\text{神经肌肉应激性} \propto \frac{[Na^+]+[K^+]+[OH^-]}{[Ca^{2+}]+[Mg^{2+}]+[H^+]}$$

当血钙含量降低或血钾含量升高及碱中毒时,上式比值增大,神经、肌肉的应激性增加,可引起搐搦。反之,神经、肌肉应激性会降低,可出现肌肉软弱无力甚至麻痹。

无机离子对心肌细胞的应激性也有影响,其关系如下:

$$\text{心肌细胞应激性} \propto \frac{[Na^+]+[Ca^{2+}]+[OH^-]}{[K^+]+[Mg^{2+}]+[H^+]}$$

心肌的应激性与 K^+、Na^+、Ca^{2+} 关系密切。当血钾过高时,心肌兴奋性受抑制,导致心动过缓、传导阻滞和收缩力减弱,严重时心跳可停止在舒张状态。血钾过低时,会出现心脏自动节律性增高，易产生期前收缩等心律紊乱的症状，严重时心跳停止于收缩状态。血钠和血钙增高时，心肌兴奋性增强，在一定范围内拮抗钾离子对心肌的抑制作用。

(4) 维持酶活性：体内有些无机离子作为酶的激活剂或抑制剂，或是酶的辅基成分，影响物质代谢。例如，K^+、Mg^{2+} 和 Cl^- 分别是糖原合成酶、磷酸化酶和唾液淀粉酶的激活剂，Na^+ 和 Ca^{2+} 分别是丙酮酸激酶和醛缩酶的抑制剂，Cu^{2+} 既是细胞色素氧化酶的激活剂，又是唾液淀粉酶的抑制剂。

(5) 参与构成特殊功能的化合物：如铁参与血红蛋白和细胞色素的组成，碘作为合成甲状腺素的原料，锌是胰岛素的组成成分，维生素 B_{12} 分子中含有钴，磷是磷脂、核苷酸及核酸等重要化合物的组成成分。

2. 无机盐代谢

(1) 钾代谢：①钾的含量与分布。正常成人体内的钾含量为 2 g/kg 体重，2%存在于细胞外液，而 98%存在于细胞内液，是细胞内的主要阳离子。②摄入与排泄。健康成人每日钾的需要量为 2～4 g。植物性食物(如蔬菜、水果)中含钾较丰富，一般膳食即可满足机体对钾的需要。食物中摄入的钾约 90%在短时间内经肠道吸收，因此，严重腹泻时，会伴有钾的丢失。钾的排泄途径：通过肾、皮肤和肠道排泄钾。其中肾最为重要，占 80%～90%。肾脏对钾的排泄特点是：多吃多排，少吃少排，不吃也排。故对长期不能进食而需要由静脉补充营养的患者，如果有尿，可引起缺钾。③物质代谢对钾在细胞内外的影响。细胞内的物质代谢常常需要有 K^+ 参加。在糖原和蛋白质合成时钾进入细胞内，反之，糖原和蛋白质分解时钾被释出到细胞外。

在组织生长旺盛和创伤愈合期，或静脉输注胰岛素和葡萄糖时，由于蛋白质或糖原合成加强，钾将进入细胞内，可造成血钾浓度降低。严重创伤(如烧伤或大手术后)、组织大量破坏、感染或缺氧时，体内蛋白质分解代谢增强，细胞内的钾释放到细胞外，会使血钾明显升高，特别在肾功能衰竭时尤为明显。酸中毒时，细胞外液 H^+ 浓度增高，部分 H^+ 进入细胞内与细胞内的 K^+ 进行交换，使细胞外液 K^+ 浓度升高；同时，肾小管上皮细胞分泌 H^+ 作用加强而分泌 K^+ 作用减弱，使随尿排出的 K^+ 减少。所以，酸中毒易引起高血钾，反之，碱中毒时易引起低血钾。

(2) 钠与氯的代谢：①钠和氯的含量与分布。在人体内钠的含量约为 1 g/kg 体重。钠和氯主要分布于细胞外液，其中 50%的钠存在于细胞外液，40%存在于骨骼，仅有 10%存在于细胞内液。Na^+ 为细胞外的主要阳离子，Cl^- 为细胞外的主要阴离子。但血液中的 Cl^- 能通透红细胞膜，故红细胞中有大量 Cl^- 存在，此种现象与钾和钠明显不同。②氯化钠的摄入与排泄。成人每日 NaCl 的最低需要量约为 5 g，一般每日膳食可获得 7～15 g 食盐，已远远超过生理需要量，故提倡吃得清淡些。钠的排泄途径主要经肾随尿排出，少量随汗液(显性出汗)和从消化道随粪便排出。健康人肾脏对 Na^+ 的排泄具有严格的控制能力，其排泄特点是：多吃多排，少吃少排，不吃几乎不排。Cl^- 的排出常与 Na^+ 相伴而行，因此临床上可根据尿中氯化钠含量的变化来帮助判断患者是否有缺盐性(低渗性)脱水或缺水性(高渗性)脱水，并提示缺盐程度。

(3) 钙和磷代谢：①钙和磷的含量与分布。钙、磷是体内含量最多的无机盐，成年人体内钙的总含量为 700～1 400 g，磷的总含量为 400～800 g。其中约有 99.3%的钙、85.7%的磷以羟磷灰石的形式构成骨盐存在于骨骼和牙齿中，占骨盐总量的 84%，与骨的代谢密切相关。虽然只有 0.1%的钙和 0.3%磷以游离的形式分布于体液及软组织中，但它们有着重要的生理调节功能(见本节中电解质的生理功能)。血液中的钙几乎全部存在于血浆中，故血钙通常指血浆钙。正常人血钙浓度为 2.25～2.75 mmol/L，无年龄差异。血钙以离子钙和结合钙两种形式存在。血浆钙中只有离子钙才能起生理调节作用，结合钙没有直接的生理效应，但可与离子钙发生相互转变，以维持动态平衡。血磷主要是指血中的无机磷，它以无机磷酸盐的形式存在，其中 80%～85%是 HPO_4^{2-}，其余 15%～20%以 $H_2PO_4^-$ 存在。健康成人血磷浓度为 0.97～1.61 mmol/L，儿童稍高。血浆中钙和磷的浓度(mmol/L)保持着一定的数量关系，当两者乘积大于 3.5 时，钙磷将以骨盐的形式沉积于骨组织中，有利于成骨作用；乘积小于 2.5 时，则会影响骨组织的钙化及成骨作用，甚至促使骨盐溶解而引起佝偻病或骨软化症。②钙、磷代谢的调节：体内钙磷代谢的调节主要受**维生素 D**、**甲状旁腺素和降钙素**三大因素影响，详见第八章。

钾代谢、钠和氯代谢及钙磷代谢小结表见表 9-6。

表 9-6　钾、钠和氯及钙磷代谢小结表

内容	钾代谢	钠和氯		钙磷代谢	
		磷	钠	氯	钙
含量(成年人)	120 g	60 g	100 g	700～1 400 g	400～800 g
血中含量(mmol/L)	3.5～5.5	135～145	98～106	2.25～2.75	0.9～1.61
分布	主要存在于细胞内液	主要存在于细胞外液		主要存在于骨骼和牙齿中	
日需要量	2～4 g	5～10 g		800 mg	800～1 000 mg
吸收部位	肠道	肠道		十二指肠上部	小肠
主要排泄途径 排泄特点	肾脏 多吃多排， 少吃少排， 不吃也排	肾脏 多吃多排， 少吃少排， 不吃几乎不排		肠道 多吃多排， 少吃少排， 不吃也排	肾脏
影响因素	在糖原和蛋白质合成时钾进入细胞内；反之，钾被释出到细胞外。酸中毒引起高血钾，碱中毒引起低血钾			[Ca]×[P]=2.5～3.5 影响吸收的因素： 1,25-二羟维生素 D_3 甲状旁腺素 降钙素的调节作用	

(四) 体液平衡的调节

机体内水和盐的来源与去路在神经系统、血管升压素、醛固酮和心钠素等的协同调节下维持动态平衡。

二、酸碱平衡

人体正常的功能活动，还要求内环境必须保持适宜的酸碱度。机体在物质代谢过程中不断地产生酸性和碱性物质，或从消化道吸收酸性或碱性物质，这些物质都有可能影响血液的酸碱度，但是血液 pH 仍在一定范围内(7.35～7.45)。这是由于机体能够调节酸性和碱性物质的含量和比例，使体液 pH 维持在恒定范围，此过程被称为**酸碱平衡(acid base balance)**。

(一) 体内酸碱性物质的来源

1. 酸性物质的来源　体内酸性物质主要由物质代谢产生。按照其来源和产生过程等可分为两类，一类是挥发性酸，另一类是非挥发性酸。

(1) 挥发性酸——碳酸：糖、脂肪和蛋白质在体内彻底氧化可产生 CO_2 和 H_2O，两者结合生成碳酸(H_2CO_3)。红细胞、肾小管细胞、肺泡、上皮细胞等细胞内含有活性很高的**碳酸酐酶(carbonic anhydrase，CA)**，能够催化这一反应。

$$CO_2 + H_2O \xleftrightarrow{CA} H_2CO_3 \xrightarrow{肺} CO_2\uparrow（呼出）+ H_2O$$

成人每天平均产生 CO_2 300～400 L，如全部与 H_2O 结合会生成碳酸 15～20 mol。由于碳酸随血液通过肺部时又能分解成 CO_2 被呼出，故被称为**挥发性酸**。各种引起分解代谢增强的生理或病理因素，如饥饿、运动、发热、甲状腺功能亢进等，都能增加碳酸的生成。

(2) 非挥发性酸——固定酸：体内糖氧化分解产生的丙酮酸和乳酸，脂肪酸氧化分解产生的乙酰乙酸和 β-羟丁酸，磷脂和核酸分解代谢产生的磷酸，含硫氨基酸氧化分解产生的硫酸，嘌呤碱分解产生的尿酸等。这些酸均不能转变成碳酸以 CO_2 形式从肺部呼出，故称非挥发性酸或**固定酸(fixed acid)**。正常成人每天平均产生 50～100 mmol 固定酸。

体内的固定酸绝大部分是在物质代谢过程中产生，小部分来自消化道摄入的酸性物质，如调味用的醋酸，饮料中的柠檬酸、酒石酸等。某些药物，如阿司匹林、止咳糖浆中的 NH_4Cl 等，也是酸性物质。

由于食物中的糖、脂肪、蛋白质在体内经分解代谢后可产生大量的挥发性酸和固定酸，因此常被称为成酸食物。

2. *碱性物质的来源* 体内碱性物质来自摄入的碱和代谢产生的碱两部分，其中主要是从食物中摄入的碱。经消化道摄入的蔬菜和水果中含有较多有机酸盐，如柠檬酸、苹果酸及乳酸等的钾盐或钠盐。其中 Na^+ 或 K^+ 与体液中 HCO_3^- 结合，成为碱性碳酸氢盐的主要来源，而其酸根则与 H^+ 结合，分别转化为柠檬酸、苹果酸、乳酸等进一步代谢。因此蔬菜和水果是成碱食物。某些药物、食物或饮食中的 $NaHCO_3$ 是摄入碱的另一个来源。

柠檬酸盐（Na^+ /K^+）→ 柠檬酸 → 进一步代谢

↓

Na^+ /K^+ + HCO_3^- → 碳酸氢盐

物质代谢过程中也可产生少量的碱，如氨基酸分解代谢产生的 NH_3，肠道蛋白质腐败产物被机体吸收的腐胺、尸胺等。

(二) 酸碱平衡的调节

酸碱平衡的调节主要是通过血液的缓冲作用、肺的呼吸作用及肾脏的排泄与重吸收等机制完成的。

1. *血液缓冲系统的调节*

(1) 缓冲溶液的组成：能够对抗外来少量的酸性或碱性物质的影响，保持溶液 pH 几乎不变的作用称为**缓冲作用(buffering)**。具有缓冲作用的溶液称为**缓冲溶液**。缓冲溶液中的缓冲系统都由一种弱酸和它们相对应的盐组成，所以又称**缓冲对**。

血浆缓冲系统有：

$$\frac{NaHCO_3}{H_2CO_3},\ \frac{Na_2HPO_4}{NaH_2PO_4},\ \frac{NaPr}{HPr} \qquad (Pr:血浆蛋白)$$

红细胞缓冲系统有：

$$\frac{KHCO_3}{H_2CO_3},\ \frac{K_2HPO_4}{KH_2PO_4},\ \frac{KHb}{HHb},\ \frac{KHbO_2}{HHbO_2}$$

血浆中以碳酸氢盐缓冲对最为重要，主要缓冲固定酸和碱，红细胞中以血红蛋白及氧合血红蛋白缓冲对最为重要，主要缓冲挥发性酸。各缓冲系统之间关系密切。

血浆的 pH 主要决定于血浆中的 $NaHCO_3$ 和 H_2CO_3 的浓度。已知 H_2CO_3 的 pKa=6.1，血浆 pH 按 Henderson-Hasselbalch 方程式计算：

$$pH = pKa + \lg\frac{[NaHCO_3]}{[H_2CO_3]} = 6.1 + \lg\frac{20}{1} = 6.1 + 1.3 = 7.4$$

由上式可以看出，只要 $NaHCO_3$ 与 H_2CO_3 的浓度之比为 20∶1，血浆的 pH 就可以维持在 7.4。如果 $NaHCO_3$ 或 H_2CO_3 一方的浓度发生变化，只要另一方的浓度也作相应的变化，使比值维持在 20∶1，则血浆的 pH 保持不变。因此，人体调节酸碱平衡的实质就在于调整血浆中 $NaHCO_3$ 和 H_2CO_3 的含量，使两者的比值保持在 20∶1。

(2) 缓冲系统调节：①对固定酸的缓冲作用。人体内物质代谢以产酸为主。这些固定酸进入血浆后，主要受 $NaHCO_3$ 缓冲生成相应的盐和 H_2CO_3。通过碳酸氢盐缓冲系统的作用，酸性较强的固定酸(乙酰乙酸、乳酸等)转变成酸性较弱的 H_2CO_3，因而缓冲了固定酸对血液 pH 的影响；而且生成 H_2CO_3 可进一步分解成 CO_2 和 H_2O，通过肺呼吸排出体外。$NaHCO_3$ 是缓冲固定酸的主要成分，它在一定程度上代表血浆对固定酸的缓冲能力。习惯上把血浆中的 $NaHCO_3$ 称**碱储备(alkaline reserve)**，或碱储。碱储的多少可用血浆**二氧化碳结合力**(血浆 CO_2CP)来表示。血浆 CO_2CP 是指 25 ℃，二氧化碳分压约为 5.3 kpa 时，每升血浆中以 HCO_3^- 形式所结合的 CO_2 毫摩尔数。②对挥发性酸的缓冲作用。主要由血红蛋白缓冲系统发挥重要的作用。随着血红蛋白在肺和组织之间运输 O_2 和 CO_2 的过程，通过氧合与放氧缓冲挥发性酸——H_2CO_3(详见第五章)。③对碱的缓冲作用：碱性物质进入血液时，缓冲系统的弱酸部分发挥作用。其中 H_2CO_3 是缓冲碱的主要成分，因为 H_2CO_3 的消耗，可由机体不断产生的 CO_2 来补充。

由此可见，碳酸氢盐缓冲系统在缓冲酸和碱中均起重要作用。他们能迅速有效地缓冲酸碱物质的影响，但其作用仅限于把较强的酸或碱转变成较弱的酸或碱，而不能彻底排除酸碱物质。

2. 肺、肾对酸碱平衡的调节作用　肺可以通过呼吸作用，控制 CO_2 排出量来影响血浆中 H_2CO_3 的浓度，参与酸碱平衡调节(参见第五章)。肺通过控制 CO_2 的排出量来影响血浆中碳酸浓度，参与调节 $[NaHCO_3]/[H_2CO_3]$ 比值在 20/1，使 pH 稳定在 7.35～7.45 范围内。所以，在临床观察患者是否出现酸碱平衡紊乱时，要注意呼吸的频率和深浅的改变。

肾脏的主要作用是排出固定酸，保留并维持血中碱储量，从而调节血液的 pH 值。在肾的组织结构中，远曲小管是肾参与调节酸碱平衡的主要部位。肾参与酸碱平衡调节是通过 H^+-Na^+ 交换、$NH_4^+-Na^+$ 交换、K^+-Na^+ 交换等机制，维持血浆中 $[NaHCO_3]$ 与 $[H_2CO_3]$ 的正常浓度比(参见本章中肾小管和集合管的分泌排泄功能)。

综上所述，机体调节酸碱平衡的过程主要是通过血液缓冲系统、肺及肾脏的三大调节机制相互配合来实现的。血液缓冲系统的作用最快，但缓冲能力有一定限度，仅靠血液缓冲有可能使 $NaHCO_3$ 与 H_2CO_3 浓度比发生改变；肺的调节亦较快，通常在 pH 改变 15～30 min 后开始起调节作用，但只能调节 H_2CO_3 的浓度，而且影响呼吸中枢的因素较多，调节效能也受到一定限制；肾脏的调节作用虽发挥得较迟，但维持血中碱储量效率高、持续时间长，是最强的调节系统。因此，良好的肾功能，是纠正酸碱平衡失调的重要条件。

复习思考题

一、名词解释:

1. 膀胱三角　2. 肾区　3. 肾门　4. 肾单位　5. 滤过膜　6. 髓襻　7. 球旁复合体　8. 肾小球滤过率　9. 滤过分数　10. 肾糖阈　11. 渗透性利尿　12. 球-管平衡　13. 水利尿　14. 血浆清除率　15. 体液　16. 代谢水　17. 血钙　18. 血磷　19. 钙磷溶度积(K_{sp})　20. 固定酸　21. 挥发性酸　22. 酸碱平衡　23. 二氧化碳结合力

二、问答题:

1. 简述泌尿系统由哪些器官组成。
2. 简述肾的位置、外形、被膜。
3. 简述输尿管的分部和狭窄。
4. 膀胱的位置和毗邻如何?
5. 试比较男、女尿道的结构和功能。
6. 男性肾盂结石患者,其结石须经过哪些狭窄处才能由尿道排出体外?
7. 简述肾小体的结构。
8. 皮质肾单位和近髓肾单位在结构和功能上有什么差异?
9. 试述尿生成的基本过程。
10. 影响肾小球滤过的因素有哪些?
11. 试述血管升压素、醛固酮的合成部位、生理作用及其分泌调节。
12. 饮大量清水对尿量有何影响? 为什么?
13. 给兔静脉注射20%的葡萄糖5 ml对尿量有何影响? 为什么?
14. 简述排尿反射的过程。
15. 比较细胞内、外液电解质分布与含量的主要差别。
16. 肾脏对钠、钙和钾的排泄有何特点?
17. 简述血液缓冲系统、肺和肾在酸碱平衡调节中的主要作用。
18. 举例说明 $NaHCO_3/H_2CO_3$ 对固定酸或碱是如何进行缓冲的。

第十章
生殖系统

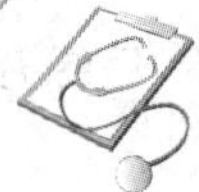

导学

1. **掌握**：睾丸和附睾的位置；精索的概念；男性尿道的分部、狭窄及弯曲；精子形成的过程；间质细胞的功能；男性的生殖与内分泌功能；卵巢的位置、形态；输卵管的形态、位置和分部；卵泡的发育与成熟；黄体的形成、结构、功能和转变；子宫内膜的周期性变化；女性生殖系统的生殖及内分泌功能。

2. **熟悉**：睾丸、附睾的形态和结构；输精管的行程、位置和分部；前列腺的位置和形态；阴茎的分部和形态结构；射精管的组成；子宫的位置、形态结构；女性乳房的结构；阴道穹的概念；会阴的位置和分部；月经、月经周期的概念；受精的定义；胚泡的形成；胚体外形的建立；胚盘的概念；胎膜的组成和功能；胎盘的结构和功能。

3. **了解**：凡列入教学内容，除掌握、熟悉的，其余均为了解。

第一节 概 述

一、生殖系统的组成

生殖系统(reproductive system)根据性别分为男性生殖系统和女性生殖系统，两者都包括内生殖器和外生殖器两部分。内生殖器是由生殖腺、输送管道和附属腺组成。睾丸是男性生殖腺，能产生精子，分泌男性激素；输送管道即输精管道，包括附睾、输精管、射精管和尿道，是贮存、营养和运输精子的通道；附属腺包括前列腺、精囊腺和尿道球腺，其分泌物参与精液的组成。卵巢是女性的生殖腺，可产生卵细胞，分泌女性激素；输送管道即输卵管道，由输卵管、子宫和阴道组成，其中输卵管是受精的部位和输送受精卵的管道，子宫是产生月经和孕育胎儿的器官，阴道是导入精子、排出月经和分娩胎儿的器官；前庭大腺为女性的附属腺，其分泌物具有润滑阴道的作用。

二、生殖系统的主要功能

生殖系统的主要功能是产生生殖细胞，繁殖后代，延续种族，分泌性激素以维持第二性征。

第二节　男性生殖系统

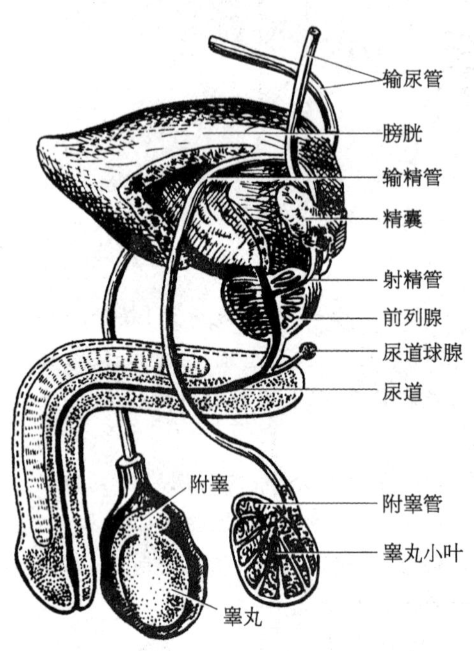

图 10－1　男性生殖系统的组成图

一、内生殖器

(一) 睾丸

1. 睾丸的位置和形态　**睾丸**(**testis**)位于阴囊内,左右各一,呈扁椭圆形,分上、下两端,前、后两缘和内侧、外侧两面,上端和后缘附有附睾,后缘有血管、神经及淋巴管等出入(图 10－1)。

2. 睾丸的组织结构　睾丸除后缘外,表面均被有浆膜,即鞘膜脏层。睾丸浆膜的深面为由致密结缔组织构成的坚韧的**白膜**。白膜在睾丸后缘增厚形成**睾丸纵隔**,纵隔呈放射状伸入睾丸实质,将睾丸实质分为约 250 个锥形的**睾丸小叶**,每个睾丸小叶有 1～4 条弯曲细长的**生精小管**(又名**精曲小管**),是生成精子的部位。生精小管在近睾丸纵隔处移行为短而直的**直精小管**(又名**精直小管**),精直小管进入睾丸纵隔相互吻合形成**睾丸网**,睾丸网汇聚成**睾丸输出小管**(图 10－2)。

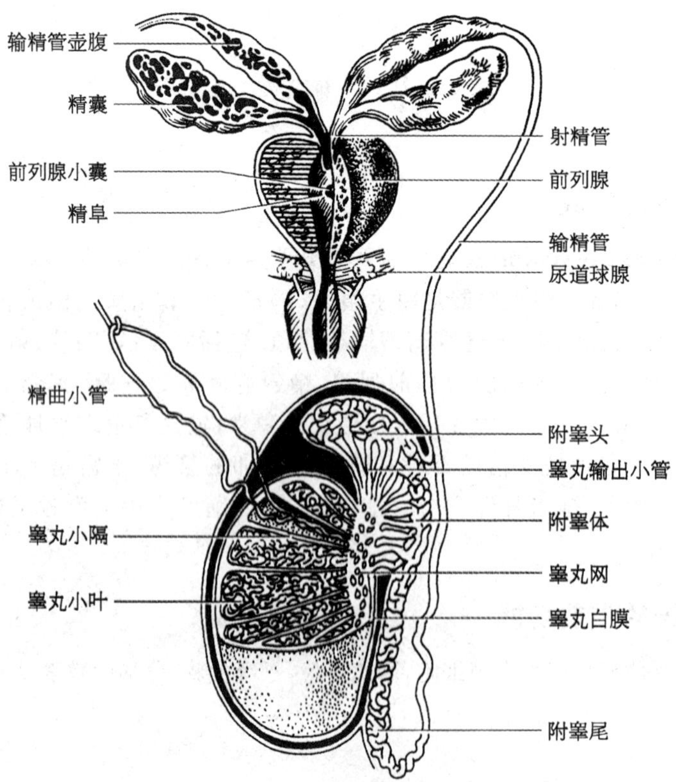

图 10－2　睾丸和附睾及排精径路模式图

(1) 生精小管(seminiferous tubule):是高度弯曲的管道,管壁由一种特殊的复层上皮构成,称为**生精上皮(spermatogenic epithelium)**。生精上皮由生精细胞和支持细胞组成(图 10-3)。

1) **生精细胞(spermatogenic cell)**:包括精原细胞、初级精母细胞、次级精母细胞、精子细胞和精子(图 10-3、图 10-4)。**精原细胞(spermatogonium)**为最幼稚的生精细胞,附着于生精上皮基膜上,胞体呈球形,核呈圆形或椭圆形,染色较深。精原细胞可不断地分裂增殖,一部分仍为干细胞继续产生精原细胞,另一部分分化为初级精母细胞。

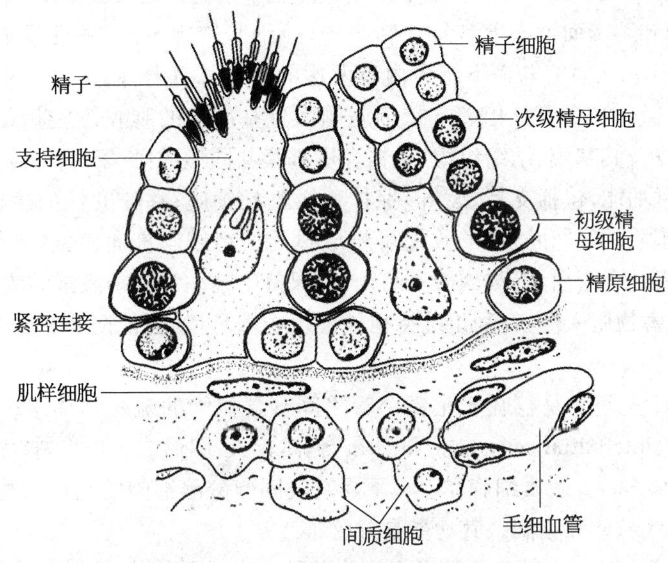

图 10-3　生精细胞与支持细胞

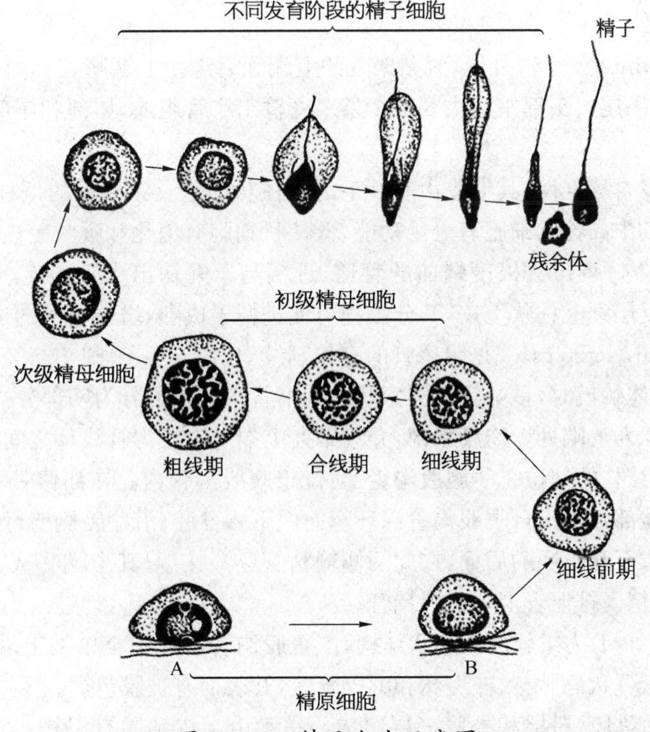

图 10-4　精子发生示意图

初级精母细胞(primary spermatocyte)位于精原细胞近腔侧,体积较大,核大而圆,染色质呈丝状,细胞经过第一次成熟分裂(减数分裂),形成两个次级精母细胞。**次级精母细胞(secondary spermatocyte)**移向管腔,体积较小,核圆形,染色较深,其完成第二次成熟分裂,形成两个精子细胞。**精子细胞(sptermatid)**位于近管腔面,核圆形,胞质少,其经过形态变化,由圆形逐渐转变为精子。**精子(spermatozoa)**形如蝌蚪,分头、尾两部,头部主要是高度浓缩的细胞核,呈扁平梨形。核的前2/3有顶体覆盖,顶体呈双层帽状,内含多种水解酶,在受精时发挥重要作用。

2) **支持细胞(sustentacular cell)**:分布于生精细胞之间,呈不规则长锥形,基底部紧贴基膜,游离面伸达管腔,侧面和游离面镶嵌着各级生精细胞,故细胞轮廓不清;核常呈不规则形或长圆形,染色浅,核仁明显(图10-3)。电镜下胞质内有发达的高尔基复合体、丰富的粗面内质网、线粒体和溶酶体,并有许多微丝和微管。相邻支持细胞侧面近基底部的胞膜侧突相贴形成紧密连接,与间质的毛细血管内皮及其基膜、结缔组织、生精上皮基膜共同形成血-睾屏障。

支持细胞有多种功能,包括支持、营养、保护各级生精细胞;吞噬变性的生精细胞和精子形成过程中脱落的残余胞质;微丝和微管的收缩可将成熟的生精细胞推向腔面,并促使精子释放入管腔;合成、分泌雄激素结合蛋白,可与雄激素结合,以保持生精小管内雄激素的浓度,促进精子发生;血-睾屏障可防止有害物质入侵,有利于维持精子发生的微环境,还能防止精子抗原物质逸出而发生自身免疫反应。

(2) 睾丸间质:睾丸间质是存在于生精小管之间富含血管的疏松结缔组织,约占睾丸体积的34%,内有**间质细胞(interstitial cell)**,常成群分布,胞体较大,圆形或多边形,核大而圆,位于细胞中央,胞质嗜酸性(图10-3)。间质细胞在电镜下具有类固醇分泌细胞的超微结构特点,即含丰富的滑面内质网、管状嵴线粒体和脂滴。其功能是分泌雄激素。

3. 直精小管和睾丸网　直精小管管壁上皮为单层立方或矮柱状,生精细胞消失。睾丸网由单层立方上皮组成,管腔大而不规则。

(二) 输精管道

1. 附睾(epididymis)　呈新月形,紧贴睾丸的上端和后缘。上端膨大称附睾头,中部扁圆称附睾体,下端较细称附睾尾。头部主要由8～12条睾丸输出小管组成,体部和尾部由一条**附睾管**组成(图10-2)。

睾丸输出小管发自睾丸网,其上皮由有纤毛的高柱状细胞及无纤毛的低柱状细胞相间排列构成,故管腔不规则,其中高柱状细胞有分泌功能,低柱状细胞有消化和吸收腔内物质的作用。

附睾管为一条长4～6 m并极度蟠曲的管道,近端与睾丸输出小管相连,远端与输精管相连。附睾管的上皮为假复层纤毛柱状上皮,其分泌物可促进精子成熟,增强精子的运动能力。

2. 输精管(ductus deferens)　是附睾管的直接延续,长约50 cm(图10-2),管壁较厚,肌层发达,而管腔较小。活体触摸时,呈坚实的圆索状。输精管按行程可分为四部分。①**睾丸部**:最短,自附睾尾迂曲上行至睾丸上端处。②**精索部**:介于睾丸上端与腹股沟管浅环之间。此段位于皮下,又称皮下部,为输精管结扎的部位。③**腹股沟管部**:位于腹股沟管内。在疝修补术时,应注意勿伤及输精管和血管。④**盆部**:最长,自腹股沟管深环弯向内下入盆腔,沿盆腔侧壁行向后下,再弯曲向内经输尿管末端前上方至膀胱底的后面,在此两侧输精管逐渐接近,其末端膨大部分称**输精管壶腹**。壶腹的末段变细,与精囊排泄管汇合成射精管。

精索(spermatic cord)为柔软的圆索状结构,由腹股沟管深环延至睾丸上端。精索的主要成分为输精管、睾丸动脉、蔓状静脉丛、神经丛和淋巴管等,其表面有被膜包裹。

输精管的管壁由黏膜、肌层和外膜三层组成。黏膜由上皮和固有层构成,上皮为假复层柱状上皮，细胞表面带有静纤毛；固有层为疏松结缔组织，弹性纤维丰富。肌层厚，由内、外纵行和中间环行排列的平滑肌纤维组成。肌层强力收缩，可将精子快速排出。外膜为疏松结缔组织，含血管、神经。

3. 射精管（ejaculatory duct） 由输精管壶腹末端与精囊排泄管汇合而成，长约 2 cm，向前穿入前列腺实质，末端开口于尿道前列腺部。

（三）附属腺

1. 前列腺（prostate gland） 为不成对的实质性器官，由腺组织、平滑肌和结缔组织构成，位于膀胱和尿生殖膈之间，包绕尿道起始部（图 10－5）。其形状和大小均似前后稍扁的栗子。上端宽大，下端尖细，体的后面较平坦，贴近直肠，可经直肠指诊触及。前列腺的排泄管细小，数目较多，均开口于尿道前列腺部的后壁。小儿前列腺很小，性成熟期迅速生长。老年人腺组织逐渐退化，常见腺内结缔组织增生，形成前列腺肥大，可压迫尿道，引起排尿困难。

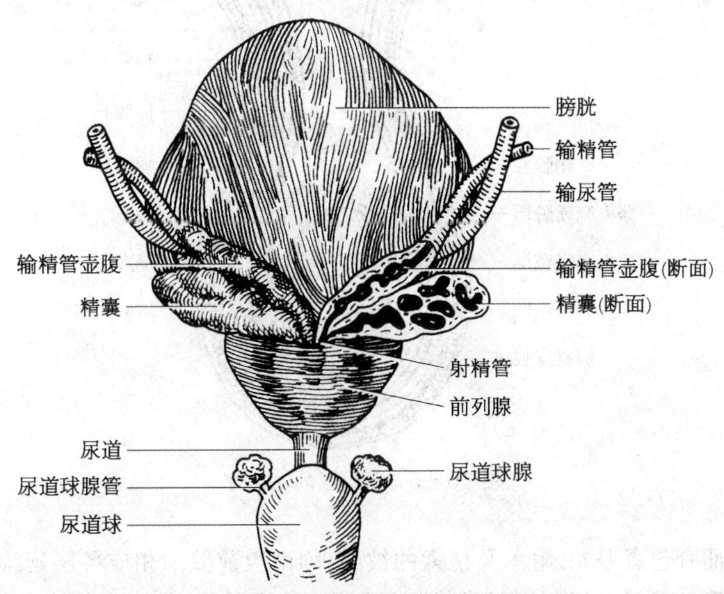

图 10－5 前列腺和精囊腺

腺实质主要由 30～50 个复管泡状腺组成，腺的分泌部由单层立方、单层柱状及假复层柱状上皮构成，故腺腔很不规则。其分泌物为稀薄的含有蛋白质的液体，呈弱酸性，直接排入尿道，参与精液的组成。腔内可见分泌物浓缩形成的嗜酸性板层状小体，称前列腺凝固体，随年龄的增长而增多，甚至钙化形成前列腺结石。腺的导管开口于尿道精阜的两侧。

2. 精囊腺（seminal vesicle） 又称精囊，是一对长椭圆形囊状器官，位于膀胱底与直肠之间，其排泄管与输精管壶腹末端汇合形成射精管（图 10－5）。其分泌物参与精液的组成。腺壁由内向外由黏膜、肌层和外膜三层组成，黏膜表面为假复层柱状上皮，肌层薄，由平滑肌纤维构成，外膜由结缔组织构成。

3. 尿道球腺（bulbourethral gland） 为一对豌豆大小的球形器官，位于尿道膜部后外侧，以细长的排泄管开口于尿道球部（图 10－5）。尿道球腺的上皮为单层立方或单层柱状，上皮细胞内富含黏原颗粒。腺体分泌的黏液于射精前排出，以润滑尿道。

二、外生殖器

(一) 阴囊

阴囊(scrotum)为一皮肤囊袋,位于阴茎后下方。阴囊的皮肤薄而柔软,生有少量阴毛,色素沉着明显。阴囊壁由皮肤和肉膜组成(图 10-6)。肉膜为浅筋膜,含有平滑肌纤维,可随外界温度的变化而舒缩,以调节阴囊内的温度,有利于精子的生长发育。在正中线上肉膜向深部发出阴囊中隔,将阴囊腔分为左、右两部,容纳睾丸和附睾等。

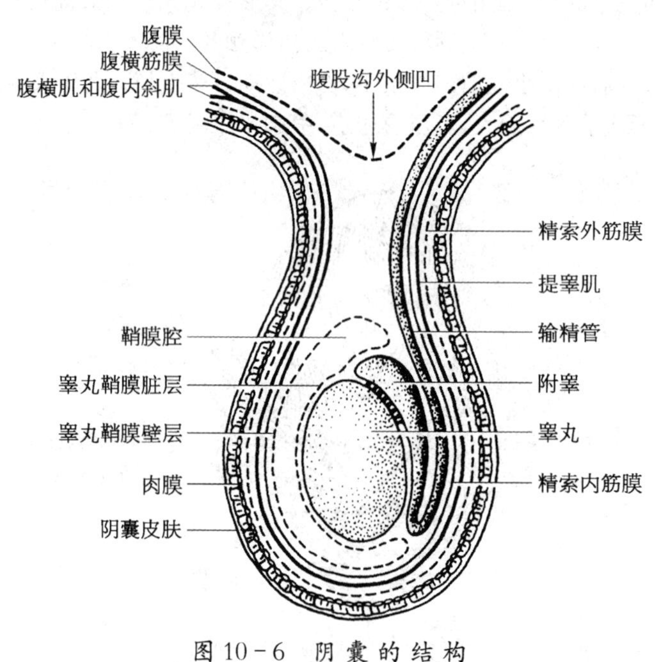

图 10-6 阴囊的结构

阴囊壁的深面有包裹睾丸、附睾及精索的被膜,均由腹前壁的相应各层延续而来,从外向内依次如下。①**精索外筋膜**:是腹外斜肌腱膜的延续。②**提睾肌**:是腹内斜肌和腹横肌向下的延续,包绕着精索、睾丸和附睾,有上提睾丸的作用。③**精索内筋膜**:是腹横筋膜的延续。④**睾丸鞘膜**:是腹膜的延续,分为壁层和脏层。壁层衬贴在精索内筋膜的内面,脏层覆盖在睾丸和附睾的表面,在睾丸后缘处,脏层和壁层相互移行。脏层和壁层之间的腔隙,称为**鞘膜腔**,内含少量浆液(图 10-6)。

胚胎初期,睾丸位于腹后壁肾的下方。随着胚胎的发育,逐渐向下移位,到出生前不久经腹股沟管降入阴囊。如果睾丸在出生后未降入阴囊而停滞于腹腔或腹股沟管内,称为隐睾。因腹腔内温度较高,不适于精子发育,并可发生恶性变。

(二) 阴茎

阴茎(penis)可分为头、体和根三部分。阴茎头的前端有矢状位的尿道外口。阴茎头与阴茎体交接处缩窄,称为阴茎颈,临床称冠状沟。阴茎体呈圆柱,悬于耻骨联合的前下方。阴茎根附着于耻骨弓和尿生殖膈上。

阴茎主要由两个阴茎海绵体和一个尿道海绵体构成,外面包有筋膜和皮肤(图 10-7)。阴茎海绵体左、右各一,互相紧密结合,并列于阴茎的背侧部,构成阴茎的主体。其前端变细嵌入阴茎头底面的凹陷内，后端左、右分开，称阴茎脚，附着于耻骨弓；尿道海绵体呈细长圆柱形，位于两个阴茎海绵体的腹侧，有尿道贯穿其全长，前端显著扩大成阴茎头，后端稍扩大成尿道球，固定于尿生殖膈下筋膜。海绵体内部是由结缔组织、弹力纤维与平滑肌交织而成的海绵体样结构，其中含有许多腔隙，直接与血管相连，腔隙充血时则阴茎勃起（图 10－8）。

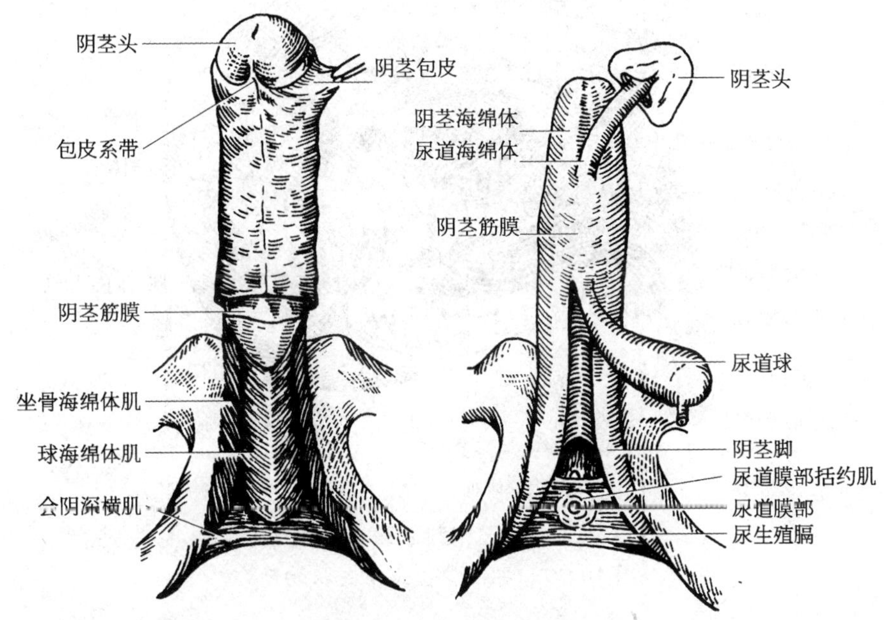

图 10－7 阴茎的外形和结构

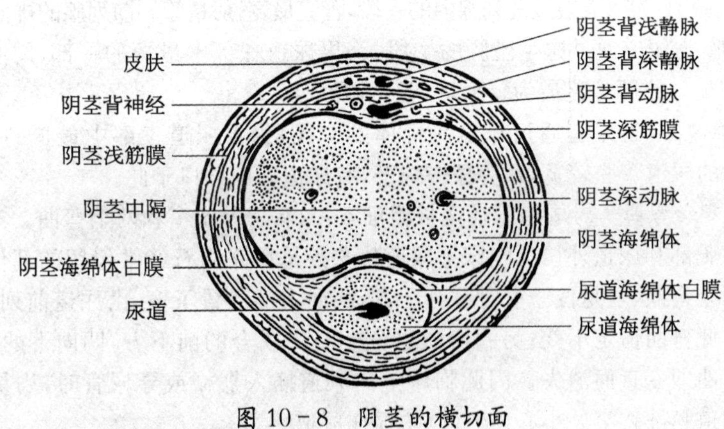

图 10－8 阴茎的横切面

阴茎的皮肤薄而柔软，富于伸展性。皮肤至阴茎颈游离向前，然后向内后方折叠附于阴茎颈，形成包绕阴茎头的双层环形皱襞，称为阴茎包皮。在阴茎头腹侧中线上，包皮与尿道外口相连的皮肤皱襞，称为包皮系带。

（三）男性尿道

男性尿道（male urethra）兼有排尿和排精的双重作用。它起于膀胱的尿道内口，终于阴茎头的尿道外口。成人男尿道长约 18 cm，管径平均为 5～7 mm，有一定的扩展性（图 10－9）。

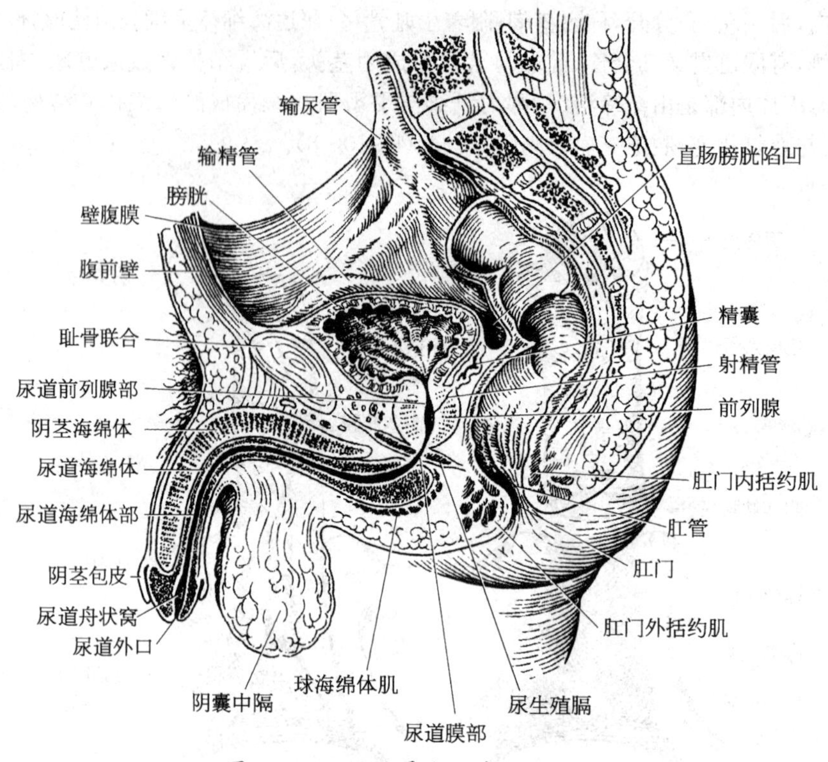

图 10－9　男性骨盆正中矢状切面

1. *尿道的分部*　男尿道可分为前列腺部、膜部和海绵体部三部。临床上将前列腺部和膜部叫**后尿道**，海绵体部叫**前尿道**。

（1）**尿道前列腺部**：为尿道通过前列腺内的一段，管腔最宽，射精管和前列腺的排泄管开口于此部。

（2）**尿道膜部**：为尿道通过尿生殖膈的一段，为男尿道三部中最短的一部，周围有尿道膜部括约肌，能受意志支配。此部管腔最为狭窄，位置比较固定。

（3）**尿道海绵体部**：为尿道通过尿道海绵体的一段，为男尿道三部中最长的一部，成人长约 15 cm。尿道球内的尿道管腔较宽，称为**尿道球部**，有尿道球腺开口于此。

2. *尿道的狭窄和弯曲*　男尿道管径全长粗细不一，有三处狭窄和两个弯曲。三个狭窄分别位于尿道内口、尿道膜部和尿道外口。临床上尿道狭窄处是尿路结石经常停留的部位。在阴茎松软下垂时，尿道有两个弯曲，一是位于耻骨联合下方，凹向上的**耻骨下弯**，由尿道前列腺部、膜部和海绵体部转折而成，此弯曲恒定不变；另一弯曲是位于耻骨联合的前下方，凹向下的**耻骨前弯**，当阴茎体上提时，此弯曲即变直而消失。因此临床上向尿道插入器械或导尿管时，均易采取阴茎体上提位，并在通过尿道膜部狭窄处小心谨慎，以防损伤尿道。

三、男性的生殖生理

（一）睾丸的生精作用

睾丸生精小管壁内的生精细胞经过不断增殖分化生成精子。生精细胞中精原细胞为干细胞，其增殖分化为初级精母细胞；后者经第一次减数分裂形成两个次级精母细胞；每个次级精母细胞再进行第二次减数分裂形成两个精子细胞；精子细胞发生形态变化形成精子。一个精原细胞最后形成四个精子，贮存于附睾。

(二) 睾丸的内分泌作用

从青春期开始,睾丸间质细胞分泌雄激素,主要为**睾酮(testosterone, T)**。睾酮的生理作用如下。

1. 维持生精作用 睾酮自间质细胞分泌后,进入生精小管,直接或先转变为双氢睾酮,再与生精细胞的雄激素受体结合,促进精子的生成。

2. 刺激生殖器官的生长发育,并维持其于成熟状态。

3. 刺激男性第二性征的出现并维持其于正常状态;维持正常的性欲。

4. 对代谢的作用 促进蛋白质合成,特别是肌肉和生殖器官的蛋白质合成;促进骨骼生长与钙、磷沉积;促进红细胞生成等。

一般认为双氢睾酮与青春期男性外生殖器、前列腺和皮肤毛发的生长关系密切,而睾酮则与肌肉的发育和性欲的维持关系密切。

支持细胞能分泌**抑制素(inhibin)**,是一种糖蛋白,对腺垂体的FSH分泌有很强的抑制作用,而生理剂量的抑制素对LH分泌却无明显影响。

睾丸的生精和内分泌功能受下丘脑和腺垂体调节。在下丘脑分泌的促性腺激素释放激素(GnRH)作用下,腺垂体远侧部嗜碱性细胞的促性腺激素细胞分泌促卵泡激素(FSH)和黄体生成素(LH)。FSH能促进支持细胞合成雄激素结合蛋白,其与雄激素结合,可提高生精小管局部雄激素的浓度,促进精子的发生;LH又称间质细胞刺激素(ICSH),可刺激间质细胞合成和分泌雄激素。支持细胞分泌的抑制素和睾丸间质细胞分泌的雄激素又可反馈抑制下丘脑GnRH和腺垂体FSH及LH的分泌。

第三节 女性生殖系统

一、内生殖器

(一) 卵巢

1. 卵巢的位置和形态 **卵巢(ovary)**位于盆腔内,髂内、外动脉起始部之间的夹角处,为成对的实质性器官,呈扁卵圆形,分内侧、外侧两面,前、后两缘和上、下两端,外侧面紧贴于盆腔侧壁,内侧面朝向子宫,上端借**卵巢悬韧带**与骨盆壁相连,下端借**卵巢固有韧带**连于子宫,后缘游离,前缘有系膜附着,并有血管、淋巴管和神经等出入(图10-10)。

卵巢的大小和形状随年龄的增长而有改变。幼女的卵巢表面光滑。青春期后,由于多次排卵,卵巢表面留有瘢痕,故凹凸不平。性成熟期卵巢最大,35～40岁卵巢开始缩小,50岁左右随月经停止而逐渐萎缩。

2. 卵巢的组织结构 卵巢表面有单层扁平或立方形上皮覆盖,上皮下是由致密结缔组织构成的白膜。卵巢实质分为浅层的皮质和中央的髓质,二者无明显分界。皮质含不同发育阶段的卵泡及黄体等;髓质为疏松结缔组织,富含血管、淋巴管和神经。近卵巢门处有门细胞,可分泌雄激素(图10-11)。

(1) 卵泡的发育和成熟:**卵泡(follicle)**发育是一个连续的过程,一般可分为原始卵泡、初级卵泡、次级卵泡以及成熟卵泡四个阶段。

1) **原始卵泡(primordial follicle)**:位于皮质浅层,体积小,数量多,由一个位于中央的初级卵母细胞和周围一层扁平的卵泡细胞构成。初级卵母细胞在胚胎时期由卵原细胞分裂分化而成,呈球形,核大而圆,核仁明显(图10-11)。

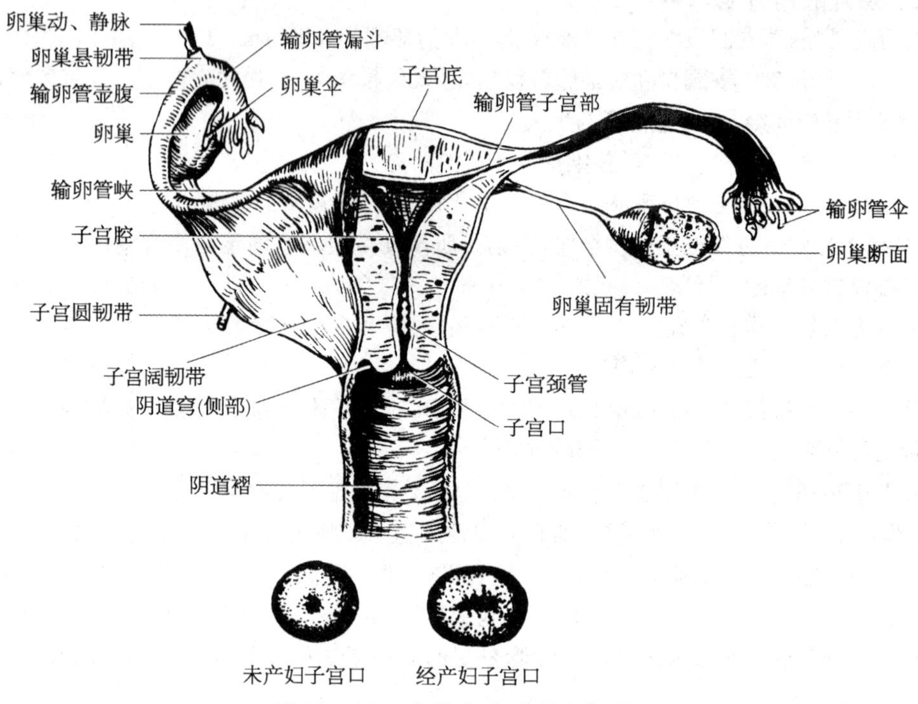

图 10－10 女性内生殖器(前面)

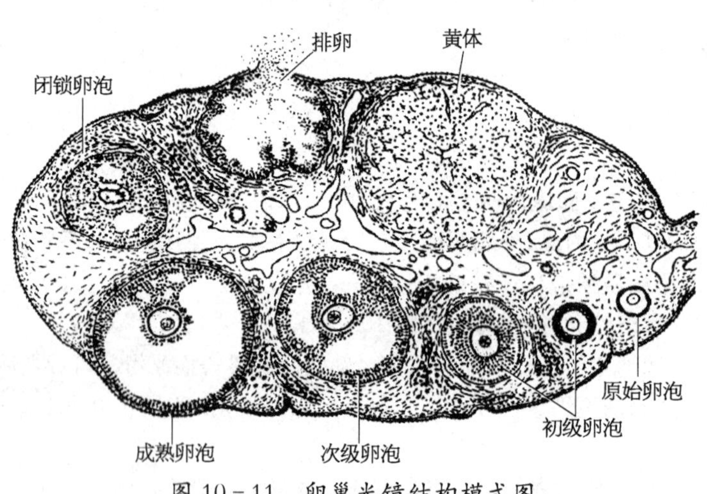

图 10－11 卵巢光镜结构模式图

2) **初级卵泡(primary follicle)**：从青春期开始，在脑垂体分泌的卵泡刺激素(FSH)的作用下，卵泡生长发育，原始卵泡陆续发育为初级卵泡，初级卵泡由初级卵母细胞及包围其周围的单层或多层的卵泡细胞组成。初级卵母细胞体积增大，胞质内细胞器进一步增多。周围的卵泡细胞由扁平变为立方，并迅速由一层增殖为多层，靠近初级卵母细胞基膜的一层卵泡细胞变为柱状称为放射冠(图 10－12)。在初级卵母细胞与放射冠之间出现一层富含糖蛋白的均质状、折光性强的嗜酸性膜称为透明带，是由初级卵母细胞和卵泡细胞共同分泌而成，其中有 ZP3 精子受体，在受精过程中对卵细胞与精子的相互识别和特异性结合具有重要作用(图 10－13)。

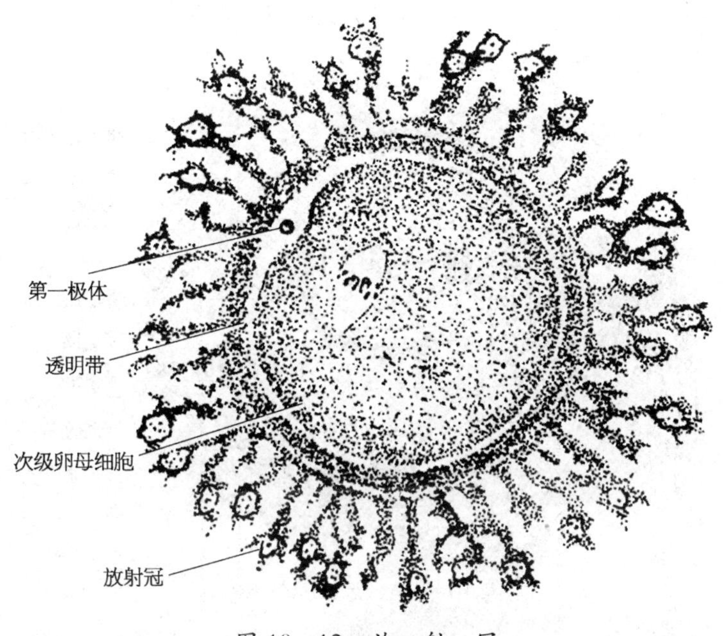

图 10-12　放　射　冠

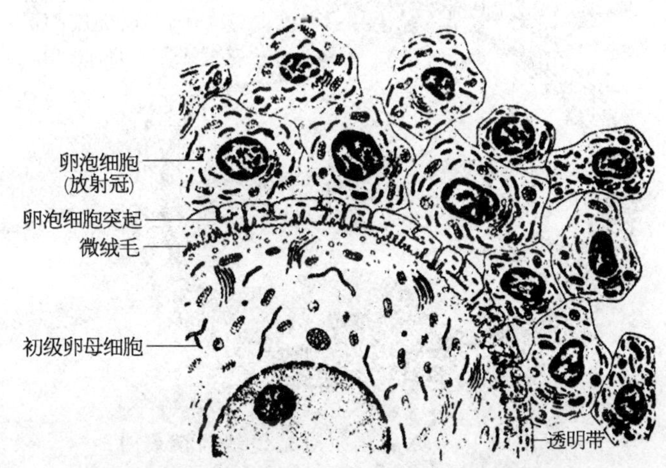

图 10-13　初级卵泡超微结构模式图

3）**次级卵泡(secondary follicle)**：初级卵泡发育形成。初级卵母细胞进一步长大，细胞器增多。卵泡细胞增至多层时，其间可出现一些含液体的小腔隙，小腔隙逐渐融合为一个大腔，称为卵泡腔，腔内充满了卵泡液，卵泡液来自卵泡细胞分泌和血管渗透，含有营养成分、雌激素和多种生物活性物质，与卵泡的发育有关。随着卵泡液的增多、卵泡腔扩大，初级卵母细胞、透明带、放射冠及部分卵泡细胞突入到卵泡腔内形成卵丘，卵泡腔周围的数层卵泡细胞形成了卵泡壁的颗粒细胞，称颗粒层。卵泡周围结缔组织增生形成卵泡膜，其内层细胞称膜细胞，具有分泌类固醇激素的特点(图 10-14、图 10-15)。

4）**成熟卵泡(mature follicle)**：结构与次级卵泡相似，但体积较大，直径可超过 1 cm，并突向卵巢表面(图 10-15)。在排卵前 36～48 h 初级卵母细胞恢复并完成第一次成熟分裂(减数分裂)，形成次级卵母细胞和第一极体。次级卵母细胞迅速进入第二次成熟分裂，并停滞在分裂中期。

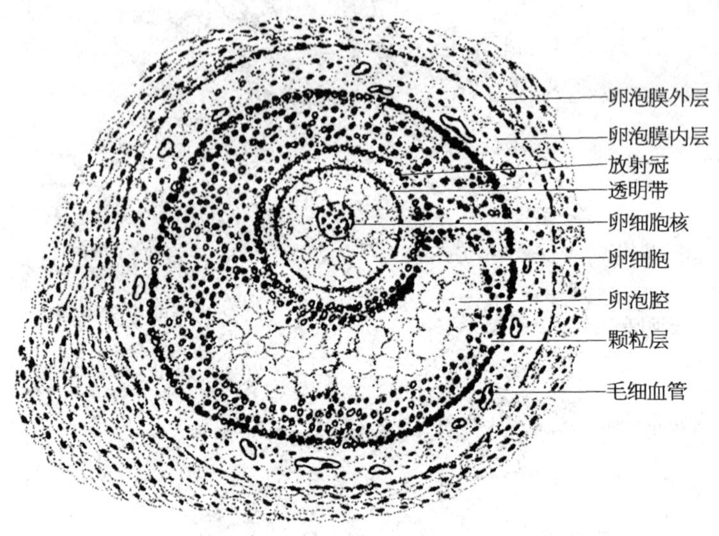

图 10－14 次级卵泡

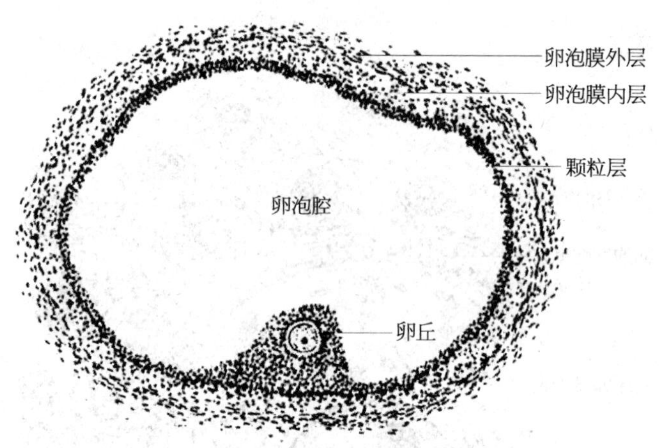

图 10－15 近成熟卵泡光镜结构模式图

（2）排卵：随着成熟卵泡中卵泡液继续增多，使卵泡体积迅速增大，并向卵巢表面突出，卵泡壁逐渐变薄，最后破裂，次级卵母细胞连同透明带、放射冠和卵泡液一起从卵巢排出，进入腹膜腔的过程称排卵（图 10－16）。排卵一般发生在月经周期的第 14 天左右。

（3）黄体形成、结构、功能与转变：卵巢内成熟卵泡排卵后，残留的卵泡壁塌陷，卵泡膜的结缔组织、毛细血管等伸入到颗粒层，在 LH 的作用下，残存的颗粒细胞和卵泡膜内层膜细胞增殖分化，形成富含血管并具有内分泌功能的细胞团，新鲜时呈黄色，称**黄体（corpus luteum）**（图 10－17）。黄体由两种细胞组成，即颗粒黄体细胞和膜黄体细胞。**颗粒黄体细胞（granular lutein cell）**由颗粒细胞增殖分化而来，其数量多、胞体大、染色浅，常位于黄体中央；**膜黄体细胞（theca lutein cell）**由卵泡内层膜细胞增殖分化而来，其数量少、体积小，胞质和核染色较深，主要分布在黄体周边。这两种细胞均具有类固醇分泌细胞的超微结构特点，即丰富的滑面内质网、管状嵴线粒体和脂滴。颗粒黄体细胞主要分泌孕激素，膜黄体细胞分泌雌激素。

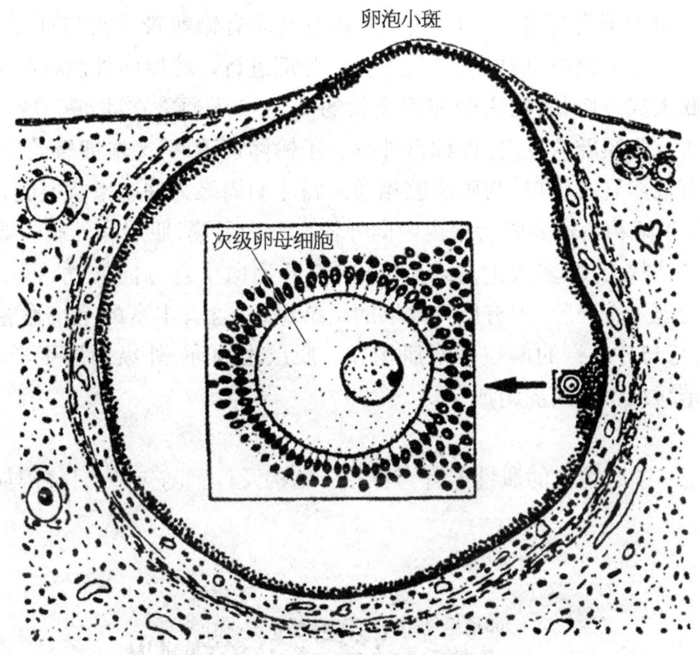

图 10-16 成熟卵泡排卵光镜结构模式图

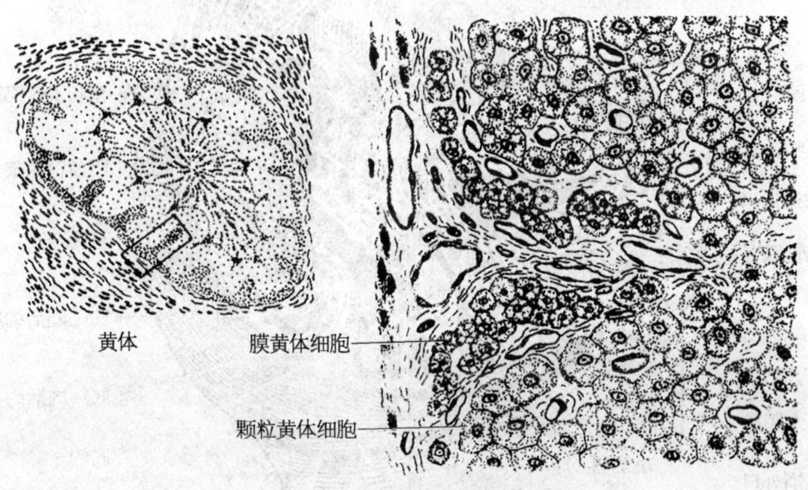

图 10-17 黄体的光镜结构

黄体的发育和持续时间的长短与卵细胞排出后是否受精有关。若排出的卵未受精，黄体仅维持 14 天，称月经黄体；若受精，在胎盘分泌的绒毛膜促性腺激素（HCG）的刺激下黄体继续发育，可维持 6 个月，称妊娠黄体。上述两种黄体最后均退化，被致密结缔组织取代，称白体。

（二）输卵管

1. 输卵管的位置、形态和分部 **输卵管（uterine tube）**为一对细长弯曲的肌性管道，长 10～12 cm，直径约 5 mm。位于子宫底的两侧，包裹在子宫阔韧带上缘内，其内侧端连于子宫壁，开口于子宫腔，称**输卵管子宫口**；外侧端游离，开口于腹膜腔，称为**输卵管腹腔口**，因此女性的腹膜腔可经输卵管腹腔口、输卵管、子宫和阴道与外界相通（图 10-10）。输卵管由内侧向外侧分为四部。

①**输卵管子宫部**:为位于子宫壁内的一段,很短,其内侧端有输卵管子宫口通子宫腔,外侧续于输卵管峡。②**输卵管峡**:短而狭窄,输卵管结扎术多在此部进行。此段向外侧移行为壶腹部。③**输卵管壶腹**:此段管腔膨大成壶腹状,约占输卵管全长的2/3,卵子通常在此部受精。若受精卵未能移入子宫,而在输卵管或腹膜腔内发育,即称宫外孕。④**输卵管漏斗**:为输卵管的外侧端,管腔扩大成漏斗状,漏斗中央有输卵管腹腔口,与腹膜腔相通。漏斗的周缘为许多指状突起,称输卵管伞。

2. 输卵管的组织结构　输卵管管壁由内向外依次分为黏膜、肌层和外膜。黏膜由上皮和固有层构成,上皮为单层柱状上皮,多数上皮细胞有纤毛,纤毛向子宫方向摆动,可使受精卵向子宫方向移动,并阻止细菌进入腹膜腔;固有层为薄层的结缔组织,含有丰富的毛细血管和散在的平滑肌纤维。肌层由内环行与外纵行的两层平滑肌构成。肌层由内环、外纵两层平滑肌构成;外膜为浆膜,由富含血管的结缔组织和间皮组成。

(三) 子宫

子宫(uterus)是一壁厚腔小的肌性器官,其形态、结构及位置随年龄、月经周期和妊娠情况而发生变化(图10-18)。

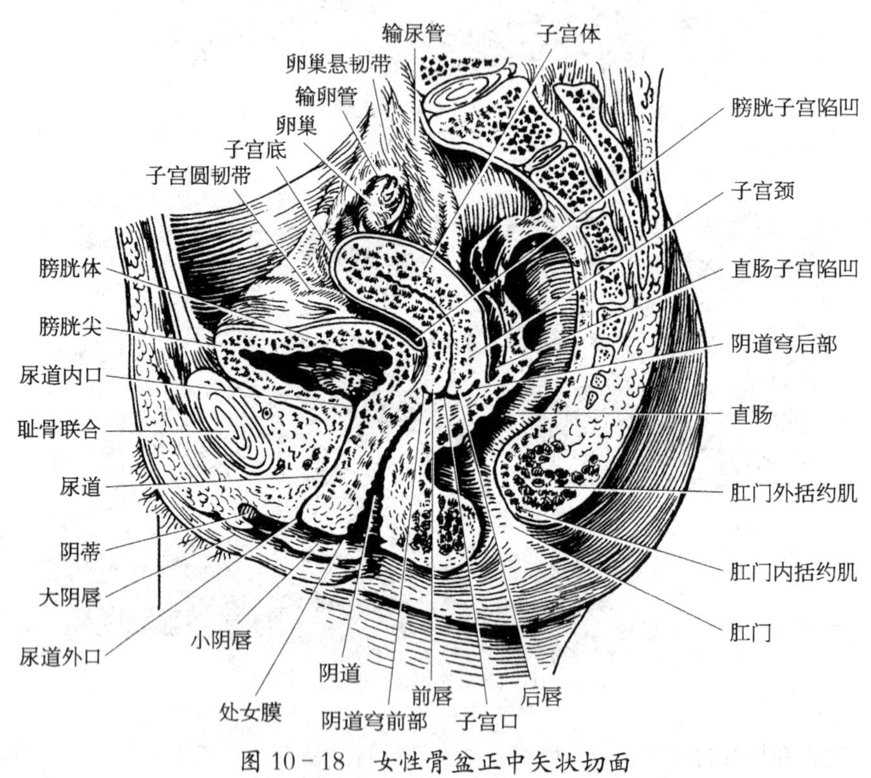

图10-18　女性骨盆正中矢状切面

1. 子宫的形态　成年未孕的子宫,呈前后略扁、倒置的鸭梨形,长约8 cm,最大宽径约4 cm,厚约2 cm。子宫可分为底、体和颈三部。两侧输卵管子宫口以上的圆凸部分称为**子宫底**;下端细圆的部分称为**子宫颈**,为癌的好发部位;底与颈之间的部分称为**子宫体**。子宫颈又分为两部分,其中下1/3突入阴道,称为**子宫颈阴道部**;在阴道以上的部分,称为**子宫颈阴道上部**。子宫颈与子宫体连接的部位,稍狭细,称为**子宫峡**,在非妊娠期,此部不明显,仅1 cm长,而在妊娠期,特别是妊娠中期以后至妊娠后期,随着子宫形态的变化,子宫峡逐渐扩张伸长,可达7～12 cm,产科常在此处进行剖宫取胎(图10-10)。

子宫的内腔甚为狭窄，分为上、下两部。上部位于子宫体内，称为**子宫腔**；下部在子宫颈内，称为**子宫颈管**。子宫颈的下口称为子宫口，通阴道。未产妇的子宫口为圆形或椭圆形，边缘光滑整齐。分娩后，子宫口变成横裂状(图 10-10)。

2. 子宫的位置　子宫位于小骨盆的中央，在膀胱和直肠之间。成年女子，子宫的正常姿势为前倾和前屈位。前倾是指整个子宫向前倾倒，子宫的长轴与阴道的长轴之间形成向前开放的直角。前屈是子宫体与子宫颈之间形成向前开放的钝角。子宫的活动性较大，随膀胱和直肠的充盈程度而影响其位置(图 10-10)。

3. 子宫的固定装置　下列四对韧带对子宫正常位置的固定起着重要作用。

(1) **子宫阔韧带**：在子宫的两侧，呈额状位(图 10-10)，由子宫前、后面两层腹膜构成。其内侧缘附于子宫，并移行为子宫前、后面的腹膜；外侧缘连于小骨盆侧壁，移行为盆壁的腹膜；下缘附于盆底；上缘游离，其内包有输卵管。子宫阔韧带前层覆盖子宫圆韧带，后层包被卵巢，两层之间有血管、淋巴管、神经和结缔组织等。此韧带可限制子宫向侧方移位。

(2) **子宫圆韧带**：由平滑肌和结缔组织构成的一对长圆索状结构。起于子宫外侧缘，输卵管子宫口的前下方，在子宫阔韧带前层的覆盖下，走向前外侧，经腹股沟管，止于阴阜及大阴唇的皮下。此韧带是维持子宫前倾位的主要结构(图 10-18、图 10-19)。

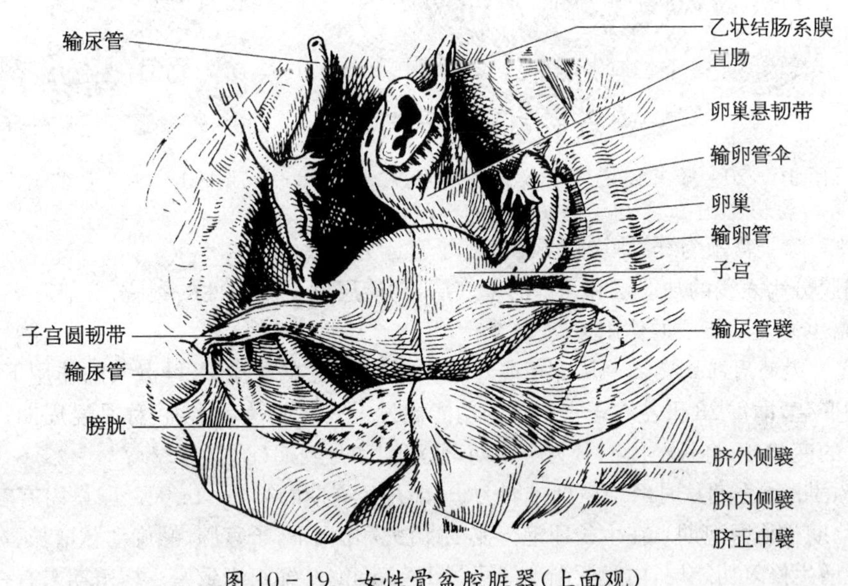

图 10-19　女性骨盆腔脏器(上面观)

(3) **子宫主韧带**：由结缔组织和平滑肌纤维构成。位于子宫阔韧带的下部两层之间，连于子宫颈两侧至盆腔侧壁之间。此韧带可固定子宫颈，防止子宫向下脱垂(图 10-20)。

(4) **子宫骶韧带**：由平滑肌和结缔组织构成。起于子宫颈后面，向后绕过直肠，附于骶骨前面。此韧带有牵引子宫颈向后上的作用，维持子宫前屈位(图 10-20)。

4. 子宫壁的组织结构　子宫壁由内向外分为内膜、肌层和外膜(图 10-21)。

(1) 内膜：由上皮和固有层构成。上皮为单层柱状上皮，由分泌细胞和散在的纤毛细胞组成。固有层较厚，由结缔组织构成，内含子宫腺和螺旋动脉，螺旋动脉为子宫动脉的分支。

(2) 肌层：为平滑肌，很厚，分为三层，内、外纵行，中间环行和斜行，三层间无明显界限。其中有大量结缔组织，并有血管、淋巴管和神经穿行。

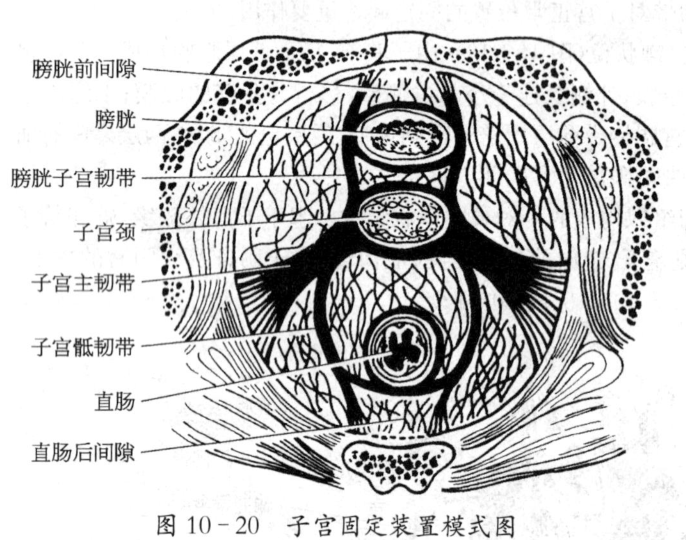

图 10-20　子宫固定装置模式图

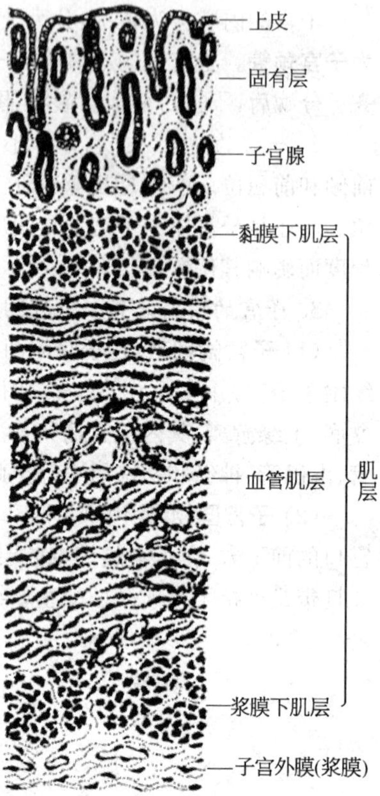

上皮
固有层
子宫腺
黏膜下肌层
血管肌层
肌层
浆膜下肌层
子宫外膜(浆膜)

图 10-21　子宫壁的组织结构

(3) 外膜：除子宫颈为纤维膜外，子宫底和子宫体为浆膜。

子宫内膜分为表浅的功能层和深部的基底层，功能层发生周期性的剥脱，形成月经；基底层不脱落，具有增生修复功能层的作用。

5. 子宫内膜的周期性变化　从青春期开始，在卵巢分泌的雌激素、孕激素的作用下，子宫内膜呈现周期性变化，即每 28 天左右子宫内膜的功能层发生一次脱落和出血，称月经周期。根据子宫内膜及卵巢的变化，可将月经周期分为增生期、分泌期和月经期(图 10-22)。

(1) 增生期：增生期从月经结束到排卵为止，即月经周期的第 5～14 天。卵巢内有若干卵泡生长发育，故此期又称卵泡期。在生长卵泡分泌的雌激素作用下，子宫腺、螺旋动脉增长、弯曲。子宫内膜基底层增生修复功能层，内膜逐渐增厚可达 1～3 mm，结缔组织致密。增殖期末有一个卵泡成熟排卵，子宫内膜进入分泌期。

(2) 分泌期：分泌期从排卵后到下一次月经前，即月经周期的第 15～28 天。卵巢排卵后黄体形成，故此期又称为黄体期。在黄体分泌的雌激素和孕激素作用下，子宫腺和螺旋动脉增生，高度弯曲；子宫腺腺腔充满腺细胞的分泌物，内含大量糖原。子宫内膜可增厚到 5～7 mm，结缔组织疏松水肿。若受精，内膜继续增厚，适宜于胚泡的着床和发育；若未受精，卵巢内黄体退化，内膜脱落，进入月经期。

(3) 月经期：月经期从月经开始到出血停止，即月经周期的第 1～4 天。此期由于黄体退化，雌、孕激素分泌急剧减少，螺旋动脉持续性收缩，子宫内膜功能层组织缺血、坏死脱落；随后螺旋动脉又短暂扩张，功能层毛细血管充血，进而破裂。脱落的子宫内膜随血液一起经阴道排出，形成月经。在月经停止前，残存的内膜基底层子宫腺迅速分裂增生，子宫内膜进入增生期。

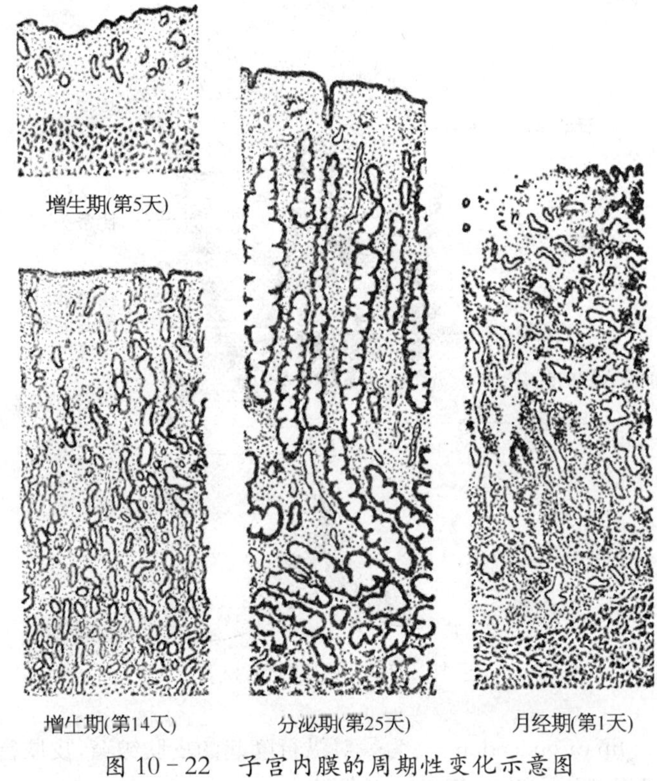

图 10－22　子宫内膜的周期性变化示意图

(四) 阴道

1. 阴道的位置　**阴道(vagina)**为前后略扁的肌性管道，富于伸展性，连接子宫和外生殖器(图10－10、图10－18)。阴道下端开口于阴道前庭，称为**阴道口**。处女在阴道口周缘有**处女膜**。阴道的上端较宽，围绕子宫颈阴道部，两者间形成环状的腔隙，称为**阴道穹**，可分为前、后部及两侧部，以后部为最深，后部与直肠子宫陷凹紧密相邻。当直肠子宫陷凹有积液时，可经阴道穹后部进行穿刺或引流(图10－18)。阴道前方邻接膀胱底和尿道，后方邻接直肠。

2. 阴道的组织结构　阴道由黏膜、肌层和外膜构成。黏膜由上皮和固有层构成，黏膜上皮为未角化的复层扁平上皮，固有层结缔组织内含有丰富的毛细血管和弹性纤维。排卵前后，在雌激素作用下，阴道上皮细胞内出现许多糖原，细胞脱落后糖原被阴道内的乳酸杆菌分解为乳酸，使阴道液呈酸性，pH为3.8～4.2，从而抑制微生物生长。肌层较薄，为内环、外纵两层相互交织的平滑肌束，使阴道壁易于扩张；肌束间有许多弹性纤维。阴道口有环行骨骼肌形成的尿道阴道括约肌。外膜为致密结缔组织，富含弹性纤维。

(五) 前庭大腺

前庭大腺(bulb of vestibular gland)位于阴道口的两侧，左、右各一，形如豌豆，其排泄管向内侧开口于阴道口与小阴唇之间的沟内，分泌黏液，有润滑阴道口的作用。

二、外生殖器

女性外生殖器又称**女阴**(图10－23)，包括以下结构。

1. 阴阜(mons pubis)　为耻骨联合前方的皮肤隆起区，皮下脂肪较多，性成熟期以后，皮肤生有阴毛。

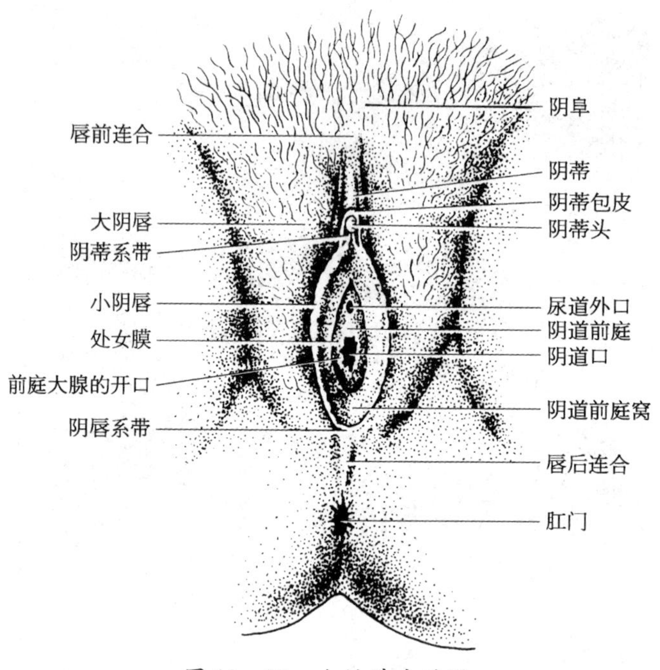

图 10－23　女性外生殖器

2. 大阴唇(greater lip of pudendum)　为一对纵行隆起的皮肤皱襞，皮肤富有色素，并生有阴毛，自阴阜向下方构成阴裂的外侧壁，后方连于会阴。

3. 小阴唇(lesser lip of pudendum)　位于大阴唇的内侧，为一对较薄的皮肤皱襞，表面光滑无毛。

4. 阴道前庭(vaginal vestibule)　为两侧小阴唇之间的裂隙，有 4 个开口。其前部有尿道外口，后部有阴道口。在小阴唇与阴道口之间的浅沟内，有前庭大腺的开口。

5. 阴蒂(clitoris)　位于尿道外口的前方，由两个阴蒂海绵体构成，相当于男性的阴茎海绵体，其后端为阴蒂脚，附于耻骨弓，左、右两脚向前互相结合为阴蒂体，表面盖有阴蒂包皮。阴蒂的前端露于表面的部分，称为阴蒂头，富有感觉神经末梢，感觉敏锐。

6. 前庭球(bulb of vestibule)　相当于男性的尿道海绵体，呈马蹄形，两侧部较大，位于大阴唇的皮下；中间部细小，位于尿道外口与阴蒂体之间的皮下。

三、女性的生殖生理

(一) 年龄性变化

女性生殖器官有明显的年龄性变化。10 岁前生殖器官生长迟缓，保持婴幼儿状态。至青春期(11～15 岁)生殖器官迅速发育，第二性征出现，月经来潮，如此持续约 30 余年。以后生殖功能减弱，月经停止，进入绝经期(45～55 岁以后)，生殖器官逐渐萎缩。

(二) 卵巢的内分泌功能

卵巢分泌雌激素，孕激素及少量雄激素。它们均属于类固醇激素。

1. 雌激素(estrogen)　包括**雌二醇(estradiol, E_2)**、**雌三醇(estriol, E_3)**和**雌酮(estrone)**三种，主要是 E_2。雌激素由卵泡膜内层的膜细胞和膜黄体细胞分泌。E_3 是 E_2 在肝脏降解的代谢产物，以葡萄糖醛酸盐或硫酸盐的形式，随尿排出体外。因此，肝功能障碍可导致体内雌激素过多。雌激素的生理作用主要是促进女性性器官的发育和第二性征的出现。

(1) 对女性生殖器官的作用:雌激素促进青春期女性生殖器官如子宫、阴道、输卵管生长发育,并维持其正常功能。雌激素分泌过少,生殖器官不能正常发育;分泌过多,则会出现性早熟现象;绝经后雌激素水平降低,生殖器官萎缩。具体作用如下。①促进子宫发育,使子宫内膜呈增生期的增厚;使子宫颈分泌稀薄黏液,有利于精子通过;在妊娠晚期提高子宫平滑肌的兴奋性和对催产素的敏感性,有助于启动分娩。②刺激阴道黏膜上皮细胞分化和角化,并使糖原含量增加,糖原分解使阴道分泌物呈酸性(pH 4～5),有利于阴道乳酸菌的生长,从而排斥其他微生物的繁殖,增强阴道抵抗细菌的能力。③促进输卵管上皮增生、分泌及输卵管运动,有利于受精卵向子宫腔内运送。④协同 FSH 促进卵泡发育,诱导排卵前 LH 高峰的出现,促进排卵。在月经期和妊娠期内,雌激素与孕激素配合,维持正常月经与妊娠的发展。

(2) 对女性第二性征的影响:雌激素能刺激乳腺导管和结缔组织增生;使脂肪沉积于乳腺、皮下和臀部等部位,呈现女性特征;使毛发呈女性分布、音调较高、骨盆宽大等。

(3) 对代谢和生长的影响:雌激素有类似雄激素的作用,加速肌肉蛋白质合成;增强成骨细胞的活动,加强钙、磷沉积,促进骨的成熟及骨骺愈合。因此,女性在青春期也有一次较快的生长过程。雌激素能促进脂肪的合成,促进胆固醇降解与排泄,降低血浆胆固醇水平,这与绝经前女性心、脑血管疾病发生率较低有关;促进肾小管对 Na^+ 的重吸收,增强肾远端小管和集合管对 ADH 的敏感性,水重吸收增加,细胞外液量增加,因此,高浓度的雌激素可导致水、钠潴留,与经前期水肿有关。

2. *孕激素* 孕激素主要为**孕酮(progesterone, P)**。排卵前,卵泡可分泌少量孕酮;排卵后,黄体细胞在分泌雌激素的同时,分泌大量孕酮。妊娠 2 个月时,胎盘也开始大量分泌孕激素。孕酮主要在肝脏降解,其代谢产物随尿、粪排出体外。孕激素的生理作用主要是有利于胚泡着床和维持妊娠。由于靶细胞内孕激素受体数量受雌激素调节,因此孕激素必须在雌激素作用的基础上才能发挥作用。

(1) 对子宫的作用:①使子宫内膜在增生期的基础上进一步增厚,呈现分泌期的变化,为胚泡着床提供适宜的环境。②使妊娠期子宫平滑肌细胞兴奋性及对催产素的敏感性降低,抑制其收缩,保证胚胎有较“安静”的环境。③抑制母体对胎儿的免疫排斥反应,有“安胎”作用。④使宫颈黏液减少、变稠,黏蛋白分子交织成网形成黏液栓,阻止精子通过。因此,如果孕激素缺乏则有早期流产的可能。

(2) 对乳腺的作用:在雌激素等激素作用的基础上,孕激素促进乳腺腺泡发育,为分娩后的授乳做准备。

(3) 产热作用:孕激素可作用于下丘脑体温调节中枢,使基础体温在排卵后升高 0.5 ℃左右,并维持到下次月经来临。由于体温在排卵前先表现为短暂降低,排卵后升高,故临床上将这一基础体温改变作为判断排卵日期的标志之一。

(4) 对平滑肌的作用:孕激素能使血管和消化道平滑肌紧张性降低,这可能是孕妇容易发生便秘和痔疮的原因之一。

(5) 对腺垂体激素的分泌起调节作用:排卵前,孕酮可协同雌激素诱发 LH 分泌出现高峰;排卵后,孕酮对腺垂体激素的分泌起负反馈调节作用。

(三) 卵巢和子宫内膜周期性变化的神经内分泌调节

女性生殖系统周期性变化是其生理特征,月经是这个周期变化的重要标志。月经周期的活动,通过下丘脑-垂体-卵巢轴的调节。下丘脑弓状核的神经内分泌细胞分泌促性腺激素释放激素

(GnRH),使腺垂体远侧部嗜碱性细胞中促性腺激素细胞分泌卵泡刺激素(FSH)和黄体生成素(LH)。FSH 刺激卵泡的发育和成熟,并促进卵泡分泌大量雌激素,雌激素使子宫内膜由月经期转入增生期。当血液内雌激素增高至一定浓度时,可反馈调节腺垂体和下丘脑的分泌,LH 的分泌增多。排卵前,血液内的 LH 骤然增多,在 LH 和 FSH 的协同作用下,卵巢排卵,黄体形成,分泌大量孕激素和一定量的雌激素,使子宫内膜进入分泌期。血液中孕激素水平升高又作用于腺垂体和下丘脑,反馈抑制 LH 的分泌,黄体退化。继而,孕激素和雌激素水平下降,使子宫内膜坏死脱落、出血形成月经。此后,在下丘脑和腺垂体分泌的促性腺激素的影响下,原始卵泡又开始生长发育(图 10-24)。

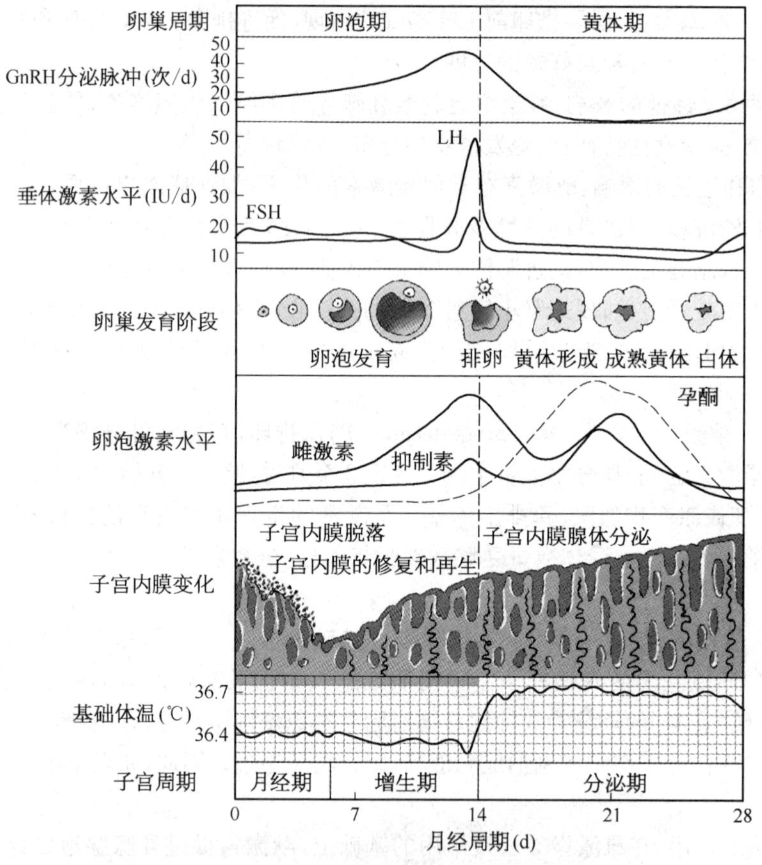

图 10-24 卵巢和子宫内膜周期性变化的神经-内分泌调节

附1 乳房与会阴

一、乳房

乳房(mamma)为哺乳类动物特有的器官。人的乳房为成对的器官,男性不发达,女性于青春期后开始发育生长,妊娠和哺乳期的乳房有分泌活动,老年妇女乳房萎缩。

1. 乳房的位置　乳房位于前胸部,在胸大肌及其筋膜的表面,上起自第 2~3 肋,下至第 6~7 肋,内侧至胸骨旁线,外侧可达腋中线。成年未妊妇女的乳头平对第 4 肋间隙或第 5 肋。

2. *乳房的形态* 成年女子未哺乳的乳房呈半球形，紧张而富有弹性。乳房的中央有**乳头**，其表面有乳腺管的开口。乳头周围有一圈颜色较深的区域，称**乳晕**(图 10－25)。

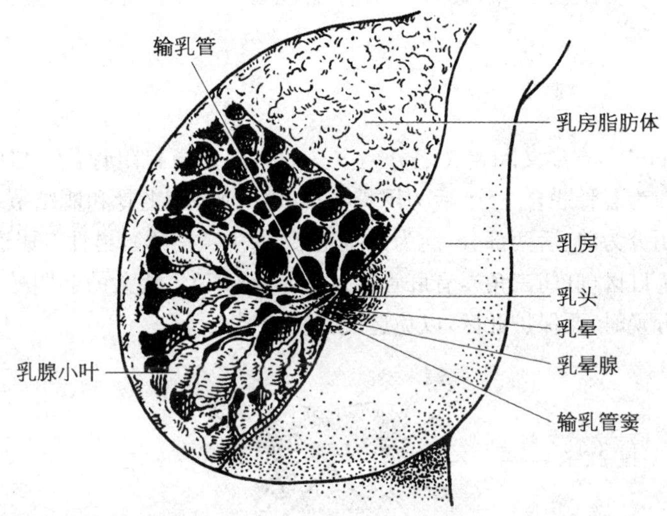

图 10－25 女性乳房(右半剥去皮肤)

3. *乳房的大体结构* 乳房由皮肤、乳腺组织和脂肪组织构成。乳腺组织被脂肪组织分隔为15～20个**乳腺小叶**，以乳头为中心呈放射状排列。每个腺叶有一条排泄管，称**输乳管**，由该腺叶中各乳腺小叶的导管汇合而成，开口于乳头。临床进行乳房浅部脓肿切开手术时，应尽量采用放射状切口，以免损伤乳腺叶和输乳管。在乳房深部自胸筋膜发出结缔组织束穿过乳腺小叶之间连于皮肤，称**乳房悬韧带或称 Cooper 韧带**，对乳腺有支持作用(图 10－26)。乳腺癌时，由于癌细胞侵犯此韧带，引起结缔组织纤维束缩短，牵引皮肤向内形成凹陷，是乳腺癌早期常有的征象。

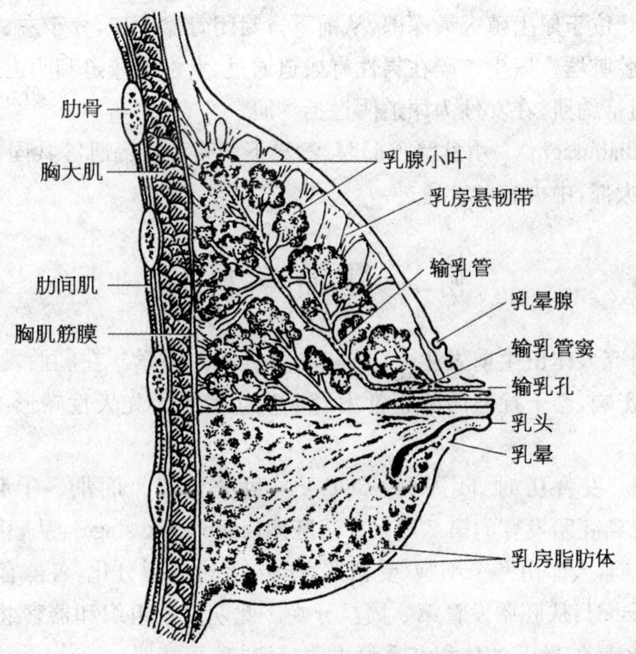

图 10－26 女性乳房矢状切面

4. 乳腺的组织结构　每个乳腺小叶为一个复管泡状腺，腺泡上皮为单层立方上皮或单层柱状上皮，腺腔很小。导管包括小叶内导管、小叶间导管和总导管，它们分别由单层柱状上皮、复层柱状上皮、复层扁平上皮上皮构成；总导管又称输乳管，开口于乳头，管壁上皮与乳头表皮相连续。

二、会阴

1. 会阴(perineum)　有广义和狭义之分。广义的会阴是指封闭骨盆下口的全部软组织。此区呈菱形，其境界：前为耻骨联合下缘；后为尾骨尖；两侧为耻骨、坐骨和骶结节韧带。经两坐骨结节之间的连线将会阴分为前、后两部分：前为尿生殖区（尿生殖三角），男性有尿道通过，女性有尿道和阴道穿过。后部为肛区（肛门三角），有肛管穿过（图 10－27）。狭义的会阴是指肛门和外生殖器之间软组织。产妇分娩时，要保护此区，以免造成会阴撕裂。

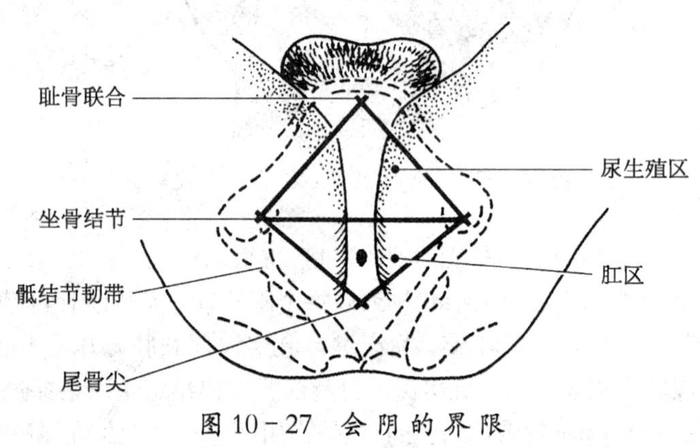

图 10－27　会阴的界限

2. 尿生殖膈(urogenital diaphragm)　由尿生殖膈上筋膜、尿生殖膈下筋膜和其间的横纹肌（会阴深横肌）共同构成。位于尿生殖区最深部，从前下方封闭骨盆下口，介于左、右耻骨、坐骨之间，加强盆底，协助承托盆腔脏器。尿生殖膈在男性有尿道通过，女性有尿道和阴道通过。两层筋膜间的横纹肌在男性为尿道括约肌，在女性为尿道阴道括约肌。

3. 盆膈(pelvic diaphragm)　由盆膈上筋膜、盆膈下筋膜和肛提肌等共同构成。位于肛区的深部，封闭骨盆下口的大部，中央有肛管通过。

附2　胚胎学概论

人体胚胎学是研究人体出生前发生、生长和发育机制的科学。在胚胎发育过程中，若受某些遗传、环境等因素的影响，会干扰胚胎的正常发育而发生畸形。先天性畸形的发生及防治措施也属胚胎学的研究范畴。

人体胚胎的发生、发育历时 38 周（约 266 天），可分为三个时期。①**胚前期(preembryonic stage)**：从受精卵形成到胚胎发育的第 2 周末。②**胚期(embryonic stage)**：从胚胎发育的第 3 周到第 8 周末。在这两个时期，人体由一个细胞（受精卵）开始，经过分裂分化，各器官、系统与外形初具雏形。③**胎期(fetal period)**：从胚胎发育第 9 周至分娩。此期内各组织和器官继续发育完善，并逐渐出现不同程度的功能活动，胎儿的体积和重量也明显增加。

胚胎发育是一个连续、复杂的动态变化过程，其中变化最明显、复杂和迅速的是胚前期和胚期。在这些阶段，胚胎与母体的联系还不牢固，对各种外界因子最敏感，最易发生流产和畸形。因此，胚胎发育的前八周是胚胎学研究和学习的重点。

一、生殖细胞和受精

（一）两性生殖细胞的发生和成熟

两性生殖细胞包括男性生殖细胞（精子）和女性生殖细胞（卵子）（图 10－28），两者均为单倍体细胞。

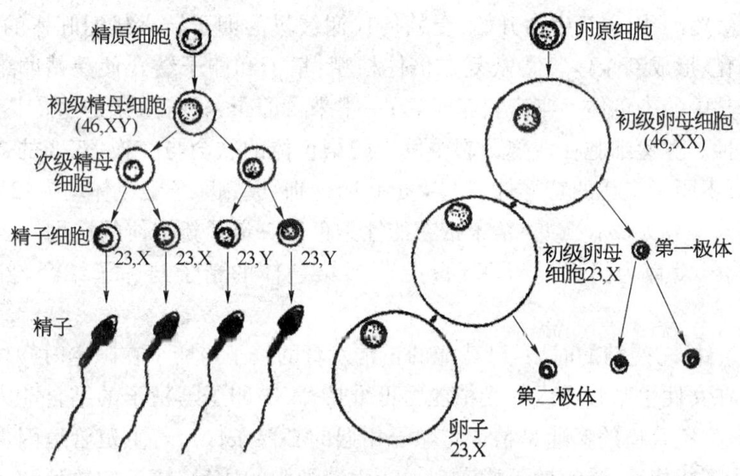

图 10－28　精子与卵子发生

1. *精子的发生、成熟和获能*　睾丸中形成的精子，只是在形态上基本发育成熟。精子还需在附睾分泌物及雄激素构成微环境的附睾中停留约 2 周的时间后方可具备定向运动能力和与卵子受精的潜能。精子在通过女性生殖管道时，精子头外被覆的一层来自精液中的糖蛋白可被子宫和输卵管分泌的酶降解，从而获得释放顶体酶，与卵子受精的能力，此过程称为精子的**获能（capacitation）**。

2. *卵细胞的发生和成熟*　卵细胞产生于卵巢中的卵泡，成熟于受精过程。女性生殖细胞在胎儿时期就已开始发育；出生前，卵巢中的卵原细胞已发育形成初级卵母细胞并停留在第一次减数分裂的前期；自青春期开始，在促性腺激素的作用下，卵泡继续发育，于排卵前完成第一次成熟分裂，产生一个次级卵母细胞和一个第一极体。次级卵母细胞随即进入第二次成熟分裂，并停留在分裂的中期。排卵后，如果卵细胞和精子相遇受精，则继续完成第二次成熟分裂，产生一个成熟的卵子和一个第二极体。

（二）受精

精子与卵子融合形成受精卵的过程，称**受精（fertilization）**。人卵受精常发生在输卵管壶腹部。受精时间多发生在排卵后 12～24 h 内。

1. *受精过程*　由卵巢排出的卵细胞，外面围有透明带和放射冠。精子获能后，顶体外膜和细胞膜局部融合，形成许多小孔，从小孔中释放顶体酶、融蚀穿越放射冠和透明带的过程，称精子的顶体反应。精子表面存在抗原，到达透明带的精子，可与透明带上的精子受体 ZP3 相互识别，并特异性结合。精子穿越透明带后，头部的细胞膜与卵细胞膜相贴并融合，细胞核及胞质很快进入卵内，精子与卵子的细胞膜合二为一。

精子进入卵细胞后，可激发卵细胞浅层胞质中的皮质颗粒释放酶类进入卵周隙，称卵细胞的皮质反应。释放的酶可水解透明带上的精子受体 ZP3，透明带的结构发生改变，不能再与精子结合，称透明带反应。此反应可阻止其他精子进入卵细胞，保证了正常的单精受精。

精子进入卵细胞后，激发次级卵母细胞完成第二次成熟分裂，形成一个成熟的卵子和一个第二极体，后者进入卵间隙。卵子和精子的细胞核分别膨大，形成雌原核和雄原核。雌、雄原核互相接近，核膜消失，染色体混合，形成二倍体的**受精卵(fertilized ovum)**，又称**合子(zygole)**。哺乳动物由精卵开始结合到染色体混合约需 12 h。

2. 受精的意义和条件

(1) 受精的意义：①标志新生命开始：受精使代谢缓慢的卵子转入代谢旺盛的受精卵阶段，细胞不断分裂和分化，形成新个体。②恢复二倍体核型：精子和卵子结合使受精卵染色体数目恢复到正常的 23 对，其中的染色体一半来自精子，另一半来自卵子，具有双亲的遗传特性，保证了物种的稳定性和延续性。生殖细胞在成熟分裂中发生的染色体的联会与交换，双亲的遗传物质重新组合，使新个体具有不同于亲代的特异性。③决定胚胎性别：成熟卵子染色体均为(23，X)；精子染色体半数为(23，X)，半数为(23，Y)。精子带有的性染色体决定了新个体的性别。当带有 Y 染色体的精子与卵子结合，发育为男性(46，XY)；带有 X 染色体的精子与卵子结合，发育为女性(46，XX)。

(2) 受精的条件：①受精的时限：已获能的正常发育的精子与卵子在限定时间内相遇是受精的基本条件。精子在女性生殖管道内的受精能力可维持 24 h，卵子与精子的结合能力仅为 12 h。②生殖管道的畅通：生殖管道的畅通是精子与卵子相遇的必要条件。若生殖管道因炎症等因素造成堵塞，精子和卵子不能相遇，受精就不能实现。③生殖细胞的质量：精子的数目和活动能力也是保证受精的重要条件。若每毫升精液中的精子数目少于 500 万个，或小头、双头、双尾等畸形精子数超过 20%，又或精子活动太弱，均可影响受精。卵细胞发育不正常或卵巢不排卵，也可影响受精，甚至导致不育或胎儿畸形。④激素水平：性激素不仅对生殖细胞的发生、发育起重要作用，而且对其在生殖管道中的运输也起重要的调节和维持作用。

二、胚胎的早期发生

受精卵在第 1～8 周内的发育变化称人胚早期发生，包括卵裂、胚泡形成、植入，三胚层形成与分化等过程，是胚胎发育的关键时期。

(一) 卵裂和胚泡的形成

1. 卵裂　受精卵早期进行的细胞分裂称**卵裂(cleavage)**，卵裂产生的子细胞称卵裂球。大约在受精后 30 h 开始第一次卵裂。受精后 72 h，形成一个由 12～16 个卵裂球组成的实心细胞团，外形似桑葚，称**桑葚胚(morula)**。桑葚胚仍包于透明带内，并已运行至子宫和输卵管交界处的子宫腔侧(图 10－29)。

2. 胚泡形成　桑葚胚进入子宫腔后，卵裂球分裂增生迅速，细胞数量不断增多，分化更加明显。受精后第 4～5 天时，细胞间出现一些腔隙并逐渐融合成一个充满液体的腔，呈囊泡状，称**胚泡(blastocyst)**，其外仍有透明带包裹。胚泡中央的腔称胚泡腔；胚泡壁为一层扁平细胞，称滋养层；腔内一侧有一群大而不规则的细胞，称内细胞群，将来可形成胚体和部分胎膜。包绕在内细胞群外侧的滋养层称胚端滋养层。此时胚泡已进入子宫腔。

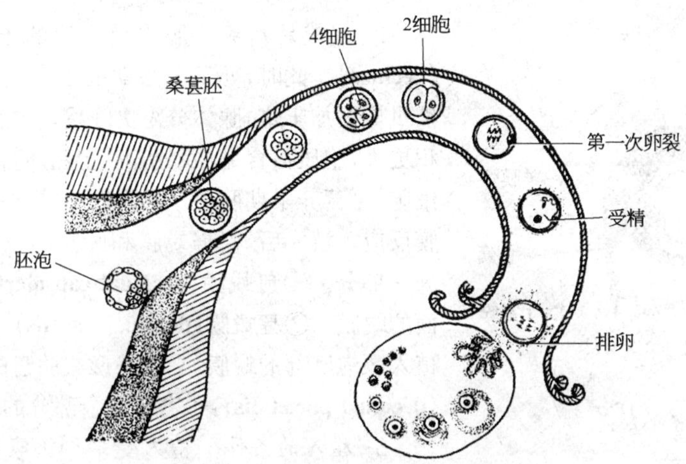

图 10-29 排卵、受精和卵裂过程

(二) 植入

胚泡逐渐埋入子宫内膜的过程，称**植入(implantation)**或**着床(imbed)**。开始于受精后第5～6天，完成于第11～12天。

1. 植入的过程 随着胚泡体积的增大，透明带逐渐变薄并消失，胚端滋养层直接与子宫内膜接触，分泌蛋白水解酶溶解接触处的子宫内膜，形成一个缺口，胚泡从缺口处埋入子宫内膜。待胚泡全部埋入子宫内膜的功能层后，植入口由周围的子宫内膜组织增生修复，植入完成。胚胞植入的同时，滋养层细胞从内膜吸取营养，迅速增殖，分化为内、外两层。外层较厚，细胞互相融合，无分裂能力，称合体滋养层。内层细胞仍保留明显的细胞界限，细胞分裂旺盛，可不断产生新细胞加入合体滋养层，称细胞滋养层(图 10-30)。

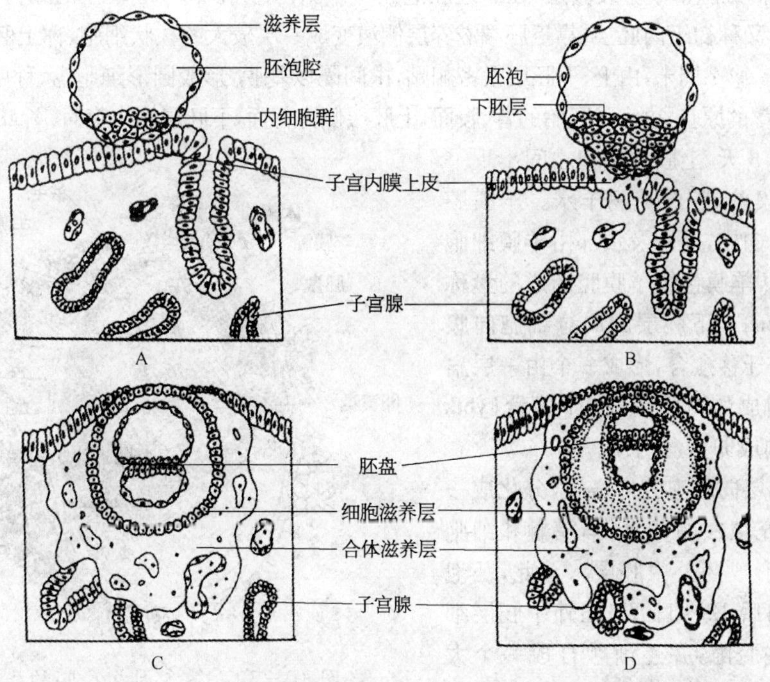

图 10-30 植入的过程

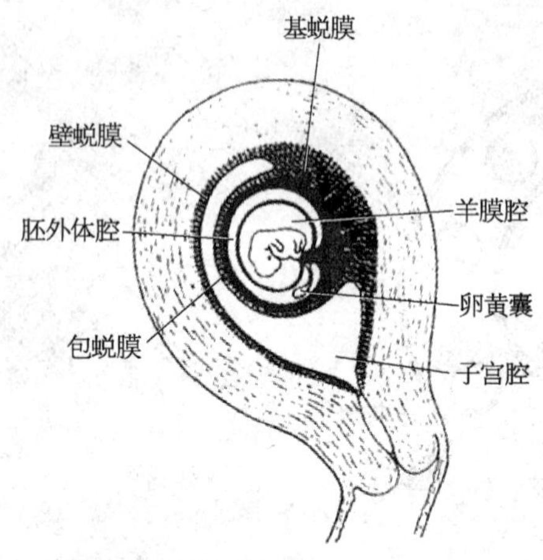

图 10－31 胚胎与子宫蜕膜的关系

2. 蜕膜的形成 胚泡植入后的子宫内膜改称**蜕膜**(**decidua**)。此时，处于分泌期的子宫内膜进一步增厚，血液供应更加丰富，腺体分泌更旺盛。内膜中的基质细胞体积更大，胞质富含糖原和脂滴，蛋白质合成增加，改称蜕膜细胞，可营养早期胚胎。子宫内膜的这一系列变化称为蜕膜反应。植入后，根据蜕膜和胚泡的位置关系，将蜕膜分为三部分。①**包蜕膜**(**decidual capsularis**)：覆盖在胚泡表面的蜕膜。②**基蜕膜**(**decidual basalis**)：也称底蜕膜，位于植入胚泡底部的蜕膜，是将来形成胎盘的部位。③**壁蜕膜**(**decidual parietalis**)：子宫壁其余部分的蜕膜(图 10－31)。

3. 植入的条件 植入受多种因素的影响和调控，包括如下因素。①发育良好的胚泡从输卵管正常运行至子宫腔；透明带准时消失。②子宫内膜必须处于分泌期，有正常的蜕膜反应。这一系列过程与母体雌激素和孕激素的水平有关。③适宜的宫内环境：子宫畸形、内膜炎症、宫腔内有无异物或药物干扰等都可影响胚泡的正常植入。

4. 植入的部位 通常是在子宫体或底部，最常见于子宫后壁中上部。

5. 异常植入 若胚泡未能及时进入子宫而在子宫以外的部位植入，称为宫外孕，最常发生在输卵管，也可发生于卵巢表面、子宫阔韧带、肠系膜等处。这些部位均不适宜于胚泡生长，将造成胚胎早期死亡和植入处组织破裂，母体大出血。若植入发生在靠近子宫颈内口处，并在此形成胎盘，称为前置胎盘，分娩时会堵塞产道，导致胎儿娩出困难；若胎盘早期剥离，可导致母体大出血，甚至危及生命。

(三) 胚层的形成和分化

1. 二胚层胚盘及相关结构的形成 人胚发育至第 2 周初，内细胞群和滋养层细胞分别同时增生分化。内细胞群细胞不断分裂增殖，在靠近胚泡腔的一侧，首先形成一层较小的立方形细胞，称**下胚层**(**hypoblast**)，又称初级内胚层；靠近胚端滋养层侧演变成一层较大的柱状细胞，称**上胚层**(**epiblast**)，又称初级外胚层。第 2 周末，由上、下胚层紧密相贴，中间隔以基膜，形成圆形细胞盘，称**胚盘**(**germ disc**)。胚盘是胚胎发育的原基，决定了胚胎的背、腹面，上胚层侧为背面，下胚层侧为腹面(图 10－30)。

受精后第 8 天，上胚层细胞之间出现一个腔隙，称羊膜腔，腔内充满羊水。羊膜腔的底由上胚层构成，周围及顶部由羊膜细胞包绕，称羊膜。羊膜包绕羊膜腔形成的囊称**羊膜囊**(**amnion**)。下胚层的周缘细胞向腹侧增生并向下迁移愈合，形成一个由一层扁平上皮细胞围成的封闭囊，称**卵黄囊**(**yolk sac**)，下胚层构成卵黄囊的顶。

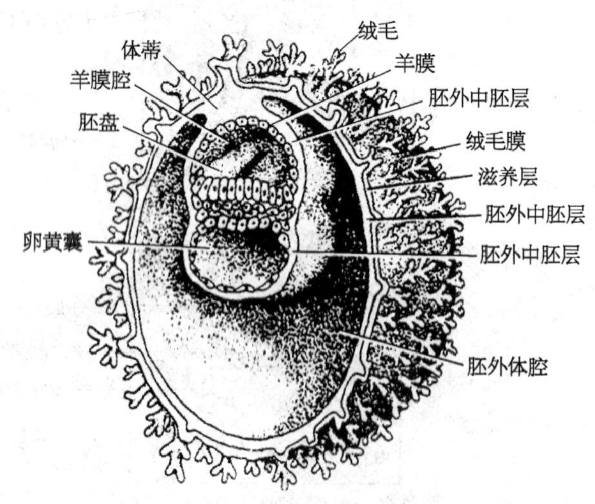

图 10－32 第 3 周初人胚的立体模式图

细胞滋养层向胚泡腔内增生，分化成一些星状细胞，充填在卵黄囊、羊膜囊和细胞滋养层之间，形成胚外中胚层。至此，胚泡腔消失。受精后 12～13 天，胚外中胚层细胞间出现一些腔隙，并逐渐融合成一个大腔，称胚外体腔。胚外体腔的出现，把胚外中胚层分成两部分。覆盖在滋养层内表面和羊膜囊外周的部分称胚外体壁中胚层；覆盖在卵黄囊外表面的部分称胚外脏壁中胚层。人胚发育至第2周末，由于胚外体腔的扩大，羊膜囊和滋养层之间的胚外中胚层逐渐缩窄至胚盘尾侧形似带状，称**体蒂(body stalk)**。体蒂起到连接胚体和滋养层的作用，并将参与脐带的形成(图10-32)。

2. 三胚层胚盘及相关结构的形成　人胚发育至第3周初，胚盘一端的中轴线上，上胚层细胞迅速分裂、增生，形成一条纵行的细胞索，称**原条(primitive streak)**。原条所在的一端为胚盘的尾端。原条的背侧中央出现一条浅沟，称原沟。原条的头端膨大，称原结。原结的中央下凹称原凹(图10-33)。随着胚体的生长发育，原条逐渐向尾侧退缩，至26天时，原条全部退化消失。若残留有部分原条细胞，则可分化形成由多种组织构成的囊性肿瘤，称畸胎瘤，多发生在人体的骶尾部、生殖腺等部位。

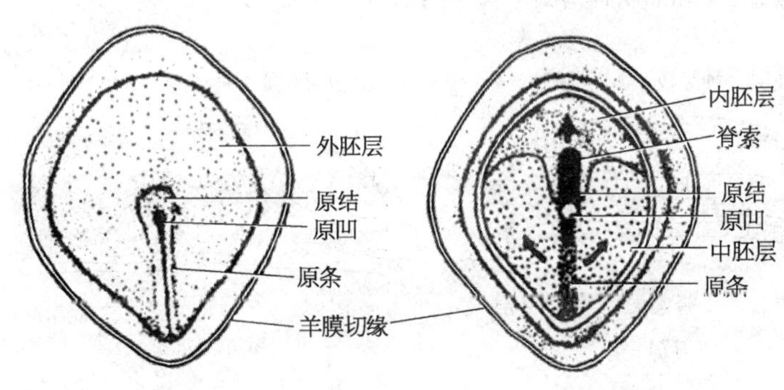

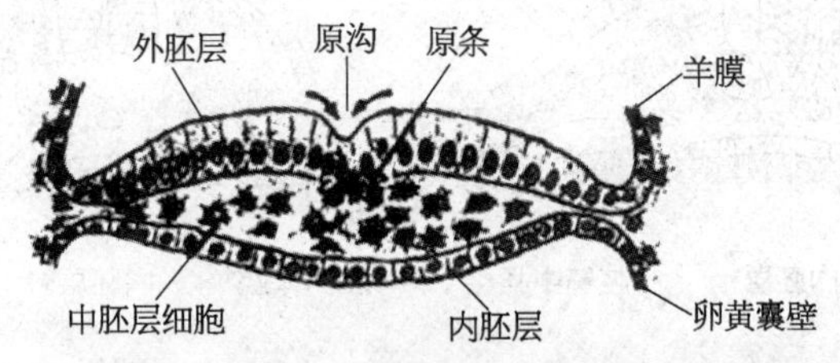

图10-33　第16天人胚

A. 胚盘背面观；B. 切除外胚层，示中胚层和脊索；
C. 通过原条的胚盘横切，示中胚层的形成

上胚层细胞继续增殖，由原沟下嵌，在上、下胚层之间向周边迁移，其中一部分细胞在上、下胚层之间形成一层新的细胞层，称胚内中胚层，即**中胚层(mesoderm)**。胚内中胚层在向头尾扩展时，在头尾部各留有一圆形区域没有中胚层，此处内、外胚层直接相贴，呈薄膜状，分别称口咽膜和泄殖腔膜。位于口咽膜头侧的中胚层，称生心区或生心板，将来发生为心脏。另外一部分细胞迁移到下胚层并逐渐替换了其内全部的细胞，形成一层全新的**内胚层(endoderm)**。内胚层和中胚层形成后，上胚层细胞改称为**外胚层(ectoderm)**。

原结细胞增生并经原凹内卷，在内、外胚层之间的中轴线上形成一条细胞索，并向头端延伸，称**脊索(notochord)**(图10-33)。脊索是暂时性中轴器官，随后大部分退化，成人脊柱椎间盘的髓核是其留下的残迹。

3. 三胚层的分化

(1) 外胚层的分化:人胚发育至第 3 周,脊索诱导其背侧中线处的外胚层细胞增生形成神经板。神经板中央凹陷形成神经沟,两侧隆起形成神经褶。人胚从第 22 天起神经管开始由中段逐渐向前、后端闭合,形成神经管。此时,神经管头、尾两端仍暂时开口,分别称为前神经孔和后神经孔。胚胎发育至第 4 周末,前、后神经孔闭合。神经管是中枢神经系统发育的原基。其头端膨大,形成脑原基并参与松果体、神经垂体和视网膜等的形成;尾端较细,为脊髓原基。如果前、后神经孔未愈合,将分别导致无脑儿和脊髓裂。

在神经管形成的同时,神经褶的一些细胞移到神经管的背侧形成纵行的细胞索,称神经嵴。神经嵴是周围神经系统发育的原基,将形成脑脊神经节和交感神经节以及肾上腺髓质嗜铬组织等。

神经管完全闭合后,神经管和神经嵴脱离外胚层,并被表面外胚层覆盖。表面外胚层可分化为表皮、毛发、汗腺、内耳和晶状体等(图 10 - 34)。

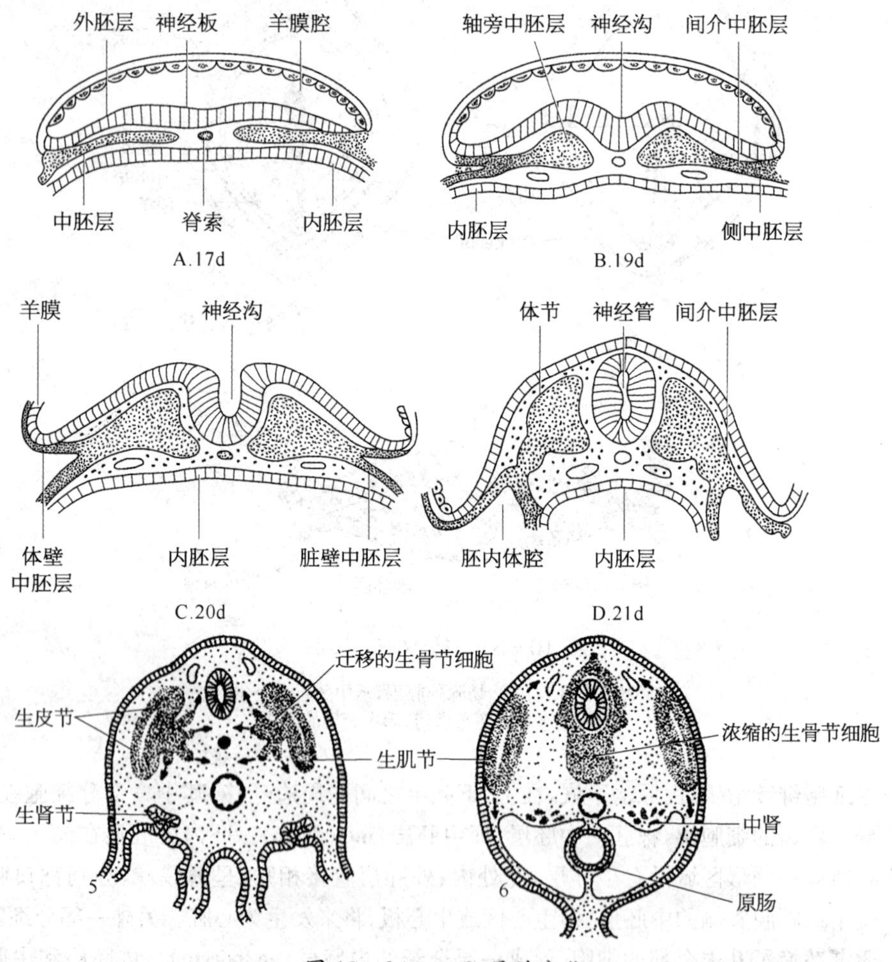

图 10 - 34　三胚层的分化

(2) 中胚层的分化:在胚胎发育早期,中胚层细胞为一薄层排列的疏松组织。中胚层细胞增殖较快,从脊索两旁由内向外依次分为轴旁中胚层、间介中胚层和侧中胚层,其余散在的中胚层组织称间充质(图 10 - 34)。

脊索两旁的中胚层增厚为**轴旁中胚层**(paraxial mesoderm),以后断裂成左右对称的块状结构,称体节,至第五周末,共形成 42～44 对。体节是分化为肌肉、真皮和中轴骨骼的原基,也是推测胚龄的依据之一。

轴旁中胚层外侧的细胞索为**间介中胚层**(intermediate mesoderm),是泌尿生殖系统的原基。

间介中胚层外侧的细胞板为**侧中胚层**(lateral mesoderm)。侧中胚层内先出现无数小腔隙,后逐渐合并为一个大腔,称胚内体腔,以后由头至尾依次分化为心包腔、胸膜腔和腹膜腔。胚内体腔将侧中胚层分为紧贴外胚层内面的体壁中胚层和与内胚层相贴的脏壁中胚层。前者参与体壁的形成,后者参与消化和呼吸系统的构成。

间充质分化为结缔组织、肌细胞、心、血管和淋巴管等。

(3) 内胚层的分化:人圆柱形胚体形成时,内胚层被包入胚体形成原始消化管或称原肠。原始消化管由头至尾依次分为前肠、中肠和后肠。前肠头端由口咽膜封闭,后肠尾端由泄殖腔膜封闭,中肠与卵黄囊借卵黄蒂相连。内胚层可分化为消化管、消化腺、呼吸道和肺的上皮组织,以及中耳、甲状腺、甲状旁腺、胸腺、膀胱等器官的上皮组织(图 10-34)。

4. 胚体外形的建立　由于胚盘各部分生长速度的差异以及中轴器官的建立,胚体外形也在不断演变。三个胚层的生长速度为外胚层最快,内胚层最慢。胚盘中轴部位生长迅速,使胚体中部向背侧隆起,凸向羊膜腔。边缘部分生长较慢,逐渐向腹侧包卷,形成左、右侧褶。胚盘头尾方向的生长较左右侧快,使胚盘的头尾端向腹侧弯曲,形成头褶和尾褶。头褶使胚盘头端的生心区、口咽膜移到腹侧;尾褶使胚盘尾端的泄殖腔膜和体蒂移向腹侧。左右侧褶和头尾褶逐渐向腹部靠拢并汇合,形成原始脐带。内胚层卷到胚体内部,外胚层包在胚体最外层,"C"字形圆柱形胚体形成。至第 8 周末,胚体外表已可见眼、耳、鼻和肢芽等结构,胚体各器官原基均已形成,初具人形,但尚不能分辨性别(图 10-35)。

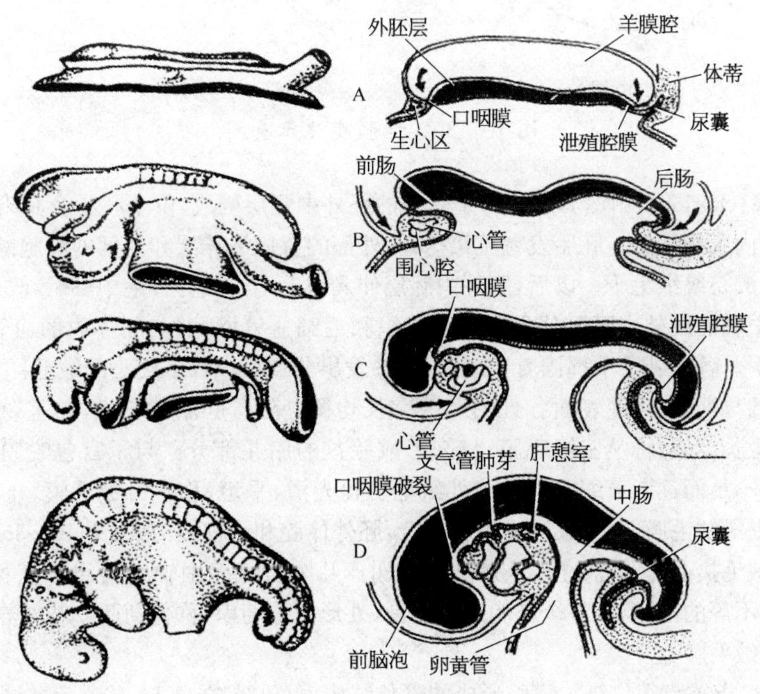

图 10-35　圆柱形胚体形成过程

(四) 胎膜和胎盘

胎膜和胎盘是胚胎发育过程中形成的附属结构，不参与胚体的形成，对胚胎发育起到保护、营养、呼吸和排泄等不可缺少的作用。

1. 胎膜　人的胎膜包括绒毛膜、羊膜囊、卵黄囊、尿囊和脐带(图 10－36)。

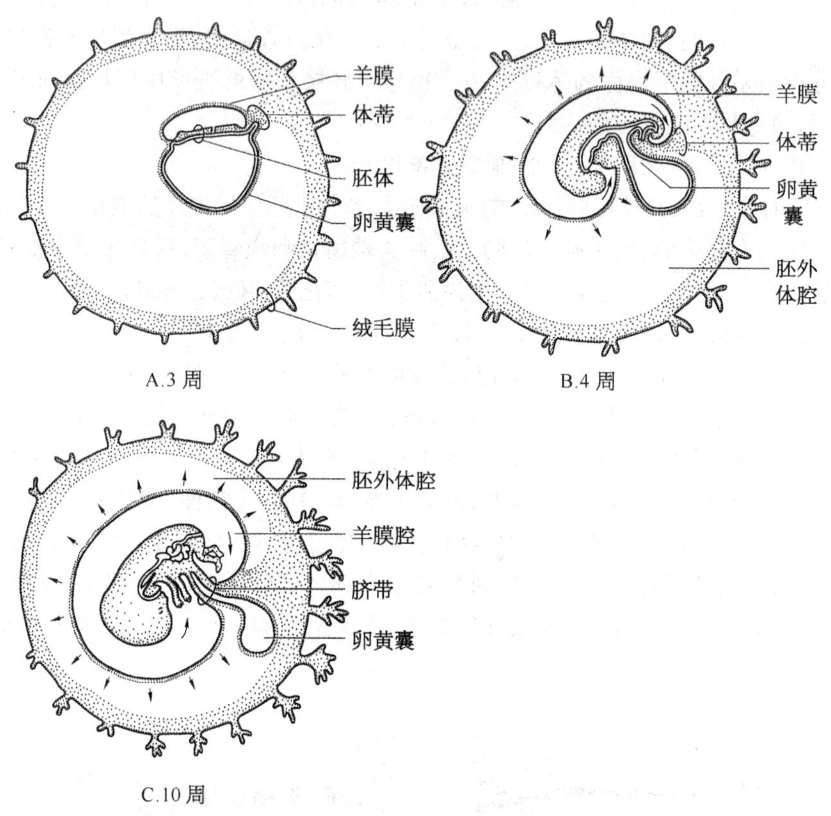

图 10－36　胎膜变化示意图

(1) **绒毛膜(chorion)**：由滋养层和衬于其内的胚外中胚层构成，位于胚胎及其附属结构的最外层，直接与子宫内膜相接触。胚胎发育至第 3 周，外部的合体滋养层和内部的细胞滋养层一起向胚泡表面突出，形成初级绒毛干。以后，胚外中胚层伸入绒毛干内成为绒毛中轴后，改称次级绒毛干。待次级绒毛干中轴的胚外中胚层分化成结缔组织和毛细血管网，并与胚体内的血管相连时，则改称为三级绒毛干。各级绒毛干都固着于蜕膜上，并发出分支形成许多细小的绒毛。

胚胎发育的早期，绒毛膜表面各处的绒毛生长均衡。随着胚胎的长大，与基蜕膜接触的绒毛因营养丰富而生长茂盛，称丛密绒毛膜，将来形成胎盘的胎儿部分。与子宫包蜕膜接触的绒毛因受压，营养供应不足而逐渐萎缩、退化，该处绒毛变得光滑、平坦，称平滑绒毛膜。胚胎发育至第 3 个月时，羊膜、平滑绒毛膜、包蜕膜和壁蜕膜融合，胚外体腔和子宫腔消失(图 10－36、图 10－37)。

胚胎通过绒毛摄取母血中的营养并排出代谢产物。若绒毛中轴结缔组织变性水肿，血管消失，绒毛呈大小不等的水泡状，整个胚胎发育不良，外形似葡萄串，称葡萄胎。若滋养层细胞过度增生发生癌变，称绒毛膜上皮癌。

(2) 羊膜囊：指羊膜等包绕羊膜腔形成的囊状结构，由羊膜、羊膜腔、羊水等共同构成。

羊膜是由羊膜上皮和胚外中胚层构成的一层半透明薄膜，坚韧、无血管。羊膜所围成的腔，称

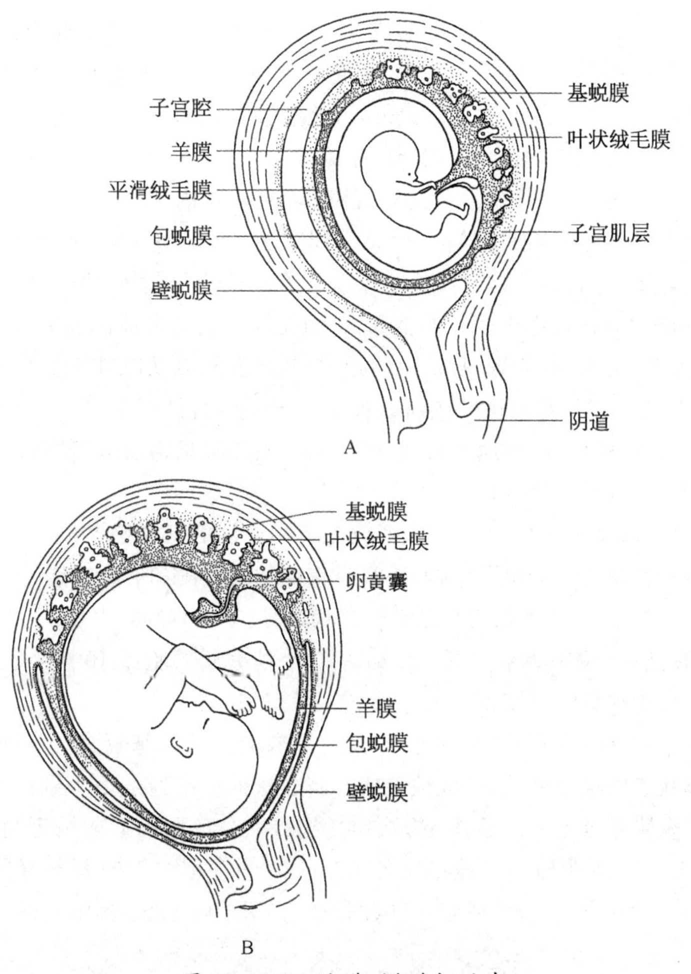

图 10-37 胎膜、蜕膜与胎盘

羊膜腔。随着胚胎的发育,羊膜的附着点也移向胚体腹侧,最后会合于脐部,包裹卵黄囊、体蒂及尿囊,形成脐带(图 10-36)。

羊膜腔内充满羊水,羊水主要由羊膜上皮细胞分泌,胚体浸浴在羊水中。早期的羊水清澈透明,略带黄色,微碱性。中、后期的羊水较混浊,内含少量胎儿脱落的上皮细胞及胎儿的代谢产物,如胎尿等。羊水由羊膜分泌产生,同时又被胎儿吞咽,经肠道吸收,达到羊水的动态平衡。羊水可给胎儿提供自由生长和活动的适宜发育环境;可缓冲外来压力,使胎儿免受振荡;可防止羊膜与胎儿发生粘连等,对胎儿具有保护作用。在分娩时,羊水还有扩大宫口,冲洗并润滑产道的作用。

足月胎儿的羊水为 1 000～1 500 ml。若多于 2 000 ml,则为羊水过多。若少于 500 ml,则为羊水过少。羊水过多或过少常伴有胎儿的畸形异常。无脑儿、脊柱裂以及消化道闭锁等,常有羊水过多现象。胎儿肾发育不全或尿道闭锁时,往往出现羊水过少。羊水过少时,胎儿活动受限,甚至使胎儿皮肤与羊膜发生粘连,分娩时亦可造成困难。临床通过穿刺抽取羊水,可早期诊断和预测某些先天性异常及胎儿的性别。

(3) 卵黄囊:位于胚盘腹侧,由内胚层和胚外中胚层构成。当胚盘向腹侧包卷时,卵黄囊顶部的内胚层被包入胚体内形成原始消化管,其余部分仍留在胚体外,以卵黄蒂与中肠相连。以后卵黄蒂闭锁，卵黄囊被包入脐带并逐渐退化（图 10－32、图 10－36）。若卵黄蒂未闭锁，可导致脐粪瘘；卵黄蒂根部未退化，则在成人回肠壁上形成麦克尔憩室。人胚的卵黄囊内没有卵黄，其出现是种系发生和生物进化的重演。人胚发育至第 16 天左右，卵黄囊壁上的胚外中胚层细胞增殖，形成血岛。血岛是原始造血干细胞的发源地。此外，卵黄囊顶部尾侧的内胚层迁移出部分细胞进入生殖嵴后，可分化发育为原始生殖细胞，并诱导生殖腺的发生。

（4）尿囊：人胚发育至第 3 周，从卵黄囊顶部尾端向体蒂内伸出一个盲管，即**尿囊（allantois）**（图 10－36）。人胚尿囊很小，为遗迹性器官，无生理功能。尿囊壁上的胚外中胚层可形成一对尿囊动脉和一对尿囊静脉，随后演变为一对脐动脉和一条脐静脉。尿囊的根部参与膀胱的形成。

（5）**脐带（umbilical cord）**：连于胎儿的脐部，是胎儿经胎盘与母体沟通的惟一通路。随着羊膜腔的扩大，羊膜把体蒂、尿囊、卵黄囊、两条脐动脉、一条脐静脉以及胚外中胚层包绕形成圆索状的脐带（图 10－36、图 10－37）。足月胎儿的脐带长 40～60 cm，直径 1.5～2 cm。若脐带过长（120 cm 以上），易缠绕胎儿颈部、肢体，影响胎儿发育，甚至引起胎儿窒息、死亡；若脐带过短（30 cm 以下），易造成胎盘早剥和出血等异常情况。

2. 胎盘　**胎盘（placenta）**是由胎儿的丛密绒毛膜和母体的基蜕膜共同构成的圆盘状结构，是胎儿和母体之间进行物质交换的重要结构，还具有重要的内分泌和屏障功能。

（1）胎盘的形态结构：足月胎儿的胎盘呈圆盘状，中央厚、边缘薄，直径 15～20 cm，厚 2～3 cm，平均重约 500 g。胎盘的母体面粗糙不平，由 15～20 个稍突起的胎盘小叶组成。胎盘的胎儿面光滑，表面覆有羊膜，近中央处附有脐带。

胎盘的丛密绒毛膜部分约有 60 个绒毛干，其主干末端固着在基蜕膜上，称固定绒毛。绒毛干上发出许多呈游离状态的细小绒毛，形成绒毛树。脐血管的分支经绒毛干到达游离绒毛内形成毛细血管。胎盘的基蜕膜受绒毛表面合体滋养层的侵蚀，在绒毛周围形成绒毛间隙，间隙内充满来自母体的血液，绒毛就浸浴在母体血液中。各绒毛干之间存留的基蜕膜部分形成不完全的胎盘隔，将胎盘分隔成 15～20 个小区，称胎盘小叶（图 10－37、图 10－38、图 10－39）。

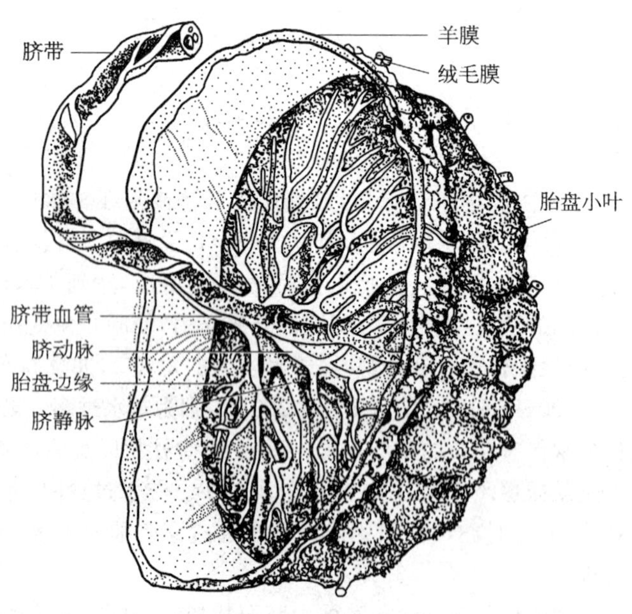

图 10－38　人胎盘外形

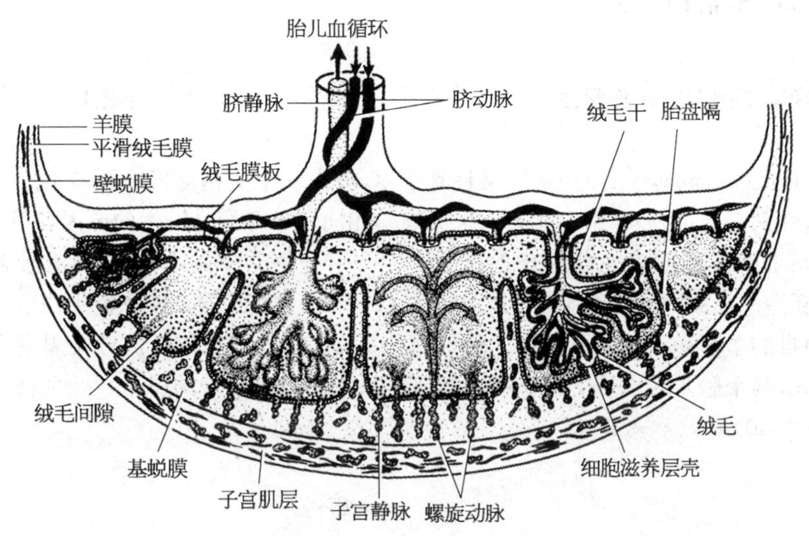

图 10-39 人胎盘结构和血循环示意图

(2) 胎盘的血液循环：胎盘内有母体和胎儿两套各自独立的血液循环通路，互不相通，但可通过**胎盘屏障(placental barrier)**进行物质交换。胎儿的静脉血经脐动脉分支进入绒毛内形成毛细血管，绒毛直接浸浴在绒毛间隙的母血中，经过胎盘屏障与母体血液进行物质交换后成为营养丰富和含氧量高的血液，再经脐静脉回流入胎儿体内。母体动脉血由螺旋动脉喷入绒毛间隙，经物质交换后直接回流入子宫内膜的静脉。

胎盘屏障又称胎盘膜，是母血与胎儿血在胎盘内进行物质交换所通过的结构。胎盘屏障由合体滋养层、细胞滋养层及其基膜、薄层绒毛结缔组织、绒毛内毛细血管基膜和内皮等组成。妊娠后期，胎盘屏障变薄，仅有毛细血管内皮、基膜和薄层细胞滋养层组成，通透性增强，更有利于物质交换。

(3) 胎盘的功能

1) 物质交换：是胎盘的主要功能。胎儿通过胎盘从母血中获得营养物质、氧气和激素等，排出代谢产物和 CO_2。

2) 分泌激素：胎盘能分泌多种激素，对维持妊娠和胚胎生长都有重要作用。胎盘的合体滋养层分泌的激素如下。①人绒毛膜促性腺激素(HCG)：在受精后第 2 周末即可在孕妇尿中出现，第 9～11 周达最高峰，然后下降，产后数天内消失。临床上对血或尿中 HCG 的检测，可协助诊断早期妊娠。此激素能保持卵巢内黄体的持续存在以维持妊娠。②人胎盘催乳素(HPL)：在妊娠 2 个月开始出现，第 8 个月达到高峰，一直持续到分娩。此激素可促进胎儿生长和母体乳腺的发育。③人胎盘孕激素和雌激素：在妊娠第 4 月开始分泌，并逐渐增多，逐步代替卵巢功能，对维持妊娠有重要作用。

3) 保护功能：胎盘屏障有阻挡某些细菌、病毒等有害物质进入胎儿的作用。但有些病毒(如风疹、麻疹、流感病毒等)和有些药物容易通过胎盘，影响胎儿的生长并可能引起胎儿的先天性畸形。

三、双胎、多胎和联胎

(一) 双胎

一次分娩生下两个胎儿称**孪生(twins)**或双胎，其发生率约为1%。孪生可分为单卵孪生和双卵孪生两类。

1. 单孪卵生(monozygotic twins) 又称真孪生，指由一个受精卵发育形成两个胎儿。两个胎儿面貌相似，性别相同，血型和组织相容性抗原等均相同。单卵孪生发生的原因如下。①当一个受精卵分裂为两个卵裂球后，两个卵裂球各自演变为一个完整的个体，两个胎儿有独自的胎膜和胎盘。②一个胚泡内形成两个内细胞群，分别演变为一个完整的个体，两个胎儿共享一个绒毛膜和胎盘，但有独自的羊膜囊。③一个胚盘上形成两个原条，每个原条各自诱导其周围组织发育成一个独立的个体，两个胎儿共享一个羊膜囊、绒毛膜和胎盘，但有独自的脐带。此种情况容易发生联体畸形(图10-40)。

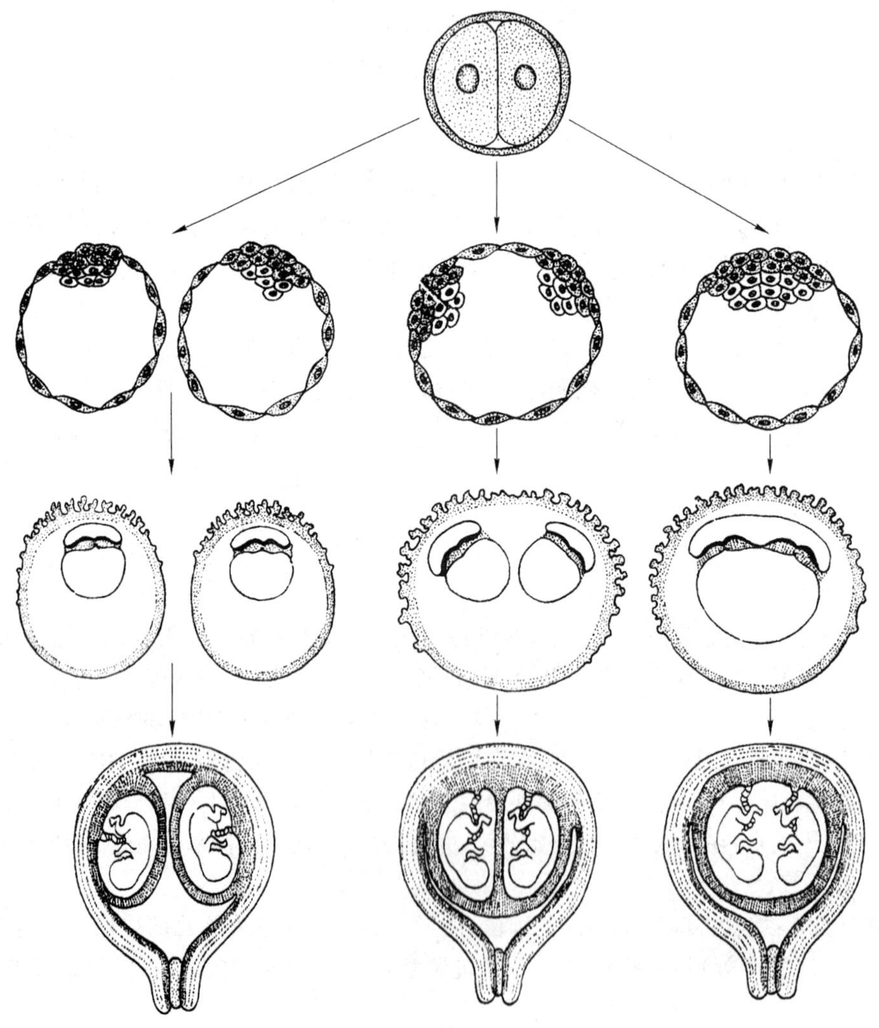

图10-40 单卵孪生形成示意图

2. 双卵孪生(dizygotic twins)　又称假孪生，指卵巢一次排出两个卵细胞，分别受精后发育成两个胎儿。两个胎儿具有独自的羊膜囊、绒毛膜和胎盘，两者的性别、相貌及生理特性等都可有差异，如一般兄弟姐妹。双卵孪生与种族、家族及地区等有一定的相关性。

(二) 多胎

一次娩出两个以上胎儿称**多胎(multiple birth)**，发生率很低，且易发生流产、畸形等情况。多胎可有单卵性、多卵性和混合性等类型。

(三) 联体双胎

联体双胎(conjoined twins)是指在单卵孪生时，一个胚盘出现两个原条发育为两个胎儿时，两个胎儿未完全分离，身体有局部相联。常见的有头连胎、胸腹部联胎，腹部联胎，背部联胎、臀部联胎等。若联胎中出现两个个体的大小明显不等时，小的称寄生胎；若小的一个胎儿被包卷入大的一个胎儿体内，则形成胎内胎。

四、先天性畸形

先天性畸形(congenital malformation)是指因某些因素导致胚胎发育紊乱而在形态结构上出现的异常，属于出生缺陷的一种。研究先天性畸形的科学称畸形学，是胚胎学的一个重要分支。

(一) 先天性畸形的发生原因

先天性畸形主要由遗传因素、环境因素和两者的相互作用所致。其中因遗传因素引起的约占25%；因环境因素引起的约占10%；因遗传因素和环境因素相互作用和不明原因引起的约占65%。

1. 遗传因素　引起先天性畸形的遗传因素有两类：基因突变与染色体异常。

2. 环境因素　主要包括以下五方面。①生物性致畸因子。②物理性致畸因子。③化学性致畸因子。④致畸性药物。⑤其他致畸因子，如酗酒、吸烟、缺氧或严重营养不良等也可引起胎儿畸形。

3. 遗传因素与环境因素共同作用　在先天性畸形的发生中，环境因素和遗传因素的相互作用是非常明显的。

(二) 致畸敏感期

胚胎发育是一个连续的过程，处于不同发育阶段的胚胎对致畸因子作用的敏感程度不同。受到致畸因子作用后，最易发生畸形的发育阶段称**致畸敏感期(susceptible period)**。此孕期的保健也是最为重要的。

胚前期，细胞分化程度低，胚胎受致畸因子作用后很少发生畸形。若致畸因子作用弱，少量受损或死亡的细胞可由周围正常的细胞代偿调整，胚胎仍可正常发育。若致畸因子作用强，则可导致胚胎死亡。

胚期，细胞增生、分化活跃，各器官原基形成，极易受到致畸因子的干扰而产生严重的先天性畸形，甚至胚胎的死亡。所以，胚期是最易受致畸因子的干扰而发生畸形的阶段，属致畸敏感期。

胎期，胎儿生长发育快速，各器官进行组织分化和功能分化，对致畸因子的敏感度降低。受致畸因子作用后，也会发生畸形，但多属微观结构异常和功能缺陷，一般不出现宏观形态的畸形。所以，胎期不属于致畸敏感期。但有些器官，如外生殖器、耳、神经系统等发育较晚或持续时间长，仍可发生畸形。由于各器官的发生与分化时间不同，故致畸敏感期也不尽相同(图10-41)。

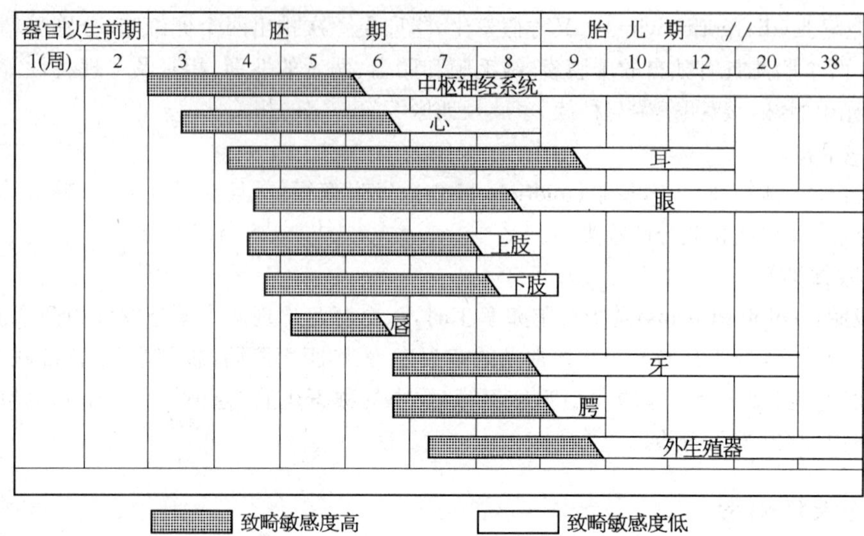

图 10－41　人胚主要器官的致畸敏感期

复习思考题

一、名词解释

1. 精索　**2.** 阴道穹　**3.** 卵泡　**4.** 睾丸间质细胞　**5.** 植入　**6.** 胚盘　**7.** 胎膜　**8.** 胎盘

二、问答题

1. 简述生殖系统的组成。

2. 简述输精管的分部和结扎部位。

3. 射精管的组成及其开口如何？

4. 精子在何处产生？通过哪些管道排出体外？

5. 男性尿道的分部、弯曲、狭窄如何？

6. 简述输卵管分部和结扎部位。

7. 简述子宫位置、分部、姿势及固定装置。

8. 精子发育和成熟经历哪几个阶段？请依次列出生精小管内各级生精细胞的名称。

9. 试述男性生殖系统的生殖功能与内分泌作用。

10. 卵泡的发育过程分哪几个阶段？

11. 简述黄体的形成、结构和功能。

12. 月经周期分哪几个阶段？在月经周期中子宫内膜结构有哪些主要变化？

13. 试述卵巢的内分泌功能，各激素的生理作用。

14. 简述受精的位置和意义。

15. 外胚层、中胚层和内胚层各分化为机体哪些主要的组织和器官？

第十一章
感　觉　器

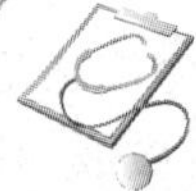
导学

1. **掌握**：眼球壁各层的位置、分部及主要形态结构；眼的调节；折光异常；前庭蜗器的组成和分部；声音传导途径。

2. **熟悉**：感受器的一般生理特性；视网膜的感光功能；几种视觉现象；中耳和内耳的组成、分部和各部的主要形态结构；耳蜗微音器电位；平衡器和听觉感受器的位置；表皮和真皮的结构。

3. **了解**：凡列入教学内容，除掌握、熟悉的，其余均为了解。

第一节　概　　述

一、感受器、感觉器的定义和分类

感受器(receptor)是指分布于体表或组织内部的一些专门感受机体内、外环境变化的结构或装置，如温度、压力、牵张、化学感受器等。感受器的结构形式多种多样，其中结构非常简单的就是感觉神经末梢，如与痛觉有关的游离神经末梢；有的结构较为复杂，在裸露的神经末梢周围包绕一些由结缔组织形成的被膜样结构，如触觉小体、环层小体等；有的结构更为复杂，由感受器及其附属器共同构成的器官，如视器、前庭蜗器。后者又称**感觉器(sense organ)**。

解剖学上根据感受器存在的部位和接受刺激的来源，将感受器分为三类。

1. 外感受器(exteroceptor)　分布于皮肤、黏膜、味蕾、视器和蜗器等处，接受来自外环境的刺激，如触、压、疼痛、温度、光、声等理化刺激。

2. 内感受器(interoceptor)　分布于内脏和心血管等处，接受来自内脏和心血管的刺激，如压力、渗透压、离子和化合物变化等刺激。

3. 本体觉感受器(preproceptor)　分布在肌、肌腱、关节和前庭器等处，接受机体运动和平衡变化时所产生的刺激。

生理学上还根据感受器所接受刺激的性质，将感受器分为五类：**机械感受器(mechanoreceptor)**、**温度感受器(thermoreceptor)**、**伤害性感受器(nociceptor)**、**电磁感受器(electromagnetic receptor)**和**化学感受器(chemoreceptor)**。

二、感觉器的组成与主要功能

感觉器包括视器、蜗器、前庭器等。感受器的功能是接受机体内、外环境的刺激，将其转变为神经冲动或神经兴奋，由感觉神经传入中枢，经过中枢整合分析后，在大脑皮质产生相应的感觉。故感受器是机体认识世界的基础。

三、感受器的一般生理特性

(一) 适宜刺激

一种感受器通常只对某种特定形式的能量变化最为敏感，这种形式的刺激就称为该感受器的**适宜刺激**(**adequate stimulus**)。比如，视网膜感光细胞的适宜刺激是一定波长的电磁波，耳蜗毛细胞的适宜刺激是一定频率的机械振动等。相对而言，非适宜刺激要引起感受器发生反应所需的刺激强度要比适宜刺激大得多。感受器对其适宜刺激都有一定的**感觉阈值**(**sensory threshold**)，即适宜刺激必须达到一定的刺激强度和持续时间，才能引起感受器兴奋，产生相应的感觉。

(二) 换能作用

各种感受器在接受刺激后，都能够将作用于它们的各种形式的刺激能量转换为相应传入神经的动作电位，这种能量转换称为感受器的**换能作用**(**transducer function**)。在换能过程中，通常都是先在感受器细胞或感觉神经末梢产生一种过渡性的电位变化，发生在感受细胞的称为**感受器电位**(**receptor potential**)，发生在感觉神经末梢的称为**发生器电位**(**generator potential**)。这种电位具有局部兴奋的性质，当总和达到阈电位水平，则引起相应传入神经纤维去极化，并产生动作电位。

(三) 适应现象

当某一恒定强度的刺激持续作用于一个感受器时，感觉神经纤维上动作电位的频率会逐渐降低，这一现象称为感受器的**适应**(**adaptation**)现象。有些感受器对刺激的变化十分灵敏，如皮肤触觉感受器，仅在刺激开始后的短时间内就有传入冲动产生，以后虽然刺激仍在持续，但其传入冲动的频率却很快降低到零，这类感受器称为**快适应感受器**(**rapidly adapting receptor**)，适于传递快速变化的信息。另一些如肌梭、颈动脉窦和关节囊感受器等则属于慢适应感受器，其特点是：在刺激持续作用时，一般仅在刺激开始后不久出现传入冲动频率的轻微降低，以后可以较长时间维持在这一水平。慢适应的过程有利于机体对某些功能状态(如血压、姿势等)进行长时间持续的监测，并根据其变化随时调整机体的功能。

第二节　视　　器

视器(**visual organ**)即眼，包括眼球和眼副器。眼球位于眶内，其功能是接受光的刺激，将光波刺激转变为神经冲动，经视觉传导通路至大脑视觉中枢，产生视觉。眼副器位于眼球周围或附近，对眼球起支持、保护、运动等作用。

一、眼球

眼球(**eyeball**)是视器最重要部分，近似球形，由眼球壁和眼球内容物构成(图 11 - 1)。

(一) 眼球壁

眼球壁(**wall of eyeball**)由外向内依次可分为纤维膜、血管膜和视网膜三层(图 11 - 1)。

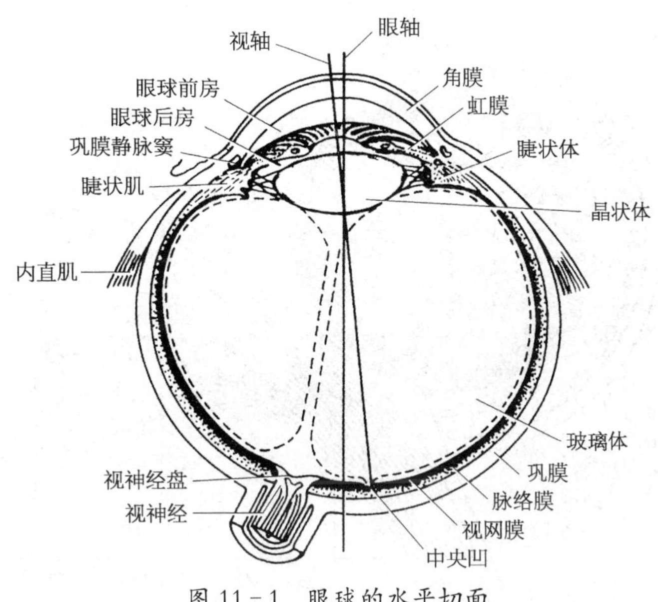

图 11－1 眼球的水平切面

1. 纤维膜 即外膜，位于眼球壁最外层，厚而坚韧，由致密结缔组织构成，对维持眼球外形和保护眼球内容物起重要作用。分为角膜和巩膜两部分。①**角膜(cornea)**：位于眼球正前方，占眼球纤维膜的前1/6，无色透明，无血管和淋巴管，有屈光作用。有丰富的感觉神经末梢，角膜发生病变时，疼痛剧烈。②**巩膜(sclera)**：占眼球纤维膜的后5/6，乳白色，不透明，厚而坚韧，对眼球有支撑和保护作用。巩膜与角膜相接处的深面有一条环行的**巩膜静脉窦(sinus venous sclerae)**，它是房水回流的通道。巩膜后方中点稍内侧，有粗大的视神经穿出，并与视神经的硬膜鞘相延续。

2. 血管膜 即中膜，位于眼球纤维膜内面，富有血管和色素细胞，呈棕黑色。由前向后分为虹膜、睫状体和脉络膜三部分。

(1) **虹膜(iris)**：位于血管膜的最前部，呈圆盘状(图 11－1、图 11－2)，中央有一圆孔称**瞳孔(pupil)**，是光线进入眼球的唯一通道，并可随光线强弱和视物远近而改变大小。活体上透过角膜可见虹膜和瞳孔。虹膜的颜色有种族差异，白种人的虹膜呈浅黄色或浅蓝色，黄种人多为棕褐色。虹膜内有两种不同方向排列的平滑肌：一种环绕瞳孔排列的称**瞳孔括约肌(sphincter pupillae)**，收缩时缩小瞳孔，减少进入眼球内的光线量，该肌受副交感神经支配；另一种以瞳孔为中心，呈放射状排列的称**瞳孔开大肌(dilator pupillae)**，收缩时开大瞳孔，增加进入眼球内的光线量。该肌受交感神经支配。

(2) **睫状体(ciliary body)**：位于巩膜与角膜移行部的内面，虹膜的后方，是眼球壁血管膜环行增厚的部分(图 11－1、图 11－2)。睫状体前部有许多向内突出呈辐射状排列的皱襞，称**睫状突(ciliary processes)**。由睫状突发出睫状小带与晶状体相连。睫状体内有称**睫状体肌(ciliary muscle)**，该肌收缩时使睫状体向前内移位，使睫状小带松弛，晶状体变厚。该肌受副交感神经支配。

(3) **脉络膜(choroid)**：为眼球血管膜的后2/3，内含有丰富的血管与色素，有营养视网膜和吸收眼球内分散光线的作用。

3. **视网膜(retina)** 即内膜，衬于血管膜内面(图 11－2)，可分为虹膜部、睫状体部和视部三部分。虹膜部、睫状体部衬于虹膜和睫状体的内面，无感光功能，故称**视网膜盲部**。**视网膜视部(pars optica retinae)**最大，贴附于脉络膜内面，内含感光细胞，有感光作用。视神经起始处有一圆形白色

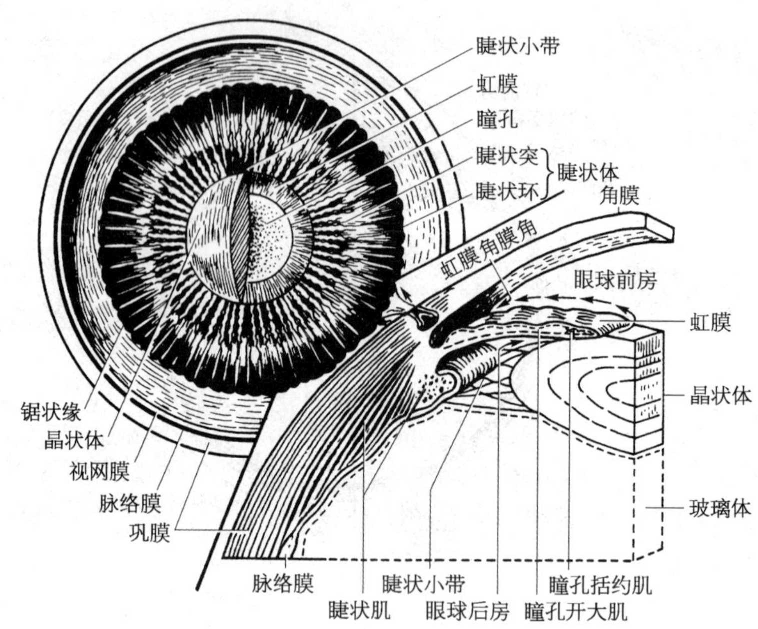

图 11-2　眼球前部后面观(示虹膜、睫状体)

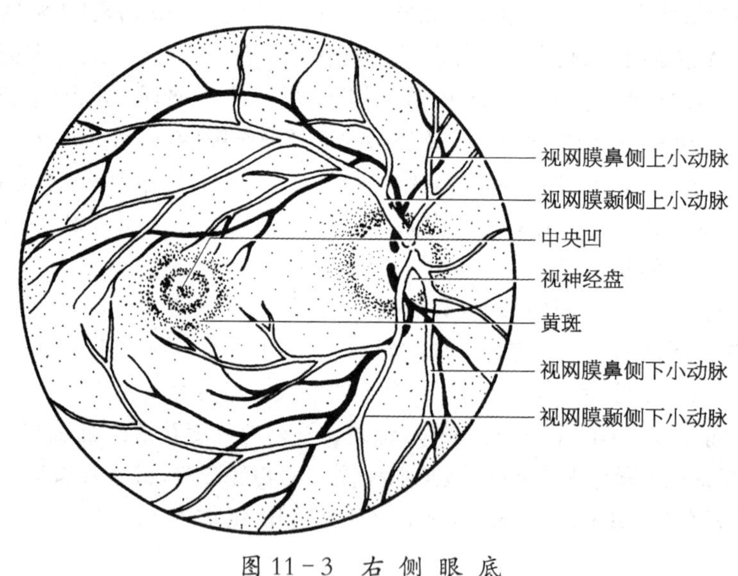

图 11-3　右 侧 眼 底

隆起,称**视神经盘(optic disc)**,其中央有视网膜中央动、静脉穿过。视神经盘处无感光细胞,称生理性盲点。在视神经盘颞侧约 3.5 mm 稍偏下方有一黄色区域,称**黄斑(macula lutea)**。黄斑中央的凹陷称**中央凹(fovea centralis)**(图 11-3),此区无血管,是感光最敏锐处,由密集的视锥细胞构成。上述结构在活体上,用眼底镜可窥见。

视网膜的组织结构复杂,细胞种类很多,从外向内分为色素上皮细胞层、感光细胞层、双极细胞层和神经节细胞层四层(图 11-4)。色素上皮细胞层紧贴脉络膜,内含有的黑色素颗粒可以吸收光线,防止光线反射而影响视觉。感光细胞层有视杆细胞和视锥细胞两种。视杆细胞和视锥细胞在形态上由外向内依次分为外段、内段、胞体和终足四部分(图 11-5),其中外段是感光色素集中的部位，在感光换能过程中起重要作用。视杆细胞的外段呈长杆状，视锥细胞外段呈圆柱状。视杆和视锥细胞在视网膜不同区域的分布很不均匀。视锥细胞主要分布在视网膜中央凹，能感受强光和颜色，在白天或明亮处视物时起主要作用；视杆细胞主要分布在中央凹以外的周边部，只能感受弱光，在夜间或暗处视物时起主要作用。两种感光细胞都通过终足与双极细胞发生突触联系，双极细胞再和神经节细胞联系，神经节细胞的轴突经视神经盘穿出眼球，构成视神经。

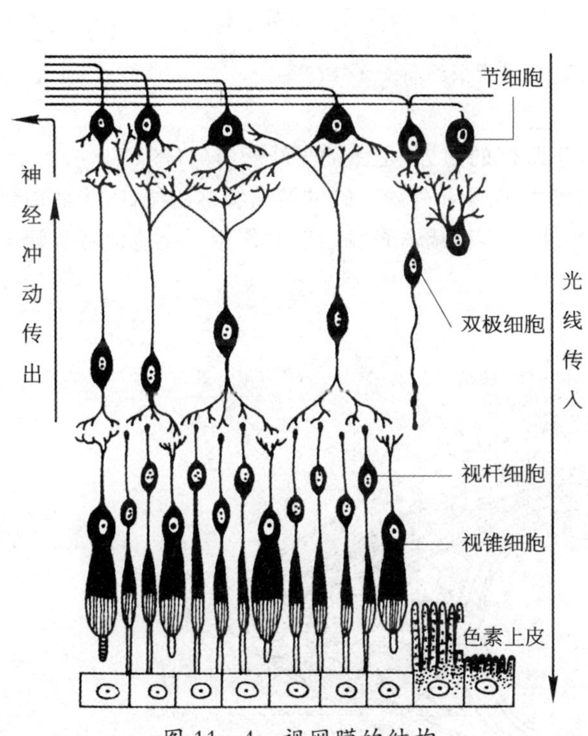

图 11-4 视网膜的结构

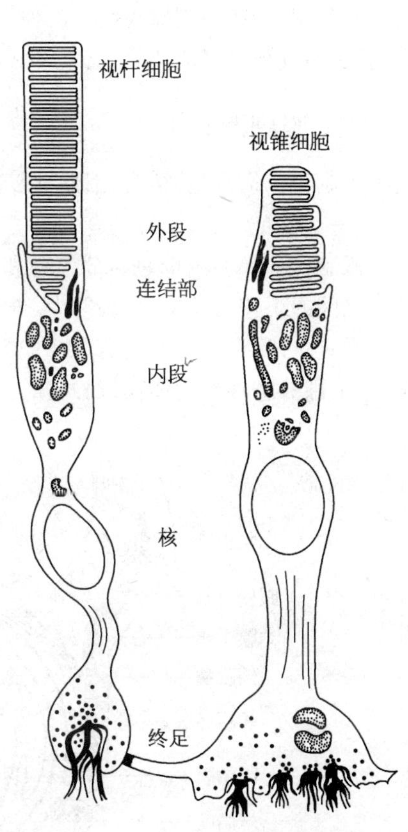

图 11-5 视杆和视锥细胞示意图

(二) 眼球内容物

眼球内容物包括房水、晶状体和玻璃体。这些结构同角膜一样，均无色透明且无血管分布，具有屈光作用，它们共同构成眼的屈光装置(或称屈光系统)，对维持正常视力有重要作用。

1. **房水(aqueous humor)** 为无色透明的液体，由睫状体产生，充满于眼球房内。**眼房(chamber of eyeball)**为角膜与晶状体之间的腔隙，被虹膜分为前房和后房。前房是虹膜与角膜之间的腔隙，后房是虹膜与晶状体之间的腔隙，两房借瞳孔相通(图 11-1、图 11-2)。在前房周边，虹膜与角膜的交界处形成一环行间隙，称**虹膜角膜角(iridocorneal angle)**(亦称**前房角**)。此角是房水回流的必经之路(图 11-2)。

房水由睫状体产生，自后房经瞳孔至前房，然后由虹膜角膜角渗入巩膜静脉窦，汇入静脉。房水除有屈光的作用，还有营养角膜、晶状体和维持眼压的作用。

2. **晶状体(len)** 无色透明，富有弹性，无血管神经分布，位于虹膜和玻璃体之间，呈双凸透镜状(图 11-1、图 11-2)，前面曲度较小，后面曲度较大。晶状体外包裹一层透明而富有弹性的被膜，称晶状体囊，其周缘借睫状小带连于睫状体上。当视近物时，在瞳孔缩小和两眼会聚的同时，睫状肌收缩，睫状体向前内方移动，睫状小带松弛，晶状体靠其本身的弹性变凸，屈光能力增强，使近物物象清晰聚焦视网膜上。当视远物时，则与之相反。中年以后，晶状体逐渐硬化而弹性减退，睫状肌也逐渐萎缩，调节能力减低，看近物模糊不清，看远物时则较清晰，称老花眼。晶状体若因疾病或创伤而变浑浊，称之为“白内障”。

3. **玻璃体（vitreous body）** 是无色透明的胶状物，充满在晶状体和视网膜之间（图 11－1），除有屈光作用外，还有支撑视网膜的作用。如玻璃体浑浊，可造成不同程度的视力障碍。若支撑作用减弱，可造成视网膜剥离。

二、眼副器

眼副器包括眼睑、结膜、泪器、眼球外肌和眶内结缔组织等。

（一）眼睑

眼睑（eyelids）俗称眼皮，分上睑和下睑，位于眼球的前方，是保护眼球的屏障（图 11－6）。上、下睑之间的裂隙为**睑裂**，睑裂的内、外侧端分别称此**内眦**和**外眦**。睑的游离缘称**睑缘**，睑缘的前缘长有 2～3 行睫毛，上、下睫毛均弯曲向前，有防止灰尘和减弱光线照射的作用。睫毛根部有睫毛腺，睫毛腺的急性炎症称麦粒肿。

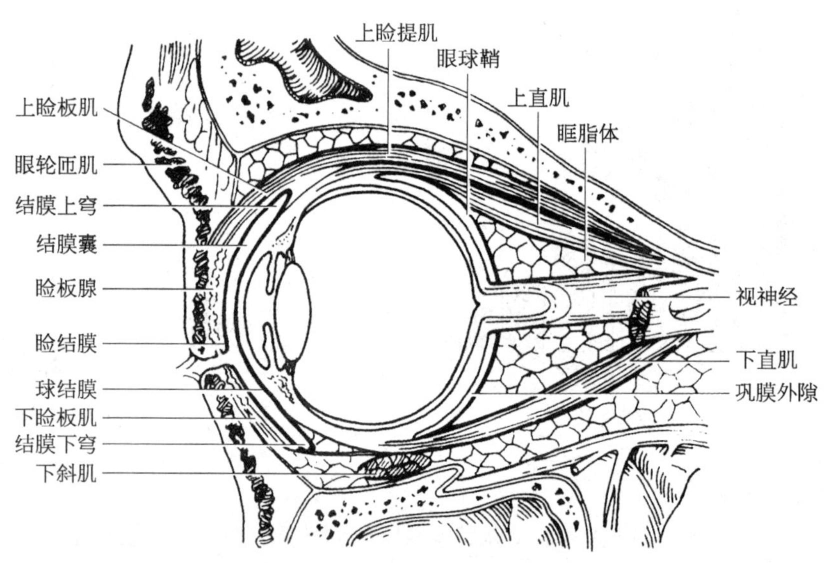

图 11－6 眶（矢状切面）

眼睑由浅入深可分 5 层：皮肤、浅筋膜、肌层、睑板和睑结膜。眼睑的皮肤细薄，浅筋膜疏松，可因积水或出血而肿胀。肌层主要为眼轮匝肌和上睑提肌。**睑板**由致密结缔组织构成，分上、下睑板，均呈半月形。睑板内有许多与睑缘垂直排列并开口于睑缘后部的**睑板腺**。睑板腺的分泌物有润滑睑缘，防止泪液外溢的作用。

（二）结膜

结膜（conjunctiva）为一层覆盖于眼球前部和衬于眼睑内面光滑透明的黏膜，富含血管（图 11－6）。按所在部位，主要可分为两类。①**睑结膜（palpebral conjunctiva）**：衬覆于上、下睑内面的部分，并与睑板结合紧密。②**球结膜（bulbar conjunctiva）**：覆盖于眼球前面的部分，在近角膜缘处称行为角膜上皮。

(三) 泪器

泪器(lacrimal apparatus)由分泌泪液的泪腺和排泄泪液的泪道组成(图 11-7)。

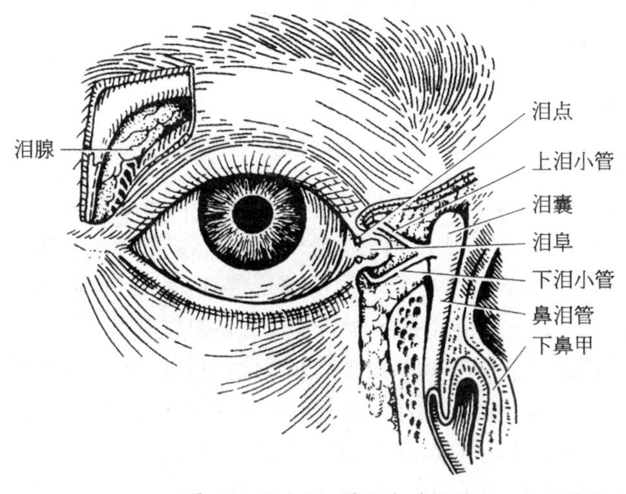

图 11-7 泪 器(右 侧)

1. **泪腺(lacrimal gland)** 位于眼眶的外上方,其排泄管开口于结膜上穹。泪腺分泌的泪液具有冲洗结膜囊内异物、维持眼球表面清洁、保持角膜湿润和抑制细菌生长作用。

2. **泪道(lacrimal duct)** 包括泪点、泪小管、泪囊和鼻泪管。①**泪点(lacrimal punctum)**:上、下各一个,分别位于上、下睑内侧端泪乳头中央,为泪小管的开口,是泪道的起始部。②**泪小管(lacrimal ductule)**:连于泪点和泪囊之间的细小管道,分上泪小管和下泪小管,开口于泪囊上部。③**泪囊(lacrimal sac)**:位于眶内侧壁前部的泪囊窝内,为一膜性囊,上端为盲端,高于内眦,下端移行为鼻泪管。④**鼻泪管(nasolacrimal duct)**:为一膜性管道,长约 1.2 cm,下端开口于下鼻道外侧壁的前部。

(四) 眼球外肌

眼球外肌(ocular muscles)包括运动眼球和眼睑的肌,均属骨骼肌(图 11-8)。运动眼球的眼球外肌包括 4 块直肌和 2 块斜肌。4 块直肌分别是**上直肌**、**下直肌**、**内直肌**和**外直肌**,它们共同起自视神经管周围的总腱环,分别止于巩膜的上、下、内、外。上直肌使眼球(瞳孔)转向上内;下直肌使眼球转向下内;内直肌使眼球转向内侧;外直肌使眼球转向外侧。2 块斜肌为**上斜肌**和**下斜肌**,上

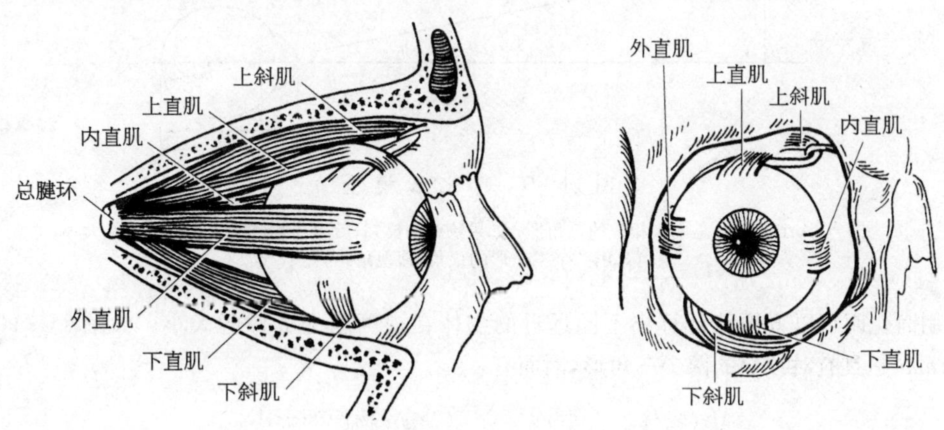

图 11-8 眼球外肌(右侧)

斜肌位于上直肌和内直肌之间，起自总腱环，止于眼球上壁外侧的巩膜，可使眼球转向外下。下斜肌起自眶下壁的前内侧，向后外止于眼球下壁外侧的巩膜，可使眼球转向上外。

运动眼睑的肌是**上睑提肌**，该肌起自视神经管前上方的眶壁，在上直肌上方前行，前端以腱膜止于上睑的皮肤和上睑板，收缩时上提上睑，开大睑裂。

三、视觉的产生

（一）眼的折光功能

1. 眼的折光系统及其光学特性　眼的折光系统是由四个折光率和曲率半径都不相同的折光体，即角膜、房水、晶状体和玻璃体组成。光线经空气入眼后，必须先经过角膜、房水、晶状体和玻璃体四种折光率不同的介质和四个曲率半径不同的球形界面（角膜的前后表面和晶状体的前后表面）。这些折光体在眼内形成一个“多个折光体的复合透镜组”，其节点、主焦点的位置与简单凸透镜的大不相同，要用一般几何光学的原理画出光线在眼内的行进途径和成像情况时，显得非常复杂。根据光学原理，主焦点的位置是平行光线经过折射后聚焦成一点的位置。每一个物体的表面，都可以认为是由无数的发光点或反光点组成。而由每一点发出的光线都是辐散的，只有当这些点和相应的折射面（如角膜）之间的距离趋于无限大时，到达该折射面的光线才能接近于平行，经折射后才能在主焦点所在的面上聚成一点。同理，整个物体才能在这个面上形成物像。在眼内，这个能使平行光线经过折射后聚焦成像的面就是视网膜。按几何光学原理计算的结果表明，正常人眼处于安静状态（不需要进行任何调节的状态）时，来自 6 m 以外物体的光线都可以认为是近乎平行的，可以在视网膜上形成物像。但人眼并不能无条件能看清 6 m 以外任意距离的物体。如人眼可以看到月球表面较大的阴影，但不能看清其表面较小的物体或其特征。因为这些物体在眼内所形成的物像已小于眼的分辨能力，或光线强度已减弱到不足以兴奋视网膜上的感光细胞，因此不能被感知。

2. 简化眼　为了能简便分析眼的成像原理及计算物体在视网膜上成像的大小，根据眼的实际光学特性，设计了与正常眼折光效果相同，且更为简单的等效光学系统或模型，称为**简化眼（reduced eye）**。简化眼是一个假想的人工模型，其光学参数和其他特征与正常眼等值。该模型设想眼球为一单球面折光体，前后径为 20 mm，折光率为 1.333，外界光线只在由空气进入球形界面时折射一次，该球面的曲率半径为 5 mm，节点在球形界面后 5 mm 的位置，后主焦点正好在此折光体的后极，这个模型和正常安静时的人眼一样，正好能使平行光线聚焦在视网膜上（图 11－9）。

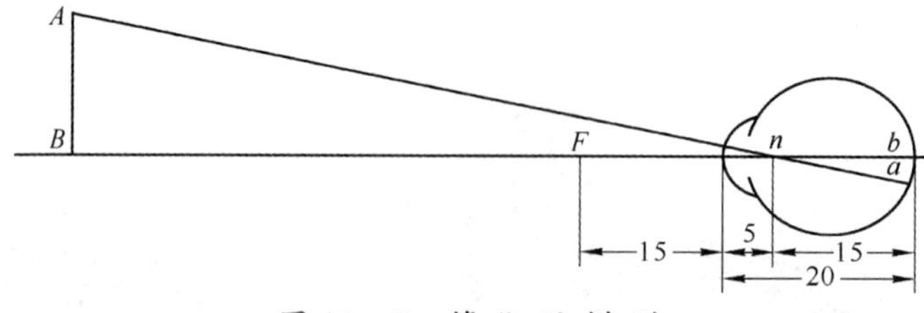

图 11－9　简化眼模型

n 为节点，*AnB* 和 *anb* 是两个相似的三角形；如果物距为已知，就可由物体的大小算出物像大小，也可算出两个三角形的顶角（即视角）的大小

利用简化眼可以方便地计算出不同远近的物体在视网膜上成像的大小。如图 11－9 所示，*AnB* 和 *anb* 是具有对顶角的两个三角形，因而有：

$$\frac{AB(\text{物体的大小})}{Bn(\text{物体至节点的距离})}=\frac{ab(\text{物像的大小})}{nb(\text{节点至视网膜的距离})}$$

式中，nb 固定不变，为 15 mm，那么，根据物体的大小和它与眼睛的距离，就可以算出物像的大小。

利用简化眼可以算出正常人眼能看清的物体在视网膜上成像的大小。正常人眼在光照良好的情况下，如果在视网膜上的像小于 5 μm，一般不能产生清晰的视觉。这表明正常人眼对物像的分辨能力有极限。这个极限只能用人所能看清的最小视网膜物像的大小来表示，而不能用所能看清的物体的大小来表示。因为视网膜上物像的大小不仅与物体的大小有关，也与物体和眼之间的距离有关。人眼所能看清的最小视网膜物像的大小，大致相当于视网膜中央凹处一个视锥细胞的平均直径。

3. 眼折光功能的调节　根据光学原理，当眼看远物（6 m 以外）时，从物体某一点发出的进入眼内的所有光线，都可以认为是平行光线，对正常眼来说，正好能使物体成像于视网膜上，在主观上形成一个清晰的视觉物像；当眼看近物（6 m 以内）时，则从物体某一点发出进入眼内的不再是平行光线，这些光线通过眼的折光系统后，不能在视网膜上形成清晰的物像，只能在主观上形成一个模糊的视觉物像。但事实是，正常人眼在看近物时也非常清楚，是因为眼在看近物时已经对其折光系统等进行了调节，这一过程被称为**眼的调节（visual accommodation）**。眼的调节是通过反射活动完成的，其内容主要包括晶状体变凸、瞳孔缩小和眼球会聚，且以晶状体变凸为主。

（1）晶状体的调节：晶状体是一个透明、富有弹性的半固体组织，形似双凸透镜。晶状体由晶状体囊和晶状体纤维组成，晶状体囊附着在悬韧带上，晶状体纤维通过睫状小带附着于睫状体上。当眼看远物时，睫状肌松弛，睫状小带被拉紧，使晶状体被牵拉而呈扁平；当视近物时，可反射性地引起睫状肌收缩，睫状体向前内移动，导致连于晶状体囊的悬韧带松弛，晶状体由于其自身的弹性而变凸，以其前表面的中央部分向前凸出最为显著（图 11-10）。通过对晶状体的调节，改变了眼的折光能力，使物像移动，最终在视网膜上形成清晰的物像。

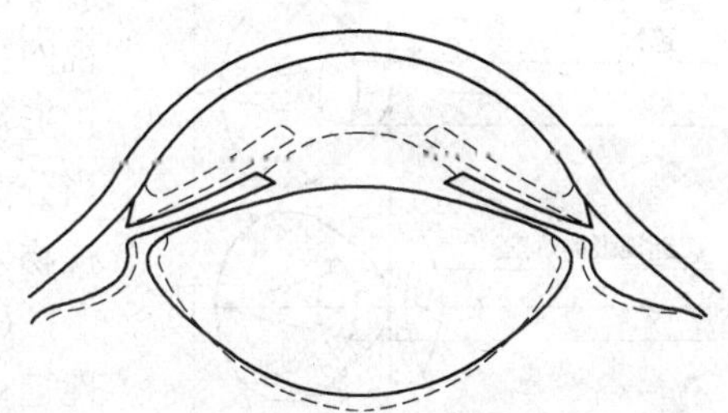

图 11-10　眼调节前后睫状体位置和晶状体形状的改变

晶状体的调节能力可用近点的远近来表示。近点是指人眼能看清物体的最近距离。随着人年龄的增长，晶状体的自身弹性下降，变形能力逐渐降低，近点逐渐变远。8 岁儿童的近点平均约为 8.6 cm，20 岁左右成人约为 10.4 cm，到 60 岁时可达到 83.3 cm。一般说来，人到 40 至 45 岁后，晶状体的最大调节能力明显减弱，要看清近物（如看书、读报等）就发生困难，这种现象称为**老视（presbyopia）**，即通常所称的老花。老视眼远处平行光线仍能聚焦于视网膜上，但近处的光线却聚焦在视网膜的后方。因此，视近物时，须戴上适当折光度的凸透镜才能看清。

（2）瞳孔的调节：瞳孔为虹膜中间的开孔。正常人眼瞳孔的直径可变动于 1.5～8.0 mm 之间。当视近物时，可反射性地引起双侧瞳孔缩小，称为**瞳孔调节反射（pupillary accommodation reflex）**或**瞳孔近反射（near reflex of the pupil）**。瞳孔近反射的生理意义是减少进入眼内的光线量并减少折光系统的球面像差和色像差，使视网膜上形成更清晰的像。虹膜内有两种平滑肌。①环形的瞳孔括约肌，收缩时可使瞳孔缩小。②辐形的瞳孔散大肌，收缩时可使瞳孔散大。当强光照射时，瞳孔缩小；反之，瞳孔散大，用以调节进入眼内的光量。这种随照射光线的强弱而出现瞳孔大小的改变，称为**瞳孔对光反射（pupillary light reflex）**。瞳孔对光反射的感受器是视网膜，经视神经传入，中枢在中脑的顶盖前区和两侧动眼神经缩瞳核。当中脑受损害时，瞳孔对光反射失灵，或出现两侧瞳孔在同一时间不等大。临床上可通过检查这一反射来了解中脑的功能状况。

（3）眼球会聚：当双眼视近物时，发生两眼的眼球内收及视轴同时向鼻侧聚拢的现象，称为**眼**

球会聚（convergence）。眼球会聚是由于两眼内直肌反射性地收缩所致，也称为**辐辏反射（convergence reflex）**。其生理意义是使双眼看近物时，物像能落在两眼视网膜的相称点上，从而产生单一清晰的视觉而避免复视。

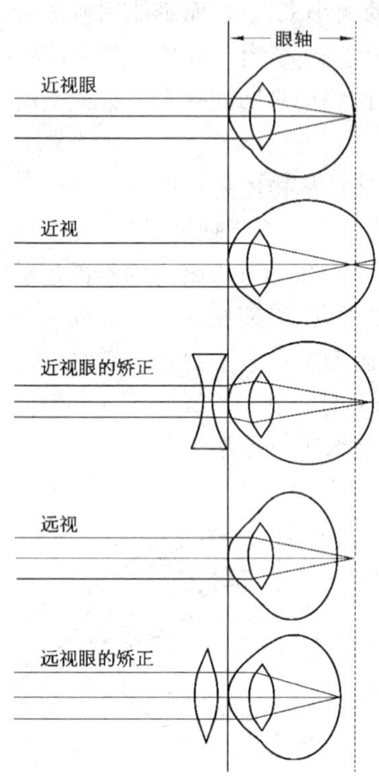

图 11－11　眼的折光异常及其矫正

4. 眼折光功能异常及其校正　正常人眼无需对其折光系统进行调节，就可使平行光线聚焦在视网膜上，因而可以看清远处的物体；经过调节的眼，只要物体离眼的距离不小于近点，也能在视网膜上形成清晰的物像而被看清，称为**正视眼（emmetropia）**。如眼的折光能力异常，或眼球的形态异常，使平行光线不能在视网膜上形成清晰的物像，则称为**非正视眼（ametropia）**。非正视眼包括近视、远视和散光眼(图 11－11)。

(1) **近视(myopia)**：其发生多数因眼球前后径过长(轴性近视)或折光系统的折光力过强(屈光性近视)，使远物发出的平行光线聚焦成像在视网膜之前，而在视网膜上形成模糊的物像，故看远物不清；当看近物时，由于近物入眼的是辐散光线，则眼不需要进行调节或只需进行较小程度的调节，就可使光线聚焦在视网膜上，故可看清近物。因此，近视眼的近点比正视眼近。纠正近视需配戴适当度数的凹透镜，使远物入眼的平行光线经适当分散后，再经眼的折光系统折光成像于视网膜上，就能看清所视物体。

(2) **远视(hyperopia)**：其发生多数由眼球的前后径过短(轴性远视)或折光系统的折光能力过弱(屈光性远视)，使来自远物的平行光线聚焦在视网膜后方，在视网膜上不能形成清晰的物像，故远视眼视远物不清；当视近物时，由于近物入眼的是辐散光线，故聚焦在视网膜后方，也看不清近物。临床上，中高度远视，远近物体都看不清；轻度远视，由于在晶状体的调节限度内，仍可使物像成像于视网膜上，故远近物体都能看清，但其近点较正视眼远。由于远视眼不论是看近物还是看远物都需要进行调节，故易发生疲劳，尤其是在做近距离作业或长时间阅读时，可因调节疲劳而引发头疼。纠正远视需配戴适当度数的凸透镜，使物体入眼的光线经凸透镜适当聚合后，再经眼的折光系统方能折光成像于视网膜上，才能看清所视物体。5 岁以前的儿童，由于眼球前后径发育滞后，多呈远视，一般至 6 岁后自然成为正视；到青春期，眼球前后径发育迅速，加之读书用眼过度，非常易于发展为近视。

(3) **散光(astigmatism)**：正视眼的折光系统，其各个折光面都是正球面。散光是指眼的角膜或晶状体表面不呈正球面，即其表面不同方位的曲率半径不相等，因此各点的光线不能同时聚焦于视网膜上，而是形成焦线，造成在视网膜上物像不清晰或产生物像变形。散光常发生于角膜表面，少数发生在晶状体表面。纠正散光可用圆柱形透镜，在曲率半径过大的方向上增加折光能力，最终使视网膜上形成清晰的物像。

(二) 视网膜的感光功能

来自外界物体的光线，通过眼的折光系统在视网膜上形成清晰的物像。物像是一种物理范畴的像。它与外界物体通过照相机中的透镜组在底片上成像并无原则上的区别。但视觉系统最终在主观意识上形成的“像”，则是属于意识或心理范畴的主观映象，是由视网膜的神经信息最终在视觉中枢内形成。眼要看到物体，产生视觉，必须通过视网膜的感光作用，经过光电换能机制，将光能转换为视神经上的动作电位，最后传入视皮质才能完成。

在人和多数哺乳类动物的视网膜中存在着两种感光换能系统。①由视杆细胞和与其相联系的双极细胞、神经节细胞等构成的视杆系统或称**晚光觉系统**(scotopic vision)。该系统对光的敏感度高，专司暗光觉，但对物体细微结构的分辨能力差，视物无色觉而只能区分明暗。②由视锥细胞和与其有关的传递细胞等组成的视锥系统或称**昼光觉系统**(photopic vision)。该系统对光的敏感度低，专司昼光觉，但视物时可以辨别颜色，且对物体细微结构具有高度的分辨能力。比较解剖学证实，鸡视网膜中只有视锥细胞，猫头鹰视网膜中只有视杆细胞，所以鸡昼出夜宿，猫头鹰夜出昼宿。

1. 视杆细胞的感光换能机制　感光细胞接受光刺激后，能把光刺激转变成视神经冲动，这种换能作用的物质基础就是视色素。视杆细胞中所含的视色素是**视紫红质**(rhodopsin)。视紫红质是一种结合蛋白质，由1分子视蛋白和1分子11-顺型视黄醛的生色基团组成。视紫红质对光非常敏感，在光线作用下，视紫红质可分解为全反型视黄醛和视蛋白。这种光化学反应是可逆的，是一个多阶段的反应。在光照射下，视紫红质迅速分解，视蛋白和视黄醛分离，这时的视黄醛为全反型，视黄醛分子构型的改变将导致视蛋白分子构型的改变，经过复杂信息传递系统的活动，诱发视杆细胞出现感受器电位。据估计，一个光量子的能量就能使一个视紫红质分子开始分解。视紫红质在光照下分解，在暗处又重新合成。全反型视黄醛在异构酶催化下转变成11-顺型视黄醛，这是一个耗能的酶促反应。11-顺型视黄醛形成后很快与视蛋白结合成为视紫红质。此过程不耗能(图11-12)。

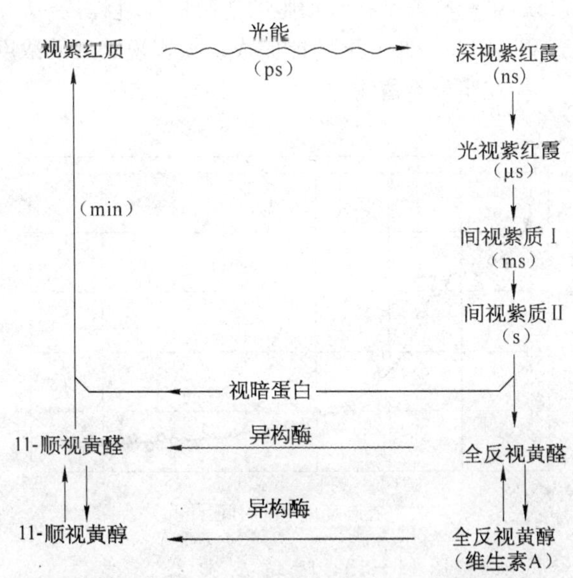

图11-12　视杆细胞中视紫红质-视黄醛-视黄醇循环的光化学反应示意图

人眼在暗处视物时，视紫红质既有分解，也有合成，这是暗视觉的基础。在暗处，其合成超过分解，视杆细胞中的视紫红质浓度较高，使视网膜对弱光的敏感度也增高。在亮处，视紫红质分解，浓度较低，眼对弱光的敏感度降低。在视紫红质的分解和合成过程中，有一部分视黄醛被消耗。视黄醛由维生素A衍生而来，即维生素A是生成视黄醛的主要原料。故被消耗的视黄醛可由血液中的维生素A作原料来补充。当维生素A缺乏时，将导致视紫红质合成障碍，影响暗视觉，发生**夜盲症**(nyctalopia)。用细胞内微电极技术研究发现，感光细胞外段是光电转换的关键部位。当视杆细胞受光照时，可使外段膜的Na^+通道相对关闭，Na^+内流减少，引起感受器电位，再以电紧张的形式扩布到终足部分，再将信号传递给双极细胞，最后在神经节细胞上产生动作电位，实现光电换能作用。

2. 视锥系统换能机制和颜色视觉　视锥细胞功能的重要特点是具有辨别颜色的能力。视锥细胞外段具有特殊的视色素。实验证明，视网膜上有三种不同的视锥细胞，分别含有对红、绿、蓝三种光敏感的感光色素。正常人眼在400～750 nm之间能分辨出至少150种颜色。当某一波长的光线作用于视网膜时，以一定的比例使三种不同的视锥细胞产生不同程度的兴奋，信息经处理后转化为不同组合的神经冲动，传到大脑皮质就产生不同的色觉。如红、绿、蓝三种视锥细胞兴奋程度的比例为4∶1∶0时，产生红色色觉；比例为2∶8∶1时，产生绿色色觉等。个别人眼受遗传因素影响，缺乏相应的视锥细胞，对红、绿、蓝三种颜色中的一种或两种缺乏辨别能力，称为**色盲**。色盲可分为全色盲（不能分辨颜色）和红绿色盲（缺乏感受红光和绿光的视锥细胞）。某些人对三种颜色反应能力降低，称为**色弱**。

（三）几种视觉现象

1. 暗适应与明适应

（1）**暗适应（dark adaptation）**：当人从亮处进入黑暗的环境，最初任何物体都看不清楚，经过一段时间后，才能逐渐看清暗处的物体，称为暗适应。暗适应的产生机制与视网膜上视色素在暗处的合成有关。强光下，视锥细胞和视杆细胞内的视色素都被分解，但剩余的量不同。视杆细胞内的视色素剩余量较少，已达不到产生兴奋的程度；在暗处视紫红质的合成量增多，暗视觉才能逐渐恢复。而视锥细胞内的视色素分解与合成处于动态平衡之中，以维持着明视觉。因此，进入黑暗环境中的暗适应过程分两个阶段：第一阶段是视锥细胞的快暗适应过程，7～8 min即可完成；第二阶段是视杆细胞的慢暗适应过程，需20～30 min才能完成。随着视紫红质浓度逐渐增高，视网膜对光的敏感性也进一步升高，才能在暗处看清物体（图11-13）。

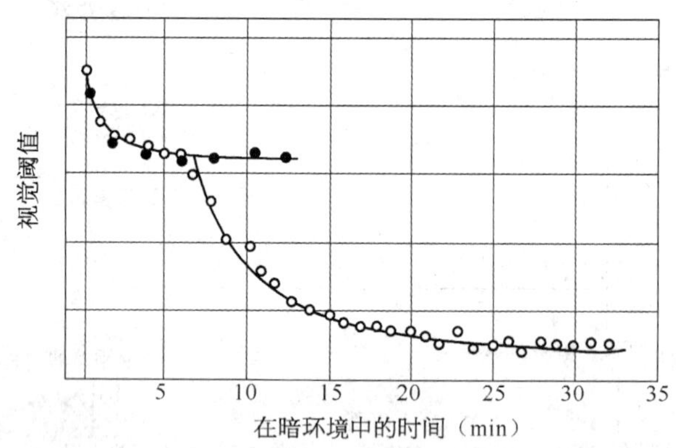

图11-13　暗适应曲线

● 表示视锥细胞的暗适应；○ 表示视杆细胞的暗适应

（2）**明适应（light adaptation）**：从黑暗处初来到强光下时，起初感到一片耀眼光亮，不能看清物体，稍待片刻后才恢复视觉，称为明适应。明适应出现较快，约需1 min即可完成。初到强光下时的耀眼光感主要是由于在暗处合成的视紫红质迅速分解的结果。在对光敏感的视紫红质迅速分解之后，随着视紫红质急剧减少，视锥系统逐渐恢复昼光觉作用。

2. 双眼视觉和立体视觉　两眼同时看一物体时所产生的视觉，称为双眼视觉。两眼视物时只产生一个视觉物像，这是因为人的两眼位于面部前方，两眼的视野有相当一部分重叠。当物体成像在两眼视野互相重叠的范围内，而且来自物体同一部分的光线成像在两眼视网膜的相称点上，这样在主观视觉印象上就产生单一的像，称为单视。两眼视网膜的中央凹是相称点，中央凹之外，一眼的颞侧视网膜和另一眼的鼻侧视网膜互相对称，一眼的鼻侧视网膜与另一眼的颞侧视网膜互相对称。若物像不落在视网膜的相称点上，则将产生复视。双眼视觉的优点如下。①扩大单眼视觉的视野。②弥补单眼视野中的盲点缺陷。③增强判断物体大小和距离的准确性。④形成立体视觉。立体视觉指两眼视物时，能看到物体的高度、宽度和深度。它主要由两眼的视差造成同一物体在两眼视网膜上形成的像并不完全相同，右眼从右方看到物体的右侧面较多，左眼从左方看到物体的左侧面较多，经过中枢神经系统的综合，就能得到一个立体形象。

3. 临床检测的几个常用概念

(1)视力：又称**视敏度(visual acuity)**，指眼对物体细小结构的分辨能力。一般以眼能分辨两点间的最小距离为衡量标准。眼前一定距离的两个光点发出的光线投射入眼后交叉通过节点时所成的夹角称为视角。在距离一定、光照良好的条件下，视角越大，表示两光点间距离越大，在视网膜上形成的物像也越大。在眼前方 5 m 远处视力表上，第 10 行 E 字开口间距离为 1.5 mm。来自该 E 字开口两点的光线在眼内形成的视角为 1 分，在视网膜上形成两点物像之间的距离为 4～5 μm，恰好相当于一个视锥细胞的直径。这样两条光线分别刺激两个视锥细胞，而且中间至少间隔一个未被刺激的视锥细胞(图 11-14)。在检查人的视力时，把人眼能分辨清该 E 字开口方向的视力，定为正常视力，以 1.0 表示。若同样距离，只能分辨清视角为 2 分角的 E 字的开口方向，其视力定为 1/2=0.5，即用眼能够分辨出两个光点的最小视角的倒数来表示视力。人眼在视网膜的中央凹处，视锥细胞直径可小于 2 μm，因此该处的视力可超过 1.0 达到 1.5 或更高。

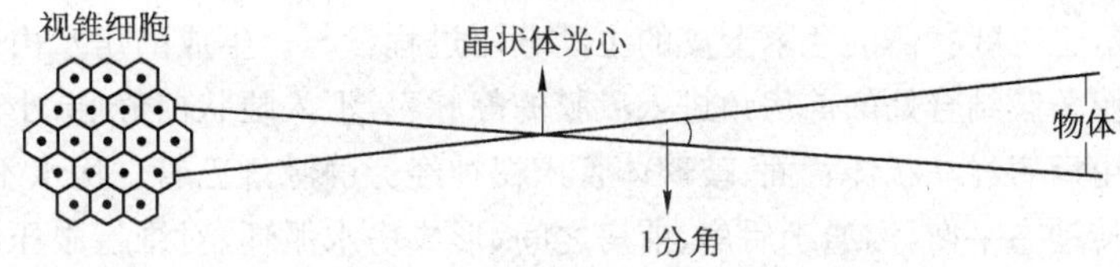

图 11-14 视敏度原理示意图

(2) **视野(visual field)**：指单眼固定注视正前方一点不动时，该眼所能看到的空间范围。它可用视野计加以测定，并用图纸记录下来，称为视野图(图 11-15)。

视野与视网膜上各点的对应位置是相反的，即视野图鼻侧部分成像在视网膜颞侧，视野图上侧部分成像在视网膜下侧。视野的大小取决于视网膜的结构、感光细胞的分布和视线被面部结构的阻挡程度。正常视野图中，颞侧视野大于鼻侧视野，下侧视野大于上侧视野。颜色视野以白色最大，其次是蓝、红、绿色，以绿色视野为最小。视野图表示眼所看到的面积，它能反映视网膜的普遍感光功能。因此临床上通过视野的检查来诊断疾病。它常是了解视网膜疾病、视觉传导通路及视皮质病变的重要方法之一。

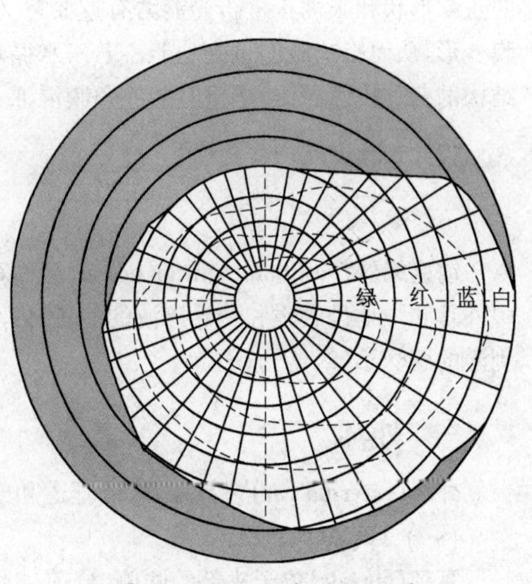

图 11-15 人右眼视野图

(3) **视网膜电图(electroretinogram)**:视网膜受到光刺激时,由视杆细胞和视锥细胞产生的电信号在视网膜内经过复杂的细胞网络传递,最后以动作电位的形式,通过视神经将视觉信息传入视皮质的过程,从角膜记录到的是视网膜总和电反应。将一记录电极置于角膜表面,另一参考电极放在额部皮肤,当给视网膜以广泛光刺激时,可以在灵敏的电测量仪上记录到视网膜在光照时产生的综合电位变化,称为视网膜电图。它可反映视网膜的功能。视网膜电图的成分主要有 a、b、c、d 4 个波,其中最主要的一个是双向波,由负相 a 波及正相 b 波组成(图 11-16)。a 波:起源于光感受器内段,称晚感受器电位,是感光细胞感受器电位总和形成的一个负相波。b 波:起源于 Müller 细胞及双极细胞,主要与双极细胞和神经节细胞活动有关,是紧接 a 波之后的一个正相波。c 波:起源于视网膜色素上皮细胞层,可能与光持续照射时色素上皮细胞膜电位变化有关。其平缓而持续时间长,是一个潜伏期极长、在 b 波之后缓慢上升的正相波。d 波:起源于双极细胞,重叠于 c 波之上,被认为是视网膜电图的撤光反应,目前尚未用作评价视网膜功能的指标。视网膜电图在临床上有一定应用价值,可用于跟踪眼病的进展和预后,尤其 b 波是视网膜电图中最敏感和最易发生变异的成分,临床上可作为反映视网膜对光敏感性的指标。

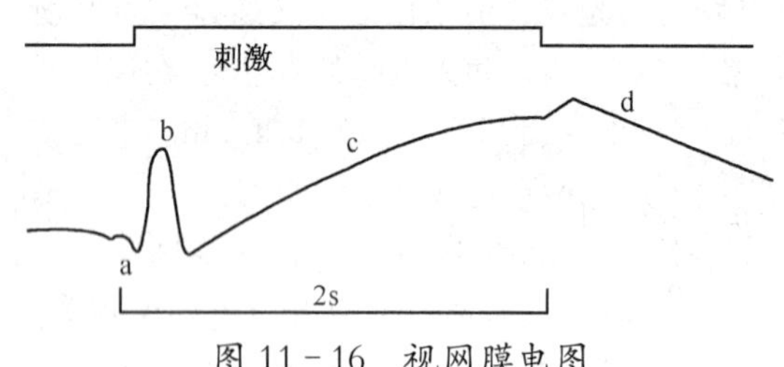

图 11-16　视网膜电图

(4) 房水循环和眼压:房水为充盈于眼前房和后房中的无色透明液体,是眼折光系统的一个组成部分,其成分类似去蛋白血浆。但 HCO_3^- 和 Na^+ 的含量超过血浆,所以房水的渗透压比血浆为高。房水对角膜和晶状体有营养作用,是维持眼压的重要因素。房水由睫状体脉络膜丛处的毛细血管被动滤过生成,也有睫状体的色素上皮的主动分泌过程参与。生成的房水由后房经瞳孔进入前房,大部分由巩膜角膜结合处的前房角进入巩膜的静脉窦,汇入睫状前静脉;小部分由前膜进入虹膜静脉;极少量由后房经晶状体背面、玻璃体管入视神经旁静脉淋巴管。房水不断生成,不断回流入静脉,两者保持动态平衡,沟通于后房、前房之间,形成房水循环,对维持眼压的稳定起重要作用。我国成人正常眼压为 17~24 mmHg,平均 20 mmHg。眼压相对稳定对保持眼球,特别是角膜的正常形状和眼的正常折光能力有重要意义。如刺破角膜,房水丢失,眼压下降,可引起眼球和角膜变形,从而影响眼的折光功能。若房水循环障碍,导致眼压过高,可引起角膜、晶状体以及虹膜等结构的营养代谢障碍,严重时造成角膜混浊、视力丧失,称为青光眼。

第三节　前 庭 蜗 器

前庭蜗器(vestibulocochlear organ)又称**耳(ear)**,包括外耳、中耳和内耳三部分(图 11-17)。其中外耳和中耳是收集和传导声波的装置,内耳具有接受位置觉刺激的感受器(前庭器)和接受声波刺激的感受器(蜗器)。

一、外耳

外耳(external ear)包括耳郭、外耳道和鼓膜三部。

(一) 耳郭

耳郭(auricle)位于头部的两侧,分前外和后内两面。前外面凹陷,靠前有一大孔称**外耳门**,向内通**外耳道**。耳郭上部以软骨为支架,外覆皮肤,皮下组织少。下方的小部分无软骨支架,仅以结缔组织和脂肪构成,称**耳垂**,为临床常用采血的部位。耳郭有收集声波的作用。

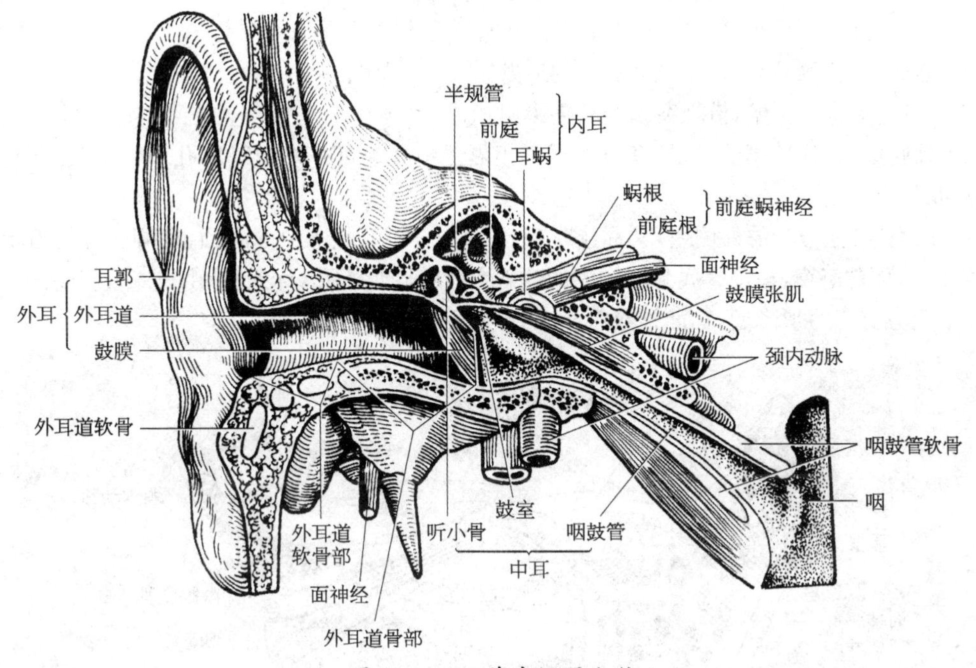

图 11-17　前庭蜗器全貌

(二) 外耳道

外耳道(**external acoustic meatus**)是外耳门至鼓膜之间的弯曲管道,成人长约 2.3 cm,可分为外侧 1/3 的软骨部和内侧 2/3 的骨部(图 11-17)。由于软骨部朝向后内上,可牵动,骨部弯向前内下,故作外耳道检查时,可将耳郭拉向后上方,使外耳道变直,观察鼓膜。儿童的外耳道较短且平直,检查时应将耳郭拉向后下方。

(三) 鼓膜

鼓膜(**tympanic membrane**)位于外耳道底与鼓室之间,为椭圆形半透明的薄膜,向前下倾斜(图 11-17)。鼓膜的中心向内凹陷,称**鼓膜脐**,为锤骨柄末端附着处。鼓膜的上 1/4 薄而松弛,呈淡红色,称松弛部;下 3/4 坚实紧张,呈灰白色,称紧张部,其前下方有一三角形的反光区,称**光锥**(图 11-18)。

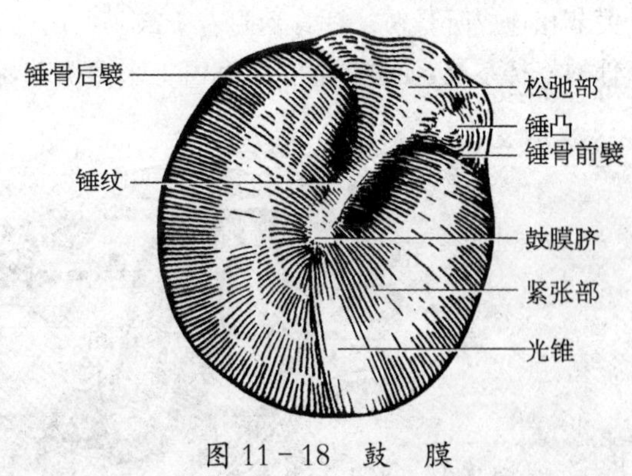

图 11-18　鼓　膜

二、中耳

中耳(**middle ear**)包括鼓室、咽鼓管、乳突窦和乳突小房(图 11-17)。

(一) 鼓室

鼓室(**tympanic cavity**)是颞骨岩部内含气的不规则小腔,为中耳最主要的部分,位于鼓膜与内耳外侧壁之间,借鼓膜与外耳道分隔,通过前庭窗和蜗窗与内耳相连,并经咽鼓管通鼻咽部,经乳突窦与乳突小房相通。鼓室有 6 个壁,内有听小骨。

1. 鼓室的壁

(1) 上壁:又称盖壁,借一薄骨板与颅中窝相隔,因此,中耳疾病可能经此侵入颅腔。

(2) 下壁:又称颈静脉壁,借一薄骨板与颈内静脉起始部分隔。

(3) 前壁:又称颈动脉壁,即颈动脉管的后壁。

(4) 后壁:又称乳突壁,借乳突窦与乳突小房相通。

(5) 外侧壁:又称鼓膜壁,借鼓膜与外耳道相隔。中耳炎可并发鼓膜穿孔,常见穿孔部分在鼓膜紧张部的下半。

(6) 内侧壁:是内耳的外侧壁,又称迷路壁(图 11-19)。此壁中部隆凸,称**岬**。岬的后上方有卵圆形小孔,称**前庭窗**,被镫骨底封闭。岬的后下方有一圆形小孔,称**蜗窗**,由第二鼓膜封闭。在前庭窗的后上方有一弓形隆起,称面神经管凸,内有面神经通过。

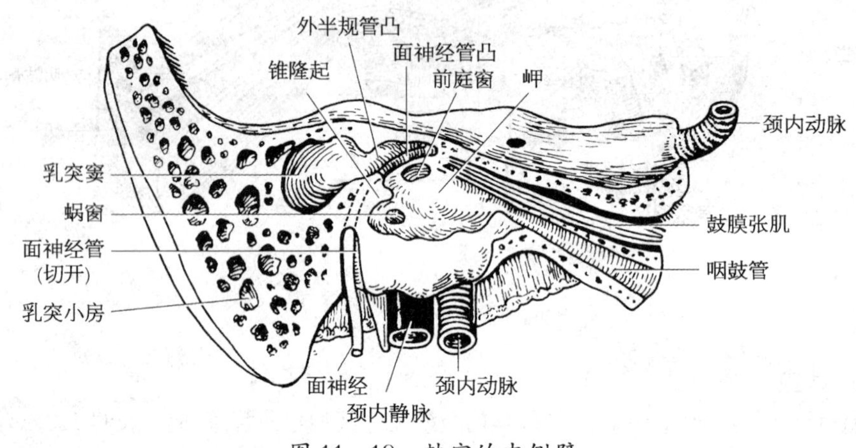

图 11-19 鼓室的内侧壁

2. 鼓室的内容物 主要有 3 块听小骨,由外侧至内侧为**锤骨**、**砧骨**和**镫骨**(图 11-20),3 骨借关节相连成听骨链。锤骨柄附着于鼓膜的内面,镫骨底封闭前庭窗。当声波振动鼓膜时,通过听小骨的杠杆系统,使镫骨底在前庭窗上来回摆动,将声波的振动传入内耳。

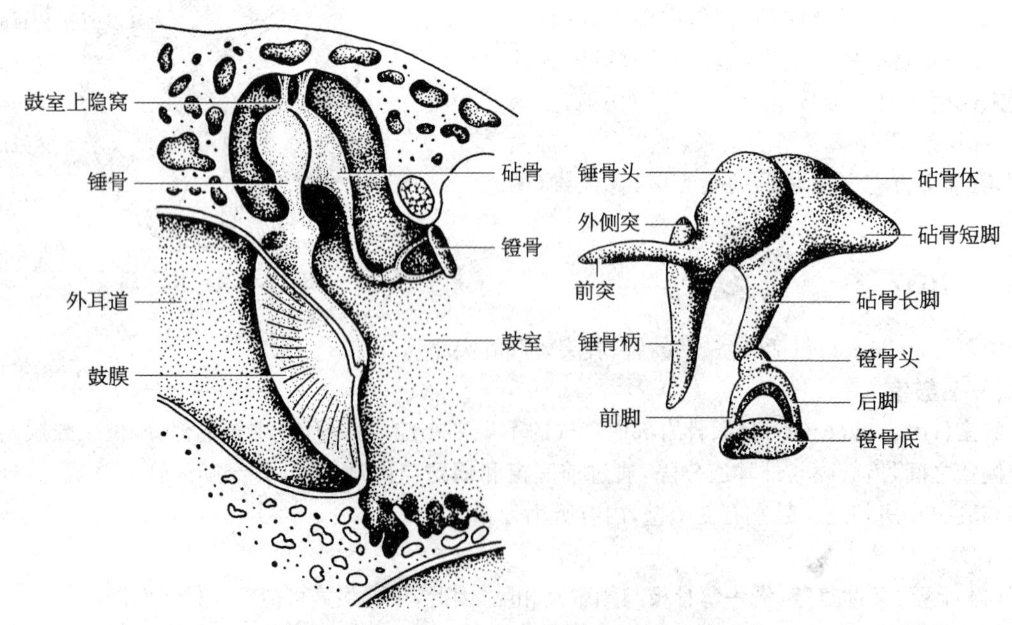

图 11-20 听 小 骨

(二) 咽鼓管

咽鼓管(auditory tube)是连接鼓室和鼻咽部的管道,长 3.5～4.0 cm,可分为前内侧 2/3 的软骨部和后外侧 1/3 的骨部。咽鼓管以咽鼓管咽口开口于鼻咽部侧壁,以咽鼓管鼓室口开口于鼓室前壁(图 11-17)。平时咽鼓管咽口处于关闭状态,仅在用力张口或吞咽时暂时开放,维持鼓膜内、外的压力平衡。由于小儿咽鼓管短而宽,近似水平位,故咽部感染可经咽鼓管侵入鼓室,引起中耳炎。

(三) 乳突窦和乳突小房

乳突窦(mastoid antrum)和**乳突小房(masroid cells)**是鼓室向后的延伸部。乳突窦是鼓室后上方的较大空隙,向前开口于鼓室,向后与乳突小房相通。乳突小房为颞骨乳突部内的许多含气小腔隙,腔内覆盖着黏膜,且与乳突窦和鼓室的黏膜相延续,故中耳炎症可经乳突窦侵入乳突小房而引起乳突炎。

三、内耳

内耳(internal ear)又称迷路,位于颞骨岩部内,在鼓室与内耳道底之间,结构复杂,由骨迷路和膜迷路两部组成。骨迷路为颞骨岩部骨密质围成的不规则腔隙,膜迷路是套在骨迷路内的膜性囊管。膜迷路中充满内淋巴,骨迷路和膜迷路之间充满外淋巴,内淋巴与外淋巴互不相通。

(一) 骨迷路

骨迷路(body labyrinth)沿颞骨岩部的长轴排列,由前内向后外可分为耳蜗、前庭和骨半规管三部分(图 11-21)。三部分形状各异,互相相通。

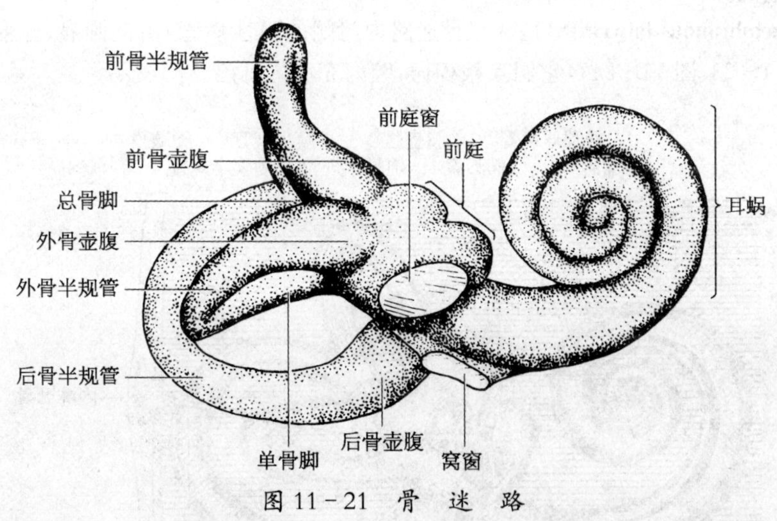

图 11-21 骨 迷 路

1. 前庭(vestibule) 是位于骨迷路的中间部分,略似椭圆形的腔隙。前庭的前下方有一大孔通耳蜗,后上方有 5 个小孔通骨半规管。前庭的外侧壁即鼓室的内侧壁,有靠上方的前庭窗和靠下方的蜗窗。前庭的内侧壁即内耳道底,有神经通过。

2. 骨半规管(body semicircular canals) 是位于前庭后外上方的 3 个呈"C"形互相垂直的骨管,分别称前骨半规管、后骨半规管和外骨半规管。每一骨半规管都有两个骨脚通前庭,一个骨脚上有膨大的骨壶腹,另一骨脚细小称单骨脚。前、后骨半规管的单骨脚合并成总骨脚,所以 3 个骨半规管共有 5 个开口通前庭。

3. 耳蜗(cochlea) 位于前庭的前下方,形似蜗牛壳。耳蜗的顶端称蜗顶,朝前外;底端称蜗底，朝后内。耳蜗由蜗螺旋管（骨螺旋管）围绕蜗轴旋转两圈半构成。蜗轴位于耳蜗中央，骨质疏松，有血管、神经穿行。自蜗轴发出的骨螺旋板突入蜗螺旋管内，与连于其外侧的膜迷路将蜗螺旋管分隔为上方的前庭阶、下方的鼓阶和中间的蜗管，前庭阶通向前庭窗，鼓阶通蜗窗。蜗孔在蜗顶处，是前庭阶和鼓阶的唯一通道（图 11－22）。

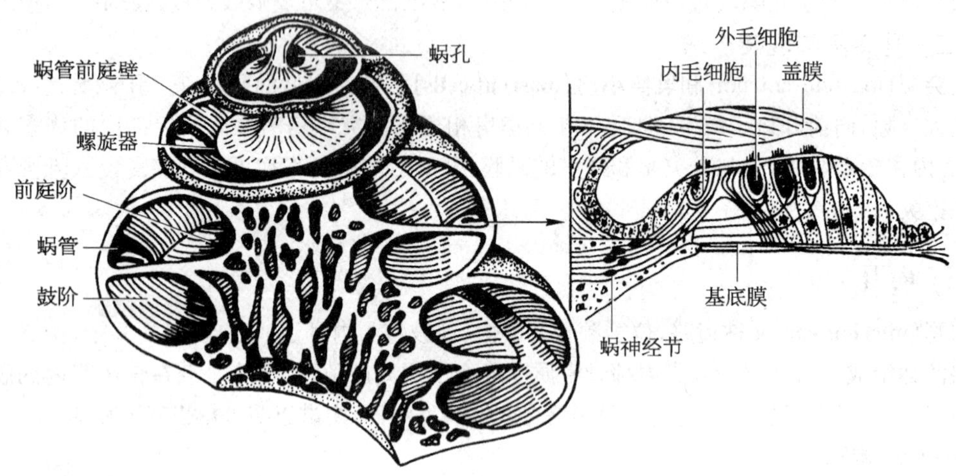

图 11－22　耳蜗切面示意图

（二）膜迷路

膜迷路（membranous labyrinth）是套在骨迷路内封闭的膜性囊管，由椭圆囊、球囊、膜半规管和蜗管组成（图 11－23、图 11－24），它们互相相通，腔内充满内淋巴。

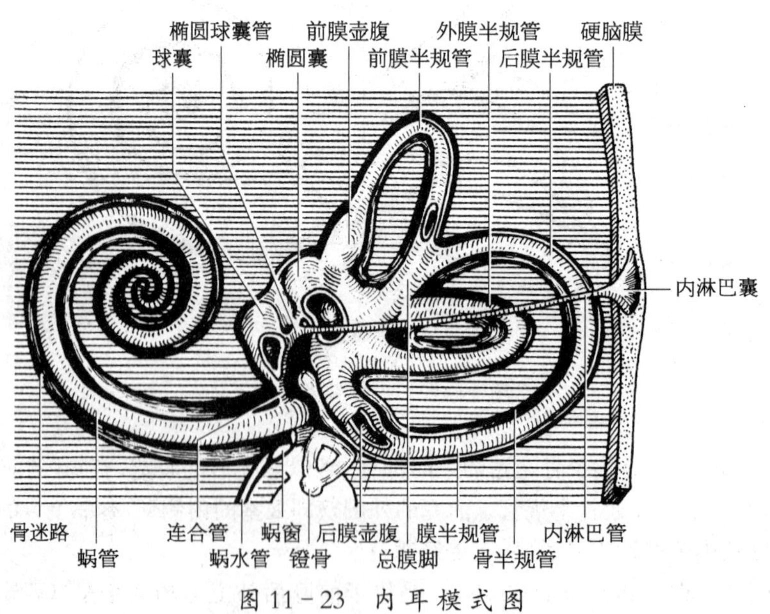

图 11－23　内 耳 模 式 图

1．椭圆囊（utricle）和球囊（saccule）　均位于前庭内，椭圆囊在后上，球囊在前下。椭圆囊后壁有 5 个开口与膜半规管相通，前壁借椭圆球囊管通球囊。椭圆囊底部和前壁有**椭圆囊斑（macula utriculi）**，球囊前上壁有**球囊斑（macula saccule）**。

2. 膜半规管(semicircular ducts) 位于骨半规管内,形似骨半规管。在3个骨壶腹内也有3个膜壶腹,每个膜壶腹壁各上有一隆起的**壶腹嵴(crista ampullaris)**。

椭圆囊斑、球囊斑和壶腹嵴都是位置觉感受器,合称前庭器。其中椭圆囊斑和球囊斑能感受头部静止的位置及直线变速运动的刺激,壶腹嵴能感受头部旋转变速运动的刺激。

3. 蜗管(cochlear duct) 位于蜗螺旋管内。一端伸入前庭,借连合管与球囊相通;另一端在蜗顶,为盲端(图 11-22、图 11-24)。在水平断面上蜗管呈三角形,其上壁称前庭壁(前庭膜),分隔前庭阶与蜗管;下壁由骨螺旋板和蜗管鼓壁(又称螺旋膜或基底膜),与鼓阶相隔;外侧壁为蜗螺旋管内表面骨膜的增厚部分,有丰富的血管和结缔组织。螺旋膜上有**螺旋器(spiral organ)**,又称 **Corti 器**,是听觉感受器。

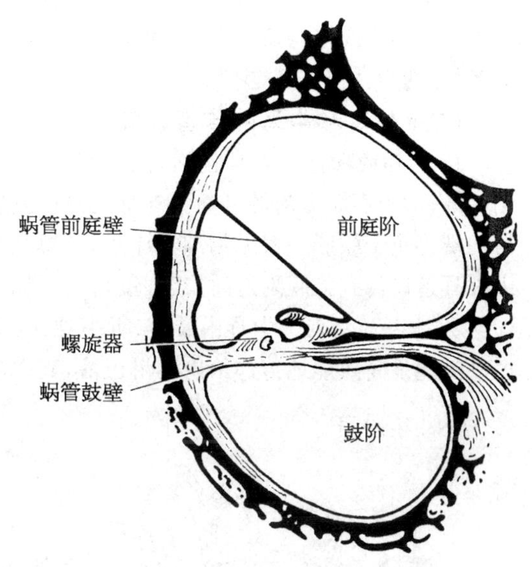

图 11-24 蜗管的切面

四、听觉的产生

(一) 人耳的听阈和听域

耳的适宜刺激是空气振动的疏密波,但振动的频率必须在一定范围内,并且达到一定强度,才能产生听觉。通常人耳能感受的振动频率范围为 20～20 000 Hz,强度范围为 0.000 2～1 000 dyn/cm^2。对于每一种频率的声波,都有一个刚能引起听觉的最小强度,称为**听阈(auditory threshold)**。当强度在听阈以上继续增加时,听觉的感受也相应增强,但当强度增加到某一限度时,引起的将不单是听觉,可能因鼓膜过度振动而引起疼痛感觉,这个限度称为最大可听阈。人耳的听阈随着声音的频率变化而变化,而且每一种振动频率都有它自己的听阈和最大可听阈,因而就能绘制出表示人耳对振动频率和强度的感受曲线,两条曲线所包围的区域称为**听域(audible area)**(图 11-25)。从

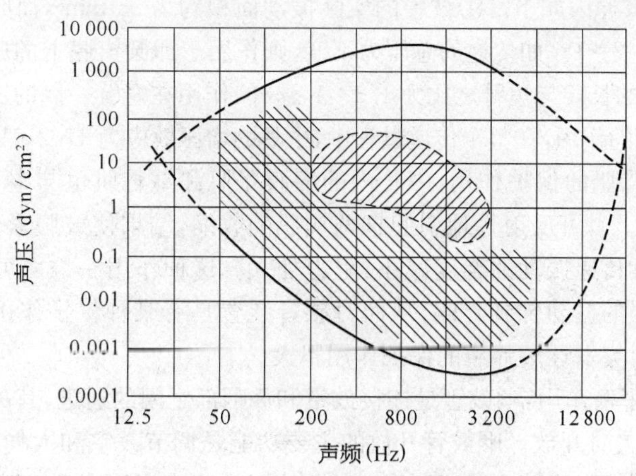

图 11-25 人的正常听域图

中心斜线区:通常语言区;下方斜线区:次要语言区(1 dyn = 10^{-5}N)

听域图上可以看出，人日常说话的频率和强度恰好在听域图的中间。临床上一般是把 20 岁左右健康人听力的听阈平均值作为 0 dB(分贝)，测定受测试者听力损失的分贝数，并把听力损失 30 dB 以上者，诊断为耳聋。

(二) 外耳和中耳的传音功能

1. 外耳的功能　外耳包括耳郭和外耳道。耳郭的形状有利于接受外界的声波，有“集音”作用，并有助于声源方向的判断。外耳道是声波的传导通路，全长 20～25 mm。其一端开口于耳郭，另一端终止于鼓膜。根据物理学原理，计算得其最佳共振频率约为 3 500 Hz 左右，该频率的声波由外耳道口传到鼓膜附近时，其强度可以增加约 10 倍。

2. 中耳的功能　中耳由鼓膜、听小骨、鼓室和咽鼓管等结构组成。中耳的主要功能是将声波振动的能量高效能地传递给内耳淋巴液，其中鼓膜和听骨链在声音传递过程中起着重要的作用。

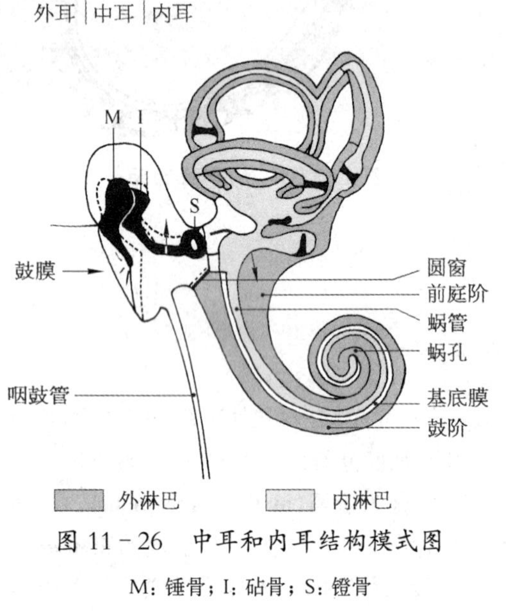

图 11－26　中耳和内耳结构模式图

M：锤骨；I：砧骨；S：镫骨

(1) 鼓膜：呈椭圆形，面积 50～90 mm²，厚度约 0.1 mm，形状如同一个浅漏斗，其顶点朝向中耳，内侧与锤骨柄相连。鼓膜同电话机受话器的振动膜相似，是一个压力感受装置，具有较小的失真度和较好的频率响应性。当频率在 2 400 Hz 以下的声波作用于鼓膜时，鼓膜可以复制外加振动的频率，其振动可与声波振动同始同终，没有余振。

(2) **听骨链(chain of ossicle)**：由锤骨、砧骨和镫骨依次连接而成。锤骨的柄附着于鼓膜，镫骨的脚板与卵圆窗膜相接，砧骨居中，将锤骨和镫骨连接起来，使三块听小骨形成固定角度的杠杆。锤骨柄为长臂，砧骨长突为短臂。杠杆的支点刚好在听骨链的重心上，因而在能量传递过程中惰性最小，效率最高。鼓膜振动时，如锤骨柄内移，则砧骨的长突和镫骨柄也作相同方向的内移，如图 11－26 中的点线所示。

(3) 中耳的增压效应：声波由鼓膜经听骨链到达卵圆窗时，其振动的压强增大，而振幅稍减小，这就是中耳的增压作用。其原因如下。①鼓膜的实际振动面积约为 55 mm²，而卵圆窗膜的面积只有 3.2 mm²，二者之比为 17.2∶1。如传递的总压力不变，则作用于卵圆窗膜上的压强为鼓膜上压强的 17.2 倍。②听骨链杠杆的长臂与短臂之比为 1.3∶1，这样，作用在短臂一侧的压力将增大为原来的 1.3倍。通过以上两方面的作用，在整个传递过程中，中耳的增压效应为 17.2×1.3 倍，即 22.4 倍。

(4) 鼓膜张肌和镫骨肌的保护作用：中耳内的鼓膜张肌和镫骨肌也与中耳的传音功能有关。当声强过大时(70 dB 以上)，可反射性地引起这两块肌的收缩，结果使鼓膜紧张，各听小骨之间的连接更为紧密，导致中耳传递振动的幅度减小，阻力加大。这种作用一方面可降低中耳的传音功能，另一方面可阻止较强的振动传到耳蜗，从而对感音装置具有某种保护作用。但由于这种反射有一定的潜伏期，所以对突发性爆炸声的保护作用不大。

(5) 咽鼓管的压力平衡作用：咽鼓管是连接鼓室和鼻咽部之间的通道，其鼻咽部的开口常处于闭合状态，在吞咽、打哈欠时开放。咽鼓管开放的主要功能是调节鼓室和大气压之间的压力平衡，进而能维持鼓膜的正常位置、形状和振动性能，在维持正常听力方面有重要意义。咽鼓管因炎症阻塞后，鼓室内空气被吸收，可造成鼓膜内陷并影响听力。

3. 声波传入内耳的途径 声波传入内耳的途径有气传导与骨传导两种。在正常情况下，以气传导为主。

(1) **气传导(air conduction)**：声波经外耳道引起鼓膜振动，再经听骨链和卵圆窗膜进入耳蜗，这一条声音传导的途径称为气传导。气传导是声波传导的主要途径。此外，鼓膜的振动也可引起鼓室内空气的振动，再经圆窗膜的振动传入耳蜗。这一传导途径也属于气传导，但在正常听觉过程中并不重要，只有当听骨链运动障碍时才发挥一定的传音作用，但这时的听力较正常时明显降低。

(2) **骨传导(bone conduction)**：声波可直接引起颅骨的振动，再引起位于颞骨骨质中耳蜗内淋巴的振动，这种传导途径称为骨传导。骨传导的敏感性低得多，因此在正常听觉的引起中起的作用甚微。只是当鼓膜或中耳病变引起传音性耳聋时，气传导明显受损，而骨传导却不受影响，甚至相对增强；而当耳蜗病变引起感音性耳聋时，气传导和骨传导均受损。因此，临床上可通过检查患者气传导和骨传导受损情况来判断听觉异常的产生部位和原因。

(三) 内耳的感音功能

内耳又称迷路，由耳蜗和前庭器官组成。耳蜗为声音的感受器官，前庭器官则与平衡感觉有关。耳蜗的主要作用有两个。①传音功能，将前庭窗所受的声能传送到毛细胞。②感音功能，将螺旋器感受到的声能转化为蜗神经的冲动。

耳蜗的感音换能作用如下。

(1) 基底膜的振动和行波理论：声波振动通过鼓膜、听骨链传到耳蜗，使耳蜗淋巴液和膜性结构振动。振动波转变为盖膜与基底膜之间的剪切运动，产生剪切力，并使与盖膜接触的毛细胞的纤毛发生弯曲或倾斜，引起毛细胞产生感受器电位，并进一步激发听神经纤维产生动作电位，传入中枢，引起听觉。如声波引起卵圆窗膜内移，前庭阶压力增大，基底膜下移，鼓阶内压力增大，使圆窗膜外移；相反，当卵圆窗膜外移时，又作反方向的移动，如此反复，形成振动(图 11－27)。在正常气传导的过程中，圆窗膜起着缓冲耳蜗内压力变化的作用。

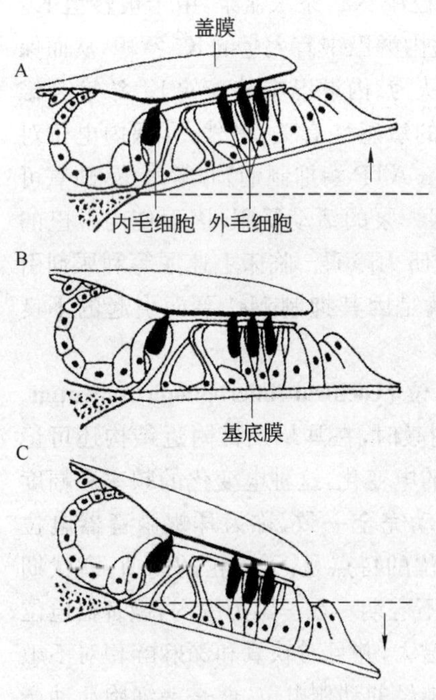

图 11－27 基底膜和盖膜振动时毛细胞顶部听毛受力情况示意图

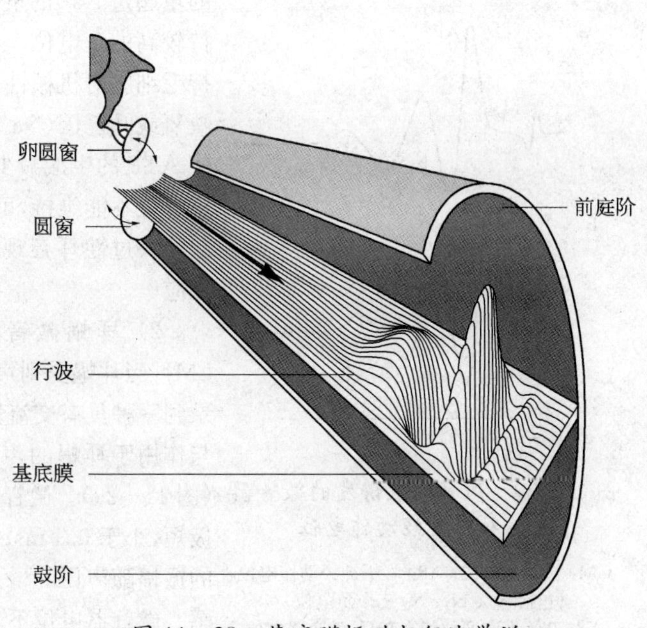

图 11－28 基底膜振动与行波学说

实验表明，基底膜的振动从其底部开始，以**行波**(**travelling wave**)方式沿基底膜从耳蜗基底部向耳蜗顶部的方向传播。振动的振幅随着振动由卵圆窗向前推进而逐渐增大，传播速度则逐渐减慢，行至一定距离时，振幅达到最大，而后又迅速减小乃至消失(图 11－28)。耳蜗不同部位的谐振(共振)频率不同，声音频率愈低，行波传播的距离愈远，最大振幅出现的部位愈靠近基底膜顶部；相反，声波频率愈高，行波传播愈近，最大振幅出现的部位愈靠近卵圆窗处。由于每一种频率的声波引起的基底膜振动都有一个特定的行波传播范围和最大振幅区，因此与该基底膜振动区域有关的毛细胞和听神经纤维就会受到最大的刺激，于是，来自基底膜不同区域的听神经纤维的冲动传到听觉中枢的不同部位，就可引起不同音调的感觉，这就是耳蜗对声音频率初步分析的基本原理。由此可以理解，临床上观察到耳蜗底部受损时主要影响对高频声波的听力，而耳蜗顶部受损时主要影响对低频声波的听力。如图 11－27 所示，外毛细胞顶端的听毛有些埋植于盖膜的胶状物中，有的则与盖膜的下面相接触；由于基底膜与盖膜的附着点不在同一个轴上，故当行波引起基底膜振动时，盖膜与基底膜便各自沿着不同的轴而上、下移动，于是两膜之间便发生交错的移行运动，使听毛受到一个剪切力的作用而弯曲，引起毛细胞兴奋，并将机械能转变为生物电变化。

(2) 耳蜗的生物电现象：如上所述，耳蜗将机械能转变为电信号，由此引起耳蜗内一系列过渡性的电变化，最后引起听神经纤维的动作电位，完成耳蜗的换能作用。

1) **耳蜗内电位**(**endocochlear potential**)：在耳蜗未受刺激时，如果以鼓阶外淋巴为参考零电位，那么便可测出蜗管内淋巴中的电位为＋80 mV 左右，称为耳蜗内电位。在静息情况下，毛细胞膜内电位为－80～－70 mV，由于毛细胞顶端的浸浴液为内淋巴，因此该处毛细胞膜内外的电位差可达 160 mV 左右。而毛细胞周围的浸浴液为外淋巴，该处膜内外的电位差只有 80 mV 左右。这是毛细胞电位与一般细胞电位不同之处。内淋巴中正电位的产生和维持与蜗管外侧壁的血管纹结构的细胞活动密切相关。另外，外淋巴与内淋巴离子成分不同，前庭阶与鼓阶外淋巴的 Na^+ 多于 K^+，而蜗管中的 Na^+ 低于 K^+。实验证明，血管纹细胞膜含有丰富的活性很高的 Na^+－K^+－ATP 酶，通过分解 ATP 获能，并将血浆中的 K^+ 泵入内淋巴，将内淋巴中 Na^+ 泵入血浆，由于被转运 K^+ 的量超过 Na^+ 的量，因此内淋巴中有大量的 K^+ 蓄积，从而保持较高的正电位。目前认为，内淋巴中较高的 K^+ 浓度与维持毛细胞对机械性刺激的敏感性有关；另外，耳蜗内电位对缺氧或哇巴因(Na^+－K^+－ATP 酶抑制剂)非常敏感，缺氧可使 ATP 的生成减少及 Na^+ 泵的活动受阻，因而使内淋巴的正电位不能维持，可导致听力障碍。临床上速尿等利尿剂引起的一过性耳聋现象，就是因其抑制 Na^+ 泵而引起的不良反应。

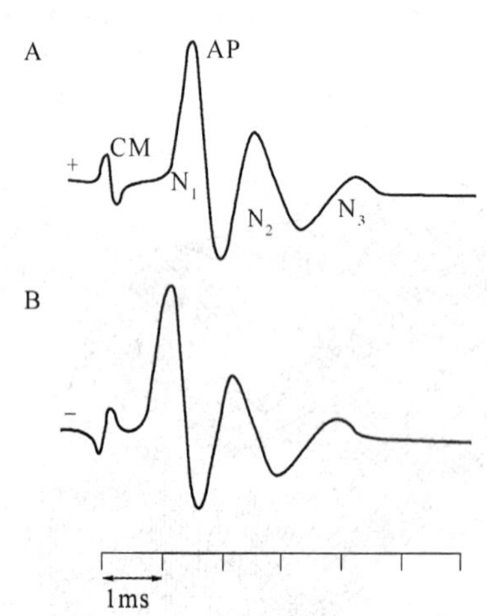

图 11－29　短声刺激诱发的微音器电位和听神经动作电位

CM：微音器电位；AP：耳蜗神经动作电位(包括 N_1、N_2、N_3 三个负电位)
A 与 B 示当声音位相改变时，微音器电位倒转，但 AP 的位相不变

2) **耳蜗微音器电位**(**cochlear microphonic potential, CM**)：当耳蜗受到声音刺激时，在耳蜗及其附近结构还可记录到一种具有交流性质的电变化，这种电变化的频率和幅度与作用于耳蜗的声波振动完全一致，称为耳蜗微音器电位(图 11－29)。微音器电位的特点是：无真正的阈值；潜伏期极短，小于 0.1 ms；没有不应期。在一定范围内，微音器电位的振幅随声压的增大而增大，并且对缺氧和深麻醉相对不敏感。微音器电位不是听神经的动作电位，而是毛细胞活动产生的一种复合电位变化，即多个毛细胞在接受声音刺激时所

产生的感受器电位的复合表现。毛细胞的静毛弯曲可使毛细胞的膜电阻发生变化，因而引起毛细胞出现感受器电位。当静毛向长纤毛方向弯曲时，毛细胞表面电阻减小，毛细胞出现去极化电位；反之，当静毛向相反的方向弯曲时，则毛细胞出现超极化电位。研究表明：在毛细胞顶部细胞膜附近，存在机械门控离子通道。该通道对刺激的反应非常迅速，无潜伏期，故可以认为静毛弯向长纤毛时通道开放，静毛弯向短纤毛时通道关闭。通道开放时允许 K^+、Na^+、Ca^{2+} 等各种离子通透。然而，由于内淋巴中含有大量的 K^+，故认为是 K^+ 内流而产生去极化，这就使微音器电位的位相和幅度能够同声波振动的相一致。

3）听神经动作电位：听神经动作电位是耳蜗对声音刺激所产生的一系列反应中最后出现的电变化，是耳蜗对声音刺激进行换能和编码的总结果。根据引导方法不同，可以记录听神经复合动作电位或单一听神经纤维动作电位。图 11-29 中的 N_1、N_2、N_3 是从整根听神经上记录到的复合动作电位，它是听神经中所有纤维活动的综合结果。动作电位的振幅取决于声音的强度、发生兴奋的纤维数目及各纤维放电的同步化程度。

五、前庭器官的感受装置与适宜刺激

身体必须保持正常的姿势才能进行各种活动。而要维持正常的姿势，又依赖于前庭器官、视觉器官和本体感受器的协同活动才能完成，其中前庭器官的功能最为重要。前庭器官由内耳中的三个半规管以及球囊和椭圆囊组成，是人体感受自身运动状态和头在空间位置的感受器，在保持身体的平衡中起重要的作用。

前庭器官的感受细胞都是毛细胞，它们按一定的形式排列，具有类似的结构和功能。这些毛细胞有两种纤毛，其中有一根最长，位于细胞顶端的一侧边缘处，称为动纤毛；其余的纤毛较短，数量较多，称为静纤毛。每个细胞有静纤毛 60～100 根，在其排列上逐根变长，呈阶梯状。毛细胞的基底部有感觉神经纤维末梢分布。毛细胞的适宜刺激是与纤毛的生长面平行的机械力的作用。当动纤毛和静纤毛都处于自然状态时，细胞膜的静息电位约 −80 mV；同时，与毛细胞相连的神经纤维上有一定频率的持续放电（基础放电）。当在外力作用下，使静纤毛朝向动纤毛的方向弯曲，毛细胞就去极化，达到一定阈值（约 −60 mV）时，毛细胞的传入神经纤维发放的冲动频率增加，表现为兴奋效应；相反，当外力使动纤毛朝向静纤毛的方向弯曲时，则毛细胞超极化，同时传入冲动减少，表现为抑制（图 11-30）。前庭器官中所有毛细胞感受外界刺激所进行的机械-电换能机制与耳蜗毛细胞相似。在正常情况下，机体的运动状态和头部在空间位置的改变都能以特定的方式改

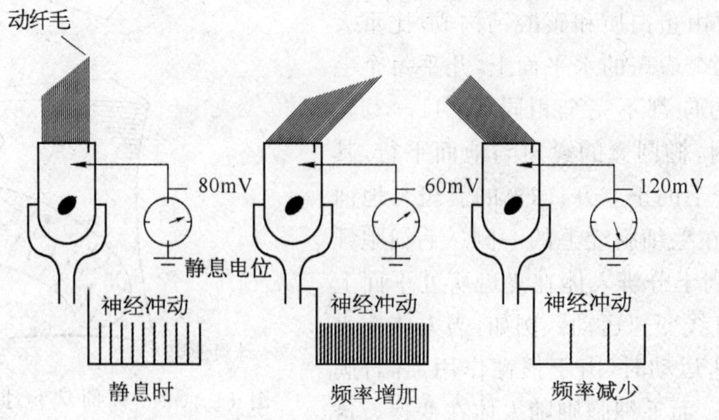

图 11-30 前庭器官中毛细胞顶部纤毛受力情况影响毛细胞膜电位和传入神经冲动频率示意图

变毛细胞纤毛弯曲的方向，使相应神经纤维的放电频率发生改变。这些信息传到中枢后，能引起特殊的运动觉和位置觉，并出现各种躯体和内脏功能的反射性变化。

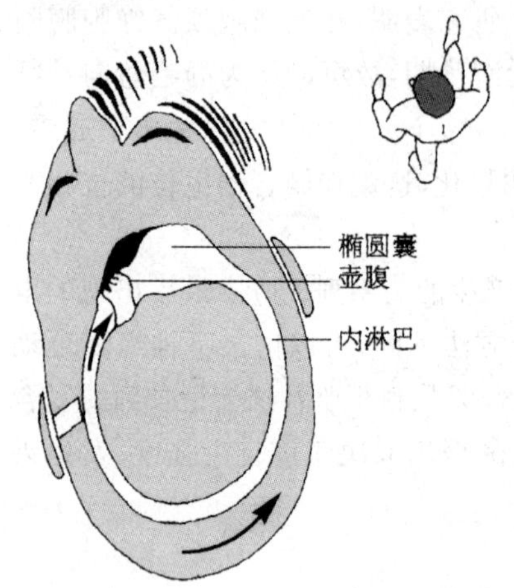

图 11－31　头部向左转动时，左侧水平半规管内淋巴流动方向示意图

人体两侧内耳中各有三个相互垂直的半规管，即外侧半规管、前半规管和后半规管。它们分别位于相互垂直的三个平面上。每个半规管约占 2/3 个圆周，与椭圆囊连接处都有一个膨大的部分，称为壶腹。壶腹内有一块隆起的结构称壶腹嵴，其中有一排面对管腔的毛细胞。毛细胞顶部的纤毛都埋植在胶质性质的圆顶形终帽之中。毛细胞上动纤毛与静纤毛的相对位置是固定的，如在水平半规管内，当内淋巴由管腔向壶腹的方向移动时，正好能使毛细胞的静纤毛向动纤毛方向弯曲，引起该侧壶腹的传入神经向中枢发放大量的神经冲动。

半规管的适宜刺激是旋转变速运动，人的感受阈值约为 $2°/s^2$。当人体直立并在水平方向作旋转运动时，水平半规管的感受器受刺激最大。旋转开始时，由于管腔内淋巴的惯性，它的启动将晚于人体和半规管本身的运动。图 11－31 显示，人体向左旋转，开始时左侧水平半规管中的内淋巴压向壶腹的方向，使该侧毛细胞兴奋而产生较多的神经冲动；与此同时，右侧水平半规管中的内淋巴压力作用的方向是由壶腹向半规管，于是由该侧壶腹传向中枢的冲动减少。伴随传向中枢的神经信息的变化，在主观上就产生特定的旋转变速感觉，同时，能反射性地引起某些肌张力改变，以保持身体的平衡。当旋转达到匀速状态时，管腔中的内淋巴与管腔呈同步运动，两侧壶腹中的毛细胞都处于不受力状态，中枢获得的信息与不进行旋转时相同。当旋转停止时，由于内淋巴的惯性，两侧壶腹中毛细胞的受力方向和冲动发放情况正好与旋转开始时相反。人脑正是根据来自两侧水平半规管传入信号的差异来判定旋转的方向和旋转状态的。内耳迷路的其他两对半规管分别接受与它们所处平面方向一致的旋转变速运动的刺激。

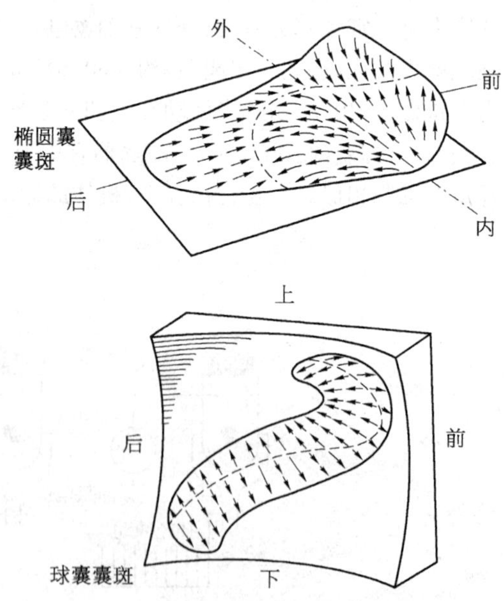

图 11－32　椭圆囊和球囊中囊斑的位置以及毛细胞顶部纤毛的排列方向

椭圆囊和球囊的适宜刺激是直线变速运动。它们的感受细胞是位于其囊斑的毛细胞。毛细胞的纤毛埋植于耳石膜中。耳石膜是一种胶质板，内含耳石。耳石主要由蛋白质和碳酸钙构成，比重大于内淋巴。在这两个囊斑的水平面上，几乎每个毛细胞纤毛的排列方向都不完全相同(图 11－32)。当人体站立不动时，椭圆囊的囊斑与地面平行，其耳石膜在毛细胞纤毛的正上方；球囊的囊斑与地面垂直，其耳石膜悬在毛细胞纤毛的一侧。毛细胞纤毛的这种配置有利于分辨人体在囊斑所处平面上进行各种方向的直线变速运动。例如，当人体在水平方向作直线变速运动时，由于惯性作用，耳石膜有维持原位的趋势，而毛细胞则随人体在变速。这就使毛细胞与耳石膜的相对位置发生改变，发生剪

切运动，致使纤毛在剪切力的作用下侧弯。这种椭圆囊囊斑毛细胞纤毛的侧弯曲，就能引起某些特定的传入神经纤维上冲动发放的增加。这种变化了的神经冲动传到中枢后，就会在主观上产生特定的变速感觉，同时反射性地引起肌张力改变，以保持身体的平衡。同理，球囊囊斑上的毛细胞也以相似的机制感受头部在空间的位置，同时也反射性地引起肌张力改变，以调整身体的姿势。箭头所指方向是该处毛细胞顶部动毛所在位置，箭尾是同一细胞的静毛所在位置，当机体所作直线加速运动的方向与某一箭头的方向一致时，该箭头所代表的毛细胞表面静毛向动毛侧的弯曲最明显，与此毛细胞有关的神经纤维有最大频率的冲动发放。

六、前庭反应与眼震颤

前庭器官的传入冲动，除引起运动觉和位置觉外，还可引起各种姿势调节反射和自主性神经功能的改变。例如，当汽车突然加速时，会引起颈背肌紧张性增强而出现后仰的姿势；汽车突然停止时则出现相反的情况。这是前庭器官对变速运动反应而引起的姿势反射，其意义在于维持机体一定的姿势和保持身体平衡。另外，如果前庭器官受到过强或过长的刺激，或刺激未过量而前庭功能过敏时，常会引起恶心、呕吐、眩晕、皮肤苍白等现象，称为前庭自主神经反应，严重时可导致晕船、晕车等现象。前庭反应中有一种最特殊的反应，即当躯体作旋转运动时，引起两侧眼球出现同步的往复运动，称为**眼震颤(nystagmus)**。眼震颤主要是由半规管受刺激而引起的。当人头部前倾30°，绕纵轴旋转时，两侧水平半规管受到刺激，引起水平方向的眼震颤；上、后半规管受刺激时引起垂直方向的眼震颤。人类在水平面上的活动较频繁(如转身、回顾等)，故以水平方向的眼震颤为例来说明眼震颤的情况。当向左旋转时，由于内淋巴的惯性，使左侧壶腹嵴内的毛细胞受刺激增强，而右侧正好相反(图 11－33A)，反射性地引起某些眼外肌兴奋和另一些眼外肌抑制，于是出现两侧眼球向右侧移动，称为眼震颤的慢动相；当眼球移动到两眼裂右侧端时，又快速返回到眼裂正中，称为眼震颤的快动相。以后再出现新的慢动相和快动相，反复不已，这就是眼震颤。当旋转变为匀速转动时，旋转虽在继续，但由于内淋巴与身体的旋转速度相同，故壶腹中的毛细胞回到未旋转时的位置，因此眼震颤停止。当旋转突然停止时，由于内淋巴的惯性而又出现眼震颤，但其慢动相和快动相的方向与旋转开始时正好相反(图 11－33B)。眼震颤慢动相的方向与旋转方向相反，是由于对前庭器官的刺激而引起的；而快动相的运动方向与旋转方向一致，是中枢矫正性运动。临床上常根据眼震颤试验来判断前庭功能是否正常。

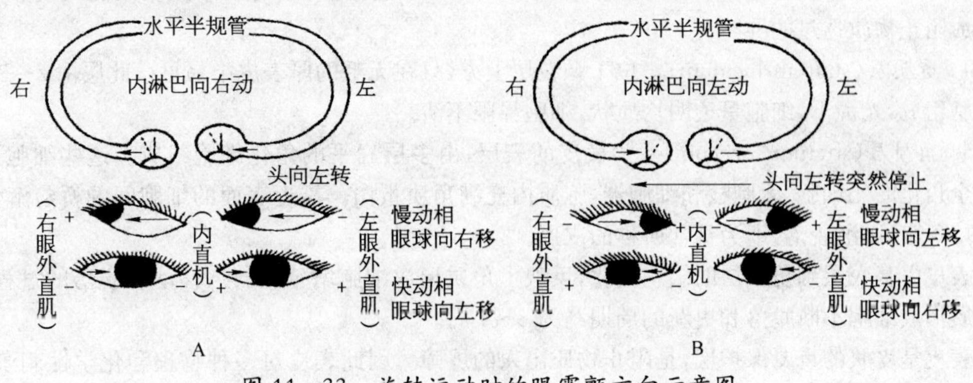

图 11－33　旋转运动时的眼震颤方向示意图

第四节 皮 肤

皮肤(skin)是人体最大的器官,由表皮和真皮组成。皮肤及其附属腺还具有分泌、排泄、吸收和调节体温等功能。皮肤内有丰富的神经末梢,能感受外界的多种刺激。

一、皮肤的组织结构

(一) 表皮的分层和角质形成细胞的分化

表皮(epidermis)是皮肤最浅层,由角化的复层扁平上皮构成。表皮细胞分两类:一类是角质形成细胞,占表皮细胞的大多数;另一类细胞为非角质形成细胞,数量少,分散存在于角质形成细胞之间。表皮由深到浅可分为基底层、棘层、颗粒层、透明层和角质层五层(图11-34)。

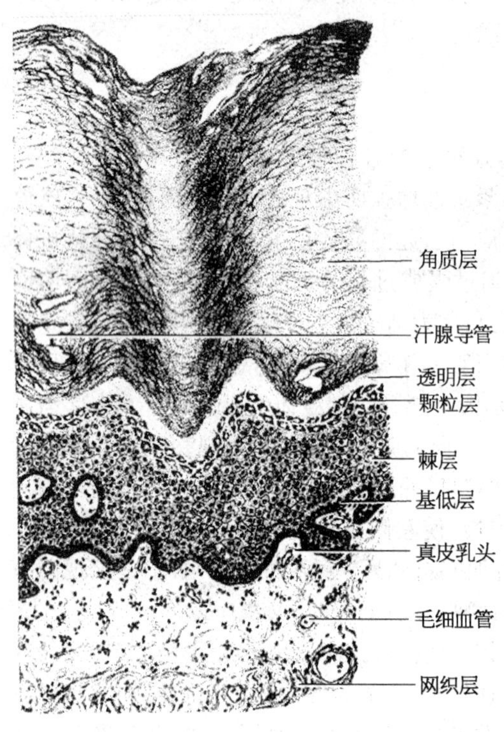

图11-34 手掌皮肤结构

1. *基底层*(stratum basale) 是一层低柱状或立方形细胞,称**基底细胞(basale cell)**,细胞基底面与基膜相连。基底细胞具有活跃的分裂增殖能力,新生的细胞向浅层迁移,分化成表皮其余几层的细胞。

2. *棘层*(stratum spinosum) 位于基底层上方,由4～10层多边形细胞组成。胞体较大,胞体向四周伸出许多细小的短棘,故称棘细胞层。相邻细胞的突起由桥粒相连。胞质内含成束分布的角蛋白丝,并附着到桥粒上。

3. *颗粒层*(stratum granulosum) 位于棘层上方,由3～5层梭形细胞组成。颗粒层细胞由棘细胞转化而成,细胞核和细胞器已退化。细胞的特点为胞质内含有许多透明角质颗粒,用HE染色,显强嗜碱性。胞质中的颗粒以胞吐方式将内容物排入细胞间隙,这有助于上皮细胞间的粘连,并且构成阻止物质透过的屏障。

4. *透明层*(stratum lucidum) 位于颗粒层上方,只在无毛的厚表皮中易见。此层由2～3层扁平细胞组成,光镜下,细胞呈透明均质状,细胞界限不清。

5. *角质层*(stratum corneum) 为表皮的表层,由多层扁平的角化细胞组成。这些细胞干硬,是完全角化的死细胞,无胞核和细胞器,胞质内充满角质蛋白。靠近表面的细胞间的桥粒解体,细胞连接不牢,逐渐脱落,即为日常所称的皮屑。

表皮由基底层到角质层的结构变化,反映了角质形成细胞增殖、分化、移动和脱落的过程。表皮角质形成细胞不断脱落和更新的周期约为3～4周。

表皮是皮肤的重要保护层,是阻止物质出入的屏障。因此表皮对多种物理和化学性刺激有很强的耐受力,能阻挡异物和病原体侵入,并能防止组织液丧失。

(二) 非角质形成细胞

非角质形成细胞包括:黑素细胞、朗格汉斯细胞、梅克尔细胞。

1. 黑素细胞(melanocyte) 能生成黑色素,分布在表皮的基底细胞间。这种细胞的特点是胞质中有多个圆形的内含酪氨酸酶的小体,称**黑素体(melanosome)**。酪氨酸在黑素体内转化为**黑色素(melanin)**。充满黑色素的黑素体成为**黑素颗粒(melanin granule)**,然后被输送到邻近的基底细胞内。黑色素为棕黑色物质,决定着皮肤颜色。由于细胞中黑素颗粒的大小和含量的差别及合成色素的速度不同,决定了不同种族和个体不同部位皮肤颜色的差异。黑色素能吸紫外线,可保护表皮深层的幼稚细胞不受辐射损伤。

2. 朗格汉斯细胞(Langerhans cell) 分散在表皮的棘细胞之间,多突起,这些突起又分出多个树枝状的细突起,穿插在棘细胞之间。朗格汉斯细胞能识别、结合和处理侵入皮肤的抗原,并把抗原传送给淋巴细胞,是皮肤具有免疫功能的重要细胞,并在排斥移植的异体组织中起重要作用。

3. 梅克尔细胞(Merkel cell) 是具有短指状突起的细胞,数目很少,大多位于表皮基底细胞之间。细胞基底面与感觉神经末梢相接触,形成类似于突触的结构,故认为这种细胞能感受触觉和其他机机械性刺激。

(三) 真皮

真皮(dermis)位于表皮下面,由致密结缔组织组成,与表皮牢固相连。真皮深部与皮下组织接连。真皮可分为乳头层和网织层两层(图 11-34)。

1. 乳头层(papillary layer) 是与表皮相连的薄层结缔组织。此层的结缔组织向表皮底部突出,形成许多乳头状的凸起,称**真皮乳头(dermal papillae)**,使表皮与真皮的连接面增大,连接紧密,利于表皮从真皮的血管获得营养。乳头层毛细血管丰富,在手指等触觉灵敏的部位常有触觉小体。

2. 网织层(reticular layer) 在乳头层下方,较厚,为真皮的主要部分,与乳头层无明显的分界。网织层由致密结缔组织组成,胶原纤维粗大,交织成网,并有许多弹性纤维,使皮肤有较大的韧性和弹性。此层内有许多血管、淋巴管和神经纤维,毛囊、皮脂腺和汗腺也多存在于此层,常见环层小体。

(四) 皮下组织

皮下组织(hypodermis)即解剖学中所称的浅筋膜,由疏松结缔组织和脂肪组织组成(图 11-34),皮下组织将皮肤与深部的组织连接在一起,并使皮肤有一定的可动性。分布到皮肤的血管、淋巴管和神经由皮下组织中通过。毛囊和汗腺也常延伸到此层组织中。

二、皮肤的附属器

(一) 毛

人体除手掌和足跖等部位外大部分皮肤都有**毛(hair)**分布。毛由毛干、毛根和毛球组成(图 11-35)。毛干露皮肤外面,毛根位于皮肤内,上皮和结缔组织包被毛根形成毛囊,毛根和毛囊的下端合为一体,形成膨大的毛球。富有血管和神经的结缔组织突入毛球底面称毛乳头(图 11-35)。毛球是毛和毛囊的生长点,毛乳头对毛的生长起诱导和维持作用。毛和毛囊斜长在皮肤内,有一束平滑肌连接毛囊和真皮,称立毛肌。立毛肌受交感神经支配,收缩时使毛竖立。

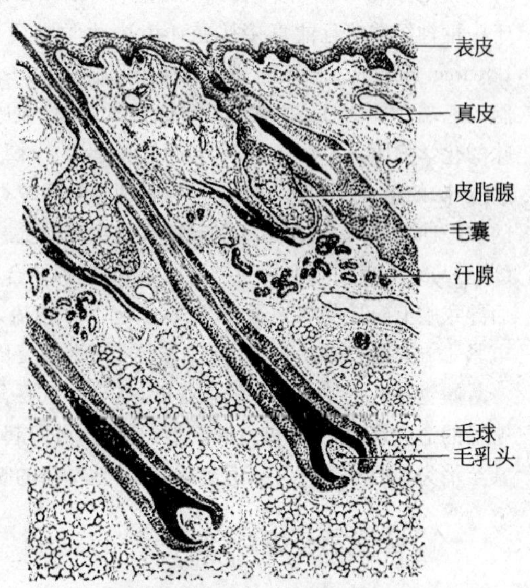

图 11-35 头皮的组织结构

毛有生长周期,身体各部位毛的生长周期长短不等。生长期的毛囊变长,毛球和毛乳头增大,毛

母质细胞(ha matrix)分裂活跃,使毛生长。从生长期转入退化期,是换毛的开始。毛囊变短,毛球缩小,毛母质细胞停止分裂,发生角化。毛与毛球和毛囊连接松动,毛易脱落。到下一个生长周期开始时,在毛囊底端形成新的毛球和毛乳头,继而形成新毛。

(二) 皮脂腺

皮脂腺(sebaceous gland)为泡状腺,位于毛囊和立毛肌之间。该腺由一个或几个囊状的腺泡与一个共同的短导管构成,导管大多开口于毛囊上段(图 11-35),也有些直接开口在皮肤表面。在腺泡周围有一层小的干细胞,不断分裂增殖,生成新的腺细胞。新生的腺细胞变大向腺泡中心移动,胞质中形成越来越多的脂滴,此时细胞核固缩,细胞器消失。最后,腺细胞解体,连同脂滴一起排出,即为皮脂。

皮脂腺的发育和分泌受性激素的调节,青春期分泌活跃。皮脂具有柔润皮肤和杀菌作用。

(三) 汗腺

汗腺(sweat gland)遍布于全身的皮肤,但在不同部位的皮肤内,汗腺数目有显著差别。该腺是单管状腺,分泌部腺管较粗,位于真皮深层和皮下组织中,盘曲成团。导管部管腔较细而直,开口于皮肤表面(图 11-34、图 11-35)。分泌部由单层锥体形细胞组成,具有分泌汗液功能。导管由两层立方形细胞组成,由真皮深部上行,穿过表皮,开口于皮肤表面的汗孔。

汗腺分泌的汗液除含大量水分外,还含钠、钾、氯、乳酸盐和尿素。汗液分泌是身体散热的主要方式,对调节体温起重要作用。

在腋窝、乳晕和阴部等处,有一种大汗腺,叫顶泌汗腺。其分泌物为黏稠的乳状液,含蛋白质、碳水化合物和脂类等,分泌物被细菌分解后产生特别的气味。分泌过盛而致气味过浓时,则称狐臭。

第五节 其他感受器

一、嗅觉感受器

嗅觉(olfacition)感受器即**嗅细胞(olfactor cell)**,位于上鼻道及鼻中隔后上部的嗅上皮中,是唯一的起源于中枢神经系统且能直接接受环境中化学物质刺激的神经元。嗅上皮由嗅细胞、支持细胞、基底细胞和Bowman 腺组成。嗅细胞呈细长瓶形,顶部有 6~8 条短而细的纤毛,埋于 Bowman 腺所分泌的黏液之中;细胞的底端(中枢端)是由无髓纤维组成的嗅丝,穿过筛骨直接进入嗅球。嗅觉感受器的适宜刺激是空气中有气味的化学物质。一般认为,众多的气味是由 7 种基本气味(樟脑味、麝香味、花草味、乙醚味、薄荷味、辛辣味、腐腥味)的组合所引起。嗅觉也和其他感觉系统类似,各种气味是由于它们在不同的传导路上引起不同数量的神经冲动的组合,在中枢引起特有的主观嗅觉感受。通过呼吸,这些分子被鼻腔中的黏液吸收,并扩散到嗅纤毛,与纤毛表面膜上的受体蛋白结合,这种结合可通过 G 蛋白引起第二信使类物质(如 cAMP 等)产生,最后导致膜上门控式 Na^+ 通道开放,引起 Na^+ 内流。在嗅细胞的胞体膜上产生去极化型的感受器电位,后者以电紧张方式触发轴突膜产生动作电位,后沿轴突传向嗅球,进而传向更高级的嗅觉中枢,引起嗅觉。

嗅觉有两个特点。①阈值很低,空气中只要含有极微量的某一种气味物质,即可引起相应的嗅觉。②有明显的适应现象,当某种气味突然出现时,可引起明显的嗅觉;如果这种气味的物质继续存在,感觉很快减弱,甚至消失。但对某种气味适应后,对其他气味的嗅觉仍然不变。

二、味觉感受器

味觉(gustation)的感受器是味蕾,主要分布在舌背部表面和舌缘,口腔和咽部黏膜的表面也有散在的味蕾存在。每一个味蕾都由50～100个味细胞、支持细胞和基底细胞组成。味细胞的顶端有纤毛，称味毛，是味觉感受的关键部位。众多的味道都是由酸、甜、苦、咸四种基本的味觉组合而成。通常不同物质的味道与他们的分子结构形式有关。NaCl能引起典型的咸味，H^+是引起酸感的关键因素，有机酸的味道也与他们带负电的酸根有关；甜觉的引起与葡萄糖的主体结构有关；而奎宁和一些植物的生物碱的结构能引起典型的苦味。另外，即使是同一种味质，由于其浓度不同所产生的味觉也不相同。人舌表面的不同部位对不同味刺激的敏感程度不一样，一般是舌尖部对甜味比较敏感，舌两侧对酸味比较敏感，舌两侧的前部则对咸味比较敏感，软腭和舌根部对苦味比较敏感。味觉的敏感度往往受食物或刺激物本身温度的影响，在20～30 ℃之间，味觉的敏感度最高。另外，味觉的辨别能力也受血液化学成分的影响，例如肾上腺皮质功能低下的人，血液中低钠，喜食咸味食物。

研究表明，四种基本味觉的换能或跨膜信号的转换机制并不完全一样。味感受器细胞没有轴突，它产生的感受器电位通过突触传递引起感觉神经末梢产生动作电位，传向味觉中枢，中枢可能通过来自传导四种基本味觉的专用线路上的神经信号的不同组合来认知各种味觉。另外，味觉也有适应现象，某种味质长时间刺激时，味觉的敏感度迅速降低。但此时对其他物质的味觉并不影响。

复习思考题

一、名词解释

1. 视神经盘 **2.** 黄斑 **3.** 中央凹 **4.** 巩膜静脉窦 **5.** 瞳孔对光反射 **6.** 瞳孔近反射 **7.** 近点 **8.** 暗适应 **9.** 视力 **10.** 视野 **11.** 色盲 **12.** 色弱 **13.** 听力 **14.** 微音器电位 **15.** 眼震颤

二、问答题

1. 眼球壁有哪几层？每层又分为几部？

2. 屈光装置包括哪几部分？

3. 房水是怎样产生和循环的？

4. 试述鼓膜的位置和形态。

5. 内耳的分部怎样？位觉和听觉的感受装置位于何处？

6. 眼病患者用氯霉素眼药水滴眼后，有时会感到口腔后部有苦味，为什么？

7. 正常人看近物时，眼是如何调节的？

8. 近视、远视、散光的发生原因有何不同？如何矫正？

9. 视网膜上两种感光细胞分布和功能有何不同？视杆细胞的光化学反应过程如何？

10. 声音是怎样传入内耳的？

11. 试述前庭器官的组成、适宜刺激及其功能。

12. 表皮分几层？各层的形态、结构有何特点？

13. 比较黑色素细胞与朗汉斯细胞的分布和功能。

14. 皮肤有哪些附属器？各有何特点？

第十二章
神经系统

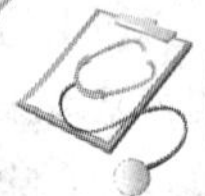
导学

1. **掌握**：神经系统的区分、反射弧的概念；脊髓的外形和内部主要结构、脊神经的数目和纤维成分、脊神经各丛的组成及其主要分支；脑的分部和位置、脑干和小脑的位置和外形、大脑半球的分叶和主要沟回、脑神经的名称和性质；化学性突触、神经-骨骼肌接头结构及信息传递过程；外周神经递质及其受体；反射中枢、中枢抑制；丘脑感觉投射系统；内脏痛与牵涉痛；骨骼肌牵张反射；下丘脑的功能。

2. **熟悉**：神经系的常用术语、内囊的概念和意义、脑神经的主要分布范围；内脏神经与躯体神经的区别、交感神经与副交感神经的区别；脊髓和脑的被膜、大脑的动脉供应；神经纤维兴奋传导的特征；反射中枢内兴奋传递的特征；脊休克；去大脑僵直；小脑对躯体运动的调节；运动传导系统及功能；自主神经系统的功能及特点；脑电图。

3. **了解**：凡列入教学内容，除掌握、熟悉的，其余均为了解。

第一节　概　述

神经系统(nervous system)是人体结构和功能最复杂的系统，由脑、脊髓以及与其相连的脑神经和脊神经组成，在机体各器官、各系统中处于主导地位。其基本功能：神经系统具有调节和控制其他各系统的功能活动，使机体成为一个完整的统一体；神经系统通过调整机体功能活动，使机体适应不断变化的外界环境，维持机体与外界环境的平衡；人类在长期的进化发展过程中，神经系统特别是大脑皮质得到了高度的发展，产生了语言和思维。这样，人类远远超越了一般动物的范畴，不仅能被动地适应外界环境的变化，而且能主动地认识和改造客观世界，这是人类神经系统最主要的特点。

一、神经系统的区分

神经系统无论在结构和功能上都是一个不可分割的整体，为了学习方便，可从不同角度将其区分。按神经系统所在位置可分为中枢神经系统和周围神经系统两部分。**中枢神经系统**(central nervous system)包括脑和脊髓，脑位于颅腔内，脊髓位于椎管内。**周围神经系统**(peripheral nervous system)包括与脑相连的12对脑神经和脊髓相连的31对脊神经。根据周围神经分布对象不同，**周围神经**可分为**躯体神经和内脏神经**。**躯体神经**(somatic nervous)含有躯体感觉和躯体运动神经，分布于皮肤、骨、关节和骨骼肌，管理皮肤的感觉和运动器的感觉及运动；**内脏神经**(visceral nervous)

含有内脏感觉和内脏运动神经，分布于内脏、心血管和腺体，管理它们的感觉和运动。内脏运动神经又根据其功能不同，分为交感神经和副交感神经。

二、神经系统的常用术语

（一）灰质和白质

1. 灰质（gray matter）　在中枢神经内，神经元的胞体和树突集中的部位，色泽灰暗，称灰质。位于大脑和小脑表层的灰质，分别称大脑皮质和小脑皮质。

2. 白质（white matter）　在中枢神经内，神经元的轴突集中的部位，因多数轴突具有髓鞘包裹，颜色苍白，称白质。位于大脑和小脑深部的白质，分别称大脑髓质和小脑髓质。

（二）神经核和神经节

1. 神经核（nucleus）　在中枢神经内，内有形态和功能相似的神经元胞体集聚成团或柱状，称神经核。

2. 神经节（ganglion）　在周围神经，神经元胞体集中的地方，外形略膨大，称神经节。

（三）纤维束和神经

1. 纤维束（fiber tract）　在中枢神经白质内，起止、行程和功能相同的神经纤维集聚在一起，称纤维束或传导束。

2. 神经（nerve）　在周围神经中，神经纤维集合成大小、粗细不等的集束，由不同数目的集束再集合成一条神经。在每条纤维、每个集束及整条神经的周围，都包有结缔组织被膜，分别称神经内膜、神经束膜和神经外膜。

第二节　脊髓和脊神经

一、脊髓

（一）脊髓的位置和外形

1. 脊髓的位置　**脊髓（spinal cord）**位于椎管内，外包被膜，成人约长 45 cm，最宽处的直径约 1 cm。脊髓上端在枕骨大孔处与延髓相连，下端在成人约平第 1 腰椎下缘，新生儿平第 3 腰椎。

2. 脊髓的外形　脊髓呈前后扁的圆柱形，全长粗细不等。脊髓有 2 个膨大，上方的称**颈膨大（cervical enlargement）**，位于第 4 颈髓节段到第 1 胸髓节段之间；下方的称**腰骶膨大（lumbosacral enlargement）**，位于第 2 腰髓节段到第 3 骶髓节段。脊髓下端变细呈圆锥状，称**脊髓圆锥（conus medullaris）**（图 12－1）。由脊髓圆锥末端向下延伸出一条无神经组织的细丝，称**终丝（filum terminale）**，止于尾骨背面，有稳定脊髓的作用。

脊髓表面有 6 条纵沟或裂：前面正中较深的沟称**前正中裂（anterior median fissure）**，后面正中较浅的沟称**后正中沟（posterior median sulcus）**；前正中裂两侧有 2 条浅沟为**前外侧沟**，后正中沟两侧有 2 条浅沟称**后外侧沟**。在前、后外侧沟内有成排的脊神经根丝出入，出前外侧沟的根丝形成 31 对**前根（anterior root）**，入后外侧沟的根丝形成 31 对**后根（posterior root）**。在后根上有膨大的**脊神经节（spinal ganglion）**。前、后根在椎间孔处合成 1 条脊神经，由相应的椎间孔出椎管（图 12－1、图 12－2）。

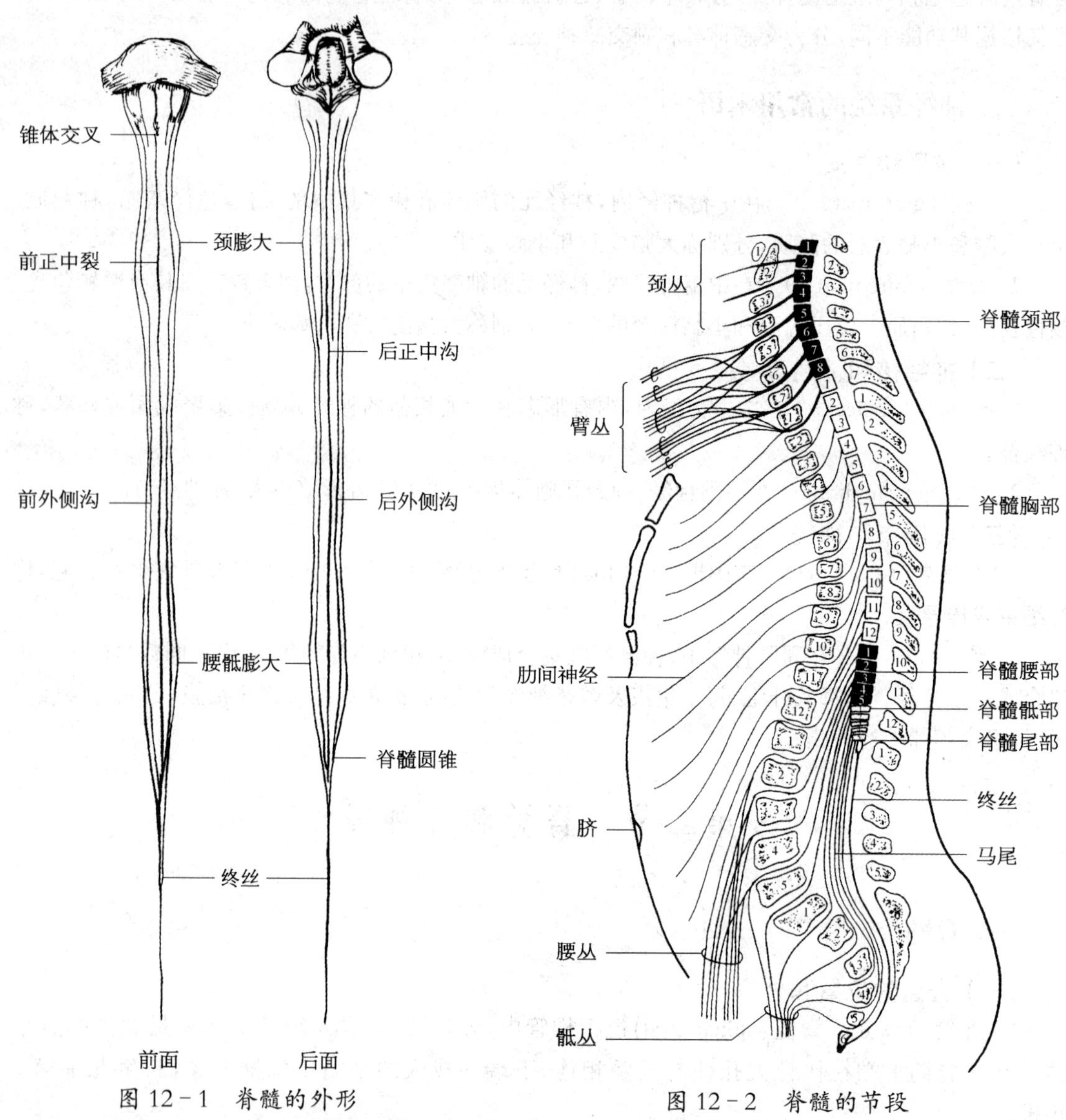

图 12-1 脊髓的外形

图 12-2 脊髓的节段

每对脊神经通过前、后根相连的1段脊髓，称1个**脊髓节段(segments of spinal cord)**，因此，脊髓分为31节段：即8个颈髓节段(C)、12个胸髓节段(T)、5个腰髓节段(L)、5个骶髓节段(S)和1个尾髓节段(Co)(图12-2)。所以脊神经有31对。脊髓节段的位置由上向下逐渐高出相应的椎骨，神经根向下斜行一段才达相应的椎间孔。腰、骶、尾段的神经根在未出相应的椎间孔之前，在椎管内垂直下行，围绕终丝形成**马尾(cauda equine)**(图12-2)。成年人，一般第1腰椎以下已无脊髓，只有浸泡在脑脊液中的马尾和终丝，故临床上常在第3、4或第4、5腰椎棘突之间进行穿刺，可避免损伤脊髓。

(二) 脊髓的内部结构

脊髓由灰质和白质构成。灰质在内部，白质在周围(图12-3)。

1. 灰质　在横切面上呈“H”字形，其中间横行部分称**灰质连合**，其中央有**中央管(central canal)**，纵贯脊髓全长。每侧灰质前部扩大，称**前角(anterior horn)**；后部狭细，称**后角(posterior**

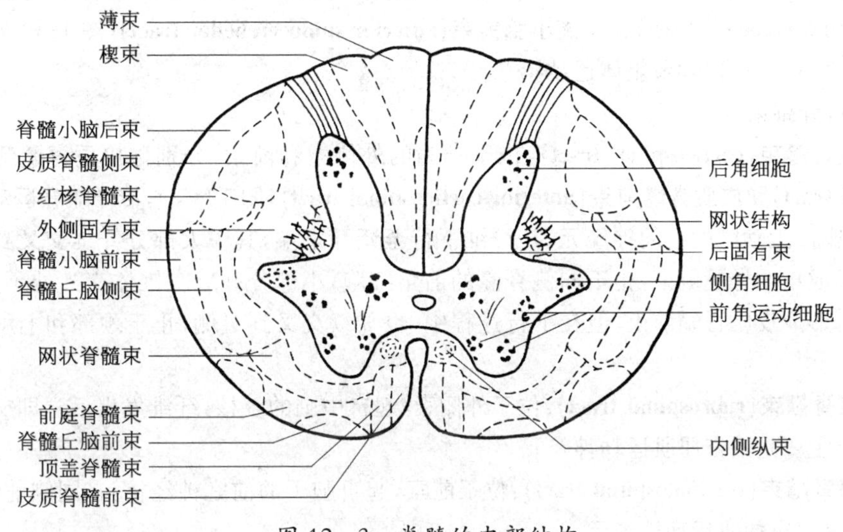

图 12-3 脊髓的内部结构

horn)；前、后角之间称**中间带**(intermediate zone)。从第 1 胸节段到第 3 腰节段，中间带向外侧突出称**侧角**(lateral horn)。前、后、侧角在脊髓内上下连续纵贯成柱，又分别称**前柱**、**后柱**和**侧柱**。

(1) 前角：主要为运动神经元，通称前角细胞，它们成群排列，其轴突经前根和脊神经直达躯干和四肢的骨骼肌。当前角病变时，会造成其所支配的骨骼肌瘫痪并出现萎缩。

(2) 中间带：侧角内含中、小型多极神经元，通称侧角细胞，是交感神经的低级中枢，它们的轴突经相应的前根、白交通支进入交感干。在第 2～4 骶髓节段的中间带外侧部有副交感神经元称骶副交感核，是盆腔脏器副交感节前神经元胞体所在的部位。

(3) 后角：主要由中间神经元组成，称后角细胞，接受后根的各种感觉纤维。

2. 白质 每侧白质借脊髓的纵沟分成 3 个索。前正中裂与前外侧沟之间称**前索**(anterior funiculus)；前、后外侧沟之间称**外侧索**(lateral funiculus)；后外侧沟与后正中沟之间称**后索**(posterior funiculus)。灰质连合与前正中裂之间的白质称**白质前连合**，由左右交叉纤维组成。脊髓白质主要由上、下行纤维束组成。

(1) 上行纤维束

1) **薄束**(fasciculus grancilis)和**楔束**(fasciculus cuneatus)：位于后索内，薄束在后正中沟两旁，纵贯脊髓全长，楔束在薄束的外侧，仅见于第 4 胸髓节段以上(图 12-3)。两束均由脊神经节内假单极神经元发出，其发出的中枢突经后根进入同侧后索上行，达延髓分别止于薄束核和楔束核。这些脊神经节内假单极神经元的周围突，随脊神经分布到肌、腱、关节和皮肤等处的感受器。薄、楔束的功能是传导来自躯体同侧的意识性本体觉和精细触觉。薄束起自同侧第 4 胸髓节段以下的脊神经节内假单极神经元，主要传导下半身来的冲动；楔束起自同侧第 4 胸髓节段以上的脊神经节内假单极神经元，主要传导上半身来的冲动。

2) **脊髓丘脑束**(spinothalamic tract)：位于脊髓外侧索前部和前索，分别称**脊髓丘脑侧束**(lateral spinothalamic tract)和**脊髓丘脑前束**(anterior spinothalamic tract)(图 12-3)，两束均由后角细胞发出，其发出的纤维上升 1～2 个节段后，经白质前连合交叉到对侧外侧索及前索上行，经脑干止于背侧丘脑。脊髓丘脑侧束传导对侧躯干、四肢的痛觉和温度觉，脊髓丘脑前束传导对侧躯干、四肢的粗触觉。

3）**脊髓小脑束**（**spinocerebellar tract**）：位于外侧索周边的后部及前部，分别称**脊髓小脑后束**（**posterior spinocerebellar tract**）和**脊髓小脑前束**（**anterior spinocerebellar tract**）（图 12－3），两束主要传导非意识性本体觉、以调节躯体运动。

（2）下行纤维束

1）**皮质脊髓束**（**corticospinal tract**）：位于脊髓的外侧索和前索，分别称**皮质脊髓侧束**（**lateral corticospinal tract**）和**皮质脊髓前束**（**anterior corticospinal tract**）（图 12－3），传导随意运动。它们起自大脑皮质躯体运动区的运动神经元，其纤维下行至延髓下端，其中大部分纤维交叉到对侧的脊髓外侧索，形成皮质脊髓侧束，止于同侧脊髓的前角细胞；小部分纤维在锥体交叉处不交叉，沿脊髓前索下行，形成皮质脊髓前束，但在下行过程中，也陆续交叉到对侧，止于颈部和上胸部的脊髓前角细胞。

2）**红核脊髓束**（**rubrospinal tract**）：位于外侧索，起自中脑的红核，纤维发出后立即交叉下行至脊髓，其功能主要是兴奋屈肌运动神经元。

3）**前庭脊髓束**（**vestibulospinal tract**）：位于前索，起自脑干的前庭神经核，在同侧前索内下行，其功能主要是兴奋伸肌运动神经元。

二、脊神经

脊神经（**spinal nerves**）主要分布于躯干和四肢，共 31 对，即颈神经 8 对；胸神经 12 对；腰神经 5 对；骶神经 5 对；尾神经 1 对。第 1～7 对颈神经在相应椎骨上方的椎间孔出椎管；第 8 对颈神经在第 7 颈椎与第 1 胸椎之间的椎间孔出椎管。胸、腰神经均分别在同序数椎骨下方的椎间孔穿出。第 1～4 对骶神经在相应的骶前、后孔穿出。第 5 对骶神经和尾神经由骶管裂孔穿出。

每对脊神经借前根和后根与脊髓前、后外侧沟相连，前根属运动性，后根属感觉性，两者在椎间孔处汇合后组成的脊神经则是混合性的。脊神经是混合性神经，根据其分布范围和功能不同，可将脊神经含的纤维分成四种（图 12－4）。①**躯体感觉纤维**：来源于脊神经节内的假单极神经元，

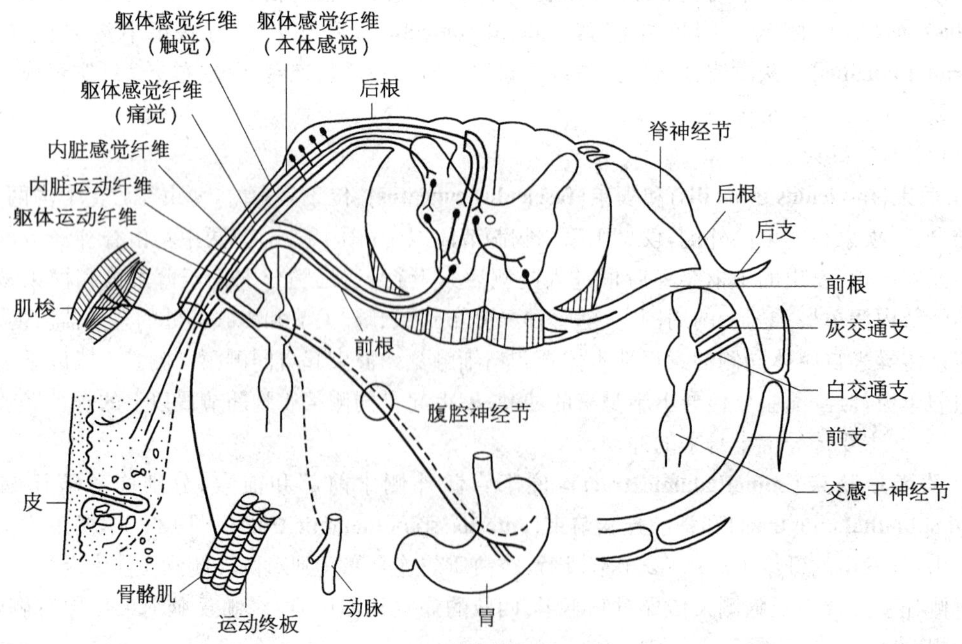

图 12－4 脊神经的纤维成分

分布于皮肤、骨骼肌、肌腱和关节，将浅感觉和深感觉冲动传入中枢。②**内脏感觉纤维**：来源于脊神经节的假单极神经元，分布于心血管、内脏和腺体，将这些结构的感觉冲动传入中枢。③**躯体运动纤维**：来源于前角运动细胞，分布于骨骼肌，支配其随意运动。④**内脏运动纤维**：来源于侧角细胞及骶副交感核，支配平滑肌和心肌的运动以及控制腺体的分泌。

脊神经出椎间孔后立即分为前支和后支，前支和后支都是混合性的。

（一）后支

后支（posterior branches）一般较相应的前支细而短，经相邻椎骨的横突之间或骶后孔向后行，大部分后支都分内侧支和外侧支，呈节段性分布于枕、项、背、腰、骶部的皮肤及脊柱两侧深部的肌，主要后支如下。

1. 枕大神经（greater occipital nerve） 较粗大，为第 2 颈神经后支的内侧支，穿斜方肌上方肌腱至皮下，分布于枕部的皮肤。

2. 臀上皮神经（superior gluteal nerve） 较粗大，为第 1～3 腰神经后支的外侧支，于骶髂关节外上方穿出胸腰筋膜，向下越过髂嵴，分布于臀上部皮肤。

3. 臀中皮神经（middle gluteal cutaneous nerve） 为第 1～3 骶神经后支的外侧支，穿过臀大肌起始处达皮下，分布于臀中部的皮肤。

（二）前支

前支（anterior branches）粗大，分布于躯干前外侧及四肢的皮肤、肌、关节等。除胸神经前支保持明显的节段性，其余的前支分别交织成神经丛，即颈丛、臂丛、腰丛和骶丛，再由丛发出分支，分布于头颈与肢体各部。

1. 颈丛（cervical plexus） 由第 1～4 颈神经前支组成，位于胸锁乳突肌上部的深面，发出皮支和肌支。

（1）皮支：均在胸锁乳突肌后缘中点附近穿出，呈放射状分布，其穿出部位是颈部皮肤浸润麻醉的一个阻滞点。主要皮支有：**枕小神经（lesser occipital nerve）**、**耳大神经（great auricular nerve）**、**颈横神经（transverse nerve of neck）**和**锁骨上神经（supraclavicular nerves）**（图 12－5），它们主要分布于枕部、耳部、颈前部和肩部的皮肤。

（2）肌支：主要为**膈神经（phrenic nerve）**，是颈丛中最重要的分支，为混合性神经。从颈丛分出后，经前斜角肌前面下降，穿胸廓上口入胸腔，沿肺根前方，心包的两侧，下降至膈。其运动纤维支配膈肌；感觉纤维主要分布于胸膜和心包。右侧膈神经的感觉纤维还分布到肝和胆囊表面的腹膜（图 12－6）。

2. 臂丛（brachial plexus） 由第 5～8 颈神经前支和第 1 胸神经前支的大部分组成。自斜角肌间隙穿出后，行于锁骨下动脉的后上方，再经锁骨后方进入腋窝（图 12－7）。通常以锁骨为界，将臂丛分为锁骨上部和锁骨下部。锁骨上部分支是一些短的肌支，分布于颈部、胸壁及肩部的肌。锁骨下部在腋窝内，围绕腋动脉，并形成内侧束、外侧束和后束，由束再发出分支，主要分支如下（图 12－8）。

（1）**肌皮神经（musculocuteneous nerve）**：发自外侧束，向外斜穿喙肱肌，经肱二头肌的深面下行，分支支配肱二头肌、喙肱肌和肱肌（图 12－7、图 12－8）。其余纤维在肘关节稍上方，穿出臂部深筋膜延续为**前臂外侧皮神经**，分布于前臂外侧皮肤。

（2）**正中神经（median nerve）**：由发自内侧束和外侧束的两个根合成，在肱二头肌内侧沟伴肱动脉下行到肘窝，向下穿旋前圆肌后，在前臂浅、深屈肌之间沿前臂正中线下行，经腕管至手掌（图 12－7、图 12－8）。

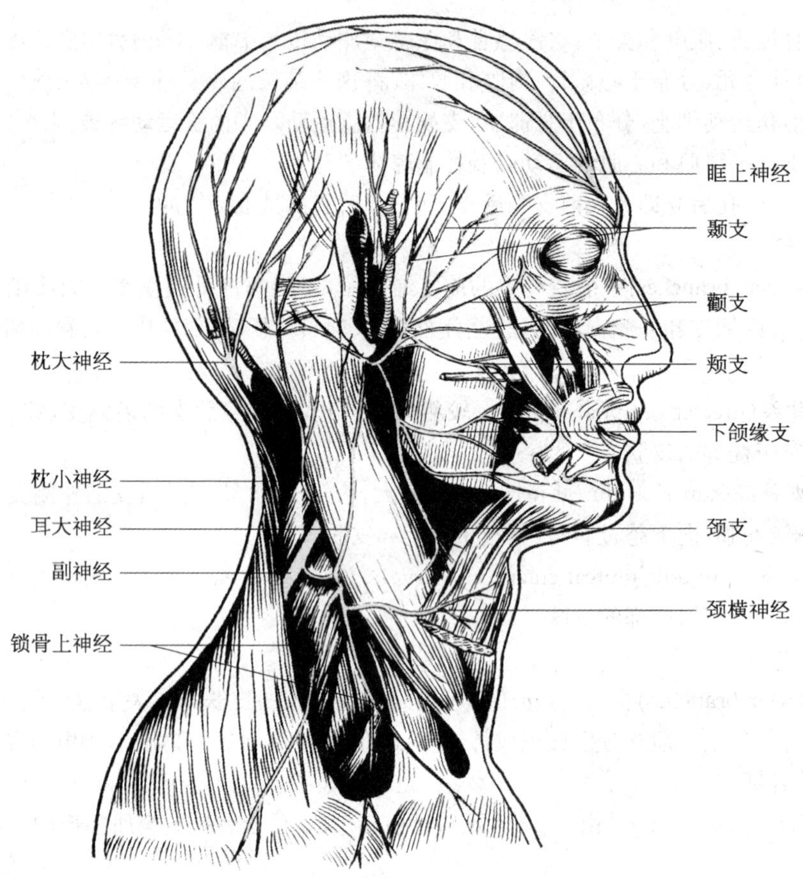

图 12-5 颈丛的皮支

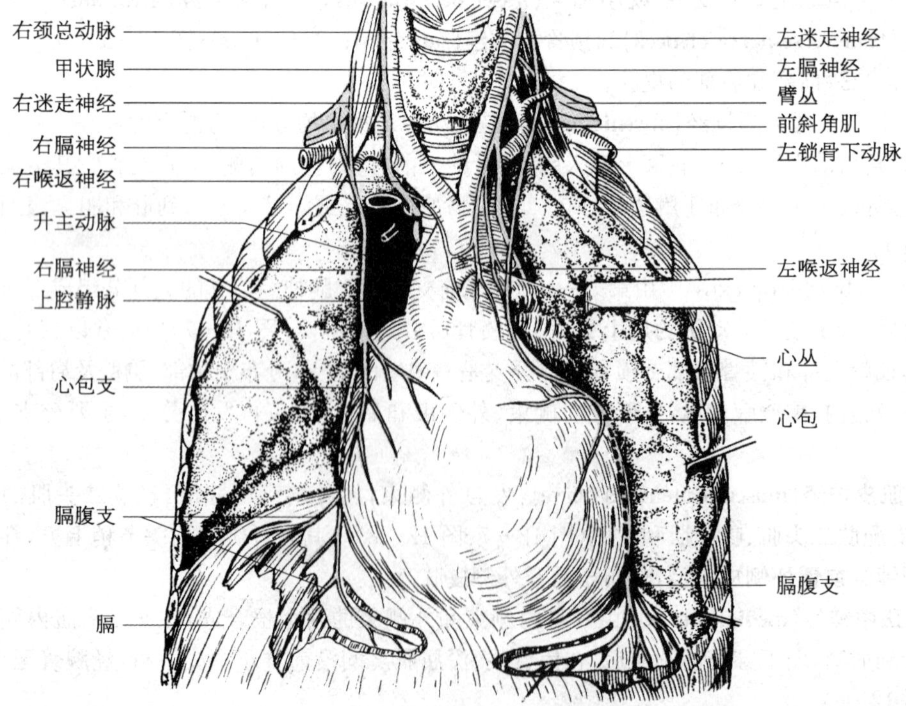

图 12-6 膈 神 经

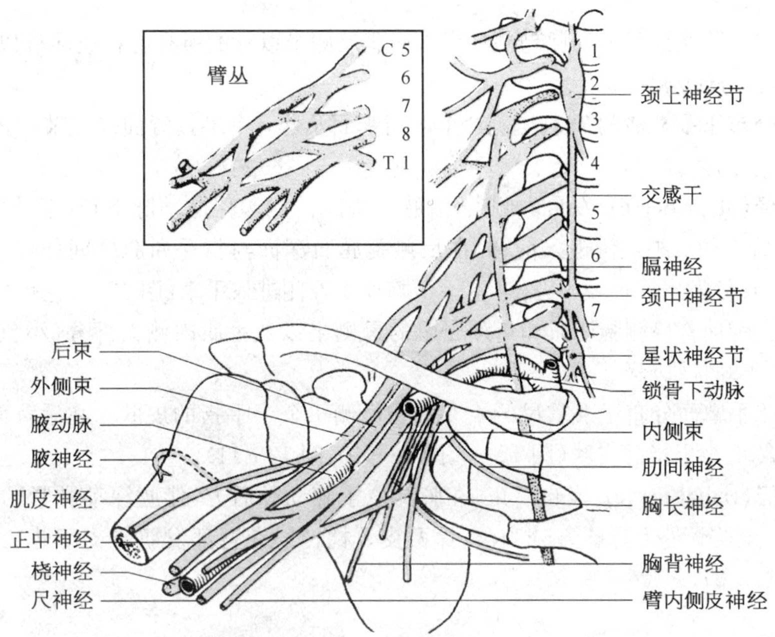

图 12-7 臂丛及其分支

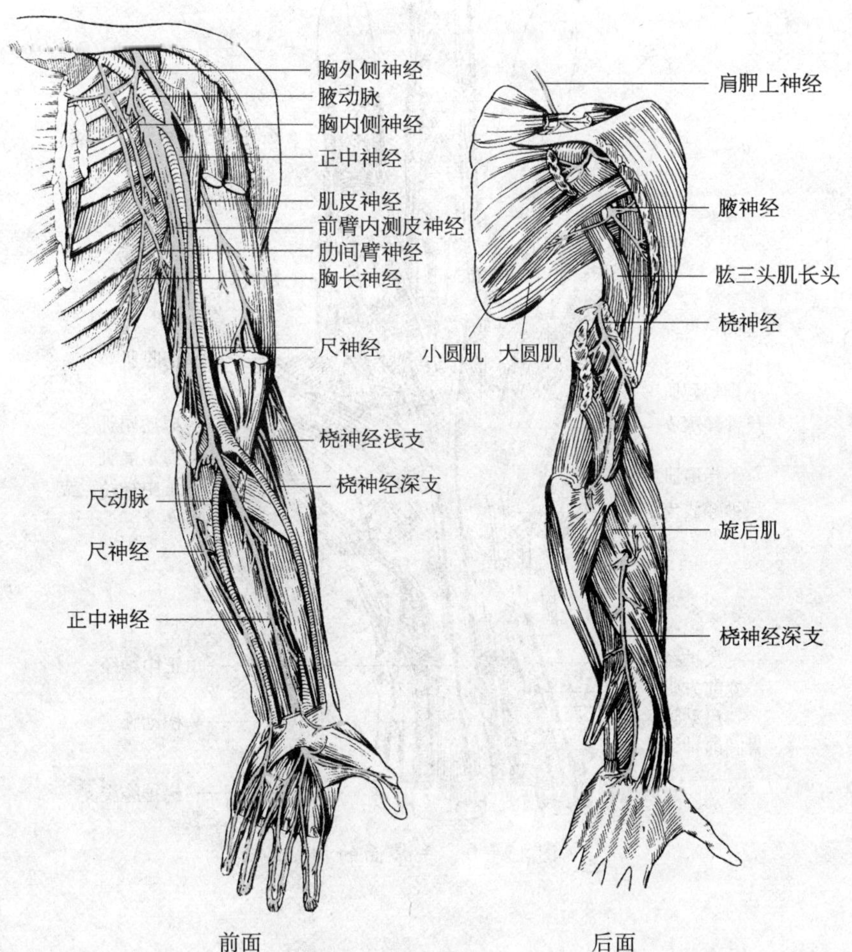

图 12-8 上肢的神经

1）肌支：支配除肱桡肌、尺侧腕屈肌、指深屈肌尺侧半以外的所有前臂肌前群以及手肌外侧大部分（拇收肌以外的鱼际肌和第 1、2 蚓状肌）。

2）皮支：分布于手掌桡侧 2/3、桡侧 3 个半指掌面及这 3 个半指背面末 2 节的皮肤（图 12-9、图 12-10、图 12-11）。

（3）**尺神经（ulnar nerve）**：发自内侧束，沿肱二头肌内侧沟伴肱动脉下行，至臂中部转向后下，经肱骨内上髁后方的尺神经沟进入前臂，在尺侧腕屈肌深面与指深屈肌之间伴尺动脉下行，在桡腕关节上方 5 cm 处发出尺神经手背支，本干于豌豆骨外侧进入手掌（图 12-7、图 12-8）。

1）肌支：支配前臂尺侧腕屈肌和指深屈肌的尺侧半以及手肌内侧大部分（小鱼际肌、拇收肌、骨间肌和第 3、4 蚓状肌）。

2）皮支：在手掌面分布于手掌尺侧 1/3 区和尺侧 1 个半手指的皮肤。在手背面，分布手背尺侧 1/2 区及尺侧 2 个半指的皮肤（图 12-9、图 12-10、图 12-11）。

（4）**桡神经（radial nerve）**：发自后束，在腋窝位于腋动脉后方，伴肱深动脉紧贴肱骨体的桡神经沟向下外行，至肱骨外上髁前方分为浅、深两支。桡神经在臂部发肌支支配肱三头肌和肱桡肌（图 12-7、图 12-8）。

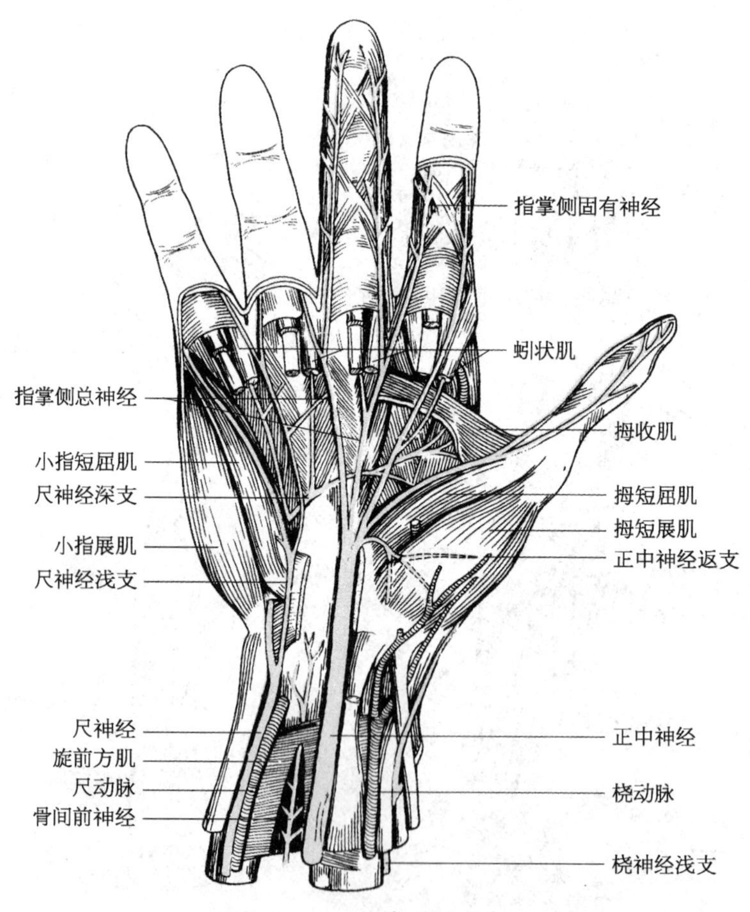

图 12-9　手掌面的神经

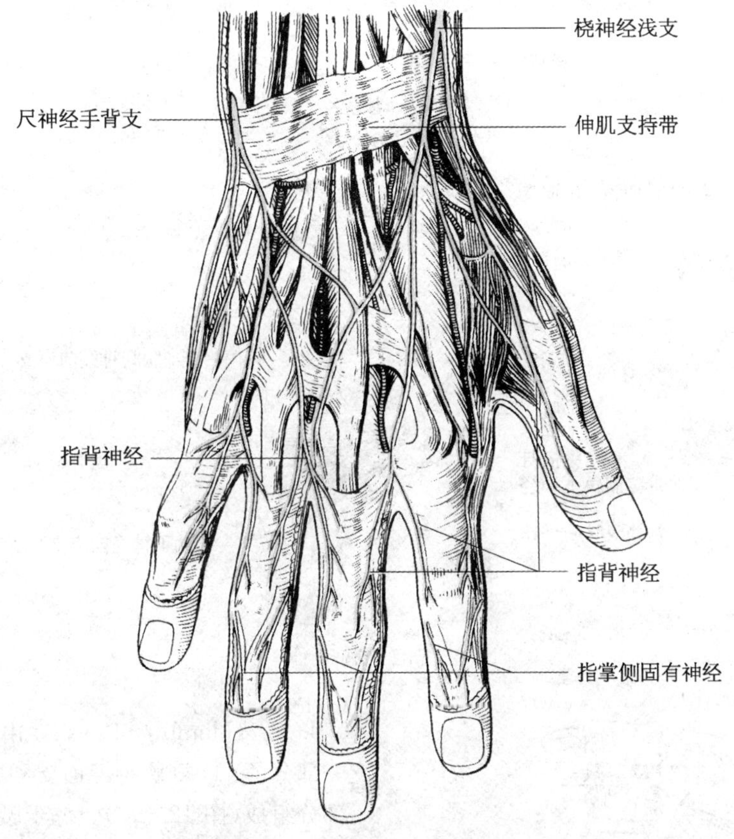

图 12-10 手背面的神经

1）桡神经浅支：为皮支，与桡动脉伴行，至前臂中、下 1/3 交界处转向手背，分布于手背桡侧半和桡侧 2 个半指近节背面的皮肤（图 12-10、图 12-11）。

2）桡神经深支：为肌支，穿至前臂背侧，分支支配前臂后群肌。

（5）**腋神经（axillary nerve）**：发自后束，绕过肱骨外科颈行向后外至三角肌深面，肌支支配三角肌、小圆肌，皮支分布于肩部和臂外侧上部的皮肤（图 12-7、图 12-8）。

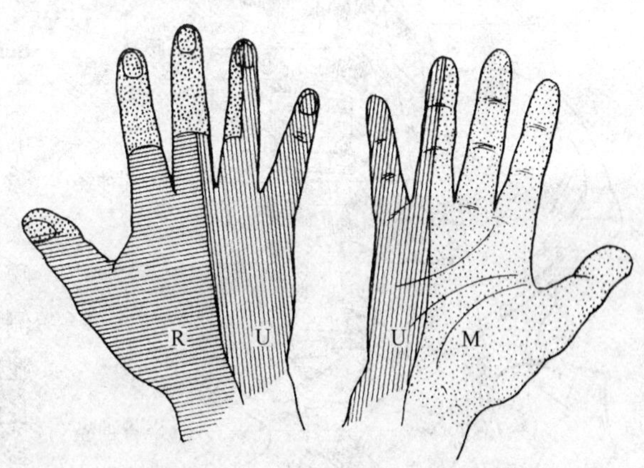

图 12-11 手皮肤的神经的分布

R：桡神经；U：尺神经；M：正中神经

3. 胸神经前支 共 12 对。除第 1 对的大部分和第 12 对的小部分分别参加臂丛和腰丛外，其余皆不成丛。第 1～11 对胸神经前支，位于相应的肋间隙内，称**肋间神经（intercostal nerves）**。第 12 对胸神经前支位于第 12 肋的下方，故称**肋下神经（subcostal nerve）**。肋间神经在肋间内外肌之间与肋间血管一起沿肋沟走行。上 6 对肋间神经分支分布于肋间肌、胸壁皮肤和壁胸膜。第 7～11 对肋间神经除分布于相应的肋间肌和胸壁皮肤及壁胸膜外，并斜向前下和肋下神经一起行于腹内斜肌和腹横肌之间，分布于腹前外侧群肌和腹壁皮肤及壁腹膜（图 12-12）。

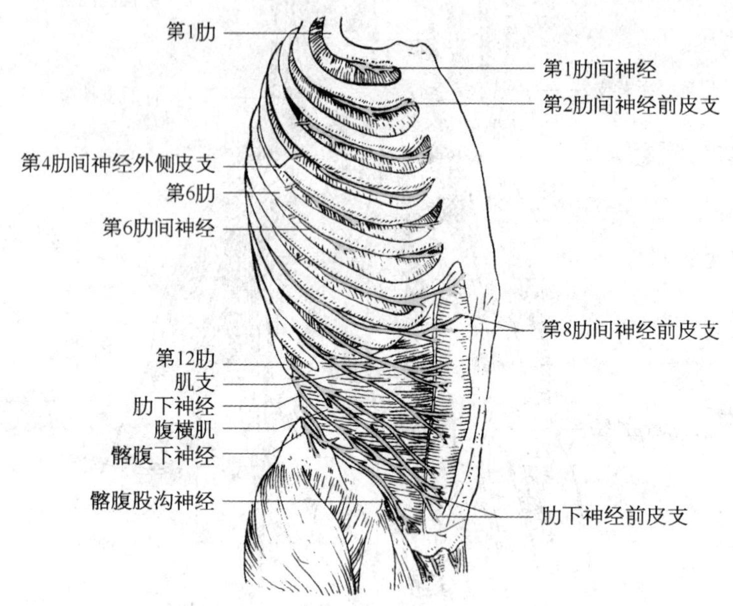

图 12－12 胸 神 经

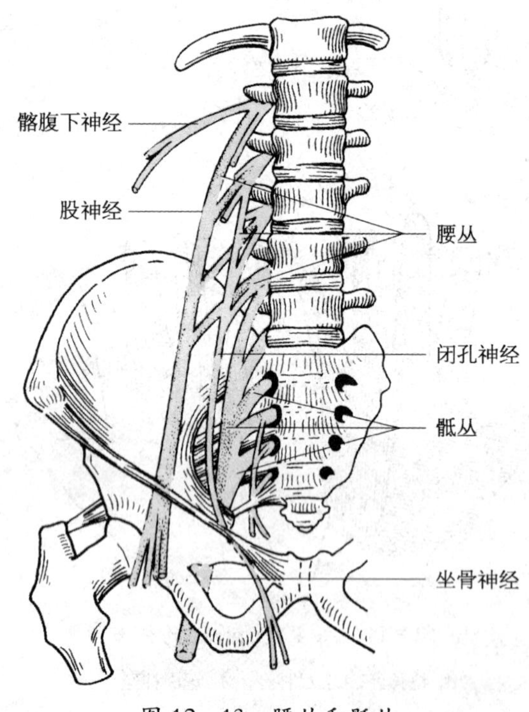

图 12－13 腰丛和骶丛

4. 腰丛(lumbar plexus) 由第 12 胸神经前支一部分、第 1～3 腰神经前支和第 4 腰神经前支一部分组成(图 12－13)。位于腰大肌的深面,其主要分支如下。

(1) **股外侧皮神经(lateral femoral cutaneus nerve)**:自腰大肌外侧缘穿出后行向前外,至髂前上棘内侧,经腹股沟韧带深面,分布于大腿外侧面的皮肤(图 12－14)。

(2) **股神经(femoral nerve)**:是腰丛分支中最大的神经(图 12－14),自腰大肌外侧缘穿出后,沿腰大肌和髂肌之间下行,经腹股沟韧带中点稍外侧深面至大腿前面的股三角内,分支主要支配大腿肌前群以及大腿前面的皮肤。股神经中有一最长的皮支,称**隐神经(saphenous nerve)**,在膝内侧与大隐静脉伴行,向下分布于小腿内侧面及足内侧缘的皮肤。

(3) **闭孔神经(obturalor nerve)**:自腰大肌内侧缘穿出,伴闭孔血管穿闭膜管到大腿内侧,分布于大腿肌内侧群和大腿内侧面的皮肤(图 12－14)。

5. 骶丛(sacral plexus) 由第 4 腰神经前支一部分、第 5 腰神经前支和全部骶、尾神经前支组成。位于盆腔内梨状肌的前面(图 12－13)。其主要分支如下(图 12－14)。

(1) **股后皮神经(posterior femoral cutaneous nerve)**:经梨状肌下孔出盆腔,分布于臀下部和大腿后面的皮肤。

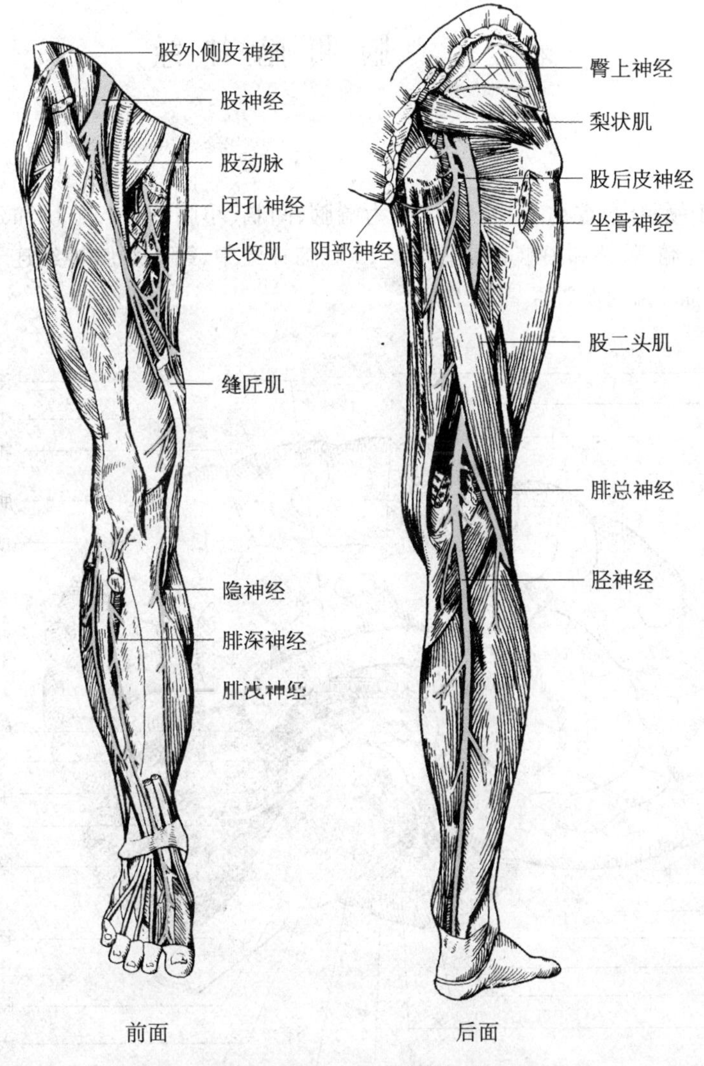

图 12－14　下肢神经

(2) **坐骨神经(sciatic nerve)**：是全身最粗大的神经。经梨状肌下孔出盆腔，在臀大肌深面，经大转子与坐骨结节之间下行至大腿后面，至腘窝上角附近分为胫神经和腓总神经。坐骨神经干在大腿后面发出分支，支配大腿肌后群。

1) **胫神经(tibial nerve)**：为坐骨神经干的直接延续，沿中线下行至腘窝，在小腿三头肌深面伴胫后动脉下行，在内踝后方进入足底，分成足底内侧神经和足底外侧神经。胫神经分支主要分布于小腿肌后群和足底肌，以及小腿后面和足底的皮肤。

2) **腓总神经(common peroneal nerve)**：自坐骨神经发出后，沿腘窝上外侧缘行向外下方，绕腓骨颈穿腓骨长肌起始部至小腿前面，分为腓浅神经和腓深神经。①**腓浅神经(superficial peroneal nerve)**：下行于腓骨长、短肌之间，于小腿中、下 1/3 交界处穿出至皮下。肌支支配腓骨长肌和腓骨短肌，皮支分布于小腿前外侧面下部和足背、趾背的皮肤。②**腓深神经(deep peroneal nerve)**：在小腿肌前群之间伴胫前动脉下行，经踝关节前面至足背，分支支配小腿肌前群和足背肌，皮支分布于第 1～2 趾相邻缘背面的皮肤。

第三节 脑和脑神经

一、脑

脑(brain)位于颅腔内,重约 1 400 g,可分为端脑、间脑、小脑、中脑、脑桥和延髓 6 个部分(图 12－15)。通常将延髓、脑桥和中脑合称脑干。12 对脑神经中,第Ⅰ对脑神经连于端脑,第Ⅱ对脑神经连于间脑,第Ⅲ～Ⅻ对脑神经皆连于脑干。

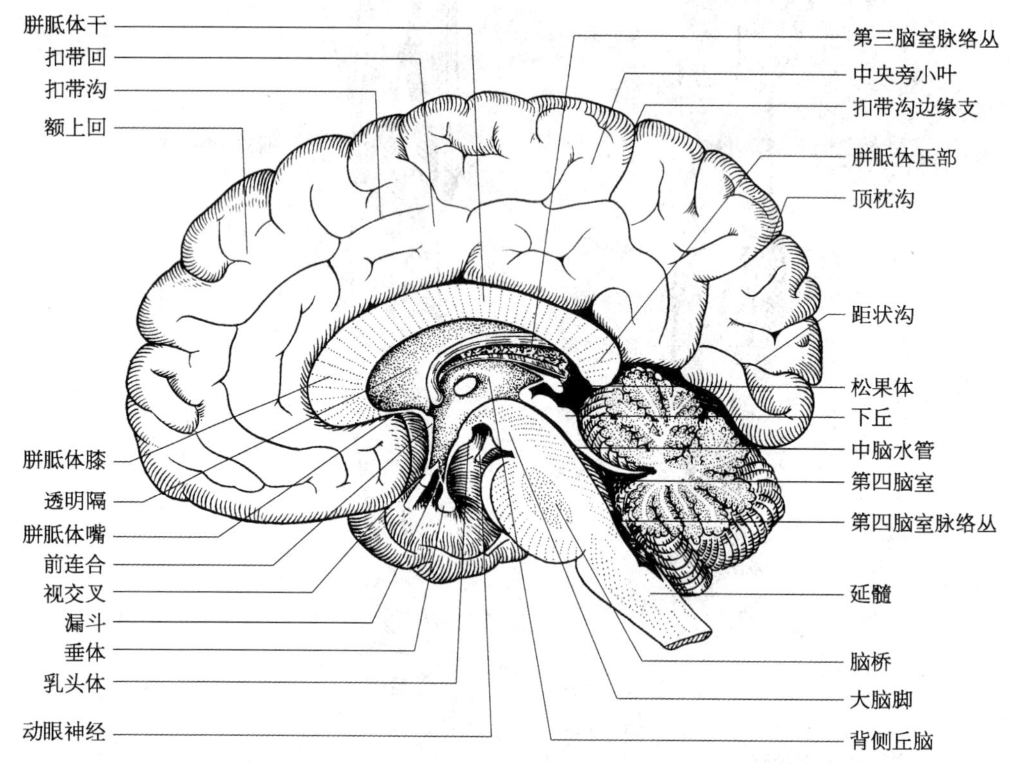

图 12－15 脑的正中矢状面

(一) 脑干

脑干(brain stem)位于颅底内面的斜坡上,自下而上为延髓、脑桥和中脑。平枕骨大孔处延髓与脊髓相续;宽大的中部为脑桥;上部缩窄为中脑,其前上接间脑。延髓和脑桥的背面与小脑相连,它们之间的腔隙为第四脑室。第四脑室上通中脑水管,向下与延髓中央管相续(图 12－15)。

1. 脑干外形

(1) **延髓(meddulla oblongata)**:呈倒置的圆锥体,上端在腹面以延髓脑桥沟与脑桥分界,下端与脊髓相连(图 12－16、图 12－17)。

延髓腹面:脊髓表面所有的纵沟都延伸到延髓,前正中裂的两旁有纵行的隆起称**锥体(pyramid)**,内有皮质脊髓束。在延髓下端,皮质脊髓束的大部纤维交叉,形成**锥体交叉(decussation of pyramid)**。在锥体外侧的卵圆形隆起,称**橄榄(oilve)**,内含橄榄下核。橄榄与锥体之间的前外侧沟内有舌下神经根丝。在橄榄的后方,自上而下依次排列着舌咽神经、迷走神经和副神经的根丝。

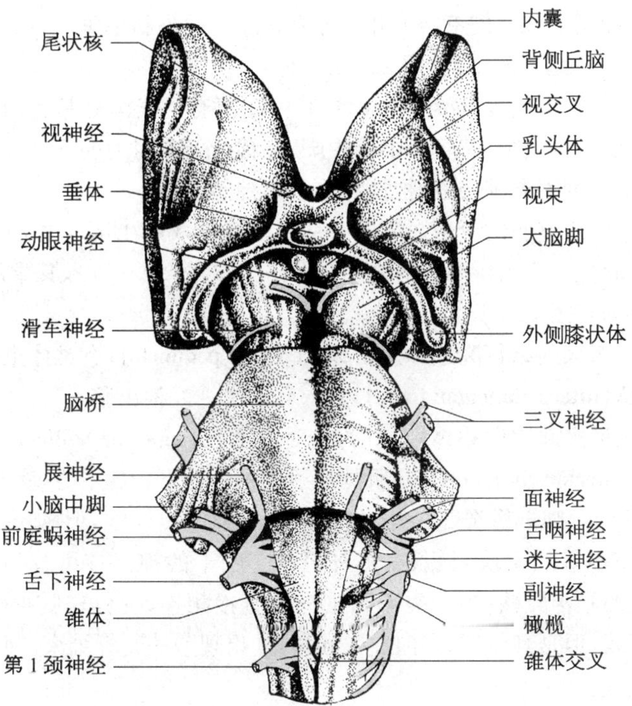

图 12-16 脑干的腹面

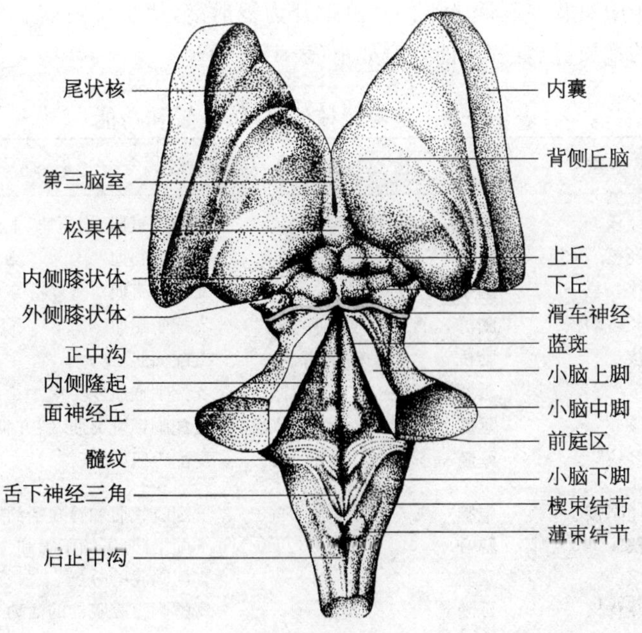

图 12-17 脑干的背面

延髓背面：上部因中央管扩大构成第四脑室底的下部，下部形似脊髓。在后正中沟的外侧，由薄束和楔束向上延伸形成各自的膨大，称**薄束结节(gracile tubercle)**和**楔束结节(cuneate tubercle)**，其深面分别有薄束核和楔束核。楔束结节外上方有稍隆起的**小脑下脚**。

(2) **脑桥(pons)**：位于脑干的中部(图 12-16、图 12-17)。

脑桥腹面：膨隆宽阔称**基底部(basilar part)**，其中线上有一浅沟称**基底沟(basilar sulcus)**，容纳基底动脉。脑桥向两侧逐渐变窄，移行为**小脑中脚**，在移行处有粗大的三叉神经根。在延髓脑桥沟内，由内侧向外侧依次排列着展神经、面神经和前庭蜗神经。

脑桥背面：形成第四脑室底的上部。第四脑室底呈菱形，略微凹陷，故又称菱形窝。

(3) **中脑(midbrain)**：位于脑桥与间脑之间(图 12-16、图 12-17)，其中间的管腔称**中脑水管(mesencephalic aqueduct)**(图 12-15)。

中脑腹面：有一对粗大的纵行隆起称**大脑脚(cerebral peduncle)**，有锥体束等纤维束通过。两脚之间的凹窝，称**脚间窝(interpeduncular fossa)**，其内有动眼神经根出脑。

中脑背面：两对圆形隆起称**四叠体**，上方的一对为**上丘(superior colliculus)**，是视觉反射中枢；下方的一对为**下丘(posterior colliculus)**，是听觉反射中枢。在下丘的下方，有滑车神经出脑。

2. *脑干的内部结构*　脑干像脊髓一样，也是由灰质和白质构成，但脑干的灰质不是呈连续的纵柱，而是分散成大小不等的团块或短柱，称**神经核**。脑干的神经核可分为两大类：一类是与第Ⅲ～Ⅻ对脑神经相连的脑神经核；另一类不与脑神经直接相连，统称非脑神经核。脑干的白质大都是脊髓纤维束的延续，但是其位置、走向发生迁移，并出现一些新纤维束。此外，在脑干内还有明显的网状结构。

(1) 脑神经核：分为运动核和感觉核，运动核又分为躯体运动核和内脏运动核，它们分别相当于脊髓灰质的前柱和侧柱。感觉核相当于脊髓灰质的后柱，又分为躯体感觉核和内脏感觉核。这4种核都位于脑干的背面，其中躯体运动核在最内侧，向外侧依次为内脏运动核、内脏感觉核和躯体感觉核。这是由于中央管在延髓上半的背侧敞开为菱形窝，使灰质由前后方向改变成内外侧方向排列。脑神经核的性质、位置和功能列表如下(表 12-1)。

表 12-1　脑神经核的性质、位置和功能

类别	名　称	位　　置	功　　能
躯体运动核	动眼神经核	中脑	支配上直肌、内直肌、下直肌、下斜肌、上睑提肌
	滑车神经核	中脑	支配上斜肌
	展神经核	脑桥	支配外直肌
	三叉神经运动核	脑桥	支配咀嚼肌
	面神经核	脑桥	支配面肌
	疑核	延髓	支配咽喉肌
	副神经核	延髓下部、第1～5颈髓节段	支配胸锁乳突肌、斜方肌
	舌下神经核	延髓	支配舌肌
内脏运动核	动眼神经副核	中脑	支配睫状肌和瞳孔括约肌
	上泌涎核	脑桥	支配泪腺、下颌下腺和舌下腺的分泌
	下泌涎核	延髓	支配腮腺的分泌
	迷走神经背核	延髓	支配胸腹腔脏器的活动
内脏感觉核	孤束核	延髓	接受味觉及一般内脏感觉

（续表）

类别	名称	位置	功能
躯体感觉核	三叉神经中脑核	中脑	接受咀嚼肌和面肌的本体觉
	三叉神经脑桥核	脑桥	接受面部皮肤和口、鼻腔黏膜的一般感觉
	三叉神经脊束核	脑桥和延髓	（痛、温、触觉）
	前庭神经核	脑桥和延髓	接受内耳的平衡觉冲动
	蜗神经核	脑桥和延髓	接受内耳的听觉冲动

（2）非脑神经核：

1）**薄束核(gracile nucleus)**和**楔束核(cuneate nucleus)**：位于延髓背面的薄束结节和楔束结节内，接受薄束和楔束的纤维，是传导意识性本体觉和精细触觉的第二级神经元胞体所在地。

2）**黑质(substantia nigra)**：位于大脑脚底与中脑被盖之间的灰质带，内含黑色素的细胞团，由多巴胺神经元组成，其胞质内含有多巴胺。黑质病变时，多巴胺减少，可引起震颤麻痹（帕金森病）。

3）**红核(red nucleus)**：位于中脑上丘水平、黑质的背侧，呈圆柱状。因富有血管，在新鲜脑干切面上显红色而得名。主要接受小脑的传入纤维，并发出红核脊髓束交叉至对侧，止于前角细胞。

（3）脑干的纤维束：

1）**内侧丘系(medial leminiscus)**：由薄束核、楔束核发出的纤维，呈弓状绕过延髓中央管，在其腹面左、右交叉，称**内侧丘系交叉**，交叉后的纤维称**内侧丘系**。先走在正中线两旁，继而偏向外侧，终止于背侧丘脑。

2）**脊髓丘脑束**：也称**脊髓丘系**，由脊髓上行到脑干，走在内侧丘系的背外侧，终止于背侧丘脑。

3）**三叉丘脑束(trigeminothalamic tract)**：又称**三叉丘系**，由三叉神经脑桥核和脊束核发出的纤维交叉至对侧，上行组成三叉丘脑束。在内侧丘系的背外侧上行，终止于背侧丘脑。

4）**锥体束(pyramidal tract)**：由大脑皮质中央前回和中央旁小叶前部的运动神经元发出的纤维组成，经内囊后肢和膝、大脑脚、脑桥基底部，下行入延髓形成锥体。锥体束分为皮质核束和皮质脊髓束。皮质核束在下行过程中，终止于脑干的脑神经躯体运动核，支配头面颈部的骨骼肌。皮质脊髓束的大部分纤维在锥体下端左、右交叉，在脊髓外侧索内下行，称**皮质脊髓侧束**；小部分纤维不交叉，在脊髓前索内下行，称**皮质脊髓前束**。皮质脊髓侧束和前束支配躯干和四肢骨骼肌的随意运动。

（二）小脑

1. 小脑的位置和外形　**小脑(cerebellum)**位于颅后窝内，在大脑半球枕叶的下方，脑桥与延髓的后方。小脑借3对脚与脑干相连：小脑上脚与中脑相连；小脑中脚与脑桥相连；小脑下脚与延髓相连。

小脑上面平坦，下面中间部凹陷。小脑中间缩窄的部分为**小脑蚓(vermis)**，两侧膨大的部分为**小脑半球(cerebellar hemisphere)**（图12-18、图12-19）。小脑半球下面靠近小脑蚓的椭圆形隆起，称**小脑扁桃体(tonsil of cerebellum)**。

2. 小脑的构造　小脑表面的薄层灰质，称**小脑皮质(cerebellar cortex)**。小脑皮质的深面为白质，称**小脑髓质(cerebellar medullae)**，内埋有4对灰质块，称小脑核，其中最大者为**齿状核(dentate nucleus)**（图12-20）。

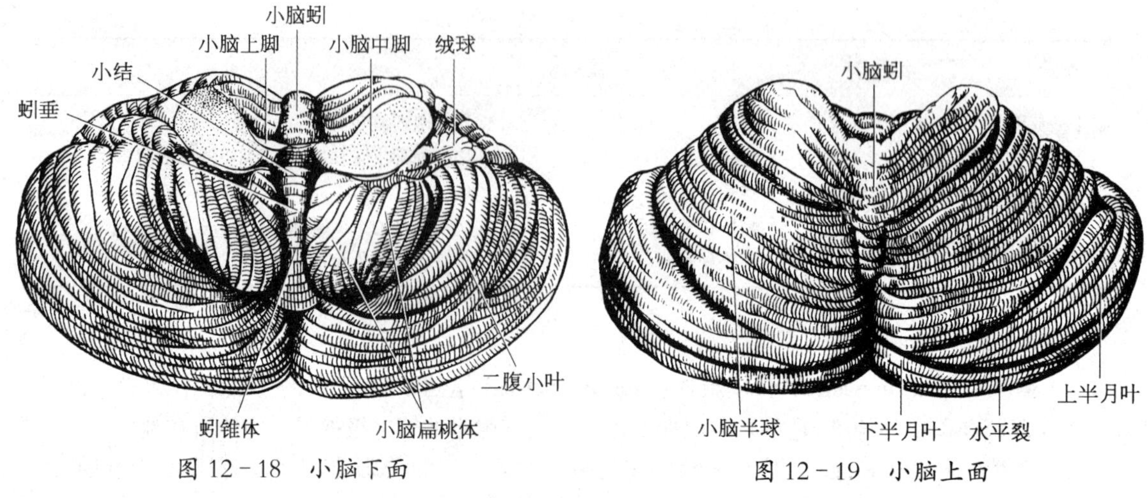

图 12-18 小脑下面

图 12-19 小脑上面

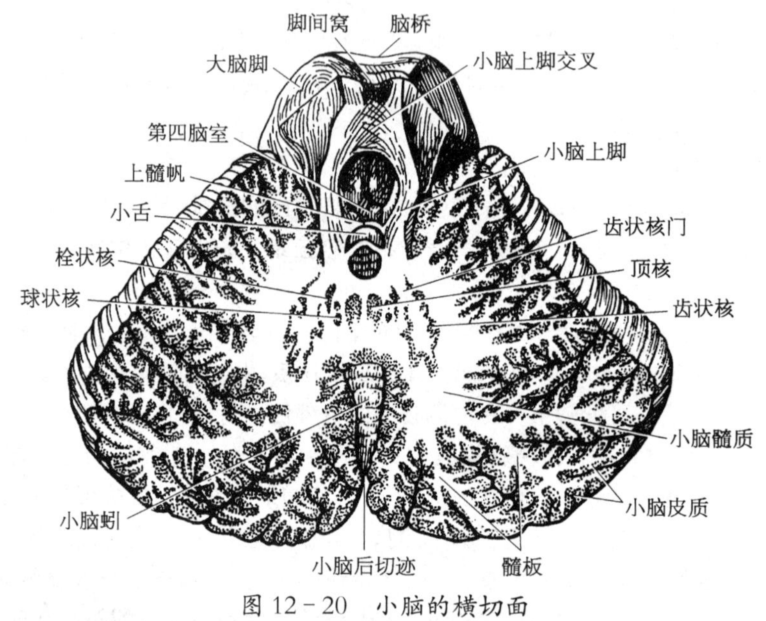

图 12-20 小脑的横切面

3. 小脑的功能 小脑主要是一个与运动调节有关的中枢，其主要功能是维持身体平衡、调节肌张力和协调随意运动。

(三) 间脑

间脑(diencephalon)位于中脑的前上方，由于大脑半球的高度发达，间脑除腹面的一部分露于脑底外，其余皆被大脑半球所掩盖。间脑的外侧与大脑半球愈合，中间有一矢状裂隙称第三脑室，它向下通中脑水管，向上经室间孔与侧脑室相通。间脑主要包括背侧丘脑、后丘脑和下丘脑三部分。

1. 背侧丘脑(dorsal thalamus) 又称**丘脑**，为间脑的背侧份，由一对卵圆形的灰质团块组成。其外侧邻接内囊，背面和内侧面游离，前下方邻接下丘脑，内侧面参与组成第三脑室的侧壁(图 12-21)。背侧丘脑是复杂的综合中枢，也是感觉传导路的中继站，同时也是一个复杂的分析器，一般认为痛觉在丘脑即开始产生。一侧丘脑损伤可引起对侧半身感觉丧失、过敏或伴有剧烈的自发疼痛。

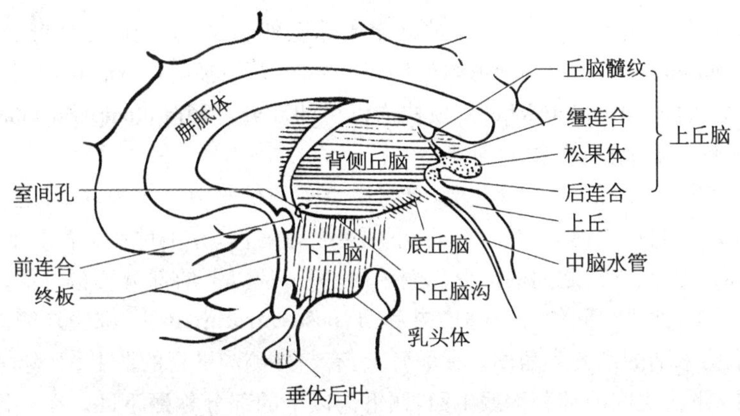

图 12-21 脑正中矢状面(示间脑的位置和分部)

2. 后丘脑(metathalamus) 位于背侧丘脑后侧的外下方,包括**内侧膝状体**和**外侧膝状体**,它们分别是听觉和视觉传导路的中继站。内侧膝状体接受听觉纤维,发出听辐射投射到颞叶的听觉中枢;外侧膝状体接受视束纤维,发出视辐射投射到枕叶的视觉中枢。

3. 下丘脑(hypothalamus) 位于背侧丘脑的前下方,构成第三脑室的底和侧壁下份。在脑底面,下丘脑的范围由前向后为**视交叉**、**灰结节**和**乳头体**。灰结节向下方伸出一细蒂,称**漏斗**(**infundibulum**)。漏斗下端连垂体。

(四)端脑

端脑(**telencephalon**)通常又称**大脑**(**cerebrum**),由左、右大脑半球构成。人类大脑半球高度发达掩盖了间脑、中脑以及小脑的上面。左、右半球之间的裂隙为大脑纵裂,裂底有连结两半球的横行纤维,称**胼胝体**。

1. 大脑半球的外形 **大脑半球**(**cerebral hemisphere**)可分为上外侧面、内侧面和下面。大脑半球表面凹凸不平,有许多或浅或深的沟,称**大脑沟**(**cerebral sulci**),沟与沟之间的隆起,称**大脑回**(**cerebral gyri**)。

(1) 半球的分叶:大脑半球被3条较重要的沟,分为5个分叶(图 12-22)。3条沟是中央沟、外侧沟和顶枕沟。**中央沟**(**central sulcus**)位于半球上外侧面,自半球上缘中点稍后,向前下斜行。**外侧沟**(**lateral sulcus**)位于半球上外侧面,此沟较深,由前向后斜行。**顶枕沟**(**parietooccipital sulcus**)

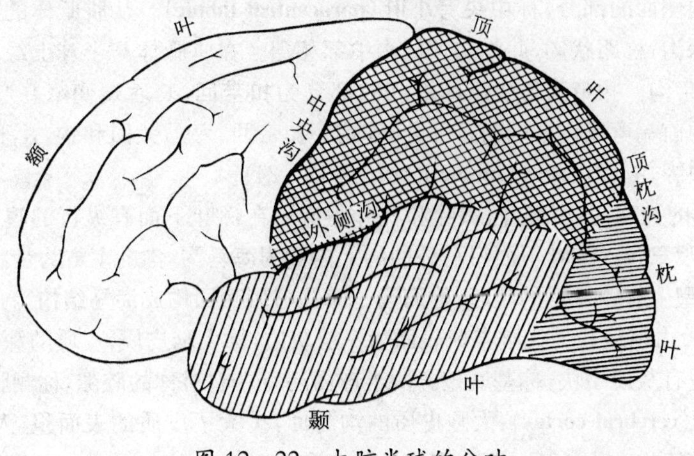

图 12-22 大脑半球的分叶

位于半球内侧面的后部，由前下向后上，并略转至半球上外侧面。5个叶是额叶、顶叶、枕叶、颞叶和岛叶。**额叶**(**frontallobe**)是中央沟前方与外侧沟上方的部分；**顶叶**(**parietal lobe**)是中央沟后方与外侧沟上方的部分；**枕叶**(**occipital lobe**)是顶枕沟以后的部分。**颞叶**(**temporal lobe**)是外侧沟以下的部分；**岛叶**(**insular lobe**)在外侧沟的深部。

(2) 半球上外侧面的沟和回：在额叶上，有与中央沟平行的中央前沟，两者之间部分称**中央前回**(**precentral gyrus**)。自中央前沟向前，有上、下两条平行的沟，分别称额上沟和额下沟，额上沟以上的部分称**额上回**，额上、下沟之间的部分称**额中回**，额下沟以下的部分称**额下回**。顶叶上有与中央沟平行的中央后沟，两沟之间的部分称**中央后回**(**postcentral gyrus**)。围绕外侧沟末端的部分为**缘上回**，围绕颞上沟末端的部分为**角回**。在颞叶上，有与外侧沟平行的颞上、下沟，颞上沟以上的部分称**颞上回**，颞上、下沟之间的部分称**颞中回**，颞下沟以下的部分称**颞下回**。在外侧沟深处的颞上回的上壁，有两条短而横行的脑回，称**颞横回**(图 12-23)。

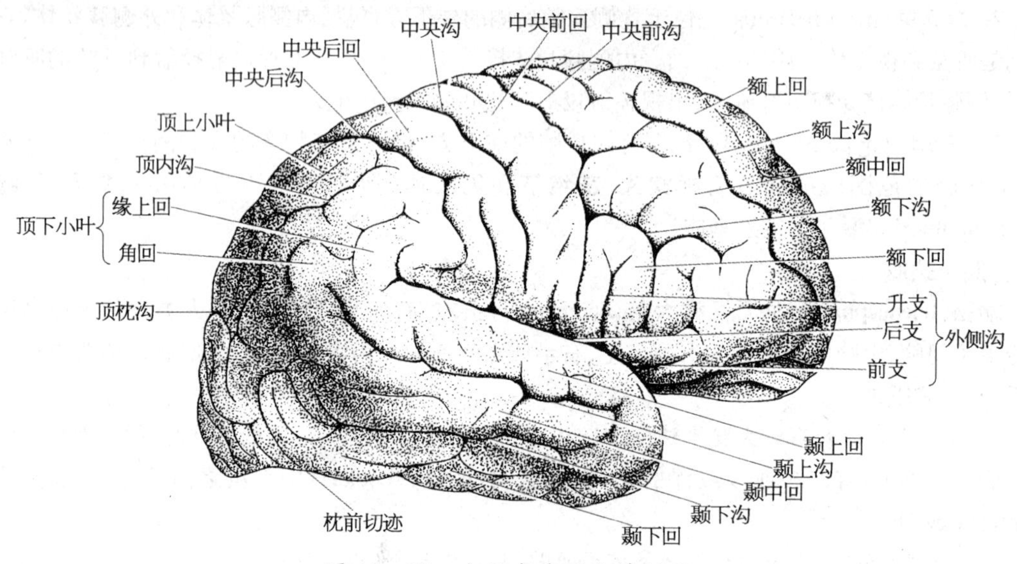

图 12-23 大脑半球的上外侧面

(3) 半球内侧面的沟和回：额、顶、颞、枕叶都延伸到半球的内侧面。中央前、后回自半球上外侧面延续到半球内侧面的部分，称**中央旁小叶**(**paracentral lobule**)。从胼胝体的后方，有一条向后走向枕叶后端的深沟，称**距状沟**，此沟与顶枕沟中部相遇。在胼胝体与半球上缘之间，有一略与两者平行的沟，称**扣带沟**。扣带沟与胼胝体之间的部分为**扣带回**，其后端变窄并弯向前方接连**海马旁回**。海马旁回的前端弯成钩形的回折部分，称**钩**。扣带回、海马旁回和钩，几乎呈环形围于大脑与间脑交接处的边缘，故称**边缘叶**(**limbic lobc**)(图 12-24)。

(4) 半球下面的沟和回：由额叶、颞叶和枕叶组成。在额叶下面有纵行的**嗅束**，其前端膨大为**嗅球**，后端扩大为**嗅三角**。颞叶下面海马旁回的上内侧为海马沟，沟的上方为**齿状回**。齿状回的外侧，侧脑室下角底壁上有一弓形的隆起，称**海马**。海马与齿状回构成**海马结构**。

2. 大脑半球的内部结构 大脑半球表面为一层灰质，称大脑皮质，皮质的深方为白质，又称大脑髓质。白质内埋有灰质团块，称基底核。两半球内还有左右对称的腔隙，称侧脑室。

(1) **大脑皮质**(**cerebral cortex**)：大脑皮质的沟与回，扩大了皮质的表面积，人类大脑皮质的面积约为 2 200 cm^2，有 1/3 露在表面，2/3 在沟裂的底和壁上。大脑皮质是由各种神经元、神经纤维

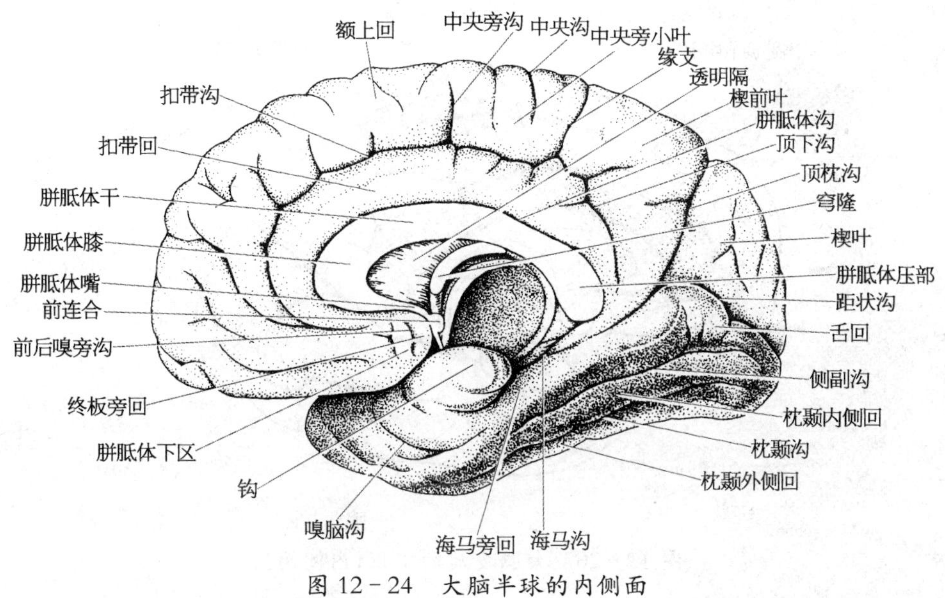

图 12－24　大脑半球的内侧面

及神经胶质构成。大脑皮质不同区域都有不同的功能，这些不同的功能区称**中枢**。主要的中枢如下(图 12－25、图 12－26)。

1）**躯体运动中枢**：位于中央前回和中央旁小叶前部。躯体运动中枢是管理骨骼肌随意运动的最高中枢。

2）**躯体感觉中枢**：位于中央后回和中央旁小叶后部。此中枢接受背侧丘脑传来的冲动。

3）**听觉中枢**：位于颞叶的颞横回。每侧听觉中枢接受内侧膝状体传来的两耳听觉冲动。

4）**视觉中枢**：位于枕叶内侧面距状沟上、下皮质。

5）**语言中枢**：是人类大脑皮质所特有的，通常只存在于优势(左)侧半球。优势半球内有说话、听话、书写和阅读四种语言中枢。

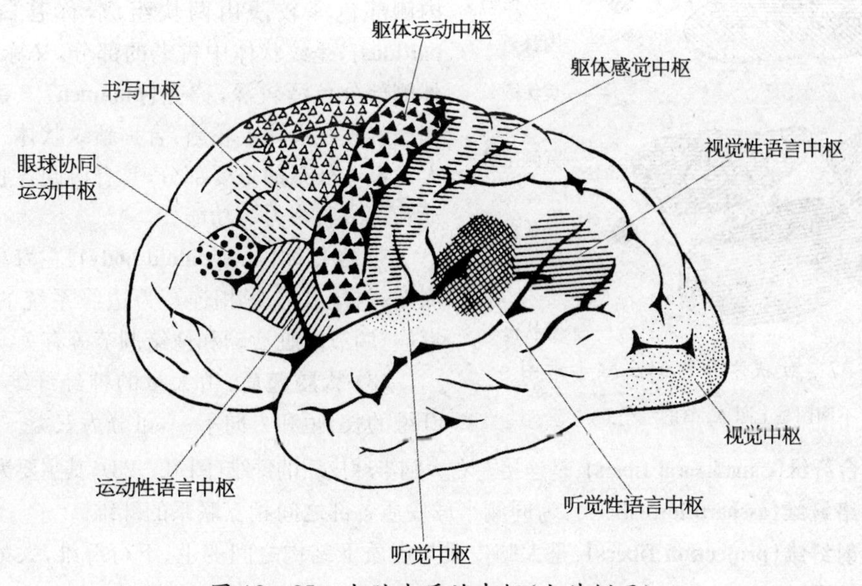

图 12－25　大脑皮质的中枢(上外侧面)

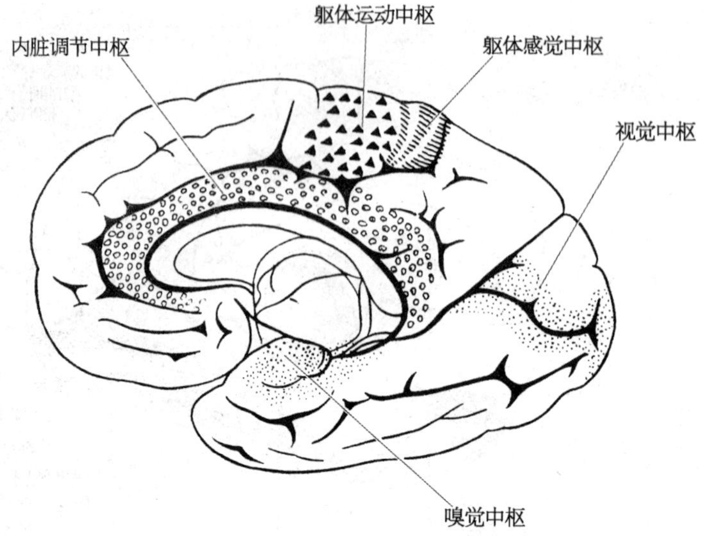

图 12-26 大脑皮质的中枢(内侧面)

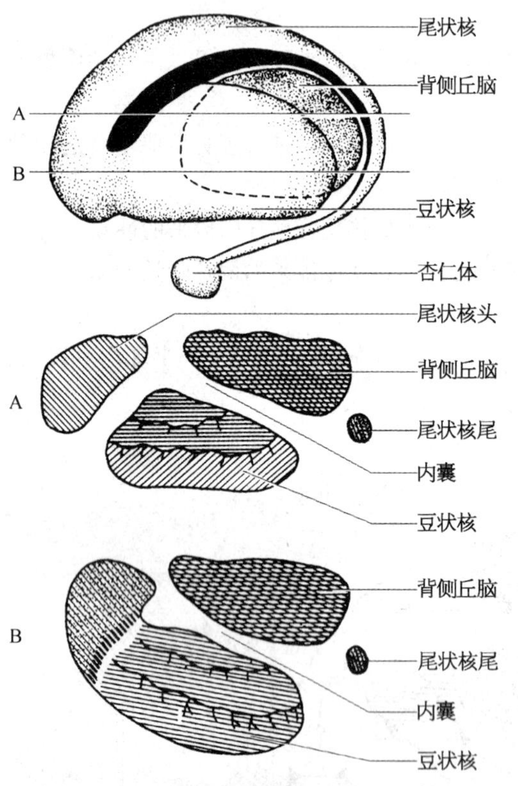

图 12-27 纹状体和背侧丘脑示意图

(下两图是上图 A、B 的水平面)

(2) **基底核(basal nuclei)**:是埋藏在大脑底部白质内的灰质核团,包括尾状核、豆状核和杏仁体等。尾状核与豆状核合称**纹状体(corpus striatuum)**(图 12-27)。

1) **尾状核(caudate nucleus)**:呈"C"形,长而弯曲,卷伏在背侧丘脑之上,分为头、体、尾三部分。**尾状核头**在背侧丘脑的前外侧,**体**在背侧丘脑的背外侧,**尾**向前下伸入颞叶,终端连结杏仁体。

2) **豆状核(lentiferm nucleus)**:位于岛叶的深部,背侧丘脑的外侧,它被白质分成内、外侧两部,内侧部色泽较浅由两块组成,称**苍白球(globus pallidus)**,是纹状体中古老的部分,又称**旧纹状体**。外侧部分色泽较深,称**壳(putamen)**。豆状核的壳和尾状核在进化上较新,合称**新纹状体**。纹状体是人类锥体外系的重要部分,具有协调各肌群间的运动和调节肌张力等功能。

3) **杏仁体(amygdaloid body)**:在海马旁回钩的深面,与尾状核尾相连。为边缘系统的皮质下中枢,与调节内脏活动和情绪调节等有关。

(3) **大脑髓质**:由大量的神经纤维构成,这些纤维的长、短和方向不一,可分为三类。

1) **连合纤维(commissural fibers)**:是连接左右大脑半球皮质的纤维(图 12-28),其主要为胼胝体。

2) **联络纤维(assoeration fibers)**:为同侧半球皮质各部之间相互联系的纤维。

3) **投射纤维(projection fibers)**:是大脑皮质与皮质下结构之间的上、下行纤维,大都经过内囊(图 12-28)。

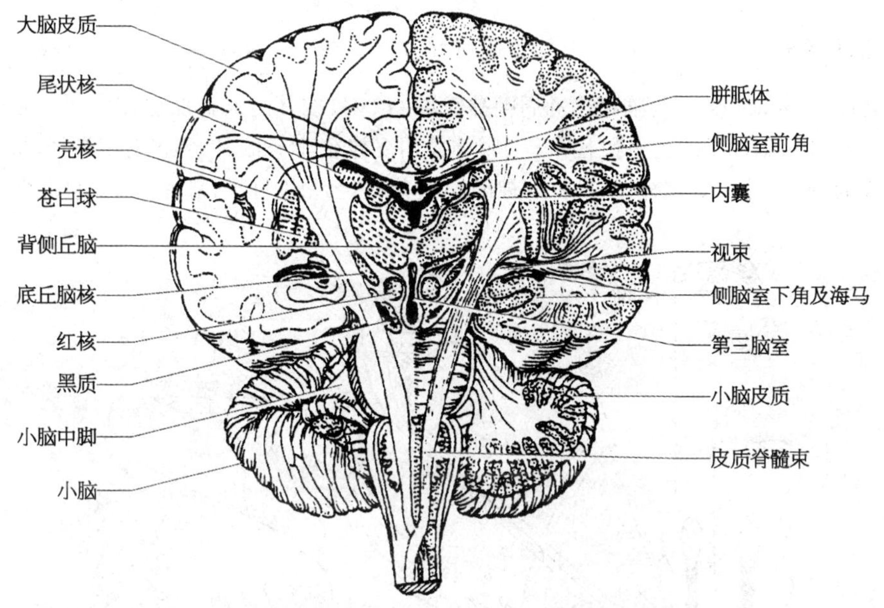

图 12-28 大脑半球的冠状切面

内囊(internal capsule)是位于尾状核、背侧丘脑与豆状核之间的上、下行纤维密集而成的白质区。在大脑半球的水平切面上,呈"><"形,可分为内囊前肢、内囊膝和内囊后肢三部分。**内囊前肢**位于尾状核与豆状核之间,主要有额桥束和丘脑前辐射通过;**内囊后肢**较长,在豆状核与背侧丘脑之间,主要有皮质脊髓束、红核皮质束、丘脑皮质束、视辐射和听辐射通过;前、后肢相接部,称**内囊膝**,有皮质核束通过(图 12-28、图 12-29)。当内囊损伤时,患者会出现对侧偏身感觉障碍(丘脑皮质束受损),对侧偏身运动障碍(皮质脊髓束、皮质核束受损)和双眼对侧半视野偏盲(视辐射受损),即"三偏"症状。

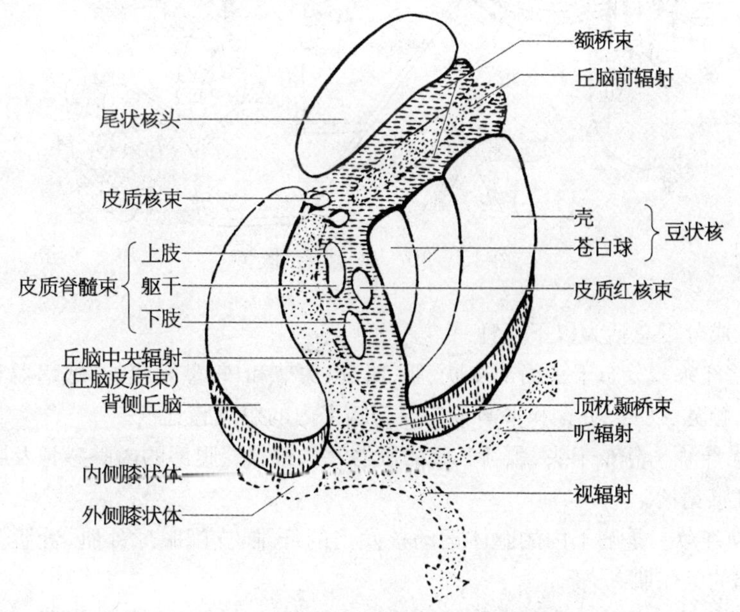

图 12-29 内囊模式图

二、脑神经

脑神经(cranial nerves)是与脑相连的周围神经，共 12 对，按其出入脑部位，由上向下的顺序用罗马数字表示。12 对脑神经的次序和名称是：Ⅰ嗅神经，Ⅱ视神经，Ⅲ动眼神经，Ⅳ滑车神经，Ⅴ三叉神经，Ⅵ展神经，Ⅶ面神经，Ⅷ前庭蜗神经，Ⅸ舌咽神经，Ⅹ迷走神经，Ⅺ副神经，Ⅻ舌下神经(图 12－30)。

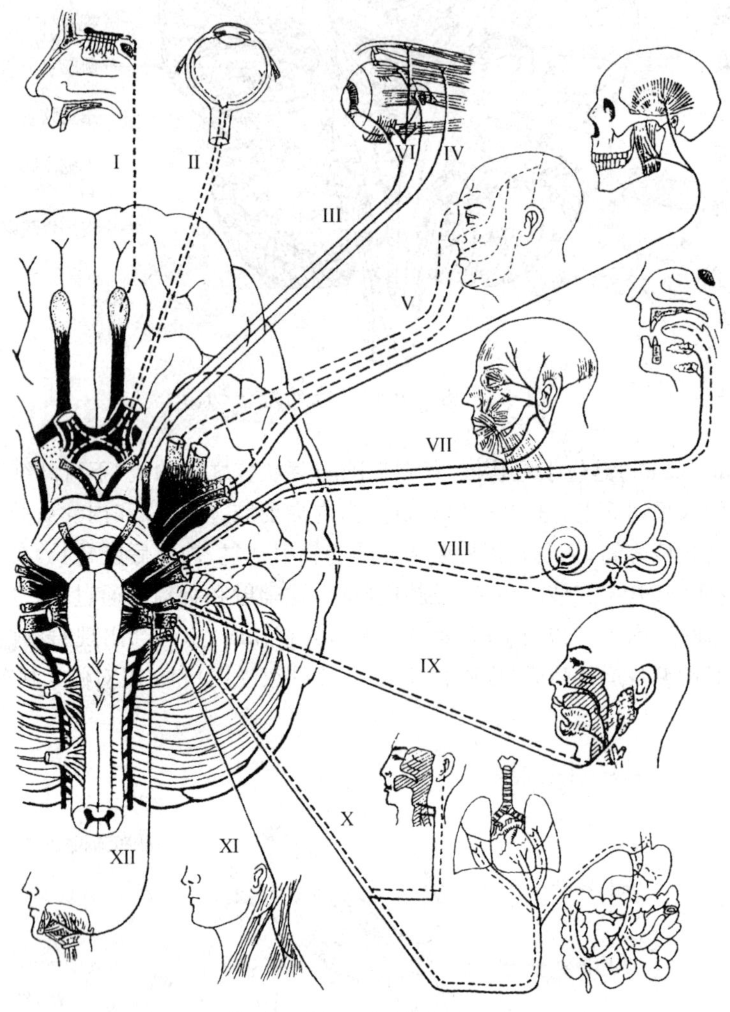

图 12－30　脑神经概观

脑神经纤维成分可总括为以下 4 种。

1. 躯体感觉纤维　分布于头面部皮肤、肌、肌腱、关节和口、鼻黏膜、前庭蜗器和视器。将头面部痛觉、温度觉、触觉、视觉、听觉和平衡觉传导到脑干内的躯体感觉核。

2. 内脏感觉纤维　分布于头、颈、胸、腹的脏器；头、颈、胸、腹部的内脏感觉及味蕾的感觉传导到脑干内的内脏感觉核。

3. 躯体运动纤维　是脑干内的躯体运动核发出的纤维，支配眼球外肌、舌肌、面肌、咀嚼肌和咽喉肌等头颈部的骨骼肌。

4. 内脏运动纤维　是脑干内的内脏运动核发出的副交感纤维，支配平滑肌、心肌和腺体。

每对脑神经所含的纤维成分不尽相同，有的只含1种纤维，有的含2种，有的含3～4种纤维。根据脑神经所含纤维性质的不同，可把12对脑神经分为三类：一类为仅含感觉纤维的感觉性神经，它们是嗅神经、视神经和前庭蜗神经；另一类为仅含运动纤维的运动性神经，它们是动眼神经、滑车神经、展神经、副神经和舌下神经；第三类为感觉和运动纤维都有的混合性神经，它们是三叉神经、面神经、舌咽神经和迷走神经。另外，脑神经内所含内脏运动纤维只有副交感纤维成分，仅存在于动眼神经、面神经、舌咽神经和迷走神经。

(一) 嗅神经

嗅神经(olfactory nerves)传导嗅觉，属内脏感觉纤维，由嗅细胞的中枢突组成。嗅细胞为双极神经元，位于上鼻甲及与其对应的鼻中隔嗅区黏膜内，其周围突分布于嗅黏膜上皮，中枢突集成20多条嗅丝，上穿筛孔入颅前窝，止于嗅球(图12-30)。

(二) 视神经

视神经(optic nerve)传导视觉，为躯体感觉纤维。由视网膜内的神经节细胞轴突在视神经盘处集聚后，向后穿出眼球巩膜而成。视神经穿过视神经管进入颅中窝，在垂体前方与对侧视神经形成视交叉。此交叉为不全交叉，来自视网膜鼻侧的纤维交叉，来自视网膜颞侧的纤维不交叉。然后，视交叉向两侧发出视束，绕中脑的大脑脚止于间脑的外侧膝状体(图12-30、图12-31)。

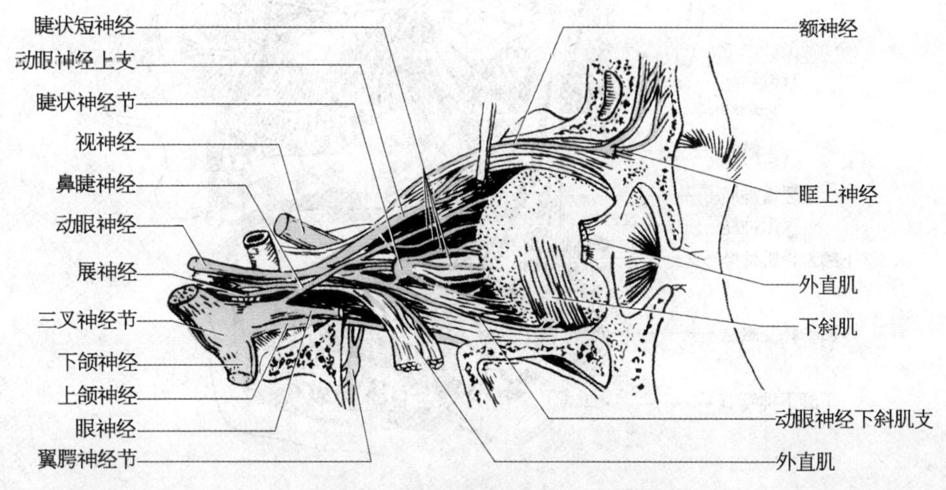

图12-31 眶内的神经(外侧面)

(三) 动眼神经

动眼神经(oculomotor nerve)为运动性神经，含有躯体运动和内脏运动(副交感)两种纤维。躯体运动纤维起于动眼神经核，内脏运动纤维起于动眼神经副核，两种纤维合并成动眼神经后，自中脑的脚间窝出脑，向前经眶上裂入眶。躯体运动纤维支配上睑提肌、上直肌、下直肌、内直肌和下斜肌；副交感纤维进入位于视神经外侧的睫状神经节换元，节后纤维进入眼球分布于睫状肌和瞳孔括约肌(图12-30、图12-31)。

(四) 滑车神经

滑车神经(trochlear nerve)是最细的脑神经，为躯体运动纤维。由中脑的滑车神经核发出的躯体运动纤维组成，滑车神经自下丘下方出脑，绕大脑脚外侧前行，经眶上裂入眶，支配上斜肌(图12-31)。

(五) 三叉神经

三叉神经(trigeminal nerve)为最粗大的混合性神经，含躯体感觉和躯体运动两种纤维。由终止于三叉神经脊束核、三叉神经脑桥核和三叉神经中脑核的躯体感觉纤维和起自三叉神经运动核的躯体运动纤维组成。三叉神经躯体感觉纤维的胞体位于**三叉神经节(trigeminal ganglion)**内，该节位于颅中窝的三叉神经压迹处，由假单极神经元胞体组成，其中枢突组成粗大的三叉神经感觉根，在脑桥与脑桥臂交界处入脑，其中传导痛温觉的纤维主要终止于三叉神经脊束核，传导触觉的纤维主要终止于三叉神经脑桥核；其周围突组成三叉神经三大分支(图 12-32)：第一支为眼神经，第二支为上颌神经，第三支为下颌神经。

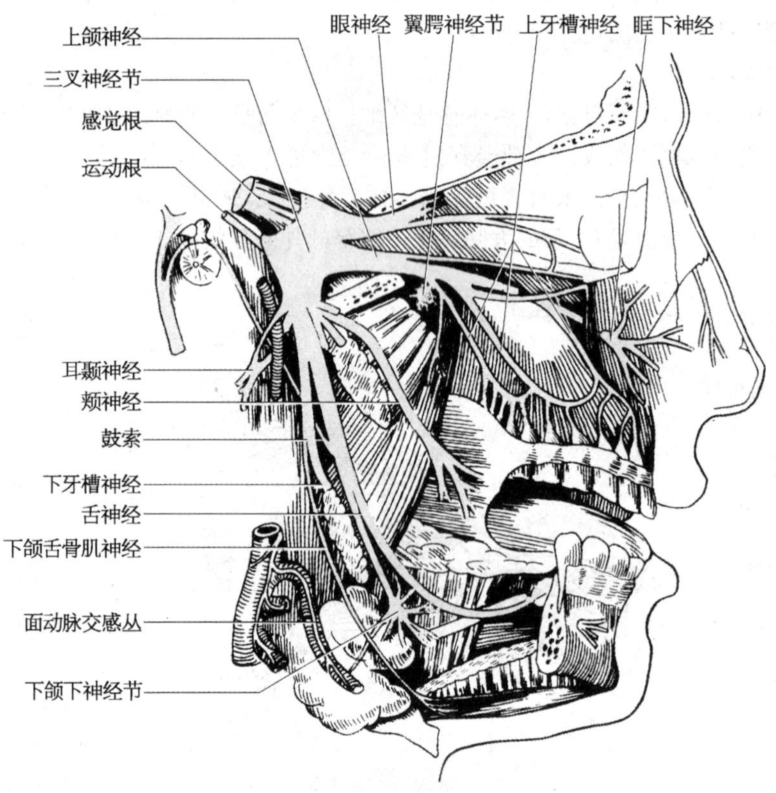

图 12-32 三叉神经的分支及其分布

1. 眼神经(ophthalmic nerve) 仅含躯体感觉纤维，为三支中最小的一支。自三叉神经节发出后，经眶上裂入眶，分支分布于眼球、泪腺、结膜、硬脑膜、部分鼻黏膜、额顶部及上睑和鼻背部的皮肤。其终支经眶上切迹(或孔)至额顶部及上睑皮肤，称**眶上神经(supraorbital nerve)**。

2. 上颌神经(maxillary nerve) 仅含躯体感觉纤维，自三叉神经节发出后，向前经圆孔出颅，再经眶下裂入眶，分布于上颌窦和鼻腔黏膜、上颌牙齿和牙龈、睑裂与口裂之间的皮肤。其终支经眶下沟、眶下管前行，出眶下孔为**眶下神经(infraorbital nerve)**。

3. 下颌神经(mandibular nerve) 是三叉神经三个分支中最大的一支，是含躯体感觉纤维和躯体运动纤维的混合性神经。经卵圆孔出颅后分出许多分支。躯体感觉纤维主要分布于下颌牙齿、牙龈，颊、舌前 2/3 及口腔底黏膜、耳颞部和口裂以下皮肤。躯体运动纤维支配咀嚼肌。下颌神经的重要分支如下。

(1) **舌神经(lingual nerve)**:自下颌神经分出,呈弓形向前入舌内,分布于舌前 2/3 黏膜,传导一般感觉。在舌神经的行程中有来自面神经的味觉纤维和副交感神经加入。

(2) **下牙槽神经(inferior alveolar nerve)**:经下颌孔入下颌管,在管内分支,分布于下颌牙齿及牙龈、口裂以下的面部皮肤。其终支自颏孔穿出,称**颏神经(mental nerve)**。

(六) 展神经

展神经(abducent nerve)属躯体运动神经,由起自展神经核的躯体运动纤维组成,于延髓脑桥沟中线两侧出脑,前行经眶上裂入眶,支配眼外直肌(图 12-30、图 12-31)。

(七) 面神经

面神经(facial nerve)为混合性神经,含有躯体运动纤维、内脏运动(副交感)纤维和内脏感觉纤维。

面神经躯体运动纤维起于面神经核,在延髓脑桥沟外侧出脑,与前庭蜗神经同行,进入内耳门,自内耳道底穿骨壁进入颞骨的面神经管,由茎乳孔出颅,然后向前入腮腺,分支交织成丛,由丛发出分支,呈扇形分布于面肌(图 12-33)。

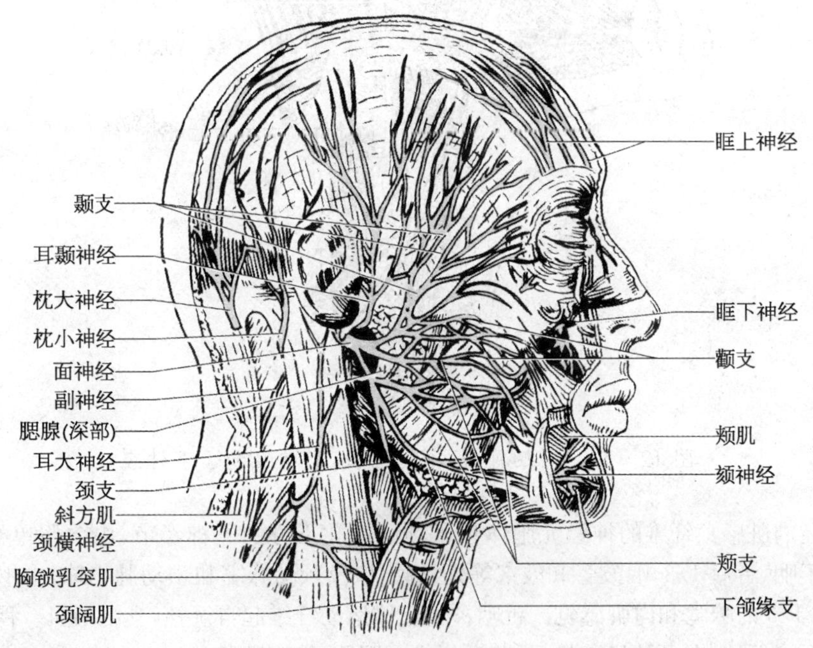

图 12-33 面神经及分支

面神经副交感纤维起自上泌涎核,其中一部分纤维至翼腭神经节换元,节后纤维分布于泪腺及鼻腔黏膜腺,支配其分泌;另一部分纤维进入下颌下神经节换元,节后纤维分布于下颌下腺、舌下腺,支配其分泌。面神经内脏感觉纤维的神经元胞体位于膝神经节(面神经管起始处),其周围突分布于舌前 2/3 黏膜的味蕾,中枢突止于孤束核上部,司味觉。

(八) 前庭蜗神经

前庭蜗神经(vestibulocochlear nerve)又称位听神经,为躯体感觉神经,包括前庭神经和蜗神经。**前庭神经(vestibular nerve)**传导平衡觉,其胞体位于内耳道底的前庭神经节(vestibular ganglion);该节为双极神经元,其周围突分布于椭圆囊斑、球囊斑和壶腹嵴,中枢突组成前庭神经,与蜗神经同行,经内耳门入颅,在延髓脑桥沟外侧部入脑,止于前庭神经核群和小脑(图 12-30)。**蜗神经**

(cochlear nerve)传导听觉，其胞体位于蜗轴内的**蜗神经节(cochlear ganglion)**；该节为双极神经元，其周围突分布内耳基底膜上的螺旋器，中枢突聚集成蜗神经，穿内耳道，与前庭神经同行入脑，终止于蜗神经核(图 12-30)。

(九) 舌咽神经

舌咽神经(glossopharyngeal nerve)为混合性神经，含有躯体感觉、内脏感觉、躯体运动和内脏运动(副交感)纤维。舌咽神经的几种纤维在延髓背侧出入脑，经颈静脉孔出颅(图 12-34)。

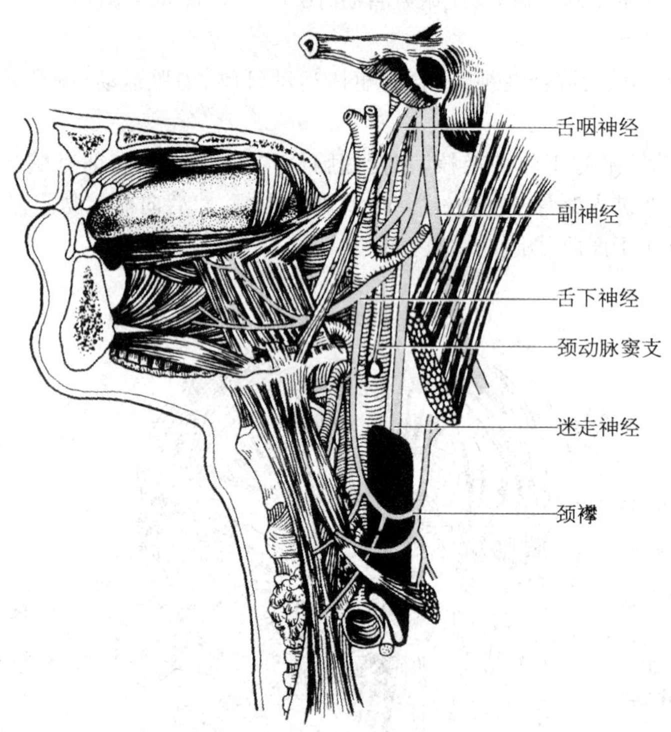

图 12-34　舌咽神经、副神经、迷走神经和舌下神经

舌咽神经内脏感觉纤维的神经元胞体位于颈静脉孔下方的下神经节，内含假单极神经元；其周围突分布于咽、舌后 1/3，咽鼓管和鼓室等处黏膜，以及颈动脉窦和颈动脉小球，中枢突终于孤束核，传导舌后 1/3 的味觉和内脏感觉。舌咽神经躯体运动纤维起自疑核，支配咽肌。舌咽神经副交感纤维起自下泌涎核，在耳神经节换元，节后纤维至腮腺，管理腮腺分泌。

(十) 迷走神经

迷走神经(vagus nerve)为混合性神经，是行程最长，分布最广的脑神经，含有内脏运动、内脏感觉、躯体运动等纤维成分(图 12-34、图 12-35)。内脏运动(副交感)纤维起于迷走神经背核，节前纤维随迷走神经分支分布于颈、胸、腹部器官，在器官旁或器官内的副交感神经节换元，节后纤维支配这些器官的平滑肌、心肌的运动和腺体的分泌。内脏感觉纤维的神经元胞体位于颈静脉孔下方的迷走神经**下神经节**，该节为假单极神经元，其周围突分布于咽、喉、颈及胸、腹部器官，中枢突终止于孤束核，传导内脏感觉。躯体运动纤维起于疑核，分布于咽喉肌。

迷走神经的各种纤维在延髓背侧舌咽神经的下方出脑，经颈静脉孔出颅，在颈内动脉、颈总动脉与颈内静脉之间的后方下行，经胸廓上口入胸腔，经肺根的后方沿食管下降，经食管裂孔入腹腔。在颈、胸和腹部形成神经丛，发出许多分支支配相应的器官(图 12-35)。

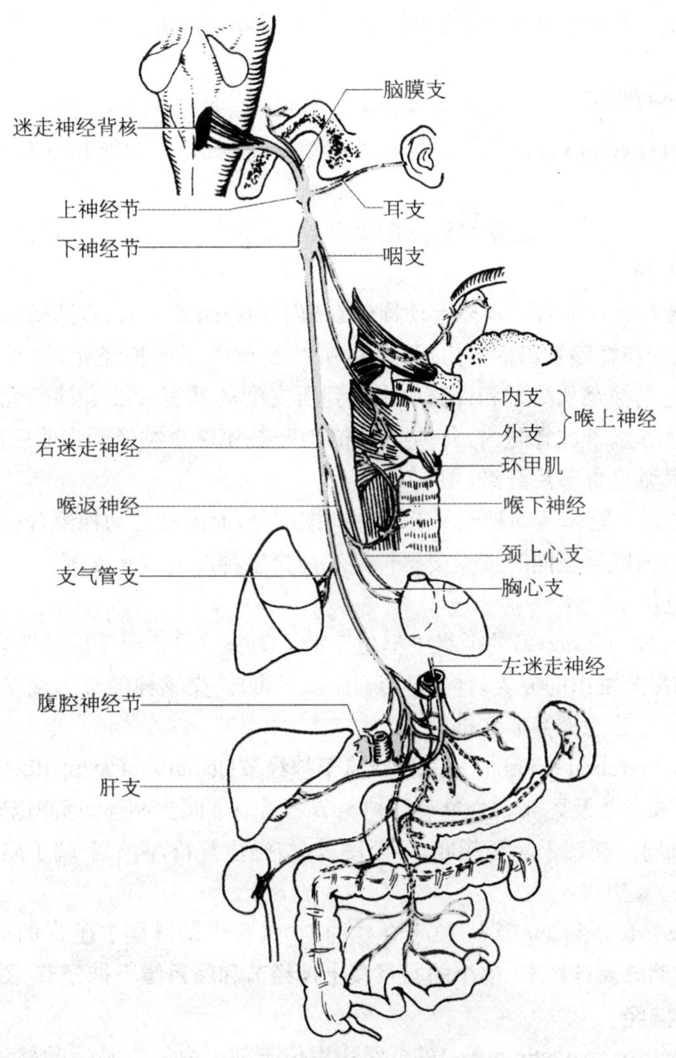

图 12-35　迷走神经及分支

(十一) 副神经

副神经(accessory nerve)为躯体运动神经,起自副神经核,在延髓侧面出脑,与舌咽、迷走神经一起经颈静脉孔出颅,行向后下分布于胸锁乳突肌和斜方肌(图 12-34)。副神经损伤时,胸锁乳突肌瘫痪,可出现头不能屈向患侧,面不能转向对侧;因斜方肌瘫痪,可出现患侧不能耸肩。

(十二) 舌下神经

舌下神经(hypoglosal nerve)为躯体运动神经,起自舌下神经核,在锥体外侧出脑,经舌下神经管出颅,支配舌肌(图 12-34)。一侧舌下神经损伤时,患侧舌肌瘫痪,伸舌时舌尖偏向患侧。

第四节　自主神经系统

自主神经系统(autonomic nervous system),又称**内脏神经系统**、**植物神经系统**,是神经系统的一个组成部分。按其所在部分,可分为中枢部和周围部,中枢部位于脑和脊髓内,周围部主要分布于内脏、心血管和腺体,故名内脏神经。内脏神经包括内脏运动神经和内脏感觉神经,内脏运动神经支配平滑肌、心肌的运动和腺体的分泌，内脏感觉神经分布于内脏、心血管等处，传导其感觉。

一、内脏运动神经

内脏运动神经（visceral motor nerve）与躯体运动神经在结构、功能和分布范围上有较大差别，简述如下。

1. 支配的器官不同　躯体运动神经支配骨骼肌，受意志支配；内脏运动神经支配平滑肌、心肌和腺体，不受意志控制。

2. 神经元位置和数目不同　躯体运动神经自脑干和脊髓发出后，直达骨骼肌，不换神经元；而内脏运动神经自脑干和脊髓发出后，在周围的内脏神经节内交换神经元，换元后发出纤维到达效应器。因此，内脏运动神经从脑干和脊髓的中枢到所支配的器官有 2 个神经元。第 1 个神经元为**节前神经元**，其胞体在脑干和脊髓内，其轴突称**节前纤维**；第 2 个神经元为**节后神经元**，其胞体在内脏运动神经节内，其轴突称**节后纤维**（图 12-36）。

3. 纤维成分不同　躯体运动神经只有一种纤维成分；而内脏运动神经含有交感神经和副交感神经两种纤维，多数内脏器官同时接受交感神经和副交感神经的双重支配。

（一）交感神经

交感神经（sympathetic nerve）的低级中枢位于第 1 胸髓节段至第 3 腰髓节段的侧角，其周围部包括交感神经节和由节发出的分支、神经丛等（图 12-36）。交感神经节为交感神经节后神经元细胞体所在处，依其位置分为椎旁节和椎前节。

1. 椎旁节（paravertebral ganglia）　又称**交感干神经节（ganglia of sympathetic trunk）**，位于脊柱两旁，共有 19～23 成对节及尾部 1 个单节。神经节之间借节间支相连，每侧连成一条链索，称**交感干（sympathetic trunk）**。交感干上至颅底，下至尾骨，与脊柱等长，两干下端于尾骨前面合于奇神经节（图 12-37）。

2. 椎前节（prevertebral ganglia）　位于脊柱的前方，腹主动脉同名脏支的根部周围，包括成对的**腹腔神经节**和**主动脉肾神经节**、单个的**肠系膜上神经节**和**肠系膜下神经节**（图 12-37）。

（二）副交感神经

副交感神经（parasympathetic nerve）的低级中枢位于脑干内的内脏运动核和第 2～4 骶髓节段的骶副交感核，周围部包括副交感神经节和进出于节的节前、节后纤维。副交感神经节位于器官附近或器官壁内，故称**器官旁节**和**器官内节**（图 12-36）。

1. 脑部的副交感神经　其节前纤维行于动眼神经、面神经、舌咽神经和迷走神经内。

2. 骶部的副交感神经　其节前纤维由第 2～4 骶髓节段的骶副交感核发出，随骶神经出骶前孔至盆腔，然后离开骶神经，构成**盆内脏神经**，加入盆丛，随盆丛分支到所支配器官的器官旁节或器官内节换元，节后纤维分布于结肠左曲以下的消化管和盆部脏器。

二、内脏感觉神经

人体各内脏器官除有内脏运动神经支配外，还有感觉神经分布。同躯体感觉神经一样，内脏感觉神经元的胞体亦位于脊神经节和脑神经节内，而且也是假单极神经元，其周围突随面神经、舌咽神经、迷走神经和盆内脏神经分布于内脏器官和血管，中枢突进入脊髓和脑干，分别止于脊髓后角和脑干内的孤束核。内脏感觉纤维一方面借中间神经元与内脏运动神经元联系，形成内脏-内脏反射，或与躯体运动神经元联系，形成内脏-躯体反射；另一方面经过较复杂的传导途径将冲动传至大脑皮质，产生多种内脏感觉。

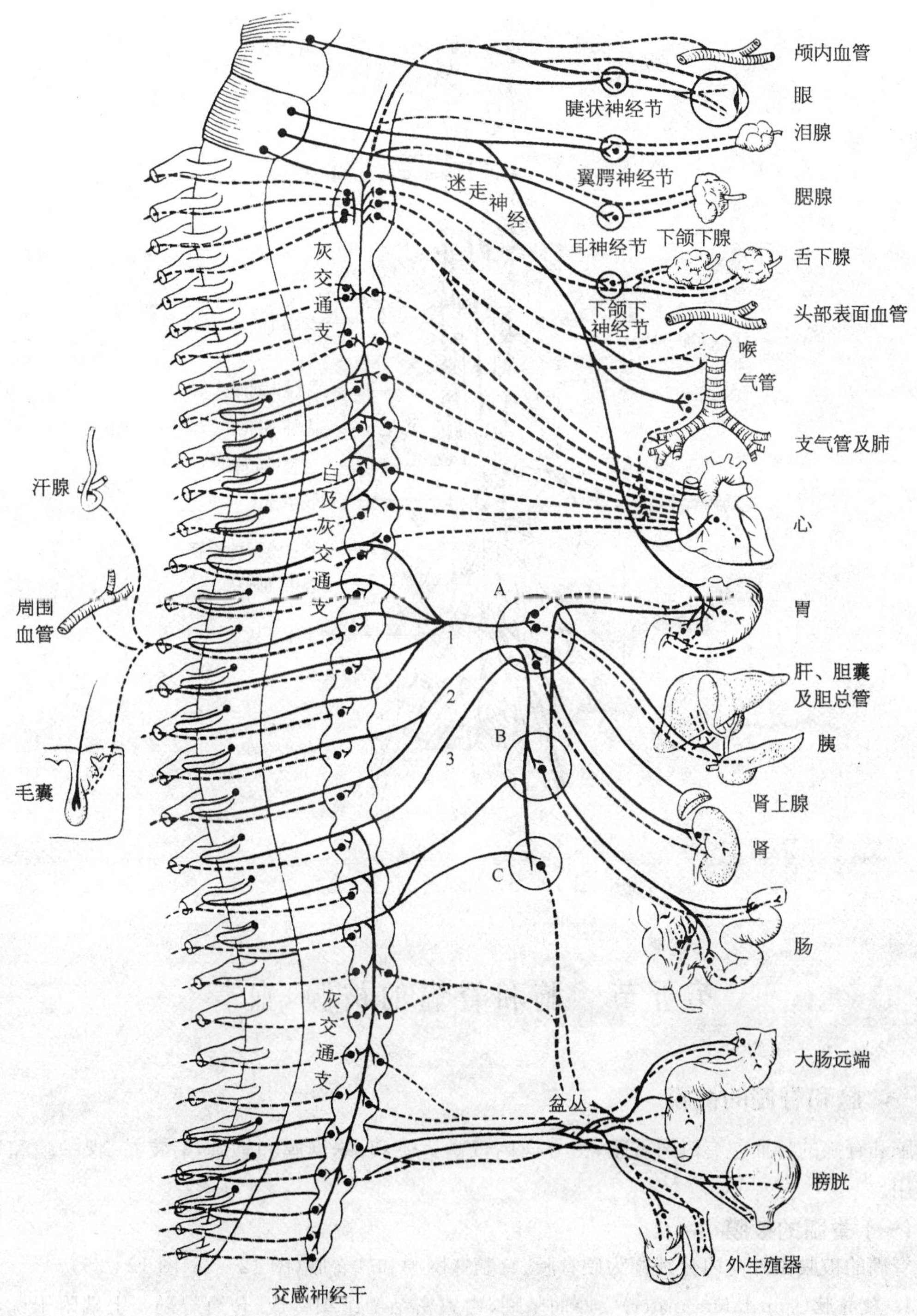

图 12－36　自主神经系统

A. 为腹腔神经节；B. 为肠系膜上神经节；C. 为肠系膜下神经节
1. 为内脏大神经；2. 为内脏小神经；3. 为内脏最小神经

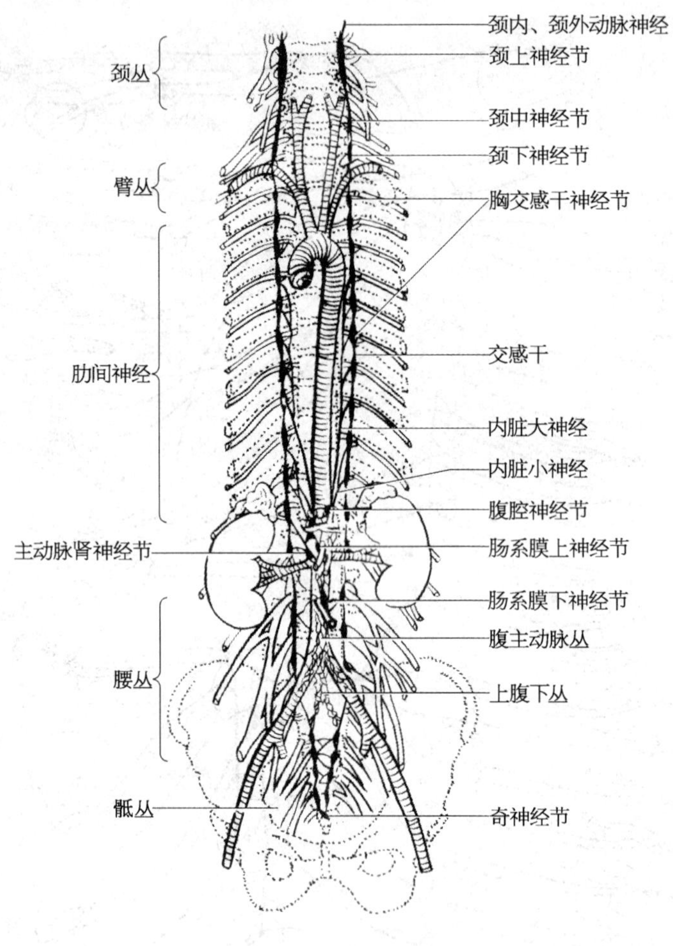

图 12－37　交感干全貌

第五节　脑和脊髓的被膜、血管

一、脑和脊髓的被膜

脑和脊髓的外面包有三层被膜，由外向内依次为**硬膜**、**蛛网膜**和**软膜**，有支持、保护脑和脊髓的作用。

（一）脊髓的被膜

脊髓的被膜由外向内分别称为硬脊膜、脊髓蛛网膜和软脊膜(图 12－38、图 12－39)。

1. 硬脊膜(spinal dura mater)　厚而坚韧，由致密结缔组织构成，包裹脊髓。上端附于枕骨大孔的边缘，与硬脑膜相连续。下端在第 2 骶椎水平向下逐渐变细，包裹终丝，末端附于尾骨。硬脊膜与椎管内面骨膜之间有一窄隙，称**硬膜外隙(epidural space)**，内含静脉丛、淋巴管、疏松结缔组织和脂肪。此隙略呈负压，有脊神经根通过，且向上不与颅内相通。

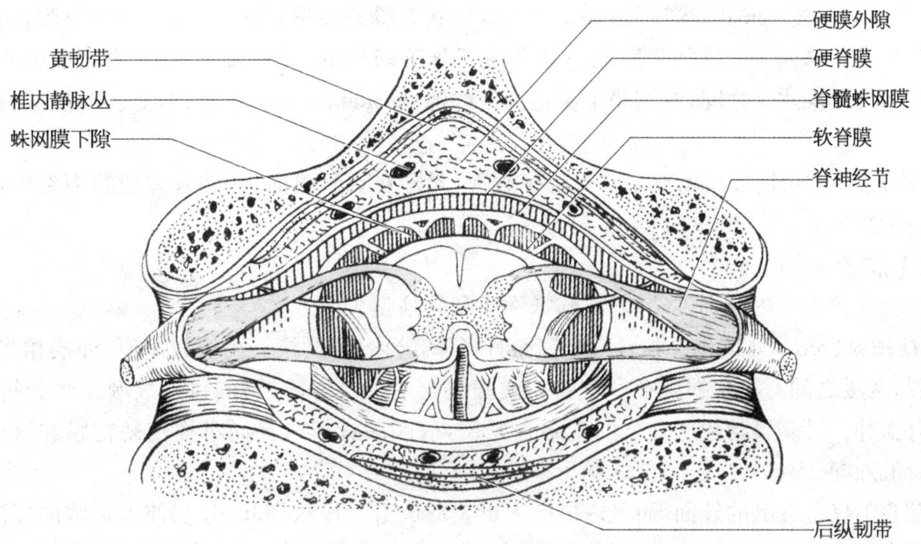

图 12－38　脊髓的被膜

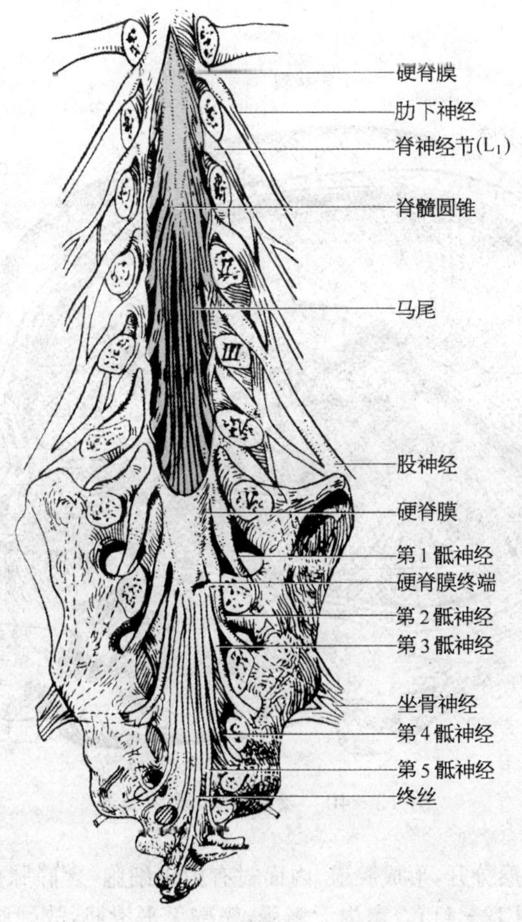

图 12－39　脊髓下段的被膜

2. 脊髓蛛网膜(spinal arachnoid mater) 位于硬脊膜与软脊膜之间,为透明的薄膜,向上与脑蛛网膜相延续。蛛网膜与软膜之间的空隙称**蛛网膜下隙(subatachnoid space)**,内充满脑脊液。脊髓下端至第2骶椎水平之间,蛛网膜下隙扩大为**终池(terminal cistem)**,池内已无脊髓,只有马尾和终丝。

3. 软脊膜(spinal pia mater) 薄而富有血管,紧贴在脊髓表面,并伸入脊髓的沟裂中,至脊髓下端移行为终丝。

(二) 脑的被膜

脑的被膜自外向内分别称硬脑膜、脑蛛网膜和软脑膜。

1. 硬脑膜(cerebral dura mater) 坚韧而有光泽,分内、外两层。内层较坚厚,外层相当于颅骨内面骨膜,两层之间有丰富的血管和神经。硬脑膜与颅盖骨之间结合疏松,故颅盖骨骨折时易形成硬膜外血肿。硬脑膜与颅底骨之间则结合紧密,故颅底骨折时易同时损伤硬脑膜和脑蛛网膜,导致脑脊液外漏。

硬脑膜不仅包被脑的外面,而且内层向内折叠形成若干板状突起,分别伸入到脑的裂隙之中,对脑有固定和保护作用(图12-40)。其中伸入到左、右大脑半球之间的突起,呈矢状位,形似镰刀,称**大脑镰(cerebral falx)**;伸入到大、小脑之间的突起,呈水平位,形似幕帐,称**小脑幕(tentorium of cerebellum)**。

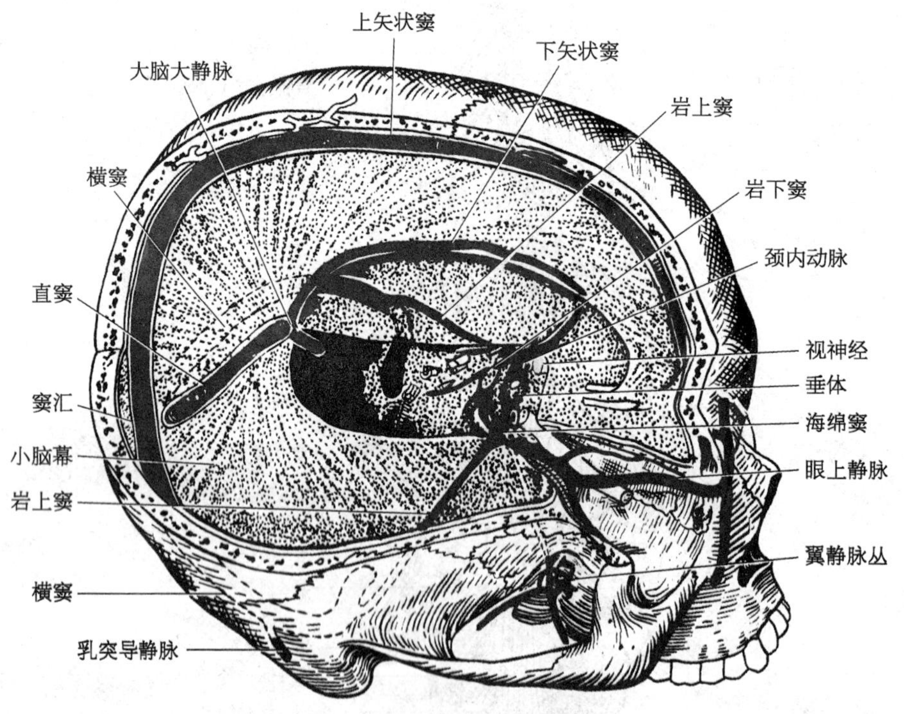

图12-40 硬脑膜和硬脑膜窦

硬脑膜在某些部位两层分开,形成腔道,内面衬有内皮细胞,含静脉血,称**硬脑膜窦(sinuses of clura mater)**(图12-40、图12-41)。窦内无瓣膜,窦壁无平滑肌,故硬脑膜窦损伤时出血难以止血,容易形成颅内血肿。主要的硬脑膜窦如下。

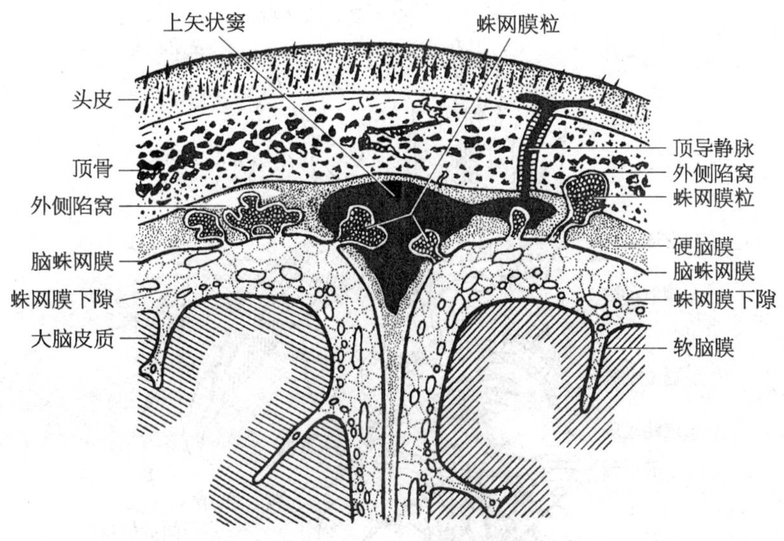

图 12-41 上矢状窦与蛛网膜粒

(1) **上矢状窦**:位于大脑镰上缘内,其后端与横窦在枕内隆凸处汇合,此汇合处称窦汇。

(2) **横窦**:成对,在小脑幕后缘内,沿颅后窝的横窦沟走行,连于窦汇与乙状窦之间。

(3) **乙状窦**:成对,位于乙状窦沟内,是横窦的延续,在颈静脉孔处移行为颈内静脉。

(4) **海绵窦**:位于垂体窝两侧,左、右之间以数条横支相连。海绵窦前方接受眼静脉,向后注入横窦或乙状窦。

2. 脑蛛网膜(cerebral arachnoid mater) 薄而透明,无血管神经,包绕整个脑,跨越脑的沟裂而不深入沟内。脑蛛网膜与硬脑膜之间有硬膜下隙,与软膜之间有蛛网膜下隙,与脊髓蛛网膜下隙相通。小脑与延髓之间蛛网膜下隙称为**小脑延髓池(cerebellomedullary cistern)**。脑蛛网膜在上矢状窦两旁形成许多颗粒状小突起,突入上矢状窦内,称**蛛网膜粒(arachnoid granulations)**(图 12-41)。蛛网膜下隙内的脑脊液经过蛛网膜粒渗入上矢状窦内。

3. 软脑膜(cerebral pia mater) 薄而富有血管,紧贴脑的表面,并伸入脑的沟裂中。在脑室的一定部位,软脑膜上的毛细血管形成毛细血管丛,与脑室壁上的室管膜上皮一起突入脑室,形成**脉络丛(choroid plexus)**,脑脊液即由此产生。

二、脑和脊髓的血管

(一) 脑的血管

1. *动脉* 脑的动脉来源于颈内动脉和椎动脉(图 12-42)。颈内动脉分支营养大脑半球的前 2/3 和间脑前部。椎动脉营养大脑半球的后 1/3、间脑后部、脑干和小脑。营养大脑半球的动脉分支可分为皮质支和中央支。**皮质支**主要分布于大脑的皮质和浅层髓质,**中央支**营养深部的髓质(包括内囊)、间脑和基底核等处。

(1) 颈内动脉:起自颈总动脉,经颈动脉管入颅腔。颈内动脉主要分支如下。

1) **眼动脉(ophthalmic artery)**:穿视神经管入眶内,分布于眼球及其周围结构。

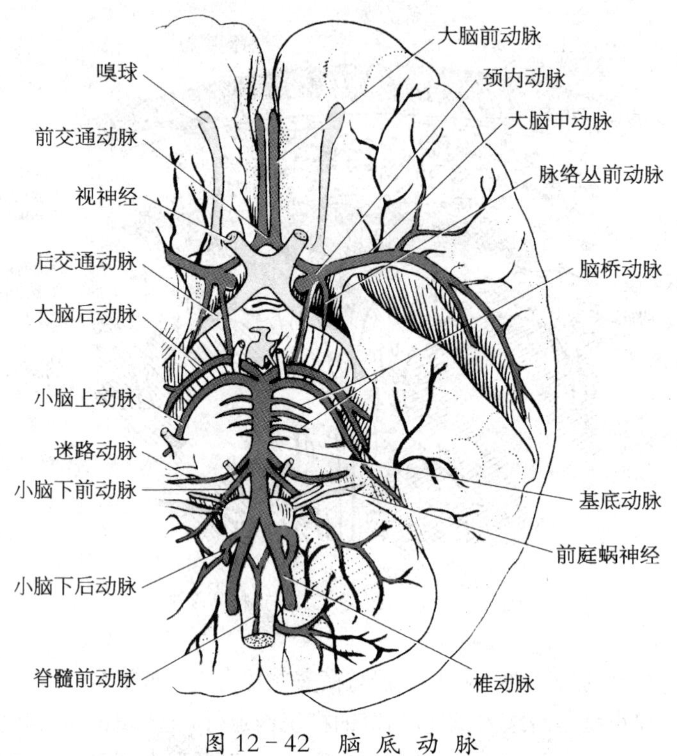

图 12-42 脑 底 动 脉

2）**大脑前动脉(anterior cerebra artery)**：自颈内动脉发出后向前内方进入大脑纵裂内，然后沿胼胝体的背侧向后行，途中分出皮质支分布于额、顶叶的内侧面及两叶上外侧面的边缘部(图 12-43)。中央支发自近侧段，主要营养尾状核及豆状核前部。左、右大脑前动脉进入大脑纵裂前有**前交通动脉**相连。

3）**大脑中动脉(middle cerebral artery)**：是颈内动脉干的直接延续，沿大脑外侧沟向后上行，分布于大脑半球的上外侧面(半球的边缘部除外)(图 12-43)。这个区域内有躯体运动中枢、躯体感觉中枢和语言中枢。大脑中动脉的中央支细小，且垂直向上，营养尾状核、豆状核及内囊等处，若该动脉被阻塞或破裂出血，可累及内囊，出现"三偏"症状。

4）**后交通动脉(posterior communicating artery)**：较小，向后与大脑后动脉吻合。

(2) **椎动脉(vertebral artery)**：起自锁骨下动脉，穿第 6～1 颈椎横突孔，经枕骨大孔入颅腔，行于延髓腹侧，在延髓脑桥沟处，左、右椎动脉合成 1 条**基底动脉**。基底动脉沿脑桥基底沟上行至脑桥上缘，分为左、右大脑后动脉(图 12-42)。

大脑后动脉(posterior cerebral artery)是基底动脉的终末分支，绕大脑脚向背侧，其皮质支主要分布于颞叶下面、枕叶内侧面以及两叶上外侧面的边缘部(图 12-43)，中央支亦起自根部，营养背侧丘脑、内、外侧膝状体及下丘脑等。

(3) **大脑动脉环(cerebral arterial circle)**：又称 **Willis** 环，由两侧大脑前动脉起始段、两侧颈内动脉末端、两侧大脑后动脉起始段借前、后交通连通而共同组成，在颅底中央形成一动脉环。此环使颈内动脉与椎-基底动脉沟通，当此环某一动脉血流减少或阻塞时，血液可经此环重新分配，得到一定的代偿(图 12-42)。

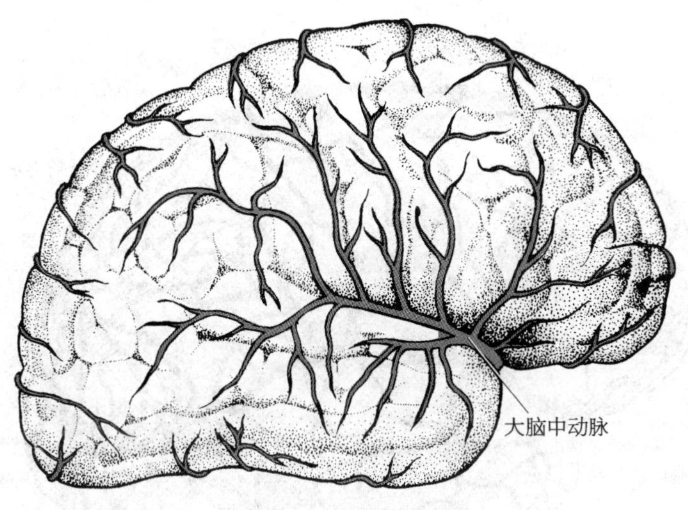

上外侧面

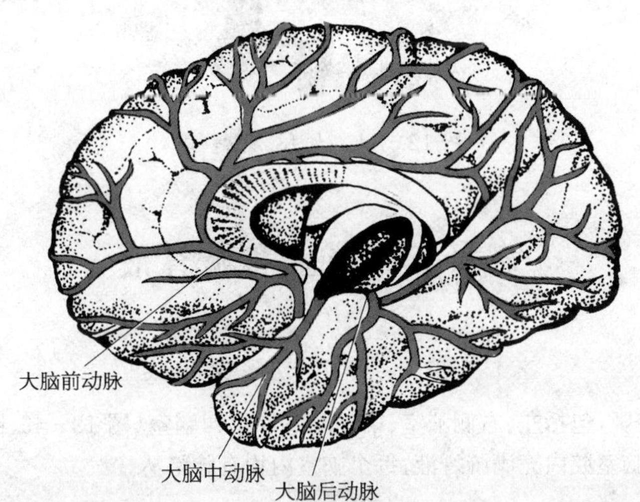

内侧面和下面

图 12－43　大脑半球的动脉

2. 静脉　脑的静脉不与动脉伴行，可分为浅、深静脉两种。浅静脉位于脑的表面，收集皮质及髓质的静脉血；深静脉收集大脑深部的静脉血。两种静脉均注入附近的硬脑膜窦（图 12－44）。

（二）脊髓的血管

1. 动脉　脊髓的动脉有两个来源：一个是脊髓前、后动脉，二是节段性动脉（颈升动脉、肋间后动脉和腰动脉等）发出的脊髓支。

2. 静脉　脊髓的静脉较动脉多而粗，由小静脉最后汇集成脊髓前、后静脉，通过前、后根静脉注入硬膜外隙内的椎内静脉丛。

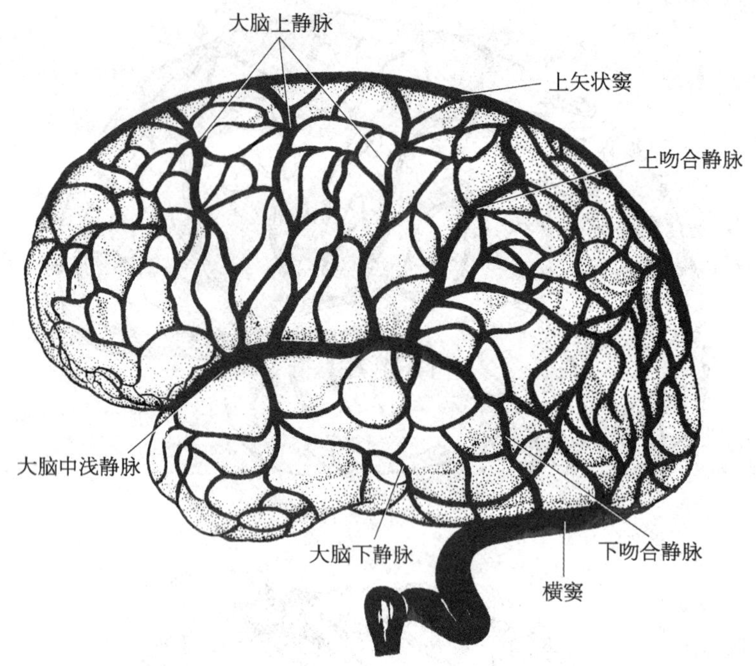

图 12－44 大脑浅静脉

第六节 脑室和脑脊液

一、脑室

脑室是脑中的腔隙，包括左、右侧脑室、第三脑室和第四脑室（图 12－45、图 12－46）。脑室壁内衬以室管膜上皮，脑室腔内充满脑脊液，每个脑室内均有脉络丛。

（一）侧脑室

侧脑室（lateral ventricle）左、右各一，分别位于左、右大脑半球内。侧脑室分为四部分：中央部位于顶叶内；前角伸入额叶内；后角伸入枕叶内；下角伸入颞叶内。侧脑室经左、右室间孔与第三脑室相通。

（二）第三脑室

第三脑室（third ventricle）是间脑两侧之间的矢状位裂隙，位于两侧背侧丘脑及下丘脑之间，向上外方经室间孔与侧脑室相通，向后下方借中脑水管与第四脑室相通。

（三）第四脑室

第四脑室（fourth ventricle）位于延髓、脑桥与小脑之间。室底为菱形窝，室顶形如帐篷，朝向小脑。在第四脑室顶下部，靠近菱形窝下角处有一孔，称**第四脑室正中孔**，靠近菱形窝 2 个侧角处各有一孔，称**第四脑室外侧孔**。它们皆与蛛网膜下隙相交通。第四脑室向上通中脑水管，向下通脊髓中央管。

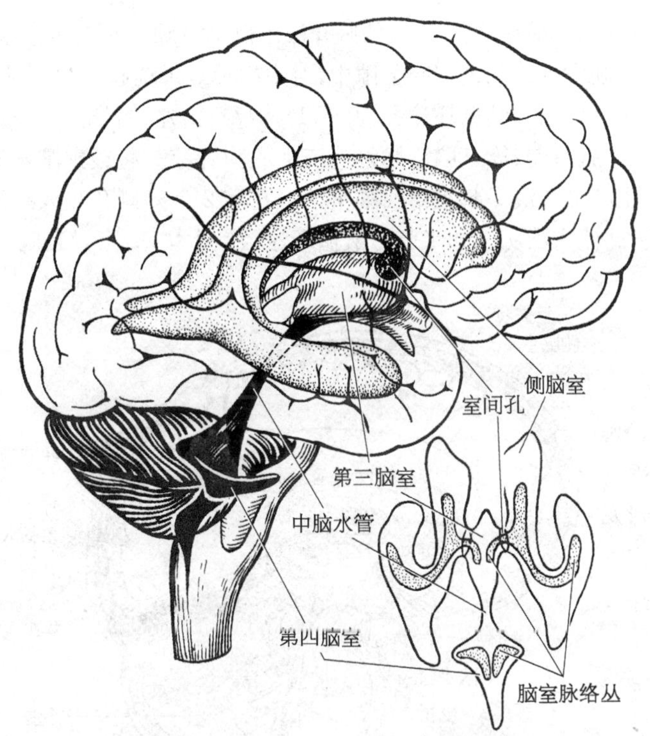

图 12－45 脑室投影图

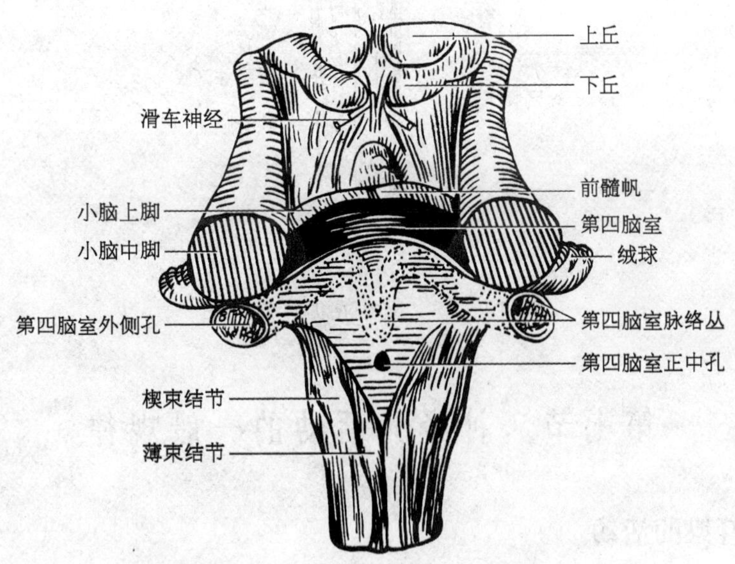

图 12－46 第四脑室正中孔和外侧孔

二、脑脊液

脑脊液由脉络丛产生，一般认为约95%的脑脊液由侧脑室脉络丛产生。脑脊液是无色透明的液体，充满于各脑室、脊髓中央管和蛛网膜下隙中，对中枢神经系统起缓冲、保护、营养、运输代谢产物以及维持正常颅内压的作用。其循环途径为(图12-47)：由左、右侧脑室脉络丛产生的脑脊液，经左、右室间孔流入第三脑室，与第三脑室脉络丛产生的脑脊液一起经中脑水管流入第四脑室，再与第四脑室脉络丛产生的脑脊液一起经第四脑室正中孔和2个外侧孔流入蛛网膜下隙，最后经蛛网膜粒渗入上矢状窦，回流入静脉。如果脑脊液循环途径发生堵塞，可导致脑积水和颅内压升高。

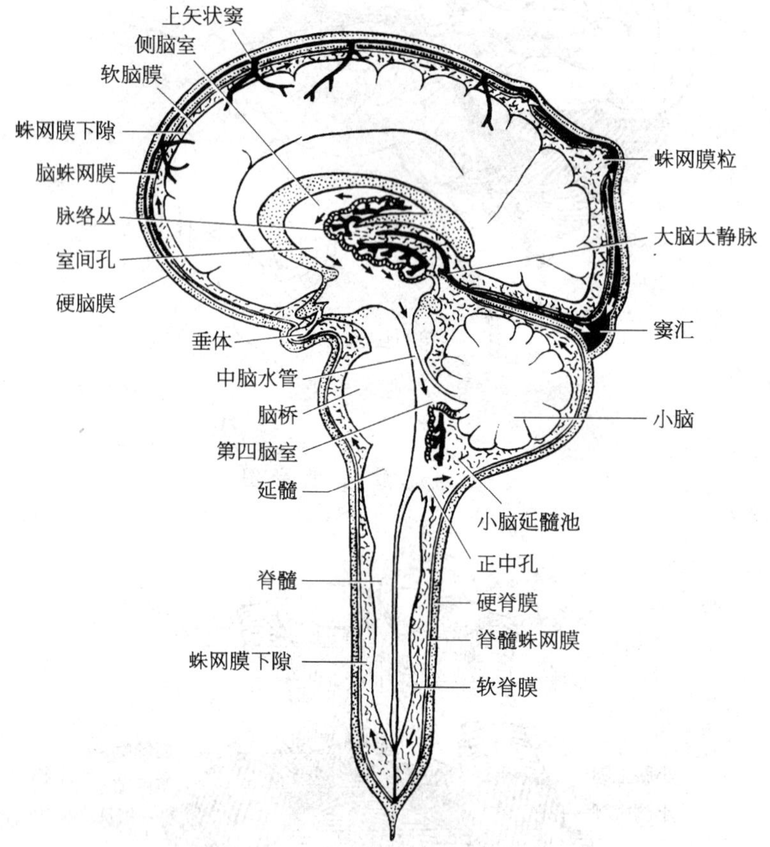

图12-47 脑脊液循环模式图

第七节 神经元活动的一般规律

一、神经纤维的活动

(一) 神经元的结构与功能

神经元数量巨大，在人类的中枢神经系统内约有1 000亿之多。其形态、功能虽然各异，但其结构都是由细胞体和突起两部分构成，突起分为树突和轴突(见图2-28)。树突较短，数量较多，反复分支并丛集在胞体的周围；轴突较长，通常一个神经元只有一条轴突。轴突由细胞体的轴丘发出，由于该段没有髓鞘包裹，所以此处膜的阈值最低，是神经冲动的起始部。轴突离开细胞体后便获得髓鞘成为神经纤维。根据髓鞘的有无将神经纤维分为有髓纤维与无髓纤维两大类，实际上无髓纤维外周也存在一薄层髓鞘。在中枢神经系统中神经纤维集合成束构成白质，而在外周神经系统中神经纤维被结缔组织包裹形成神经干。神经元的不同部位其功能各异。树突是神经元的"感受"区，其功能主要是接受来自环境的各种信息，并根据信息性质产生不同膜电位变化，最终以电紧张形式影响着胞体兴奋性；胞体是神经元功能活动的中心，其主要功能是接受与整合信息，并进行相应的物质合成后，通过转运系统运至轴突末梢。轴突内的细胞质称为轴质，内含微管、微丝、线粒体、囊泡等成分，轴突的功能是将细胞体的"指令"向指定部位传出，进而影响与其相连接的细胞发生相应的功能活动。

此外，如下丘脑中的某些神经元，除具有一般神经元的功能外还可以分泌激素，将中枢内其他部位传来的神经信息转变为体液性信号以达到调控作用，此类神经元又称为**神经内分泌细胞**。

(二) 神经纤维的分类

神经纤维有不同的称谓和分类，如根据髓鞘的分布可分为有髓纤维和无髓纤维；根据兴奋传导方向可分为传入和传出纤维；根据神经末梢释放的神经递质分类，如胆碱能纤维、肾上腺素能纤维等。生理学中常采用如下两种分类方法。

1. 根据纤维的直径的大小及来源分类　将神经纤维分为Ⅰ、Ⅱ、Ⅲ、Ⅳ四类。Ⅰ类纤维中包括$Ⅰ_a$和$Ⅰ_b$两类。这种方法多适用于传入神经纤维(表 12-2)。

表 12-2　神经纤维的分类(一)

纤维类别	来　源	直径(μm)	传导速度(m/s)	电生理学分类
$Ⅰ_a$	肌梭的传入纤维	12～22	70～120	$A_α$
$Ⅰ_b$	腱器官的传入纤维	12 左右	70 左右	$A_α$
Ⅱ	皮肤机械感受器传入纤维(触-压、振动觉)	5～12	25～70	$A_β$
Ⅲ	皮肤痛、温觉，肌肉的深部压觉传入纤维	2～5	10～25	$A_δ$
Ⅳ	无髓的痛觉、温度、机械感受器传入纤维	0.1～1.3	1 左右	C

2. 根据电生理学的特性分类　主要是根据神经纤维兴奋传导速度、锋电位时程、绝对不应期等的差异，将哺乳类动物的周围神经纤维分为 A、B、C 三类。A 类包括有髓鞘的躯体传入和传出纤维，根据其平均传导速度又进一步分为 α、β、γ、δ 四类。B 类为有髓鞘的自主神经节前纤维。C 类包括无髓鞘的躯体传入纤维(drC)及自主神经节后纤维(sC)。这种方法多适用于传出神经纤维(表 12-3)。

表 12-3　神经纤维的分类(二)

纤维类别	来　源	纤维直径(μm)	传导速度(m/s)	峰电位时程(ms)
A(有髓)				
$A_α$	肌梭传入纤维，支配梭外肌的传出纤维	13～22	70～120	0.4～0.5
$A_β$	皮肤触压觉的传入纤维	8～13	30～70	0.4～0.5
$A_γ$	支配梭内肌的传出纤维	4～8	15～30	0.4～0.5
$A_δ$	皮肤痛、温觉、触压觉传入纤维	1～4	12～30	0.4～0.5

（续表）

纤维类别	来 源	纤维直径(μm)	传导速度(m/s)	峰电位时程(ms)
B(有髓)	自主神经节前纤维	1～3	3～15	1.2
C(无髓)				
sC	自主神经节后纤维	0.3～1.3	0.7～2.3	2.0
drC	后根中痛觉传入纤维	0.4～1.2	0.6～2.0	2.0

(三) 神经纤维兴奋传导的特征

神经纤维的基本功能是传导兴奋。在神经纤维上传导的兴奋或动作电位称为神经冲动。神经纤维兴奋传导有着以下特征。①完整性：神经冲动正常传导要求神经纤维结构和功能的完整。如果神经纤维受损伤、被切断，或者被冷冻、压迫、麻醉药等因素作用时，均影响其传导功能。②绝缘性：一条神经干虽然包含着多条神经纤维，但各条神经纤维同时进行兴奋传导时互不干扰。其主要原因是纤维间没有胞质的联系，传导的电流主要在一条纤维上构成回路，加之每条纤维上都有一层髓鞘起到绝缘作用。③双向传导：在神经纤维任何一点引发动作电位时，均可以沿着神经纤维向两端传导。④相对不疲劳性：有效的电刺激连续刺激十余小时，神经纤维仍能保持着传导兴奋的能力。神经纤维传导兴奋是动作电位在神经细胞膜上的扩布过程，其传导受胞膜上 Na^+ 通道数量与分布、内环境（体温、pH、PO_2）等因素改变的影响。

(四) 神经纤维的轴质运输

轴质经常在胞体与轴突末梢之间进行流动，将此现象称为**轴质运输(axoplasmic transport)**。根据在结扎的神经纤维两侧均有物质的蓄积，或切断纤维后不但神经末梢，而且胞体也有变形性改变，说明轴质运输对神经纤维的形态与功能的维持具有着重要的意义。轴质运输是双向性的。细胞体内物质向轴突末梢的转运过程称为**顺向轴质运输(anterograde axoplasmic transport)**，又称顺向运输；将轴突末梢物质向胞体转运的过程称为**逆向轴质运输(retrograde axoplasmic transport)**，又称逆向运输。轴质运输以顺向运输为主。顺向运输的意义在于将胞体合成的蛋白质、神经递质及合成递质的酶类等物质运至轴突末梢，以维持末梢递质释放及神经内分泌或代谢所需的物质等。逆向运输可能与反馈控制胞体物质合成以及与递质的回收和异物的处理有关。轴突末梢可以摄取神经毒和毒素类物质如破伤风毒素、狂犬病毒，经逆向运输而引起病变。

(五) 神经的营养性作用和神经营养因子

1. *神经的营养性作用(trophic action)* 神经对其所支配的组织，一方面是通过末梢突触前膜释放神经递质，作用于突触后膜受体，改变所支配组织的功能活动，发挥功能性的调节作用。另一方面，神经还能通过末梢经常性释放神经营养因子，持续影响所支配组织的形态结构、生理和生化等代谢活动，发挥神经的营养性作用。

2. *神经营养因子(neurotrophin，NT)* 神经元可通过营养性作用维持所支配组织的正常代谢和功能，反过来组织也可产生神经营养因子作用于神经元，以维持神经的正常功能。

二、突触传递

神经元是以各自独立的功能结构单位存在于神经系统内，在结构上相互之间缺乏原生质的直接沟通。各个独立的神经元在实现其功能活动时必须通过神经元之间信息传递，通常将神经元相互接触的部位，称为突触。信息在突触之间的传递过程称为**突触传递**。传出神经元与效应器细胞相接触而形成的突触式结构，称为**接头（junction）**。

（一）突触的分类与结构

根据信息传递的媒介物质性质不同，可将其传递基本方式分为化学性突触和电突触。前者的信息传递媒介物质是神经递质，后者是局部电流。化学性突触根据递质释放后影响的范围和距离，又分为**定向突触（directed synapse）**和**非定向突触（non-directed synapse）**。定向突触释放递质仅作用于短距离的局限部位，如经典的突触和神经-骨骼肌接头；非定向突触释放的递质则可扩散较远、作用的空间部位广泛，又称之为**非突触性化学传递（non-synaptic chemical transmission）**，如神经-平滑肌接头等部位。在信息传递方式中以化学性突触传递方式最为普遍。

化学性突触（chemical synapse）由突触前膜、突触后膜和突触间隙三部分组成（图 12-48）。突触前神经元轴突末梢分出若干小支，其末梢膨大呈球状形成**突触小体（synaptic knob）**。突触小体的末梢膜称为突触前膜；与之相对的胞体膜或突起膜，称为突触后膜；突触前膜与突触后膜均较一般神经细胞膜稍厚，两膜之间的缝隙为突触间隙。在突触小体的轴质内，含有大量的线粒体与小泡等物质，后者称为**突触小泡（synaptic vesicle）**。小泡内含有高浓度神经递质。突触小泡形态和大小各异，不但含有的神经递质种类不同，而且在递质释放的形式上也各有差异。在突触后膜上，存在着与神经递质相对应的特异性受体或化学门控通道。

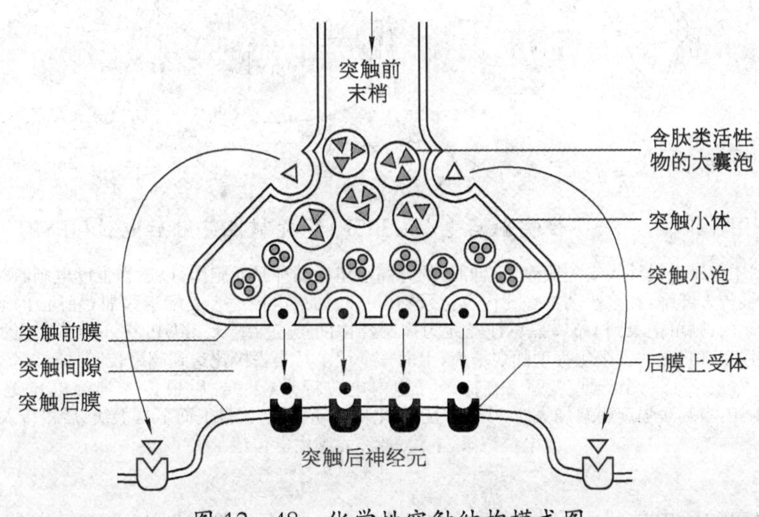

图 12-48　化学性突触结构模式图

（二）化学性突触的传递过程

化学性突触传递是通过突触前膜释放化学性递质，在突触后膜将其转换为电信号的过程。

1. 突触传递的基本过程　化学性突触传递主要包括以下几个步骤。①突触前神经元的动作电位抵达神经末梢，引起突触前膜去极化。②去极化使前膜结构中电压门控式 Ca^{2+} 通道开放，Ca^{2+} 内流。③突触小泡前移与前膜接触、融合，并以出胞方式将递质释放入突触间隙。④递质由间隙扩散到达突触后膜，作用于后膜上的特异性通道受体。⑤突触后膜离子通道开放或关闭，引起突触后膜发生去极化或超极化电位变化，即突触后电位，使其兴奋性发生改变。⑥递质与受体作用之后立即被酶分解或移除。

在上述过程中，诱发递质释放的关键因素是 Ca^{2+} 内流。实验表明，Ca^{2+} 内流的数量与前膜去极化的大小程度成比例，而递质释放量与 Ca^{2+} 内流的数量成正变关系。Ca^{2+} 在触发小泡递质释放过程中可能发挥两方面的作用。①降低轴质黏度，以利于小泡前移。②消除突触前膜上的负电位，促进小泡与前膜接触、融合和出胞。近年来的研究表明，进入前膜内的 Ca^{2+} 与轴质中钙调蛋白结合为 Ca^{2+} - CaM 复合物，通过激活钙调蛋白依赖的蛋白激酶Ⅱ，使结合在突触小泡外表面的突触蛋白Ⅰ发生磷酸化，并使其从突触小泡外表面解离，从而消除突触蛋白Ⅰ对突触小泡前移的阻碍作用，以促进递质释放。

2. *突触后神经元的电活动* 突触传递的信息包括兴奋性与抑制性两类，所以可将突触后电活动分为兴奋性突触后电位与抑制性突触后电位(图 12-49)。

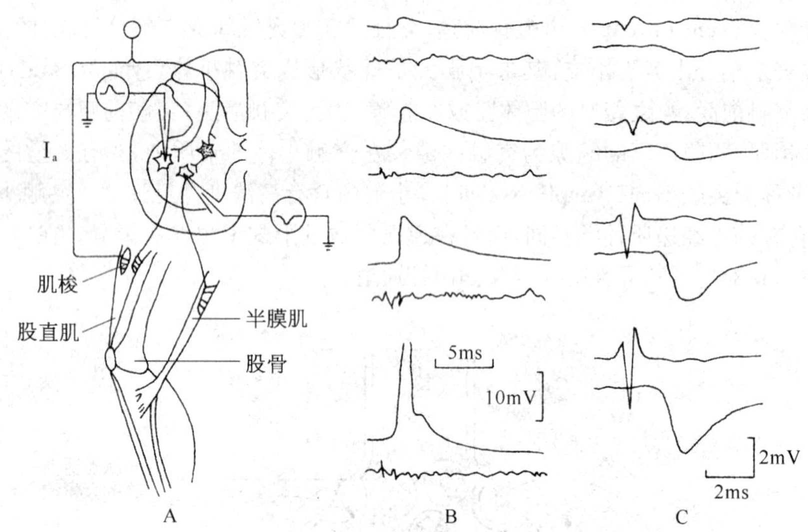

图 12-49 兴奋性突触后电位(EPSP)和抑制性突触后电位(IPSP)

A. 图中记录电极插入支配股直肌(伸肌)的脊髓前角运动神经元胞体，以适当强度电刺激相应的后根传入纤维，在该运动神经元内可记录到 EPSP，如果电极插入支配半膜肌(屈肌)的运动神经元内，则可记录到 IPSP，黑色神经元为抑制性中间神经元；B. EPSP：在一定范围内加大刺激强度，EPSP 的去极化程度随之增大(上面三个记录)，当去极化达到阈电位时，即可爆发动作电位(最下面一个记录)。上线：神经元胞内电位记录，下线：后根传入神经电位记录；C. IPSP：当刺激强度逐渐加大时，IPSP 的超极化程度随之增大(自上而下)，上线：后根传入神经电位记录，下线：神经元胞内电位记录

(1) **兴奋性突触后电位(excitatory postsynaptic potential, EPSP)**：由于突触前膜释放的是兴奋性递质，作用于后膜上的特异受体时，引起后膜 Na^+ 和 K^+ 化学性门控通道开放，由于 Na^+ 的内流量大于 K^+ 的外流，所以发生净的正离子内流，导致突触后膜发生局部去极化，使该突触后神经元的兴奋性提高，故称为兴奋性突触后电位。例如，脊髓前角运动神经元接受肌梭传入神经纤维的投射构成突触联系，当电刺激其传入神经时，在运动神经元胞体即突触后膜上可记录到一个持续约 10 ms 时间、波幅较小、并以电紧张扩布的局部去极化电位。EPSP 是局部兴奋，它的大小取决于突触前膜释放的递质量。当突触前神经元活动增强或参与活动的突触数目较多时，递质释放量也增加，由局部兴奋所形成的 EPSP 通过总和，使膜电位幅度不断增大，若增大到阈电位时，首先在突触后神经元电压门控 Na^+ 通道分布密集的轴丘处诱发动作电位，引起突触后神经元兴奋的产生与扩布；如果未能达阈电位，虽不能产生动作电位，但由于该局部兴奋能提高突触后神经元的兴奋性，称此现象为**易化**。

(2) **抑制性突触后电位(inhibitory postsynaptic potential, IPSP)**：突触前神经末梢兴奋时释放

抑制性递质，与突触后膜上特异性受体结合后，主要使其 Cl^- 与 K^+ 门控通道开放，不论是 Cl^- 的内流还是 K^+ 的外流，突触后膜均会发生局部超极化，进而降低了突触后神经元的兴奋性，从而发挥其抑制效应，故称为抑制性突触后电位。此外，IPSP 的产生与 Na^+ 或 Ca^{2+} 通道的关闭也有着密切关系。

在中枢神经系统中，一个神经元常与其他多个神经末梢构成多个突触。在这些突触中，既有兴奋性又有抑制性，突触后神经元的变化性质最终取决于同时产生的 EPSP 与 IPSP 的代数和，如果 EPSP 占优势并达阈电位水平时，突触后神经元产生兴奋；反之，后神经元则呈现抑制状态。

（三）突触传递的其他方式

1. 非突触性化学传递　该类突触又称非定向突触。此类突触的神经元之间没有典型突触样结构，是由前神经元轴突末梢发出大量分支，在其上形成念珠状膨大的结构，即**曲张体（varicosity）**。曲张体没有施万细胞包绕，其内有大量的突触小泡，小泡内含有神经递质。曲张体沿着分支分布于所作用的组织细胞周围，当兴奋冲动到达曲张体时，递质释放后通过细胞外液弥散作用于邻近或远隔几百微米部位的靶细胞，进而发挥生理效应（图 12－50）。现已发现中枢神经内单胺类神经纤维都能进行非突触性化学传递，在外周神经中，以去甲肾上腺素为递质的自主神经平滑肌接头传递也是通过这种方式进行的。此外，非突触性化学传递还可以在轴突末梢以外的部位进行，如树突膜也能释放递质，进行非突触性化学传递。与化学突触传递比较，非突触性化学传递具有以下特征。①没有典型的突触结构。②曲张体释放递质与被作用的靶细胞之间距离相对比较遥远。③释放出来的递质作用范围广泛。④完成的调节功能更复杂。

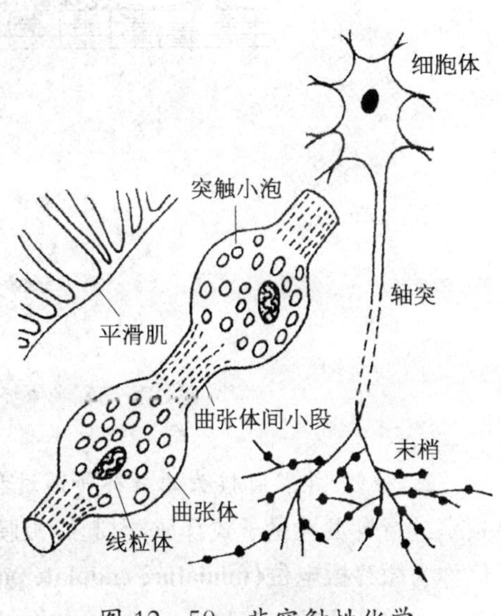

图 12－50　非突触性化学传递的示意图

2. 电突触（electrical synapse）　结构基础为**缝隙连接（gap junction）**，相邻的两个神经细胞膜之间距离仅有 2～3 nm，连接处神经细胞膜不增厚，膜两侧轴质内无突触小泡存在。两侧膜上有沟通两细胞胞质的水相通道，允许带电离子通过进行电信息传递，故称为电传递。电突触传递的特点是：由于电阻低所以兴奋传递快，几乎不存在潜伏期；因为没有突触的前、后膜之分，所以呈双向性传递。电突触在哺乳类动物中枢系统和视网膜等部位大量的存在，多发生在同类神经元之间，且突触呈多种结构类型；其功能可能是使相邻的神经元产生同步化活动。

（四）神经-肌接头的传递过程

运动神经轴突末梢与骨骼肌之间形成的功能性联系部位，称为**神经－骨骼肌接头（neuromuscular junction）**。该处的信息传递过程，与上述兴奋性突触的传递十分相似。

1. 神经-骨骼肌接头的功能结构　运动神经轴突分支末梢在接近骨骼肌细胞处失去髓鞘，以裸露的形式嵌入肌细胞膜的凹陷内，形成接头前膜，与其相对应的肌膜称为接头后膜，又名终板膜。在两者之间有 15～50 nm 宽的**接头间隙（junctional cleft）**，其中充满细胞外液。

终板膜进一步向内凹陷形成许多皱褶，以扩大其面积；膜上有 N_2 型乙酰胆碱受体阳离子通道，集中分布在皱褶的开口处。终板膜上还存有胆碱酯酶，能将 ACh 分解为胆碱和乙酸。在每个轴突末梢的轴质中，除有线粒体外，还有约 30 万个内含 ACh 的突触小泡（图 12－51），每个小泡中贮存有 5 000～10 000 个 ACh 分子。一般认为，递质的释放是以单个小泡为单位，通过出胞作用并以倾囊而出的方式进行，故称为**量子式释放(quantal release)**。

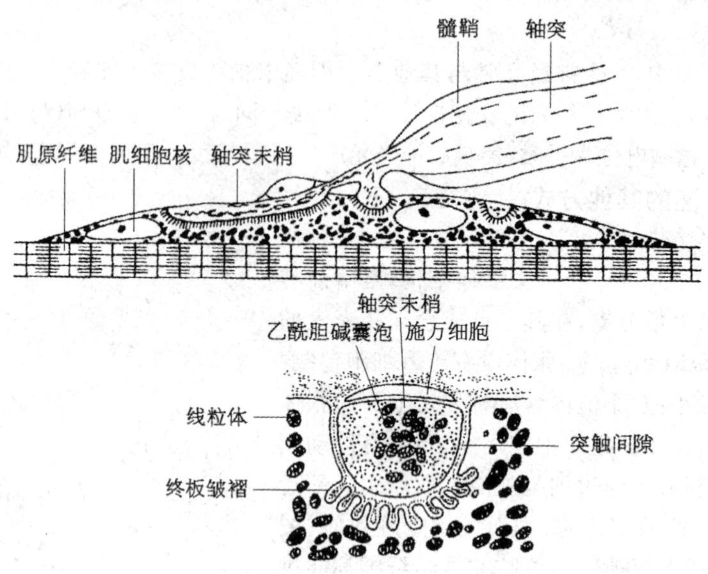

图 12－51 神经-骨骼肌接头部的超微结构示意图

2. *神经-骨骼肌接头的兴奋传递过程* 在安静状态时，接头前膜突触小泡约以每秒钟一次的频率进行自发性量子式释放，引起终板膜电位变化。这种由一个小泡释放 ACh 量所引发的电位变化称为**微终板电位(miniature endplate potential，MEPP)**。单个 MEPP 通常不足以引起肌细胞的兴奋。当神经冲动到达接头前膜时，首先是接头前膜的去极化，引起电压门控式 Ca^{2+} 通道开放，Ca^{2+} 进入前膜后促使大量小泡向前膜靠近并与之融合，通过胞裂外排的方式进行量子式释放，ACh 分子经过接头间隙与终板膜上的 N_2 型受体结合后，使之 Na^+、K^+、甚至少量 Ca^{2+} 通道同时开放，由于 Na^+ 内流量超过 K^+ 外流，导致终板膜去极化产生**终板电位(endplate potential，EPP)**。EPP 可以通过电紧张形式激活临近肌膜上电压门控 Na^+ 通道，当去极化达到阈电位水平时则在临近肌膜上产生动作电位，并向全肌细胞扩布。ACh 在终板电位产生后即被胆碱酯酶迅速分解、消除。

3. *神经-骨骼肌接头兴奋传递的特点* 接头处的兴奋传递与化学性突触兴奋传递有许多相似之处，引起的终板电位具有局部反应的特征。二者共同点如下。①电位具有等级性。其电位变化大小与前膜释放的递质量成正变关系，而没有“全或无”的特性。②无不应期，有总和现象。③以电紧张形式进行扩布。其不同点如下。①神经-骨骼肌接头兴奋传递是一对一关系，即运动神经纤维每兴奋一次，它所支配的肌细胞也发生一次兴奋。这是因为：一次动作电位到达末梢，可使 200～300 个小泡同步释放近 10^7 个 ACh 分子进入接头间隙，引起的 MPP 进行总和后足以产生动作电位；但在兴奋性突触传递过程中，必须有多个神经冲动到达，使 EPSP 总和达到阈电位水平，才能使突触后神经元兴奋。②每次神经冲动释放的 ACh，在发挥作用后立即被胆碱酯酶分解而失效，以免影响下次神经冲动到来时的效应。③神经-骨骼肌接头通常只释放兴奋性递质，而少有抑制性递质释放；而突触不但释放兴奋性递质，同时也释放抑制性递质。

许多因素均可作用于神经-骨骼肌接头兴奋传递过程的不同环节，以影响正常的神经-肌肉间的传递功能。有些因素可阻碍接头前过程，如肉毒杆菌毒素能阻滞神经末梢释放 ACh；而黑寡妇蜘蛛毒则可促进神经末梢释放 ACh，导致 ACh 耗竭；两者均可引起接头传递阻滞。近年来，从中药川楝皮提取的川楝素，也被证明为接头前拮抗剂。另一些因素则可影响接头后过程，如箭毒和 α-银环蛇毒可特异性地阻断终板膜上 ACh 受体通道，从而阻断接头传递，起松弛肌肉的作用。临床上重症肌无力患者，是由于自身免疫性抗体破坏了终板膜上的 ACh 受体通道，从而导致神经-肌肉传递障碍，出现肌无力。有机磷农药有抑制胆碱酯酶的作用，可造成 ACh 在接头处大量堆积而引发种种中毒症状。

三、神经递质与受体

化学性神经突触的信息传递均以神经递质为媒介物，作用于相应的受体后方能完成。因此，神经递质和受体是化学性突触间信息传递的物质基础。

(一) 神经递质

神经递质(neurotransmitter)是指由前神经元合成并由其末梢释放、能够特异性作用于突触后神经元或效应器细胞上受体并使之产生某些效应的化学物质。作为经典性神经递质，应该具备下列基本条件。①在突触前神经元内具有合成递质的前体物质与酶系统，并能合成相应的神经递质。②递质应有相应的贮存部位即突触小泡；当兴奋到达时小泡内递质能释放进入突触间隙。③在突触后膜应有相应的特异受体，并产生特定的生物效应。④在突触部位存在着能使递质失活的酶或使递质移除的机制。⑤有特异的受体激动剂和拮抗剂，能模拟或阻断递质的传递效应。

与神经递质不同，由神经元产生的另一类化学物质，其本身并不直接触发所支配细胞的效应，不起直接传递信息的作用，而是调节信息传递的效率，增强或削弱递质的效应，这类化学物质被称为**神经调质(neuromodulator)**，并将调质所发挥的作用称为**调制作用(modulation)**。

以往认为每个神经元内只存在和释放一种神经递质，称为**戴尔原则(Dale principle)**。近年来发现，在同一根神经末梢内，有两种或两种以上的递质或调质同时存在，称此现象为**递质共存(neurotransmitter coexistence)**。递质共存的意义在于更好地协调某些生理过程。

迄今已经了解的神经递质和调质已达 100 余种，根据其化学成分可以分为胆碱类、胺类、氨基酸类、肽类、嘌呤类、气体类和脂类等。

1. 外周神经递质　由传出神经末梢所释放的神经递质，称为**外周神经递质**。主要有乙酰胆碱(ACh)、去甲肾上腺素(NE)和肽类。

(1) ACh：凡是末梢释放 ACh 作为递质的神经纤维，称为**胆碱能纤维(cholinergic fiber)**。主要分布在全部交感和副交感神经的节前纤维、绝大多数副交感神经的节后纤维以及交感神经的小部分节后纤维(如支配汗腺、胰腺的节后纤维及支配骨骼肌和腹腔内脏的舒血管纤维)、躯体运动神经纤维等部位。

(2) NE：凡是末梢释放 NE 作为递质的神经纤维，称为**肾上腺素能纤维(adrenergic fiber)**。主要分布在大部分交感神经节后纤维等部位。

(3) 肽类：凡是末梢释放肽类化合物作为递质的神经纤维，称为**肽能纤维(peptidergic fiber)**。主要分布在胃肠道、心血管、呼吸道、泌尿道等器官。特别是胃肠道的肽能神经元，能释放包括降钙素基因相关肽、血管活性肠肽、促胃液素、缩胆囊素、脑啡肽、强啡肽与生长抑素等多种肽类递质。

2. 中枢神经递质　在中枢神经系统内参与突触传递的化学递质，称为**中枢神经递质**。中枢神经递质种类繁杂，多达几十种，根据性质大致可归纳为 ACh、胺类、氨基酸类与神经肽等四大类。其命名多以末梢释放的物质名称而定，其具体作用也随着存在的部位不同而有明显差异。

(1) ACh：胆碱能神经元在中枢神经系统中分布极为广泛。在中枢内 ACh 递质绝大多数表现为兴奋作用。主要分布在脊髓前角运动神经元、脑干网状结构上行激动系统、丘脑后腹核内的特异感觉投射系统、纹状体以及边缘系统的梨状区、杏仁核、海马等脑区。在传递特异性感觉、维持机体觉醒状态,以及调节躯体运动、心血管活动、呼吸、体温、摄食、饮水与促进学习、记忆等生理活动过程中具有重要作用。

(2) 胺类:包括多巴胺、NE、肾上腺素、5-HT和组胺,它们分别组成不同的递质系统。①多巴胺(DA):DA能神经胞体主要位于中脑黑质,纤维分布在黑质纹状体、中脑边缘系统以及结节漏斗部分,是锥体外系重要递质之一。其主要功能与调节肌紧张、躯体运动、情绪活动等有关,多数是起抑制效应。②NE:NE能神经元主要分布在低位脑干,尤其是中脑网状结构、脑桥的蓝斑以及延髓网状结构的腹外侧部分。NE递质系统对睡眠与觉醒、学习与记忆、体温、情绪、摄食行为以及心血管活动等多种功能均有作用,对躯体运动以抑制为主。③5-HT:5-HT能神经胞体主要位于低位脑干近中线区的中缝核群内。5-HT递质与睡眠、情绪、内分泌、心血管等内脏活动有关;此外,它还是脑与脊髓内的一种痛调制递质。④组胺:组胺能神经胞体位于下丘脑后部结节乳头核区,其纤维分布到大脑皮质和脊髓等中枢系统广泛区域,该递质系统可能与觉醒、性行为、腺垂体分泌、饮水、痛觉调节等有关。

(3) 氨基酸类:包括谷氨酸、天冬氨酸、甘氨酸、GABA,前两者为兴奋性氨基酸,后两者为抑制性氨基酸。①兴奋性氨基酸:谷氨酸以大脑皮质、小脑与纹状体的含量最高,脊髓中以背侧部分的含量较多,对中枢神经具有明显的兴奋作用。此外,谷氨酸还具有神经毒或兴奋毒作用。②抑制性氨基酸:甘氨酸主要分布于脊髓、脑干等区域,GABA主要分布在大脑皮质浅层、小脑皮质浦肯野细胞层、黑质、纹状体与脊髓部,对中枢神经元均有抑制性作用。GABA在调节内分泌活动,维持骨骼肌的正常兴奋性以及镇痛、抗焦虑等方面都起到重要作用,并参与了睡眠与觉醒等机制。

(4) 神经肽类:**神经肽(neuropeptide)**是指分布在神经系统能够起到传递信息或调节信息传递作用的肽类物质。迄今已经发现的神经肽达100多种,其中主要有以下几种。①**速激肽(tachykinin)**:包括**P物质(substance P)**、神经肽A、神经肽B、神经肽K、神经肽α、神经激肽A(3~10)等6个成员。比较明确的是P物质,在中枢内以黑质、纹状体、下丘脑、缰核、孤束核、中缝核、延髓和脊髓背角等神经结构的含量较高。P物质是第一级伤害性传入纤维末梢释放的兴奋性递质,它对痛觉传递的第一级突触起易化作用;P物质对心血管活动、躯体运动行为以及神经内分泌活动均有调节作用。②**阿片肽(opioid peptide)**:主要包括**脑啡肽(enkephalin)**、**强啡肽(dynorphin)**和**β-内啡肽(β-endorphin)**。脑啡肽广泛地分布于各脑区与脊髓内,具有很强的镇痛调制和调节心血管活动等作用;强啡肽在脊髓发挥镇痛作用,而在脑内反而对抗吗啡镇痛,它对心血管等许多系统的生理活动也起调节作用。β-内啡肽分布于下丘脑、丘脑、脑干、腺垂体等处,主要起到抑制性调制作用。③下丘脑调节肽和神经垂体肽:下丘脑分泌的调节腺垂体功能的肽类激素称为**下丘脑调节肽(hypothalamic regulatory peptide)**。下丘脑分泌的肽类物质除了调控垂体的功能外,在其他脑区也有分布,特别对感觉传入、运动传出及智能活动等发挥着调节作用。④**脑-肠肽(brain-gut peptide)**:是指在胃肠道和脑内双重分布的肽类物质,主要有缩胆囊素、血管活性肠肽等所谓胃肠道激素,具有调节摄食行为等多种作用。

(5) 其他递质:一氧化氮(NO)是一种气体分子,在神经系统中也起递质作用。NO可通过改变突触前神经末梢的递质释放,从而调节突触功能,具有神经保护作用。此外,脑内的另一种气体分子一氧化碳(CO)也可能作为脑内神经递质而参与调节活动。

3. 递质的代谢　递质代谢包括其合成、贮存、释放、失活、再摄取和再合成等步骤。ACh和胺类递质均在胞质中,在相关合成酶的催化下合成,然后被摄取、贮存在突触小泡内。肽类递质是在基因调控下,通过核糖体的翻译和翻译后的酶切加工等过程完成。递质的消除方式主要有酶促降解和被突触前膜重摄取等。ACh主要经胆碱酯酶(ChE)迅速水解为胆碱和乙酸,胆碱可以被重摄回末梢用于合成新的ACh,乙酸即进入血液。NE大部分被突触前膜重摄贮存小泡内以备再用,小部分被酶破坏失活或消除。肽类递质的消除主要依靠酶的降解。在递质的代谢过程中,递质的生物合成需要原料与相关酶系的催化作用;递质在释放过程中,Ca^{2+}的转移具有重要作用;递质释放发挥生理效应后,递质的迅速失活是防止其作用持续、保持神经冲动正常传递的必要条件。因此,在递质代谢的任何一个环节上发生异常均影响信息的正常传递。

(二) 受体

受体(receptor)是存在于胞膜或胞内,能与某些化学性物质进行特异性结合并诱发生物效应的蛋白质。受体的种类繁多,其分类方法各异。通常是根据与其结合的天然配体分类和命名。例如,凡能与ACh结合的受体称胆碱能受体,凡与NE或肾上腺素结合的受体称肾上腺素能受体,其余类推。

能与受体发生特异性结合并产生相应生物效应的化学物质称为**受体激动剂(agonist)**;若只发生特异结合,而不产生相应生物效应的化学物质则称为**受体拮抗剂(antagonist)**。受体拮抗剂通常在化学结构上与递质有相似之处,可与递质产生竞争性抑制作用,一旦受体与拮抗剂结合后,就很难与相应递质结合,所以此时递质则不能产生特定的效应。临床上一些药物就是通过激动或拮抗某些受体而发挥其药理作用的。

根据受体分布的部位可将受体分为外周性和中枢性两部分,由于中枢内受体分布和效应非常复杂,许多问题尚待深入研究。所以,以下就外周性受体予以重点介绍。

1. 胆碱能受体(cholinergic receptor) 根据其药理特性分类如下。①**毒蕈碱(muscarine)**受体,简称M型受体。②**烟碱(nicotin)**受体,简称N型受体。

(1) M受体:广泛地分布于绝大多数副交感节后纤维支配的效应器(少数肽能纤维支配的效应器除外),以及交感胆碱能节后纤维支配的汗腺、骨骼肌的血管壁上。目前已分离出M_1～M_5受体5种亚型,均为G蛋白偶联受体。ACh与M受体结合后,可产生一系列自主神经节后胆碱能纤维兴奋的效应,出现心脏活动的抑制、支气管、胃肠道平滑肌、膀胱逼尿肌和瞳孔括约肌等兴奋、消化腺与汗腺的分泌以及骨骼肌血管的舒张等,这种效应称为毒蕈碱样作用,又称M样作用。该作用可被受体拮抗剂阿托品阻断。

(2) N受体:N受体又分为N_1和N_2两种亚型,两种受体均是ACh门控(化学门控)通道。为了区别上述两种受体,现将N_1受体称为**神经元型N受体(neuronal type nicotinic receptor)**,它分布于中枢神经系统内和自主神经节的突触后膜上,ACh与之结合可引起节后神经元兴奋;而将N_2受体称之为**肌肉型N受体(muscle type nicotine receptor)**,分布在神经-肌接头的终板膜上,ACh与之结合可使骨骼肌兴奋。ACh与这两种受体结合所产生的效应称为烟碱样作用,又称N样作用。六烃季铵是N_1型受体拮抗剂、十烃季铵是N_2型受体拮抗剂,而氯筒箭毒碱能同时阻断这两种受体的功能。

2. 肾上腺素能受体(adrenergic receptor) 凡是能与**儿茶酚胺(catecholamine, CA)**类物质相结合的受体,均称为肾上腺素能受体。该类受体可分为α与β两种类型。α受体又可分为α_1和α_2受体两个亚型,β受体则能分为β_1、β_2和β_3受体三个亚型。所有的肾上腺素能受体都属于G蛋白偶联型受体。由于受体存在部位及类型不同,所以产生的生物效应各异(见第十一节,表13-4)。

(1) α受体:一般认为α_1受体分布于肾上腺素能神经所支配的效应器细胞膜上。在外周组织中,α_1受体主要定位于平滑肌,以产生兴奋性效应为主,促进皮肤、胃肠与肾脏等内脏血管收缩、子宫收缩和扩瞳肌收缩等,但对小肠平滑肌产生抑制作用。近年来,发现心肌细胞膜也存在α_1受体,它可介导儿茶酚胺的缓慢正性变力作用。α_2 受体主要分布于肾上腺素能纤维末梢的突触前膜上，对突触前 NE 的释放进行反馈调节。**哌唑嗪(prazosin)**和**育亨宾(yohimbine)**分别能选择性阻断 α_1 和 α_2 受体而产生降压作用；而**酚妥拉明(phenotolamine)**可同时阻断 α_1 与 α_2 两种受体。

(2) β受体：β_1 受体主要分布于心脏组织中，具有兴奋性效应。在生理状态下心脏的 β_1 受体作用占优势，以至掩盖了心脏 α_1 受体的作用；只有在 β_1 受体功能抑制时，α_1 受体对心脏功能活动的调节才能显现出来。β_2 受体主要分布在平滑肌，其效应是抑制性的，使支气管、胃肠道、子宫以及冠状动脉、骨骼肌血管等平滑肌舒张。阿替洛尔为 β_1 受体拮抗剂，临床上可用于治疗高血压、缺血性心脏病及快速性心律失常等。普萘洛尔是临床上常用的非选择性β受体拮抗剂，它对 β_1 和 β_2 两种受体均有阻断作用。心动过速或心绞痛等心脏病患者应用普萘洛尔可降低心肌代谢与活动，达到治疗目的；但对支气管具有兴奋作用。

在不同效应器上分布的肾上腺素能受体种类不同，有的仅有α受体或β受体，有的则两种受体共存。因此，当肾上腺素能神经兴奋时，效应器可表现为兴奋，也可能为抑制；此外，α受体和β受体不仅对交感神经递质发生反应，对血液中存在的儿茶酚胺类物质也发生反应；但它们对不同类型受体的结合能力有所不同。NE 对α受体作用强，而对β受体作用较弱；肾上腺素对α与β受体作用都强；异丙肾上腺素主要对β受体作用强烈。

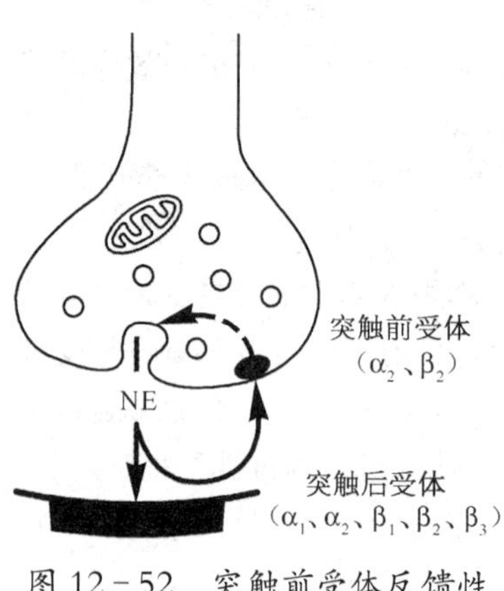

图 12-52 突触前受体反馈性调节递质释放示意图

3. 突触前受体(presynaptic receptor) 受体一般存在于突触后膜，但也可以分布在突触前膜(图 12-52)，称为突触前受体。其主要作用是调节突触前神经末梢递质的释放量。例如，肾上腺素能纤维末梢的突触前膜上，存在着 α_2 受体和 β_2 受体。当 α_2 受体被激活时抑制末梢 NE 释放；β_2 受体激活时，则促进 NE 的释放。但是以负反馈形式调节 NE 的释放为主。

4. 中枢受体 由于中枢神经递质种类复杂，其相应的受体也非常之多。除胆碱能 M 型与 N 型受体以及肾上腺素能α型与β型受体外，还有 DA 受体、5-HT 受体、兴奋性氨基酸受体、抑制性氨基酸受体、神经激肽类、阿片类以及腺苷类受体等，其中绝大部分为 G 蛋白偶联受体。多巴胺受体现已克隆到 D_1～D_5 五种亚型。5-HT 受体已知的有 5-HT_1～5-HT_7 共 7 种类型受体。兴奋性氨基酸中谷氨酸受体包括促代谢型受体与促离子型受体两种类型，前者已发现有十一种亚型，后者可分为三种亚型。抑制性氨基酸中的 GABA 受体分为 A、B 两种亚型。神经激肽受体已经克隆出三种；阿片受体已确定的有 μ、δ、κ 三种受体。上述各种受体也有其相应的拮抗剂。总之，中枢内受体系统中的不明之处较多，尚待阐明。

第八节 神经中枢活动的一般规律

一、反射活动与反射中枢

存在于中枢神经系统内，调节某一特定生理功能活动的神经元群，称为**反射中枢(reflex center)**，即反射弧的中枢部分。根据所调节生理功能的复杂程度不同，反射中枢其范围差异很大。通常简单反射活动其中枢范围较窄，复杂的生命活动调节的中枢范围则非常广泛。前者如膝跳反射中枢在脊髓同一节段完成，也称**单突触反射**(monosynaptic reflex)；后者如呼吸活动调节，涉及到延髓、脑桥、下丘脑以及大脑皮质等，称**多突触反射**(polysynaptic reflex)。反射中枢在完成反射的过程中，绝非是单纯的传入与传出神经的中转联系，而是起到综合、分析、整理传入信息，并且决定传出信息性质的重要部位。反射中枢活动不但通过传出神经元直接控制效应器活动，也可以通过神经内分泌形式调节效应器的活动。

二、中枢神经元的联系方式

反射中枢所进行的各种复杂的调节活动，是以突触构成非常复杂而多样化的联系方式为基础的，其间的主要联系方式可归纳为以下几种(图 12-53)。

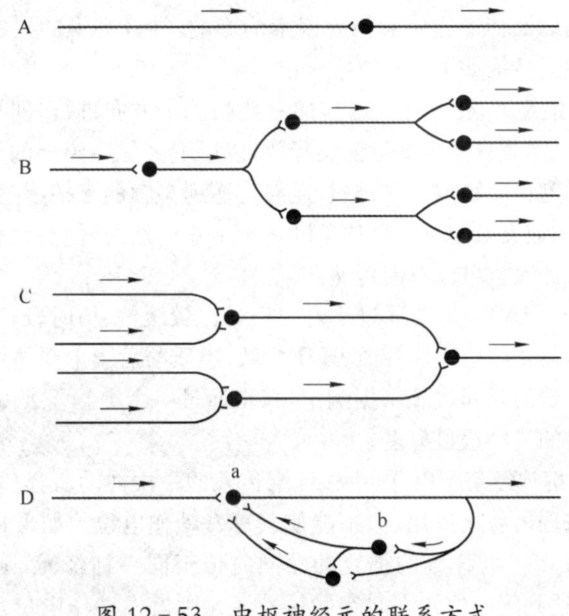

图 12-53 中枢神经元的联系方式

A. 单线式；B. 辐散式；C. 聚合式；D. 链锁式与环式

1. 单线式联系 一个突触前神经元只和一个突触后神经元进行联系。这种联系形式在传递信息上能够保持其精确性。例如，视网膜中央凹部分的双极细胞与神经节细胞之间的联系。但是机体内真正的单线联系很少见，所以会聚程度较低的突触联系也可视为单线联系。

2. 辐散式与聚合式联系 一个神经元的轴突通过其分支分别与许多神经元建立突触联系，称为**辐散式**(divergence)联系。这种联系可以逐级分散开去，从而把信息传给多个神经元，引发许多其他神经元同时兴奋或抑制以扩大影响范围。辐散式联系在感觉传导途径上多见。**聚合式**(convergence)联系是指多个神经元末梢与同一个神经元建立的突触联系。此种联系可以将来自不同神经元的兴奋和抑制在同一神经元上进行整合，引起后者兴奋或抑制。聚合式联系在运动传出途径中多见。

3. 链锁式与环式联系 一个神经元的轴突侧支可通过与多个中间神经元联系再返回到原来的神经元建立突触联系，形成**环式**(recurrent cirouit)或**链锁式**(chain circuit)联系。这种联系在神经活动中的作用取决于中间神经元的性质，当兴奋通过兴奋性中间神经元构成的突触联系时，其兴奋可得到加强或延长，起正反馈作用；如果有抑制性中间神经元参与，则由于返回抑制作用使原来神经元活动减弱或停止，起到负反馈作用。某些神经元后发放活动就是以这种复杂的联系作为结构基础的。

此外，在中枢神经系统内还存在大量短突神经元，它们并不投射到远距离部位，只在一中枢部位内起联系作用，称**局部回路神经元(local circuit neurons)**，如脊髓内的闰绍细胞等。由局部回路神经元及其突起构成的神经联系，称为**局部神经元回路(local neurons circuit)**。这种联系使神经元间的整合变得更加精细、准确。

三、反射中枢内兴奋传递的特征

传递与传导不同，传导是在有原生质联系的同一组织上进行，而传递是在两个没有原生质联系的组织间进行。兴奋在中枢内传递时，必须通过突触。由于突触本身的结构多样性、中间神经元之间的复杂联系等特点，以及神经递质参与等因素的影响，神经突触的兴奋传递要比神经纤维的兴奋传导复杂得多，其主要特征如下。

1. *单向传递*　通常情况下，化学性突触传递只能朝一个方向进行，即从突触前末梢传向突触后神经元。这是由于神经递质只能由突触前膜释放，以影响突触后膜上的受体。但近年来的一些研究表明，突触后的靶细胞也能释放一些物质，逆向传递到突触前末梢，与突触前膜受体结合后调节递质释放功能。故从沟通突触前后信息的角度来看是双向性的，但与兴奋传递无直接关系。电突触由于结构无极性，因此兴奋可以双向传递。

2. *中枢延搁(central delay)*　兴奋通过反射中枢时比较缓慢、历时较长，称为中枢延搁。这是由于化学性突触传递时，需要经历递质释放、递质弥散、递质与后膜上受体结合后引起离子通道活动等一系列过程，因此耗费的时间较长。据测定，兴奋通过一个突触需要 0.3～0.5 ms，兴奋传递所需时间愈长，提示经过的突触数目愈多。

3. *总和现象*　在中枢神经系统内，由单根纤维传入的一次冲动所释放的递质量很少，仅能引起突触后膜局部兴奋，表现出易化作用，但不能使其爆发动作电位。如果在同一纤维上有多个神经冲动相继传入，或者许多传入纤维的神经冲动同时传至同一神经元，则每个冲动各自产生的EPSP就能叠加起来，当达到阈电位水平时突触后神经元则爆发动作电位，这一过程，称为兴奋总和。前者称为时间总和，后者称为空间总和。若传入纤维是抑制性的，将发生抑制的总和。此外，当兴奋与抑制信息同时到达同一个神经元时，后膜活动则取决于 EPSP 与 IPSP 的代数和，这属于另外一种总和。

4. *兴奋节律的改变*　中枢神经信息传递不但通过突触，而且还要经过性质不同的中间神经元的联系，所以作为最后公路的突触后神经元的兴奋节律，将取决于中间联络神经元或总和后的突触后电位性质。所以当测定传入神经与传出神经兴奋传递过程中的放电频率时，两者往往不同，称此现象为兴奋节律改变。

5. *后发放(after discharge)*　当停止刺激某一传入神经后，该传出神经仍继续发放冲动，称为后发放。兴奋性中间神经元的环状联系是产生后发放的主要原因之一。此外，在各种反馈活动中，如运动中枢发动骨骼肌收缩时，骨骼肌内肌梭感受器不断地发出传入冲动，将骨骼肌被牵拉状态的信息及时传入中枢，以反馈性调节和维持原先的反射活动的准确性，这也属于后发放功能活动。

6. *对内环境变化的敏感和易疲劳*　由于突触传递是以递质为媒介进行的，而递质的合成、释放、与受体结合以及分解灭活等需要大量的酶系和离子参与，所以极易受到内环境理化因素变化的影响。例如，酸中毒、缺氧等可明显降低突触传递活动，甚至出现昏迷；而碱中毒时，突触传递活动增强，甚至引起惊厥。此外，递质的合成不但需要各种原料而且需要一定的时间，因此当突触前神经元反复受到较高频率的刺激时，由于递质合成不及或贮存递质大量消耗，突触后神经元发放的冲动会逐渐减少或消失，这一现象称突触传递的疲劳。疲劳的出现，是防止中枢过度兴奋的一种保护性机制。临床上可以应用抑制递质合成，或促进递质缓慢性释放使其耗竭等方法治疗高血压等疾病。

四、中枢抑制

中枢抑制(central inhibition)与中枢兴奋一样，都是中枢内一种主动的生理性活动。在任何反射活动中，兴奋与抑制二者的对立统一是反射活动协调的基础。中枢抑制形式根据抑制部位可分为突触后抑制和突触前抑制；根据电位变化性质又可分为超极化抑制和去极化抑制。

1. *突触后抑制*(postsynaptic inhibition) 是通过抑制性中间神经元释放抑制性递质，使突触后膜产生 IPSP 而呈现抑制效应。突触后抑制可分为传入侧支性抑制与回返性抑制两种形式。

(1) **传入侧支性抑制(afferent collateral inhibition)**：传入神经进入中枢后，一方面直接兴奋某一中枢神经元，产生传出效应；同时经侧支兴奋另一抑制性中间神经元，转而抑制另一中枢神经元的活动，这种抑制称为传入侧支性抑制，又称**交互抑制(reciprocal inhibition)**。例如，引起屈反射的传入神经进入脊髓后，一方面可直接兴奋屈肌运动神经元，另外经侧支兴奋抑制性中间神经元，通过后者活动抑制伸肌运动神经元，以便在屈肌收缩的同时使伸肌舒张(图 12－54)。这种抑制形式的意义是保证两个功能相互拮抗中枢的活动协调。

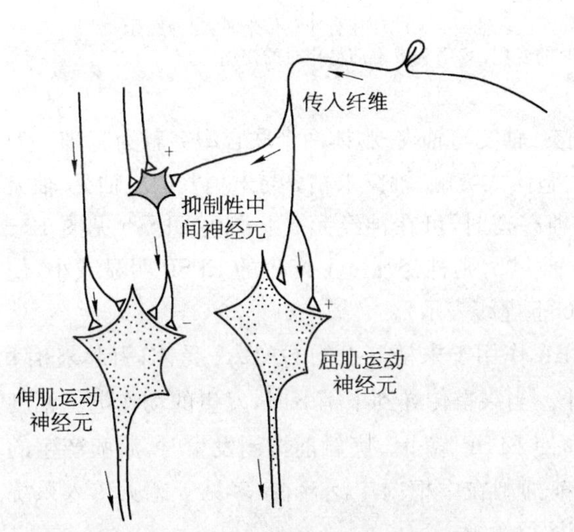

图 12－54 传入侧支性抑制模式图

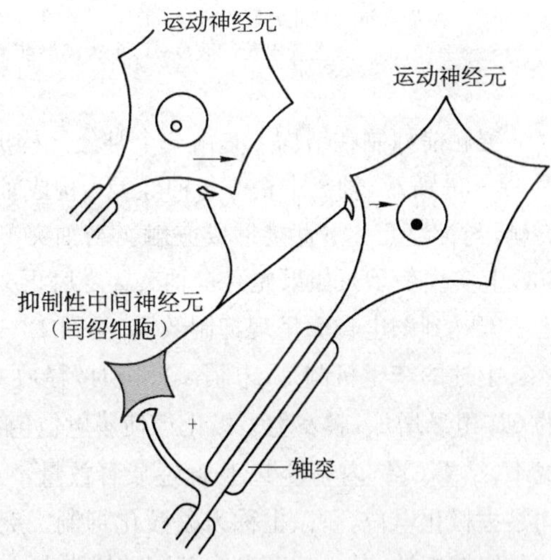

图 12－55 回返性抑制模式图

图中黑色神经元为抑制性中间神经元(闰绍细胞)

(2) **回返性抑制(recurrent inhibition)**：中枢神经元兴奋冲动沿轴突传出时，通过其轴突侧支返回兴奋另一抑制性中间神经元，后者释放抑制性递质抑制原先发动兴奋的神经元及同一中枢的其他神经元，称为回返性抑制。例如，脊髓前角 α 运动神经元传出兴奋发动骨骼肌运动同时，发出返回侧支与闰绍细胞形成兴奋性突触，后者释放抑制性递质甘氨酸，抑制始发运动的 α 神经元的活动(图 12－55)，这是一种负反馈抑制。其意义在于及时终止神经元的兴奋，并促使同一中枢内许多神经元的活动步调一致。药物士的宁或破伤风毒素可破坏闰绍细胞的功能，阻断回返性抑制，而导致骨骼肌痉挛。

2. 突触前抑制(presynaptic inhibition)　抑制部位发生在突触前膜的一种抑制形式。如前所述,信息的传递实质是递质引发突触后膜产生动作电位,后膜能否产生动作电位关键在于前膜递质释放量的多少,而递质的释放量与前膜静息电位绝对值大小密切相关。突触前抑制就是通过减少前膜静息电位值,进而使前膜递质释放减少实现的(图 12-56)。

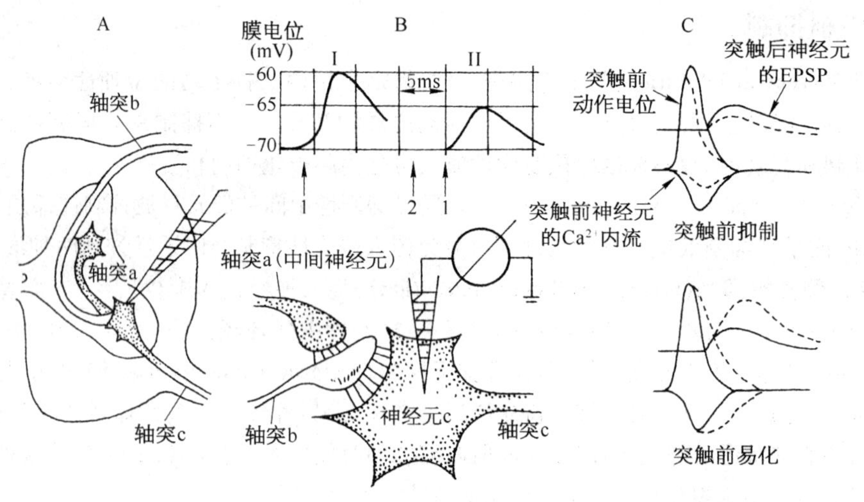

图 12-56　突触前抑制和突触前易化的神经元联系方式

A 及 B 下为神经元联系方式；B 上图中的Ⅰ和Ⅱ分别代表轴突 a 无冲动和有冲动传来时,在神经元 c 上膜电位的改变；C 上为突触前抑制时的变化；C 下为突触前易化时的变化

突触前抑制在结构上是由 3 个神经元构成轴突-轴突与轴突-胞体两个联合型突触为基础。如图 12-56 所示,轴突末梢 b 与神经元 c 构成轴突-胞体式突触,轴突末梢 a 与末梢 b 构成轴突-轴突突触,与神经元 c 不直接形成突触。当轴突 b 单独兴奋时,可在神经元 c 上产生 EPSP(见图 12-56C 上实线表示);如果先兴奋轴突 a 之后再兴奋轴突 b,则神经元 c 上产生的 EPSP 明显减小,使之不能达到阈电位而呈现抑制效应(见图 12-56C 上虚线表示)。

上述的产生机制是,末梢 a 兴奋时,释放 GABA 作用于末梢 b 上的 $GABA_A$ 受体,引起末梢 b 的 Cl^- 电导增加,膜发生去极化致使膜电位值减小。当兴奋传导到末梢 b 时,发生的动作电位幅度减小,结果 Ca^{2+} 内流量少,由此递质释放量不足而使 EPSP 减小。突触前抑制发生时,后膜产生的均是去极化电位,所以也称为去极化抑制。突触前抑制在中枢内广泛存在,多见于感觉传入系统的各级转换站,其生理意义在于调节感觉传入活动。

第九节　神经系统的感觉功能

一、脊髓的感觉传导通路

脊髓是躯体感觉传入通路的重要环节。**躯体感觉(somesthesia)**包括浅感觉和深感觉两大类,浅感觉又包括触-压觉、温度觉和痛觉;深感觉又称**本体感觉(proprioception)**,主要包括位置觉和运动觉。躯体感觉的传入通路一般由三级神经元组成。第一级神经元的胞体位于脊神经节或脑神经节内;第二级神经元位于脊髓后角或脑干神经核内;第三级神经元位于丘脑。来自各种感受器的神经冲动,除头面部的通过脑神经传入到中枢外,其他的均经脊神经后根进入脊髓。浅感觉在脊髓后角更换神经元后经白质前连合交叉至对侧,在脊髓前外侧部上行。其中,传导痛觉和温度觉的纤维行走于外侧而形成脊髓丘脑侧束;传导粗略触-压觉的纤维大部分交叉至对侧,形成脊髓丘脑前束。脊髓丘脑束上行终止于丘脑背侧部的腹后外侧核。深感觉进入脊髓后,沿同侧后索上行,在延髓下部的薄束核和楔束核更换神经元,由此发出的纤维交叉至对侧,组成内侧丘系,上行到达丘脑的腹后外侧核。由此可见,浅感觉传导路与深感觉传导路的区别是:浅感觉传导路是先交叉后上行;深感觉传导路是先上行后交叉(图 12-57)。所以,在脊髓半离断时,离断水平以下对侧躯体出现痛觉、温度觉和粗略触-压觉等浅感觉障碍,而在离断的同侧发生本体感觉和精细触-压觉等感觉障碍。此外,还伴有同侧的运动麻痹,临床上称为脊髓半切综合征。

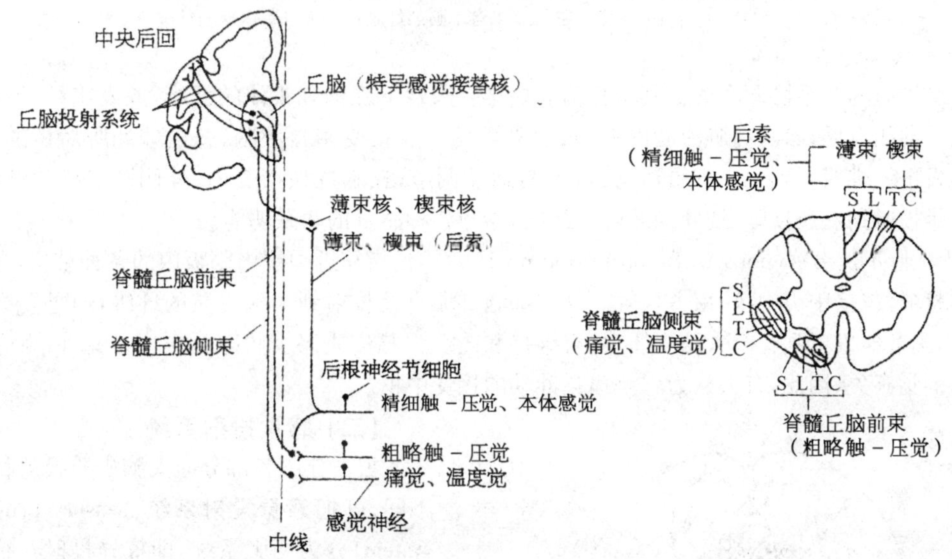

图 12-57　四肢和躯干的体表感觉传导通路及脊髓横断面示意图

S:骶;L:腰;T:胸;C:颈

二、丘脑及其感觉投射系统

(一) 丘脑的核团

丘脑是除嗅觉外的各种感觉传入通路的重要中继站,并对感觉进行初步的分析和综合。各种感觉传导路上行至丘脑更换神经元,然后投射到大脑皮质。丘脑的核团可分为以下三大类(图 12-58)。

1. 特异感觉接替核(specific sensory relay nucleus)　主要有腹后核(包括腹后内侧核和腹后外侧核)、内侧膝状体和外侧膝状体。它们接受第二级感觉投射纤维,换元后投射到大脑皮质感觉区。腹后核是躯体感觉的中继站,来自躯体不同部位的纤维在腹后核内换元。其中腹后外侧核接受来自躯干四肢部位的传入纤维;腹后内侧核接受来自头面部的传入纤维。内侧膝状体和外侧膝状体分别是听觉和视觉传导通路的换元站。

2. 联络核(associated nucleus)　主要有丘脑前核、腹外侧核和丘脑枕核。它们接受来自特异感觉接替核和其他皮质下中枢的纤维,换元后投射到大脑皮质的特定区域,其功能与各种感觉在丘

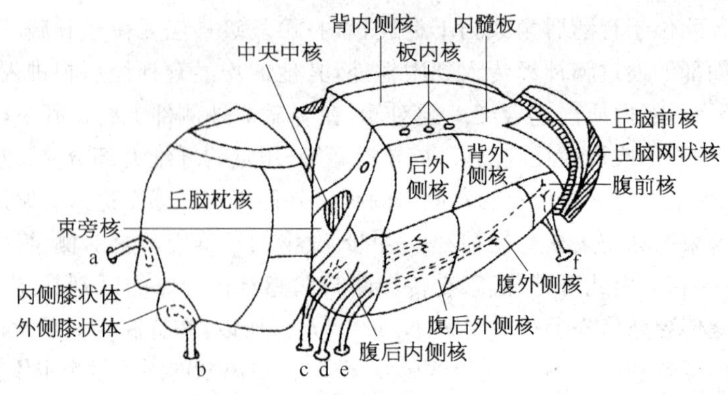

图 12－58　丘脑主要核团示意图

a. 听觉传来的纤维；b. 视觉传来的纤维；c. 来自头面部的感觉纤维；
d. 来自躯干四肢的感觉纤维；e. 来自小脑的纤维；f. 来自苍白球的纤维

脑和大脑皮质的联系协调有关。其中丘脑前核接受来自下丘脑乳头体的纤维，并发出纤维投射到大脑皮质的扣带回，参与内脏活动的调节；腹外侧核主要接受来自小脑、苍白球和腹后核的纤维，而后再发出纤维投射到大脑皮质运动区，参与运动调节；丘脑枕核接受内、外侧膝状体的纤维，再发出纤维投射到皮质顶叶、枕叶和颞叶联络区，参与各种感觉的联系功能。

3. 非特异投射核(nonspecific projection nucleus)　是指靠近中线内髓板内的各种结构，主要是髓板内核群，包括中央中核、束旁核等。这些细胞群无直接投射到大脑皮质的纤维，通过多突触换元接替，弥散地投射到整个大脑皮质，具有维持和改变大脑皮质兴奋状态的作用。此外，束旁核还可能与痛觉有关，因此，有人认为它是痛觉冲动的接受中枢。

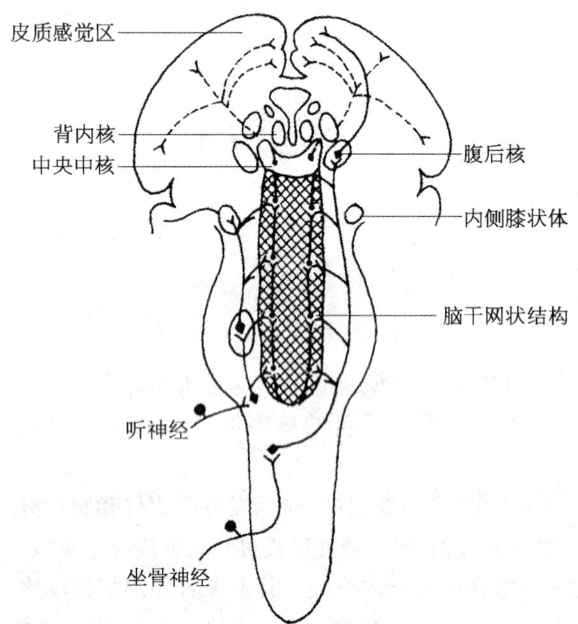

图 12－59　感觉投射系统示意图

实线代表特异投射系统；虚线代表非特异投射系统

(二) 感觉投射系统

根据丘脑各部分向大脑皮质投射特征的不同，可把**感觉投射系统(sensory projection system)**分为两大系统，即特异投射系统和非特异投射系统(图 12－59)。

1. 特异投射系统(specific projection system)　是指丘脑特异感觉接替核及其投射至大脑皮质特定区域的神经通路。投射纤维主要终止于皮质的第四层，形成丝球状结构，与该层内的神经元构成突触联系，引起特定感觉。每一种感觉的投射路径都具有专一性、点对点的投射关系。另外，这些投射纤维通过若干中间神经元接替，与大锥体细胞构成突触联系，从而激发大脑皮质发出传出冲动。联络核在结构上大部分也与大脑皮质有特定的投射关系，因此也归属于该系统，主要起联络和协调作用。

2. 非特异投射系统(nonspecific projection system)　是指非特异投射核及其投射至大脑

皮质广泛区域的神经通路。

该系统通路的路径是感觉传导路的第二级感觉纤维经过脑干时，发出许多侧支与脑干网状结构发生突触联系，经多次换元，各种来源的兴奋互相会聚，形成共同的通路抵达丘脑的髓板内核群，然后弥散地投射到大脑皮质广泛区域。因此失去了专一的投射途径，与皮质不具有点对点的投射关系。该系统的上行纤维进入皮质后分布于各层内，以游离末梢的形式与皮质神经元的树突构成突触联系，其主要功能是维持和改变大脑皮质的兴奋状态。

动物实验表明，破坏动物中脑头端的网状结构，仍保留特异投射系统的完整，动物即进入持久的昏睡状态；若在中脑水平切断特异感觉通路而不损害内侧网状结构，则动物仍处于清醒状态。表明在脑干网状结构内存在具有上行激活大脑皮质起唤醒作用的功能系统，称**网状结构上行激动系统（ascending reticular activating system，ARAS）**。ARAS 就是通过非特异性投射系统来发挥作用的。由于这一系统是多突触接替的上行系统，因而易受药物影响，如巴比妥类药物的催眠作用和一些全身性麻醉药的作用，可能是由于阻断了 ARAS 的传递而产生的结果。

正常情况下，特异性投射系统和非特异性投射的功能相互协调和配合，使大脑皮质处于觉醒状态，从而产生特定感觉。

三、大脑皮质的感觉分析功能

大脑皮质是人体感觉的最高级中枢，各种感觉传入冲动投射到大脑皮质的不同区域，通过大脑皮质的分析与综合，从而产生不同的感觉。因此，大脑皮质有着不同的感觉功能定位，即大脑皮质存在着不同的感觉功能代表区。

（一）体表感觉区

体表感觉代表区有第一和第二两个感觉区，第一感觉区更为重要。

1. 第一感觉区　大脑皮质的中央后回为**第一感觉区（somatic sensory area Ⅰ）**，相当于 Brodmann 分区的 3－1－2 区。该感觉区产生的感觉定位明确。其感觉投射有如下规律。①躯干、四肢部分的感觉为交叉性投射，即躯体一侧的传入冲动投射到对侧大脑皮质，但头面部感觉的投射是双侧性的。②投射区域的空间总体安排是倒置的，即下肢的代表区在中央后回的顶部，其中膝以下的代表区在半球的内侧面，上肢的代表区在中央后回的中间部，而头面部则在底部。但头面部代表区内部安排是正立的。③投射区域的大小与感觉的分辨程度有关，分辨愈精细的部位，代表区愈大，如拇指、示指和口唇的代表区面积较大，相反，躯干的代表区则较小（图 12－60）。

各类感觉传入的投射也有一定的分布规律。中央后回从上到下分别接受来自下肢、上肢以及头面部的躯体感觉投射；从前到后则依次接受来自肌肉牵张感觉、慢适应感觉、快适应感觉以及关节、骨膜、筋膜等感觉的投射。

此外，感觉皮质还具有可塑性，表现为感觉区神经元之间的广泛联系可发生较快的改变，表明大脑具有较好的适应能力。动物实验表明，当截去猴的一个手指，该被截手指的皮质感觉区将会被其邻近手指的代表区所占据。反之，若切除皮质上某手指的代表区，则该手指的感觉会投射到被切除的代表区的周围皮质。

2. 第二感觉区　在人和高等动物的脑，**第二感觉区（somatic sensory area Ⅱ）**位于中央前回与脑岛之间，面积较小。区内的投射是双侧性，安排呈正立位，但身体各部分的代表区不如中央后回那么完善和具体。人脑第二感觉区受到损伤并不产生显著的感觉障碍，但接受痛觉传入的投射，有人认为与痛觉有关。

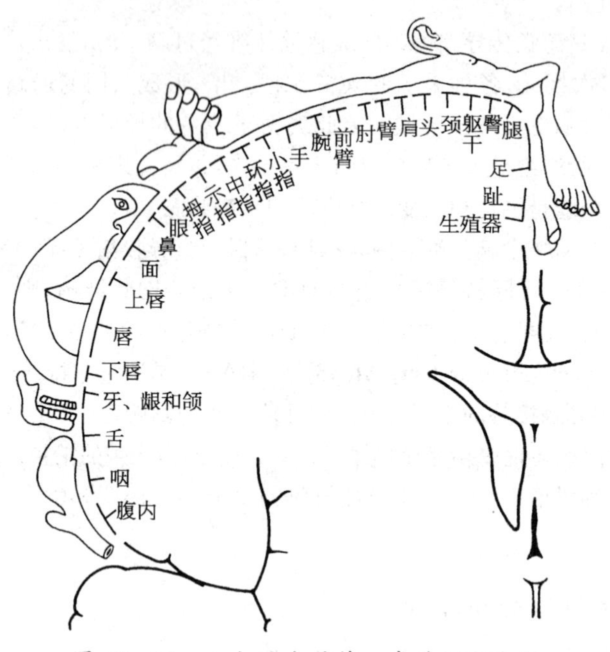

图 12－60 人大脑皮质第一感觉区示意图

(二) 本体感觉区

中央前回(4 区)既是运动区,也是本体感觉的投射区。运动区与感觉区相互重叠的部位,称为**感觉运动区(sensorimotor area)**。它们接受来自肌肉、肌腱和关节等处的感觉信息,以感知身体在空间的位置、姿势以及身体各部分在运动中的状态。

(三) 内脏感觉区

内脏感觉投射的范围较弥散。第一感觉区的躯干与下肢部位有内脏感觉区,第二感觉区、运动辅助区及边缘系统的皮质部位也包括内脏感觉的投射区。

(四) 特殊感觉

1. 视觉(vision) 视觉代表区位于大脑半球内侧面枕叶皮质的距状裂之上、下缘(17 区)。视觉传导路的传导特点是:来自两眼鼻侧视网膜的视神经纤维交叉而形成视交叉,来自颞侧视网膜的纤维则不交叉。因此,右眼颞侧和左眼鼻侧视网膜的纤维汇集成右侧视束,左眼颞侧和右眼鼻侧视网膜的纤维汇集成左侧视束,分别投射到同侧外侧膝状体,再经同侧膝状体距状束投射到同侧视皮质。因此,当一侧视皮质受损可造成两眼对侧偏盲,双侧视皮质受损时可导致全盲。另外,视网膜各部分在视皮质也有投射规律,即上半部投射到距状裂上缘,下半部投射到距状裂下缘,中央凹黄斑区投射到距状裂后部,周边区投射到距状裂前部(图 12－61)。

2. 听觉(hearing) 听觉的大脑皮质代表区位于颞横回和颞上回(41 和 42 区)。听觉传导路的传导特点是双侧性,即一侧皮质代表区接受双侧耳蜗听觉感受器传来的冲动。因此,当一侧代表区损伤时,不会产生明显的听觉障碍。另外,不同音频的感觉信号在听觉皮质的投射也有相应的区域。

3. 嗅觉和味觉 **嗅觉(olfaction)**大脑皮质代表区位于边缘叶前底部,包括梨状区皮质的前部和杏仁的一部分。嗅皮质随进化而渐趋缩小。嗅信号可通过前连合从一侧脑传向另一侧,但两侧嗅皮质并不对称。此外,通过与杏仁、海马的纤维联系引起嗅觉的记忆和情绪活动。

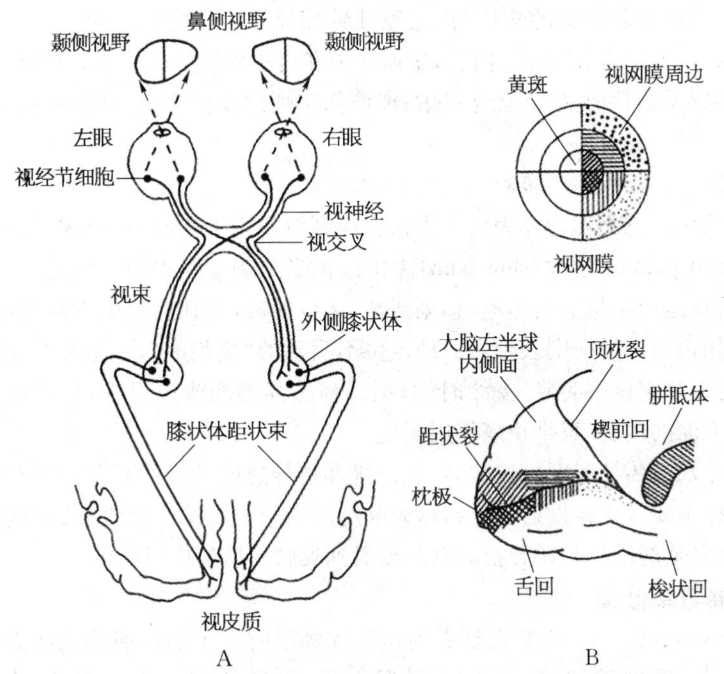

图 12-61　视觉传入通路及视网膜各部分在视皮质投射规律的示意图

A. 视觉传入通路；B. 视网膜各部分在视皮层的投射规律

味觉(gustation)大脑皮质代表区位于中央后回底部(43 区)和岛叶。味信息的处理可能在孤束核、丘脑和味皮质等不同区域。其中有些神经元仅对单一味觉发生反应，有些还对别的味觉或其他刺激发生反应，表现为一定程度的信息整合。

四、痛觉

痛觉(pain)是由**伤害性刺激(noxious stimulus)**作用于机体所引起的主观感觉，常伴有不愉快或厌恶的情绪和自主神经反应。痛觉可向机体提供遇到危险时的警报信号，因而具有保护意义。根据伤害性刺激发生的部位可将痛觉分为躯体痛和内脏痛，躯体痛又分为体表痛和深部痛。

(一) 疼痛的产生

引起痛觉的感受器称为**伤害性感受器(nociceptir)**，现在已公认，伤害性感受器是游离神经末梢。根据刺激性质的不同，一般将伤害感受器分为以下三类。

1. *机械伤害性感受器*(mechanical nociceptor)　只对强的机械刺激产生反应，特别对针尖刺激敏感。

2. *机械温度伤害性感受器*(mechanothermal nociceptor)　对机械刺激产生中等程度的反应，但对温度刺激敏感，在 40～51 ℃范围内，随温度升高发生反应呈递增现象。

3. *多觉型伤害性感受器*(polymodal nociceptor)　对机械、温热的和化学的等多种不同伤害性刺激均能产生反应。数量较多，广泛分布于皮肤、骨骼肌、关节和内脏器官。

由于伤害性感受器以多觉型为多，且分布广泛，因此，一般认为伤害性感受器的特异性不高，也就是说，任何刺激只要达到一定程度均可使伤害性感受器兴奋。另外伤害性感受器不易出现适应，从而使人体不会因适应伤害性刺激而失去报警意义。

致痛物质是引起痛觉的重要物质，包括外源性和内源性化学物质。当机体受到伤害性刺激时，由受损的细胞释放引起痛觉的物质，称内源性致痛物质。致痛物质包括 H^+、K^+、5-羟色胺(5-HT)、缓激肽、前列腺素、P物质、白三烯、血栓素和血小板激活因子等，当致痛物质达到一定浓度时，或使伤害性感受器致敏，引起痛觉过敏；或使伤害性感受器兴奋，产生痛觉传入冲动，传入中枢引起痛觉。

(二) 体表痛

发生在体表的疼痛感觉称为体表痛。当伤害性刺激作用于皮肤时，可先后出现两种性质不同的痛觉，即**快痛(fast pain)**和**慢痛(slow pain)**。快痛在受到刺激时很快发生，是一种尖锐而定位清楚的"刺痛"，其特点是产生与消失迅速，感觉清楚，定位明确，常伴有反射性屈肌收缩，吗啡对快痛无止痛作用或作用很弱。慢痛则表现为一种定位不明确的"烧灼痛"，一般在受刺激后 0.5～1.0 s 才被感觉到，其特点是定位不明确，持续时间较长，痛感强烈而难以忍受，常伴有不愉快的情绪及心血管和呼吸等方面的改变，吗啡止痛作用明显。

快痛和慢痛分别由传导速度较快的 A_δ 类纤维和传导速度较慢的C类纤维传导，因此，快痛先于慢痛出现。快痛主要经特异投射系统到达大脑皮质的第一和第二感觉区；而慢痛主要投射到扣带回。此外，许多痛觉纤维经非特异投射系统投射到大脑皮质的广泛区域。

(三) 内脏痛与牵涉痛

1. 内脏痛(visceral pain)　内脏器官受到伤害性刺激时产生的疼痛感觉称为内脏痛。内脏中主要是痛觉感受器，温度觉和触-压觉感受器很少，无本体感受器。因此，**内脏感觉(visceral sensation)**主要是痛觉。

研究表明，有些内脏具有确切的伤害性感受器，如心肌和睾丸；空腔脏器是否存在伤害性感受器，目前尚不十分清楚。

内脏痛是临床上常见的症状，常由机械性牵拉、痉挛、缺血和炎症等刺激所致。内脏痛与体表痛相比有其本身的特点。①定位不明确。因此，病人常不能说出所发生疼痛的准确位置。②发生缓慢，持续时间较长，即主要表现为慢痛。③中空内脏器官(如胃、肠、胆囊和胆管等)壁上的感受器对切割、烧灼等通常易引起皮肤痛的刺激不敏感，而对机械性牵拉、痉挛、缺血、炎症及化学性刺激十分敏感。④常引起不愉快的情绪活动，并伴有恶心、呕吐和心血管、呼吸活动改变。

内脏疾患除了引起患病脏器本身的疼痛外，还能引起邻近体腔壁骨骼肌的痉挛和疼痛。此外，胸膜或腹膜受到炎症等刺激时，由于体腔壁浆膜受到刺激而产生疼痛，称为**体腔壁痛(parietal pain)**。这种疼痛与躯体痛相类似，是由躯体神经传入所致，所以疼痛定位明确。

2. 牵涉痛(referred pain)　某些内脏疾病往往引起体表特定部位发生疼痛或痛觉过敏，这种现象称为牵涉痛。例如，心肌缺血时可出现心前区、左肩和左上臂的疼痛；阑尾炎发病初期，常出现上腹部或脐周疼痛；胆囊炎、胆石症发作时，可感觉右肩胛区疼痛；患胃溃疡和胰腺炎时，会出现左上腹和肩胛间区疼痛；肾结石则可引起腹股沟区疼痛等。了解牵涉痛的部位与相应内脏的联系，对诊断某些内脏疾病具有重要参考价值。

牵涉痛的产生机制目前通常用**会聚学说(convergence theory)**和**易化学说(facilit-ation theory)**加以解释。会聚学说认为，发生牵涉痛的体表部位和病变内脏的传入纤维会聚到脊髓同一水平的同一后角神经元，并通过一共同的通路上传入脑。因为疼痛刺激多来源于体表部位，大脑皮质习惯于识别来自皮肤的刺激信息，因而把内脏痛误以为体表痛，于是发生牵涉痛(图12-62A)。易化学说认为，来自内脏和躯体的传入纤维到达脊髓后角同一区域内彼此非常接近的不同神经元，由患病内脏传来的冲动可提高邻近的躯体感觉神经元的兴奋性，这样使平常不至于引起疼痛的刺激信号变为致痛信号，从而产生牵涉痛(图12-62B)。研究表明，局部麻醉有关躯体部位通常不能抑制严重的牵涉痛，但可完全取消轻微的牵涉痛。会聚学说可解释前一现象，但不能解释后一现象；而易化学说能解释后一现象，却不能解释前一现象。因此，目前倾向于认为上述两种机制可能都起作用。

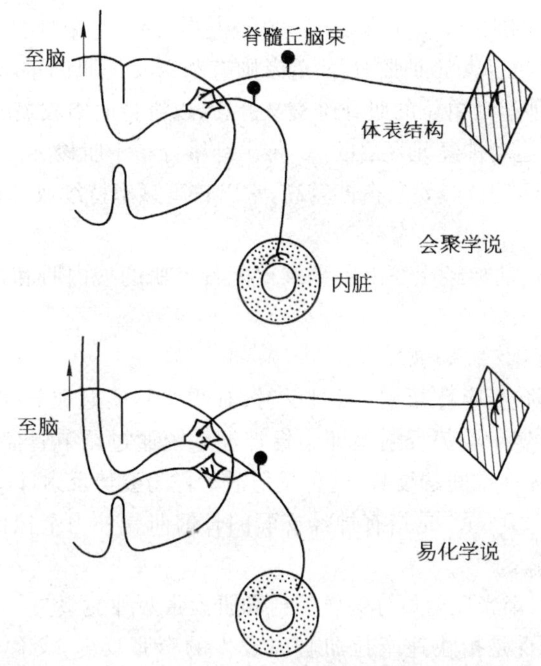

图 12－62　牵涉痛的会聚学说和易化学说示意图

第十节　神经系统对躯体运动的调节

运动是人和动物最基本的功能之一。人体的姿势和躯体运动都是以骨骼肌的活动为基础，而骨骼肌的舒缩活动、不同肌群之间的相互协调，有赖于神经系统各级中枢的调节。中枢从低级到高级，可分为脊髓、脑干下行系统和大脑皮质运动区三个水平，另外，还接受小脑和基底神经节的调节。

一、脊髓对躯体运动的调节

在脊髓前角和绝大多数脑神经核内（脑干除第Ⅰ、Ⅱ和Ⅷ对脑神经核外）存在大量运动神经元。它们接受来自躯干四肢和头面部皮肤、肌肉和关节等处的外周传入信息，同时也接受从脑干到大脑皮质各级高位中枢的下传信息，产生反射传出冲动，直达所支配的骨骼肌，因此它们是躯体运动反射的**最后公路**（**final common path**）。最后公路的结果最终可引发以下作用。①引发随意运动。②调节姿势，为运动提供一个合适而又稳定的背景或基础。③协调不同肌群的活动，使运动得以平稳和精确地进行。

脊髓是躯体运动反射的最后公路，但作为调节躯体运动的最基本反射中枢，脊髓单独也可完成一些简单的反射。因此，脊髓具有两方面的功能：传导和反射功能。

（一）脊髓前角运动神经元和运动单位

脊髓前角存在大量运动神经元，包括 α、β 和 γ 运动神经元，它们经前根离开脊髓后直达所支配的肌肉。

1. α运动神经元和运动单位　α运动神经元发出的 A_{α} 传出纤维末梢分出许多小支，每一小支支配一根骨骼肌纤维。由一个α运动神经元或脑干运动神经元及其所支配的全部肌纤维构成的功能单位，称为**运动单位(motor unit)**。运动单位的大小根据功能的不同有很大的差别，如一个四肢肌肉的运动神经元所支配的肌纤维数目可达 2 000 根左右，而一个眼外肌运动神经元只支配 6～12 根肌纤维。前者有利于产生巨大的肌张力，而后者则有利于支配肌肉进行精细运动。同一个运动单位的肌纤维，可以和其他运动单位的肌纤维交叉分布，以维持肌肉收缩的协调和均衡。

2. γ运动神经元　γ运动神经元发出的 A_{γ} 传出纤维分布于肌梭感受器两端的梭内肌上，支配骨骼肌的梭内肌纤维。γ运动神经元兴奋性较高，常以较高频率持续放电，其主要功能是调节肌梭对牵张刺激的敏感性。

3. β运动神经元　β运动神经元发出的纤维支配骨骼肌的梭内肌和梭外肌，但其功能尚不十分清楚。

（二）脊髓的运动反射

脊髓的运动反射主要包括牵张反射、屈肌反射、对侧伸肌反射和节间反射等。其中对侧伸肌反射、牵张反射、节间反射属于姿势反射。即中枢神经系统通过调节骨骼肌的紧张度或产生相应的运动，以保持或纠正身体在空间的姿势，这种反射活动称为**姿势反射(postural reflex)**。

1. 牵张反射(stretch reflex)　是指有神经支配的骨骼肌受外力牵拉而伸长时，引起受牵拉的同一肌肉收缩的反射活动。

(1) 牵张反射的类型：牵张反射可分为腱反射和肌紧张两种类型。

腱反射(tendon reflex)：是指快速牵拉肌腱时发生的牵张反射，又称**位相性牵张反射(phasic stretch reflex)**。例如膝反射，当膝关节半屈曲时，叩击髌骨下方的股四头肌肌腱，可引起股四头肌发生一次快速收缩，引起膝关节伸直。此外，跟腱反射和肘反射都属于腱反射。腱反射的传入纤维直径较粗，传导速度较快，反射的潜伏期很短，只相当于一次突触传递的时间延搁，表明腱反射是单突触反射。临床上通过检查腱反射可了解神经系统的功能状态。如反射减弱或消失，常提示反射弧的某个环节受损；如反射亢进，常提示控制脊髓的高位中枢病变。

肌紧张(muscle tonus)：是指缓慢持续牵拉肌腱时发生的牵张反射，又称**紧张性牵张反射(tonic stretch reflex)**。其表现为受牵拉的肌肉发生持续、微弱地收缩，阻止肌肉被拉长。肌紧张是维持躯体姿势最基本的反射活动，是姿势反射的基础。例如，人体取直立姿势时，由于重力的作用，支持体重的关节趋向于弯曲，弯曲的关节势必使伸肌肌腱受到牵拉，从而产生牵张反射使伸肌的肌紧张增强，以对抗关节的屈曲从而保持直立的姿势。伸肌和屈肌都有牵张反射，但人类脊髓的牵张反射主要表现在伸肌。通过肌紧张中枢的突触接替不止一个，因而为多突触反射。肌紧张的收缩力量并不大，只是抵抗肌肉被牵拉，表现为同一肌肉的不同运动单位进行交替性的收缩，而不是同步收缩，因此不表现为明显的动作，并能持久进行而不易发生疲劳。

(2) 牵张反射的感受器：**肌梭(muscle spindle)**是腱反射和肌紧张的感受器。肌梭的外层为一结缔组织囊，囊内所含的特殊肌纤维称为**梭内肌纤维(intrafusal fiber)**，囊外的一般肌纤维则称为**梭外肌纤维(extrafusal fiber)**。肌梭与梭外肌纤维呈并联关系。梭内肌纤维的收缩成分位于纤维两端，而感受装置位于中间部，两者呈串联关系。因此，当梭外肌收缩时，梭内肌感受装置所受牵拉刺激减少；当梭外肌被拉长或梭内肌收缩时，均可使肌梭感受器受到牵拉刺激而兴奋。

梭内肌纤维分**核袋纤维(nuclear bag fiber)**和**核链纤维(nuclear chain fiber)**两种类型。肌梭的传入神经纤维有 I_a 和Ⅱ类纤维两类，I_a 类传入纤维直径较粗，末梢呈螺旋形缠绕于核袋纤维和核链纤维的感受装置部位；Ⅱ类传入纤维直径较细，末梢呈花枝状，主要分布于核链纤维的感受装置部位。两类传入纤维都终止于脊髓前角的 α 运动神经元。α 运动神经元发出 A_α 传出纤维支配梭外肌纤维。γ 运动神经元发出的 A_γ 传出纤维支配梭内肌纤维，其末梢分别为支配核袋纤维的板状末梢和支配核链纤维的蔓状末梢(图 12-63)。

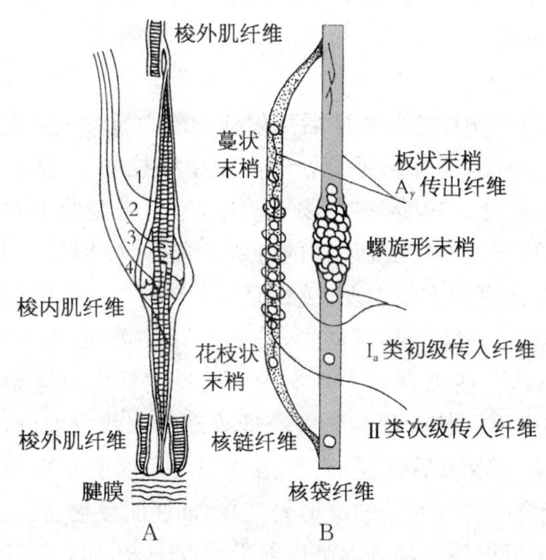

图 12-63 肌梭与神经联系示意图

A. 传出和传入神经支配：1、4. 传出纤维，2. I_a 类传入纤维，3. Ⅱ类传入纤维；B. 核袋纤维与核链纤维

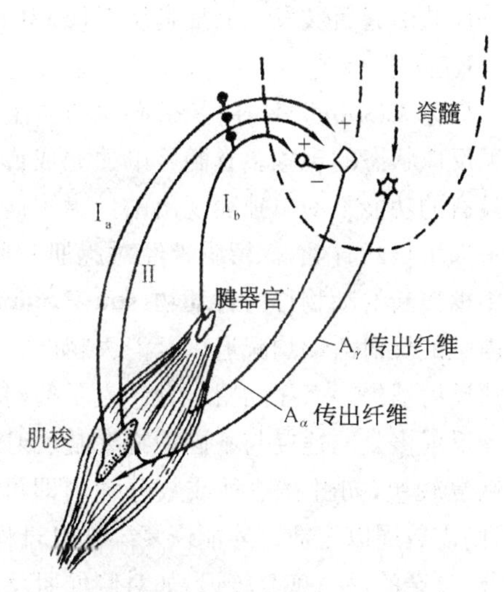

图 12-64 γ 环路示意图

(3) 牵张反射的作用和意义：当肌肉受外力牵拉时，梭内肌感受装置被拉长，使螺旋形末梢发生变形而导致 I_a 类传入纤维的传入冲动增加，神经冲动的频率与肌梭被牵拉程度成正比，肌梭的传入冲动引起支配同一肌肉的 α 运动神经元活动，通过 A_α 传出纤维引起梭外肌收缩，从而完成一次牵张反射。

刺激 A_γ 传出纤维并不能直接引起肌肉收缩，因为梭内肌收缩的强度不足以使整块肌肉缩短；但由 γ 运动神经元发出的传出纤维可使梭内肌收缩，从而牵拉核袋感受装置，通过 I_a 类传入纤维改变 α 运动神经元兴奋状态，从而调节肌肉收缩。这种由 γ 运动神经元→梭内肌→感受器→ I_a 类传入纤维→α 运动神经元→梭外肌所形成的环路，称为 **γ 环路(γ-loop)**(图 12-64)。所以 γ 运动神经元发出活动可增加肌梭的敏感性。在整体情况下，γ 运动神经元在很大程度上还受到来自许多高位中枢的下行传导通路的调节，通过调节和改变肌梭的敏感性和躯体不同部位的牵张反射的阈值，以适应控制姿势的需要。

(4) 腱器官的作用和意义：在肌腱胶原纤维之间的牵张感受装置，称为**腱器官(tendon organ)**。它与梭外肌纤维呈串联关系，其传入纤维是直径较细的 I_b 类传入纤维。腱器官是一种张力感受器，它对肌肉被动牵拉不太敏感，但对肌肉的主动收缩产生的牵拉异常敏感，其传入冲动对同一肌肉的 α 运动神经元起抑制作用。肌肉受牵拉时，肌梭首先兴奋而引起受牵拉肌肉的收缩；若进一步加大牵拉力量，则引起腱器官兴奋而抑制牵张反射，使肌肉收缩停止，从而避免肌肉被过度牵拉而受损。

2. *屈肌反射和对侧伸肌反射* 脊动物在其皮肤受到伤害性刺激时，受刺激一侧肢体的屈肌收缩而伸肌弛缓，肢体发生屈曲运动，称为**屈肌反射(flexor reflex)**。屈肌反射使肌体避开伤害性刺激，具有保护性意义。如果加大刺激强度，则可在同侧肢体发生屈肌反射的同时出现对侧肢体伸肌的反射性收缩，称为**对侧伸肌反射(crossed extensor reflex)**。对侧伸肌反射是一种姿势反射，具有维持躯体姿势的作用，对保持躯体平衡具有重要意义。

3. 节间反射(intersegmental reflex) 指脊髓一个节段的神经元发出的轴突与邻近节段的神经元发生联系，通过上下节段之间神经元的协同活动所发生的反射活动。如在脊动物恢复后期刺激腰背皮肤引起后肢发生的**搔爬反射(scratching reflex)**。

(三) 脊休克

脊休克(spinal shock)是指人和动物在脊髓与高位中枢之间离断后反射活动能力暂时丧失而进入无反应状态的现象。脊髓可单独完成许多反射，但由于脊髓经常处于高位中枢控制下，故其本身具有的功能不易单独表现出来。为了研究脊髓本身的功能，在动物实验中，常在脊髓第五颈段水平以下切断脊髓，保留膈神经对膈肌呼吸运动的支配，以保持动物的呼吸功能。这种脊髓与高位中枢离断的动物称为**脊动物(spinal animal)**。脊休克的主要表现：横断面以下脊髓所支配的躯体和内脏的反射活动均减退以至消失，如骨骼肌的紧张性降低甚至消失，外周血管扩张，血压下降，发汗反射消失，粪、尿潴留。脊休克是暂时的，之后，一些以脊髓为基本中枢的反射活动可逐渐恢复。反射恢复的速度与不同动物脊髓反射对高位中枢的依赖程度有关。低等动物依赖程度低，因此恢复较快，如蛙在数秒或数分钟内即可恢复；犬在数天后恢复；人类因外伤等原因引起脊休克后，则需数周以至数月才能恢复。恢复过程中，较简单和较原始的反射先恢复，如屈肌反射、腱反射等；较复杂的反射恢复较迟，如对侧伸肌反射、搔爬反射等。部分内脏反射也得以恢复，如血压逐渐回升到一定水平，并具有一定的排便和排尿能力，但这些恢复的反射活动往往不能很好地适应机体生理功能的需要。由于离断的中枢与高级中枢失去联系，因此，离断水平以下的知觉和随意运动能力将永久丧失。临床上将之称为截瘫。

脊休克的上述表现并非由脊髓离断本身所引起。因为脊髓反射恢复后，如再次在原脊髓断面下方切断脊髓，脊休克不会再次出现。脊休克的产生，是由于当脊髓突然失去了高位中枢的控制，特别失去了大脑皮质、脑干网状结构和前庭核的下行控制作用，从而使离断面以下的脊髓反射活动能力暂时丧失而进入无反应状态。高位中枢对脊髓反射的控制既有易化作用，也有抑制作用。切断脊髓后，伸肌反射往往减弱而屈肌反射往往增强，说明平时高位中枢具有易化伸肌反射和抑制屈肌反射的作用。脊休克的恢复，说明脊髓能单独完成某些简单的反射，脊髓内存在一些低级的躯体反射和内脏反射中枢，但这些反射平时在高位中枢控制下不易表现出来。

二、脑干对肌紧张和姿势的调节

(一) 脑干对肌紧张的调节

1. 脑干网状结构的易化区与抑制区 脑干网状结构中存在抑制或加强肌紧张及肌肉运动的区域，分别称为**抑制区(inhibitory area)**和**易化区(facilitatory area)**。抑制区位于延髓网状结构腹内侧部分；易化区分布范围较广，包括延髓网状结构背外侧部分、脑桥被盖、中脑中央灰质及被盖，也包括脑干以外的下丘脑和丘脑中线核群等部位。另外，大脑皮质运动区、纹状体、小脑前叶蚓部等区域也通过抑制区参与抑制肌紧张的作用；而前庭核、小脑前叶两侧部等部位则通过易化区参与易化肌紧张的作用(图 12－65)。

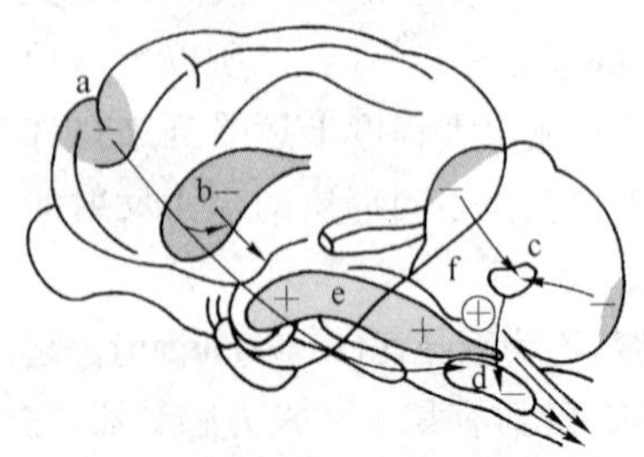

图 12－65 猫脑内与肌紧张调节有关的脑区及其下行路径示意图

+表示易化区；－表示抑制区；
a. 运动皮质；b. 基底神经节；c. 小脑；
d. 网状结构抑制区；e. 网状结构易化区；f. 前庭核

在功能上，易化区与抑制区的活动相互拮抗，从而维持正常的肌紧张。从活动的强度比较，由于易化区具有持续的自发放电活动，其自主活动较强；而抑制区本身无自发放电活动，当在接受高位中枢传入冲动时，才被激活而发挥下行抑制作用。因此，在肌紧张的平衡调节中易化区略占优势。

2. 去大脑僵直(decerebrate rigidity)　在中脑上、下丘之间横断脑干后，动物出现抗重力肌(伸肌为主)的肌紧张亢进，表现为四肢伸直、坚硬如柱、头尾昂起、脊柱挺硬，这一现象称为去大脑僵直(图 12-66)。去大脑僵直是由于切断了大脑皮质和纹状体等部位与网状结构的功能联系，造成易化区活动明显占优势的结果。临床上脑损伤、脑出血等脑部患者，引起皮质与皮质下失去联系时，可出现明显的下肢伸肌僵直及上肢的半屈状态，称为**去皮质僵直**(**decorticate rigidity**)。

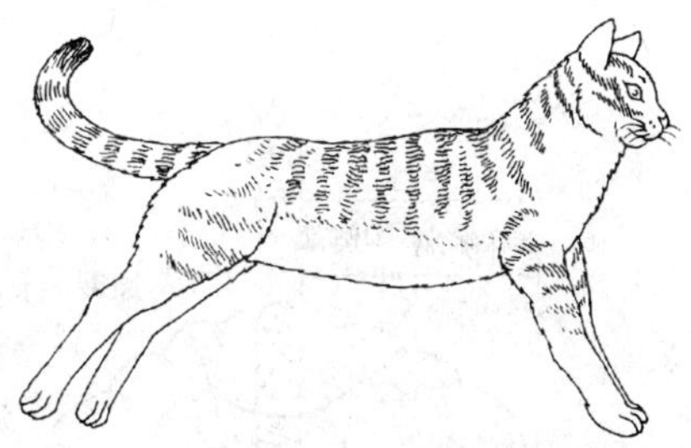

图 12-66　去大脑僵直示意图

去大脑僵直的产生机制有两种：α僵直和γ僵直。α僵直主要是由于前庭核等高位中枢的下行性作用直接或间接通过脊髓中间神经元提高了α运动神经元的活动；γ僵直主要是网状结构易化区的下行性作用首先提高γ运动神经元的活动，使肌梭的传入冲动增多，转而增强α运动神经元的活动。

实验表明，经典的去大脑僵直主要属于γ僵直。因为切断已经出现去大脑僵直动物腰骶部后根，破坏γ环路的传入以消除肌梭传入神经的影响，则可使后肢僵直消失；进一步的研究发现，如对上述切断后根的动物，切除小脑前叶以消除前叶蚓部对前庭核的抑制作用，能使僵直再次出现。由于此时后根已切断，γ僵直已不可能发生，因此属于α僵直。如在此基础上，进一步切断第Ⅷ对脑神经，以消除由内耳半规管和前庭传到前庭核的冲动，则α僵直再次消失，说明α僵直主要是通过前庭脊髓束而实现的。

(二) 脑干对姿势的调节

机体正常姿势的维持，是靠中枢神经系统整合实现的。由脑干整合而完成的姿势反射有状态反射、翻正反射以及直线加速度反射等。

1. 状态反射(attitudinal reflex)　是指头部在空间的位置发生改变以及头部与躯干的相对位置发生改变，都可反射性地引起躯体肌肉的紧张性改变的反射活动。状态反射包括颈紧张反射和迷路紧张反射。状态反射在完整动物处于高位中枢控制下不易表现出来，只有在去大脑动物才明显可见。

(1) **颈紧张反射(tonic neck reflex)**：是指当颈部扭曲时颈部脊椎关节韧带和肌肉本体感受器传入冲动对四肢肌肉紧张性的反射性调节。其反射中枢位于颈部脊髓。该反射对于维持动物一定的姿势起重要作用。

(2) **迷路紧张反射(tonic labyrinthine reflex)**：是指内耳迷路的椭圆囊和球囊的传入冲动对躯体伸肌紧张性的反射性调节。其反射中枢主要是前庭核。

2. 翻正反射(righting reflex)　是指正常动物可保持站立姿势，如将其推倒则可翻正过来。这一反射包括一系列的反射活动，最先是头部位置的异常，刺激视觉与内耳迷路，从而引起头部的位置翻正；头部位置翻正后，头与躯干之间的相对位置异常，从而刺激颈部关节韧带和肌肉，使躯干的位置也翻正。

三、小脑对躯体运动的调节

根据小脑的传入、传出纤维联系，可将小脑分前庭小脑、脊髓小脑和皮质小脑三个主要功能部分(图 12－67)。其功能主要是维持身体平衡、协调随意运动、调节肌紧张和参与随意运动设计等。

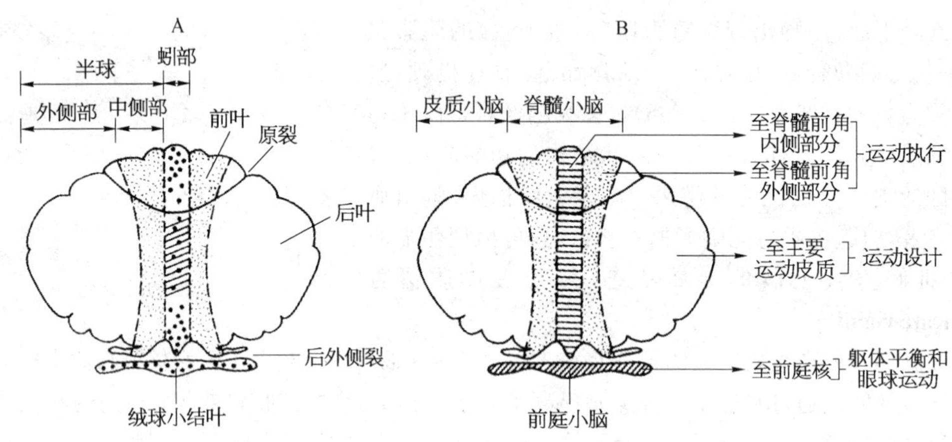

图 12－67　小脑的分区与传出纤维联系示意图

A. 小脑的分区；B. 小脑的功能分区及其不同的传出投射

(一) 维持身体平衡

前庭小脑(vestibulocerebellum)主要由绒球小结叶构成，与之邻近的小部分蚓垂也可归入此区。前庭小脑主要接受前庭器官的传入，传出纤维均在前庭核换元，再经前庭脊髓束抵达脊髓前角内侧部分的运动神经元。其反射途径为：前庭器官→前庭核→绒球小结叶→前庭核→脊髓运动神经元→肌肉。前庭小脑接受前庭器官传入的有关头部位置改变和直线或旋转加速度运动情况的平衡感觉信息，从而通过脊髓运动神经元调节躯干和四肢近端肌肉的活动，以维持身体平衡的作用。实验和临床表明，切除绒球小结叶的猴或绒球小结叶受肿瘤压迫的病人，都有步基宽(站立时两脚之间的距离增宽)、站立不稳、步态蹒跚和容易跌倒等症状，但随意运动仍能协调进行。

(二) 协调随意运动和调节肌紧张

脊髓小脑(spinocerebellum)由蚓部和半球中间部组成。脊髓小脑主要接受脊髓小脑束和三叉小脑束传入纤维以及部分视觉和听觉的纤维投射，也接受皮质脊髓束侧支的投射。其传出冲动分别通过网状脊髓束、前庭脊髓束以及腹侧皮质脊髓束的下行系统调节肌紧张；同时也经丘脑腹外侧核上行至运动皮质代表区，其主要功能是调节正在进行过程中的运动，协助大脑皮质对随意运动进行适时地控制。脊髓小脑受损后，表现为随意运动的力量、方向及限度不能得到很好地控制。如患者不能完成精巧的动作，在动作进行过程中肌肉发生抖动而把握不住方向，特别在精细动作的终末出现震颤，故称为**意向性震颤(intention tremor)**；行走时跨步过大而躯干落后，从而容易发生倾倒，或走路摇晃呈酩酊蹒跚状，沿直线行走则更不平稳，不能进行快速的交替运动，但在静止时则无异常的肌肉运动出现，称为**小脑性共济失调(cerebellar ataxia)**。

脊髓小脑对肌紧张的调节具有易化和抑制双重作用，分别通过脑干网状结构易化区和抑制区而发挥作用。加强肌紧张的区域是小脑前叶两侧部和半球中间部。抑制肌紧张的区域是小脑前叶蚓部。当脊髓小脑受损后可出现肌张力减退、四肢乏力等现象。

(三) 参与随意运动设计

皮质小脑(corticocerebellum)是指小脑半球外侧部。皮质小脑不接受外周感觉的传入,而主要与大脑皮质感觉区、运动区和联络区构成回路。皮质小脑的主要功能是参与随意运动的设计和程序的编制。一个随意运动的产生包括运动的设计和执行两个阶段。皮质小脑与基底神经节参与随意运动的设计过程,而脊髓小脑则参与运动的执行过程。例如,在学习某种精巧运动过程中,大脑皮质与小脑之间不断进行联合活动,其中皮质小脑参与了运动计划的形成和运动程序的编制,待运动熟练后,皮质小脑内就储存了一套运动程序。当大脑皮质发动精巧运动时,首先通过大脑-小脑回路从皮质小脑提取程序,并将它回输到运动皮质,再通过皮质脊髓束发动运动。这样,运动就变得协调、精巧和快速。当小脑外侧部损伤后可出现运动起始延缓和已形成的快速而熟练动作的缺失等表现。

四、基底神经节对躯体运动的调节

基底神经节(basal ganglia)是皮质下一些核团的总称,主要包括纹状体、丘脑底核和黑质,而纹状体又包括尾核、壳核和苍白球。尾核和壳核在发生上较新,称为新纹状体;苍白球可分为内侧和外侧两部分,在发生上较古老,称为旧纹状体。黑质可分为致密部和网状部两部分。

(一) 基底神经节与皮质间的回路

基底神经节接受大脑皮质的纤维投射,其传出纤维经丘脑腹前核和腹外侧核接替后,又回到大脑皮质,从而构成基底神经节与大脑皮质之间的回路。这一回路可分为直接通路和间接通路两条途径(图 12-68)。

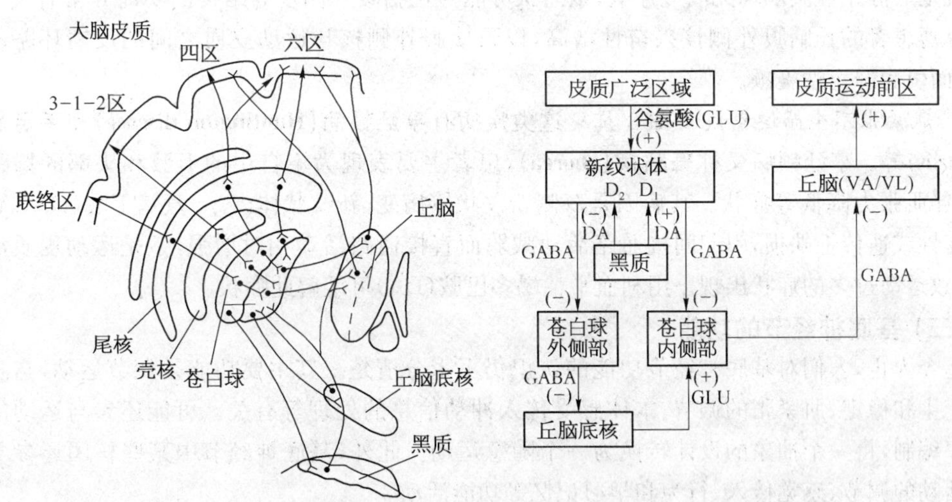

图 12-68 基底神经节与大脑皮质之间神经回路模式图

1\. 直接通路(direct pathway) 是指从大脑皮质的广泛区域到新纹状体,再由新纹状体发出纤维经苍白球内侧部接替后,到达丘脑腹前核和腹外侧核,最后返回大脑皮质运动前区和前额叶的通路。具体为:大脑皮质(新皮质)→新纹状体(尾核和壳核)→苍白球内侧部→丘脑(腹前核/腹外侧核,VA/VL)→大脑皮质(运动前区和前额叶)。该回路中,大脑皮质具有兴奋新纹状体的作用;而新纹状体对苍白球内侧部以及苍白球内侧部对丘脑具有抑制作用,即新纹状体抑制苍白球内侧部,而苍白球内侧部又抑制丘脑。因此,当新纹状体活动增加时,丘脑和大脑皮质的活动增加,这种现象称为**去抑制(disinhibition)**。

2. 间接通路(indirect pathway) 是指在上述直接通路中的新纹状体与苍白球内侧部之间插入苍白球外侧部和丘脑底核两个中间接替过程的通路。具体为:大脑皮质(新皮质)→新纹状体→苍白球外侧部→丘脑底核→苍白球内侧部→丘脑(VA/VL)→大脑皮质(运动前区和前额叶)。这条通路中同样存在去抑制现象,即新纹状体抑制苍白球外侧部,而苍白球外侧部抑制丘脑底核。因此,当新纹状体活动增加时,丘脑底核的活动增加。而丘脑底核对苍白球内侧部具有兴奋作用,结果使丘脑腹前核和腹外侧核以及大脑皮质的活动减少。可见,间接通路的作用可部分抵消直接通路对丘脑和大脑皮质的兴奋作用。

(二) 与基底神经节损害有关的疾病

基底神经节的损害主要表现为肌紧张和动作异常,临床上主要表现为两大类:①肌紧张过强而运动过少综合征;②肌紧张不全而运动过多综合征。

1. 肌紧张过强而运动过少综合征 这类疾病的典型代表是**帕金森病(Parkinson disease)**。帕金森病又称**震颤麻痹(paralysis agitans)**,其主要症状是全身肌紧张增强、肌肉强直、随意运动减少、动作迟缓、面部表情呆板。常伴有**静止性震颤(static tremor)**,多出现于上肢,其次是下肢与头部,静止时出现,进行自主运动时减少。现已明确,帕金森病的病因是双侧黑质病变,多巴胺能神经元变性受损。由于黑质-新纹状体多巴胺递质系统可通过 D_1 受体增强直接通路的活动,亦可通过 D_2 受体抑制间接通路的活动。所以,当该递质系统受损时,可引起直接通路活动减弱而间接通路活动增强,于是运动皮质活动减少,从而导致上述症状的出现。因此,临床上应用左旋多巴(L-Dopa)或 M 受体拮抗剂东莨菪碱或安坦等能明显改善肌肉强直和动作缓慢的症状。但左旋多巴和 M 受体拮抗剂对静止性震颤均无明显疗效,该症状可能与丘脑腹外侧核等结构的功能异常有关。由于震颤麻痹患者的丘脑腹外侧核兴奋性增高,以致使腹外侧核与运动皮质之间的反馈环路出现异常,从而引起静止性震颤。

2. 肌紧张不全而运动过多综合征 这类疾病有**亨廷顿病(Huntington disease)**和**手足徐动症(athetosis)**等。亨廷顿病又称**舞蹈病(chorea)**,患者主要表现为不自主的上肢和头部的舞蹈样动作,并伴肌张力降低等症状。其病因是双侧新纹状体病变,新纹状体内 γ-氨基丁酸(GABA)能神经元变性或遗传性缺损,引起间接通路活动减弱而直接通路活动相对增强,于是运动皮质活动增强,导致运动过多的症状出现。用利血平耗竭多巴胺(DA)可缓解此症状。

(三) 基底神经节的功能

迄今为止,人们对基底神经节功能的认识仍不十分清楚。其主要功能是调节运动,与随意运动的产生和稳定、肌紧张的调节、本体感受传入冲动信息的处理等有关。可能还参与运动的设计和程序编制,将一个抽象的设计转换为一个随意运动。此外,基底神经节中某些核团还参与自主神经活动的调节、感觉传入、行为和学习记忆等功能活动。

五、大脑皮质对躯体运动的调节

(一) 运动皮质

大脑皮质对运动的发动起重要作用。大脑皮质中与躯体运动有密切关系的区域,称为大脑皮质运动区。包括中央前回、运动前区、运动辅助区和后部顶叶皮质等区域。大脑皮质运动区的基本功能单位称为**运动柱(motor column)**。一个运动柱可控制同一关节几块肌肉的活动,而一块肌肉可接受几个运动柱的控制。

1. 主要运动区 **皮质运动区(cortical motor area)**包括中央前回(4 区)和运动前区(6 区)。主要运动区接受本体感觉投射，感受躯体的姿势和躯体各部分在空间的位置及运动状态，并根据各种状态调整和控制全身的运动。主要运动区有以下功能特征。①交叉性支配，即一侧皮质支配对侧躯体的肌肉。但在头面部，除下部面肌和舌肌主要受对侧支配外，其余肌肉均为双侧性支配。②运动区定位从上到下的安排是倒置的，即下肢的代表区在皮质顶部，膝关节以下肌肉的代表区在半球内侧面；上肢肌肉的代表区在中间部；头面部肌肉的代表区在底部，但头面部代表区在皮质的安排是正立的。③具有精细的功能定位，即皮质的特定区域支配躯体某一特定部位的肌肉，并且运动愈精细愈复杂的肌肉，其皮质代表区的面积愈大(图 12－69)。

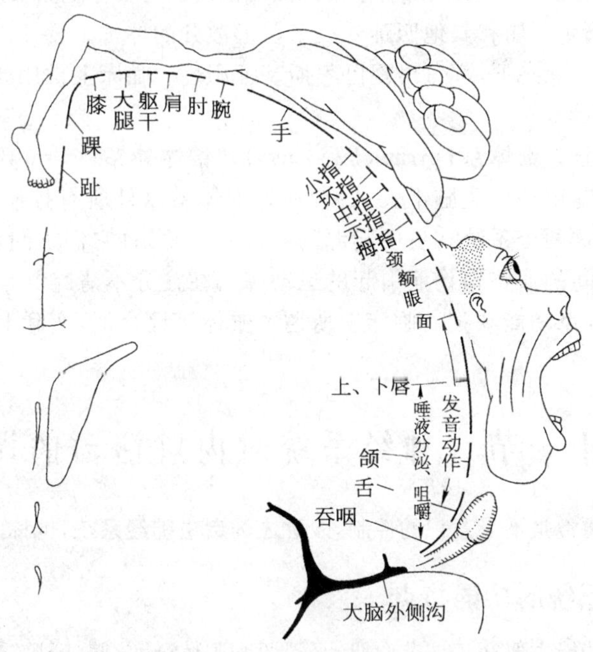

图 12－69 **大脑皮质的运动区示意图**

2. **运动辅助区**(supplementary motor area) 位于两半球纵裂的内侧壁，扣带回沟以上，4 区之前的区域，一般为双侧性支配。破坏该区可使双手协调性动作难以完成，复杂动作变得笨拙。

(二) 运动传导通路

大脑皮质运动区发出的对躯体运动进行调节的主要传导通路有**皮质脊髓束(corticospinal tract)**和**皮质脑干束(corticobulbar tract)**。由皮质发出，经内囊、脑干下行到达脊髓前角运动神经元的传导束，称为皮质脊髓束；而由皮质发出，经内囊到达脑干内各脑神经运动神经元的传导束，称为皮质脑干束。

皮质脊髓束分为皮质脊髓侧束和皮质脊髓前束。皮质脊髓束中约 80％的纤维在延髓锥体跨过中线到达对侧，在脊髓外侧索下行，纵贯脊髓全长，形成皮质脊髓侧束；其余约 20％的纤维不跨越中线，在脊髓同侧前索下行，形成皮质脊髓前束。前束一般只下降到胸段，大部分逐节段经白质前连合交叉，终止于对侧的前角运动神经元。在人类，皮质脊髓侧束在种系发生上较新，它们的纤维与脊髓前角外侧部分的运动神经元形成单突触联系。这些神经元控制四肢远端的肌肉，与精细的、技巧性的运动有关。皮质脊髓前束在种系发生上较古老，它们经中间神经元接替后，再与脊髓前角内侧部分的运动神经元形成突触联系。这部分神经元控制躯干和四肢近端的肌肉，尤其是屈肌，与姿势的维持和粗大的运动动作有关。

皮质脊髓束和皮质脑干束发出的侧支和一些直接起源于运动皮质的纤维，经脑干某些核团接替后形成顶盖脊髓束、网状脊髓束和前庭脊髓束，其功能与皮质脊髓前束相似，参与近端肌肉的粗略运动和姿势的调节；而红核脊髓束的功能和皮质脊髓侧束相似，参与四肢远端肌肉的精细运动的调节。

运动传导通路损伤后，在临床上常出现柔软性麻痹（软瘫）和痉挛性麻痹（硬瘫）两种表现。前者牵张反射减退或消失，后者有牵张反射亢进，两者都有随意运动的丧失。目前认为，单纯损伤皮质脊髓束和皮质脑干束时可能仅出现软瘫，在此基础上再合并损伤姿势调节通路后才出现硬瘫。在人类，如出现**巴宾斯基征（Babinski sign）**阳性体征往往提示皮质脊髓侧束损伤。检查方法即以钝物划足跖外侧时出现踇趾背屈和其他四趾外展呈扇形散开的体征。婴儿因皮质脊髓束发育尚不完全，成人在深睡或麻醉状态下，都可出现巴宾斯基征阳性。临床上常用此体征来检查皮质脊髓侧束功能是否正常。

运动传导通路常分为**锥体系（pyramidal system）**和**锥体外系（extrapyramidal system）**两个系统。前者是指皮质脊髓束和皮质脑干束；后者则为锥体系以外所有控制脊髓运动神经元活动的下行通路。但由于这两个系统在皮质起源的部位有重叠，且它们之间存在广泛的纤维联系，所以由皮质到脑干之间的通路损伤而引起的运动障碍往往分不清究竟是单纯的锥体系功能缺损，还是单纯的锥体外系功能缺损。临床上所谓的锥体束综合征，实际上是这两个系统合并损伤的结果。

第十一节　神经系统对内脏活动的调节

内脏活动的调节通常是不受意识的控制，故称之为**自主神经系统**，也称内脏神经系统。

一、自主神经系统的功能特点

自主神经系统的功能主要在于调节心肌、平滑肌和腺体（消化腺、汗腺、部分内分泌腺）的活动，其调节功能是通过不同的递质和受体系统实现的。交感和副交感神经的主要递质和受体是乙酰胆碱和去甲肾上腺素及其相应的受体。表 12-4 总结了自主神经系统胆碱能受体和肾上腺素能受体的分布及其生理功能。

表 12-4　自主神经系统胆碱能和肾上腺素能受体的分布及其生理功能

效应器	胆碱能系统		肾上腺素能系统	
	受体	效应	受体	效应
自主神经节	N_1	节前-节后兴奋传递		
眼				
虹膜环行肌	M	收缩（缩瞳）		
虹膜辐射状肌			α_1	收缩（扩瞳）
睫状体肌	M	收缩（视近物）	β_2	舒张（视远物）
心				
窦房结	M	心率减慢	β_1	心率加快
房室传导系统	M	传导减慢	β_1	传导加快
心肌	M	收缩力减弱	β_1	收缩力增强

（续表）

效应器	胆碱能系统		肾上腺素能系统	
	受体	效应	受体	效应
血管				
冠状血管	M	舒张	α_1	收缩
			β_2	舒张（为主）
皮肤黏膜血管	M	舒张	α_1	收缩
骨骼肌血管	M	舒张(1)	α_1	收缩
			β_2	舒张（为主）
脑血管	M	舒张	α_1	收缩
腹腔内脏血管			α_1	收缩（为主）
			β_2	舒张
唾液腺血管	M	舒张	α_1	收缩
支气管				
平滑肌	M	收缩	β_2	舒张
腺体	M	促进分泌	α_1	抑制分泌
			β_2	促进分泌
胃肠				
胃平滑肌	M	收缩	β_2	舒张
小肠平滑肌	M	收缩	α_2	舒张(2)
			β_2	舒张
括约肌	M	舒张	α_1	收缩
腺体	M	促进分泌	α_2	抑制分泌
胆囊和胆道	M	收缩	β_2	舒张
膀胱				
逼尿肌	M	收缩	β_2	舒张
三角区和括约肌	M	舒张	α_1	收缩
输尿管平滑肌	M	收缩(2)	α_1	收缩
子宫平滑肌	M	可变(3)	α_1	收缩（有孕）
			β_2	舒张（无孕）
皮肤				
汗腺	M	促进温热性发汗(1)	α_1	促进温热性发汗
竖毛肌			α_1	收缩
唾液腺	M	分泌大量稀薄唾液	α_1	分泌少量黏稠唾液
代谢				
糖酵解			β_2	加强
脂肪分解			β_3	加强

注：(1) 为交感节后胆碱能纤维支配；

(2) 可能是胆碱能纤维的突触前受体调制乙酰胆碱的释放所致；

(3) 因月经周期、循环血中雌激素和孕激素水平、妊娠以及其他因素而发生变动。

1. 紧张性作用　正常情况下，交感和副交感神经不断有低频神经冲动传出，使所支配器官处于一定的紧张状态，称为自主神经的紧张性作用。一般认为，自主神经的紧张性来源于中枢，而中枢的紧张性则来源于神经反射和体液因素等多种原因。如在颈动脉窦和主动脉弓压力感受性反射中，其中压力感受器的传入冲动对维持自主神经紧张性起重要作用，而中枢组织内 CO_2 的浓度对维持交感缩血管中枢的紧张性起重要作用。自主神经的紧张性作用，对维持内脏器官的正常功能活动起重要作用。

2. 双重神经支配　体内大多数组织器官都同时受交感和副交感神经的双重支配，两者的作用往往相互拮抗。如心交感神经能加强心脏活动，而心迷走神经则抑制心脏活动。自主神经的拮抗作用，使内脏器官的功能更能适应机体的需要。有时两者对某一器官的作用也表现为协同作用，如交感和副交感神经都能促进唾液腺的分泌，交感神经兴奋可使唾液腺分泌少量黏稠的唾液；而副交感神经兴奋则能引起分泌大量稀薄的唾液。但机体中的大多数血管只受交感缩血管神经单一支配。

3. 与效应器所处功能状态有关　自主神经的外周性作用还与效应器本身的功能状态有关。例如刺激迷走神经能使处于收缩状态的幽门舒张，处于舒张状态的幽门收缩。刺激交感神经可引起未孕动物的子宫运动抑制，而对有孕子宫却可加强其运动。

4. 参与对整体生理功能的调节　交感神经系统的作用广泛，常以整个系统参与活动。在环境急骤变化的情况下，交感神经系统可以动员机体许多器官的潜在功能以适应环境的急剧变化。例如，在肌肉剧烈运动、窒息、失血或寒冷环境等情况下，交感神经系统的活动明显增加，同时肾上腺髓质分泌也增加，表现为一系列交感-肾上腺髓质系统活动亢进的现象，称为**应急反应（emergency reaction）**。机体出现心率加快、心缩力加强、皮肤与腹腔内脏血管收缩、红细胞计数增加、储存血液的器官和血管收缩以增加循环血量；支气管平滑肌扩张，通气量增大；肝糖原分解加速，血糖浓度升高；肾上腺素分泌增加等。

副交感神经系统的活动相对比较局限。其活动常伴有胰岛素的分泌，称之为迷走-胰岛素系统。该系统的主要作用在于保护机体、休整恢复、促进消化、积蓄能量以及加强排泄和生殖功能等方面。机体在安静时副交感神经活动往往增强。

二、内脏活动的中枢调节

（一）脊髓

脊髓有内脏活动调节的初级中枢，基本的血管张力反射、发汗反射、排尿反射、排便反射、阴茎勃起反射等活动可在脊髓完成，但平时这些反射活动受高位中枢的控制。如仅依靠脊髓本身的反射活动，则不能很好适应生理功能的需要。如截瘫病人虽有一定的反射性排尿能力，但排尿不受意识控制，且排尿常不完全。

（二）低位脑干

低位脑干是很多内脏活动的基本中枢所在部位。由延髓发出的自主神经传出纤维支配头面部的所有腺体、心、支气管、喉、食管、胃、胰腺、肝和小肠等；脑干网状结构中存在许多与心血管、呼吸和消化系统等内脏活动调节有关的神经元，其下行纤维支配脊髓，调节脊髓的自主神经功能。许多基本生命活动的反射调节如心血管调节、呼吸调节等在延髓水平已能初步完成，因此，延髓有“生命中枢”之称。此外，脑桥有角膜反射中枢、呼吸调整中枢，中脑有瞳孔对光反射中枢。

（三）下丘脑

下丘脑是皮质下最高级的内脏活动调节中枢；下丘脑还可通过垂体门脉系统和下丘脑-垂体束调节腺垂体和神经垂体的活动，因此，又是调节内分泌的高级中枢。作为重要的整合中枢，对体温调节、摄食行为、水平衡、情绪活动、生物节律等重要生理活动具有调节作用。

1. 摄食行为调节　下丘脑是调控摄食行为的基本中枢。下丘脑外侧区存在**摄食中枢（feeding**

center),电刺激该区可使已饱食的动物进食;下丘脑腹内侧核存在**饱中枢**(satiety center),电刺激该区可使正在进食的动物停止进食。用微电极分别记录下丘脑外侧区和腹内侧核的神经元放电,观察到动物在饥饿时,前者放电频率较高而后者放电频率较低;静脉注入葡萄糖后,前者放频率减少而后者放电频率增多。说明摄食中枢与饱中枢的神经元活动具有相互制约的关系,而且这些神经元对血糖敏感,血糖水平的高低可能调节着摄食中枢和饱中枢的活动。另外,摄食行为还受其他脑部如室旁核、腹侧盖核、苍白球及大脑皮质的控制。

2. 水平衡调节　水平衡包括机体对水的摄入与排出两个方面。毁损下丘脑可导致动物烦渴与多尿,说明下丘脑能调节水的摄入与排出,从而维持机体的水平衡。下丘脑前部存在的**渗透压感受器**(osmoreceptor),既能通过血液中的晶体渗透压变化调节血管升压素的分泌,以控制肾脏排水;同时又能控制渴感和饮水行为,以调节水的摄入。

3. 对情绪反应的调节　情绪是一种心理现象,伴随着情绪活动常发生一系列生理变化。这些客观的生理变化,称为**情绪生理反应**(emotional physiological reaction),包括自主神经、躯体运动和内分泌的功能改变等。实验表明,在间脑水平以上切除大脑的猫,常出现一系列交感神经系统兴奋亢进的现象,并且张牙舞爪,称之为**假怒**(sham rage)。说明平时下丘脑的这种活动受到大脑的抑制而不易表现。切除大脑后则抑制解除,下丘脑的防御反应功能被释放出来。在下丘脑近中线两旁的腹内侧区存在**防御反应区**(defense area),电刺激该区可出现一系列交感神经活动的表现和防御性行为。此外,电刺激下丘脑外侧区动物出现攻击行为,电刺激下丘脑背侧区则出现逃避行为。在人类,下丘脑的疾病也往往伴随着不正常的情绪生理反应。可见,下丘脑与情绪反应具有密切关系。

4. 生物节律控制　机体内各种生理活动常按一定的时间顺序发生周期性的变化,这种变化的节律称为**生物节律**(biorhythm)。按其频率的高低,生物节律可分为高频节律(周期低于一天,如心动周期)、中频节律(日周期)及低频节律(周周期、月周期以及年周期)三种节律。**日节律**(circadian rhythm)是最重要的生物节律,人体许多生理功能均呈现日节律,如血细胞数、体温、促肾上腺皮质激素分泌等都有日周期的变动。研究表明,下丘脑的视交叉上核可能是控制日节律的关键部位。将动物双侧视交叉上核损毁后,机体的正常日节律就消失。视交叉上核可通过视网膜-视交叉上核束与视觉感受装置发生联系,从而使体内日节律和外环境的昼夜节律同步。如人为改变每日的光照和黑暗的时间,可使一些机体功能的日周期节律发生改变。

(四) 大脑皮质

1. 边缘叶和边缘系统　**边缘叶**(limbic lobe)是指围绕着脑干的大脑内侧面的一些结构,如海马、穹窿、扣带回、海马回及胼胝体回等。边缘叶连同与其密切联系的岛叶、颞极、眶回等皮质,以及杏仁核、隔区、下丘脑、丘脑前核等皮质下结构,统称为**边缘系统**(limbic system)。此外,中脑中央灰质及被盖中央区等中脑结构与边缘系统有着密切的纤维联系,从而提出**边缘中脑**(limbic midbrain)的概念,并归入边缘系统(图 12-70)。

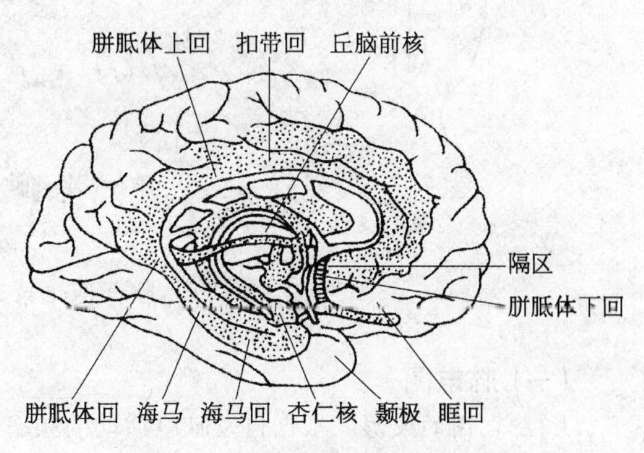

图 12-70　大脑内侧面示边缘系统各部分

边缘系统是调节内脏活动的高级中枢,对心血管、消化与吸收、呼吸及内分泌等自主性功能活动均有影响，故有“内脏脑”之称。但刺激同一部位所表现出的结果比较复杂，甚至有时出现相反的效应。例如，刺激扣带回前部可引起呼吸抑制或加速、血压下降或上升、心率减慢、胃运动抑制、瞳孔扩大或缩小；刺激隔区可引起阴茎勃起、血压下降或上升、呼吸暂停或加强；刺激杏仁核可引起咀嚼、唾液和胃液分泌增加、胃蠕动增强、排便、心率减慢、瞳孔扩大。可见边缘系统对内脏活动的调节作用复杂而多变。

2. *新皮质*　电刺激新皮质，除能引起躯体运动外，也能引致内脏活动的改变，如血管舒缩、呼吸运动、汗腺分泌及消化道运动等变化。而且引起内脏活动的皮质区域与引起躯体运动代表区基本一致。例如刺激 6 区一定部位，会引起上、下肢血管的舒缩反应，而上、下肢血管的舒缩反应的皮质部位又往往与上、下肢躯体运动代表区相对应。

第十二节　脑的高级功能

脑是人体各种生理功能的最高级调节中枢。除具有感觉和对躯体、内脏活动的调节功能外，还有更为复杂的功能，如觉醒与睡眠、学习与记忆及语言与思维等功能活动。

一、大脑皮质的生物电活动

脑的生物电活动是中枢神经系统调节各种生命活动的基础，因此，首先了解脑电活动的表现及产生机制，对阐明脑的各种功能活动具有十分重要的作用。大脑皮质的电活动有两种不同形式，分别是**自发脑电活动**(**spontaneous electric activity of the brain**)和**皮质诱发电位**(**evoked cortical potential**)。前者是在无明显刺激情况下，大脑皮质自发产生的节律性电位变化；后者是由于某种感觉传入或脑的某一部位受刺激时，在皮质某一局限区域所引导出的形式较为固定的电位变化。

在头皮表面记录到的自发脑电活动称为**脑电图**(**electroencephalogram, EEG**)(图 12－71)。在打开颅骨后直接从皮质表面记录到的自发脑电变化，称为**皮质电图**(**electrocorticogram, ECoG**)。

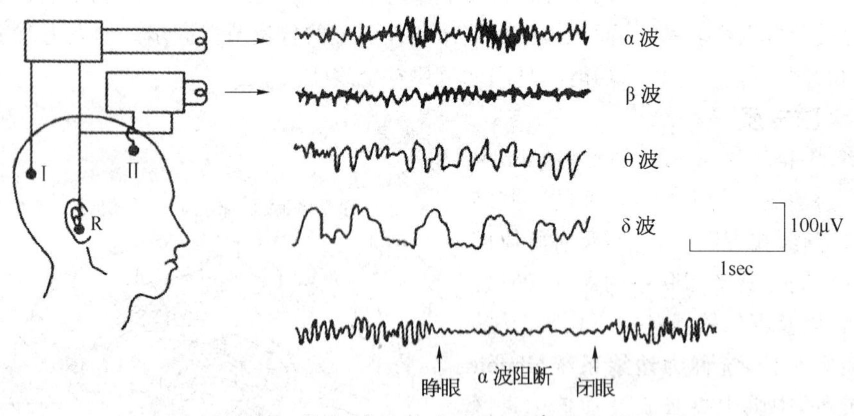

图 12－71　脑电图记录方法与正常脑电图波形

(一) 脑电图

1. *脑电图的波形*　根据自发脑电活动的频率，可将脑电波分为α、β、θ和δ等波形。各种波形在不同脑区和在不同条件下，如安静、激动、困倦和睡眠等情况下，脑电图的波形可有显著差别。

(1) α 波：频率为 8～13 Hz，波幅为 20～100 μV。是成年人安静时的主要脑电波，在枕叶皮质最为显著。α 波常表现为波幅由小变大、再由大变小反复变化的梭形波。α 波在清醒、安静并闭眼时出现，睁开眼睛或接受其他刺激时，立即消失而呈现快波（β 波），这一现象称为**α 波阻断（α-block）**。不同生理情况下脑电波也有变化，如血糖、体温和糖皮质激素处于低水平，以及动脉血氧分压处于高水平时，α 波的频率减慢。

(2) β 波：频率为 14～30 Hz，波幅为 5～20 μV。当受试者睁眼视物或接受其他刺激时出现。为新皮质紧张活动时的脑电波，在额叶和顶叶较显著。有时 β 波可重合于 α 波之上。

(3) θ 波：频率为 4～7 Hz，波幅为 100～200 μV。可见于成年人困倦时。在幼儿，一般常见到 θ 样波形，到 10 岁开始出现 α 波。在枕叶和顶叶较明显。

(4) δ 波：频率为 0.5～3 Hz，波幅为 20～200 μV。常见于成年人睡眠时，以及极度疲劳或麻醉状态下。儿童的脑电波一般频率较低。在婴儿的枕叶常可见到 δ 波，该脑电波的频率在儿童时期逐渐增高（表 12－5）。

表 12－5 正常脑电图各种波形的特征、常见部位和出现条件

脑电波	频率(Hz)	波幅(μV)	常见部位	出现条件
α	8～13	20～100	枕叶	成人安静、闭眼、清醒时
β	14～30	5～20	额叶、顶叶	成人活动时
θ	4～7	100～200	颞叶、顶叶	少年正常脑电，或成人困倦时
δ	0.5～3	20～200	颞叶、枕叶	婴幼儿正常脑电，或成人熟睡时

临床上，某些颅脑疾患的脑电波会发生改变。利用脑电波改变的特点，并结合临床资料，可用来诊断某些疾病。如癫痫患者常出现异常的高频高幅脑电波或在高频高幅波后跟随一个慢波的综合波形。皮质有占位病变的患者，即使在清醒状态下，也可出现 θ 波或 δ 波。

2. *脑电波形成的机制* 脑电波主要是由大量神经元同步发生的突触后电位经总和后形成的。一方面，因为锥体细胞在皮质排列整齐，其顶树突相互平行并垂直于皮质表面，因此其同步电活动易发生总和而形成较强的电场，从而改变皮质表面的电位。另一方面，大量皮质神经元的同步电活动则依赖于皮质与丘脑之间的交互作用，同步节律的非特异性投射系统的活动，可促进皮质电活动的同步化。

（二）皮质诱发电位

皮质诱发电位是指外加特定刺激作用于外周感受器或感觉投射系统的有关结构及脑区，在皮质某一局限区域所引导出的形式较为固定的电位变化。

二、觉醒与睡眠

觉醒（wakefulness）与睡眠（sleep）是一种昼夜节律性生理活动。觉醒时，机体能迅速适应环境变化，从事各种体力和脑力劳动。睡眠时，机体的意识暂时丧失，失去对环境的精确适应能力，其主要作用是促进精力和体力恢复。

觉醒与睡眠的昼夜交替是人类生存的必要条件。一般情况下，成年人每天需要睡眠 7～9 h，儿童需要更多睡眠时间，新生儿需要 18～20 h，而老年人所需睡眠时间则较少。如发生睡眠障碍，常导致中枢神经系统活动异常，发生幻觉、记忆力和工作能力下降等。

(一) 觉醒状态的维持

觉醒状态的维持与非特异性感觉投射系统有关。躯体感觉传入通路中第二级神经元的上行纤维在通过脑干时,发出侧支与网状结构内的神经元发生突触联系。脑干网状结构内存在网状结构上行激动系统,该系统通过非特异性感觉投射系统弥散的投射到大脑皮质广泛区域,从而维持和改变大脑皮质的兴奋状态,维持觉醒状态。

觉醒状态可分为行为觉醒和脑电觉醒二种状态,**行为觉醒(behavioral arousal)**时机体对新异刺激有探究行为;**脑电觉醒(electroencephalographic arousal)**则不一定有探究行为,但脑电呈现去同步化快波。目前认为,行为觉醒的维持可能与黑质多巴胺能系统的功能有关;脑电觉醒的维持与蓝斑上部去甲肾上腺素能系统和脑干网状结构胆碱能系统的作用都有关。蓝斑上部去甲肾上腺素能系统对脑电觉醒的作用是持续性的或紧张性的,脑干网状结构胆碱能系统对脑电觉醒的作用则为时相性的,并能调制蓝斑上部去甲肾上腺素能系统的脑电觉醒作用。

(二) 睡眠的时相

睡眠可分为**慢波睡眠(slow wave sleep, SWS)**和**快波睡眠(fast wave sleep, FWS)**两个时相。睡眠过程中两个时相互相交替。成人进入睡眠后,首先是慢波睡眠,持续 80～120 min 后转入快波睡眠,维持 20～30 min 后,又转入慢波睡眠;整个睡眠过程中约有 4～5 次交替。两种睡眠时相状态均可直接转为觉醒状态,但在觉醒状态下,一般只能进入慢波睡眠,而不能直接进入快波睡眠。

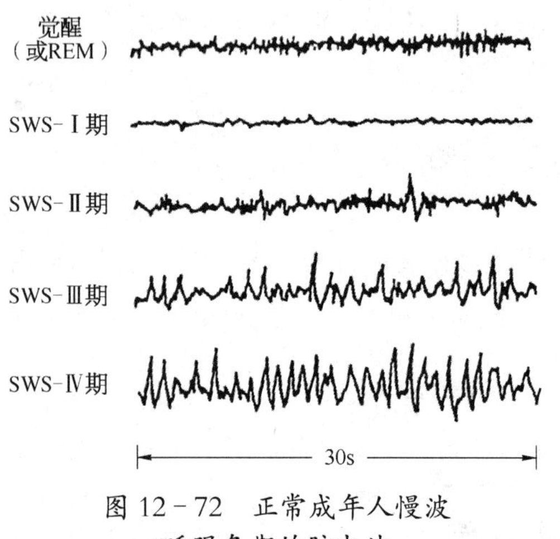

图 12－72 正常成年人慢波睡眠各期的脑电波

1. 慢波睡眠 根据脑电波的特点,可将人的慢波睡眠分为四个时期,即入睡期(Ⅰ期)、浅睡期(Ⅱ期)、中度睡眠期(Ⅲ期)和深度睡眠期(Ⅳ期)。脑电波的变化特点是 α 波逐渐减少,θ 波、δ 波大量出现,深度睡眠期呈现连续的高幅 δ 波,数量超过 50%(图 12－72)。此时,人的意识暂时丧失,各种躯体感觉功能减退,骨骼肌反射活动和肌紧张减弱,并伴有血压下降、瞳孔缩小、体温下降、呼吸减慢、胃液分泌增加等改变。在慢波睡眠中,机体的耗氧量下降,但脑的耗氧量不变,同时,腺垂体分泌生长激素明显增多。因此,慢波睡眠有利于促进生长和体力恢复。

2. 快波睡眠 快波睡眠的脑电波呈不规则的 β 波,与觉醒时很难区别,故又称**异相睡眠(paradoxical sleep, PS)**。其表现与慢波睡眠相比,各种感觉进一步减退,骨骼肌反射和肌紧张进一步减弱,肌肉几乎完全松弛。可有间断的阵发性表现,如部分躯体抽动、心率加快、血压升高、呼吸加快而不规则等,这可能与某些疾病易于在夜间发作有关,如心绞痛、哮喘、阻塞性肺气肿缺氧发作等。此期还会出现眼球快速转动,所以又称**快速眼球运动睡眠(rapid eye movement sleep, REM sleep)**。此外,做梦也是快波睡眠期间的特征之一。

快波睡眠时脑血流量增多,脑内蛋白质合成加快。因此,快波睡眠有利于幼儿神经系统的发育、成熟,有利于成年人建立新的突触联系,促进学习记忆和精力恢复。

三、学习与记忆

学习和记忆是两个相互联系的神经活动过程。**学习(learning)**是指人和动物获得新知识或新技能的过程。**记忆(memory)**则是指将学习到的知识或技能编码、储存以及随后读出的神经活动过程。

（一）学习的形式

1. 非联合型学习（nonassociative learning） 也称简单学习，刺激和反应之间不需要形成某种明确的联系。不同形式的刺激使突触活动发生习惯化、敏感化等可塑性改变。

2. 联合型学习（associative learning） 是在时间上很接近、有一定规律的两个或两个以上事件重复地发生时，最后在脑内逐渐形成联系，从而学会在两个刺激间或刺激与行为之间建立联系。如条件反射的建立和消退。

（二）条件反射活动的基本规律

1. 反射的类型与条件反射的建立 反射可分为**非条件反射（unconditioned reflex）**和**条件反射（conditioned reflex）**两类。非条件反射是指与生俱来、数量有限、永不消退和形式低级的反射活动。它是人和动物在长期的种系发展中形成的，对于个体和种系的生存具有重要意义；而条件反射则为通过后天学习和训练而形成的高级的反射活动。它是人和动物在个体的生活过程中，按照所处的生活条件，在非条件反射的基础上不断建立起来的，其数量无限，反射弧不固定，可以建立，也可消退。其意义可进一步扩展对环境变化的适应能力，提高机体活动的精确性和预见性。由于刺激的形式不同可获得不同类型的条件反射。

在巴甫洛夫的经典动物实验中，给狗喂食物时，可引起唾液分泌，这是非条件反射。给狗以铃声刺激，因为铃声与食物无关，不会引起唾液分泌。食物称为非条件刺激，铃声称为无关刺激。如果在铃声之后再给予食物，经过反复多次结合，铃声也会引起唾液分泌。这种情况下铃声就从无关刺激转变为**条件刺激（conditioned stimulus）**。条件反射就是由条件刺激与非条件刺激在时间上反复多次的结合而建立起来的。这个反复多次的结合过程称为**强化（reinforcement）**。

2. 条件反射的消退 在上述经典条件反射建立后，如果多次只给予条件刺激（铃声），而不用非条件刺激（食物）强化，条件反射（唾液分泌）就会减弱，最后完全消失，这称为条件反射的**消退（extinction）**。条件反射的消退不是条件反射的简单丧失，而是中枢把原先引起兴奋性效应的信号转变为产生抑制性效应的信号。

3. 两种信号系统学说 在人类，可由具体的信号作为条件刺激，建立条件反射；也可以利用抽象信号代替具体的信号，建立条件反射。以此，提出了两种信号系统学说。

把现实具体的信号如光、声、嗅、味、触等感觉称为第一信号，并将人类大脑皮质对第一信号发生反应的功能系统称为**第一信号系统（first signal system）**；而把相应的概括具体刺激信号的抽象信号，如语言、文字等称为第二信号，对第二信号发生反应的功能系统为**第二信号系统（second signal system）**。动物只有第一信号系统，人脑功能同时具有两个信号系统，所以第二信号系统是人类区别于动物的主要特征。第二信号系统的发生与发展是人类进行社会活动的产物，人类可借助语言和文字等对一切事物进行抽象概括，表达思维活动，从而不断扩大、提高人类的认知能力。

四、语言中枢和大脑皮质功能的一侧优势

（一）语言中枢

与语言有关的脑区位于大脑侧裂附近。当人们看到某一物体并说出该物体名称时，整个信号传递的过程是：视觉信息→视网膜→外侧膝状体→初级视皮质（17 层）→高级视皮质（18 层）→角回（39 区）→Wernicke 语言区（22 区）→Broca 区→面部运动区（14 区）→启动唇、舌、喉的运动而发音。其中 Broca 区能将来自 Wernicke 区的信息处理为相应的发声形式；在 Wernicke 区后方的角回，能将阅读文字形式的信息转为 Wernicke 区所能接受的听觉文字形式的信息。

临床上发现，人类左侧大脑皮质一定区域的损伤可引起各种特殊的语言活动功能障碍。①**流畅失语症(fluent aphasia)**，由Wernicke区受损所致。病人语言输出流畅，但言语错乱、语言过多，复述语言的能力受损，不能理解别人说话和书写的含义。②**运动失语症(motor aphasia)**，由Broca区受损引起。病人可以看懂文字和听懂别人的谈话，却不会说话，不能用语词来口头表达自己的思想。③**失写症(agraphia)**，因损伤额中回后部接近中央前回的手部代表区所致。病人可以听懂别人说话，看懂文字，自己也会说话，但不会书写。④**感觉失语症(sensory aphasia)**，由颞上回后部的损伤所致。病人可以讲话及书写，也能看懂文字，但听不懂别人谈话的含义，常答非所问。⑤**失读症(alexia)**，由角回受损所造成。病人视觉和其他语言功能(包括书写、说话和听懂别人谈话等)均健全，但看不懂文字的含义。可见，大脑皮质语言功能具有一定的区域，语言活动的完整功能与广大皮质区域的活动密切相关(参见图12－25)。严重的失语症可同时出现上述多种语言活动功能的障碍。

(二) 大脑皮质功能的一侧优势

人类两侧大脑半球的功能是不对等的，大多是以一侧皮质占优势。在主要使用右手的成年人，语言活动功能主要由左侧大脑皮质管理，左侧皮质在语言活动功能上占优势的现象称为**优势半球(dominant hemisphere)**。这种**一侧优势(laterality of cerebral dominance)**的现象虽与遗传有一定关系，但主要在后天生活实践中逐步形成，这与人类习惯使用右手有关。人类的左侧优势自10～12岁起逐步建立。如在成年后左侧半球受损，就很难在右侧皮质再建语言中枢。

一侧优势的现象说明人类两侧大脑半球的功能是不对称的。左侧半球在语言活动功能上占优势，而右侧半球在非语词性的认知功能上占优势，如对空间的辨认、深度知觉、触-压觉认识、图像视觉认识、音乐欣赏分辨等。在主要使用左手的人中，则左右两侧的皮质有关区域都可能成为语言活动中枢。

(三) 两侧大脑皮质功能的相关

人类左右两侧大脑皮质虽既有各自的专门功能，但其功能不是分离的，通过两侧半球之间的连合纤维素能够互相传送信息，从而对完成两半球的运动、一般感觉和视觉的协调有重要作用。胼胝体是最大的连合纤维素，进化越高的动物胼胝体越发达。动物实验表明，事先切断猫视交叉的交叉纤维，使一侧视网膜传入冲动仅向同侧皮质投射，然后将其左眼蒙蔽，用右眼学习对图案的鉴别能力，待其学会后将右眼蒙蔽，测定左眼对图案的鉴别能力，可见到左眼也具有这种鉴别能力。如果事先将其动物的胼胝体切断，则这种鉴别能力消失。在临床上，常通过切断胼胝体，来防止顽固性癫痫发作由半球的一侧向对侧扩散。

复习思考题

一、名词解释

1. 神经核　**2.** 神经节　**3.** 基底核　**4.** 蛛网膜下隙　**5.** 硬脑膜窦　**6.** 大脑动脉环　**7.** 接头　**8.** 神经递质　**9.** 受体　**10.** 反射中枢　**11.** 牵涉痛　**12.** 运动单位　**13.** 牵张反射　**14.** 脊休克　**15.** 去大脑僵直　**16.** 脑电图

二、问答题

1. 神经系统是如何区分的？

2. 脊神经的性质如何？纤维成分的来源和分布如何？

3. 试述臂丛的组成、分束及分支。

4. 腓骨颈骨折易损伤哪条神经？该神经损伤后出什么症状？为什么？
5. 腰丛的组成和位置及分支如何？
6. 试述骶丛的组成，并指出梨状肌上、下孔和坐骨小孔各有哪些神经通过。
7. 试述十二对脑神经的名称、性质和出入颅的部位。
8. 何谓内囊？其临床意义如何？
9. 大脑半球表面三条重要的沟及其分叶如何？
10. 简述内脏运动神经与躯体运动神经的主要区别。
11. 试述脑脊液的产生、循环途径及功能。
12. 简述神经纤维传导兴奋的特征。
13. 神经元之间信息传递通过哪些方式进行？
14. 试述兴奋性突触和抑制性突触传递过程的异同点。
15. 简述神经-骨骼肌接头的兴奋传递过程。
16. 外周神经递质有哪几种？各自分布如何？
17. 简述胆碱能受体的分类、分布及其阻断剂。
18. 简述肾上腺素能受体的分类、分布及其阻断剂。
19. 简述中枢内神经元的联系方式。
20. 简述反射中枢内兴奋传递的特征。
21. 试述中枢抑制的方式和原理。
22. 何谓特异投射系统和非特异投射系统？其功能分别是什么？
23. 简述大脑皮质的体表感觉、视觉、听觉代表区的位置及投射规律。
24. 试述内脏痛的特点。
25. 简述牵张反射的类型及反射过程。
26. 简述脊休克的主要表现及产生与恢复的意义。
27. 简述小脑对躯体运动的调节作用。
28. 简述基底神经节损伤后出现的病症表现及其原因。
29. 简述大脑皮质对躯体运动的调节过程。
30. 简述自主神经系统的功能特点。
31. 简述下丘脑对内脏的调节作用。
32. 简述脑电图的波形特点及其生理意义。

第十三章
新陈代谢与体温

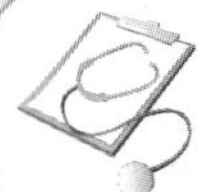

1. **掌握**：糖在体内的代谢概况、主要过程和生理意义，血糖的来源与去路；血浆脂蛋白的分类、组成及其功能，三酰甘油的分解代谢，胆固醇的合成和转化；氨基酸的一般代谢；基础代谢、体温的概念；机体的产热和散热；人体体温正常值及其生理变动。

2. **熟悉**：糖的生理功能，血糖浓度的调节，糖耐量试验；脂类的生理功能，血脂的来源与去路，三酰甘油的合成，脂血症（曾称高脂血症）的概念；一碳单位、含硫氨基酸和芳香族氨基酸代谢；影响能量代谢的主要因素，体温调节中枢。

3. **了解**：凡列入教学内容，除掌握、熟悉的，其余均为了解。

第一节　概　　述

新陈代谢是生命的最基本特征，指生物体与外界环境之间的物质和能量交换以及生物体内物质和能量的转变过程。它包括物质代谢和能量代谢两个方面，两者是紧密联系和统一的。物质的合成代谢是贮存能量的过程，其分解代谢是释放能量的过程。

一、物质代谢及其调节

人体与其他生物体一样，在生长、繁殖和活动过程中要从环境中摄取营养物质，例如人体从食物中获得蛋白质、脂类、糖类、维生素、水和无机盐等，这些物质经过消化吸收进入体内，并建造成体内的固有成分，这一过程称为**合成代谢（anabolism）**或**同化作用（assimilation）**；与此同时，体内原有的成分又不断分解成小分子化合物或代谢终产物并排出体外，此过程称为**分解代谢（catabolism）**或**异化作用（diassimilation）**。这两类代谢过程都是在酶的催化下进行的一系列化学反应，称之为代谢途径。不同物质在体内有其各自的代谢途径，同一物质在不同组织和器官甚至在不同的内外环境状态下其代谢途径都不尽相同；另一方面，不同物质之间的代谢又是相互联系的，相互影响、相互制约。人体在内外环境的变化下仍能够维持内环境的稳态，是因为人体内的物质代谢的速度和方向都受到了复杂而精细的调节。这种调节是多层次的，但不管是什么调节机制，其结果都是通过改变酶的活性（酶含量或催化效率）而实现的。

二、能量代谢与体温

在物质代谢过程中必然伴随有能量的释放、转移、贮存和利用，称之为**能量代谢（energy metabolism）**。如营养物质在进行分解代谢时，其分子中蕴藏的化学能释放出来，转化为机体的能源，是放能反应；而物质在合成代谢时，需要提供能量用于驱动反应的进行，是吸能反应。这些营养物质在体内分解代谢的过程从化学本质看属于氧化还原反应，都涉及到电子的得失，同时伴随着能量的产生和转移。因此，物质代谢和能量代谢是新陈代谢不可分割的两个方面，遵循物质不灭定律和能量守恒定律。

维持体温的相对恒定，是人和一切高等动物进行新陈代谢和正常生命活动所必需的。营养物质在体内氧化所产生的能量一部分以热能的形式释放出来，用于维持体温的恒定。而这种恒定实际上就是机体产热和散热调节达到平衡的结果；同时，营养物质氧化分解过程中释放的能量有相当部分被转移到ATP分子上，用于人体各种生理活动。ATP是人体能够直接利用的能源物质，它在体内产生的方式有两种：一种是底物水平磷酸化，另一种是在线粒体中进行的氧化磷酸化，后者是人体获得ATP的主要方式。

本章内容重点阐述糖类、脂类和蛋白质三大营养物质在体内的代谢过程以及与其相伴的能量产生和利用过程，即ATP的生成和体温及其调节。

第二节　物 质 代 谢

物质代谢包括合成代谢和分解代谢两个方面。机体从外界获取能量的过程主要是营养物质消化吸收后在体内的分解代谢过程。因此，本节重点介绍糖类、脂类和氨基酸的分解代谢。由于糖类、脂类也是机体储存能量的主要形式，尤其是糖的合成与分解的动态平衡是血糖恒定的重要前提，故也会适当介绍两类物质的合成代谢，而蛋白质的合成属于基因表达的范畴，本节不作阐述。

一、糖类代谢

糖类物质是人类食物的主要成分，1 g糖彻底氧化可释放16.7 kJ的能量，人体所需能量的70%以上由糖氧化分解供应，所以提供能量是糖类最主要的生理功能。此外，糖也是人体的重要组成成分并参与形成行使特殊生理功能的物质。食物中的糖以淀粉为主，人体内含量最多的糖是糖原和葡萄糖，糖原是葡萄糖在动物体内的储存形式。现以葡萄糖为例介绍糖在体内的合成代谢和分解代谢。

葡萄糖的氧化分解方式根据其反应途径和产物的不同主要有三条：糖的无氧分解、有氧氧化和戊糖磷酸途径。分述如下。

（一）糖的无氧分解

葡萄糖或糖原在无氧或缺氧条件下，分解为乳酸同时产生少量能量的过程称为糖的无氧分解，或称**糖酵解（glycolysis）**。

1. *反应过程*　参与糖酵解反应的一系列酶存在于细胞质中，因此糖酵解的全部反应过程均在细胞质中进行。反应过程如下（图13-1）。

糖酵解全过程包括11步连续的化学反应，根据其特点，可分为四个阶段。①葡萄糖或糖原转变为果糖-1,6-二磷酸（F-1，6-BP）。②F-1，6-BP裂解为2分子磷酸丙糖。③2分子磷酸丙糖转变为2分子丙酮酸。④2分子丙酮酸还原生成2分子乳酸。

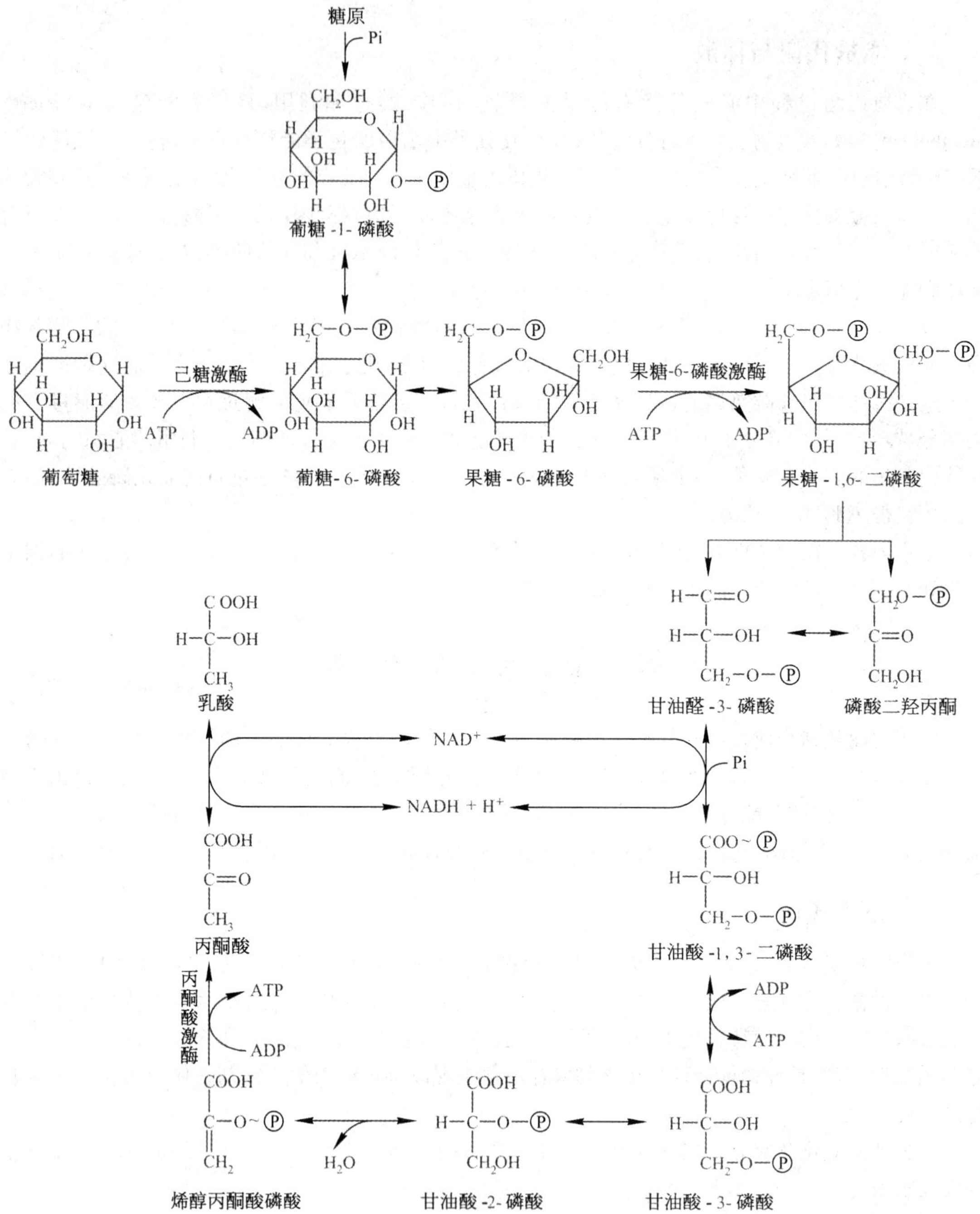

图 13－1　糖无氧分解全过程

在无氧或缺氧条件下丙酮酸在**乳酸脱氢酶(lactate dehydrogenase，LDH)**催化下还原生成乳酸。此阶段为还原阶段。反应中所需的 NADH＋H^+来自 3－磷酸甘油醛脱氢产生。而在有氧条件下，3－磷酸甘油醛脱氢产生的 NADH＋H^+通过穿梭方式从细胞质中进入线粒体，经电子传递链传递生成水，同时释放出能量形成 ATP(详见糖有氧氧化和氧化磷酸化)。

2. 糖酵解的生理意义

(1) 糖酵解是机体相对缺氧时补充能量的一种有效方式：生物体在进行剧烈或长时间运动时，

能量需求增加，肌肉处于相对缺氧状态，此时可以通过糖酵解迅速补充能量。

（2）某些组织在有氧时也通过糖酵解供能：成熟红细胞无线粒体，主要依靠糖酵解维持其能量的需要。皮肤、睾丸、视网膜及大脑等组织，即使在有氧时也进行糖酵解获取能量。

（二）糖的有氧氧化

葡萄糖在有氧条件下彻底氧化分解生成 CO_2 和 H_2O 并释放大量能量的过程，称为**糖的有氧氧化**。糖的有氧氧化概况见图 13－2。

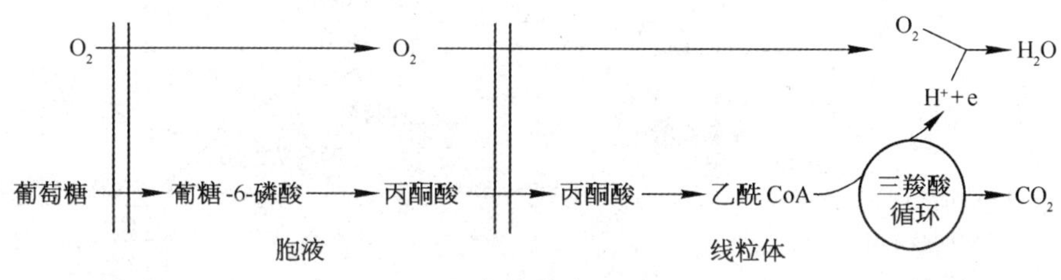

图 13－2　葡萄糖有氧氧化概况

1. 糖有氧氧化的反应过程　糖的有氧氧化过程可分三个阶段：①葡萄糖或糖原在细胞质内分解为丙酮酸；②丙酮酸进入线粒体氧化脱羧生成乙酰 CoA；③乙酰 CoA 进入三羧酸循环经氧化磷酸化，彻底氧化为 CO_2 和 H_2O 并释放能量。在此重点介绍第(2)阶段和第(3)阶段中三羧酸循环过程，而氧化磷酸化过程将在第三节中详细介绍。

（1）葡萄糖氧化分解为丙酮酸：这一阶段与糖酵解反应过程和部位均完全相同，又称之为**酵解途径**。而在有氧条件下生成的 $NADH+H^+$ 不用于丙酮酸还原为乳酸，而是进入线粒体经呼吸链传递给氧生成 H_2O，并释放能量形成 ATP。因此，糖酵解中的三个关键酶也是糖有氧氧化的关键酶。

（2）丙酮酸氧化脱羧生成乙酰 CoA：

$$\underset{\text{丙酮酸}}{\begin{matrix}COOH\\|\\C{=}O\\|\\CH_3\end{matrix}} + \underset{\text{辅酶A}}{HSCoA} \xrightarrow[NAD^+ \quad NADH+H^+]{\text{丙酮酸脱氢酶系}} \underset{\text{乙酰辅酶A}}{\begin{matrix}CO\sim SCoA\\|\\CH_3\end{matrix}} + CO_2$$

细胞质中的丙酮酸透过线粒体膜进入线粒体后，在**丙酮酸脱氢酶系**催化下发生氧化脱羧，并与 HSCoA 结合而生成乙酰 CoA，同时生成 $NADH+H^+$。这是一个高度不可逆的反应，故丙酮酸脱氢酶系是糖有氧氧化第四个关键酶。该酶系是由 3 个酶和 5 个辅酶构成的多酶复合体系，包括丙酮酸脱氢酶（辅酶是 TPP）、硫辛酸乙酰转移酶（辅酶是硫辛酸和 CoASH）、二氢硫辛酸脱氢酶（辅基是 FAD），并需要线粒体基质中的 NAD^+ 作为受氢体。

（3）三羧酸循环：

1）反应过程：此过程从 2 碳的乙酰 CoA 与 4 碳的草酰乙酸缩合生成 6 碳的柠檬酸开始，经过多次脱氢（氧化）和脱羧等连续反应，又生成 4 碳的草酰乙酸进入下一轮循环。由于此过程是由含有 3 个羧基的柠檬酸作为起始物的循环反应，因而称之为**三羧酸循环（tricarboxylic acid cycle，TCAC）**或**柠檬酸循环**。

反应过程如下（图 13－3）。①乙酰 CoA 与草酰乙酸缩合为柠檬酸。②柠檬酸异构化形成异柠檬酸。③异柠檬酸氧化脱羧生成 α-酮戊二酸。④α-酮戊二酸氧化脱羧生成琥珀酰辅酶 A。⑤琥珀酰辅酶 A 转变生成琥珀酸。⑥琥珀酸脱氢生成延胡索酸。⑦延胡索酸加水生成苹果酸。⑧苹果酸脱氢又生成草酰乙酸。

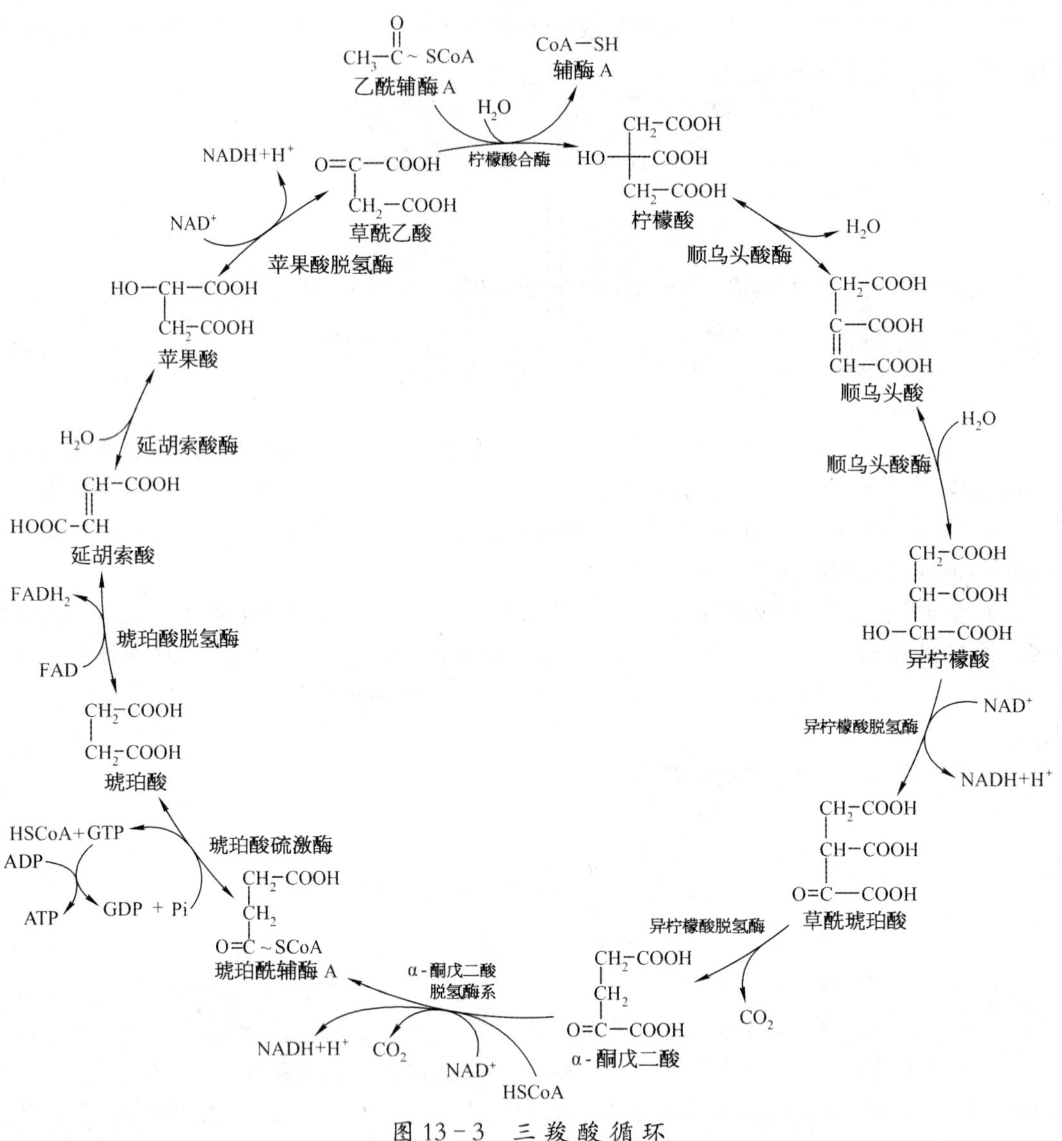

图 13-3 三羧酸循环

三羧酸循环的总反应方程式为：

$$乙酰\ CoA + 3NAD^+ + FAD + GDP + Pi + 2H_2O \longrightarrow HSCoA + 3(NADH + H^+) + FADH_2 + 2CO_2 + GTP$$

2）三羧酸循环的反应特点：①三羧酸循环是乙酰基彻底氧化的过程。每循环一次消耗 1 个乙酰基。反应过程中有 4 次脱氢(4 对氢)，其中 3 对氢以 NAD^+ 为受氢体、1 对氢以 FAD 为受氢体，2 次脱羧反应。4 对氢经呼吸链氧化磷酸化生成 11 分子 ATP，另加 1 次底物水平磷酸化生成 1 分子 ATP。这样每循环一次共产生 12 分子 ATP。②三羧酸循环中有 3 个关键酶。包括柠檬酸合酶、异柠檬酸脱氢酶和α-酮戊二酸脱氢酶系。这3个酶催化的反应在生理条件下是不可逆的，所以使整个循环不可逆。其中，异柠檬酸脱氢酶是控制三羧酸循环速率最主要的酶。③三羧酸循环从草酰乙酸开始，最后又再生成草酰乙酸。参与三羧酸循环的中间物，虽数量不变，但实际上通过与其他代谢联系而在不断更新。例如通过转氨基作用，草酰乙酸与天冬氨酸可以相互转变，α-酮戊二酸与谷氨酸可以互变，草酰乙酸可脱羧基生成丙酮酸，丙酮酸也可经丙酮酸羧化酶催化生成草酰乙酸。

2. *糖有氧氧化的生理意义*　①糖的有氧氧化是机体获得能量的主要方式。一分子葡萄糖经有氧氧化可生成36(或38)分子ATP，在一般生理条件下，绝大多数组织细胞皆从糖的有氧氧化途径获得能量。②三羧酸循环是体内糖、脂肪和蛋白质三大营养物质分解代谢的最终代谢通路。糖、脂肪和氨基酸在体内进行生物氧化都可分解生成乙酰CoA，然后进入三羧酸循环彻底氧化。③三羧酸循环又是糖、脂肪和氨基酸代谢联系的枢纽。三羧酸循环中大多中间物可以直接或间接与多种氨基酸发生互变。如α-酮戊二酸及草酰乙酸可以分别转变为谷氨酸和天冬氨酸；而脂肪分解产生的甘油，可进入糖代谢途径与糖发生相互转变，也可进入三羧酸循环途径。

上述介绍的糖的有氧氧化与无氧酵解是体内利用糖分解产能的重要途径。但两条途径除了葡萄糖分解为丙酮酸的反应过程相似外，其他如代谢部位、需氧情况、产能和终产物等均有较大差别，现比较如下(表13-1)。

表13-1　糖的有氧氧化与无氧酵解的比较

	无氧酵解	有氧氧化
相同点	1分子葡萄糖	2分子丙酮酸
不同点		
(1) 反应部位	细胞质	细胞质→线粒体
(2) 需氧情况	不需氧	需氧
(3) 甘油酸-3-磷酸脱氢生成的 $NADH+H^+$ 的去向	还原丙酮酸生成乳酸	进入线粒体经呼吸链传递给氧生成 H_2O，并形成ATP
(4) 产物	乳酸	CO_2+H_2O
(5) 产能(以1分子葡萄糖计)	2分子	36或38分子
(6) 关键酶	3个：己糖激酶或葡萄糖激酶、果糖磷酸激酶-1、丙酮酸激酶	7个：其中3个与糖酵解相同，另有：丙酮酸脱氢酶系、柠檬酸合酶、异柠檬酸脱氢酶、α-酮戊二酸脱氢酶系

(三) 戊糖磷酸途径

戊糖磷酸途径(pentose phosphate pathway)是以葡糖-6-磷酸为起点，直接进行脱氢和脱羧反应，生成大量的NADPH和磷酸核糖(戊糖)的过程。该途径在细胞的胞质中进行，全过程可分为二个阶段：氧化反应阶段和基团转移阶段(图13-4)。

1. *主要反应过程*　①氧化反应阶段：本阶段反应不可逆，生成磷酸戊糖、NADPH和 CO_2。催化第一步反应的**葡萄糖-6-磷酸脱氢酶**是戊糖磷酸途径的关键酶，其活性受 $NADPH/NADP^+$ 的

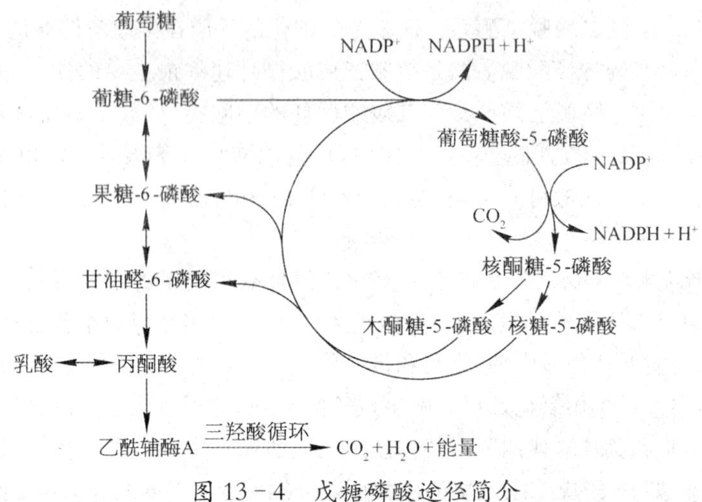

图 13-4　戊糖磷酸途径简介

调节。②基团转移阶段:第二阶段为可逆的基团移换反应,生成糖酵解的中间产物果糖-6-磷酸和甘油醛-3-磷酸,后两者可以进入糖酵解途径进一步代谢(图 13-1)。

2. 戊糖磷酸途径的生理意义

(1) 提供磷酸核糖:戊糖磷酸途径是体内利用葡萄糖生成核糖-5-磷酸的唯一途径,为体内核苷酸乃至核酸的合成提供原料。

(2) 提供 $NADPH+H^+$:$NADPH+H^+$ 作为供氢体,参与体内许多重要的还原性物质的合成。如体内脂肪酸、胆固醇和类固醇激素等化合物的合成;NADPH 也是肝细胞微粒体加单氧酶体系的组成成分,参与激素、药物、毒物的生物转化作用;$NADPH+H^+$ 还是谷胱甘肽还原酶的辅酶,这对于维持细胞中足够量的还原型谷胱甘肽(GSH)起着重要作用。还原型谷胱甘肽是维持红细胞正常结构与功能所必需的,可作为抗氧化剂,保护细胞膜上巯基蛋白或巯基酶免遭氧化而丧失功能。一些遗传性葡萄糖-6-磷酸脱氢酶缺陷的患者,$NADPH+H^+$ 缺乏,不能保持 GSH 处于还原状态,其细胞膜结构与功能遭受破坏,尤其在某些氧化性物质诱发下更易发生急性溶血。其常在食蚕豆后发病,故称为**蚕豆病**。

(四) 糖原的合成与分解

糖原是动物体内糖的储存形式。动物摄入过多的糖类物质后,大部分转变成脂肪储存在脂肪组织内,一部分以糖原形式储存在肝脏和肌肉组织中,分别称为肝糖原和肌糖原。正常成人肝糖原约占肝重 6%,大约含 75 g 左右,肌糖原约含 250 g 左右,不超过肌肉重量的 1.0%。肝糖原和肌糖原的生理意义有很大不同。肌糖原主要供肌肉收缩时能量的需要;肝糖原则是空腹血糖的重要来源之一。下面主要以肝糖原为例介绍糖原合成与分解的代谢途径。

1. 糖原的合成代谢　由单糖(主要是葡萄糖)合成糖原的过程称为**糖原合成(glycogenesis)**。该反应过程在胞液中进行。

(1) 反应过程:①葡萄糖生成葡糖-6-磷酸。此反应是由**葡萄糖激酶**(肝外为己糖激酶)催化的耗能的不可逆反应,由 ATP 供应能量和磷酸基团,使葡萄糖磷酸化为葡糖-6-磷酸。②葡糖-6-磷酸在变位酶作用下转变为葡糖-1-磷酸。③尿苷二磷酸葡萄糖的生成。在尿苷二磷酸葡萄糖焦磷酸化酶作用下,葡糖-1-磷酸与 UTP 作用,生成**尿苷二磷酸葡萄糖(uridine diphosphate glucose, UDPG)**。UDPG 作为葡萄糖供体。④UDPG 参与合成糖原。UDPG 分子携带的葡萄糖单位在**糖原合酶(glycogen synthase)**催化作用下,转移到细胞内原有的糖原引物上,在其**非还原末端**

(nonreducing end)以 α－1,4 糖苷键连接。每进行一次催化反应，糖原引物的非还原性末端上增加一个葡萄糖单位，由此使糖原分子不断的由小变大。

(2) 糖原合成反应的特点：①糖原合酶是糖原合成过程中的关键酶。②糖原合成需要糖原引物和分支酶。③糖原合成过程需要消耗能量，参与糖原合成的葡萄糖单位，必须以 UDPG 形式提供。UDPG 生成过程中需消耗 ATP 和 UTP，在糖原上每增加一个新的葡萄糖单位，需要消耗 2 个高能磷酸键。

2. *糖原分解代谢*　糖原分解为葡萄糖的过程称为**糖原分解(glycogenolysis)**。糖原的分解过程也是在胞质中进行。

(1) 糖原分解反应过程：①糖原分解为葡糖－1－磷酸。从糖原分子的非还原端开始，由**糖原磷酸化酶**催化 α－1,4－糖苷键断裂，逐个生成葡糖－1－磷酸，此反应不可逆。②脱支酶的作用。在糖原磷酸化酶与脱支酶的协同和反复作用下，使糖原分子不断分解生成葡糖－1－磷酸和少量游离葡萄糖。③葡糖－1－磷酸在变位酶作用下转变为葡糖－6－磷酸。④6－磷酸葡萄糖水解为葡萄糖。此反应由**葡萄糖－6－磷酸酶(glucose－6－phosphatase)**催化进行。该酶主要存在于肝细胞内，肌肉组织中无此酶活性，因此肌糖原不能直接分解为葡萄糖。

(2) 糖原分解反应的特点：①糖原磷酸化酶是糖原分解过程中的关键酶。②糖原的分解从非还原端开始，并需要脱支酶参与。

3. *糖原合成与分解的生理意义*　人体内肝糖原的合成与分解可参与维持血糖浓度的相对恒定。当体内糖来源丰富和细胞中能量充足时，即合成糖原将糖储存起来。当糖的供应不足或能量需求增加时，储存的糖原即可分解为葡萄糖进入血液。这种糖原合成与分解的协调是通过激素对糖原合酶和糖原磷酸化酶这两个关键酶的协调调节实现的。

(五) 糖异生

由非糖物质如甘油、乳酸、丙酮酸、生糖氨基酸转变为葡萄糖或糖原的过程称为**糖异生(gluconeogenesis)**。糖异生的器官主要是肝脏，肾脏的糖异生能力仅为肝脏的 1/10。但当长期饥饿或酸中毒时，肾脏的糖异生作用可以加强。

1. *糖异生途径*　糖异生的途径基本上循糖酵解逆过程进行。糖酵解途径中由己糖激酶(肝内为葡萄糖激酶)、果糖磷酸激酶－1 及丙酮酸激酶催化的 3 个单向反应，都有相当大的能量释放，这些反应的逆过程需要吸收同量的能量，在生物体内难以直接实现，因而构成所谓的“能障”。实现糖异生必须有另外一组酶来催化，绕过这三个“能障”而使其逆行，这些酶即为糖异生途径中的关键酶。

(1) 丙酮酸转变为烯醇丙酮酸磷酸：该逆变过程由**丙酮酸羧化酶(pyruvate carboxylase)**和**烯醇丙酮酸磷酸羧激酶**催化的两步反应来完成的。首先，胞液中的丙酮酸进入线粒体，在以生物素为辅酶的丙酮酸羧化酶的催化下，由 ATP 供能，将 CO_2 固定在丙酮酸分子上，生成草酰乙酸。然后生成的草酰乙酸透出线粒体，在胞液中烯醇丙酮酸磷酸羧激酶的催化下，由 GTP 提供能量及磷酸基而成烯醇丙酮酸磷酸，从而构成一个代谢支路，被称为**丙酮酸羧化支路**(图 13－5)。

(2) 果糖－1,6－二磷酸水解生成果糖－6－磷酸：在**果糖－1,6－二磷酸酶**催化下，果糖－1,6－二磷酸水解脱去 C－1 位上的磷酸生成果糖－6－磷酸。

(3) 葡糖－6－磷酸水解生成葡萄糖：该反应由**葡萄糖－6－磷酸酶**催化，使葡糖－6－磷酸水解脱去磷酸生成葡萄糖。葡萄糖－6－磷酸酶存在于肝细胞内，肌肉组织中不含此酶。

由上可见，糖酵解途径中的 3 个不可逆反应都可经另外的酶催化绕道逆行，使整个糖酵解反应过程成为“可逆”。这样，才能使非糖物质循糖酵解逆过程合成为葡萄糖得以进行。上述由不同酶催化的单向反应使两个底物互变的循环称为**底物循环(substrate cycle)**。

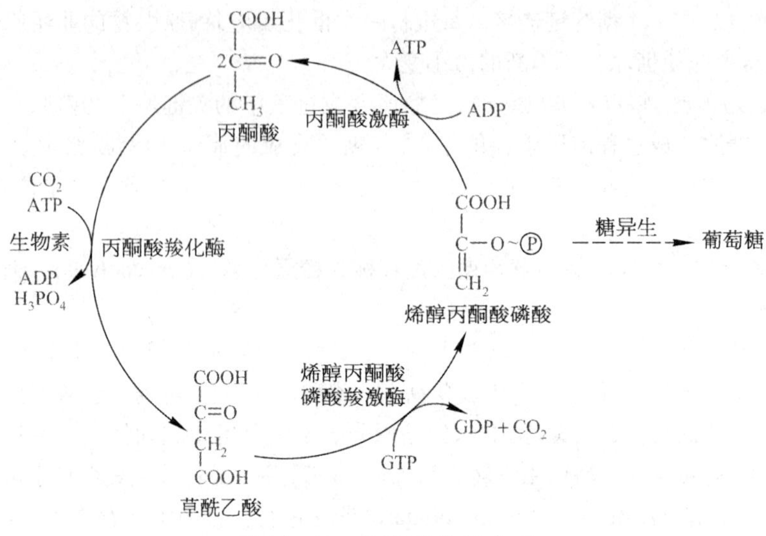

图 13-5 丙酮酸羧化支路

2. 糖异生的生理意义

(1) 保证饥饿情况下血糖浓度的相对恒定:体内某些组织,特别是脑、红细胞等主要依靠葡萄糖作为能源。在不进食情况下,可以通过肝糖原分解提供血糖。但肝糖原储存量有限,不到 12 h 即可全部耗尽。饥饿时,机体主要依靠糖异生作用来持续提供血糖。

(2) 糖异生作用有利于乳酸的回收利用:这一作用在某些生理、病理情况下有重要意义。例如剧烈运动时,肌糖原无氧酵解生成大量乳酸,后者经血液循环运至肝脏,在肝内乳酸经丙酮酸异生为葡萄糖。肝脏将葡萄糖释放入血,葡萄糖又可被肌组织摄取利用,此循环称为**乳酸循环**或 **Cori 循环**(图 13-6)。当肌肉活动剧烈时,通过 Cori 循环,可将不能直接分解为葡萄糖的肌糖原间接转变成血糖,这对于回收乳酸分子中的能量,补充血糖和防止乳酸酸中毒均有重要意义。

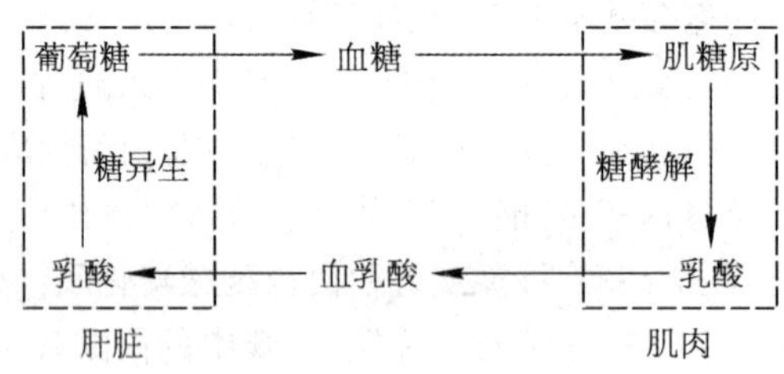

图 13-6 乳 酸 循 环

(3) 协助氨基酸的分解代谢:许多氨基酸脱氨基后生成的 α-酮酸(如丙酮酸、草酸乙酸等)可通过糖异生作用转变为葡萄糖。因此糖异生作用有利于氨基酸的分解代谢。

(4) 有助于维持酸碱平衡:长期饥饿时,肾脏加强谷氨酰胺等氨基酸的分解产 NH_3,生成的 α-酮酸可作为糖异生原料,NH_3 则分泌入管腔液内,与 H^+ 结合成 NH_4^+ 而排出体外,这对防止酸中毒具有重要意义。

(六) 血糖及其调节

血糖(blood sugar)即血液中的葡萄糖,实际指血清或血浆中的葡萄糖。正常情况下,血糖含量相当恒定,仅在较小的范围内波动。正常人空腹血糖含量为 3.89～6.11 mmol/L。血糖浓度的相对恒定，是机体对血糖的来源和去路进行精细调节，使之维持动态平衡的结果。

1. 血糖的来源和去路　血糖的来源：主要来自食物多糖的消化吸收，空腹时肝糖原的分解，饥饿时肝内进行糖异生作用。血糖的去路：主要包括氧化分解供能，进食后部分糖合成为肝糖原和肌糖原而储存起来，代谢转变为脂肪、核糖、葡糖醛酸和非必需氨基酸的碳架等（图 13-7）。

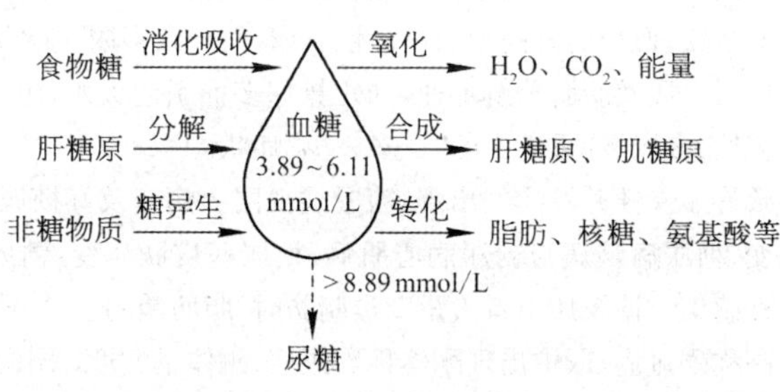

图 13-7　血糖的来源与去路

2. 血糖浓度的调节　人体血糖浓度的恒定是肝脏、肌肉、脂肪组织代谢协调的结果；也是糖类、脂类、蛋白质等物质代谢协调的结果，这种协调主要通过激素对各器官组织和各代谢途径协调调节实现。主要包括两个方面。①肝脏对血糖的调节：肝脏是调节血糖的主要器官，其通过糖原合、分解和糖异生等途径来维持血糖浓度的相对恒定。②激素调节：可将调节血糖的激素分为两类，一类是降低血糖的激素，只有胰岛素；另一类是升高血糖的激素，如肾上腺素、胰高血糖素、肾上腺糖皮质激素、生长素等。两类激素相互协调，共同调节血糖的正常水平（详见第八章）。

（七）糖代谢紊乱

许多原因都可影响糖代谢的进行，甚至引起糖代谢紊乱，只有在血糖水平持续异常或耐糖曲线异常时才表明糖代谢失常。糖代谢异常常表现为高血糖、糖尿或者低血糖。

1. 低血糖（hypoglycemia）　空腹血糖水平低于 3.89 mmol/L 称为低血糖。低血糖可以严重影响脑的正常功能，表现为头晕、心悸、出冷汗、手颤、倦怠无力、面色苍白等症状，严重时出现昏迷甚至导致死亡。低血糖可分为生理性低血糖和病理性低血糖。

（1）生理性低血糖：长时间饥饿时，外源性糖的来源断绝，内源性的肝糖原已经耗竭，糖异生作用亦相应减弱，因而易造成低血糖。

（2）病理性低血糖：如胰岛 β-细胞增生，严重肝疾患，垂体机能或肾上腺机能低下都会引起低血糖。

2. 高血糖（hyperglycemia）与糖尿　空腹血糖水平高于 7.22 mmol/L 称为高血糖。如果血糖浓度高于肾糖阈（8.89 mmol/L）时，超过了肾小管对糖的最大重吸收能力，则尿中就会出现糖，此现象称为糖尿。引起高血糖的原因也有生理性与病理性两类。

（1）生理性高血糖：在生理情况下，由于糖的来源增加也可引起高血糖。如一次性进食或静脉输入大量葡萄糖时，情绪过度激动时。这些都属于生理性高血糖，其特点是高血糖和糖尿都是暂时的，而且空腹血糖正常。

（2）病理性高血糖：在病理情况下，如升高血糖的激素分泌异常亢进或胰岛素分泌障碍均可导致高血糖，以至出现糖尿，此乃病理性高血糖和糖尿。另外，肾脏疾患可导致肾小管重吸收葡萄糖的能力减弱而出现糖尿，称为肾性糖尿，这是由肾糖阈下降引起的，此时血糖水平并不增高。

3. 糖尿病（diabetes mellitus）　是一组由遗传和环境因素相互作用，因胰岛素的绝对或相对不足或者细胞对胰岛素敏感性降低，引起糖、蛋白质、脂肪、水和电解质等一系列代谢紊乱的临床综合征。临床以高血糖为主要标志，久病可引起多个系统损坏。病情严重或应急时可发生酮症酸中毒等急性代谢紊乱。糖尿病在中医学中属于“消渴证”。临床上常见的糖尿病有两类：即 1 型和 2 型。我国糖尿病患者以 2 型居多。糖尿病的病因是由于胰岛β细胞功能降低，胰岛素分泌量绝对不足，或其靶细胞膜上胰岛素受体数量不足、亲和力降低或由于胰高血糖素分泌过量等，导致胰岛素相对不足。其中胰岛素受体基因缺陷已被证实是2型糖尿病的病因之一。糖尿病时，可出现多方面的糖代谢紊乱，血糖不易进入组织细胞；糖原合成减少；组织细胞氧化利用葡萄糖的能力减弱；糖异生作用增强，肝糖原分解加强。以致血糖的来源增加而去路减少，出现持续性高血糖和糖尿。糖尿病患者由于糖的氧化发生障碍，机体所需能量不足，故患者感到饥饿而多食，多食进一步使血糖升高，由于渗透压的升高引起口渴，因而多饮，血糖的升高形成高渗性利尿，而导致多尿，排糖越多，尿量越多。由于机体氧化利用葡萄糖产能下降，使蛋白质及脂肪分解加速，加之排尿多而引起失水，患者逐渐消瘦，体重下降。因此糖尿病患者表现出多食、多饮、多尿、体重减少的"三多一少"症状。

长期高血糖状态，可导致许多慢性并发症的出现：糖尿病视网膜病变及其糖尿病眼病、糖尿病肾病、糖尿病神经病变、糖尿病血管病变、糖尿病脑病与糖尿病心肌病、糖尿病皮肤病变、糖尿病足、糖尿病骨关节病变等，糖尿病患者还易发生慢性感染。糖尿病患者大量动员脂肪时，脂肪酸的过多分解可引起酮体产生增多(脂类代谢)。血中酮体浓度过高称酮血症；尿中出现酮体称酮尿症；酮体呈酸性，酮体过多导致酮症酸中毒。

4. *糖耐量试验*　人体处理葡萄糖的能力称为**葡萄糖耐量(glucose tolerance)**或耐糖现象。它是临床上检查机体调节糖代谢能力的常用方法。

检验方法：早晨抽取空腹血液作为基础血糖水平测定液，然后一次口服100 g葡萄糖，或按每千克体重0.333 g的葡萄糖剂量静脉注射50%葡萄糖溶液。在给糖后分别于0.5 h、1 h、2 h及3 h抽取血液，测定血糖浓度。然后，以抽血时间为横坐标，血糖浓度为纵坐标绘成曲线，称为耐糖曲线(图13-8)。根据耐糖曲线可帮助诊断与糖代谢异常有关的疾病。若在抽血的同时留尿，可以检查尿糖以观察肾糖阈状况。在进行上述葡萄糖耐量试验的同时测定空腹血清胰岛素浓度，可估计糖尿病情况及区别不同类型的糖尿病。

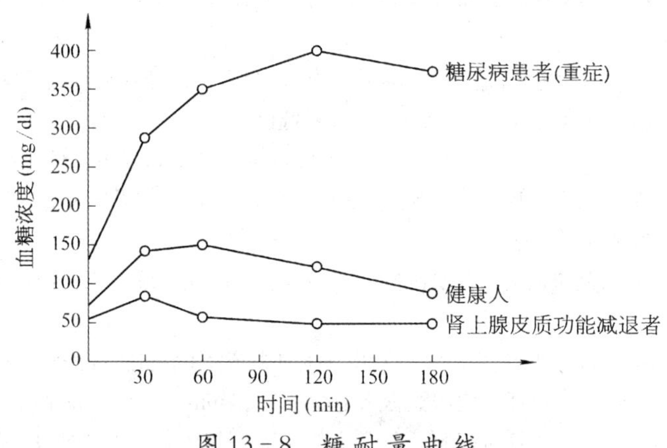

图13-8　糖耐量曲线

5. *糖原累积症*(glycogen storage disorders)　是以糖原结构改变或糖原数量增加而在组织内堆积为特征的一类遗传性疾病。该病是由与糖原代谢直接或间接有关的酶缺乏所引起的。根据所缺陷的酶在糖原代谢中的作用、受累器官和糖原结构等不同，该病对健康或生命的影响程度也不相同。例如，当肝内糖原磷酸化酶缺乏，肝糖原分解障碍，糖原沉积导致肝肿大，但婴儿仍可成长。若葡萄糖-6-磷酸酶缺乏，则肝糖原分解障碍，不能用以维持血糖，将造成严重后果。如果溶酶体的α-葡萄糖苷酶缺乏，会影响α-1,4糖苷键和α-1,6糖苷键的水解，使组织受损，甚至可导致心肌受损而突然死亡。

二、脂类代谢

脂类(lipids)是**脂肪(fat)**和**类脂(lipoids)**及其衍生物的总称。脂肪的生理功能主要是储能与供能，同时还参与机体组成和保护脏器、防止散热等功能。脂类经消化后主要在十二指肠下段和空肠的上段吸收。消化产物经吸收后主要在小肠黏膜细胞内重新合成三酰甘油、胆固醇酯、磷脂等，然后再与载脂蛋白 B48、C、AI、AIV 等一起组装成乳糜微粒，经淋巴进入血循环。

(一) 血脂

1. 血脂的组成与含量　血浆中的脂类统称为血脂。主要包括三酰甘油、磷脂、胆固醇及胆固醇酯和游离脂肪酸等。与血糖不同，其受膳食、种族、性别、年龄、职业、运动状况以及代谢等多种因素的影响，波动范围较大。正常成人空腹血脂组成和含量见表 13－2。

表 13－2　正常成人空腹血脂的组成和含量

脂　类	正常参考值	
	mmol/L(平均值)	mg/dl(平均值)
总脂	—	400～700(500)
三酰甘油	0.11～1.69(1.13)	10～150(100)
总胆固醇	2.59～6.21(5.17)	100～240(200)
胆固醇酯	1.81～5.17(3.75)	70～200(145)
总磷脂	48.44～80.73(64.58)	150～250(200)
游离脂肪酸	—	5～20(15)

2. 血脂的运输形式——脂蛋白　脂类是难溶于水的化合物。在血浆中，它们与血浆中的蛋白质结合成水溶性强的脂蛋白复合体，以**血浆脂蛋白(lipoprotein)**形式存在及运输。

(1) 血浆脂蛋白的分类：血浆脂蛋白呈球状，由脂类和蛋白质两类成分组成。因其所含的脂类和蛋白质成分不尽相同，可形成多种血浆脂蛋白。通常用电泳法和超速离心法可分别将血浆脂蛋白分为四类。

用电泳法分类：不同脂蛋白的蛋白质含量不同而有不同的表面电荷，其颗粒大小也不相同，因此，在电场中的迁移率不同。根据其在电场中移动速度的快慢，并对照血清蛋白电泳图谱相对位置给予命名。依次为 α 脂蛋白、前 β 脂蛋白、β 脂蛋白和乳糜微粒四类(图 13－9)。

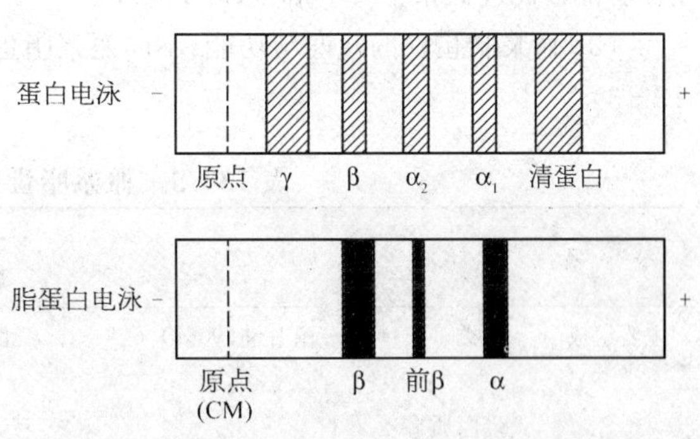

图 13－9　血浆脂蛋白电泳图谱与命名

用超速离心法分类：由于各类脂蛋白中脂类和蛋白质所占比例不同而有不同密度(脂类比例高者密度小)。将血浆在一定密度的盐溶液中进行超速离心时，各种脂蛋白因密度不同而产生不同的沉降速度。根据其沉降情况，可将脂蛋白分从上到下分为：**乳糜微粒(chylomicron, CM)**、**极低密度脂蛋白(very low density lipoprotein, VLDL)**、**低密度脂蛋白(low density lipoprotein, LDL)**和**高密度脂蛋白(high density lipoprotein, HDL)**四类。

(2) 血浆脂蛋白的结构与组成：

1) 血浆脂蛋白的结构：各种血浆脂蛋白都具有相似的基本结构，疏水性较强的三酰甘油及胆固醇酯位于脂蛋白的内部构成核心，而其表面覆盖以单层极性分子磷脂、游离胆固醇及载脂蛋白等，从而构成亲水性强的球状脂蛋白颗粒(图 13－10)，使脂类易于在血浆中运输。

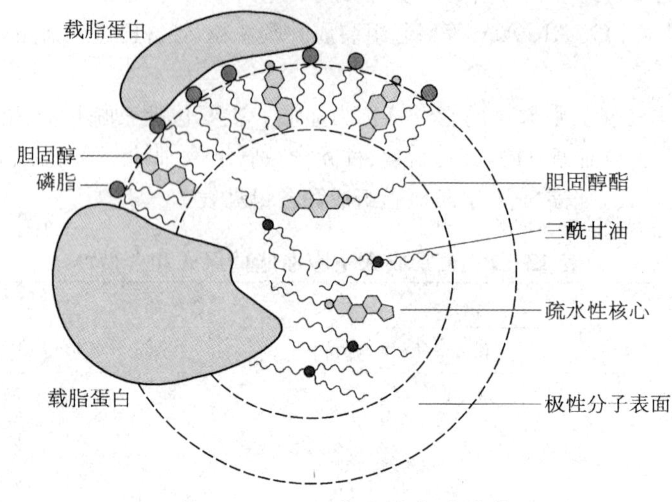

图 13－10　血浆脂蛋白的结构

2）血浆脂蛋白的组成：血浆脂蛋白可分为蛋白质和脂类两大成分。各类脂蛋白均含有三酰甘油、磷脂、胆固醇及胆固醇酯等成分，区别在于含量及组成比例不同；血浆脂蛋白中的蛋白质部分称为**载脂蛋白（apolipoprotein，apo）**，迄今已发现人血浆脂蛋白有 20 种之多。主要有 apoA、B、C、D、E 等五类。每类载脂蛋白又可分为若干亚类，不同的血浆脂蛋白所含的载脂蛋白不同。载脂蛋白的主要功能是结合及转运脂类。此外，不同的载脂蛋白还具有某些特殊功能。如 apoAI 能激活**磷脂酰胆碱胆固醇脂酰转移酶（phosphatidylcholine cholesterol acyltransferase，PCCAT）**，从而促进 HDL 成熟和胆固醇从血浆逆向转运至肝脏。apoCⅡ是**脂蛋白脂肪酶（lipoprotein lipase，LPL）**的激活剂，能够促进血浆中 CM 和 VLDL 的降解。

（3）血浆脂蛋白的代谢与功能：不同血浆脂蛋白的代谢过程决定了其具有不同的生理功能（表 13－3）。

表 13－3　血浆脂蛋白的主要组成及功能

名　称		CM	VLDL 前β脂蛋白	LDL β脂蛋白	HDL α脂蛋白
主要组成	脂类	三酰甘油（90%）	三酰甘油（60%）	胆固醇（50%）	磷脂和胆固醇（各占 25%）
	蛋白质	1	8%	25%	50%
主要合成场所		小肠黏膜	肝	血浆	肝
主要功能		从小肠转运外源性三酰甘油至体内各组织	从肝转运内源性三酰甘油至肝外组织	从肝转运胆固醇至体内各组织	将胆固醇从肝外逆向转运至肝内

1）乳糜微粒（CM）：是在小肠黏膜细胞中合成的，是运输外源性三酰甘油的主要形式。食物中脂肪消化吸收后，在小肠黏膜细胞内重新合成三酰甘油，连同合成和吸收的磷脂及胆固醇，加上载脂蛋白 B48 和 C 等形成新生 CM 并经淋巴管进入血液，逐渐形成成熟 CM。成熟 CM 进入血液后，其中的 apoCII 激活存在于肌肉、脂肪等组织毛细血管内皮细胞表面的脂蛋白脂肪酶（LPL）。LPL 催化 CM 颗粒中的三酰甘油水解生成甘油和脂肪酸，被组织摄取利用。随着三酰甘油的水解，CM

颗粒逐渐变小，最后转变成为富含 apoB48、apoE 和胆固醇酯的 CM 残余颗粒。后者与肝细胞膜上的 apoE 受体结合并被肝细胞摄取进一步分解利用。正常人 CM 在血浆中代谢速度非常快，半衰期仅为 5～15 min，饭后 12～14 h 血浆中不再含有 CM。

2) 极低密度脂蛋白(VLDL)：是在肝脏中合成的(少量来自肠黏膜细胞)，是运输内源性三酰甘油的主要形式。肝细胞可以葡萄糖为原料合成三酰甘油，同时也可利用食物及脂肪动员的脂肪酸合成，称为内源性三酰甘油。然后加上磷脂、胆固醇、apoB100 及 E 等形成 VLDL。

VLDL 分泌入血后，从 HDL 获得 apoC，其中的 apoCII 激活肝外组织毛细血管内皮细胞表面的 LPL。在 LPL 作用下，成熟 VLDL 中的三酰甘油逐步水解释放出甘油和脂肪酸为组织所利用。同时其表面的磷脂、胆固醇及 apoC 转移至 HDL，而 HDL 的胆固醇酯转移至 VLDL。随着三酰甘油的水解，VLDL 颗粒逐渐变小，其胆固醇酯及 apoB100、apoE 含量相对增加，密度逐渐增大，形成中间密度脂蛋白(IDL)。部分 IDL 与肝细胞膜 apoE 受体结合，为肝细胞摄取代谢。未被肝细胞摄取的 IDL 中的三酰甘油被 LPL 进一步水解，其表面的 apoE 转移至 HDL 上，最后转变为主要含胆固醇及胆固醇酯和 apoB100 的 LDL 颗粒。VLDL 在血中的半衰期为 6～12 h。

3) 低密度脂蛋白(LDL)：是在血浆中由 VLDL 转变而来的，是转运肝脏合成的内源性胆固醇至肝外的主要形式。LDL 主要通过与 LDL 受体结合进入细胞中代谢。LDL 受体广泛存在于全身各组织的细胞膜表面，可特异识别并结合含 apoB100 或 apoE 的膜脂蛋白，后者又称 apoB、E 受体。当血浆中的 LDL 与特异受体结合后，进入细胞与溶酶体融合，并在溶酶体内被水解，释放出游离胆固醇被组织利用。LDL 是正常人空腹时血浆中的主要脂蛋白，含量约占血浆脂蛋白总量的 1/2～2/3，半衰期为 2～4 天。

4) 高密度脂蛋白(HDL)：主要在肝脏合成，部分亦可在小肠合成。HDL 功能是将肝外胆固醇逆向转运至肝内代谢。刚从肝脏或小肠分泌出来的 HDL 主要由磷脂、游离胆固醇和载脂蛋白 A、C、E 等组成，呈圆盘状磷脂双层结构，为新生 HDL。新生 HDL 进入血液后，在血浆磷脂酰胆碱胆固醇脂酰转移酶(PCCAT)的作用下，其颗粒表面磷脂酰胆碱的 2 位脂酰基转移至胆固醇分子的 C-3 羟基上，生成溶血磷脂酰胆碱和胆固醇酯，此过程所消耗的磷脂酰胆碱和游离胆固醇可不断从细胞膜、CM 及 VLDL 得到补充。胆固醇酯移向 HDL 的核心部位，同时其表面的 apoC 和 E 又转移到 CM 和 VLDL 上，HDL 即转变为成熟 HDL。成熟 HDL 可与肝细胞膜 HDL 受体结合，为肝细胞摄取，其中的胆固醇大部分代谢转变为胆汁酸，后者通过胆汁分泌发挥乳化作用。HDL 在血浆中的半衰期为 3～5 天。

(二) 三酰甘油的代谢

1. 三酰甘油的分解代谢

(1) **脂肪动员(fat mobilization)**：储存在脂库中的三酰甘油，被脂肪酶逐步水解为游离脂肪酸及甘油并释放入血供给全身各组织氧化利用的过程，称为脂肪动员。在脂肪动员中，脂库中三酰甘油脂肪酶起决定性作用，是脂肪分解的限速酶。由于脂库中三酰甘油脂肪酶的活性受多种激素的调控，故又称为**激素敏感性三酰甘油脂肪酶(hormone-sensitive triacylglycerol lipase, HSL)**。能增加 HSL 的活性，促进脂肪动员的激素称为脂解激素，如肾上腺素、去甲肾上腺素、胰高血糖素、生长素等；而胰岛素、前列腺素 E_2 等，能抑制 HSL 的活性，对抗脂解作用，称为抗脂解激素。

脂解作用的产物为游离脂肪酸和甘油。甘油溶于水，可直接由血液运送到肝、肾、肠等组织中进一步代谢。脂肪酸不溶于水，与血浆清蛋白结合成为脂肪酸-清蛋白复合体运送到全身各组织，主要被肝、骨骼肌、心肌等摄取利用。

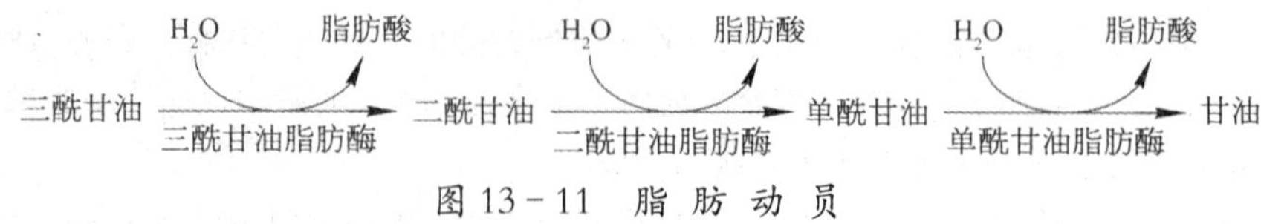

图 13-11 脂肪动员

(2) 甘油的代谢:肝、肾和肠黏膜等组织细胞中,甘油首先在甘油激酶作用下,转变为 3-磷酸甘油,再脱氢生成二羟丙酮磷酸,后者可循糖分解代谢途径氧化产能或糖异生途径转变为糖(图 13-12)。而骨骼肌和脂肪组织细胞中甘油激酶的活性低,不能很好地利用甘油。

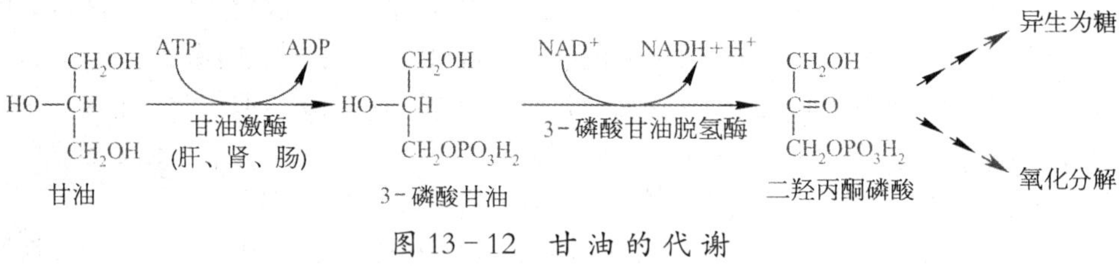

图 13-12 甘油的代谢

(3) 脂肪酸的分解:脂肪酸是人及哺乳动物的主要能源物质之一。在供氧充足的条件下,脂肪酸在体内可分解成二氧化碳和水,释放出大量能量供机体利用。除脑组织外,大多数组织均能氧化脂肪酸,但以肝脏和肌肉组织中脂肪酸氧化最为活跃。人体内脂肪酸的氧化主要是以 β-氧化方式进行。

1) 脂肪酸的氧化分解过程:①脂肪酸的活化。细胞质中的脂肪酸在内质网或线粒体外膜上的脂酰 CoA 合成酶催化下,被活化生成活泼的脂酰 CoA。1 分子脂肪酸活化消耗 2 个高能磷酸键,相当于消耗了 2 分子 ATP。②脂酰 CoA 进入线粒体。催化脂肪酸氧化的酶系存在于线粒体基质内,细胞质中生成的长链脂酰 CoA 必须以**肉毒碱(carnitine,β-羟-γ-三甲氨基丁酸)**为载体转运进入线粒体内才能进行氧化。③脂酰 CoA 的 β-氧化。脂酰 CoA 在线粒体基质中以 β-氧化的方式进行降解,包括脱氢、加水、再脱氢、硫解四步连续反应。

2) 脂肪酸氧化的能量生成:脂肪酸氧化分解可释放大量能量。如 1 分子 16 碳的软脂酸彻底氧化分解,共进行 7 次 β-氧化,生成 7 分子 $FADH_2$、7 分子 $NADH+H^+$,和 8 分子乙酰 CoA,其所产成的能量为 129 个 ATP。

由上可知,脂肪酸和葡萄糖一样可以氧化供能。但是,正常情况下机体优先利用葡萄糖氧化供能。只有当糖的氧化供能不足如饥饿时,机体才加强脂肪动员氧化供能。

3) 脂肪酸的其他氧化方式:β-氧化是脂肪酸氧化的重要途径,除此之外,还有 ω-氧化和 α-氧化等方式。另外,奇数碳脂肪酸和不饱和脂肪酸在线粒体内进行 β-氧化所需酶系和分解产物与偶数饱和脂肪酸相比有所不同。

(4) 酮体的生成和利用:在肝细胞内氧化分解产生的大量乙酰 CoA,除了部分直接氧化产能外,可在肝内生酮酶系作用下合成酮体,包括**乙酰乙酸(acetoacetate)**、**β-羟丁酸(β-hydroxybutyrate)**及**丙酮(acetone)**三种物质。它们是脂肪酸在肝脏氧化分解时所形成的特有的中间代谢物。酮体代谢具有肝内生成肝外利用的特点。

1) 酮体的生成:酮体在肝细胞线粒体中生成,反应过程如下。①在硫解酶的催化下,2 分子乙酰 CoA 缩合成乙酰乙酰 CoA,并释放出 1 分子 CoASH。②在 HMG-CoA 合酶的催化下,乙酰乙酰 CoA 再与另 1 分子乙酰 CoA 缩合生成 3-羟-3-甲基戊二酸单酰 CoA(HMG-CoA),并释放出 1 分子 CoASH。③在 HMG-CoA 裂解酶的催化下，HMG-CoA 裂解生成乙酰乙酸和乙酰 CoA。乙酰乙酸经 β-羟丁酸脱氢酶的催化还原生成 β-羟丁酸；部分乙酰乙酸也可脱羧生成丙酮。

2）酮体的利用：肝脏缺少氧化酮体的酶，产生的酮体必须透过肝细胞膜进入血液循环，运送到肝外组织进一步氧化利用。心、脑、肾等组织具有活性很高的利用酮体的酶，在这些酶的作用下，乙酰乙酸被活化成为乙酰乙酰 CoA，然后在硫解酶作用下分解成 2 分子乙酰 CoA，经三羧酸循环彻底氧化。β-羟丁酸在 β-羟丁酸脱氢酶的催化下，脱氢生成乙酰乙酸，然后再沿上述途径进一步氧化（图 13－13）。丙酮含量很少，主要随尿排出。也可直接由肺排出。

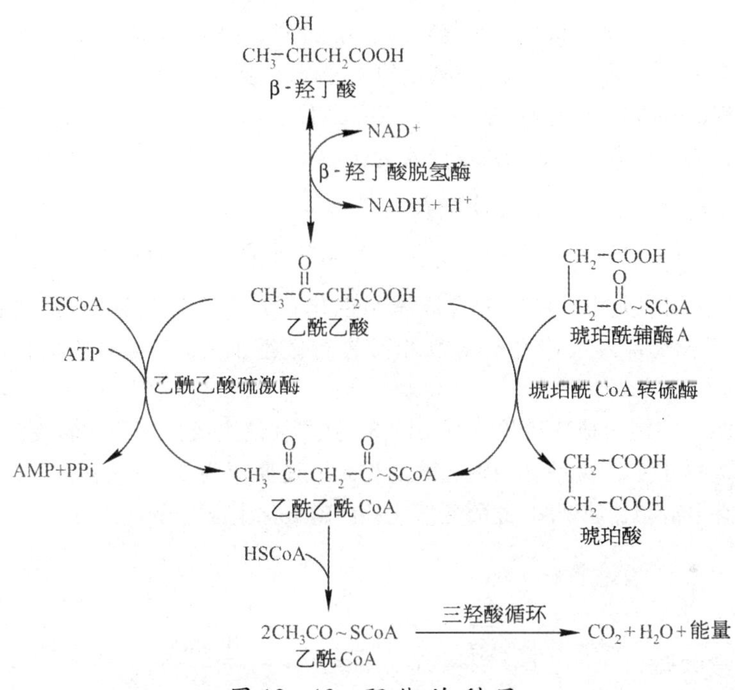

图 13－13　酮体的利用

3）酮体代谢的生理意义：酮体是脂肪酸在肝脏内正常代谢的中间产物，是肝脏输出脂肪酸类能源的一种形式。脑组织不能氧化脂肪酸，却能利用酮体，长期饥饿或糖供应不足时，酮体可代替葡萄糖成为脑组织及肌肉组织的主要能源。

正常情况下血中仅含少量酮体，约 0.03～0.5 mmol/L（0.3～5 mg/dl）。在饥饿、糖尿病、高脂低糖膳食时，脂肪动员加强，酮体生成增加，如果超过肝外组织利用酮体的能力时，将导致血中酮体含量异常升高，称为酮血症。此时尿中也可出现大量酮体，称为酮尿症。由于乙酰乙酸和 β-羟丁酸都是酸性较强的有机酸，当血中酮体过高时，易使血液 pH 下降导致酸中毒，称为酮症酸中毒。

2. 三酰甘油的合成代谢　人体除从食物摄入三酰甘油以外，也可在体内合成。肝脏、脂肪组织及小肠是合成三酰甘油的主要部位。

（1）脂肪酸的合成

1）部位与原料：脂肪酸可在肝、肾、脑、肺、乳腺、脂肪等组织的细胞质中合成。其中肝脏是合成脂肪酸的主要场所，其合成能力较脂肪组织大 8～9 倍。

乙酰 CoA 是合成脂肪酸的直接原料。乙酰 CoA 可来自糖、脂肪和蛋白质氧化分解，但主要来自糖的氧化分解。细胞内的乙酰 CoA 全部在线粒体内产生，而催化脂肪酸合成的酶系存在于细胞质中，因此，线粒体内的乙酰 CoA 必须进入细胞质中才能成为合成脂肪酸的原料，需要通过柠檬酸-丙酮酸循环才能进入细胞质中。

脂肪酸的合成除需要乙酰 CoA 作为原料外，还需要 $NADPH+H^+$ 供氢，ATP 供能，生物素、CO_2 和 Mn^{2+} 或 Mg^{2+} 等的参与。其中 $NADPH+H^+$ 主要来自戊糖磷酸途径产生。

2）合成过程

乙酰 CoA 的羧化：催化此反应的**乙酰 CoA 羧化酶**是脂肪酸合成的关键酶。该酶还需生物素为辅酶，Mn^{2+} 为激活剂，反应需要 ATP 供能。生成的丙二酸单酰 CoA 在脂肪酸合成过程中作为二碳单位的供体。

软脂酸的合成：软脂酸的合成是一个复杂的过程，通过乙酰 CoA 和丙二酸单酰 CoA 参与的重复加成反应过程实现，其机制基本上是 β-氧化的逆过程，包括缩合、加氢、脱水、再加氢四个连续步骤。催化这一过程的脂肪酸合成酶系是一个以酰基载体蛋白（ACP）为核心的、由 7 种酶蛋白聚合在一起的多酶复合体。软脂酸合成的总反应式为：

$$\text{乙酰 CoA} + 7\ \text{丙二酰 CoA} + 14NADPH + H^+ \longrightarrow \text{软脂酸} + 7CO_2 + 6H_2O + 8CoASH + 14NADP^+$$

碳链的加工：在细胞质中由脂肪酸合成酶系催化首先合成的是软脂酸，需要通过线粒体、内质网内脂肪酸延长酶系及去饱和酶对软脂酸进行碳链加工，使碳链的延长或缩短、改变饱和度等。

（2）磷酸甘油的生成：合成三酰甘油所需的 3-磷酸甘油主要由糖代谢转变生成，糖分解代谢产生的二羟丙酮磷酸可在 3-磷酸甘油脱氢酶的作用下还原成为 3-磷酸甘油。此外，在肝、肾、肠黏膜等组织中含有丰富的甘油激酶，此酶能催化甘油磷酸化生成 3-磷酸甘油。

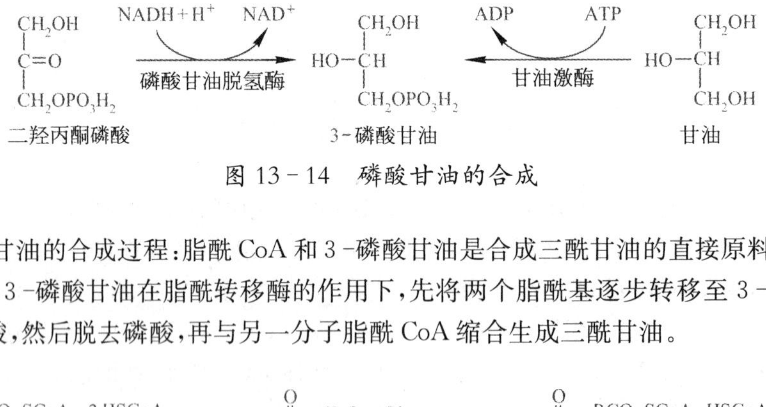

二羟丙酮磷酸（CH_2OH—C=O—$CH_2OPO_3H_2$）$\xrightarrow[\text{磷酸甘油脱氢酶}]{NADH+H^+ \to NAD^+}$ 3-磷酸甘油（CH_2OH—HO—CH—$CH_2OPO_3H_2$）$\xleftarrow[\text{甘油激酶}]{ATP \to ADP}$ 甘油（CH_2OH—HO—CH—CH_2OH）

图 13-14　磷酸甘油的合成

（3）三酰甘油的合成过程：脂酰 CoA 和 3-磷酸甘油是合成三酰甘油的直接原料。两分子脂酰 CoA 与一分子 3-磷酸甘油在脂酰转移酶的作用下，先将两个脂酰基逐步转移至 3-磷酸甘油分子上，生成磷脂酸，然后脱去磷酸，再与另一分子脂酰 CoA 缩合生成三酰甘油。

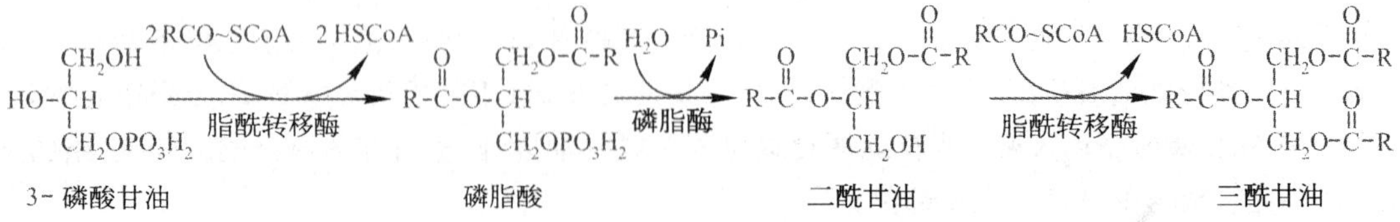

3-磷酸甘油（CH_2OH—HO—CH—$CH_2OPO_3H_2$）$\xrightarrow[\text{脂酰转移酶}]{2RCO\sim SCoA \to 2HSCoA}$ 磷脂酸（CH_2O—CO—R／R—CO—O—CH／$CH_2OPO_3H_2$）$\xrightarrow[\text{磷脂酶}]{H_2O \to Pi}$ 二酰甘油（CH_2O—CO—R／R—CO—O—CH／CH_2OH）$\xrightarrow[\text{脂酰转移酶}]{RCO\sim SCoA \to HSCoA}$ 三酰甘油（CH_2O—CO—R／R—CO—O—CH／CH_2O—CO—R）

图 13-15　三酰甘油的合成过程

如上所述，由于合成三酰甘油所需的 3-磷酸甘油主要由糖代谢转变而成，而用于脂酰 CoA 合成的乙酰 CoA 也主要来自糖分解代谢，因此糖是合成脂肪的重要原料。这是嗜好甜食或长期饱食易于引起肥胖的重要原因之一。

（三）类脂的代谢

类脂包括磷脂、糖脂和类固醇。以下扼要叙述甘油磷脂和胆固醇在体内的代谢概况。

1. 甘油磷脂的代谢　人体内含量最多的甘油磷脂是磷脂酰胆碱，其次是磷脂酰乙醇胺。两者占体内磷脂含量的75%以上。

（1）甘油磷脂的合成

1）部位与原料：人体全身各组织细胞内质网均含有合成甘油磷脂的酶系，但以肝、肾及小肠等组织最活跃。合成磷脂酰胆碱和磷脂酰乙醇胺的原料主要有脂肪酸、3-磷酸甘油、胆碱、乙醇胺、丝氨酸等。其中脂肪酸和3-磷酸甘油主要来自糖代谢，但甘油磷脂分子中 C_2 位的多不饱和脂肪酸必须由食物供给。胆碱、乙醇胺可从食物中获得，也可由丝氨酸脱羧生成乙醇胺，乙醇胺再从S-腺苷甲硫氨酸获得甲基转变为胆碱。此外，合成甘油磷脂还需要ATP、CTP等参与。

2）基本过程

二酰甘油合成途径：磷脂酰胆碱和磷脂酰乙醇胺主要通过此途径合成。在ATP存在的情况下，胆碱或乙醇胺首先受相应的激酶作用生成磷酸胆碱或磷酸乙醇胺，然后与CTP作用，生成CDP-胆碱或CDP-乙醇胺，后二者再与二酰甘油缩合成磷脂酰胆碱或磷脂酰乙醇胺。

CDP-二酰甘油合成途径：磷脂酰丝氨酸、磷脂酰肌醇及心磷脂主要通过此途径合成。由葡萄糖生成磷脂酸，再由CTP提供能量，在磷脂酰胞苷转移酶的催化下，生成活化的CDP-二酰甘油。CDP-二酰甘油是合成这类磷脂的直接前体和重要中间物。在相应合成酶的催化下与丝氨酸、肌醇或磷脂酰甘油缩合，分别生成磷脂酰丝氨酸、磷脂酰肌醇及心磷脂(二磷脂酰甘油)。

以上是各类甘油磷脂合成的基本过程。此外磷脂酰胆碱也可由磷脂酰乙醇胺从S-腺苷甲硫氨酸获得甲基直接生成，通过这种方式合成的磷脂酰胆碱占人肝的10%～15%。磷脂酰丝氨酸可由磷脂酰乙醇胺羧化或其乙醇胺与丝氨酸交换生成。

通常在肝内合成的磷脂，除了作为细胞膜组成成分外，还可参加脂蛋白如VLDL的合成，以协助肝内合成脂肪的输出。

当磷脂合成原料如胆碱、甲硫氨酸、必需脂肪酸等缺乏可导致磷脂合成不足，引起VLDL合成障碍；高糖高脂饮食或大量酗酒可导致肝内脂肪生成过多；糖尿病患者因胰岛素缺乏引起脂肪动员增强，大量脂肪酸进入肝脏合成脂肪。以上种种原因可使肝内脂肪合成过多但不能及时输出，使脂肪在肝内堆积，当脂肪含量超过10%时可导致脂肪肝。长期脂肪肝可引起肝硬化。磷脂酰胆碱、胆碱、甲硫氨酸、甲基转移所需的维生素 B_{12} 以及胞苷三磷酸等都能促进肝脏中磷脂的合成，故具有抗脂肪肝作用。

（2）甘油磷脂的分解：生物体内存在多种能使甘油磷脂水解的磷脂酶，其中主要有磷脂酶 A_1、A_2、C、D。它们能够特异地分别作用于磷脂分子内部的特定酯键，产生不同的产物。甘油磷脂在上述各种磷脂酶作用下，可以水解产生甘油、脂肪酸、磷酸和含氮碱等。

2. 胆固醇的代谢　正常成年人体内胆固醇总量约为140 g，它们除来自食物外，主要由生物体自身合成。胆固醇广泛分布在全身各组织中，但分布极不均匀，大约1/4分布在脑及神经组织。

（1）胆固醇的合成

1）部位与原料：除成年动物脑组织及成熟红细胞外，全身各组织几乎都可合成胆固醇，但以肝脏的合成能力最强，占胆固醇合成总量的70%～80%，小肠的合成量占10%。胆固醇合成酶系存在于细胞质和内质网膜上，因此，体内胆固醇的合成主要在细胞质和内质网中进行。

乙酰CoA是合成胆固醇的直接原料，同时还需要 $NADPH+H^+$ 供氢，ATP供能。乙酰CoA及ATP大多来自糖的有氧氧化，而 $NADPH+H^+$ 主要来自戊糖磷酸途径。

2）合成过程：胆固醇的合成过程较复杂，有近 30 步酶促反应，可划分为 3 个阶段：①甲羟戊酸的合成；②鲨烯的合成；③胆固醇的合成。

鲨烯是含有 30 个碳原子的多烯烃，具有与固醇母核相近似的结构。鲨烯结合在细胞质中的固醇载体蛋白上，经内质网单加氧酶和环化酶等作用，使固醇核环化闭合形成羊毛脂固醇，后者再经一系列的氧化、脱羧和还原等反应，脱去三分子 CO_2，最后生成胆固醇（cholesterol）。胆固醇合成简要过程见图 13－16。

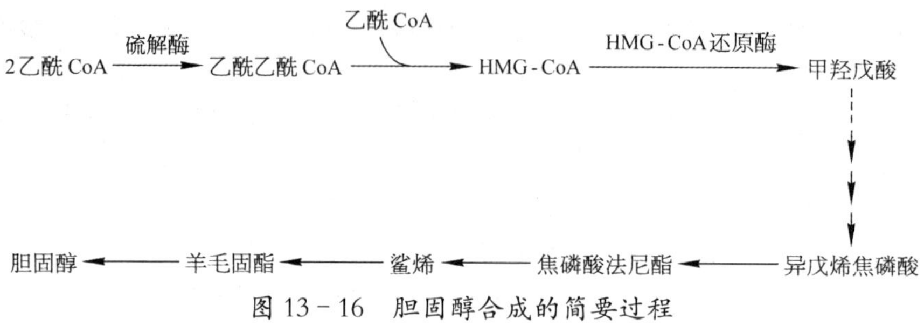

图 13－16 胆固醇合成的简要过程

胆固醇合成的关键酶 HMG－CoA 还原酶，其活性具有昼夜节律性变化，并受到饥饿与饱食、激素（胰岛素和甲状腺素）和胆固醇本身的反馈调节。临床上他汀类药物通过对 HMG－CoA 还原酶竞争性抑制作用降低胆固醇的体内合成来治疗高胆固醇血症。游离胆固醇是胆固醇在体内的活性形式，其储存和在血液中运输的形式则是胆固醇酯，主要由组织细胞中的**脂酰 CoA 胆固醇酰基转移酶（acyl CoA cholesterol acyltransferase, ACAT）**和肝脏合成后释放入血浆中的**磷脂酰胆碱胆固醇酰基转移酶（PCCAT 或 LCAT）**催化产生。

（2）胆固醇的转化：胆固醇在体内不能彻底氧化分解成二氧化碳和水，但可经转化生成具有重要生理活性的物质。

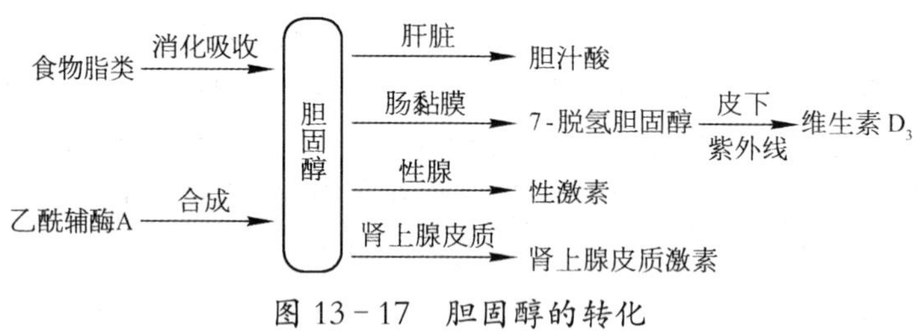

图 13－17 胆固醇的转化

1）转变成胆汁酸：胆固醇在肝脏中转变为胆汁酸是胆固醇代谢转化的主要途径，占胆固醇总量的 75％～85％。胆汁酸以钠盐或钾盐的形式存在，称为胆汁酸盐或胆盐。它们随胆汁排入肠道，对脂类的消化吸收起着重要促进作用。

2）转变成类固醇激素：胆固醇是类固醇激素合成的前体。在肾上腺皮质，胆固醇可转变为肾上腺皮质激素（如皮质醇、醛固酮等）；在卵巢，转变为雌二醇、孕酮等雌性激素；在睾丸，转变为睾丸酮等雄性激素。

3）转变成维生素 D_3：在肝脏及肠黏膜细胞内，胆固醇可转变成 7－脱氢胆固醇。后者储存于皮下，经紫外线照射后可转变成维生素 D_3。

（四）脂类代谢紊乱

1. 脂血症(lipidemia)　空腹血脂浓度持续高于正常称为脂血症。临床上的脂血症主要是指血浆胆固醇或三酰甘油的含量单独超过正常上限，或者二者同时超过正常上限的异常状态。正常人血浆胆固醇和三酰甘油的上限标准因地区、种族、膳食、年龄、职业以及测定方法等的不同而有差异。

由于血脂在血浆中均以脂蛋白的形式存在和运输，因此脂血症实质上也可以认为是**高脂蛋白血症(hyperlipoproteinemia)**。1970 年世界卫生组织(WHO)建议将高脂蛋白血症分为六型(表 13－4)。我国高脂蛋白血症主要为Ⅱ型(约占 40%)和Ⅳ型(占 50%以上)。

表 13－4　高脂蛋白血症分型

分型	血浆脂蛋白变化	血脂变化
Ⅰ	CM 增加	三酰甘油↑↑↑胆固醇↑
Ⅱa	LDL 增加	胆固醇↑↑
Ⅱb	LDL 和 VLDL 同时增加	胆固醇↑↑三酰甘油↑↑
Ⅲ	IDL 增加(电泳出现宽β-带)	胆固醇↑↑三酰甘油↑↑
Ⅳ	VLDL 增加	三酰甘油↑↑
Ⅴ	VLDL 和 CM 同时增加	三酰甘油↑↑↑胆固醇↑

脂血症从病因上可分为原发性和继发性两大类。继发性脂血症是继发于某些疾病，如糖尿病、肾病、甲状腺功能减退等。原发性脂血症病因多不明确。现已证实，有些是由于遗传缺陷所致。

2. 动脉粥样硬化(atherosclerosis, AS)　主要是由于血浆中胆固醇含量过多，沉积于大、中动脉内膜上，形成粥样斑块，导致管腔狭窄甚至阻塞，从而影响了受累器官的血液供应，动脉内皮细胞损伤，脂质浸润。冠状动脉如有上述变化，称为冠状动脉硬化性心脏病，简称冠心病。严重冠心病会引起心肌缺血，甚至心肌梗死。

放射性核素示踪实验证明，粥样斑块中的胆固醇来自血浆 LDL。而 VLDL 是 LDL 的前体，因此，血浆 LDL 和 VLDL 增高的患者，冠心病的发病率显著升高。而近年来的研究证明 HDL 的水平与冠心病的发病率呈负相关，HDL 的含量较高者，冠心病的发病率较低。因此，血浆 LDL 和 VLDL 含量升高和 HDL 含量降低是导致动脉粥样硬化的关键因素。故降低 LDL 和 VLDL 的水平和提高 HDL 的水平是防治动脉粥样硬化、冠心病的基本原则。

3. 肥胖症　全身性的脂肪堆积过多，而导致体内发生一系列病理生理变化，称为肥胖症。目前国际上用**体重指数(body mass index, BMI)**作为肥胖度的衡量标准。BMI＝体重(kg)/身高^2(M^2)。我国规定 BMI 在 24～26 之间为轻度肥胖；BMI 在 26～28 之间为中度肥胖；BMI＞28 为重度肥胖。

肥胖症的发生是机体能量代谢失调的结果，其确切发病机制未全明了，目前认为与遗传、中枢神经系统异常、内分泌功能紊乱、营养过剩，体力活动过少等因素有关，其中比较常见的原因为营养过剩，同时体力活动减少，导致过多的糖、脂肪酸、甘油、氨基酸等转变成三酰甘油储存于脂肪组织中，而成为肥胖症。近年来的研究表明脂肪组织也具有重要的内分泌功能，如其分泌的**瘦素(Leptin)**、**脂联素(Adiponectin)**等。其中瘦素是肥胖基因(Ob 基因)的表达产物(Leptin)，可作用于瘦素受体，参与糖、脂肪及能量代谢的调节，促使机体减少摄食，增加能量的释放，抑制脂肪的合成，使体重减轻。瘦素抵抗是指机体组织对瘦素的调节作用不敏感或无反应。大多数肥胖患者体内存在高瘦素血症，只有约 5%的肥胖者瘦素水平低。同时有报道人类肥胖者的瘦素浓度为正常者 4 倍。提示肥胖者普遍存在瘦素抵抗，瘦素抵抗与人类肥胖的发生密切相关。

三、氨基酸的分解代谢

生物体内的各种蛋白质常处于合成与分解动态变化之中。体内各种来源(内源性和外源性)的氨基酸混合在一起,分布于全身各组织细胞内外参与代谢,称为**氨基酸代谢库(amino acid metabolic pool)**。体内氨基酸代谢概况归纳如图 13-18。而体内进行蛋白质生物合成需要一大类核酸的参与,属于基因表达范畴,这里我们重点介绍蛋白质分解代谢的中心内容——氨基酸的分解代谢。

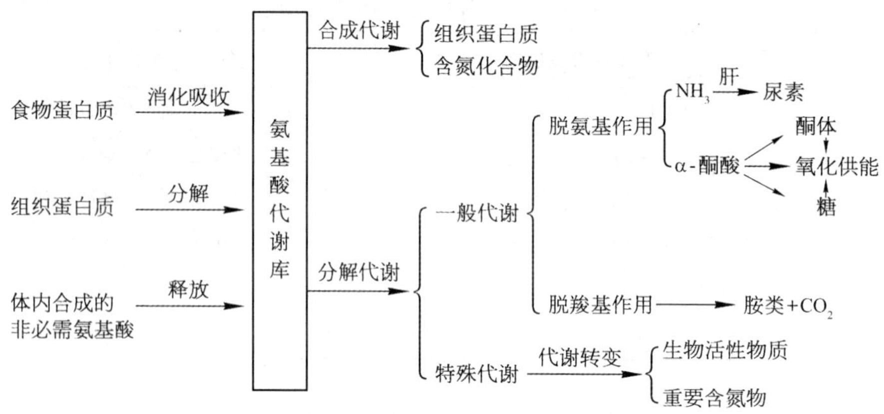

图 13-18 氨基酸的代谢概况

(一) 氨基酸的一般代谢

氨基酸的一般代谢包括脱氨基作用和脱羧基作用,其中脱氨基作用是氨基酸分解的主要方式。

1. 氨基酸的脱氨基作用　氨基酸的脱氨基作用是指氨基酸在酶的催化下脱去氨基生成 α-酮酸和氨的过程。根据脱氨基作用的机制不同,常见的有:转氨基作用、氧化脱氨基作用、联合脱氨基作用及其他脱氨基作用等。其中以联合脱氨基作用最重要。

(1) 转氨基(氨基转移)作用:转氨基作用是指氨基酸在**转氨酶(transaminase)**或**氨基转移酶(aminotransferase)**催化下,将一个氨基酸的 α-氨基转移到另一个 α-酮酸的酮基位置上,进而生成相应的 α-酮酸和一个新的 α-氨基酸。此过程只发生了氨基的转移,而无游离氨产生。反应如下。

$$\mathrm{H-\underset{COOH}{\overset{R_1}{C}}-NH_2} + \mathrm{O=\underset{COOH}{\overset{R_2}{C}}} \xrightleftharpoons{\text{氨基转移酶}} \mathrm{H-\underset{COOH}{\overset{R_2}{C}}-NH_2} + \mathrm{O=\underset{COOH}{\overset{R_1}{C}}}$$

转氨酶的辅酶是维生素 B_6 的磷酸酯——磷酸吡哆醛和磷酸吡哆胺,起氨基传递体作用。转氨基反应是可逆的,所以它既是氨基酸脱氨基的方式之一,其逆过程又是合成非必需氨基酸的重要途径。

体内转氨酶的种类多,分布广,特异性强。除赖氨酸、脯氨酸和羟脯氨酸等个别氨基酸外,大多数氨基酸都可在特异的转氨酶催化下进行转氨基作用,其中以**丙氨酸氨基转移酶(alanine aminotransferase, ALT)**,旧称**谷丙转氨酶(glutamate-pyruvate transaminase, GPT)**和**天冬氨酸氨基转移酶(aspartate aminotransferase, AST)**,旧称**谷草转氨酶(glutamate-oxaloacetate transaminase, GOT)**两种转氨酶最重要。由 ALT 催化的反应如下。

$$CH_3-CH(NH_2)-COOH + HOOC-CH_2-CH_2-CO-COOH \xrightleftharpoons{ALT} HOOC-CH_2-CH_2-CH(NH_2)-COOH + CH_3-CO-COOH$$

丙氨酸　α-酮戊二酸　谷氨酸　丙酮酸

ALT 和 AST 广泛分布于各组织细胞内，但在各组织中含量不等。正常情况下，ALT 在肝细胞内活性最高(44 000 U/g 组织)，AST 在心肌细胞内活性最高(156 000 U/g 组织)，而血清中这两种转氨酶活性均较低。因此，临床上常通过测定血清 ALT 或 AST 活性变化帮助诊断急性肝炎或心肌梗塞，并判断预后。

(2) 氧化脱氨基作用：是指氨基酸在酶的作用下，脱氢氧化、水解脱氨，产生游离氨和 α-酮酸的过程。

体内催化氨基酸氧化脱氨基的酶主要有 L-谷氨酸脱氢酶和氨基酸氧化酶。**L-谷氨酸脱氢酶(L-glutamate dehydrogenase)**，辅酶是 NAD^+ 或 $NADP^+$，其在体内分布广(肌肉组织除外)、活性高，特异性强。该酶可以催化 L-谷氨酸脱氢氧化和水解脱氨，产生 α-酮戊二酸和游离氨。此反应是可逆的，其逆过程是细胞内合成谷氨酸的主要方式。

$$HOOC-CH_2-CH_2-CH(NH_2)-COOH \xrightleftharpoons[\text{谷氨酸脱氢酶}]{NAD^+ \to NADH+H^+} HOOC-CH_2-CH_2-C(=NH)-COOH \xrightleftharpoons[-H_2O]{+H_2O} HOOC-CH_2-CH_2-C(=O)-COOH + NH_3$$

谷氨酸　α-酮戊二酸

氨基酸氧化酶又分为 L-氨基酸氧化酶和 D-氨基酸氧化酶两种，辅基为 FMN 或 FAD。L-氨基酸氧化酶活性较低，仅分布在肝、肾组织。而 D-氨基酸氧化酶活性高、分布广，但体内缺乏 D-氨基酸。因此这两种氧化酶对氨基酸氧化脱氨基作用意义均不大。

(3) 联合脱氨基作用：对于氨基酸的分解代谢来说，单独转氨基作用并不真正脱去氨基，只是氨基从一个氨基酸分子转移到另一个酮酸分子上，而氧化脱氨基作用只有谷氨酸可以进行。因此，以上两种脱氨基作用均有局限性。但是，如果将这两种作用联合起来进行，则可以使体内大多数氨基酸发生脱氨基作用。所谓联合脱氨基作用是指把转氨基作用与 L-谷氨酸氧化脱氨基作用偶联起来进行的过程。体内大多数氨基酸，在特异转氨酶催化下，可将氨基转移给 α-酮戊二酸，生成谷氨酸。谷氨酸再由 L-谷氨酸脱氢酶催化脱去氨基又生成 α-酮戊二酸和游离氨。此反应过程是可逆的，其逆过程又是体内合成非必需氨基酸的主要途径。反应过程见图 13-19。

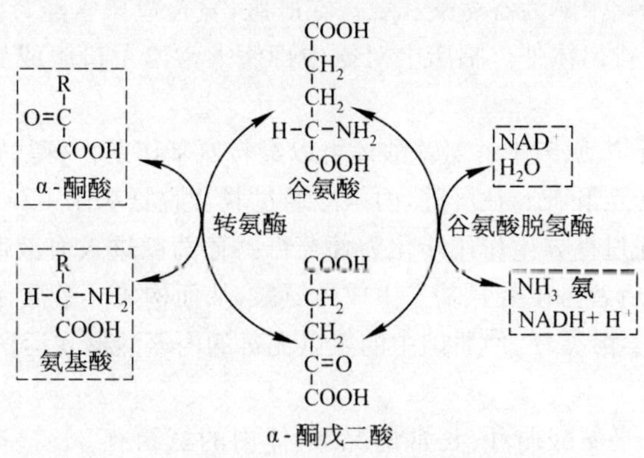

图 13-19　联合脱氨基作用

上述联合脱氨基作用主要在肝、肾组织中进行。而在肌肉组织中谷氨酸脱氢酶活性很弱，难以循上述途径进行脱氨基作用。但可以通过另一种联合脱氨基的方式—嘌呤核苷酸循环脱去氨基。反应过程如图 13-20。

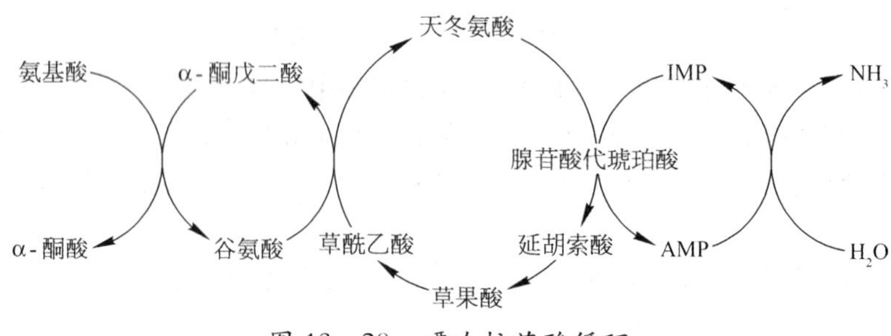

图 13-20 嘌呤核苷酸循环

2. 氨的代谢 氨具有毒性，脑组织对氨的毒性作用尤为敏感，当血氨浓度增高时，易进入脑组织，使脑血管收缩，影响脑供血量和能量代谢，导致脑功能障碍。正常情况下，氨主要经肝脏合成尿素解除其毒性。故正常人血浆中氨的浓度一般不超过 0.60 μmol/L。严重肝病患者尿素合成障碍时，可使血氨浓度异常增高，进入脑组织而产生毒性。

(1) 氨的来源和去路：体内氨的来源和去路总结如图 13-21。

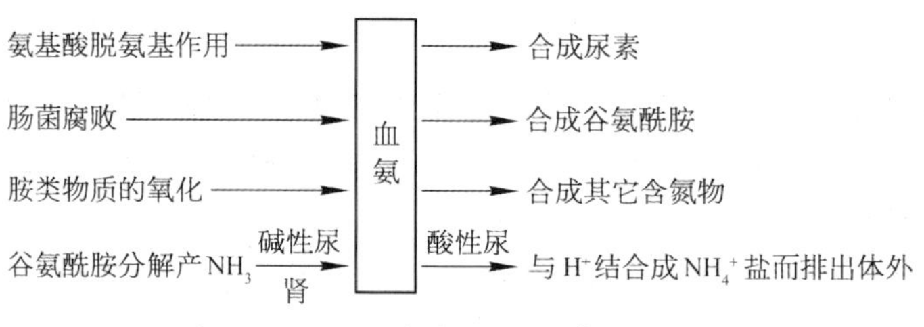

图 13-21 体内氨的主要来源和去路

(2) 氨的转运：氨是有毒物质，各组织产生的氨不能以游离形式经血液运输，而是以谷氨酰胺和丙氨酸两种无毒形式进行运输。

1) 谷氨酰胺运氨作用：在脑和肌肉等组织中**谷氨酰胺合成酶(glutamine synthetase)**活性较高，催化谷氨酸和氨合成无毒的谷氨酰胺，反应消耗 ATP。谷氨酰胺经血液循环运送至肝或肾，由**谷氨酰胺酶(glutaminase)**催化水解为谷氨酸和氨。在肝脏，氨合成尿素经肾随尿排出。在肾脏，氨与 H^+ 结合成 NH_4^+ 盐，随尿排出体外。临床上对氨中毒病人常给予口服或静脉滴注谷氨酸钠盐，以解除氨毒和降低血氨浓度。

2) 葡萄糖-丙氨酸循环：肌肉中的氨基酸还可以经转氨基作用将氨基转给丙酮酸生成丙氨酸，丙氨酸进入血液循环运送至肝脏。在肝脏，丙氨酸通过联合脱氨基作用释放氨，用于合成尿素。脱去氨基后生成的丙酮酸通过糖异生作用转化为葡萄糖。葡萄糖进入血液循环运送到肌肉组织，经分解代谢转变成丙酮酸，后者再接受氨基又生成丙氨酸，从而构成一个循环过程，称为**葡萄糖-丙氨酸循环**。通过葡萄糖-丙氨酸循环，使肌肉中的氨以无毒的丙氨酸形式运送到肝。又使肝组织为肌肉活动提供能量。

(3) 尿素的合成——鸟氨酸循环：正常情况下，体内的氨约有 80%～90%是在肝脏合成无毒的、水溶性强的尿素，经血液循环运送至肾脏，随尿排出体外。尿素是氨代谢的终产物。

尿素的鸟氨酸循环：首先鸟氨酸与氨及 CO_2 结合生成瓜氨酸，然后瓜氨酸再接受 1 分子氨生成精氨酸，精氨酸进一步水解产生 1 分子尿素，并重新生成鸟氨酸，后者进入下一轮循环，此循环过程称为**鸟氨酸循环(ornithine cycle)**或称**尿素循环(urea cycle)**，见图 13－22。

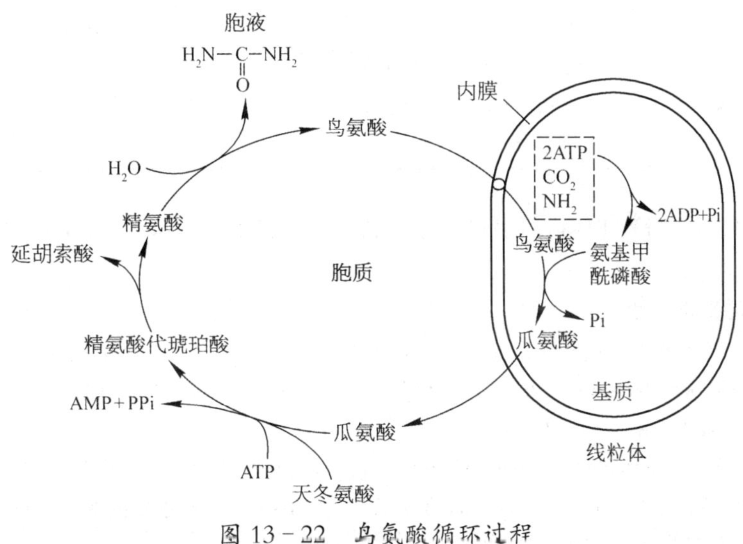

图 13－22　鸟氨酸循环过程

1) 尿素的合成过程：①氨基甲酰磷酸的合成。②瓜氨酸的合成。③精氨酸的合成。④精氨酸水解生成尿素。在胞液内，精氨酸受精氨酸酶催化水解为尿素和鸟氨酸。鸟氨酸通过线粒体内膜上的载体蛋白又转运入线粒体，继续与氨基甲酰磷酸反应生成瓜氨酸，进入下一轮循环。尿素则通过血液循环运送到肾脏随尿排出。

2) 尿素合成总结果及其意义：

$$2NH_3 + CO_2 + 3ATP + 3H_2O \longrightarrow 尿素 + 2ADP + AMP + 4Pi$$

由上可见，尿素的生物合成是一个循环的过程，每循环一次，共消耗 1 分子 CO_2、2 分子 NH_3(包括 1 分子游离氨和 1 分子由天冬氨酸提供的氨基)、3 分子 ATP(共消耗 4 个高能磷酸键)，最终产生 1 分子尿素，经肾随尿排出，以解氨毒。此外，鸟氨酸循环中间物的浓度，如鸟氨酸、瓜氨酸和精氨酸，可以影响尿素的合成速率，因此，临床常输注精氨酸以促进尿素合成，降低血氨浓度。

氨是含氮化合物在体内分解生成的有毒产物，肝脏将有毒的氨合成为水溶性无毒的尿素排出体外。当肝功能严重受损时，尿素合成障碍，可致血氨增高，称为高血氨症。大量的氨进入脑组织，可与脑细胞中的 α-酮戊二酸和 $NADH + H^+$ 结合生成谷氨酸，进一步生成谷氨酰胺并消耗 ATP。此过程一方面可消耗较多的 NADH 和 ATP 等能源物质，另一方面消耗大量的 α-酮戊二酸，使三羧酸循环速率降低，影响 ATP 的生成，使脑组织供能不足，进而导致脑功能障碍直至昏迷，称此为氨中毒引起的肝性脑病。这就是肝性脑病的氨中毒学说。

3. α-酮酸的代谢　氨基酸脱氨基后生成的 α-酮酸，在体内可循三条途径进一步代谢。

(1) 合成非必需氨基酸：α-酮酸可经还原氨基化或转氨基作用生成非必需氨基酸。

(2) 合成糖或酮体：分别用各种氨基酸喂养人工糖尿病犬时，发现 13 种氨基酸可使尿糖增加，表明这些氨基酸在体内经脱氨基生成的 α-酮酸，可以通过糖异生途径合成葡萄糖，把这些能转变成糖的氨基酸称为生糖氨基酸；5 种氨基酸可同时增加葡萄糖和酮体的排出，被称为生糖兼生酮氨基酸;而亮氨酸和赖氨酸能使酮体排出量增加,则被称为生酮氨基酸(表 13－5)。

表 13－5 生糖和生酮氨基酸种类

分 类	氨 基 酸
生糖氨基酸	甘氨酸、丙氨酸、丝氨酸、精氨酸、脯氨酸、谷氨酸、谷氨酰胺、缬氨酸、组氨酸、甲硫氨酸、半胱氨酸、天冬氨酸、天冬酰胺
生糖兼生酮氨基酸	苯丙氨酸、酪氨酸、色氨酸、异亮氨酸、苏氨酸
生酮氨基酸	亮氨酸、赖氨酸

(3) 氧化供能:α-酮酸在体内可通过三羧酸循环彻底氧化,生成 CO_2 和 H_2O,同时释放能量以供机体活动所需。

(二) 个别氨基酸代谢

1. 氨基酸的脱羧基作用 氨基酸分解代谢的主要途径是脱氨基作用,但个别氨基酸还可在特异的**氨基酸脱羧酶(amina acid decarboxylase)**的催化下脱羧基生成相应的胺,并需磷酸吡哆醛作为辅酶。体内胺类含量虽不高,但许多具有重要的生理功能。

(1) **γ-氨基丁酸(γ－aminobutyric acid, GABA)**:由谷氨酸脱羧基产生。催化此反应的酶是谷氨酸脱羧酶,此酶在脑组织中活性最高,所以脑中 GABA 含量最高。GABA 是一种重要的抑制性神经递质,其生成不足易引起中枢神经系统的过度兴奋。

(2) **5-羟色胺(5－hydroxytryptamine, 5－HT)**:是色氨酸经色氨酸羟化酶作用生成 5-羟色氨酸,再经脱羧酶作用而生成。5－HT 广泛分布于体内各组织,如神经系统、胃肠、血小板及乳腺细胞中。在脑内,5－HT 可作为抑制性神经递质,与调节睡眠、体温和镇痛等有关。在松果体,5－HT 可经乙酰化、甲基化等反应转变为褪黑激素(melatonin),褪黑激素的分泌有昼夜节律和季节性节律,与机体神经内分泌及免疫调节功能有密切关系。在外周,5－HT 是一种强烈的血管收缩剂。

(3) **牛磺酸(taurine)**:是由半胱氨酸氧化脱羧基生成的。在肝脏,牛磺酸是合成结合型胆汁酸的重要成分。现已发现脑组织中含有较多的牛磺酸,可能发挥抑制性神经递质的作用。

(4) **组胺(histamine)**:是由组氨酸脱羧生成。在体内分布很广,主要存在于呼吸道、消化道和皮肤等组织的肥大细胞中,血液中游离组胺浓度很低。变态反应时,肥大细胞可大量释放组胺。组胺具有很强的扩血管作用,并能增加毛细血管通透性,引起血压下降。组胺又可使支气管平滑肌痉挛而发生哮喘。还可以刺激胃酸和胃蛋白酶分泌,常用于研究胃机能。在中枢,组胺又是一种神经递质,与控制觉醒和睡眠、调节情感和记忆等功能有关。

(5) **多胺(polyamine)**:是指一类具有 3 个或 3 个以上氨基的化合物,主要有精脒和精胺,均为鸟氨酸的代谢产物。精脒和精胺是调节细胞生长、促进细胞增殖的重要物质。凡是生长旺盛的组织如胚胎、再生肝以及癌瘤组织中,与多胺合成有关的鸟氨酸脱羧酶活性均较强,多胺含量也较高。多胺促进细胞生长的机制仍在研究之中,可能与其稳定细胞结构,与核酸大分子结合并增强核酸及蛋白质生物合成有关。现临床上把测定患者血或尿中多胺水平作为癌瘤诊断和预后的辅助指标之一。

正常情况下,体内广泛存在着多种胺类氧化酶,可将胺氧化为相应的醛而灭活,醛再进一步氧化为酸,酸还可继续氧化分解直至排出体外。

2. 一碳单位的代谢 某些氨基酸在体内分解代谢过程中可以产生含 1 个碳原子的活性基团,称为**一碳单位(one carbon unit)**。一碳单位不能游离存在于体内,常与**四氢叶酸(tetrahydrofolic acid, FH_4)**结合而转运并参加代谢。

(1) 一碳单位的种类和来源:体内重要的一碳单位主要来自于甘氨酸、组氨酸、丝氨酸、色氨酸和甲硫氨酸等的分解代谢。其种类见表 13－6。

表 13-6　一碳单位的存在形式

一碳单位名称	结构	与四氢叶酸结合位点
甲基	$—CH_3$	N^5
甲烯基	$—CH_2—$	N^5 和 N^{10}
甲酰基	—CHO	N^5 或 N^{10}
甲炔基	—CH=	N^5 和 N^{10}
亚氨甲基	—CH=NH	N^5

(2) 一碳单位的生成与四氢叶酸：由氨基酸分解产生的一碳单位，通常结合在 FH_4 分子的 N^5 或 N^{10} 位上而被携带和转运。例如丝氨酸在羟甲基转移酶催化下，其羟甲基转移到四氢叶酸分子上，并脱去水生成 N^5，N^{10}-甲烯基四氢叶酸和甘氨酸。甘氨酸在裂解酶催化下，又与四氢叶酸反应，生成 N^5，N^{10}-甲烯基四氢叶酸。

(3) 一碳单位的互相转变：各种不同形式的一碳单位主要是由于碳原子的氧化状态不同，在适当条件下，它们可以通过氧化还原反应而彼此互变。但是，在这些反应中，N^5-甲基四氢叶酸的生成基本是不可逆的。

(4) 一碳单位的生理意义：氨基酸分解产生的一碳单位，由 FH_4 携带和转运，参加重要代谢。①参与嘌呤和嘧啶碱的合成。嘌呤碱中的 C_2 和 C_8 分别由 N^{10}-甲酰四氢叶酸和 N^5，N^{10}-甲炔四氢叶酸提供。而脱氧胸苷酸中的甲基由 N^5，N^{10}-甲烯四氢叶酸供给。②参与重要甲基化合物的合成。N^5-甲基四氢叶酸通过甲硫氨酸循环为体内重要甲基化合物的合成提供甲基，如胆碱、肌酸、肾上腺素等。

由上可知，一碳单位与核酸代谢关系密切。当一碳单位代谢发生障碍时，如四氢叶酸缺乏，核酸的合成代谢受阻，可造成巨幼红细胞贫血。磺胺药及某些抗癌药(甲氨蝶呤等)正是由于干扰了细菌及癌细胞四氢叶酸的合成及功能，进一步影响到一碳单位与核酸的代谢，使细菌及癌细胞分裂增殖受阻，以达到抗菌或抑癌的目的。

3. *含硫氨基酸的代谢*　含硫氨基酸包括甲硫氨酸、半胱氨酸和胱氨酸三种。它们在代谢上是相互联系的：甲硫氨酸可以转变为半胱氨酸，半胱氨酸与胱氨酸可以互变，但后两者不可能逆转为甲硫氨酸，所以甲硫氨酸是必需氨基酸。

(1) 甲硫氨酸的代谢：甲硫氨酸除了作为蛋白质合成原料外，另一重要作用是转变成活性形式——**S-腺苷甲硫氨酸(S-adenosylmethionine, SAM)**，参与体内重要甲基化合物的合成。

1) 甲硫氨酸循环过程：①甲硫氨酸的活化，甲硫氨酸与 ATP 在甲硫氨酸腺苷转移酶催化下发生反应，形成 S-腺苷甲硫氨酸(SAM)。②SAM 提供活性甲基，SAM 是体内**活性甲基(activated methyl, ~CH_3)**的直接供体，被称为**活性甲硫氨酸**。如在甲基转移酶催化下，SAM 可将甲基转移给去甲肾上腺素、胍乙酸、乙醇胺分别生成肾上腺素、肌酸和胆碱，而 SAM 失去甲基后转变为 S-腺苷同型半胱氨酸，后者进一步脱去腺苷，生成同型半胱氨酸(homocysteine)。③甲硫氨酸再生，同型半胱氨酸在 N^5-甲基四氢叶酸甲基转移酶(辅酶为甲基 B_{12})催化下，接受 N^5-甲基四氢叶酸提供的甲基，重新生成甲硫氨酸，形成一个循环过程，称为**甲硫氨酸循环(methionine cycle)**。在这个循环过程中，N^5-甲基四氢叶酸提供甲基合成甲硫氨酸，再通过 SAM 参与体内甲基化反应。因此，N^5-甲基四氢叶酸可看成是体内甲基的间接供体，而 SAM 是甲基的直接供体。

2) 甲硫氨酸循环的生理意义：①甲硫氨酸循环提供活性甲基，参与合成重要的甲基化合物。②使四氢叶酸游离出来，N^5-甲基四氢叶酸通过甲硫氨酸循环转移出甲基，使四氢叶酸得到再生，进而参与其他一碳单位代谢。这是目前所知体内利用 N^5-甲基四氢叶酸的唯一反应。催化该反应的酶是 N^5-甲基四氢叶酸甲基转移酶，其辅酶是甲基 B_{12}。

当缺乏维生素 B_{12}时，N^5-甲基四氢叶酸的甲基不能转移出去，不仅影响甲硫氨酸循环，也影响四氢叶酸的游离，进而影响一碳单位的代谢，导致核酸合成障碍，细胞分裂速度下降。因此，维生素 B_{12}缺乏也会引起巨幼红细胞贫血。

同型半胱氨酸还可以在胱硫醚合酶等催化下，与丝氨酸缩合成胱硫醚，再进一步裂解为半胱氨酸和 α-酮丁酸，后者转变成琥珀酰 CoA 进入糖代谢途径。研究表明，同型半胱氨酸对血管内皮细胞有损伤作用，是动脉粥样硬化发病的危险因子之一。先天性缺乏胱硫醚合酶可导致血中同型半胱氨酸堆积，出现高同型半胱氨酸血症，患儿有明显的心血管异常症状。

(2) 半胱氨酸与胱氨酸的代谢

1) 半胱氨酸与胱氨酸的互变：半胱氨酸含有巯基(—SH)，2 分子半胱氨酸脱氢氧化以二硫键相连形成胱氨酸，胱氨酸又可以加氢还原为 2 分子半胱氨酸。

半胱氨酸分子中的巯基为多种重要酶和蛋白质提供活性巯基。胱氨酸分子中的二硫键对维持蛋白质的结构具有重要作用。

2) 半胱氨酸氧化分解为硫酸根：半胱氨酸除了可以氧化脱羧基生成牛磺酸参与合成结合胆汁酸外；还可以氧化脱氨基生成丙酮酸、氨和亚硫酸，后者进一步氧化生成硫酸。在体内生成的硫酸一部分以无机盐形式随尿排出，另一部分则与 ATP 反应生成**活性硫酸根，即 3′-磷酸腺苷-5′-磷酸硫酸(3′-phosphoadenosine-5′-phosphosulfate，PAPS)**。

PAPS 可为硫酸软骨素、硫酸角质素和肝素等黏多糖的合成提供硫酸根，进而与蛋白质结合形成蛋白聚糖。PAPS 提供硫酸根可与醇类或酚类等药物结合成硫酸酯形式而被灭活，并随尿排出。

3) 半胱氨酸参与合成谷胱甘肽：**谷胱甘肽(glutathione)**是由谷氨酸、半胱氨酸和甘氨酸构成的三肽。其还原型谷胱甘肽(GSH)具有重要生理功能：①抗氧化作用；②参与生物转化；③参与氨基酸的转运等。

4. 芳香族氨基酸的代谢　芳香族氨基酸有苯丙氨酸、酪氨酸和色氨酸。这里主要介绍苯丙氨酸和酪氨酸的特殊代谢。

(1) 苯丙氨酸羟化为酪氨酸：正常情况下，苯丙氨酸的主要代谢途径是在苯丙氨酸羟化酶的催化下，经羟化生成酪氨酸。此反应不可逆，故酪氨酸不能逆转变为苯丙氨酸，因此，苯丙氨酸是必需氨基酸而酪氨酸是非必需氨基酸。

当先天性缺乏苯丙氨酸羟化酶时，苯丙氨酸不能代谢转变为酪氨酸，而只能通过另一代谢途径，发生转氨基反应生成苯丙酮酸，导致血中苯丙酮酸含量增高，并随尿排出，称为**苯丙酮酸尿症(phenylketonuria，PKU)**。苯丙酮酸在血液中堆积，对中枢神经系统有毒性作用，影响幼儿智力发育。对此患儿应早期诊断，并严格控制膳食中的苯丙氨酸含量。现在可对 PKU 进行产前基因诊断。

(2) 酪氨酸转变为甲状腺激素：详见第八章。

(3) 酪氨酸转变为黑色素：在皮肤、毛囊、眼球等组织的黑色素细胞中，酪氨酸酶(tyrosinase)催化酪氨酸羟化生成 3，4-二羟苯丙氨酸(3，4-dihydroxyphenylalanine，Dopa，多巴)。后者再经氧化、脱羧等反应生成吲哚醌。然后再聚合生成黑色素，是组织中的色素来源。酪氨酸酶先天性缺乏，黑色素合成障碍，导致白化病。酪氨酸酶活性的检测亦是增白类化妆品研制过程中的重要指标。

(4) 酪氨酸转变为儿茶酚胺：多巴胺、去甲肾上腺素和肾上腺素是具有儿茶酚结构的胺类物质，故统称为儿茶酚胺类(catecholamines，CA_S)。在神经组织或肾上腺髓质，酪氨酸在酪氨酸羟化酶(tyrosine hydroxylase)催化下生成 3，4 二羟苯丙氨酸(多巴)，再经多巴脱羧酶催化脱去羧基转变为多巴胺(dopamine，DA)。多巴胺进一步经β-羟化酶催化生成去甲肾上腺素(norepinephrine，NE)。后者在甲基转移酶催化下，由SAM提供甲基，转变成肾上腺素(epinephrine，E)。NE和DA是重要的神经递质，帕金森病与脑内多巴胺合成减少有关。肾上腺素是外周重要的激素物质，参与代谢调节。

(5) 酪氨酸的氧化分解：酪氨酸除上述代谢途径外，其分解代谢的主要方式是在酪氨酸转氨酶作用下，生成对羟苯丙酮酸，再进一步氧化、脱羧生成尿黑酸。而尿黑酸再经尿黑酸氧化酶催化，转变为延胡索酸和乙酰乙酸。因此苯丙氨酸和酪氨酸都是生糖兼生酮氨基酸。

当先天性缺乏尿黑酸氧化酶时，因尿黑酸不能氧化分解，而使大量尿黑酸随尿排出。在碱性条件下易被空气中的氧氧化为醌类化合物，并进一步生成黑色化合物，故称为尿黑酸症。患者的骨等结缔组织也有广泛的黑色物质沉积。

四、糖、脂类和蛋白质在代谢上的相互联系和调节

(一) 糖、脂类和蛋白质在代谢上的相互联系

体内糖、脂、蛋白质等物质代谢虽然各有其代谢途径，但他们并非完全独立进行代谢变化，而是互相间有密切联系。他们通过一些共同的中间代谢产物互相沟通、互相转变，这样可以补充某种物质的不足或者防止某些物质的过多生成，使机体合理利用营养物质。但当一种物质代谢障碍时也可影响其他物质代谢紊乱，如糖尿病是糖代谢的障碍，可以引起脂代谢、蛋白质代谢的紊乱。三大物质代谢的相互联系总结如图13-23。

(二) 物质代谢的调节

物质代谢是生命的基本特征，是生理活动的能量源泉。机体物质代谢错综复杂，但井然有序、相互联系、相互协调不断进行，以适应内外环境的变化，保证生理功能的正常发挥。这是因为各种物质代谢都是在机体精细的调控下进行的。

代谢调节是生物在长期进化过程中逐步形成的一种适应能力。进化程度愈高的生物其代谢调节的方式亦愈复杂。单细胞生物可直接感受外界环境的变化，进而改变细胞内酶活性，调节物质代谢适应于环境的变化。这种最基本、最原始的调节方式称为细胞水平的代谢调节。随着生物进化，多细胞生物形成，体内大多数细胞不再直接与外界环境接触，出现了专司调节功能的内分泌细胞及内分泌器官，他们分泌激素调节靶细胞的物质代谢，这种调节称为激素水平的代谢调节。高等生物不仅具有完整的内分泌系统，而且还有功能十分复杂的神经系统。在中枢神经系统的统一调控下，通过神经递质直接作用于靶细胞，或通过影响激素的分泌，协调各激素的相互作用，进而对物质代谢进行综合调节。这种调节方式称为整体水平的神经内分泌调控。

由上可见，体内糖、脂和蛋白质等各种物质代谢，是在神经内分泌整体调控下，相互协调、相互制约，维持动态平衡。

第三节　能 量 代 谢

物质代谢过程中伴随的能量释放、转移、贮存和利用的过程称之为**能量代谢(energy metabolism)**。在第二节介绍的糖类、脂类和蛋白质三大营养物质的氧化分解过程中由底物水平磷酸化直接生成ATP的量是很少的，大部分是先发生脱氢生成携带氢和电子的还原型辅酶NADH+H^+或$FADH_2$。人体内ATP生成的主要方式是氧化磷酸化，即NADH+H^+和$FADH_2$通过一系列中间传递体进一步传递最终交给氧形成水，并释放大量能量并产生ATP的过程。

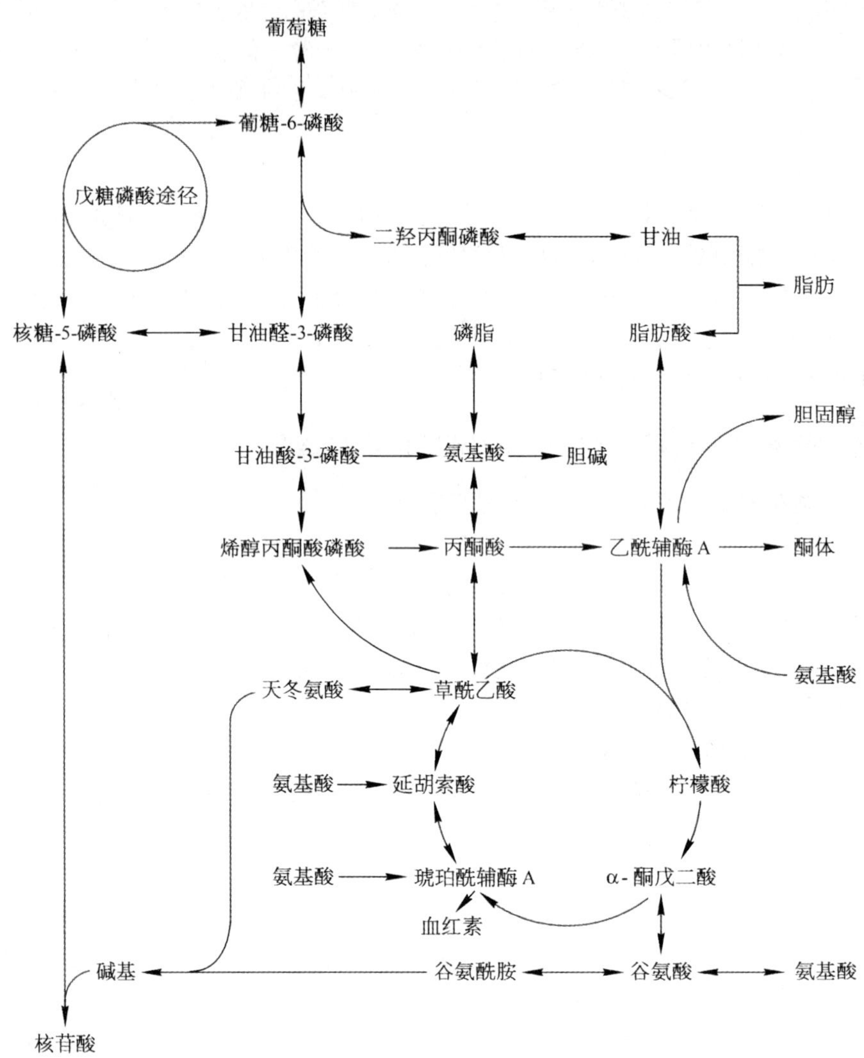

图 13-23　三大物质代谢的相互联系

这一节我们将主要讨论人体能量产生的主要过程，即氧化磷酸化过程；同时对体内能量的转化、测定、能量代谢的影响因素和人体的基础代谢进行讨论。

一、人体能量的来源、产生和转化

（一）能量的来源和 ATP 生成方式

1. 能量的来源　人体不能直接利用自然界的光、电、机械等物理能，只能利用营养物质中所蕴藏的化学能。这些营养物质是糖、脂肪和蛋白质。

（1）糖：糖是机体最重要的能源物质。如前所述，人体所需能量 70％以上来源于糖。体内糖的来源和去路的平衡对于人体血糖的恒定和正常生理活动的进行至关重要。然而，机体内糖原的贮备较少，通常成人糖的贮备仅为 150 g 左右。当机体处于饥饿状态使机体贮存的糖原几乎耗竭时，脂肪则成为主要的供能物质。

（2）脂肪：脂肪在体内的贮存量可达体重的 10％～20％，其贮存量比糖多得多，是体内重要的贮能和供能物质。1 g 脂肪氧化所释放的能量约为糖或蛋白质的 2 倍。一般情况下，通过脂肪氧化分解为机体提供的能量在机体消耗的总能量中不超过 30%，但在短期饥饿时，由于糖原的大量消耗，脂肪则成为主要的供能物质。

(3) 蛋白质：蛋白质是人体组织细胞的重要组成成分，是构成机体组织细胞的原料。一般情况下蛋白质不用来供能，只有在长期饥饿或不能进食，而体内的糖原、脂肪贮备耗竭的情况下，机体才会依靠组织蛋白质分解产生的氨基酸供能，以维持必须的生理活动。

2. *ATP 产生的主要方式*　在能量代谢中，ATP 是体内直接供能的主要高能化合物。体内生成 ATP 的方式有两种。①底物水平磷酸化：在分解代谢过程中，将底物中的能量直接转移给 ADP 形成 ATP 的过程，称为**底物水平磷酸化(substrate level phosphorylation)**。②氧化磷酸化：在生物氧化过程中，代谢物脱下的氢经呼吸链氧化生成水时，所释放的能量能够偶联 ADP 磷酸化生成 ATP，此过程称为**氧化磷酸化(oxidative phosphorylation)**。

(二) ATP 生成的主要方式——氧化磷酸化

1. *呼吸链及其排列顺序*　体内氧化磷酸化过程是在线粒体中进行的，参与氧化磷酸化的酶与辅酶是定位于线粒体内膜上的一组排列有序的递氢体和递电子体构成的链状传递体系，称为**呼吸链(respiratory chain)**或**电子传递链(electron transfer chain)**。呼吸链的功能是把底物脱下的 2H 经一系列中间传递体的逐步传递，最终交给氧生成水，并释放大量的能量驱动 ADP 磷酸化生成 ATP。Hatefi 等曾用胆酸、脱氧胆酸等反复处理线粒体内膜，得到了 4 组仍具有传递电子功能的复合体。四大复合体在线粒体内膜上是这样定位的：复合物Ⅰ、Ⅲ和Ⅳ完全镶嵌在线粒体内膜中，复合体Ⅱ镶嵌在内膜的基质侧。Cyt c 呈水溶性，以静电引力结合于线粒体内膜外侧，极易与线粒体内膜分离。除 Cyt c 外，绝大部分 Cyt 与线粒体内膜紧密结合。

根据实验，目前已知体内主要存在 2 条呼吸链：即 NADH 氧化呼吸链和 $FADH_2$ 氧化呼吸链(或称琥珀酸氧化呼吸链)。其中 NADH 氧化呼吸链是体内分布最广的一条重要呼吸链(图 13-24)。

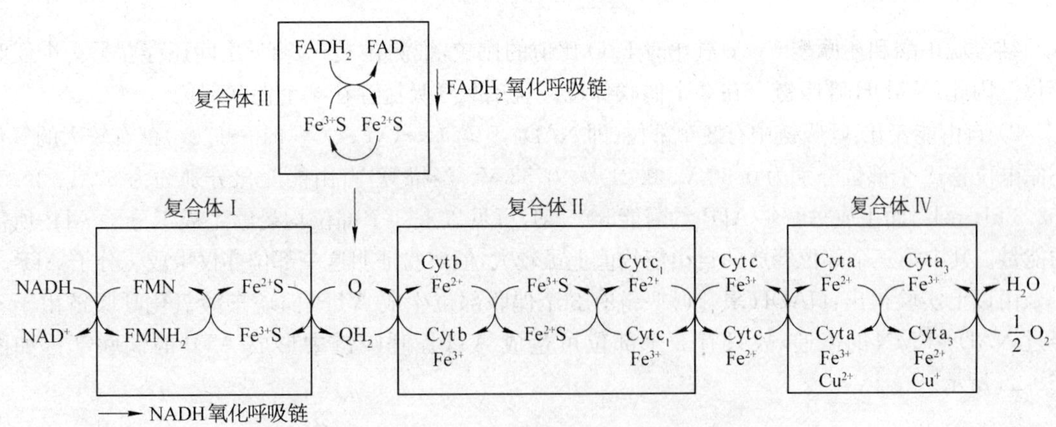

图 13-24　体内两条重要呼吸链及相互联系

2. *氧化与磷酸化的偶联——ATP 的生成*　氧化是放能反应，而 ADP 生成 ATP 是吸能反应。在生物体内，这两个过程是偶联进行的，这样可以提高产能效率。这是细胞内 ATP 生成的主要方式，约占 ATP 生成总数的 80%，是维持生命活动所需要能量的主要来源。

(1) 氧化磷酸化的偶联部位：根据下述实验方法及数据可以大致确定氧化磷酸化的偶联部位，即 ATP 生成的部位。

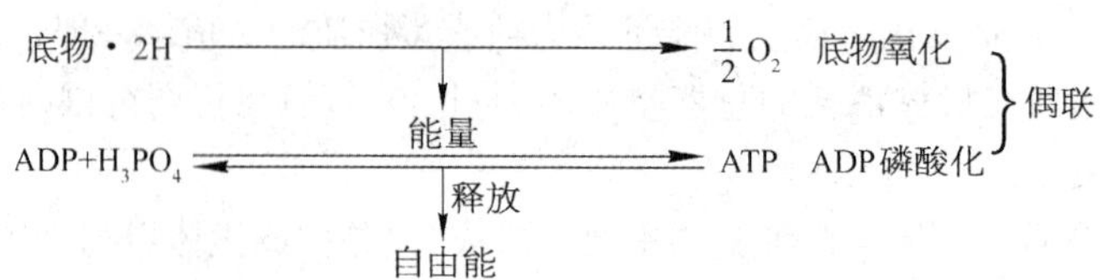

1) P/O 比值:研究氧化磷酸化最常用的方法是测定线粒体的无机磷(P)和氧($\frac{1}{2}O_2$)的消耗量。如将底物、ADP、H_3PO_4、Mg^{2+} 和分离到的线粒体在模拟细胞质的环境中相互作用,发现在消耗氧气的同时消耗了一定数量的无机磷。分别测定氧($\frac{1}{2}O_2$)和无机磷(P)的消耗量,即可计算出 P/O 比值。P/O 比值是指每消耗 1 摩尔氧原子所消耗的无机磷摩尔数,即生成 ATP 的摩尔数。

用离体线粒体实验,加入不同底物测定 P/O 比值即可大致推导出氧化磷酸化的偶联部位。已知 β-羟丁酸经 NADH 呼吸链氧化,测得 P/O 比值最大(约 2.5),由于线粒体的偶联作用在离体条件下不能完全发挥,故可以认为 P/O≈3,即可能生成 3 个 ATP。琥珀酸氧化时,测得其 P/O 次之,大于 1.5,故 P/O≈2,即可能生成 2 个 ATP。因此推测在 NADH~Q 之间存在 1 个偶联部位。此外,测得抗坏血酸氧化时 P/O≈1,已知抗坏血酸是通过 Cyt c 进入呼吸链被氧化的,因而推测在 Cyt aa_3~O_2 之间也存在 1 个偶联部位(表 13-7)。

表 13-7 不同底物的线粒体离体实验测得的 P/O 比值

底物	呼吸链的组成	P/O 比值	生成 ATP 数
β-羟丁酸	NAD→FMN→Q→Cyt→O_2	2.4~2.8	3
琥珀酸	FAD→Q→Cyt→O_2	1.7	2
抗坏血酸	Cyt c→Cyt aa_3→O_2	0.88	1
Cyt c(Fe^{2+})	Cyt aa_3→O_2	0.61~0.68	1

结合琥珀酸和还原型 Cyt c 氧化时 P/O 比值的比较,推测在 Q~Cyt c 之间还存在另一个偶联部位。因此,NADH 呼吸链存在 3 个偶联部位。琥珀酸呼吸链存在 2 个偶联部位。

2) 自由能变化:呼吸链中有 3 个部位(即 NAD^+→Q, Q→Cyt c, Cyt aa_3→$\frac{1}{2}O_2$)都有较大的氧化还原电位差,3 个部位分别为 0.36 V、0.21 V、0.53 V。经推算,自由能变化分别约为 52.1、40.5、102.3 kJ/mol。而生成每摩尔 ATP 约需能 30.5 kJ,可见以上 3 个部位均足够生成 1 分子 ATP 所需的能量。其中第三个部位释放的自由能数值上虽较大,但实验证明这一部位亦仅生成 1 分子 ATP。

由以上实验得出:NADH 氧化呼吸链有 3 个偶联部位生成 ATP,而琥珀酸氧化呼吸链由于不经过 NAD~FMN 的传递,故只有 2 个部位可生成 ATP。呼吸链中形成 ATP 的偶联部位如图 13-25 所示。

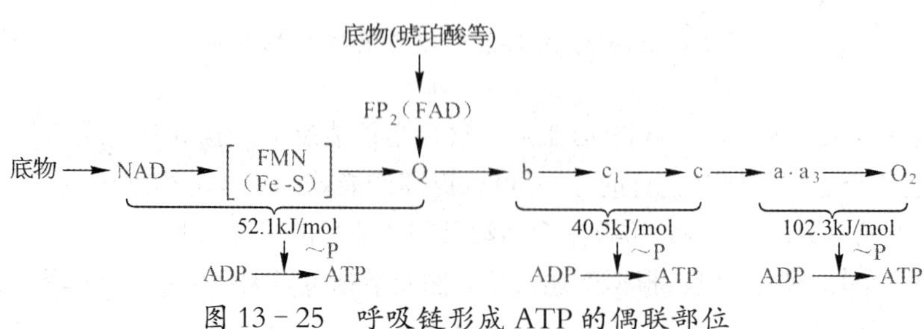

图 13-25 呼吸链形成 ATP 的偶联部位

（2）影响氧化磷酸化的因素

1）抑制剂：包括呼吸链抑制剂和解偶联剂。

呼吸链抑制剂能阻断呼吸链中某些部位氢与电子的传递。如麻醉药阿米妥、杀虫药鱼藤酮等与复合体Ⅰ中的铁硫蛋白结合，从而阻断电子传递。抗霉素A抑制复合体Ⅲ中Cyt b→c_1之间的电子传递。氰化物、叠氮化物（N_3^-）、一氧化碳和硫化氢等抑制细胞色素氧化酶，使电子不能传递给氧，结果呼吸链中断。此时即使氧供应充足，细胞也不能利用，造成组织呼吸停顿，能源断绝，危及生命。

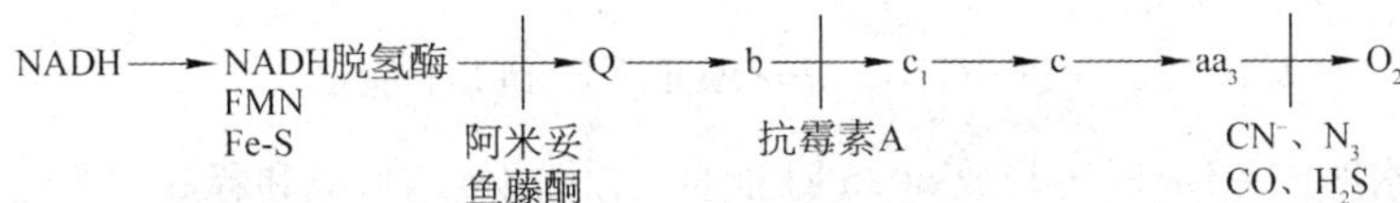

解偶联剂能使氧化与磷酸化之间的偶联过程脱离。其基本作用机制是使呼吸链中的H^+不经ATP合成酶系的F_0质子通道回流，从而使电化学梯度中储存的能量以热能的形式散发而不形成ATP。即在解偶联的线粒体内，呼吸作用并不被抑制，有氧的消耗却无ATP的生成。最常见的解偶联剂是2,4-二硝基苯酚（DNP），为脂溶性物质，在线粒体内膜中可自由移动，把H^+从线粒体内膜胞质侧运至内膜基质侧，降低或消除了内膜两侧的H^+的跨膜梯度，从而抑制ADP磷酸化生成ATP。甘草中的甘草次酸也是氧化磷酸化的解偶联剂。

患感冒或某些传染性疾病时体温升高，可能就是由于病毒或细菌产生某种解偶联剂，使呼吸作用释放的能量较多地以热能形式散发，而使体温升高。人类（尤其是新生儿）、哺乳类等动物中存在棕色脂肪组织，该组织含有大量线粒体，在其线粒体内膜上存在有**解偶联蛋白（uncoupling protein）**，或称**热素（thermogen）**，可使氧化磷酸化解偶联，因此棕色脂肪组织是产热御寒组织。新生儿硬肿症是因为缺乏棕色脂肪组织，不能维持正常体温而使皮下脂肪凝固所致。近年来发现在其他组织的线粒体内膜中也存在解偶联蛋白，可能对机体的代谢速率起调节作用。

2）ADP的调节：正常机体内氧化磷酸化的速率主要受ADP的调节。当机体利用ATP增加，ADP浓度升高，转运进入线粒体后氧化磷酸化速度加快。反之ADP不足，使氧化磷酸化速度减慢。这种调节作用可使ATP的生成速度适应生理需要。

3）甲状腺激素：甲状腺素能诱导细胞膜Na^+、K^+-ATP酶的生成，使ATP加速分解为ADP和Pi，由于ADP的增多促进氧化磷酸化，从而促使物质氧化分解，结果使细胞耗氧量和产热量均增加。故甲状腺机能亢进者常出现**基础代谢率（basal metabolic rate，BMR）**增高、怕热、易出汗等症状。

4）线粒体DNA的突变：**线粒体DNA（mitochondrial DNA，mtDNA）**为环状裸露结构，缺乏蛋白质保护和损伤修复系统，易受本身氧化磷酸化过程中产生的氧自由基的损伤而发生突变。其突变率比核DNA高10倍以上。mtDNA负责编码呼吸链复合体中13条多肽链，因此其突变可强烈地影响氧化磷酸化功能，使ATP生成减少而致病。耗能较多的器官更易出现功能障碍，如聋、盲、痴呆、肌无力、糖尿病等均与能量代谢异常变化有关。

3. 胞液中NADH+H^+的氧化　线粒体内生成的NADH可直接通过电子传递链进行氧化。但在胞液中生成的NADH（如甘油醛-3-磷酸脱氢）不能自由透过线粒体内膜，而必须通过某种转运机制进入线粒体，再经呼吸链氧化。这种转运机制主要有**α-甘油磷酸穿梭（glycerophosphate shuttle）**和**苹果酸-天冬氨酸穿梭（malate-asparate shuttle）**。①α-甘油磷酸穿梭：这种转运机制主要发生在肌肉及神经组织中。在肌肉、神经等组织内的糖有氧氧化过程中，由甘油醛-3-磷酸脱氢产生的 NADH 通过 3-磷酸甘油穿梭进入线粒体，传递给 FAD 生成 $FADH_2$，后者进入 $FADH_2$ 氧化呼吸链。此时，1 分子葡萄糖彻底氧化可生成 36 分子 ATP。②苹果酸-天冬氨酸穿梭：这种穿梭机制主要存在于心肌和肝组织中。心肌和肝组织在糖的有氧氧化过程中，由胞质内甘油醛-3-磷酸脱氢产生的 NADH 可通过苹果酸-天冬氨酸穿梭机制进入线粒体氧化。此时，1 分子葡萄糖彻底氧化可生成 38 分子 ATP。

(三) ATP 的利用、转移与储存

虽然人的一切生理活动所需的能量，主要来自糖、脂类、蛋白质等物质的分解产生，但都必须转化为 ATP 的形式才能被利用，所以 ATP 是机体所需能量的直接提供者。

$$ATP + H_2O \longrightarrow ADP + H_3PO_4 + \text{能量}$$

1 molATP 水解成 ADP 时可释放 30.5 kJ 能量，体内能量的形成和释放主要通过 ATP 和 ADP 的相互转变来完成的。所以，在能量代谢中起关键作用的是由 ATP-ADP 构成的循环系统，称为 ATP 循环。当生物体处于安静状态或体内能量供过于求时，ATP 可将其一个～P 转移给肌酸生成磷酸肌酸，作为肌肉和脑组织中能量的储存形式。当机体消耗 ATP 过多时磷酸肌酸可将～P 转移给 ADP 生成 ATP，以供机体需要。

$$\underset{\text{肌酸}}{HOOC\text{-}CH_2\text{-}\overset{H_3C}{\overset{|}{N}}\text{-}\overset{NH}{\overset{\|}{C}}\text{-}NH_2} + ATP \underset{\text{肌酸激酶}}{\rightleftharpoons} \underset{\text{磷酸肌酸}}{HOOC\text{-}CH_2\text{-}\overset{H_3C}{\overset{|}{N}}\text{-}\overset{NH}{\overset{\|}{C}}\text{-}NH\sim PO_3H_2} + ADP$$

另外，参与糖原、磷脂、蛋白质合成所需要的 UTP、CTP、GTP 的生成和补充，都有赖于 ATP 提供高能磷酸基团。

$$NMP + ATP \longleftrightarrow NDP + ADP; \qquad NDP + ATP \longleftrightarrow NTP + ADP$$

由上可见，生物体内能量的利用、转移和储存都是以 ATP 为中心的(图 13-26)。

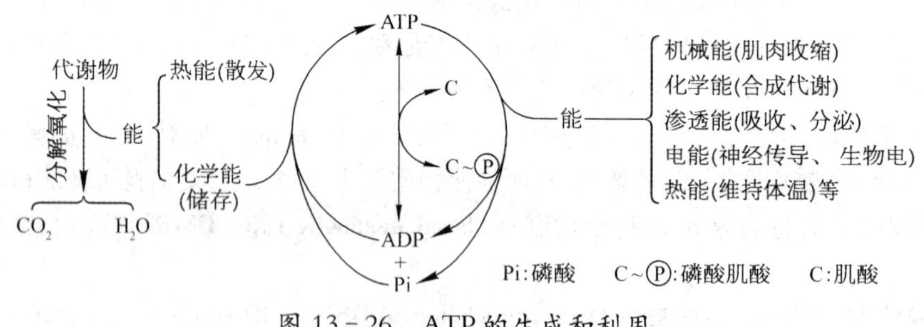

图 13-26 ATP 的生成和利用

二、能量代谢的测定

(一) 测定原理

1. 能量守恒定律 即所有形式的能量包括动能、热能、电能、化学能等，由一种形式转化为另一种形式的过程中，它既不增加，也不减少。机体的能量代谢也遵循这一规律。因此，在机体能量代谢过程中，由营养物质氧化所释放的能量应等于机体散发的热能与骨骼肌所作外功之和。若没有外功，机体所产生的能量最终应全部以热的形式散发于体外。这样测定机体一定时间内所散发的热量就可以反映机体在同一时间内所消耗的能量。

2. 定比定律　在化学反应中无论中间步骤和反应条件存在多大差异，反应物的量与生成物的量之间呈一定的比例关系，称为定比定律。如氧化 1 mol 葡萄糖，需要 6 mol 氧，产生 6 mol CO_2 和 6 mol H_2O，这些数量关系是不变的。因此，在氧化葡萄糖时，如果已知反应物或生成物中的一个数据，就可据此推算其他数据。例如，在氧化葡萄糖时，已知用氧 6 mol，就可推算出被氧化的葡萄糖为 1 mol。

根据上述原理，在测定了人体的氧耗量之后，就能估算体内的产热量。但这种估算是粗略的，因为三种营养物质的氧热价虽然接近，却并不相等。因此，最困难的问题是如何测定三种营养物质的消耗比例。

(二) 测定方法

测定整个机体单位时间内发散的总热量，通常有两类方法：直接测热法和间接测热法。

1. 直接测热法(direct calorimetry)　是利用热量计测定整个机体在单位时间内向外界环境发散的总热量。此总热量就是能量代谢率。热量计是由隔热材料组成的密闭装置，将受试者放置在其中。人体在安静条件下，机体所散发的热量被流过该装置管道的水所吸收，根据流过管道的水量和温度差，将水的比热考虑在内，就可测出水所吸收的热量。由于直接测热法的设备复杂，操作繁琐，使用不便，因而临床极少应用。一般都采用间接测热法。

2. 间接测热法(indirect calorimetry)　其理论依据是化学反应中所遵循的定比定律。在一般化学反应中，反应物的量与产物量之间呈一定的比例关系，这就是定比定律。例如，氧化 1 mol 葡萄糖，需要 6 mol 氧，同时产生 6 mol CO_2 和 6 mol H_2O，并释放一定量的能。下列反应式表明了这种关系：

$$C_6H_{12}O_6 + 6O_2 \longrightarrow 6CO_2 + 6H_2O + \Delta H$$

同一种化学反应，不论经过什么样的中间步骤，也不管反应条件差异有多大，这种定比关系仍然不变。例如，在人体内氧化 1 mol 葡萄糖和体外氧化燃烧 1 mol 葡萄糖，虽然反应条件和步骤不一样，但最终都要消耗 6 mol O_2 并产生 6 mol CO_2 和 6 mol H_2O，而且产生的热量也相等。因此定比定律成了能量代谢间接测热法的重要依据。

间接测热法的基本原理就是利用这种定比关系，查出一定时间内整个人体中氧化分解的糖、脂肪、蛋白质各有多少，然后据此计算出该段时间内整个机体所释放出来的热量。由于食物的结构不同，氧化时所产生的热量和耗氧量也不同，因此必须解决以下几个概念和有关数据。

(1) 食物的**热价(thermal equivalent of food)**：将 1 g 食物在体内完全氧化或在体外燃烧时所释放出来的热量称为食物的热价。食物的热价分为物理热价和生物热价。前者指食物在体外燃烧时释放的热量，后者系食物经过生物氧化所产生的热量。糖(或脂肪)的物理热价和生物热价是相等的，而蛋白质的生物热价则小于它的物理热价。因为蛋白质在体内不能被彻底氧化分解，它有一部分主要以尿素的形式从尿中排泄的缘故。三种营养物质的热价见表 13 - 8。

表 13 - 8　三种营养物质氧化时的有关数据

营养物质	产热量(kJ/g)			耗氧量(L/g)	CO_2 产量(L/g)	氧热价(kJ/L)	呼吸商(RQ)
	物理热价	生物热价	营养学热价*				
糖	17.15	17.15	16.7	0.83	0.83	21.00	1.00
蛋白质	23.43	17.99	16.7	0.95	0.76	18.80	0.80
脂肪	39.75	39.75	37.7	2.03	1.43	19.70	0.71

* 营养学中常用该数据计算食物的热价。

(2) 食物的**氧热价(thermal equivalent of oxygen)**:某种营养物质被氧化时消耗 1 L 氧所产生的热量,称为该食物的氧热价。氧热价在能量代谢的测定方面有重要意义,可根据机体在一定时间内的耗 O_2 量计算出它的能量代谢率。三种营养物质的氧热价见表 13-8。

(3) **呼吸商(respiratory quotient, RQ)**:机体通过呼吸从外界摄取氧,以供各种营养物质氧化分解的需要,同时也将代谢终产物 CO_2 呼出体外,以满足生理活动的需要。一定时间内机体的 CO_2 产量与耗氧量的比值称为呼吸商。呼吸商应该以 CO_2 和 O_2 的摩尔数(mol)比值来表示。但是,因为在同一温度和气压条件下,容积相等的不同气体,其摩尔数都是相等的,所以通常都用容积数(ml 或 L)来计算 CO_2 与 O_2 的比值,即:

$$RQ=\text{产生的 } CO_2 \text{ mol 数}/\text{消耗的 } O_2 \text{ mol 数}=\text{产生的 } CO_2 \text{ ml 数}/\text{消耗的 } O_2 \text{ ml 数}$$

糖、脂肪和蛋白质氧化时,它们的 CO_2 产量与耗氧量各不相同,因而它们具有不同的呼吸商(表 13-8)。

由于各种营养物质的碳、氢、氧含量不同,所以无论它们在体内或体外氧化,其耗氧量与 CO_2 产量都不同。所以,在理论上任何一种营养物质的呼吸商都可以根据它的氧化终产物(CO_2 和 H_2O)化学反应式计算出来的。

1 g 葡萄糖氧化时消耗的 O_2 和产生的 CO_2 分子数相等,呼吸商应该等于 1。根据上述葡萄糖氧化的反应式所示,CO_2 产量与耗氧量均为 6 mol,故:$RQ=6\text{ mol } CO_2/6\text{ mol } O_2$。

同理,可计算出脂肪氧化时的呼吸商为 0.71,蛋白质的呼吸商为 0.8。在人的日常生活中,营养物质不是单纯的,而是糖、脂肪和蛋白质混合而成的(混合膳食)。所以,呼吸商常变动于 0.71~1.00 之间。人体在特定时间内的呼吸商要看哪种营养物质是当时的主要能量来源而定。若糖类是能源的主要来源,则呼吸商接近于 1.00;若主要是脂肪,则呼吸商接近于 0.71。在长期病理性饥饿情况下,能源主要来自机体本身的蛋白质和脂肪,则呼吸商接近于 0.80。一般情况下,摄取混合食物时,呼吸商常在 0.85 左右。

(4) **非蛋白呼吸商(non-protein respiratory quotient, NPRQ)**:体内能量主要来自糖和脂肪的氧化,蛋白质的因素可以忽略不计。为了计算方便,可根据糖和脂肪按不同比例混合氧化时所产生的 CO_2 量以及消耗 O_2 量计算出相应的呼吸商。这种呼吸商称为非蛋白呼吸商。知道非蛋白呼吸商,就可以从表 13-9 中找出氧热价,用氧热价乘以耗 O_2 量即可得到非蛋白质代谢的产热量,再加上蛋白质分解的产热量,最终就可以算出机体总产热量。

表 13-9 非蛋白呼吸商和氧的热价

非蛋白呼吸商	氧化的%		氧热价(kJ/L)	非蛋白呼吸商	氧化的%		氧热价(kJ/L)
	糖	脂肪			糖	脂肪	
0.707	0.0	100.0	19.61	0.86	54.1	45.9	20.40
0.71	1.1	98.9	19.62	0.88	60.8	39.2	20.50
0.73	8.4	91.6	19.72	0.90	67.5	32.5	20.60
0.75	15.6	84.4	19.83	0.92	74.1	25.9	20.70
0.77	22.8	77.2	19.93	0.94	80.7	19.3	20.82
0.79	29.9	70.1	20.03	0.96	87.2	12.8	20.91
0.80	33.4	66.6	20.09	0.98	93.6	6.4	21.01
0.82	40.3	59.7	20.19	1.00	100.0	0.0	21.12
0.84	47.2	52.8	20.29				

3. 能量代谢的简便测算法　间接测热法的测算程序复杂而繁琐，应用不便，在临床和劳动卫生中，通常采用简便的计算方法。方法如下。

(1) 测定受试者在一定时间内的耗 O_2 量和 CO_2 产生量，求得呼吸商，根据此呼吸商查表13－9得到相应的氧热价。氧热价乘以耗 O_2 量，得到该时间内的产热量。

(2) 用代谢测定仪测定受试者一定时间内的耗 O_2 量，将混合膳食的呼吸商定为0.82，此时的氧热价约为20.20 kJ，用此氧热价乘以所测的耗 O_2 量，即为该时间内的产热量。即：

$$产热量=20.20(kJ/L)\times 耗\ O_2\ 量(L)$$

(三) 能量代谢的衡量标准

由于个体差异，单位时间内不同个体的总产热量是不同的。若以每公斤体重的产热量进行比较，则小动物每公斤体重的产热量比大动物高得多。事实证明，能量代谢率高低与体重并不成比例关系，而与体表面积基本上成正比，无论身材高大或瘦小，其每平方米体表面积的产热量比较接近。所以，能量代谢率通常以单位时间(1 h)内每平方米体表面积的产热量为衡量单位，即以 kJ/(m^2 · h)来表示。

人体体表面积的大小，可根据身高和体重两项数值按 Stevenson 公式推算：

$$体表面积(m^2)=0.0061\times 身高(cm)+0.0128\times 体重(kg)-0.1529$$

在实际应用中，根据体表面积测算图(图13－27)直接求出。将受试者的身高和体重分别在图上用点标出，然后联接两点画一直线，直线与中间的体表面积列线的交点即为该人的体表面积。

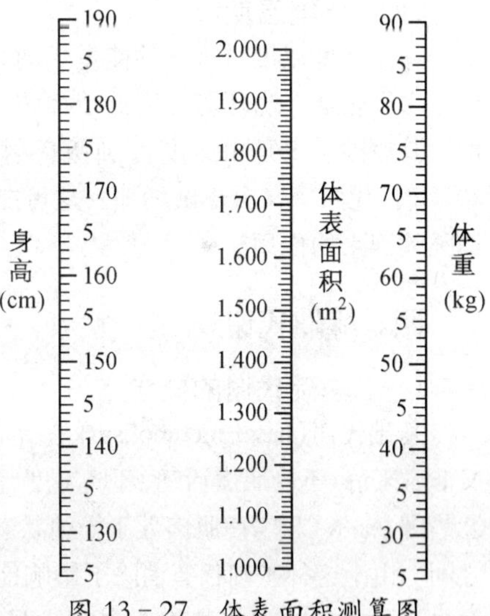

图13－27　体表面积测算图

三、影响能量代谢的主要因素

影响能量代谢的因素很多，主要有肌肉活动、精神活动、食物的特殊动力效应和环境温度等。

(一) 肌肉活动

肌肉活动对能量代谢的影响最为显著。机体任何轻微的活动都可提高代谢率。人在运动或劳动时，因肌肉活动需要补给能量，而能量来自大量营养物质的氧化，导致机体耗氧量的增加。机体耗氧量的增加与肌肉活动的强度呈正比关系。肌肉活动的强度也称为肌肉工作的强度，也就是劳动强度。劳动强度通常用单位时间内机体的产热量来表示，也可用能量代谢率作为评估劳动强度的指标。随着劳动或运动强度的增加，能量代谢率也增加，见表13－10。

表13－10　运动或劳动时的能量代谢率

肌肉活动形式	平均产热量[kJ/(m^2 · h)]	肌肉活动形式	平均产热量[kJ/(m^2 · h)]
静卧休息	163.80	扫地	681.60
出席会议	204.00	打排球	1 022.40
擦窗	498.00	打篮球	1 453.20
洗衣物	593.40	踢足球	1 497.60

(二) 精神活动

脑的重量只占体重的2%,但在安静状态下,脑得到的血量却占了循环血量的15%左右,这说明脑组织的代谢水平很高。在安静状态下,脑组织的耗氧量接近安静时肌肉组织耗氧量的20倍。

人在平静地思考问题时,能量代谢受到的影响并不大,产热量增加一般不超过4%。但在精神处于紧张状态,如烦恼、恐惧或强烈情绪激动时,能量代谢率将会明显增加,这可能是因为精神紧张时,骨骼肌出现无意识的肌紧张以及刺激代谢的激素(甲状腺激素、肾上腺髓质激素)释放增多等原因,产热量可以显著增加。因此,在测定基础代谢率时,受试者应消除精神紧张的影响。

(三) 食物的特殊动力效应

实验证明,人在进食1 h左右开始,延续到7～8 h,其产热量要比所吃食物在体内氧化所产生的热量多。例如摄入能产100 kJ热量的蛋白质后,人体实际产热量为130 kJ,额外多产生了30 kJ热量,表明机体产热量超过了蛋白质氧化后产热量的30%。这种由食物引起机体产生"额外"热量的现象,称为**食物的特殊动力效应(food specific dynamic effect)**。蛋白质的特殊动力效应最为显著,可达30%,这可能主要与氨基酸在肝脏氧化脱氨基作用有关;糖类或脂肪的食物特殊动力作用为其产热量的4%～6%;而混合食物可使产热量增加10%左右。这种额外增加的热量不能用来做功,只能用于维持体温。因此,为了补充体内额外的热量消耗,机体必须多进食一些食物补充这份多消耗的能量,以达到机体能量的收支平衡。目前对食物特殊动力效应的机制尚未完全了解。

(四) 环境温度

周围环境温度对机体的能量代谢影响很大。人在安静状态下,环境温度在20～30 ℃时,能量代谢水平较低。当环境温度低于20 ℃时,代谢率开始有所增加,若在10 ℃以下,代谢率则显著增加。其原因主要是由于寒冷刺激反射性地引起寒战以及肌肉紧张增强所致。当环境温度超过30 ℃时,代谢率又会逐渐增加。这可能是因为体内化学反应加速、发汗功能旺盛及呼吸、循环功能增强等因素的作用。

四、基础代谢

(一) 基础代谢的概念

基础代谢(basal metabolism)是指基础状态下的能量代谢。所谓基础状态是指人体处在清醒而又非常安静,不受肌肉活动、环境温度、食物及精神紧张等因素的影响时的状态。①空腹12 h以上。②静卧0.5 h以上,使肌肉处于松弛状态。③清醒、安静以消除精神紧张。④室温要保持在20～25 ℃之间。由于这种基础状态消除了影响能量代谢的各种因素,人体的各种生理功能较稳定,因此代谢率也较稳定。这时的基础代谢是满足人体最基本的生理活动需求。**基础代谢率(basal metabolic rate, BMR)**是指单位时间内的基础代谢,即在基础状态下,单位时间内的能量代谢。基础代谢率比一般安静时的代谢率可低8%～10%,但不是最低的,熟睡或长期饥饿时,代谢率更低。

(二) 基础代谢率的测定

基础代谢率的测定,通常采用简化法测定和计算,具体步骤如下。

(1) 依据耗氧量计算出产热量:产热量=20.20(kJ/L)×耗O_2量(L)。

(2) 根据身高、体重计算或从图13-27中得出体表面积,可计算出基础代谢率。

基础代谢率的表示方法:在排除体表面积影响后,将实测值与同年龄和同性别组正常平均值(表13-11)比较,以排除年龄和性别的影响,用实测值与正常平均值相差百分比表示。

$$\text{基础代谢率}=\frac{\text{实测值}-\text{正常平均值}}{\text{正常平均值}}\times 100\%$$

表 13－11　我国人正常的基础代谢率平均值[kJ/(m^2·h)]

年龄(岁)	11～	16～	18～	20～	31～	41～	51 以上
男性	195.53	193.44	166.22	157.85	158.69	154.08	149.06
女性	172.50	181.72	154.08	146.55	146.96	142.36	138.59

现举例说明 BMR 的计算。

某受测者，男，23 岁，身高 170 cm，体重 60 kg，基础状态下每小时耗氧量为 14 L，则其产热量＝20.20×14＝282.8 kJ/h。

经计算体表面积为 1.68 m^2，故其基础代谢率为：168.33 kJ/(m^2·h)。从表 13－11 得知 23 岁男子的正常基础代谢率为 157.85 kJ/(m^2·h)，受测者超过正常值的百分数为：

$$(168.33-157.85)\div 157.85\times 100\%=6.64\%。$$

(三) 基础代谢率的正常水平及其异常变化

从表 13－11 可知，BMR 随着性别、年龄等不同而有生理变动。年龄段相同时，男子的 BMR 比女子高，幼年比成年高，年龄越大，BMR 越低。但是，同一个体的 BMR，只要测定时严格按照规定的条件，重复测定的结果都基本相同。判定某受试者被测得的 BMR 是否正常，是将其 BMR 与所对应的正常平均值相比较，相差在 10%～15%之内，均属于正常。当相差超过 20%时，可能有病理变化。

一些疾病常伴有 BMR 的异常变化。如甲状腺功能亢进时 BMR 可高出正常值 25%～80%；甲状腺功能减退时，BMR 可比正常值低 20%～40%。因此，BMR 的测定成为临床诊断甲状腺疾病的主要辅助方法。体温的改变对 BMR 也会产生重要影响，体温每升高 1 ℃，BMR 将升高 13%左右。其他如糖尿病、红细胞增多症、白血病以及伴有呼吸困难的心脏病等也伴有 BMR 升高；而当机体处于病理性饥饿时，BMR 降低。其他如肾上腺皮质和垂体功能减退、艾迪生病、肾病综合征以及垂体性肥胖症等，也常伴有 BMR 降低。

第四节　体温及其调节

维持体温的相对恒定，是人和一切高等动物进行新陈代谢和正常生命活动所必需的。因为在机体的生命活动中，包含许多复杂的由各种酶催化的生物化学反应，体温过高或过低都将使酶的活性改变，从而影响体内的生物化学反应的正常进行，严重者可导致机体死亡。体温恒定是产热与散热达到平衡的表现，因此，体温调节也就是产热与散热的调节，探讨产热与散热的调节就成为体温调节的关键。

一、人体正常体温及其生理变动

(一) 体温的概念与正常值

体温(body temperature)相对恒定是机体进行新陈代谢和正常生命活动的必要条件。机体的外周组织，包括皮肤、皮下组织和肌肉等的温度称为**体表温度(shell temperature)**，也叫**表层温度**。体表温度易受环境温度或机体散热的影响而不稳定，各部位之间的差异也较大。一般情况下，四肢末梢皮肤温度最低，越近躯干、头部，皮肤温度越高。在炎热环境中，皮肤温度的部位差将变小；在寒冷环境中，随着气温下降，手、足的皮肤温度降低最显著，但头部皮肤温度变动相对较小。机体深

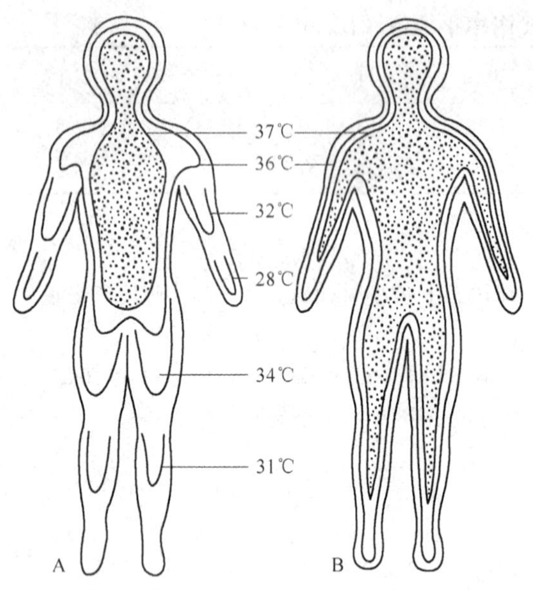

图13-28 在不同环境温度下人体体温分布图

A. 环境温度20℃；B. 环境温度35℃

部，如心、肺、脑和腹腔内脏等处的温度称为**体核温度**(**core temperature**)，也叫**深部温度**。体核温度比体表温度高，且比较稳定，各部位之间的差异也较小。在不同环境中，体核温度和体表温度的分布会发生相对改变。在较寒冷的环境中，体核温度分布区域缩小，主要集中在头部与胸腹内脏，而且体表与体核之间存在明显的温度梯度。在炎热环境中，体核温度可扩展到四肢(图13-28)。

生理学所说的体温是指机体深部的平均温度。也就是体核温度。由于体内各器官的代谢水平不同，它们的温度略有差别。在安静时，肝代谢最活跃，温度最高，其次是心脏和消化腺。在运动时则骨骼肌的温度最高。但血液循环使体内各器官的温度会经常趋于一致。全身的血液均回流于右心房，因此，右心房血液的温度可代表体核温度的平均值，但不易测量。临床上通常用口腔温度、直肠温度和腋窝温度来代表体温。**直肠温度**(**rectal temperature**)的正常值为36.9～37.9℃，**口腔温度**(**oral temperature**)为36.7～37.7℃，**腋窝温度**(**auxillary temperature**)为36.0～37.4℃。

测体温时需注意以下几点。①测定直肠温度时应将体温计插入直肠6 cm以上。②测定口腔温度时应将温度计置于舌下，将口紧闭，以免受吸入空气的影响。③测定腋窝温度时，要保持腋窝干燥，上臂紧贴胸廓，测定时间至少需要10 min。因测定腋窝温度不易发生交叉感染，故是测量体温最常用的方法。值得指出的是：在实验研究中，食管温度可以作为深部温度的一个指标；现临床小儿科常用红外线测温仪，经外耳道测定鼓膜温度作为体温，既可避免婴幼儿不配合，又能较准确反映机体深部的温度。

(二) 体温的生理变动

人体的体温是相对稳定的，但在生理情况下，人体的体温可随昼夜、年龄、性别、环境温度、精神紧张和体力活动等因素的影响而发生变化，一般不超过1℃。

1. *昼夜波动* 在一昼夜之中，人体体温呈周期性波动。清晨2～6时体温最低，午后1～6时最高。体温的这种昼夜周期性波动称为**昼夜节律**或**日周期**(**circadian rhythm**)。这与肌肉活动及耗氧量无关，而与下丘脑的生物钟功能有关，是属于一种内在的**生物节律**(**biorhythm**)。

2. *性别* 成年女性的平均体温比男性高0.3℃左右。这可能与女性皮下脂肪较多，散热较少有关。育龄女性的基础体温随月经周期而发生变动(图13-29)。月经期和排卵前期体温较低，排卵日最低，在排卵后体温升高(0.2～0.5℃)，这种体温升高一直持续至下次月经开始。因此，测定成年女性的基础体温有助于了解有无排卵和排卵日期。排卵后的体温升高可能与血中孕激素的水平增高有关。

3. *年龄* 一般情况下，儿童、青少年的体温较高，随着年龄的增长体温逐渐下降。老年人由于基础代谢率低，所以体温低于正常成年人。新生儿，特别是早产儿，由于体温调节机制发育还不完善，体温调节能力差，所以他们的体温容易受环境温度的影响而波动。因此对新生儿应加强护理。

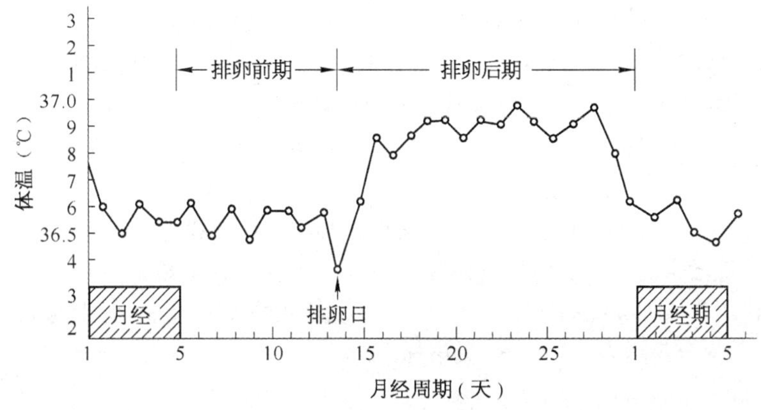

图 13－29　女性月经周期中基础体温的变化

4. 肌肉活动　肌肉活动时代谢加强，产热量因而增加，结果可导致体温升高。所以，临床上应让病人安静一段时间以后再测体温。测定小儿体温时应防止其哭闹。

5. 其他因素　此外，在情绪激动、精神紧张、进食等情况下，体温都会有一定的升高；环境温度的变化对体温也有影响；麻醉药可抑制体温调节中枢，尤其是扩张皮肤血管，增加散热。故在测定体温时，应考虑到这些情况。

二、机体的产热和散热

人体的体温之所以能够保持相对的稳定，是因为机体在体温调节机制的控制下，使产热过程和散热过程处于平衡。如果机体的产热量大于散热量，体温就会升高；散热量大于产热量则体温就会下降，直到产热量与散热量重新取得平衡时才会使体温稳定在新的水平。

（一）产热

1. 主要产热器官　机体的热量是三大营养物质在体内各组织器官中进行氧化分解所产生的。从影响整体温度的角度看，机体主要的产热器官是内脏和骨骼肌。在安静时，机体的主要产热器官是内脏和脑，其中，肝脏是代谢最旺盛的器官，产热量最大。运动和劳动时，骨骼肌是产热的主要器官，其产热量可占机体总产热量的 90%（表 13－12）。

表 13－12　几种组织器官的产热百分比

组织器官	占体重百分比(%)	产热量(%)	
		安静状态	劳动或运动
脑	2.5	16	1
内脏(主要是肝)	34.0	56	8
骨骼肌	56.0	18	90
其他	7.5	10	1

2. 产热的调节反应　当机体处于寒冷环境中时，散热量明显增加，此时机体的产热量也增加，以维持体热平衡，增加产热的途径如下。

(1) **战栗产热**：战栗是骨骼肌同时发生不随意的节律性收缩。其特点是屈肌和伸肌同时收缩，所以不做外功，但产热量高。发生战栗时，代谢率可增加4～5倍，是人在寒冷环境中产热的主要方式，这有利于维持机体在寒冷环境中的**体热平衡(body heat equipoise)**。

(2) **非战栗产热**：非战栗产热又称代谢产热，指机体处于寒冷环境中，除战栗产热外，体内还会发生广泛的代谢产热增加的现象。这种非战栗产热以褐色脂肪的产热量为最大，约占非战栗产热总热量的70%。新生儿有褐色脂肪贮存，而不发生战栗，所以非战栗产热对新生儿来说，意义重要。

(3) **调节性产热**：寒冷刺激作用于机体，通过中枢神经系统使腺垂体的促甲状腺激素释放量增加，进而促进甲状腺激素的释放。例如机体在寒冷环境中度过几周以后，甲状腺激素的分泌量可增加2倍以上，代谢率增加20%～30%。此外，寒冷刺激也可兴奋交感-肾上腺髓质系统，使肾上腺素和去甲肾上腺素分泌增多，机体产热量增加。

(二) 散热

新陈代谢产生的热量，随着流动的血液带到体表，通过皮肤散发至周围环境。因而人体皮肤是主要散热部位。当环境温度低于体温时，大部分的体热通过皮肤的辐射、传导和对流散热。当环境温度高于体温时，则通过皮肤蒸发散热。另有一小部分热量通过呼吸、排尿和排粪而散失(表13-13)。

表13-13 在环境温度为21℃时人体散热方式及其所占比例

散热方式	散热量(kJ)	百分比(%)	散热方式	散热量(kJ)	百分比(%)
辐射、传导、对流	8792	70.0	加热吸入气体	314	2.5
皮肤水分蒸发	1821	14.5	尿、粪	188	1.5
呼吸道水分蒸发	1005	8.0	合计	12560	100.0
呼气	440	3.5			

1. 散热方式

(1) **辐射散热(thermal radiation)**：是指机体以热射线的形式将热量传给外界较冷物质的一种散热形式。以此种方式散发的热量，在机体安静状态下所占比例较大，约占总散热量的60%左右。辐射散热量同皮肤与环境间的温度差以及机体有效辐射面积等因素有关。皮肤温度稍有变动，辐射散热量就会有很大变化。四肢表面积比较大，因此在辐射散热中有重要作用。当皮肤温度与环境温度差越大，或是机体有效辐射面积越大，辐射的散热量就越多。反之，当环境温度高于皮肤温度时，机体表面将吸收周围高热物体的辐射能而提高体温。

(2) **传导散热(thermal conduction)**：是机体的热量直接传给同它接触的较冷物体的一种散热方式。机体深部的热量以传导方式传到机体表面的皮肤，再由皮肤直接传给同它相接触的物体(如空气、床或衣服等)。与皮肤接触的物体导热性越好，传导散热量越大。如接触金属制品则较接触木制品传导散热快得多。另外，人体脂肪的导热度低，肥胖者皮下脂肪较多，女子一般皮下脂肪也较多，所以，他们由深部向表层传导的散热量要少些。皮肤涂油脂类物质，也可以起减少散热的作用。水的导热性好，若皮肤接触比其温度更低的水，则机体散热较快。临床上利用冰袋、冰帽给高热病人降温就是这个道理。

(3) **对流散热(thermal convection)**：是指通过气体或液体的流动来交换热量的一种散热方式，是传导散热的一种特殊形式。人体周围总是绕有一薄层同皮肤接触的空气，人体的热量传给这一层空气，身体周围热空气上升，使体热发散到空间，由新的、比重大的冷空气补充到人体周围，再被人体散发的热量加温而上升流走。通过对流所散发的热量的多少，受风速影响。风速越大，对流散热量也越多，反之，对流散热量就越少。穿衣可减少机体对流散热，因而具有保温作用。

当环境温度等于或高于体表温度时，上述三种散热方式将停止，于是蒸发散热便成为机体散热的唯一方式。

（4）**蒸发散热**（**thermal evaporation**）：是水分在体表发生汽化时，吸收体热而将其散发的一种形式。体表每蒸发 1 g 水分可使机体散失 2.43 kJ 热量。人体蒸发有二种形式：即**不感蒸发**（**insensible perspiration**）和**发汗**（**sweating**）。

不感蒸发，人体即使处在低温中，没有汗液分泌时，皮肤和呼吸道都不断有水分渗出而被蒸发掉，这种水分蒸发称为不感蒸发，其中皮肤的水分蒸发又称为不显汗。在室温 30 ℃以下时，人体每日不感蒸发的水分相对恒定，一般为 1 000 ml 左右，其中通过皮肤的约为 600～800 ml，通过呼吸道黏膜的约为 200～400 ml。婴幼儿的不感蒸发的速率比成人大，因此，在缺水时婴幼儿更容易造成严重脱水。不感蒸发是一种很有成效的散热途径，有些动物如狗，皮肤虽有汗腺结构，但在高温环境下也不能分泌汗液，而必须通过**热喘呼吸**（**panting**）由呼吸道来增强蒸发散热。

发汗，是指汗腺分泌汗液的活动。发汗是可以意识到的有明显的汗液分泌，因此，汗液的蒸发又称为可感蒸发。人在安静状态下，当环境温度达 30 ℃左右时便开始发汗。如果空气湿度大，而且着衣较多时，气温达 25 ℃便可引起人体发汗。人进行劳动或运动时，气温虽在 20 ℃以下，也可出现发汗，而且汗量往往较多。发汗速度受多种因素影响。环境温度越高，发汗速度越快。但在高温环境中时间太长，发汗速度会因汗腺疲劳而明显减慢。湿度大，汗液不易被蒸发，体热因而不易散发。此外，风速大时，汗液易蒸发，汗液蒸发快，容易散热而使发汗速度变小。因此，人在高温、高湿、通风差的环境中容易发生中暑。劳动强度也影响发汗速度，劳动强度大，产热量越多，发汗量越多。

正常情况下，汗液中水分占 99%，固体成分则不到 1%。固体成分中，大部分为氯化钠，也有少量氯化钾、尿素等。汗液中的氯化钠浓度一般低于血浆，乳酸浓度高于血浆；蛋白质和葡萄糖的浓度几乎为零。在高温作业等大量出汗的人，汗液中可丧失较多的氯化钠，因此应注意补充氯化钠。刚从汗腺细胞分泌出来的汗液，与血浆是等渗的，但在流经汗腺导管时，由于部分钠和氯被重吸收，故最后排出的汗液是低渗的。所以当机体因大量发汗而造成脱水时，可导致高渗性脱水。

2. 散热的调节

（1）发汗的调节：发汗是体温调节的重要反应之一。人体有大汗腺和小汗腺两种，大汗腺局限于腋窝和外阴部等处，其活动可能与性功能有关；小汗腺广泛分布于全身皮肤，其活动与体温调节有关。发汗是一种反射性活动，发汗中枢分布在从脊髓到大脑皮质的中枢神经系统中。在正常情况下，起主要作用的是下丘脑的发汗中枢。人体小汗腺主要接受交感胆碱能纤维支配，所以乙酰胆碱对小汗腺有促进分泌作用。环境温度升高或剧烈运动时通过乙酰胆碱促进全身各部位的小汗腺分泌汗液称为**温热性发汗**（**thermal sweating**）。温热性发汗的生理意义在于增加蒸发散热，调节体温。位于手、足及前额等处的小汗腺也有一部分受肾上腺素能纤维支配，当精神紧张或情绪激动而引起的发汗，称为**精神性发汗**（**mental sweating**）。精神性发汗主要见于掌心、脚底、腋窝和前额等部位，精神性发汗与体温调节关系不大。

（2）皮肤血流量的调节：皮肤通过辐射、传导和对流散失的热量取决于皮肤和环境之间的温度差，而皮肤温度的高低由皮肤血流量所控制。皮肤血管的特点是，分布到皮肤的动脉穿过隔热组织（脂肪组织等），在乳头下层形成动脉网；皮下的毛细血管高度弯曲，其静脉端形成丰富的静脉丛；另外皮下还有大量的动-静脉吻合支，这些结构特点决定了皮肤的血流量可以在较大范围内变动。机体的体温调节机制通过交感神经系统控制着皮肤血管的口径。在炎热环境中，交感神经紧张度降低，皮肤小动脉舒张，动-静脉吻合支开放，皮肤血流量因而大大增加。于是较多的体热从机体深部被带到体表层，提高了皮肤温度，增强了散热作用。在寒冷环境中，交感神经紧张度增强，皮肤血管收缩，皮肤血流量剧减，皮肤温度降低，散发的热量也随之减少，以保持正常体温。

三、体温调节

人和恒温动物有完善的体温调节机制。在外界环境温度发生改变时，机体能通过调节产热和散热过程，维持体温相对稳定。体温调节是一个复杂的过程，涉及感受温度变化的温度感受器，通过温度觉传导通路把温度信息传达到体温调节中枢，经过中枢整合后，通过传出神经调整产热器官和散热器官等效应器的活动，从而使体温保持相对稳定。

(一) 温度感受器

温度感受器可分为外周温度感受器和中枢温度感受器两类，前者为游离的神经末梢，后者是神经元。

1. *外周温度感受器*　研究发现，在动物的皮肤、黏膜和腹腔等处都存在温度感受器，包括对热刺激敏感的温觉感受器和对冷刺激敏感的冷觉感受器。人体皮肤的冷觉感受器的数目比温觉感受器多 4～10 倍。皮肤温度感受器的实质是游离神经末梢。这两种温度感受器各自对一定范围的温度变化发生反应。如人体在皮肤温度为 30 ℃以下时产生冷觉，35 ℃以上时产生温觉。值得提出的是皮肤温度感受器对皮肤温度变化的感受有空间总和的特征，大面积皮肤对温度的感觉比小块皮肤的感觉灵敏得多。

2. *中枢温度感受器*　存在于中枢神经系统内的对温度变化敏感的神经元称为中枢温度感受器。在脊髓、延髓、脑干网状结构、下丘脑以及大脑皮质运动区都有对中枢温度变化敏感的神经元。根据它们对温度变化的反应可分为两类。①温度升高时放电频率增多的称为**热敏神经元(warm sensitive neuron)**。②温度降低时放电频率增多的称为**冷敏神经元(cold sensitive neuron)**。实验发现在**视前区-下丘脑前部(preoptic anterior hypothalamus, PO/AH)**存在着约 30%的热敏神经元和约 10%的冷敏神经元。它们对其局部温度变化非常敏感，温度变化 0.1 ℃，它们的放电频率就会发生相应的变化，而且不出现适应现象。此外，PO/AH 中某些温度敏感神经元除能感受局部脑的温度信息外，还能够对下丘脑以外的部位，如中脑、延髓、脊髓、皮肤等处的温度变化产生反应，表明外周温度信息都会聚于这类神经元。另外，这类神经元还能直接对致热物质或 5－HT、去甲肾上腺素以及各种多肽发生反应。

(二) 体温调节中枢

分段切除多种恒温动物脑的实验观察到，切除下丘脑以上脑组织，保持下丘脑及其以下的神经结构完整，动物仍具有维持恒定体温的能力。如进一步破坏下丘脑，则动物不再具有维持体温相对恒定的能力。这说明，调节体温的基本中枢在下丘脑。实验进一步证明，PO/AH 是体温调节中枢的关键部位。其依据如下。①机体各部的温度传入信息都会聚于 PO/AH。②广泛破坏 PO/AH 区域，动物的体温不能维持稳定。③PO/AH 含有较多的温度敏感神经元，它对上传的温度信息能进行分析整合，并作出相应的调节反应。如致热原等化学物质通过血液运输，而后作用于 PO/AH 区的温度敏感神经元，引起体温调节反应。

下丘脑感受到体内外环境温度变化刺激后，它发出的控制信号主要经过以下三条途径调节产热和散热装置的活动，以维持体温的稳定。①通过交感神经系统调节皮肤血管舒缩反应和汗腺分泌。②通过躯体神经改变骨骼肌的活动，如在寒冷环境时的寒战等。③通过甲状腺和肾上腺髓质激素的分泌活动的改变来调节机体的代谢水平(图 13－30)。

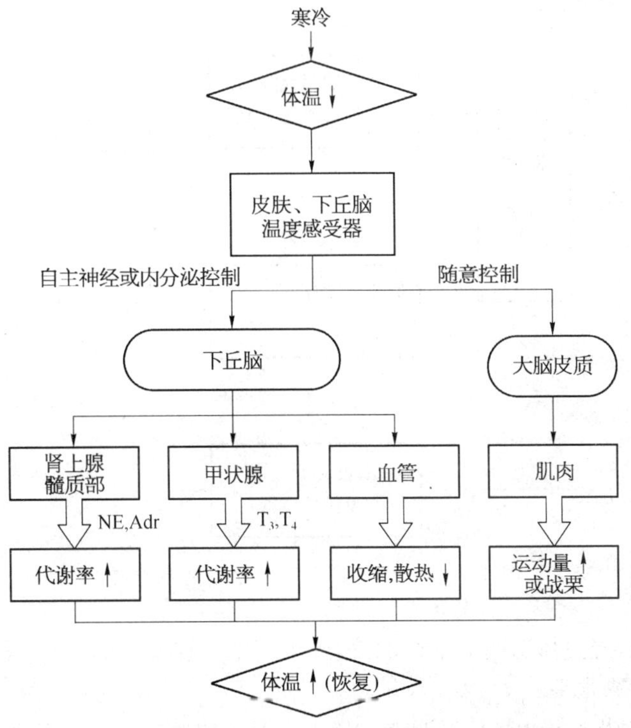

图 13-30 下丘脑对体温的调节

NE：去甲肾上腺素；Adr：肾上腺素；T_3：三碘甲腺原氨酸；T_4：四碘甲腺原氨酸

(三)体温调节机制——调定点学说

体温调节机制,目前主要用调定点学说加以解释。该学说认为,体温的调节类似于恒温器的调节,PO/AH区中有一个控制体温的**调定点(set point)**,其结构基础是PO/AH区的温度敏感神经元。体温调定点是将体温设定在一个温度值,如37℃,当机体处于这一温度值时,机体的产热和散热过程处于平衡状态,体温能维持在调定点设定的温度水平。如果偏离此设定数值,则由反馈系统将偏离信息输送到控制系统,然后经过对受控系统的调整来维持体温的恒定。例如,该学说认为,由细菌所致的发热是由于热敏神经元的阈值因受到致热原的作用而升高,调定点上移(如38℃)的结果。因此,发热反应开始先出现恶寒战栗等产热反应,直到体温升高到38℃以上时才出现散热反应。如果致热原不消除,产热与散热两个过程就继续在此新的体温水平上保持着平衡。临床上应用退热药能阻断致热原的作用,使调定点回落到正常水平,体温恢复正常。

(四)体温调节的方式

体温调节的方式包括自主性体温调节和行为性体温调节。

1. 自主性体温调节　自主性体温调节由温度感受器、体温调节中枢、效应器等共同完成。自主性体温调节是体温调节的基础,是通过体内体温自控系统的活动来实现的。如图13-31所示,下丘脑是体温调节中枢,应属于控制系统,由下丘脑发出的信息,控制着产热器官(如肝脏、骨骼肌等)和散热器官(如皮肤血管、汗腺等)的活动,使受控对象机体深部的温度保持在一个稳定水平。而输出变量体温总是会受到内、外环境因素的干扰,如机体的运动或外环境气候因素的变化,如气温、湿度、风速等。此时则通过温度检测器——皮肤及深部温度感受器(包括中枢温度感受器)将干

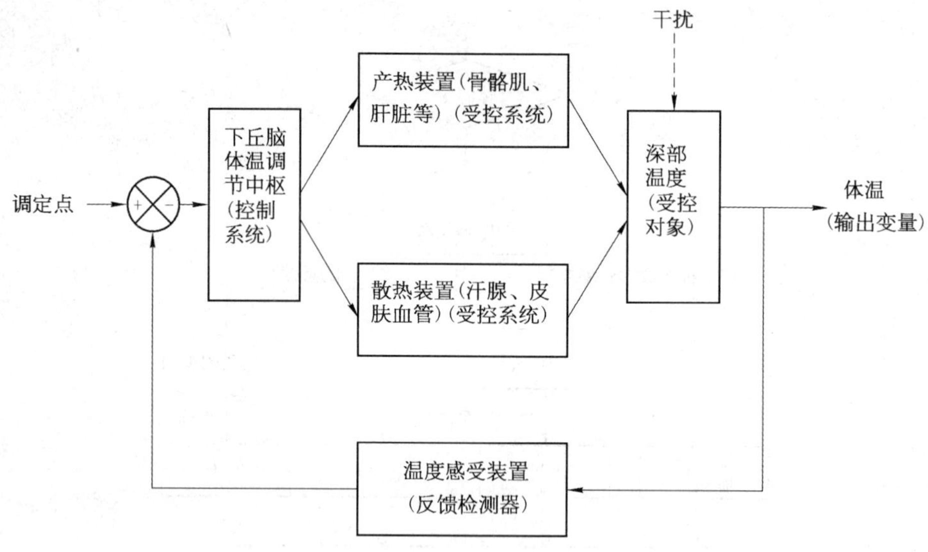

图 13－31 体温调节自动控制示意图

扰信息反馈于调定点，经过体温调节中枢的整合，再调整受控系统的活动，重建机体的体热平衡，使机体体温恢复至原来水平。

2. 行为性体温调节 行为性体温调节是指人有意识地通过一定的行为对体温进行调节。人在不同温度环境中，为了保暖或降温而有意识地采取紧缩一团或伸展肢体、增减衣服、使用冷暖空调等特殊的姿势和行为，以保证其生理最适温度。行为性体温调节是自主性体温调节的补充。

复习思考题

一、名词解释

1. 戊糖磷酸途径 **2.** 三羧酸循环 **3.** 糖原合成 **4.** 糖原分解 **5.** 糖异生 **6.** 底物循环 **7.** 血糖 **8.** 乳酸循环 **9.** 丙酮酸羧化支路 **10.** 葡萄糖耐量 **11.** 血脂 **12.** 血浆脂蛋白 **13.** 载脂蛋白 **14.** 脂肪动员 **15.** 激素敏感性脂肪酶 **16.** 脂肪酸β-氧化 **17.** 酮体 **18.** 柠檬酸-丙酮酸循环 **19.** 转氨基作用 **20.** 氧化脱氨基作用 **21.** 联合脱氨基作用 **22.** 鸟氨酸循环 **23.** 一碳单位 **24.** 生物氧化 **25.** 能量代谢 **26.** NADH 氧化呼吸链 **27.** 琥珀酸氧化呼吸链 **28.** 底物水平磷酸化 **29.** P/O 值 **30.** 氧化磷酸化 **31.** 食物的热价 **32.** 食物的氧热价 **33.** 呼吸商 **34.** 基础代谢 **35.** 基础代谢率 **36.** 蒸发散热

二、问答题

1. 何谓糖酵解和糖的有氧氧化？试比较糖酵解与糖有氧氧化的不同点。
2. 乳酸是如何异生成葡萄糖的？
3. 总结糖在体内代谢的各条途径。并计算从糖原开始的 1 个葡萄糖单位在肝脏彻底氧化可净生成多少分子 ATP？
4. 简述戊糖磷酸途径的生理意义。
5. 试述糖异生作用的生理意义。
6. 什么是血浆脂蛋白？按照密度法可将其分为哪几类？简述它们的主要作用。

7. 试述酮体生成和利用的过程(包括主要部位、原料、反应过程及相关酶)。
8. 胆固醇能转变成哪些物质?
9. 何谓一碳单位代谢?主要有哪些形式?其生理意义是什么?
10. 为什么对高血氨患者禁用碱性肥皂水灌肠和不宜用碱性利尿剂。
11. 简述体内氨基酸脱氨基作用的方式及其特点。
12. 试述谷氨酸是如何氧化分解的?其碳架生成多少分子 ATP?其分解生成的最终产物是什么?
13. 试述体内两条重要的呼吸链的排列顺序及胞液中 $NADH+H^+$ 进入线粒体的方式和过程。
14. 甲状腺功能亢进症患者一般表现为基础代谢率增高,请运用生化知识说明。
15. 影响能量代谢的因素有哪些?
16. 何谓体温?人体体温的测定方法有哪些?其正常值各是多少?
17. 影响人体体温的因素有哪些?
18. 人体有哪几种散热方式?影响因素是什么?
19. 体温的生理变动表现在哪些方面?
20. 简述根据散热原理给高热病人降低体温。
21. 试以体温调定点学说解释体温调节机制。

参考文献

[1] 丁文龙.正常人体学.北京:人民卫生出版社,2006.

[2] 严振国.正常人体解剖学.上海:上海科学技术出版社,2006.

[3] 祝彼得.组织学与胚胎学.上海:上海科学技术出版社,2006.

[4] 张志雄.生理学.第2版.上海:上海科学技术出版社,2011.

[5] 金国琴.生物化学.第2版.上海:上海科学技术出版社,2011.

[6] 鲍建英.正常人体学.上海:复旦大学出版社,2009.

英、中文专业词汇对照

字母及数字

α - block α 波阻断
α - glycerophosphate shuttle α -磷酸甘油穿梭
α - helix α -螺旋
α - ketoglutatrate dehydrogenase complex α -酮戊二酸脱氢酶系
β - endorphin β -内啡肽
β - hydroxybutyrate β -羟丁酸
β - sheet β -折叠
β - turn β -转角
γ - aminobutyric acid，GABA γ -氨基丁酸
γ - loop γ 环路
3，4 - dihydroxyphenylalanine，Dopa 3，4 -二羟苯丙氨酸
3′- phosphoadenosine - 5′- phosphosulfate，PAPS 3′-磷酸腺苷- 5′-磷酸硫酸
5 - hydroxytryptamine，5 - HT 5 -羟色胺
6 - phosphofructo-kinase - 1，PFK - 1 6 -磷酸果糖激酶- 1

A

abdominal aorta 腹主动脉
abdominal breathing 腹式呼吸
abducent nerve 展神经
absolute refractory period 绝对不应期
absorption 吸收
absorptivecell 吸收细胞
accessory nerve 副神经
acetoacetate 乙酰乙酸
acetone 丙酮
acetylcholine,Ach 乙酰胆碱
acid base balance 酸碱平衡
acidophilic cell 嗜酸性细胞
acinus 腺泡
acromegaly 肢端肥大症
ACTH 促肾上腺皮质激素
actin 肌动蛋白
action potential duration，APD 动作电位时程
action potential，AP 动作电位
activated methyl，$\sim CH_3$ 活性甲基
activation 激活
active center 活性中心
active force 主动张力
active site 活性部位
active transport 主动转运
acyl carrier protein，ACP 酰基载体蛋白
acyl CoA cholesterol acyltransferase，ACAT 脂酰 CoA 胆固醇酰基转移酶
adaptability 适应性
adenohypophysis 腺垂体
adenyl cyclase，AC 腺苷酸环化酶
adequate stimulus 适宜刺激
adiponectin 脂联素
adipose tissue 脂肪组织
adrenal gland 肾上腺
adrenergic fiber 肾上腺素能纤维
adrenergic receptor 肾上腺素能受体
adventitia 外膜
afferent collateral inhibition 传入侧支性抑制
after discharge 后发放
after potential 后电位
afterload 后负荷
agglutination 红细胞凝集
agglutinin 凝集素
agglutinogen 凝集原
agonist 受体激动剂
agranulocyte 无粒白细胞
agraphia 失写症
alanine aminotransferase，ALT 丙氨酸氨基转移酶
albumin 白蛋白
aldose 醛糖
aldosterone 醛固酮
alexia 失读症
alimentary canal 消化管

alimentary gland　消化腺
alimentary system　消化系统
alkaline reserve　碱储备
all or none　全或无
allantois　尿囊
allosteric effector　别构效应剂
allosteric enzyme　别构酶
allosteric regulation　别构调节
alveolar dead space　肺泡无效腔
alveolar duct　肺泡管
alveolar pore　肺泡孔
alveolar sac　肺泡囊
alveolar septum　肺泡隔
alveolar ventilation　肺泡通气量
ametropia　非正视眼
amina acid decarboxylase　氨基酸脱羧酶
amino acid　氨基酸
amino acid metabolic pool　氨基酸代谢库
aminotransferase, transaminase　氨基转移酶，转氨酶
amnion　羊膜囊
anabolism　合成代谢
anal canal　肛管
anatomical dead space　解剖无效腔
anatomy　解剖学
androgen　雄激素
angiotensin　血管紧张素
angiotensinogen　血管紧张素原
antagonist　受体拮抗剂
anterior　前
anterior corticospinal tract　皮质脊髓前束
anterior horn　前角
anterior root　前根
anterior spinothalamic tract　脊髓丘脑前束
anterior tilial artery　胫前动脉
anterograde axoplasmic transport　顺向轴质运输
antibody　抗体
antidiuretic hormone, ADH　抗利尿激素
antiport　反向转运
antiporter　反向转运体
antithrombin,AT　抗凝血酶
aorta　主动脉
aorta arch　主动脉弓
aortic valve　主动脉瓣
apneusis　长吸式呼吸
apoenzyme　酶蛋白
apolipoprotein,apo　脂蛋白
aqueous humor　房水
areolar tissue　蜂窝组织
arterial blood pulse　动脉脉搏
artery　动脉
arytenoid cartilage　杓状软骨
ascending aorta　升主动脉
ascending colon　升结肠
ascending reticular activating system(ARAS)　网状结构上行激动系统
ascorbic acid　抗坏血酸
aspartate aminotransferase,AST　天冬氨酸氨基转移酶
assimilation　同化作用
associated nucleus　联络核
associative learning　联合型学习
astigmatism　散光
astrocyte　星形胶质细胞
atherosclerosis,AS　动脉粥样硬化
athetosis　手足徐动症
atrial natriuretic peptide,ANP　心房钠尿肽
atrioventricular delay　房-室延搁
atrium　心房
attitudinal reflex　状态反射
audible area　听域
auditory threshold　听阈
auditory tube　咽鼓管
auricle　耳郭
autocrine　自分泌
autonomic nervous system　自主神经系统
autoregulation　自身调节
autorhythmic cell　自律细胞
autorhythmicity　自动节律性
auxillary temperature　腋窝温度
averaged evoked potential　平均诱发电位
axillary artery　腋动脉
axillary nerve　腋神经
axis　轴
axon　轴突
axoplasmic transport　轴质运输

B

Babinski sign　巴宾斯基征
baroreceptor reflex　压力感受性反射
basal ganglia　基底神经节
basal metabolic rate，BMR　基础代谢率
basal metabolism　基础代谢
basal nuclei　基底核
basal surface　基底面
basement membrane　基膜
basic electrical rhythm，BER　基本电节律
basilic vein　贵要静脉
basophilic cell　嗜碱性细胞
basophilic granulocyte，basophil　嗜碱性粒细胞
behavioral arousal　行为觉醒
biceps brachii　肱二头肌
biceps femoris　股二头肌
bile　胆汁
bile acid　胆汁酸
bile acid enterohepatic circulation　胆汁酸的肠肝循环
bile canaliculi　胆小管
bile pigment　胆色素
bilinogen enterohepatic circulation　胆素原的肠肝循环
binding group　结合基团
biochemistry　生物化学
bioelectricity phenomenon　生物电现象
biological catalyst　生物催化剂
biomembrane　生物膜
biomolecule　生物分子
biorhythm　生物节律
biotin　生物素
biotransformation　生物转化
blastocyst　胚泡
blood　血液
blood cells，hemocyte　血细胞
blood circulation　血液循环
blood coagulation　血液凝固
blood group　血型
blood plasma　血浆
blood platelet　血小板
blood pressure，BP　血压
blood sugar　血糖
blood transfusion　输血
blood volume　血量
blood-air barrier　气-血屏障
blood-brain barrier　血-脑屏障
blood-cerebrospinal fluid barrier　血-脑脊液屏障
body fluid　体液
body heat equipoise　体热平衡
body labyrinth　骨迷路
body mass index，BMI　体重指数
body semicircular canals　骨半规管
body stalk　体蒂
body temperature　体温
bone　骨
bone canaliculi　骨小管
bone lacuna　骨陷窝
bone lamella　骨板
bone marrow　骨髓
bone marrow dependent lymphocyte　B 细胞，骨髓依赖淋巴细胞
bone matrix　骨质
bone mineral　骨盐
bone substance　骨质
brachial artery　肱动脉
brachial plexus　臂丛
brachiocephalic vein　头臂静脉
brain stem　脑干
brain　脑
brain-gut peptide　脑-肠肽
branching enzyme　分支酶
bronchiole　细支气管
buffering　缓冲作用
building block molecule　构件分子

C

clavicle　锁骨
Ca^{2+} release channel　钙释放通道
caecum　盲肠
calcitonin，CT　降钙素
capacitation　获能
capillary　毛细血管
carbaminohemoglobin　氨基甲酸血红蛋白
carbamoyl phosphate synthetase Ⅰ，CPS-Ⅰ　氨基

甲酰磷酸合成酶Ⅰ
carbonic anhydrase, CA 碳酸酐酶
carboxypeptidase 羧基肽酶
cardiac cycle 心动周期
cardiac index 心指数
cardiac output, CO 心输出量
cardiac reserve 心脏泵功能贮备
cardiovascular center 心血管中枢
cardivascular system 心血管系统
carnitine β-羟-γ-三甲氨基丁酸,肉碱
carrier 载体
cartilage 软骨
cartilage capsule 软骨囊
cartilage lacunae 软骨陷窝
catabolism 分解代谢
catalytic group 催化基团
catecholamine, CA 儿茶酚胺
caudate nucleus 尾状核
celiac trunk 腹腔干
cell 细胞
cell coat 细胞衣
cell junction 细胞连接
cell membrane 细胞膜
central canal 中央管
central delay 中枢延搁
central inhibition 中枢抑制
central lacteal 中央乳糜管
central nervous system 中枢神经系统
central sulcus 中央沟
central venous pressure 中心静脉压
centrosome 中心体
cephalic vein 头静脉
ceramide 神经酰胺
cerebellar ataxia 小脑性共济失调
cerebellu 小脑
cerebral arachnoid mater 脑蛛网膜
cerebral arterial circle 大脑动脉环
cerebral dura mater 硬脑膜
cerebral hemisphere 大脑半球
cerebral pia mater 软脑膜
cerebrum 大脑
cervical vertebrae 颈椎
cervical plexus 颈丛
chain circuit 链锁式
chain of ossicle 听骨链
chamber of eyeball 眼房
chemical modification 化学修饰调节
chemical synapse 化学性突触
chemically-gated channel 化学门控通道
chemoreceptor 化学感受器
chief cell 主细胞
cholecalciferol 胆钙化醇
cholecystokinin, CCK 缩胆囊素,促胰酶素
cholesterol 胆固醇
cholinergic fiber 胆碱能纤维
cholinergic receptor 胆碱能受体
chondrocyte 软骨细胞
chorea 舞蹈病
chorion 绒毛膜
choroid 脉络膜
chromaffin cell 嗜铬细胞
chromatin 染色质
chromophobe cell 嫌色细胞
chromosome 染色体
chylomicron, CM 乳糜微粒
chymotrypsin 糜蛋白酶
ciliary body 睫状体
ciliated cell 纤毛细胞
cilium 纤毛
circadian rhythm 昼夜节律,日周期
circumferential lamella 环骨板
citrate synthase 柠檬酸合酶
cleavage 卵裂
CO_2.CP 二氧化碳结合力
coagulation factor,clotting factor 凝血因子
coccyx 尾骨
cochlea 耳蜗
cochlear duct 蜗管
cochlear microphonic potential, CM 耳蜗微音器电位
coenzyme 辅酶
coenzyme A, CoA,HS CoA 辅酶 A
cofactor 辅助因子
cold sensitive neuron 冷敏神经元
collagenous fiber 胶原纤维
collecting tubule 集合小管

colloid 胶体
colloid osmotic pressure 血浆胶体渗透压
colon 结肠
common carotid artery 颈总动脉
common hepatic artery 肝总动脉
common iliac artery 髂总动脉
common iliac vein 髂总静脉
common peroneal nerve 腓总神经
compact bone 骨密质
compensatory pause 代偿间歇
competitive inhibition 竞争性抑制作用
complete tetanus 完全强直收缩
compliance 顺应性
concentration of the urine 尿液的浓缩
conditioned reflex 条件反射
conditioned stimulus 条件刺激
conduction 传导
conductivity 传导性
congenital malformation 先天性畸形
conjoined twins 联体双胎
conjugated enzyme 结合酶
conjunctiva 结膜
connective tissue 结缔组织
connective tissue proper 固有结缔组织
contractility 收缩能力
convergence 眼球会聚
convergence reflex 辐辏反射
convergence theory 会聚学说
convergence 聚合式
core temperature 体核温度,深部温度
coronal axis 冠状轴
coronal plane 冠状面
coronary artery 冠状动脉
corpus luteum 黄体
cortex 皮质
cortical motor area 皮层运动区
cortical substance 皮质
corticobulbar tract 皮质脑干束
corticocerebellum 皮层小脑
corticospinal tract 皮质脊髓束
corticotroph 促肾上腺皮质激素细胞
cortisol 皮质醇
counter—current exchange 逆流交换
counter—current multiplication 逆流倍增
covalent modification 共价修饰调节
covering epithelium 被覆上皮
cranial bones 颅骨
cranial nerves 脑神经
CRH 促肾上腺皮质激素释放激素
cricoid cartilage 环状软骨
crista ampullaris 壶腹嵴
cross bridge 横桥
cross match test 交叉配血试验
cross-bridge cycling 横桥周期
crossed extensor reflex 对侧伸肌反射
cross-talk 串话
crystal osmotic pressure 血浆晶体渗透压
cuneate nucleus 楔束核
cyanosis 发绀
cytoplasm 细胞质
cytoplasmic matrix 细胞基质
cytoskeleton 细胞骨架

D

Dale principle 戴尔原则
dark adaptation 暗适应
decerebrate rigidity 去大脑僵直
decidua 蜕膜
decidual basalis 基蜕膜
decidual capsularis 包蜕膜
decidual parietalis 壁蜕膜
deciduous teeth 乳牙
decorticate rigidity 去皮层僵直
deep breathing 深呼吸
defecation 排便
defense area 防御反应区
deglutition 吞咽
delayed rectification 延迟整流
deltoid 三角肌
denaturation 变性
dendric spine 树突棘
dendrite 树突
dense connective tissue 致密结缔组织
depolarization 去极化
depressor reflex 降压反射
dermal papillae 真皮乳头

dermis 真皮
descending aorta 降主动脉
descending colon 降结肠
desmosome 桥粒
diabetes mellitus 糖尿病
diaphragm 膈
diassimilation 异化作用
diastole 舒张期
diastolic pressure 舒张压
diencephalon 间脑
diffusion coefficient 扩散系数
digestion 消化
diiodotyrosine,DIT 二碘酪氨酸残基
dilution of the urine 尿液的稀释
direct calorimetry 直接测热法
direct pathway 直接通路
directed synapse 定向突触
disinhibition 去抑制
distal 远侧
distal tubule 远端小管
divergence 辐散式
dizygotic twins 双卵孪生
dominant hemisphere 优势半球
dorsal 背侧
dorsal thalamus 背侧丘脑
ductus deferens 输精管
duodenum 十二指肠
dust cell 尘细胞
dwarfism 侏儒症
dynorphin 强啡肽

E

ectoderm 外胚层
ectopic pacemaker 异位起搏点
effective filtration pressure 有效滤过压
effective refractory period, ERP 有效不应期
ejection fraction,EF 射血分数
elastase 弹性蛋白酶
elastic cartel 弹性软骨
elastic fiber 弹性纤维
elastic resistance 弹性阻力
elbow joint 肘关节
electric synapse 电突触
electrocardiogram, ECG 心电图
electrocorticogram(ECoG) 皮层电图
electroencephalogram(EEG) 脑电图
electroencephalographic arousal 脑电觉醒
electrogenic sodium pump 生电钠泵
electromagnetic receptor 电磁感受器
electroretinogram 视网膜电图
embryology 胚胎学
embryonic stage 胚期
emergency reaction 应急反应
emmetropia 正视眼
emotional physiological reaction 情绪生理反应
endocardium 心内膜
endocochlear potential 耳蜗内电位
endocrine gland 内分泌腺
endocrine system 内分泌系统
endocytosis 入胞
endoderm 内胚层
endometrium 子宫内膜
endoplasmic reticulum,ER 内质网
endosteum 骨内膜
endothelin, ET 内皮素
endothelium 内皮
endothelium derived relaxing factor, EDRF 内皮舒张因子
endplate potential(EPP) 终板电位
energy metabolism 能量代谢
enkephalin 脑啡肽
enteric nervous system 肠神经系统
entero oxyntin 肠泌酸素
enterochromaffin-like cell,ECL cell 肠嗜铬样细胞
enzyme 酶
eosinophilic granulocyte,eosinophil 嗜酸性粒细胞
ependymal cell 室管膜细胞
epiblast 上胚层
epicardium 心外膜
epidermal growth factor,EGF 表皮生长因子
epididymis 附睾
epiglottic cartilage 会厌软骨
epimysium 肌外膜
epinepherine, E 肾上腺素
epithelial tissue 上皮组织
erector spinae 竖脊肌

erythrocyte sedimentation rate，ESR　红细胞沉降率
erythrocyte，red blood cell，RBC　红细胞
erythropoietin，EPO　促红细胞生成素
esophagus　食管
espiratory reserve volume，ERV　补呼气量
essential fatty acid　必需脂肪酸
essential group　必需基团
estrogen　雌激素
ethmoid bone　筛骨
eupnea　平静呼吸
evoked cortical potential 皮层诱发电位
exchanger　交换体
excitability　兴奋性
excitable cell　可兴奋细胞
excitation　兴奋
excitation-contraction coupling　兴奋-收缩耦联
excitatory postsynaptic potential(EPSP)　兴奋性突触后电位
excretion　排泄
exocrine gland　外分泌腺
exocrine portion　外分泌部
exocytosis　出胞
external acoustic meatus　外耳道
external carotid artery　颈外动脉
external ear　外耳
external iliac artery　髂外动脉
external iliac vein　髂外静脉
external jugular vein　颈外静脉
external　外
exteroceptor　外感受器
extinction　消退
extracellular fluid　细胞外液
extrafusal fiber　梭外肌纤维
extrapyramidal system　锥体外系
extrinsic nervous system　外来神经系统
extrinsic pathway of blood coagulation　外源性凝血途径
eyeball　眼球
eyelids　眼睑

F

F-1，6-BP　1，6-二磷酸果糖
facial nerve　面神经
facilitated diffusion　易化扩散
facilit-ation theory　易化学说
facilitatory area　易化区
fasciculus cuneatus　楔束
fasciculus gracilis　薄束
fast pain　快痛
fast wave sleep，FWS　快波睡眠
fat　脂肪
fat mobilization　脂肪动员
fat-soluble vitamin　脂溶性维生素
fatty acid　脂肪酸
fattyrenalcapsule　脂肪囊
feedback　反馈
feed-forward control　前馈控制
feeding center　摄食中枢
femaleurethra　女尿道
femoral artery　股动脉
femoral nerve　股神经
femur　股骨
ferritin　铁蛋白
fertilization　受精
fertilized ovum　受精卵
fetal membrane　胎膜
fetal period　胎期
fiber tract　纤维束
fibrinogen　纤维蛋白原
fibrinolysis　纤维蛋白溶解
fibroblast　成纤维细胞
fibrosa　纤维膜
fibrous astrocyte　纤维性星形胶质细胞
fibrous cartilage　纤维软骨
fibrouscapsule　纤维囊
fibula　腓骨
fibular　腓侧
filtration　滤过
filtration barrier　滤过屏障
filtration equilibrium　滤过平衡
filtration fraction，FF　滤过分数
final common path　最后公路
first signal system　第一信号系统
fixed acid　固定酸
flavin adenine dinucleotide，FAD　黄素腺嘌呤二核

苷酸
flavin mononucleotide，FMN 黄素单核苷酸
flexor reflex 屈肌反射
fluent aphasia 流畅失语症
folic acid 叶酸
follicle 卵泡
follicular epithelial cell 滤泡上皮细胞
food specific dynamic effect 食物的特殊动力效应
forced breathing 用力呼吸
forced expiratory volume，FEV 用力呼气量
forced vital capacity，FVC 用力肺活量
fourth ventricle 第四脑室
fovea centralis 中央凹
free surface 游离面
frontal bone 额骨
FSH 促卵泡激素
functional residual capacity，FRC 功能残气量

G

G protein-linked receptor G蛋白偶联受体
gluteus maximus 臀大肌
gall bladder 胆囊
ganglion 神经节
gap junction 缝隙连接
gas diffusion rate，D 气体扩散速率
gasping 喘息样呼吸
gastric area 胃小区
gastric emptying 胃排空
gastric gland 胃底腺
gastric pit 胃小凹
gastrin—releasing peptide，GRP 促胃液素释放肽
gastrointestinal hormone 胃肠激素
gastrointestinal peptide 胃肠肽
gating 门控
generator potential 发生器电位
germ disc 胚盘
germinal center 生发中心
GH 生长激素
GHRH 生长激素释放激素
GHRIH 或 SS 生长抑素
giantism 巨人症
gland 腺
glandular cell 腺细胞
glandular epithelium 腺上皮
globulin 球蛋白
glomerular filtration rate，GFR 肾小球滤过率
glomerulotubular balance 球-管平衡
glomerulus 血管球
glossopharyngeal nerve 舌咽神经
glucocorticoids 糖皮质激素
gluconeogenesis 糖异生
glucose tolerance 葡萄糖耐量
glucose-6-phosphatase 葡糖-6-磷酸酶
glutamate-oxaloacetate transaminase，GOT 谷草转氨酶
glutamate-pyruvate transaminase，GPT 谷丙转氨酶
glutaminase 谷氨酰胺酶
glutamine synthetase 谷氨酰胺合成酶
glutathione 谷胱甘肽
glycoconjugate 糖结合物
glycogen storage disorders 糖原累积症
glycogen synthase 糖原合酶
glycogenesis 糖原合成
glycogenolysis 糖原分解
glycolipid 糖脂
glycolysis 糖酵解
glycoprotein 糖蛋白
GnIH 促性腺激素释放抑制激素
GnRH 促性腺激素释放激素
goblet cell 杯状细胞
Golgi complex 高尔基复合体
gonadotroph 促性腺激素细胞
gracile nucleus 薄束核
granulocyte 有粒白细胞
granulosa lutein cell 颗粒黄体细胞
gray matter 灰质
great auricular nerve 耳大神经
great saphenous vein 大隐静脉
greater occipital nerve 枕大神经
greater omentum 大网膜
ground substance 基质
guanine nucleotide-binding protein 鸟苷酸结合蛋白

H

hair matrix 毛母质细胞

Haversian system 哈弗斯系统
hearing 听觉
heart 心
heart rate,HR 心率
heart sound 心音
hematocrit 血细胞比容
hemidesmosome 半桥粒
hemodynamics 血流动力学
hemoglobin, Hb 血红蛋白
heparin 肝素
hepatic portal vein 肝门静脉
hepatic sinusoid 肝血窦
hepatocyte 肝细胞
Herring body 赫令体
heteroglycan 杂多糖
heterometric autoregulation 异长自身调节
hexokinase, HK 己糖激酶
high density lipoprotein, HDL 高密度脂蛋白
hip bone 髋骨
hip joint 髋关节
histamine 组胺
histology 组织学
HMG-CoA reductase HMG-CoA 还原酶
holoenzyme 全酶
homeometric autoregulation 等长自身调节
homeostasis 稳态
homocysteine 同型半胱氨酸
homoglycan 同多糖
horizontal plane 水平面
hormone 激素
hormone-sensitive triacylglycerol lipase, HSL 激素敏感性三酰甘油脂肪酶
human leukocyte antigen, HLA 人类白细胞抗原
human morphology 人体形态学
humerus 肱骨
humoral regulation 体液调节
Huntington disease 亨廷顿病
hyaline cartilage 透明软骨
hyoid bone 舌骨
hyperglycemia 高血糖
hyperlipidemia 高脂血症
hyperlipoproteinemia 高脂蛋白血症
hyperopia 远视
hyperpolarization 超极化
hypertonic urine 高渗尿
hypoblast 下胚层
hypodermis 皮下组织
hypoglosal nerve 舌下神经
hypoglycemia 低血糖
hypophyseal portal system 垂体门脉系统
hypophysis cerebri 垂体
hypothalamic regulatory peptide 下丘脑调节肽
hypothalamo adenohypophysis system 下丘脑-腺垂体系统
hypothalamo neurohypophysis system 下丘脑-神经垂体系统
hypothalamus 下丘脑
hypothalamus hypophysis unit 下丘脑垂体功能单位
hypotonic urine 低渗尿

I

iliopsoas 髂腰肌
iccipital bone 枕骨
ICSH 间质细胞刺激素
IL-2 白细胞介素-2
ileum 回肠
imbed 着床
implantation 植入
inactivation of hormone 激素的灭活作用
inclusions 包涵物
incomplete tetanus 不完全强直收缩
indirect calorimetry 间接测热法
indirect pathway 间接通路
inferior 下
inferior mesenteric artery 肠系膜下动脉
inferior nasal concha 下鼻甲
inferior vena cava 下腔静脉
inhibition 抑制
inhibitor 抑制剂
inhibitory area 抑制区
inhibitory postsynaptic potential, IPSP 抑制性突触后电位
initial length 初长度
inner circumferential lamella 内环骨板
insensible perspiration 不感蒸发

inspiratory capacity 深吸气量
inspiratory reserve volume, IRV 补吸气量
integration 整合作用
intention tremor 意向性震颤
intercostal nerves 肋间神经
intermediate filaments 中间丝
intermediate mesoderm 间介中胚层
intermidiate junction 中间连接
internal 内
internal capsule 内囊
internal carotid artery 颈内动脉
internal ear 内耳
internal environment 内环境
internal iliac artery 髂内动脉
internal iliac vein 髂内静脉
internal jugular vein 颈内静脉
interoceptor 内感受器
intersegmental reflex 节间反射
interstitial cell 间质细胞
interstitial fluid 组织液
interstitial lamella 间骨板
intervertebral discs 椎间盘
intestinal villus 肠绒毛
intracellular fluid 细胞内液
intracellular secretory canaliculus 细胞内分泌小管
intracellular substance 细胞间质
intrafusal fiber 梭内肌纤维
intrapleural pressure 胸膜腔内压
intrapulmonary pressure 肺内压
intrinsic factor 内因子
intrinsic nervous system 内在神经系统
intrinsic pathway of blood coagulation 内源性凝血途径
inulin plasma clearance, CIn 菊粉的血浆清除率
inward rectification 内向整流
ion channel 离子通道
ion pump 离子泵
ionic selectivity 离子选择性
ionotropic receptor 促离子型受体
iris 虹膜
irreversible inhibition 不可逆抑制作用
isoci-trate dehydrogenase 异柠檬酸脱氢酶
isoelectric point, pI 等电点
isoenzyme 同工酶
isogenous group 同源细胞群
isometric contraction 等长收缩
isotonic contraction 等张收缩
isovolumetric contraction phase 等容收缩期
isovolumetric relaxation phase 等容舒张期
isthmus of fauces 咽峡

J

jaundice 黄疸
jejunum 空肠
joints 关节
junction 接头
junctional cleft 接头间隙
junctional complex 连接复合体
juxtaglomerular apparatus 肾小球旁器
juxtaglomerular cell 球旁细胞
juxtaglomerular complex 球旁复合体

K

K^+ equilibrium potential, E_K K^+的平衡电位
ketose 酮糖
key enzyme 关键酶
kidney 肾
knee joint 膝关节
kupffer cell 库普弗细胞

L

lacrimal bone 泪骨
lacrimal apparatus 泪器
lacrimal duct 泪道
lactate dehydrogenase, LDH 乳酸脱氢酶
lamina propria 固有层
Langerhans cell 郎格汉斯细胞
large intestine 大肠
larymgeal cavity 喉腔
laryngopharynx 喉咽
larynx 喉
latent pacemaker 潜在起搏点
lateral 外侧
lateral corticospinal tract 皮质脊髓侧束
lateral femoral cutaneus nerve 股外侧皮神经

lateral horn 侧角
lateral mesoderm 侧中胚层
lateral spinothalamic tract 脊髓丘脑侧束
lateral sulcus 外侧沟
lateral ventricle 侧脑室
laterality of cerebral dominance 一侧优势
latissimus dorsi 背阔肌
learning 学习
len 晶状体
lentiferm nucleus 豆状核
leptin 瘦素
lesser occipital nerve 枕小神经
lesser omentum 小网膜
leukocyte ,white blood cell, WBC 白细胞
L-glutamate dehydrogenase L-谷氨酸脱氢酶
LH 黄体生成素
ligament 韧带
ligand 配体
ligand-gated channel 配体门控通道
light adaptation 明适应
limbic lobe 边缘叶
limbic midbrain 边缘中脑
limbic system 边缘系统
lipids 脂类
lipofuscin 脂褐素
lipoids 类脂
lipoprotein 血浆脂蛋白
lipoprotein lipase, LPL 脂蛋白脂肪酶
liver 肝
liver lobule 肝小叶
liver plate 肝板
L-lactate dehydrogenase, LDH L-乳酸脱氢酶
local circuit neurons 局部回路神经元
local current 局部电流
local excitation 局部兴奋
local response 局部反应
locomotor system 运动系统
long-lasting calcium channel 长时程持续开放的钙通道
longitudinal tubule 纵小管
loose connective tissue 疏松结缔组织
low density lipoprotein, LDL 低密度脂蛋白
L-type Ca^{2+} channel L型钙通道
lumbar plexus 腰丛
lumbar vertebrae 腰椎
lymphatic capillary 毛细淋巴管
lymphatic system 淋巴系统
lymphatic trunk 淋巴干
lymphatic vessel 淋巴管
lymphocyte 淋巴细胞
lymphoid node 淋巴结
lymphoid sinus 皮质淋巴窦
lymphoid tissue 淋巴组织
lysosome 溶酶体

M

macrophage 巨噬细胞
macula densa 致密斑
macula lutea 黄斑
macula saccule 球囊斑
macula utriculi 椭圆囊斑
malate-asparate shuttle 苹果酸-天冬氨酸穿梭
male urethra 男尿道
mamma 乳房
mammotroph 催乳激素细胞
mandible 下颌骨
marginal zone 边缘区
masroid cells 乳突小房
mast cell 肥大细胞
mastication 咀嚼
mastoid antrum 乳突窦
mature follicle 成熟卵泡
maxilla 上颌骨
maximal voluntary ventilation 最大通气量
maximum diastolic potential 最大舒张电位
maximum repolarization potential 最大复极电位
mean arterial pressure 平均动脉压
mean circulatory filling pressure 循环系统平均充盈压
mechanical nociceptor 机械伤害性感受器
mechanically-gated channel 机械门控通道
mechanoreceptor 机械感受器
mechanothermal nociceptor 机械温度伤害性感受器
meddulla oblongata 延髓
medial 内侧

median nerve　正中神经
median vein　肘正中静脉
mediansagittal plane　正中矢状切面
mediastinum　纵隔
medical physiology and biochemistry　人体机能学
medulla　髓质
medullary cord　髓索
medullary sinus　髓窦,髓质淋巴窦
medullary substance　髓质
melanin　黑色素
melanin granule　黑素颗粒
melanocyte　黑素细胞
melanosome　黑素体
melatonin, MT　褪黑素
membrane potential　跨膜电位
membranous labyrinth　膜迷路
memory　记忆
menstrual cycle　月经周期
mental sweating　精神性发汗
Merkel cell　梅克尔细胞
mesenchyme　间充质
mesentery　肠系膜
mesoderm　中胚层
mesothelium　间皮
metabolism　新陈代谢
metabotropic receptor　促代谢型受体
metathalamus　后丘脑
methionine cycle　甲硫氨酸循环
mevalonic acid　甲羟戊酸
microbody　微体
microcirculation　微循环
microfilaments　微丝
microgliocyte　小胶质细胞
microtubules　微管
microvillus　微绒毛
midbrain　中脑
middle ear　中耳
MIF　促黑激素释放抑制因子
migrating motility complex, MMC　移行性复合运动
mineralocorticoids　盐皮质激素
miniature endplate potential, MEPP　微终板电位
minute ventilation volume　每分通气量
minute volume　每分输出量
minute work　每分功
mitochondria　线粒体
mitochondria cristae　线粒体嵴
mitochondrial DNA, mtDNA　线粒体 DNA
mitral valve　二尖瓣
modulation　调制作用
molecular disease　分子病
monocyte　单核细胞
monoiodotyrosine, MIT　一碘酪氨酸残基
monomeric enzyme　单体酶
mononuclear phagocytic system, MPS　单核吞噬细胞系统
monosaccharide　单糖
monosynaptic reflex　单突触反射
monozygotic twins　单孪卵生
morula　桑葚胚
motor aphasia　运动失语症
motor column　运动柱
motor unit　运动单位
MRF　促黑激素释放因子
MSH　促黑(素细胞)激素
mucosa　黏膜
mucousneck cell　颈黏液细胞
mucus-bicarbonate barrier　黏液-碳酸氢盐屏障
multienzyme system　多酶体系
multiple brith　多胎
muscarine　毒蕈碱
muscle spindle　肌梭
muscle tonus　肌紧张
muscle type nicotine receptor　肌肉型 N 受体
muscular artery　肌性动脉
muscularis　肌层
musculocuteneous nerve　肌皮神经
myelinated fiber 有髓纤维
myocardium　心肌
myofibril　肌原纤维
myopia　近视
myosin　肌球蛋白
myxedema　黏液性水肿

N

Na^+ equilibrium potential, E_{Na}　Na^+的平衡电位

nasal bone　鼻骨
nasopharynx　鼻咽
nature killer cell　NK 细胞，自然杀伤细胞
near reflex of the pupil　瞳孔近反射
negative after potential　负后电位
negative feedback　负反馈
negative inotropic action　负性变力作用
nephron　肾单位
nerve cell　神经细胞
nerve fiber　神经纤维
nerve　神经
nervous regulation　神经调节
nervous system　神经系统
nervous tissue　神经组织
neurocrine　神经分泌
neuroendocrine cell　神经内分泌细胞
Neurofibril　神经原纤维
Neurofilament　神经丝
neuroglial cell　神经胶质细胞
neuro-humoral regulation　神经-体液调节
neurohypophysis　神经垂体
neuromodulator　神经调质
neuromuscular junction　神经-骨骼肌接头
neuron　神经元
neuronal type nicotinic receptor　神经元型 N 受体
neuropeptide　神经肽
neurotransmitter coexistence　递质共存
neurotransmitter　神经递质
neurotrophin，NT　神经营养因子
Neurotubule　神经微管
neutrophilic granulocyte，neutrophil　中性粒细胞
nicotinamide　烟酰胺
nicotinamide adenine dinucleotide phosphate，$NADP^+$　烟酰胺腺嘌呤二核苷酸磷酸
nicotinamide adenine dinucleotide，NAD^+　烟酰胺腺嘌呤二核苷酸
nicotinic acid　烟酸
nicotin　烟碱
Nissl body　尼氏体
nociceptor　伤害性感受器
nonassociative learning　非联合型学习
non-automatic control system　非自动控制系统
non-directed synapse　非定向突触
non-protein respiratory quotient，NPRQ　非蛋白呼吸商
nonreducing end　非还原末端
nonspecific projection nucleus　非特异投射核
nonspecific projection system　非特异投射系统
non-synaptic chemical transmission　非突触性化学传递
norepinephrine，NE　去甲肾上腺素
normal human body　正常人体学
normal pacemaker　正常起搏点
nose　鼻
notochord　脊索
noxious stimulus　伤害性刺激
nuclear bag fiber　核袋纤维
nuclear chain fiber　核链纤维
nuclear matrix　核基质
nuclear membrane　核膜
nucleolus　核仁
nucleus　细胞核
nucleus　神经核
nyctalopia　夜盲症
nystagmus　眼震颤

O

obliquus internus abdominis　腹内斜肌
ob-R　瘦素受体
ocular muscles　眼球外肌
oculomotor nerve　动眼神经
oesophagus gland　食管腺
olfaction　嗅觉
olfactory nerves　嗅神经
olgomeric enzyme　寡聚酶
oligodendrocyte　少突胶质细胞
oligosaccharide　寡糖
omental bursa　网膜囊
omentum　网膜
one carbon unit　一碳单位
oogonium　卵原细胞
open loop system　开环系统
opioid peptide　阿片肽
optic disc　视神经盘
optic nerve　视神经
optimalinitial length　最适初长度

oral cavity　口腔
oral temperature　口腔温度
ornithine cycle，urea cycle　鸟氨酸循环，尿素循环
oropharynx　口咽
osmiophilic multilamellar body　嗜锇性板层小体
osmoreceptor　渗透压感受器
osmotic diurosis　渗透性利尿
osmotic fragility　渗透脆性
osmotic pressure　渗透压
osteoblast　成骨细胞
osteocalcin　骨钙素
osteoclast　破骨细胞
osteocyte　骨细胞
osteoid　类骨质
osteon　骨单位
osteoprogenitor cell　骨祖细胞
outer circumferential lamella　外环骨板
ovary　卵巢
overshoot　超射
ovulation　排卵
ovum　卵子
oxidation　氧化
oxidative phosphorylation　氧化磷酸化
oxygen capacity　氧容量
oxygen content　氧含量
oxygen dissociation curve　氧解离曲线
oxygen saturation　氧饱和度
oxygenation　氧合
oxyntic cell　泌酸细胞
oxyphilic cell　嗜酸性细胞
oxytocin，OT　催产素

P

palatine bone　腭骨
pacemaker potential　起搏电位
pain　痛觉
pancreas　胰
pancreas islet　胰岛
pancreatic amylase　胰淀粉酶
pancreatic juice　胰液
pancreatic lipase　胰脂肪酶
Paneth cell　潘氏细胞
panting　热喘呼吸
papillary layer　乳头层
paracortical zone　副皮质区
paracrine　旁分泌
paradoxical sleep，PS　异相睡眠
parafollicular cell　滤泡旁细胞
paralysis agitans　震颤麻痹
paranasal sinuses　鼻旁窦
parasympathetic nerve　副交感神经
parathyroid gland　甲状旁腺
parathyroid hormone，PTH　甲状旁腺素
paraxial mesoderm　轴旁中胚层
parietal bone　顶骨
parietal cell　壁细胞
parietal pain　体腔壁痛
parietooccipital sulcus　顶枕沟
Parkinson disease　帕金森病
parotid gland　腮腺
pars distalis　远侧部
pars intermedia　中间部
pars tuberalis　结节部
passive force　被动张力
passive transport　被动转运
patella　髌骨
pelvis　骨盆
pectoralis major　胸大肌
pentose phosphate pathway　磷酸戊糖途径
pepsin　胃蛋白酶
pepsinogen　胃蛋白酶原
peptide　肽
peptide unit　肽单元
peptidergic fiber 肽能纤维
periarterial lymphatic sheath　动脉周围淋巴鞘
pericardium　心包
perichondrium　软骨膜
pericyte　周细胞
perimysium　肌束膜
periosteum　骨外膜
periosteum　骨膜
peripheral nervous system　周围神经系统
perisinusoidal space　窦周间隙
peristalsis　蠕动
peritoneum　腹膜
permanent teeth　恒牙

permissive action 允许作用
peroxisome 过氧化物酶体
PG 前列腺素
phagocyte 吞噬细胞
phagocytosis 吞噬
pharynx 咽
phasic stretch reflex 位相性牵张反射
phenotolamine 酚妥拉明
phenylketonuria，PKU 苯丙酮酸尿症
phosphatidylcholine cholesterol acyltransferase，PCCAT 磷脂酰胆碱胆固醇脂酰转移酶
phosphatidylcholine，PC 磷脂酰胆碱
phosphatidylethanolamine，PE 磷脂酰乙醇胺
phosphatidylinositol，PI 磷脂酰肌醇
phosphatidylinositol-4，5-biphophate，PIP_2 磷脂酰肌醇-4，5-二磷酸
phosphatidylserine，PS 磷脂酰丝氨酸
phosphoenolpyruvate，PEP 磷酸烯醇式丙酮酸
phospholipid 磷脂
photopic vision 昼光觉系统
phrenic nerve 膈神经
physiology 生理学
physiological dead space 生理无效腔
PIF 催乳激素释放抑制因子
pinealocyte 松果体细胞
pinocytosis 吞饮
piriformis 梨状肌
pituicyte 垂体细胞
placenta 胎盘
placental barrier 胎盘屏障
plasma cell 浆细胞
plasma clearance，C 血浆清除率
plasma membrane 质膜
plasma membrane infolding 质膜内褶
plasmin 纤溶酶
plasminogen 纤维蛋白溶解酶原
plasminogen activator inhibitor type-1，PAI-1 纤溶酶原激活物抑制剂
plastic deformation 可塑变形性
plateau 平台期
pneumotaxic center 呼吸调整中枢
PNMT 苯乙醇胺氮位甲基移位酶
podocyte 足细胞
polarity 极性
polarization 极化
polyamine 多胺
polymodal nociceptor 多觉型伤害性感受器
polysaccharide 多糖
polysynaptic reflex 多突触反射
pons 脑桥
popliteal artery 腘动脉
porta hepatic s 肝门
portal canal area 门管区
positive after potential 正后电位
positive chronotropic action 正性变时作用
positive dromotropic action 正性变传导作用
positive feedback 正反馈
postcentral gyrus 中央后回
posterior 后
posterior femoral cutaneous nerve 股后皮神经
posterior horn 后角
posterior root 后根
posterior tilial artery 胫后动脉
postsynaptic element 突触后成分
postsynaptic inhibition 突触后抑制
postsynaptic membrane 突触后膜
postural reflex 姿势反射
prazosin 哌唑嗪
precentral gyrus 中央前回
preembryonic stage 胚前期
preload 前负荷
premature systole 期前收缩
preoptic anterior hypothalamus，PO/AH 视前区-下丘脑前部
preproceptor 本体觉感受器
presbyopia 老视
presynaptic element 突触前成分
presynaptic inhibition 突触前抑制
presynaptic membrane 突触前膜
presynaptic receptor 突触前受体
PRF 催乳激素释放因子
primar spermatocyte 初级精母细胞
primary active transport 原发性主动转运
primary cocyte 初级卵母细胞
primary follicle 初级卵泡
primary structure 一级结构

primer　引物
primitive streak　原条
primordial follicle　原始卵泡
principal bronchus　主支气管
PRL　催乳素
profundal　深
progesterone　孕酮
proprioception 本体感觉
prostaglandin,PG　前列腺素
prostate gland　前列腺
prosthetic group　辅基
protein　蛋白质
proteoglycan　蛋白多糖
protoplasmic astrocyte　原浆性星形胶质细胞
proximal　近侧
proximal tubule　近端小管
pseudostratified ciliated columnar epithelium　假复层纤毛柱状上皮
pulmonary alveoli　肺泡
pulmonary circulation　肺循环
pulmonary exchange　肺换气
pulmonary lobule　肺小叶
pulmonary macrophage　肺巨噬细胞
pulmonary valve　肺动脉瓣
pulmonary ventilation　肺通气
pulse pressure　脉搏压
pump-leak model　泵-漏模式
pupillary accommodation reflex　瞳孔调节反射
pupillary light reflex　瞳孔对光反射
pyloric gland　幽门腺
pyramidal system　锥体系
pyridoxal　吡哆醛
pyridoxal phosphate　吡哆醛磷酸
pyridoxamine　吡哆胺
pyridoxamine phosphate　吡哆胺磷酸
pyridoxine　吡哆醇
pyruvate carboxylase　丙酮酸羧化酶
pyruvate kinase, PyK　丙酮酸激酶

Q

quadriceps femoris　股四头肌
quantal release　量子式释放
quaternary structure　四级结构

R

radial　桡侧
radial artery　桡动脉
radial nerve　桡神经
radiocarpal joint　桡腕关节
radius　桡骨
random coil　无规则卷曲
rapid ejection phase　快速射血期
rapid eye movement sleep, REM sleep　快速眼球运动睡眠
rapid filling phase　快速充盈期
rapidly adapting receptor　快适应感受器
reabsorption　重吸收
reaction　反应
receptive relaxation　容受性舒张
receptor　受体,感受器
receptor potential　感受器电位
receptor-mediated endocytosis　受体介导入胞
reciprocal inhibition 交互抑制
rectal temperature　直肠温度
rectum　直肠
rectus abdominis　腹直肌
recurrent ciroult　环式
recurrent inhibition　回返性抑制
red pulp　红髓
reduced ejection phase　减慢射血期
reduced filling phase　减慢充盈期
referred pain　牵涉痛
reflex　反射
reflex arc　反射弧
reflex center　反射中枢
regulation　调节
reinforcement　强化
relative refractory period　相对不应期
release inhibiting hormone, RIH　释放抑制激素
releasing hormone, RH　释放激素
renal autoregulation　肾内自身调节
renal capsule　肾小囊
renal corpuscle　肾小体
renal glucose threshold　肾糖阈
renal plasma flow, RPF　肾血浆流量
renal tubule　肾小管

renalfascia 肾筋膜
renalhilum 肾门
renin-angiotensin-aldosterone system，RAAS 肾素-血管紧张素-醛固酮系统
rennin 肾素
repolarization 复极化
reproduction 生殖
reproductive system 生殖系统
residual volume，RV 残气量
respiration 呼吸
respiratory bronchiole 呼吸性细支气管
respiratory center 呼吸中枢
respiratory chain，electron transfer chain 呼吸链，电子传递链
respiratory membrane 呼吸膜
respiratory movement 呼吸运动
respiratory quotient，RQ 呼吸商
respiratory system 呼吸系统
resting potential，RP 静息电位
reticular cell 网状细胞
reticular fiber 网状纤维
reticular layer 网织层
reticular tissue 网状组织
retina 视网膜
retinal 视黄醛
retinoic acid 视黄酸
retinol 视黄醇
retrograde axoplasmic transport 逆向轴质运输
reversible inhibition 可逆性抑制作用
rhodopsin 视紫红质
riboflavin 核黄素
ribosome 核糖体
ribozyme 核酶
ribs 肋
righting reflex 翻正反射
rough endoplasmic reticulum，RER 粗面内质网

S

saccharide 糖
saccule 球囊
sacral plexus 骶丛
sacrum 骶骨
S-adenosylmethionine，SAM S-腺苷甲硫氨酸
sagittal axis 矢状轴
sagittal plane 矢状面
saliva 唾液
saltatory conduction 跳跃式传导
sarcomere 肌节
sarcoplasmic reticulum 肌浆网
sartorius 缝匠肌
satiety center 饱中枢
scapula 肩胛骨
Schwann cell 施万细胞
sciatic nerve 坐骨神经
scotopic vision 晚光觉系统
scratching reflex 搔爬反射
sebaceous gland 皮脂腺
second messenger 第二信使
second signal system 第二信号系统
secondary active transport 继发性主动转运
secondary follicle 次级卵泡
secondary oocyte 次级卵母细胞
secondary spermatocyte 次级精母细胞
secondary structure 二级结构
secretin 促胰液素
segmentation contraction 分节运动
segments of spinal cord 脊髓节段
semicircular ducts 膜半规管
semimenbranosus 半膜肌
semitemdinosus 半腱肌
sense organ 感觉器
sensorimotor area 感觉运动区
sensory aphasia 感觉失语症
sensory projection system 感觉投射系统
sensory threshold 感觉阈值
serosa 浆膜
serum 血清
set point 调定点
sex hormone 性激素
sham feeding 假饲
sham rage 假怒
sheath of rectus abdominis 腹直肌鞘
shell temperature 体表温度
shoulder joint 肩关节
sigmoid colon 乙状结肠
signaling network 信号网络

simple columnar epithelium 单层柱状上皮
simple cuboidal epithelium 单层立方上皮
simple diffusion 单纯扩散
simple enzyme 单纯酶
simple squamous epithelium 单层扁平上皮
single twitch 单收缩
sinuatrial node 窦房结
sinus rhythm 窦性心律
sinus venous sclerae 巩膜静脉窦
sinuses of clura mater 硬脑膜窦
skeletal muscle 骨骼肌
skin 皮肤
sleep 睡眠
slow pain 慢痛
slow wave 慢波电位
slow wave sleep，SWS 慢波睡眠
small intestine 小肠
small saphenous vein 小隐静脉
smooth endoplasmic reticulum,SER 滑面内质网
sodium-potassium pump 钠-钾泵
somatic sensory area Ⅰ 第一感觉区
somatic sensory area Ⅱ 第二感觉区
somesthesia 躯体感觉
spatial summation 空间总和
specialized conduction system 特殊传导系统
specific projection system 特异投射系统
specific sensory relay nucleus 特异感觉接替核
spermatic cord 精索
spermatid 精子细胞
spermatogenic cell 生精细胞
spermatogonium 精原细胞
spermatozoon 精子
sphenoid bone 蝶骨
spike potential 锋电位
spinal animal 脊动物
spinal arachnoid mater 脊髓蛛网膜
spinal cord 脊髓
spinal dura mater 硬脊膜
spinal ganglion 脊神经节
spinal nerves 脊神经
spinal pia mater 软脊膜
spinal shock 脊休克
spinocerebellum 脊髓小脑
spinothalamic tract 脊髓丘脑束
spiral organ 螺旋器
spleen 脾
splenic artery 脾动脉
splenic cord 脾索
splenic corpuscle 脾小体
splenic sinusoid 脾血窦
spongy bone 骨松质
spontaneous electric activity of the brain 自发脑电活动
squalene 鲨烯
static tremor 静止性震颤
sternocleidomastoid 胸锁乳突肌
sternum 胸骨
steroid 类固醇
stimulus 刺激
stomach 胃
stratified squamous epithelium 复层扁平上皮
stratum corneum 角质层
stratum granulosum 颗粒层
stratum lucidum 透明层
stratum spinosum 棘层
stratum basale 基底层
stress 应激反应
stretch reflex 牵张反射
stroke volume，SV 每搏输出量
stroke work 每搏功
subatachnoid space 蛛网膜下隙
subclavian artery 锁骨下动脉
subclavian vein 锁骨下静脉
sublingual gland 舌下腺
submandibular gland 下颌下腺
submucosa 黏膜下层
subnormal period 低常期
substance P P物质
substrate cycle 底物循环
substrate level phosphorylation 底物水平磷酸化
summation 总和
superficial 浅
superior 上
superior mesenteric artery 肠系膜上动脉
superior vena cava 上腔静脉
supplementary motor area 运动辅助区

supraclavicular nerves　锁骨上神经
supranormal period　超常期
surface mucous cell　表面黏液细胞
surfactant　表面活性物质
susceptible period　致畸敏感期
suspension stability　悬浮稳定性
sustentacular cell 支持细胞
sweat gland　汗腺
sweating　发汗
sympathetic nerve　交感神经
symport　同向转运
symporter　同向转运体
synapse　突触
synaptic cleft　突触间隙
synaptic knob　突触小体
synaptic vesicle　突触小泡
systemic circulation　体循环
systole　收缩期
systolic pressure　收缩压

T

T_3　三碘甲状腺原氨酸
T_4　四碘甲状腺原氨酸
talocrural joint　距小腿关节
target cell　靶细胞
target organ　靶器官
target tissue　靶组织
taurine　牛磺酸
teeth　牙
telecrine　远距分泌
telencephalon　端脑
temporal bone 颞骨
temporal summation　时间总和
temporomandibular joints　颞下颌关节
tendinous sheath　腱鞘
tendon organ　腱器官
tendon reflex　腱反射
terminal bouton　终扣
terminal bronchiole　终末细支气管
terminal cisternae　终池
tertiary structure　三级结构
testis　睾丸
seminiferous tubule　生精小管
tetanus　强直收缩
tetrahydrofolate，FH_4　四氢叶酸
tetrahydrofolic acid，FH_4　四氢叶酸
theca lutein cell　膜黄体细胞
thermal conduction　传导散热
thermal convection　对流散热
thermal equivalent of food　热价
thermal equivalent of oxygen　氧热价
thermal evaporation　蒸发散热
thermal radiation　辐射散热
thermal sweating　温热性发汗
thermogen　热素
thermoreceptor　温度感受器
thiamine　pyrophosphate，TPP　硫胺素焦磷酸
thiamine　硫胺素
thick filament　粗肌丝
thin filament　细肌丝
thin segment　细段
third ventricle　第三脑室
thoracic aorta　胸主动脉
thoracic breathing　胸式呼吸
thoracic cage　胸廓
thoracic cavity　胸腔
thoracic duct　胸导管
thoracic vertebrae　胸椎
threshold　阈值
threshold intensity　阈强度
threshold potential　阈电位
threshold stimulus　阈刺激
thymic corpuscle　胸腺小体
thymic epithelial cell　胸腺上皮细胞
thymic lobule　胸腺小叶
Thymocyte　胸腺细胞
thymus　胸腺
thymus dependent lymphocyte　T 细胞，胸腺依赖淋巴细胞
thyroid　甲状腺
thyroid cartilage　甲状软骨
thyroid follicle　甲状腺滤泡
thyroid hormone　甲状腺激素
thyroperoxidase，TPO　过氧化物酶
thyrotroph　促甲状腺激素细胞
tibia　胫骨

tibial 胫侧
tibial nerve 胫神经
tidal volume，TV 潮气量
tight junction 紧密连接
timed vital capacity，TVC 时间肺活量
tissue exchange 组织换气
tissue factor，TF 组织因子
tissue fluid 组织液
tissue-plasminogen activator，tPA 组织型纤溶酶原激活物
tongue 舌
tonic labyrinthine reflex 迷路紧张反射
tonic neck reflex 颈紧张反射
tonic stretch reflex 紧张性牵张反射
tonsil 扁桃体
total force 总张力
total lung capacity，TLC 肺总容量
trachea 气管
transducer function 换能作用
transient outward current，I_{to} 一过性外向电流
transitional epithelium 变移上皮
transmembrane signal transduction 跨膜信号转导
transporter 转运体
transverse colon 横结肠
transverse nerve of neck 颈横神经
transverse tubule 横小管
transversus abdominis 腹横肌
trapezius 斜方肌
travelling wave 行波
treitz 韧带
TRH 促甲状腺激素释放激素
triacylglycerol,TAG 三酰甘油
tricarboxylic acid cycle，TCAC 柠檬酸循环
triceps brachii 肱三头肌
triceps surae 小腿三头肌
tricuspid valve 三尖瓣
trigeminal nerve 三叉神经
trigeminothalamic tract 三叉丘脑束
trigoneofbladdrt 膀胱三角
trochlear nerve 滑车神经
trophic action 营养性作用
tropic hormones 促激素
tropomyosin 原肌球蛋白
troponin 肌钙蛋白
trypsin 胰蛋白
trypsin inhibitor 胰蛋白酶抑制物
TSH 促甲状腺激素
tubulovesicular system 微管泡系统
twins 孪生
tympanic cavity 鼓室
tympanic membrane 鼓膜
tyrosinase 酪氨酸酶
tyrosine hydroxylase 酪氨酸羟化酶

U

ulna 尺骨
ulnar 尺侧
ulnar artery 尺动脉
ulnar nerve 尺神经
ultrafiltrate 超滤液
umbilical cord 脐带
unconditioned reflex 非条件反射
uncoupling protein 解偶联蛋白
undifferentiated mesenchymal cell 未分化的间充质细胞
unit membrane 单位膜
unmyelinated fiber 无髓纤维
ureter 输尿管
urethra 尿道
uridine diphosphate glucose，UDPG 尿苷二磷酸葡萄糖
urinary System 泌尿系统
urinarybladder 膀胱
uriniferous tubule 泌尿小管
urokinase,uPA 尿激酶
uterine tube 输卵管
uterus 子宫
utricle 椭圆囊

V

vagina 阴道
vagus nerve 迷走神经
varicosity 曲张体
vasopressin，VP 血管升压素
vein 静脉
venous angle 静脉角

ventilation/perfusion ratio, V_A/Q 通气/血流比值
ventral 腹侧
ventricle 心室
ventricular diastole 心室舒张期
ventricular function curve 心室功能曲线
ventricular systole 心室收缩期
vermiform appendix 阑尾
vertebral column 脊柱
vertical axis 垂直轴
very low density lipoprotein, VLDL 极低密度脂蛋白
vestibule 前庭
vestibulocerebellum 前庭小脑
vestibulocochlear nerve 前庭蜗神经
vestibulocochlear organ 前庭蜗器
visceral motor nerve 内脏运动神经
visceral pain 内脏痛
visceral sensation 内脏感觉
viscosity 黏滞性
vision 视觉
visual accommodation 眼的调节
visual acuity 视敏度
visual field 视野
visual organ 视器
vital capacity, VC 肺活量
vitamin 维生素
vitreous body 玻璃体
voltage-gated channel 电压门控通道
volume receptor 容量感受器
vomer 犁骨
vomiting 呕吐

W

wakefulness 觉醒
wall of eyeball 眼球壁
warm sensitive neuron 热敏神经元
water channel 水通道
water diuresis 水利尿
water-soluble vitamin 水溶性维生素
white matter 白质
white pulp 白髓
working cell 工作细胞

Y

yohimbine 育亨宾
yolk sac 卵黄囊

Z

zona fasciculate 束状带
zona glomerulosa 球状带
zona reticularis 网状带
zygole 合子
zygomatic bone 颧骨
zymogen 酶原
zymogen activation 酶原的激活
zymogenic cell 胃酶细胞